国家卫生健康委员会"十三五"规划教材

专科医师核心能力提升导引丛书

供专业学位研究生及专科医师用

血管淋巴管外科学

Vascular and Lymphatic Surgery

第 **3** 版

主　编　汪忠镐

副主编　王深明　陈　忠

　　　　谷涌泉　辛世杰

人民卫生出版社

·北 京·

图书在版编目（CIP）数据

血管淋巴管外科学 / 汪忠镐主编 . —3 版 . —北京：
人民卫生出版社，2022.7

　　ISBN 978-7-117-32571-4

　　Ⅰ. ①血… Ⅱ. ①汪… Ⅲ. ①血管外科学– 教材②淋
巴管– 外科学– 教材　Ⅳ. ①R654.3②R654.7

　　中国版本图书馆 CIP 数据核字（2021）第 269220 号

人卫智网	**www.ipmph.com**	医学教育、学术、考试、健康，
		购书智慧智能综合服务平台
人卫官网	**www.pmph.com**	人卫官方资讯发布平台

血管淋巴管外科学
Xueguan Linbaguan Waikexue
第 3 版

主　　编：汪忠镐
出版发行：人民卫生出版社（中继线 010-59780011）
地　　址：北京市朝阳区潘家园南里 19 号
邮　　编：100021
E - mail：pmph @ pmph.com
购书热线：010-59787592　010-59787584　010-65264830
印　　刷：人卫印务（北京）有限公司
经　　销：新华书店
开　　本：850×1168　1/16　印张：42　插页：16
字　　数：1185 千字
版　　次：2008 年 9 月第 1 版　　2022 年 7 月第 3 版
印　　次：2022 年 7 月第 1 次印刷
标准书号：ISBN 978-7-117-32571-4
定　　价：175.00 元

打击盗版举报电话：**010-59787491**　**E-mail：WQ @ pmph.com**
质量问题联系电话：**010-59787234**　**E-mail：zhiliang @ pmph.com**

编　者 （按姓氏笔画排序）

王劲松　中山大学附属第一医院
王深明　中山大学附属第一医院
戈小虎　新疆维吾尔自治区人民医院
毕　伟　河北医科大学第二医院
庄百溪　中国中医科学院西苑医院
刘　鹏　中日友好医院
李　震　郑州大学第一附属医院
李拥军　北京医院
李晓强　南京鼓楼医院
谷涌泉　首都医科大学宣武医院
邹英华　北京大学第一医院
辛世杰　中国医科大学附属第一医院
汪忠镐　首都医科大学宣武医院
沈文彬　首都医科大学附属北京世纪坛
　　　　医院
张　岚　上海交通大学医学院附属仁济
　　　　医院
张　健　中国医科大学附属第一医院
张小明　北京大学人民医院

张鸿坤　浙江大学附属第一医院
张福先　首都医科大学附属北京世纪坛医院
陆信武　上海交通大学医学院附属第九人民医院
陆清声　长海医院
陈　兵　浙江大学医学院附属第二医院
陈　忠　首都医科大学附属北京安贞医院
郁正亚　首都医科大学附属北京同仁医院
金　毕　华中科技大学同济医学院附属协和
　　　　医院
金　星　山东省立医院
郑月宏　北京协和医院
赵　渝　重庆医科大学附属第一医院
赵纪春　四川大学华西医院
姜维良　哈尔滨医科大学附属第二医院
郭　伟　中国人民解放军总医院
郭连瑞　首都医科大学宣武医院
常光其　中山大学附属第一医院
符伟国　复旦大学附属中山医院
舒　畅　中国医学科学院阜外医院

编写秘书

佟　铸　首都医科大学宣武医院
刘梦霞　首都医科大学宣武医院

主 编 简 介

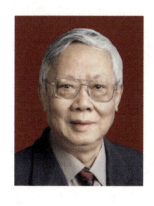

　　汪忠镐　　主任医师,博士生导师,首都医科大学宣武医院血管外科教授,中国科学院院士。中华医学会外科学分会血管外科学组终身名誉组长,曾任 *International Angiology* 杂志国际顾问、亚洲血管外科学会主席、国际巴德吉亚利综合征学会主席、国际血管联盟副主席及顾问、国际巴德吉亚利综合征创始主席、亚洲血管外科学会主席。

　　作为我国著名的血管外科专家,擅长各种大血管病手术及血管腔内介入治疗。同时在国际血管外科学术界享有极高的声誉,是我国血管外科的研究奠基人和学术带头人。在其40多年的医学生涯中,先后在多家医院创建了血管外科或血管外科研究所,为国家培养了数百名遍布全国的血管外科骨干医师。作为连接国内外血管外科学术交流的最重要桥梁和纽带,先后多次在哈佛大学、耶鲁大学、约翰斯·霍普金斯大学、杜克大学和斯坦福大学等50余所国外著名大学做特邀报告或专场报告。因他在血管外科方面的突出成就,曾获得国际脉管学院、国际血管联盟、国际巴德吉亚利综合征学会和印度总统颁发的研究成就奖、功勋奖、终身成就奖和亚洲血管学会的成就奖,为中国血管外科走向世界做出了突出的贡献。

副主编简介

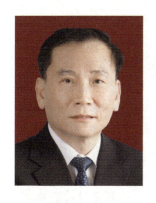

王深明 医学博士、二级教授、一级主任医师、博士生导师，享受国务院政府特殊津贴，中央保健局会诊专家，广东省、广州市保健办会诊专家。

中山大学附属第一医院血管外科学科带头人和首席专家，中华医学会外科学分会血管外科学组名誉组长，中国医师协会血管外科医师分会名誉会长，国际静脉学联盟中国静脉学会会长，国际血管外科学会副主席，美国血管外科学会荣誉会员，美国外科医师学院委员，亚洲静脉论坛主席，香港外科医学院荣誉院士，广东省健康管理学会会长，广东省血管疾病诊治工程技术研究中心主任，血管疾病诊治技术国家地方联合工程实验室（广东）名誉主任。国家自然科学基金评审委员，国家科技成果奖评审委员，全国高等院校博士学科点专项科研基金评审委员，《中华血管外科杂志》《中国血管外科杂志》（电子版）和《中华普通外科学文献》（电子版）主编，《中华医学杂志》等多个核心期刊副总编辑。*Annals of Vascular Surgery* 编委。近十年共主持国家"863 计划"重大项目 2 项，国家自然科学基金项目 9 项，卫生部临床重点项目 1 项，省部级科研项目 18 项。发表相关学术论文 350 余篇，其中英文期刊 140 篇，参编著作 30 部，主编专著 11 部。获授权发明专利 11 项。获得多项省部级科技进步奖，其中包括华夏医学科技奖一等奖、广东省科学技术奖一等奖。

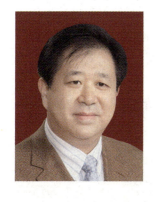

陈　忠 主任医师，二级教授，博士生导师，首都医科大学附属北京安贞医院血管外科中心主任，享受国务院政府特殊津贴。担任中国医师协会血管外科医师分会会长，中华医学会外科学分会血管外科学组组长，海峡两岸医药卫生交流协会血管外科学分会创始主任委员，北京医学会血管外科学分会主任委员，首都医科大学血管外科学系名誉主任等职务；同时担任"中华医学会中华医学科技奖"终审专家评委，"中华医药卫生发展促进学会华夏医学奖"终审专家评委，国家自然科学基金等多项国家重要奖项和课题的评审专家。从事血管外科事业 36 年，是目前活跃在血管外科界的著名的、有相当学术影响力的权威专家。

作为负责人或主要人员参与国家"863 计划"课题、国家自然科学基金、北京市自然科学基金、北京市科委科技计划研发攻关课题等多项研究课题。作为第一作者或责任作者在国家一类杂志发表专业学术论文 120 余篇，SCI 文章 15 篇，获省市级科研成果奖 5 项，作为主编主译编译多部著作。

多次获得由卫计委颁发的"脑卒中筛查与防治的突出贡献奖""2016 年国家卫生计生委脑卒中防治工程突出贡献专家"，2018 年荣获"精诚医者""国之名医·卓越建树奖""人民好医生"等荣誉称号，2020 年荣获荣耀医者——"金柳叶刀奖"，2021 年荣获卫计委脑卒中防治工程"精英楷模奖"。

副主编简介

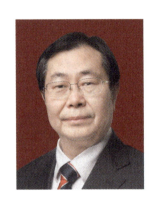

谷涌泉 主任医师,教授,博士生导师。现任首都医科大学血管外科研究所所长,首都医科大学下肢动脉硬化闭塞症临床诊疗与研究中心主任,首都医科大学血管外科学系主任。曾任国际血管联盟主席,中华医学会组织修复与再生分会副主任委员,中华医学会外科学分会血管外科学组委员,中国医疗保健国际交流促进会糖尿病足病分会主任委员,中国医师协会血管外科医师分会副会长,中华医学会医学工程学分会干细胞工程专业学组组长。兼任 *Vascular investigation and therapy* 杂志主编,*International Angiology* 杂志专家编委,《中华细胞与干细胞杂志》等副主编。

发表学术论文 300 余篇,主编 9 部专著,获得过 8 项省部级科技进步奖。2018 年荣获第二届国之名医·卓越建树奖。

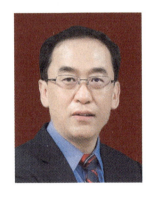

辛世杰 主任医师,国家二级教授,博士生导师,国务院政府特殊津贴专家。中国医科大学附属第一医院副院长,血管/甲状腺外科主任,中国医科大学外科学学科带头人。中华医学会外科学分会血管外科学组委员,中华医学会肿瘤学分会腹膜后肿瘤专业委员会副主任委员,中国医师协会血管外科医师分会副会长,中国医师协会血管外科医师分会开放手术学组组长,中国医师协会介入医师分会常务委员,中国研究型医院学会血管医学专业委员会副主任委员,海峡两岸医药卫生交流协会血管外科专业委员会常务委员,辽宁省医师协会副会长,辽宁省医学会血管外科学分会主任委员,辽宁省医学会介入医学分会常务委员,首批国家区域医疗中心建设联盟副主任委员。

主持国家自然科学基金、卫生部科研基金、教育部高等学校博士学科点专项科研基金等 10 余项国家及省部级研究课题,发表论文 200 余篇,主编参编了多部专著及教材,担任《中华血管外科杂志》副总编,《中华医学杂志》等学术期刊审稿专家及编委。

全国高等学校医学研究生"国家级"规划教材
第三轮修订说明

进入新世纪,为了推动研究生教育的改革与发展,加强研究型创新人才培养,人民卫生出版社启动了医学研究生规划教材的组织编写工作,在多次大规模调研、论证的基础上,先后于 2002 年和 2008 年分两批完成了第一轮 50 余种医学研究生规划教材的编写与出版工作。

2014 年,全国高等学校第二轮医学研究生规划教材评审委员会及编写委员会在全面、系统分析第一轮研究生教材的基础上,对这套教材进行了系统规划,进一步确立了以"解决研究生科研和临床中实际遇到的问题"为立足点,以"回顾、现状、展望"为线索,以"培养和启发读者创新思维"为中心的教材编写原则,并成功推出了第二轮(共 70 种)研究生规划教材。

本套教材第三轮修订是在党的十九大精神引领下,对《国家中长期教育改革和发展规划纲要(2010—2020 年)》《国务院办公厅关于深化医教协同进一步推进医学教育改革与发展的意见》,以及《教育部办公厅关于进一步规范和加强研究生培养管理的通知》等文件精神的进一步贯彻与落实,也是在总结前两轮教材经验与教训的基础上,再次大规模调研、论证后的继承与发展。修订过程仍坚持以"培养和启发读者创新思维"为中心的编写原则,通过"整合"和"新增"对教材体系做了进一步完善,对编写思路的贯彻与落实采取了进一步的强化措施。

全国高等学校第三轮医学研究生"国家级"规划教材包括五个系列。①科研公共学科:主要围绕研究生科研中所需要的基本理论知识,以及从最初的科研设计到最终的论文发表的各个环节可能遇到的问题展开;②常用统计软件与技术:介绍了 SAS 统计软件、SPSS 统计软件、分子生物学实验技术、免疫学实验技术等常用的统计软件以及实验技术;③基础前沿与进展:主要包括了基础学科中进展相对活跃的学科;④临床基础与辅助学科:包括了专业学位研究生所需要进一步加强的相关学科内容;⑤临床学科:通过对疾病诊疗历史变迁的点评、当前诊疗中困惑、局限与不足的剖析,以及研究热点与发展趋势探讨,启发和培养临床诊疗中的创新思维。

该套教材中的科研公共学科、常用统计软件与技术学科适用于医学院校各专业的研究生及相应的科研工作者;基础前沿与进展学科主要适用于基础医学和临床医学的研究生及相应的科研工作者;临床基础与辅助学科和临床学科主要适用于专业学位研究生及相应学科的专科医师。

全国高等学校第三轮医学研究生"国家级"规划教材目录

11	SAS 统计软件应用（第 4 版）	主 编	贺 佳			
		副主编	尹 平	石武祥		
12	医学分子生物学实验技术（第 4 版）	主 审	药立波			
		主 编	韩 骅	高国全		
		副主编	李冬民	喻 红		
13	医学免疫学实验技术（第 3 版）	主 编	柳忠辉	吴雄文		
		副主编	王全兴	吴玉章	储以微	崔雪玲
14	组织病理技术（第 2 版）	主 编	步 宏			
		副主编	吴焕文			
15	组织和细胞培养技术（第 4 版）	主 审	章静波			
		主 编	刘玉琴			
16	组织化学与细胞化学技术（第 3 版）	主 编	李 和	周德山		
		副主编	周国民	肖 岚	刘佳梅	孔 力
17	医学分子生物学（第 3 版）	主 审	周春燕	冯作化		
		主 编	张晓伟	史岸冰		
		副主编	何凤田	刘 戟		
18	医学免疫学（第 2 版）	主 编	曹雪涛			
		副主编	于益芝	熊思东		
19	遗传和基因组医学	主 编	张 学			
		副主编	管敏鑫			
20	基础与临床药理学（第 3 版）	主 编	杨宝峰			
		副主编	李 俊	董 志	杨宝学	郭秀丽
21	医学微生物学（第 2 版）	主 编	徐志凯	郭晓奎		
		副主编	江丽芳	范雄林		
22	病理学（第 2 版）	主 编	来茂德	梁智勇		
		副主编	李一雷	田新霞	周 桥	
23	医学细胞生物学（第 4 版）	主 审	杨 恬			
		主 编	安 威	周天华		
		副主编	李 丰	杨 霞	王杨淦	
24	分子毒理学（第 2 版）	主 编	蒋义国	尹立红		
		副主编	骆文静	张正东	夏大静	姚 平
25	医学微生态学（第 2 版）	主 编	李兰娟			
26	临床流行病学（第 5 版）	主 编	黄悦勤			
		副主编	刘爱忠	孙业桓		
27	循证医学（第 2 版）	主 审	李幼平			
		主 编	孙 鑫	杨克虎		

42	消化内科学（第3版）	主　审	樊代明	李兆申		
		主　编	钱家鸣	张澍田		
		副主编	田德安	房静远	李延青	杨　丽

43	心血管内科学（第3版）	主　审	胡大一			
		主　编	韩雅玲	马长生		
		副主编	王建安	方　全	华　伟	张抒扬

| 44 | 血液内科学（第3版） | 主　编 | 黄晓军 | 黄　河 | 胡　豫 | |
| | | 副主编 | 邵宗鸿 | 吴德沛 | 周道斌 | |

45	肾内科学（第3版）	主　审	谌贻璞			
		主　编	余学清	赵明辉		
		副主编	陈江华	李雪梅	蔡广研	刘章锁

| 46 | 内分泌内科学（第3版） | 主　编 | 宁　光 | 邢小平 | | |
| | | 副主编 | 王卫庆 | 童南伟 | 陈　刚 | |

47	风湿免疫内科学（第3版）	主　审	陈顺乐			
		主　编	曾小峰	邹和建		
		副主编	古洁若	黄慈波		

48	急诊医学（第3版）	主　审	黄子通			
		主　编	于学忠	吕传柱		
		副主编	陈玉国	刘　志	曹　钰	

49	神经内科学（第3版）	主　编	刘　鸣	崔丽英	谢　鹏	
		副主编	王拥军	张杰文	王玉平	陈晓春
			吴　波			

| 50 | 精神病学（第3版） | 主　编 | 陆　林 | 马　辛 | | |
| | | 副主编 | 施慎逊 | 许　毅 | 李　涛 | |

| 51 | 感染病学（第3版） | 主　编 | 李兰娟 | 李　刚 | | |
| | | 副主编 | 王贵强 | 宁　琴 | 李用国 | |

| 52 | 肿瘤学（第5版） | 主　编 | 徐瑞华 | 陈国强 | | |
| | | 副主编 | 林东昕 | 吕有勇 | 龚建平 | |

53	老年医学（第3版）	主　审	张　建	范　利	华　琦	
		主　编	刘晓红	陈　彪		
		副主编	齐海梅	胡亦新	岳冀蓉	

| 54 | 临床变态反应学 | 主　编 | 尹　佳 | | | |
| | | 副主编 | 洪建国 | 何韶衡 | 李　楠 | |

55	危重症医学（第3版）	主　审	王　辰	席修明		
		主　编	杜　斌	隆　云		
		副主编	陈德昌	于凯江	詹庆元	许　媛

56	普通外科学（第 3 版）	主　编	赵玉沛
		副主编	吴文铭　陈规划　刘颖斌　胡三元
57	骨科学（第 3 版）	主　审	陈安民
		主　编	田　伟
		副主编	翁习生　邵增务　郭　卫　贺西京
58	泌尿外科学（第 3 版）	主　审	郭应禄
		主　编	金　杰　魏　强
		副主编	王行环　刘继红　王　忠
59	胸心外科学（第 2 版）	主　编	胡盛寿
		副主编	王　俊　庄　建　刘伦旭　董念国
60	神经外科学（第 4 版）	主　编	赵继宗
		副主编	王　硕　张建宁　毛　颖
61	血管淋巴管外科学（第 3 版）	主　编	汪忠镐
		副主编	王深明　陈　忠　谷涌泉　辛世杰
62	整形外科学	主　编	李青峰
63	小儿外科学（第 3 版）	主　审	王　果
		主　编	冯杰雄　郑　珊
		副主编	张潍平　夏慧敏
64	器官移植学（第 2 版）	主　审	陈　实
		主　编	刘永锋　郑树森
		副主编	陈忠华　朱继业　郭文治
65	临床肿瘤学（第 2 版）	主　编	赫　捷
		副主编	毛友生　沈　铿　马　骏　于金明
			吴一龙
66	麻醉学（第 2 版）	主　编	刘　进　熊利泽
		副主编	黄宇光　邓小明　李文志
67	妇产科学（第 3 版）	主　审	曹泽毅
		主　编	乔　杰　马　丁
		副主编	朱　兰　王建六　杨慧霞　漆洪波
			曹云霞
68	生殖医学	主　编	黄荷凤　陈子江
		副主编	刘嘉茵　王雁玲　孙　斐　李　蓉
69	儿科学（第 2 版）	主　编	桂永浩　申昆玲
		副主编	杜立中　罗小平
70	耳鼻咽喉头颈外科学（第 3 版）	主　审	韩德民
		主　编	孔维佳　吴　皓
		副主编	韩东一　倪　鑫　龚树生　李华伟

71	眼科学（第3版）	主　审	崔　浩	黎晓新		
		主　编	王宁利	杨培增		
		副主编	徐国兴	孙兴怀	王雨生	蒋　沁
			刘　平	马建民		
72	灾难医学（第2版）	主　审	王一镗			
		主　编	刘中民			
		副主编	田军章	周荣斌	王立祥	
73	康复医学（第2版）	主　编	岳寿伟	黄晓琳		
		副主编	毕　胜	杜　青		
74	皮肤性病学（第2版）	主　编	张建中	晋红中		
		副主编	高兴华	陆前进	陶　娟	
75	创伤、烧伤与再生医学（第2版）	主　审	王正国	盛志勇		
		主　编	付小兵			
		副主编	黄跃生	蒋建新	程　飚	陈振兵
76	运动创伤学	主　编	敖英芳			
		副主编	姜春岩	蒋　青	雷光华	唐康来
77	全科医学	主　审	祝墡珠			
		主　编	王永晨	方力争		
		副主编	方宁远	王留义		
78	罕见病学	主　编	张抒扬	赵玉沛		
		副主编	黄尚志	崔丽英	陈丽萌	
79	临床医学示范案例分析	主　编	胡翊群	李海潮		
		副主编	沈国芳	罗小平	余保平	吴国豪

全国高等学校第三轮医学研究生"国家级"规划教材评审委员会名单

顾　问

韩启德　桑国卫　陈　竺　曾益新　赵玉沛

主任委员（以姓氏笔画为序）

王　辰　刘德培　曹雪涛

副主任委员（以姓氏笔画为序）

于金明　马　丁　王正国　卢秉恒　付小兵　宁　光　乔　杰
李兰娟　李兆申　杨宝峰　汪忠镐　张　运　张伯礼　张英泽
陆　林　陈国强　郑树森　郎景和　赵继宗　胡盛寿　段树民
郭应禄　黄荷凤　盛志勇　韩雅玲　韩德民　赫　捷　樊代明
戴尅戎　魏于全

常务委员（以姓氏笔画为序）

文历阳　田勇泉　冯友梅　冯晓源　吕兆丰　闫剑群　李　和
李　虹　李玉林　李立明　来茂德　步　宏　余学清　汪建平
张　学　张学军　陈子江　陈安民　尚　红　周学东　赵　群
胡志斌　柯　杨　桂永浩　梁万年　瞿　佳

委　员（以姓氏笔画为序）

于学忠　于健春　马　辛　马长生　王　彤　王　果　王一镗
王兰兰　王宁利　王永晨　王振常　王海杰　王锦帆　方力争
尹　佳　尹　梅　尹立红　孔维佳　叶冬青　申昆玲　田　伟
史岸冰　冯作化　冯杰雄　兰晓莉　邢小平　吕传柱　华　琦
向　荣　刘　民　刘　进　刘　鸣　刘中民　刘玉琴　刘永锋
刘树伟　刘晓红　安　威　安胜利　孙　鑫　孙国平　孙振球
杜　斌　李　方　李　刚　李占江　李幼平　李青峰　李卓娅
李宗芳　李晓松　李海潮　杨　恬　杨克虎　杨培增　吴　皓

吴文源　吴忠均　吴雄文　邹和建　宋尔卫　张大庆　张永学
张亚林　张抒扬　张建中　张绍祥　张晓伟　张澍田　陈　实
陈　彪　陈平雁　陈荣昌　陈顺乐　范　利　范先群　岳寿伟
金　杰　金征宇　周　晋　周天华　周春燕　周德山　郑　芳
郑　珊　赵旭东　赵明辉　胡　豫　胡大一　胡翊群　药立波
柳忠辉　祝墡珠　贺　佳　秦　川　敖英芳　晋红中　钱家鸣
徐志凯　徐勇勇　徐瑞华　高国全　郭启勇　郭晓奎　席修明
黄　河　黄子通　黄晓军　黄晓琳　黄悦勤　曹泽毅　龚非力
崔　浩　崔丽英　章静波　梁智勇　谌贻璞　隆　云　蒋义国
韩　骅　曾小峰　谢　鹏　谭　毅　熊利泽　黎晓新　颜　艳
魏　强

前　言

血管外科近年来进展迅速，同其他临床各学科均有交叉。我国血管外科自20世纪70年代起步后，近年来取得了巨大的进步，受到国际血管外科界的广泛关注。由于血管外科为三级学科，在本科教育教学中设置课时偏少，且本科生临床实习也鲜有血管外科学习经历，形成了医学生血管外科知识匮乏的情况。

为了加强血管外科后备力量的培养，配合卫生部"十一五"规划教材建设的要求，我们在2008年组织编写了第1版《血管淋巴外科学》，填补了我国血管淋巴外科在研究生教育的空白，成为血管外科专业研究生及中、低年资外科医生重要的专业教科书；并于2014年组织编写了第2版《血管淋巴管外科学》。随着科学技术的飞速发展和专业知识的不断更新，特别是随着"十三五"医学教育、教学改革的深化，提出研究生教材应该对专科研究生的临床思维、科研思维提供积极的引导作用，应着眼于培养具有创新能力和扎实基本功的血管外科年轻医生。因此我们决定对原有教材进行改版修订。

本次改版广泛收集了对上版教材的反馈意见，在原有编撰作者保持稳定的情况下，吸收了部分年轻专家参与编写，并根据目前的血管疾病谱对基本内容进行了调整和补充。全书基本涵盖了血管外科各个领域的内容。

本教材的出版凝聚了全体编者的心血，每一章节均由富有责任心和丰富临床经验的血管外科专家结合自己的临床经验编写，具有较高的权威性。作者遍及国内20余家医疗单位，具有广泛的代表性。首都医科大学宣武医院血管外科对编撰工作给予了鼎力支持。

由于血管外科技术的更新速度较快，教材涉及内容广泛，虽然我们竭尽全力进行编撰工作，但教材中难免存在缺点和错误，诚恳希望各级、各层读者和专业人士在使用中发现问题，给予指正。

汪忠镐

2022年1月

目　录

第一篇　总　论

第二篇　动脉疾病

第三篇　静 脉 疾 病

第四篇　淋巴管疾病

第五篇　其他血管疾病及技术

第一篇 总 论

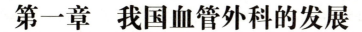

第一章　我国血管外科的发展

第一节　中国血管外科的发展历程及思考

血管外科学在现代医学中相对前沿，是一个与多个学科相互交叉的一门新兴学科，有其独特的内涵和魅力。作为研究生，培养良好的思维方法与熟练掌握一门专业技术同等重要。新中国成立以来，我国的血管外科经历了一个艰苦创业和发展的历程，并成为国际血管外科的重要一员，了解这个创业过程对培养思维有一定的参考价值。自 20 世纪 60 年代始，笔者在医学大师曾宪九教授等的指导下，在黄家驷、吴英恺、裘法祖院士的深刻影响下，在老协和传统的熏陶下，在治疗疑难危重患者的过程中，从患者的痛苦出发，克服设备简陋、科学滞后等重重困难，投入了无数个日日夜夜，现将半个世纪的艰辛历程中所产生的灵感、火花、启示和思路，加以抛砖引玉，供今日高科技日新月异的医学领域中的有志之士借鉴，希望能从中找到一些可供研究之题。总之，期盼在救死扶伤和科学研究上，长江后浪推前浪，青出于蓝胜于蓝！

公元前 305—公元前 240 年医学名著《黄帝内经》就有对人体血液来源和血液循环的精辟见解以及对血栓闭塞性动脉炎（脱疽）的描述。1800 年前汉代名医华佗应用"四妙勇安汤"治疗"脱疽"并流传至今。在中医外科发展鼎盛的明清时期，陈实功的《外科正宗》对"脱疽"手术，主张先在患趾上方"拈线缠扎"，继用"利刃顺节取患趾"。Carrel 和 Guthrie 的以三点式血管吻合使其内膜保存外翻为主的贡献，于 1912 年获诺贝尔生理学或医学奖，它催生了 40 年后人工血管的问世和成功应用，并构成了血管外科的第一个里程碑。中华人民共和国成立后，我国血管外科学得到长足发展。20 世纪 50 年代早期至 80 年代后期为起步阶段，当时很多医院根本没有血管外科建制，整体学术水平与发达国家相比相差甚远。但是，在北京协和医院的病案室查到了曾宪九教授于 1954 年完成脾肾静脉吻合术，只是左肾未得到保留，也许是未报道的原因；同年他施行了以异体主动脉为移植物的腹主动脉瘤切除置换术，可能因患者术后不久死亡也未报道。1954 年底上海第二医学院广慈医院进行髂股动脉瘤切除和同种异体动脉移植术，是国内首例成功的异体血管移植。1955 年傅培彬完成首例腹主动脉瘤异体主动脉移植物置换术，1957 年顾凯时完成首例腹主动脉瘤人工血管置换术。同年，上海第一医学院中山医院崔志义和冯友贤教授将纺绸真丝血管应用于动物实验获得成功，1959 年正式成功创制用于临床，促进了我国血管外科的发展。1958 年，林春叶施行了第一例腹主动脉骑跨栓的手术治疗。1963 年上海第六人民医院陈中伟和钱允庆采用显微外科技术成功施行世界首例前臂离断再植手术。20 世纪 60 年代，笔者于北京协和医院在用自制球囊导管成功处理食管瘘、十二指肠残端瘘、膀胱瘘等并发症的基础上，改成了动、静脉球囊取栓导管，颇好地开展了接近微创法的取栓术，包括腹主动脉骑跨栓、肠系膜上动脉栓塞在内。在吻合血管的游离皮瓣和肌皮瓣移植的研究方面，我国同样处在世界领先水平。1973 年，上海华山医院首先报道了一例成功应用带血管游离皮瓣移植修复面颊部缺损的病例。同年，美国 Daniel 及我国杨东岳报道腹股沟游离皮瓣移植术成功。1981 年杨果凡等首创前臂游离皮瓣移植术及二级皮瓣移植修复面部、耳、鼻等缺损及进行阴茎再造术，被誉为"中国皮瓣"。我国医务工作者在不断学习国外先进医疗技术的同时，努力发掘和整理祖国医学遗产,开展中西医结合治疗血管疾病,20世纪50年代开始,王嘉桔就一直致力于中西医结合治疗脉管炎的工作。进入20世纪80年代以后,随着我国社会经济快速发展,血管外科基础研究、临床实践等方面的进展也迅速加快,陆续开展了腹主动脉瘤切除术、血管重建包裹术、颈动脉内膜剥脱术,以及主-髂-股、股-腘、膝下和足背动脉重建术等许多新手术。我国为数不多的血管外科医生,在当时医疗设备十分简陋的条件下,在大动脉炎、主动脉夹层、颈动脉体瘤、先天性血管病、淋巴疾病、上腔静脉综合征、巴德-吉亚利综合征(布-加综合征),真丝人工血管和内皮以至骨髓细胞种植人工血管的研制和临床应用以及以腔内技术治疗大血管病等方面,做了颇多的原创性工作,为我国血管外科学事业的发展奠定了坚实的基础,并于20世纪80年代开始步入国际血管外科讲坛。

1929年,德国的一位25岁的外科实习医生Forssmann在自己身上完成了经皮心插管,这是世界上首次血管内操作,他也因此获得了诺贝尔生理学或医学奖。1953年,Seldinger设计了经皮穿刺导引钢丝插管做动脉造影,被称为Seldinger技术,构成了目前介入最基本的操作。1964年,Dotter使用头端呈锥形的同轴导管治疗下肢动脉硬化闭塞症,这是血管腔内扩张成形术(percutaneous transluminal angioplasty,PTA)的雏形,标志着腔内血管外科技术的开始。1983年,Dotter和Cragg均用镍钛合金制成血管内支架,创立血管内支架植入术,并应用于临床。20世纪60年代,Risch用改良的Ross穿刺针从肝静脉穿刺门静脉,并用18F同轴导管扩张穿刺通道,此为经颈静脉门体分流术(transjugular intrahepatic portosystemic stent shunt,TIPSS)的雏形。1969年,Dotter发明了动脉支架。1986年,Blako将覆有聚氟乙烯膜的支架型人工血管,经股动脉植入绵羊的腹主动脉瘤模型,为主动脉瘤腔内治疗的最早尝试。1990年,Parodi首先应用Palmaz覆膜支架植入术治疗腹主动脉瘤获得成功。血管腔内治疗则是血管外科从复杂的外科技术向微创治疗的革新,构成了血管外科发展的第二个里程碑。经多年的努力,于1978年题为《选择性腹腔内脏动脉造影》的一篇综述性文章,在一个偶然的机会中得以发表,那是首次向国人介绍了Seldinger经股血管穿刺、插管、选择性插管和其造影技术,以及适于不同血管开口的插管和造影的导管(尤其是其头端的制备方法),有关选择性造影及其不同造影剂用量等细节问题加以描述,至今仍有一定的参考价值。北京协和医院神经科在20世纪60年代已开始做脑血管造影,以杠杆原理快速推入造影剂,以手法快速换片,技术尽管很原始,但它打开了笔者的思路并为之努力一生。作为中美建交年访问美国的学者,笔者有幸见到先进的高压注射器和快速换片器时立即理解到上述原始工作就是其前身。

在20世纪80年代选择性造影出现以前,不明原因的消化道出血的诊断问题是医学界很大的一个困惑,当时居然只得采用不能接受的盲目性胃大部切除术,显然手术对病变不在被切除范围内者无效;北京协和医院则用肠道分段钳夹冲洗法以发现出血部位。我国学者终于在20世纪80年代提出了选择性内脏动脉造影为最佳的诊断方法,便于诊断和治疗。可我国于1981年才有首台血管造影机。1983年,笔者在北京协和医院时与现放射科杨宁一起为1名年仅18岁患有大量腹水的女性患者(身高仅158cm,但腹围竟达到92cm)进行下腔静脉造影时,发现患者竟有下腔静脉隔膜,当时只好用了较粗、较硬的导管,但达到了将其穿破的目的。术后股部形成了持续而大量的腹水渗漏,经强力加压包扎,每日仍需多次更换敷料;但10d后,令人惊奇地发现,不仅股部渗漏消失,而且患者的腹水已不复存在。至此,萌发了以简单的方法治疗疑难复杂患者的欲望和思路。

一、大动脉疾病

我国这方面的工作始于静脉和小动脉病变的研究。由于温度控制金属丝的出现,笔者于1989年开始有机会做准备工作,从而自1991年起,进行了一系列自腹主动脉到胸腹主动脉以至主动脉弓部的动物实验探索。1992年,首先在下腔静脉内植入自行研制的支架,成功地治疗了巴德-吉亚利综合征。1995年8月,用编制式钛镍记忆金属和超薄真丝覆膜支架移植物(12mm×40mm)成功治愈左股部外伤性动静脉瘘患者,在天津举行的第三届全国血管外科大会上做了介绍,此为国内覆膜支架移植物的最早应用的实例。

1996年,我们在采用常规方法治疗降主动脉动脉瘤的患者时,应用半开放技术,以支架人工血管联合体,用套入法进行吻合(套入前,将支架放入冰盐水中,使其处于松软状态;放人工血管入血管腔内,体温使其成形),用于降主动脉瘤和夹层动脉瘤的手术治疗时,有效地简化了血管吻合技术、缩短了手术时间和减少了术中失血。同年,笔者等成功治疗了紧贴颅底的外伤性颈内动脉 - 颈内静脉瘘患者,患者入院时已有失语和右侧偏瘫,在施行手术中证明病变部紧密粘连颅底而难以分离,立即以事前准备的自制覆膜支架型人工血管在直视下经颈总动脉途径植入,操作在几分钟内完成,动静脉瘘立即消失、颈内动脉不再盗血,治疗后偏瘫和失语完全恢复。

1997年,笔者等提出了"腔内血管外科学",即 Endovasculogy。同年,国内尚无进口的腔内移植物,笔者在天津完成首例自制腔内移植物的肾下腹主动脉瘤的治疗,尽管那例患者用的是管状无分叉的覆膜支架。

1998年,Muller-Wiefel 教授和 Raithel H 教授帮助上海同仁医院完成了国内第一组以进口腔内移植物(Vanguard)治疗肾下腹主动脉瘤患者。笔者则成功进行了第一例 Talent 腔内移植物治疗。随之,与舒畅等进行了胸腹主动脉瘤的血管腔内治疗的实验研究。1999年,意大利 Massimo 教授与笔者等用半开放技术,以人工血管从腔内成功地为马方综合征患者实施了全主动脉置换术。同年,解放军301医院的郭伟等在国内首次用血管腔内技术成功治疗了胸腹主动脉瘤。辛世杰和郭伟率先将开放和腔内杂交技术用于胸腹主动脉瘤的治疗。张福先与笔者进行了主动脉弓部动脉瘤的动物实验研究。

夹层动脉瘤被许多学者认为不宜用血管腔内疗法,笔者等于1999年3月以自制覆膜支架治疗 B 型主动脉夹层动脉瘤,该患者存活十余年。2001年1月24日,为抢救一例全主动脉夹层、全真腔严重狭窄和心肌缺血的危重患者,笔者等从股动脉入路用自制的带膜支架血管置放于升主动脉,将上述病变完全回逆。2001年4月则以自制覆膜支架法成功救治了因车祸引起的降主动脉减

速伤患者,患者正常上班十余年。前两者为世界之最。2002年刘昌伟等率先使用了改良的开窗支架。2004年,一种带有锁骨下动脉分支的主动脉覆膜支架由笔者等研制,用来治疗主动脉夹层病变靠近左锁骨下动脉的 Stanford B 型夹层,稳定性好,具有独特优点和进一步开发治疗涉及所有头臂干的夹层病变。2012年常光其等率先采用室缺封堵器成功封闭 B 型夹层近端破口取得成功。2003年,阜外医院孙立忠等以主动脉弓替换加术中以支架施行"象鼻"手术治疗 Stanford B 型夹层获得成功。2009年舒畅等率先采用"烟囱"技术用于 A 型主动脉夹层病变治疗。

可以说,国外对主动脉夹层或夹层动脉瘤可以施行腔内治疗的了解和广泛应用基本在我国之后,但他们一旦觉醒,其大支架迅速后来居上,目前国内市场中进口覆膜支架比比皆是。Relay 型支架可在升主动脉、主动脉弓中操作自如,笔者有幸为该支架完成了国内的第一例治疗。自1999年至2004年笔者完成137例以主动脉夹层为主的大动脉病变的腔内治疗。到2010年,包括北京大学人民医院、首都医科大学附属北京友谊医院和中南大学湘雅二医院的相关团队在内,共完成2 440多例的大动脉支架的治疗,多为肾下腹主动脉瘤的血管腔内治疗。上海长海医院景在平团队、中山医院符伟国团队、北京301医院郭伟、安贞医院陈忠、协和医院刘昌伟和广州中山医科大学王深明等团队,其大动脉腔内治疗均超千例。随着先进科技的发展,主动脉夹层很易发现,似乎成为一种常见疾病,2011年就有8 000多例患者,有能力采取腔内技术治疗主动脉夹层的医疗机构已有上百家。可以肯定的是,应用血管腔内技术或手术联合腔内法治疗大血管病变较治疗身体其他部位的动脉病变具有更大的优越性。

二、周围动脉疾病

颈动脉狭窄性病变多见于动脉粥样硬化,缺血性脑卒中由严重的颈内动脉粥样硬化引起。20世纪80年代以前,该类患者在我国很少见,笔者曾在北京协和医院神经科积极努力寻找,在3年中只找到一位患者,施行了颈动脉血栓内膜剥脱术,效果极佳。随着国人生活水平的提高,现此病目前居然以7.8%的比例在增加。为此,

国家已建立了相关平台,在积极攻关之中。笔者以为防病问题也必须跟上,防患于未然。至于治疗,从颈动脉血栓内膜剥脱术开始,现有球囊扩张和支架术。一般认为狭窄率达 50%~99% 且有症状的患者,建议在症状发生后的 1 周内行颈动脉内膜剥脱术,而在 48h 内手术更佳。对于颈内动脉分叉高、有症状的再狭窄者和放射后狭窄的患者则推荐颈内动脉支架治疗。目前国内的问题在于应用支架法过于频繁,从而也明显减少了熟练的血管手术医生,使治疗的并发症增高。在美国,手术与介入的比例是 9∶1,手术仍然是"金标准"。

多发性大动脉炎又称 Takayasu 病。多发于中国、日本、朝鲜、印度等亚洲国家,是一种慢性非特异性炎症性动脉疾病,主要发生在主动脉和 / 或其主要分支。笔者等发现,重症大动脉炎患者的颈部四血管造影多不能显示远端流出道的病变,但手术探查发现 95% 以上患者的颈内动脉仍通畅,为此病的治疗开拓了处女地。1984 年笔者完成首例主动脉与双侧侧颈内动脉重建术。发展至今,对此类患者推荐的外科治疗方式是升主动脉与单侧或分期双侧颈内动脉重建或与双侧腋动脉重建。至今,大动脉炎腔内治疗复发率高的问题仍未解决,PTA 的复发问题远远未解决,但可反复施行,覆膜支架似乎较裸支架为好,要考虑到炎性动脉病变在支架阻塞后可能失去了进一步治疗的机会。进一步研究其病因以及探讨药物涂层的球囊和支架问题值得考虑。

颈动脉体瘤是有关血管的肿瘤,还是要手术治疗,笔者一直坚持在切除瘤体时以种种方法保持颈动脉完整的原则,即使病变十分巨大,用特殊的方法同样可以得到成功。

下肢动脉闭塞性病,主要分为动脉栓塞和血栓形成两大类,前者主要见于心脏疾患;后者常为血管本身的以动脉硬化和脉管炎为主的病变。人工血管为治疗起到里程碑的作用,目前 PTA 与内支架植入治疗也已成为较成熟的技术。处理的病变的部位已达膝下乃至足部,其远期疗效自然有待于继续观察。不锈钢支架最早用于下肢,取而代之的是第一代镍钛合金自膨支架,但断裂的发生率高。第二代镍钛合金支架提高了柔顺性,减少了断裂的发生。因支架内再狭窄亦是下肢支

架的主要问题,目前出现了药物洗脱支架、生物可降解支架和带膜支架等,以期提高通畅率,材料问题是个相当值得探讨的问题。粥样斑块旋切术是一种选择性切除动脉粥样斑块病变的方法,为手术风险高或有药物溶栓禁忌证的患者提供了一种快速重建血流通道的方法,如 SilverHawk 斑块切除术,疗效均有待远期观察。尽管我国于 1984 年就认真研究了激光在外周动脉闭塞中的作用,但未成功。

急性肠系膜供血不全是由肠系膜血管阻塞或血流减少引起肠壁营养障碍的一种综合征,20 世纪 80 年代以前对该病认识不足是该病高死亡率的原因,随着对该病认识的加深和早期诊断的增加,已大幅度降低了该病的死亡率。腔内治疗为该病的治疗提供了一个微创的手段,据报道其即刻通畅率为 97%,一年通畅率、二次干预通畅率和生存率分别为 65%、99% 和 89%。需要肠切除的患者有更高的死亡率,合并慢性阻塞性肺疾病(chronic obstructive pulmonary disease,COPD)的患者则有更高的二次干预率,而肠系膜血管阻塞与狭窄的腔内治疗结果无差异。

动脉粥样硬化性肾动脉狭窄也始于腹主动脉与肾动脉的大隐静脉或人工血管重建术,此后的腔内肾动脉扩张或支架成形术对动脉硬化者明显好于大动脉炎者,它有助于部分高血压患者血压控制和稳定肾功能,而对于治疗反应不佳者仍需要进一步的研究。尤其是由大动脉炎引起者,腔内治疗的复发率仍高。笔者早期以 PTA 治疗大动脉炎性肾动脉狭窄初次得到成功的 11 例均复发。

内脏动脉瘤的手术治疗同样在被腔内治疗所替代,有较高的技术成功率,但有少部分患者需要二次干预和发生终末器官部分栓塞。

三、静脉疾病的外科治疗

中心静脉病变:上腔静脉和下腔静脉连接到右心房,成为"顶天立地"的人体最大的血管,其管腔宽大、血流量充沛、管壁菲薄、手术和外伤很易将其损伤,而其位置深在,难以修复。在其腔内发生任何性质的病变均难以开通。上腔静脉、下腔静脉的血栓或肿瘤均可进入右心房到肺动脉而引起致命性肺栓塞。

上腔静脉综合征是由于各种原因造成上腔静脉部分或完全阻塞引起上腔静脉系统血液回流障碍并导致上腔静脉高压和代偿性侧支循环形成，表现为颜面颈部和上肢，即上半身的浅静脉曲张等一系列临床综合征，严重者甚至引起发作性头痛、头晕、神志模糊等。1857年，William Hunter首先报道由于梅毒性升主动脉瘤压迫导致的上腔静脉综合征。在此后相当长一段时间内，良性病变被认为是引起该病的主要病因。随着梅毒和结核等感染性疾病的控制，恶性肿瘤已成为上腔静脉综合征的主要病因。1951年，Klassen首先报道用股静脉作为治疗转流血管材料，笔者于20世纪80年代应用了单侧以及双侧大隐静脉经胸腹壁颈内静脉转流，得到良好的结果，此后分别用了人工血管和拼合的螺旋状大隐静脉做颈内静脉和右心房的转流术，以及球囊和支架疗法。

巴德-吉亚利综合征的转流手术治疗成功于1981年，2年后，我国首例腔内治疗相继成功，为下腔静脉隔膜破膜术，2005年报道了团队治疗该病2 546例，包括开放手术962例、腔内治疗1 289例和混合性手术295例。我国、印度、南非等国的病变除肝静脉外，大多涉及下腔静脉，故命名为肝腔静脉阻塞综合征则更为恰当。我国学者做出病变分类和开创了体系完善的多样化治疗方法。在急性期，纤溶疗法是指征。慢性病例采用的手术方法包括间接减压术、断流术、各种促进侧支循环的手术、直接减压术，包括肠系膜上静脉、下腔静脉、水母头（副脐静脉）与右心房或颈内静脉之间的转流术和根治性矫治术，太晚期至肝功能衰竭者可采用肝移植术。目前，对此病首选微创腔内疗法，包括钝性或锐性破膜、球囊扩张、支架或回收支架植入+溶栓或搅拌溶栓、TIPS，也可经肝后段下腔静脉向肝静脉施行操作，实现门静脉到高位下腔静脉的转流。球囊扩张法可反复使用，显然有其优点。

胡桃夹综合征是左肾静脉行经腹主动脉和肠系膜上动脉所形成的夹角时受挤压而引起的临床症状，常表现为血尿或蛋白尿，腹痛和精索静脉曲张。国人左肾静脉采用40mm×（12~14）mm支架，或60mm×14mm自膨支架，多可获得满意的疗效。需要注意的主要是防止支架移位问题。笔者新近发现胡桃夹综合征也可将十二指肠水平部压迫而形成引起胃食管反流，但并不一定伴有血尿，因而此综合征的内涵尚值得进一步探讨。

Cockett综合征是右髂静脉受左髂动脉压迫和/或腔内粘连引起的下肢静脉回流障碍性疾病，髂静脉球囊扩张和/或支架植入有助于静脉曲张和肿胀消失或缓解和溃疡愈合，但少数患者术后支架被压瘪，其内血栓形成，则出现了更难解决的问题。对于目前凡是看到有影像学压迫而并无症状者施以支架疗法并不可取或要加以反对。对此病也须给手术治疗留下治疗指征，至少是介入失败者。

下肢静脉曲张是血管外科常见病，传统治疗方法是大隐静脉高位结扎和剥脱术，创伤大，遗留手术瘢痕。如今激光腔内闭合术、射频腔内闭合术、泡沫硬化剂等，术中可辅以B超，大大减少了手术创伤，同时也能满足美容的需求。下肢静脉曲张的机制和治疗方法应用于如盆腔淤血综合征等淤血性病变是明智之举。

深静脉血栓（deep vein thrombosis，DVT）是血管外科常见的和复杂的疾病，其主要的并发症是肺栓塞和深静脉血栓后遗症（post-thrombotic syndrome，PTS）。从药物溶栓、抗凝和手术取栓，到介入导管溶栓的目的都是为了迅速有效地去除血栓，防止并发症。导管溶栓是药物加机械性溶栓，常可安全而高效溶解血栓，已被广泛用于DVT的治疗。下腔静脉滤器可拦截从下肢静脉脱落的较大的血栓而防止致命性肺栓塞的发生。在笔者50年的医疗实践中，包括手术结扎、折叠下腔静脉（20世纪60年代）在内，植入下腔静脉滤器总数未超过20例。显然偏少，但由此看来如何正确评估是否需要植入腔静脉滤器是一个值得探讨的问题，确实"就怕万一"使得当前植入下腔静脉滤器过于普遍。猝死，指自然发生、出乎意料的突然死亡，可发生在任何地点和场合，但一旦发生在医院便可能成了严重问题。显然，可回收型滤器既可回收，也可成为长期置放，后者的并发症也时有出现。滤器从Greenfield研究以来已有几十年，问题尚未完全解决。

对于血栓形成后综合征的治疗，大隐静脉耻骨上转流术和大隐静脉原位转流术应有其地位，因为开通股深静脉开口及由此转流被淤滞的下肢静脉血对缓解患肢的肿胀起到了很好作用，值得必要时考虑应用。

对于出现慢性血栓栓塞性肺动脉高压的肺栓塞的幸存者，甘辉立等采用肺动脉血栓内膜剥脱术已经取得了良好的疗效。

四、淋巴疾病的外科治疗

淋巴水肿为淋巴疾病中的代表性疾病。我国淋巴疾病与既往血丝虫病的流行不无关系。20世纪50年代初笔者作为医学生到血丝虫疫区参与群防群治，该病引起的淋巴肿可发生在肢体、颜面、臀部和外生殖器等遍体任何部位。仅仅下肢淋巴回流障碍便引起了下肢淋巴肿，感染了便形成了急性淋巴管炎，俗称"流火"；可反复发作，使阻塞的淋巴管越来越多，淋巴液受阻而淤积于皮下组织间隙，日久皮肤质如象皮，成了"象皮腿"，进一步可形成糜烂和溃烂。重的象皮腿特别肿大，真是粗得像大象的腿了！目不忍睹。中心淋巴管阻塞，更可引起乳糜尿、乳糜胸、乳糜心包、乳糜腹、肠道淋巴管扩张症、乳糜囊肿、外生殖器乳糜反流和单发或多发性乳糜瘘。由血丝虫及除此以外的更多的淋巴病变和血管病一样，必须加以重视和研究。因而在探讨血管时，将其扩大为血管淋巴学不仅具有学术意义还有战略意义。1999年北京市政府大力评审了重点医学研究单位，结果是淋巴外科由公安医院的淋巴外科承担，现并入北京世纪坛医院；血管则是邮电总医院的血管外科研究所，现属于协和西院。国家的支持显然推动了学科极大的发展。

五、学术活动和组织

血管疾病有着相当高的发病率及致残率。由动脉阻塞引起的动脉缺血性疾病，与心脑血管病有着共同的与发病相关的危险因素，如高血压、高脂血症、糖尿病、吸烟、缺乏锻炼以及人口老龄化等。这些危险因素继续朝着不利于疾病控制的方向发展。静脉病的发生率则为动脉病的10倍。可见血管疾病是严重危害生存质量与生命的疾病。因而，血管外科将不容置疑地在医学和社会中占有越来越重要的地位。早期的血管外科归属于大外科范畴，并根据疾病累及的脏器分别列入外科各分科。鉴于血管疾病对生命及健康的重要性，以及诊断和治疗中的特殊性，在世界医学发展史中，血管外科已成为一门独立的学科，与此相应的学术机构及专业刊物先后问世。

20世纪60年代初上海中山医院建立全国第一个血管外科组，1979年成立全国第一个血管外科研究室，冯友贤教授任研究室主任，1981年北京协和医院成立了血管外科组。1988年中山医院成立了独立的血管外科。1987年，中华医学会外科学分会在烟台由笔者主持召开了第一次全国血管病学术会，并于1993年组建血管外科学组，笔者当选为首任学组主任委员（自2005年起，第二任组长王玉琦；2013年起，第三任组长王深明，笔者为终身名誉组长）。学组至2013年已召开12届全国学术研讨会。

1991年，第二届全国血管会议，北京，笔者主持；1995年，第三届全国血管会议，天津，笔者和栗力主持；1997年，第四届全国血管会议，重庆，笔者和朱仕钦主持；1999年，第五届全国血管会议，杭州，笔者和潘松龄主持；2001年，第六届全国血管会议，上海，笔者和王玉琦主持；2003年，第七届全国血管会议，昆明，笔者和陈翠菊主持；此后会议由王玉琦主持。2013年，第十二届全国血管会议在长沙由王玉琦和舒畅主持。第13届会议在上海由学组主任委员王深明主持，张纪蔚执行。

国际学术活动可能在尼克松访华的1972年就开始了，因为不知是否有联系，当年举世第一的心血管权威专家美国的Michael DeBakey访华，期间吴英恺院士和曾宪九教授曾在家接待了他，笔者十分好奇地细心认真旁听。1979年是中美正式建交年，笔者作为经教育部考试选拔的学者之一，于同年去美国任访问学者2年。归国后，由我国外科医学泰斗曾宪九教授在协和医院成立血管外科组，任命笔者负责，从5张病床开始。同年，美国哈佛大学John Manic教授曾造访协和血管外科组，此次造访哈佛同行一次就见到2例他们从来没有见过的巴德-吉亚利综合征患者并感到惊讶，对我们在这方面取得的成功表达了由衷的祝贺。

1982年丹麦血管外科学会主席Jorgenson教授、曾宪九主任和笔者在北京协和医院组织了血管外科讲学班，美国血管外科权威John Mannick和Herbert Machleder分别来协和医院讲学。1984

年吴英凯院士、曾宪九教授和笔者在北京心肺血管中心——安贞医院召开了首个国际血管外科论坛,美国血管外科医生 James S. T. Yao 应邀参加并介绍了超声在血管外科的应用。会后形成《国际心血管外科学》一部。1987 年在吴英恺院士指导下召开了北京国际血管论坛,出英文版 *Vascular Surgery* 图书一本。同年,笔者和日本 Yoshio Mishima 发起了国际巴德-吉亚利综合征学会,第一次会议于 1988 年在山东济南召开,第二次会议于 1991 年在日本京都,第三次在印度马德拉斯,现已举办 6 次。亚洲血管外科学会于 1992 年在韩国首尔由美国 John B Chang、日本 Yoshio Mishima、韩国 YK Lee 和笔者发起和成立,我国成为亚洲血管外科学会创始成员之一。1993 年成立血管外科学组,笔者为主任委员,并召开了北京国际血管外科大会,与会外宾 100 多人。在大会前后分别出英文版书 *Vascular Surgery* Volume I 和 II。1995 年笔者被推举为国际血管联盟理事和亚洲区秘书长;1996 年笔者任亚洲血管学会主席。1998 年,第三届亚洲血管外科大会在北京召开,汪忠镐主持,国外来宾有 300 位。在大会前后分别出版英文版 *Vascular Surgery* Volume I 和 II,笔者为主编,国际学术出版社出版。同年,在第 18 届国际血管联盟大会上当选为国际血管联盟副主席。以后笔者又任国际脉管学院和国际血管外科学会副主席。由于在巴德-吉亚利综合征、上腔静脉综合征、大动脉疾病腔内治疗、人工血管快速内皮化、大动脉炎、颈动脉体瘤、先天性血管畸形等领域做出了原创性工作,从 1987 年开始,笔者应 Johns Hopkins 大学医院 GM Williams 教授的特邀,到该大学做了由 Cameron 教授主持的 Grand Round Lecture,此后代表我国血管外科相继应邀在 62 所国外大学做了 70 多次特邀报告,还有多次会诊主刀手术,另有国际会议特邀报告百余次。

1978 年我国恢复研究生制度,血管外科相关专业也开始招收和培养研究生,为血管外科专业培养了人才。据估计目前从事血管外科专业的医生约有 1 500 人,并且相对集中于大城市的大型综合性医院,仍远远不能满足国民的需求。1961 年兰锡纯主编的《血管外科学》是国内最早的血管外科专业参考书。此后,1980 年上海科学技术出版社出版了由冯友贤主编的《血管外科学》,1984 年再版,笔者的原创性的急性肠系膜供血不全一章有幸被邀请加入其中。笔者则分别于 1987 年、1993 年和 1998 年主编了由国内外血管外科学者参编的 5 本英文版 *Vascular Surgery*,2004 年出版的《实用血管外科与血管介入治疗学》开始较全面地介绍血管腔内治疗,2008 年人民卫生出版社出版的《血管淋巴外科学》是国内第一批研究生教材之一。

1983 年笔者组织河北血管外科讲学班,为期 3d,由笔者一人讲解了血管外科全方位知识和技巧,开始了血管外科的专业培训活动。1984 年笔者组织山西血管讲学班,为期 2 天半。1986 年笔者在北京安贞医院组织全国血管外科学习班,2 天半,包括血管缝合、吻合、人工血管的应用等最基本操作并实现了可能是国内第一台手术实况演播(一例肠房转流术)。当时手术实况演播是极不容易的。在 1995 年第三次全国血管大会上,开会在天津,看示范则要全体代表坐车到当时的北京邮电总医院观看。国内第一个血管外科专业期刊是中华医学会外科学分会血管外科学组主办的《血管外科杂志》,创办于 1997 年,为季刊,现在仍为内部期刊,近年来,已交给北京协和医院,希望能正式出版。现今信息时代,血管外科和腔内血管外科的中外书籍及期刊如雨后春笋般涌现,是推动血管外科发展的重要力量。随着学科的迅猛发展,现每年可授予继续教育学分的地区、全国和国际血管外科学术活动就有三四十次之多。2011 年中国血管外科论坛暨 2011 年国家继续教育学习班在北京召开,来自国内外的专家达 1 200 多人,可以说是人数最多的一次会议了。

六、问题和展望

由于国人生活水平不断提高,人口老龄化,由动脉粥样硬化引起的阻塞性或扩张性血管疾病的发病率逐渐上升。以富贵病著称的血管系统疾病,在 21 世纪上半叶将成为国人疾病谱中的主要病种。腔内血管外科可到达全身任何血管,具有微创、痛苦少、安全性高的特点,而且简便易行。因而我们已处在血管外科发展的第二个里程碑,微创血管外科中,依靠科技创新在医学的应用,如

3D打印等新技术的发明,预示着新一轮的发展浪潮,新一代诊疗技术、设备发明和创新,血管外科将出现概念性改变。由于腔内治疗需求量大、应用广泛,使其得到了迅速的发展和普及,由于技术门槛较低或学习曲线较短,患者能够得到更多的治疗资源。但腔内治疗应严格掌握治疗指征,将防止并发症的发生放在首位,也不要忘却还有药物、干细胞和生物治疗。多数血管外科疾病还应视为系统性疾病,应多学科综合管理,防治结合。由于人体是一个整体,许多疾病涉及人体的多个系统,故应用跨学科思维十分重要。自2003年笔者罹患致命的"哮喘"发作,最终找到了真正病因——胃食管反流,于2006年微创抗反流治疗。在沉疴顿释之际,决心把自己从生离死别的苦难经历中过来的经历,用于拯救同病相怜者,为他们雪中送炭。笔者兼医师和患者两种身份,组建胃食管反流中心,目前已以微创治疗患者3 000余人,九成以上有效。从中笔者观察到和治疗了由肠系膜上血管综合征引起的GER源哮喘,这又回到了血管外科领域。

随着腔内治疗技术的进展和普及,必须更加注意比较腔内治疗与开放性手术的围手术期、远期的并发症和死亡率、患者的依从性和术后生活质量,以及医疗费用的支出,准确把握指征。如对于非并发型B型主动脉夹层应内科治疗和密切随访,而并非见了就不假思索地施以支架法治疗。对于肾动脉平面以下AAA,如果是无症状,又是老年患者和直径4cm以下,或解剖条件不佳等因素的年轻患者,要考虑手术指征和方法。世界千奇百怪,各种怪病无奇不有,在行医半个世纪以后,还可经常看到没有见过的病变,特提倡医生不要局限于治疗自己会治和想治的疾病,应以患者为中心,为患者所患而努力,时刻准备治疗疑难危急重症。虽然新技术层出不穷,但决不能摒弃血管外科的经典手术,对于一些巨大、复杂以及腔内治疗失败或复发的病例,血管外科手术仍然有其不可替代的地位。腔内血管外科技术必将与常规手术结合起来,这就是我国首先提出的"半介入法",国外提出的"杂交法",称之为"复合或联合法",对于需要的病例将发挥巧妙的作用,但常规介入似乎不必在先进而昂贵的杂交手术室进行。对于具体的患者,不同专长的医生应采取对于患者最有益的方式,严格把握指征,同时要摆脱思维的禁锢,千方百计为患者解决问题而决非增加痛苦。血管腔内外科发展日新月异,相信在不久的将来,必将成为一门具有极大影响力的全新学科。

(汪忠镐　胡志伟)

参 考 文 献

[1] 汪忠镐,朱预.选择性腹腔内脏动脉造影.国外医学:外科学分册,1978(03):147-153.

[2] 汪忠镐,曾宪九.急性动脉栓塞的外科治疗.中华外科杂志,1984,22:284-288.

[3] Wang ZG. Interventional and semi-interventional management for Budd-Chiari syndrome: experience from 120 cases//Balas P. International congress of Phlebology. Amsterdam: Monduzzi Editore, 1996: 263-266.

[4] Wang ZG, Jones RS. Budd-Chiari syndrome. Curr Probl Surg, 1996, 33(2): 83-211.

[5] 汪忠镐,张小明.血管疾病的介入治疗:腔内血管外科学.普外临床,1997,12(3):151-154.

[6] 陈学明,汪忠镐,王仕华,等.支架型人工血管治疗创伤性股动静脉瘘.现代外科,1997(01):32-34.

[7] Wang ZG. Superior vena cava syndrome//Norgreen L. Scope on Phlebology and Lymphology. Stolkholm, dos Santos Filip, 1998: 9-15.

[8] 郭伟,张国华,梁发起,等.介入与外科技术结合治疗复杂性胸腹主动脉瘤.中华外科杂志,1999,37:704.

[9] 汪忠镐,陈学明,余军,等.支架型人工血管治疗主动脉夹层动脉瘤.中国普通外科杂志,1999(06):403-405.

[10] 陈学明,汪忠镐,王仕华.血管腔内移植物治疗创伤性动静脉瘘(附2例报告和文献复习).中国普通外科杂志,1999(06):472-473.

[11] 汪忠镐.肾动脉平面以上腹主动脉瘤的外科治疗.中国普通外科杂志,2000,9:158-162.

[12] 汪忠镐,陈学明,王仕华,等.微创腔内人工血管治疗主动脉夹层动脉瘤.中华胸心血管外科杂志,2000(05):18-19.

[13] Massimo C, Wang ZG, Gruz CEA, et al. Endolummal replacement of the entire aorta for acute type A aortic dissection in a patient with Marfan syndrome. J Thorac Cardiovasc Surg, 2000, 120: 818-820.

[14] Wang ZG. Deployment of endograft in the ascending aorta to reverses type A aortic dissection. Asian J Surg, 2003, 26: 116-118.

[15] Wang ZG, Massimo CG, Li M, et al. Deployment of

endograft in the ascending aorta to reverse type A aortic dissection. Asian J Surg, 2003, 26（2）: 117–119.

［16］Wang ZG, Li C. Single-branched endograft for treating stanord type B aortic dissections with entry tears in proximity to the left subclavian artery. JEVT, 2005, 12: 588–593.

［17］Wang ZG, Zhang FJ, Meng QY, et al. Evolution of management for Budd–Chiari syndrome: a team's view from 2564 patients. ANZ journal of surgery, 2005, 75（1–2）: 55–63.

［18］舒畅, 罗明尧, 李全明, 等. "烟囱"技术在累及主动脉弓部血管的动脉夹层腔内修复术中的应用. 中国普通外科杂志, 2010（12）: 1266–1270.

［19］Wu X, Duan HY, Gu YQ, et al. Surgical treatment of brachiocephalic vessel involvement in Takayasu's arteritis. Chin Med J l, 2010, 123（9）: 1122–1126.

［20］Sun L, Qi R, Zhu J, et al. Total arch replacement combined with stented elephant trunk implantation: a new "standard" therapy for type a dissection involving repair of the aortic arch? Circulation, 2011, 123（9）: 971–978.

［21］Hu ZW, Wang ZG, Gu YQ, et al. Aortic deceleration injury treated by endograft: a case report with 11–year followup. Case reports in vascular medicine, 2012, 2012: 608358.

［22］Yao JS. Vascular surgery in China. Annals of vascular surgery, 2012, 26（7）: 889–894.

［22］Davies AH. Fast facts: vascular and endovascular surgery highlights. Oxford, UK: Health Press Limited, 2012.

［24］汪忠镐, 胡志伟. 血管外科疾病的腔内治疗进展——血管微创为必由之路. 临床外科杂志, 2013, 21（5）: 319–322.

第二节　静脉疾病的外科治疗的历史演变及思考

静脉外科历史悠久, 是血管外科重要的组成部分。可以说当人类开始直立行走时, 就为许多静脉疾病, 尤其是下肢静脉疾病的发生提供了机会。静脉血液在重力作用下逆向回流, 导致静脉高压、静脉瓣膜受损、静脉曲张和慢性静脉功能不全。关于治疗静脉曲张和慢性静脉功能不全的记载可追溯到几千年前, 公元前 1550 年古埃及的《埃伯斯纸莎草书》中就有关于静脉曲张的记

载。文中形容曲张的静脉"曲折、坚实, 有许多硬结, 就像被空气吹起来一样"。2000 多年前, 希波克拉底的著作中也出现了关于下肢静脉溃疡的记载。这些珍贵的文献资料都说明, 古人已对静脉疾病有所发现, 产生兴趣, 为接下来几千年间静脉外科的发展奠定了基础。

伴随着静脉解剖学、病理学和病理生理学的发展, 静脉疾病的外科治疗也在同时期被许多学者所探索。公元 1 世纪, 罗马医生 Celsus 第一个采用切除和烧灼的方法治疗曲张的静脉。1864 年法国医生 Pravaz 尝试了采用皮下注射硬化剂的方法治疗静脉曲张。而最早的静脉重建手术则可以追溯到 1877 年, Eck 第一个完成了门静脉和下腔静脉的吻合。

20 世纪后, 随着外科技巧和人工材料学的发展, 静脉外科更是蓬勃发展。在过去的 40 年中, 静脉造影技术、腔内球囊扩张和支架技术以及激光、射频等方法相继出现, 静脉疾病的外科治疗朝着更有效、更微创的方向发展, 治疗成功率不断提高, 手术死亡率和并发症发生率大幅下降。

一、静脉解剖学及病理生理学发展

从上千年前, 人类多个历史文明时期均有关于循环系统的记载。然而, 目前可以考证的最早关于静脉系统的文献记载出现在文艺复兴时期。1543 年, 解剖学家 Andreas Vesalius 的著作《人体构造》（De Humani Corporis Fabrica）第一次系统性描述了静脉系统。该书很好地描述了静脉壁的结构, 将静脉分为内外两层, 内层含有收缩纤维, 而外层则由网状疏松的周围组织构成。虽然在那个人们还普遍相信灵魂存在, 尸体被视为不可亵渎之物的年代, 可以如此详细地描述静脉构造已属难得, 但是该书对于静脉的解剖描述仍旧存在较大疏漏, 如未描述静脉瓣膜和交通静脉等。随后解剖学界陆续出现了对静脉瓣膜的零星描述: 1540 年 Giovanni Battista Canano 首次描述了肾静脉、奇静脉和髂外静脉的静脉瓣膜。1555 年, Sylvius Ambianus 首次报道了下肢静脉瓣膜。最终, Hieronymus Fabricius ab Aquapendente 于 1603 年首次描述了静脉瓣膜及其位置, 并在直视下观察到瓣膜有防止血液反流的功能。Vesalius 忽视的第二个解剖结构, 即交通静脉首次于 1803

年由俄罗斯解剖学家 von Loder 提出，但是 von Loder 当时并不知道这些静脉的功能所在。1855 Aristide August Verneuil 描述了这些静脉组织中存在瓣膜以及其中的血流方向，补充了 von Loder 的描述，明确了交通静脉的功能。

静脉的病理生理学发展和静脉解剖一样，同样始于古代上千年以前。希波克拉底是第一个研究静脉曲张的发病机制和流行病学的人。他认为，静脉曲张在锡提亚人中更为常见，是由于他们双腿长时间下垂在马背上，从而将静脉曲张与重力作用联系起来。1514 年，Marianus Sanctus 注意到，在怀孕后和长期站立的人中，静脉曲张的发生率更高（原文描述为："……在国王面前站立得太多了"），首次提出久站是静脉曲张的病因之一。1554 年巴黎大学医学教授 Jean Fernel 指出，静脉曲张可以在一次体力劳动或创伤后发展。最早将静脉曲张的发病归因于瓣膜功能不全的是 Hyeronimus Fabricius（1603 年）。1670 年 Richard Lowe 提出"静脉松弛"是静脉淤滞和扩张的原因。1846 年，Virchow 首先指出了静脉曲张的遗传倾向。最后，Josephus Luke 于 1941 年首次报道了先天性静脉瓣膜缺失引起的静脉曲张。

下肢深静脉血栓形成在同一时期被人们发现并逐步研究。1544 年，西班牙解剖学家 Ludovicus Vassaeus 首次将希波克拉底提出的"血管干燥"描述为血液液体状态的丧失（凝血）。1793 年，John Hunter 首次提出了静脉血栓形成（thrombosis）这一术语，并指出静脉壁炎症总是伴随着血块的形成。1846 年 Rudolf Virchow 首次提出血栓形成的条件为血流速度减慢或停止、循环凝血因子过量以及内皮破坏，即著名的 Virchow 三要素。1954 年 John Homans 首次描述了由于久坐而可能发生的腿部静脉血栓形成，他将静脉血栓形成与长距离航行（久坐）相关联，称之为"经济舱综合征"。

二、静脉疾病诊断方法的演变

在影像学检查普及之前，医生们主要通过临床体格检查诊断静脉系统疾病。这些检查方法很多起源于 100~200 年前，然而令人惊讶的是，其中有一些检查方法时至今日依然在沿用。1806 年，瑞士外科医生 Tommaso Rima 描述了一种诊断隐静脉反流的简单测试。1846 年，Benjamin Brodie 描述了一种通过肢体收缩和触诊来检查瓣膜功能不全的方法。1890 年，德国外科医生 Friedrich Trendelenburg 再次改良了这两项试验，提出 Trendelenburg 试验。1896 年，Georg Perthes 首次描述了一项著名的试验，以验证深静脉的通畅性，即 Perthes 试验。最后，在 1938 年，John Homans 描述了一种基于足背向外的深静脉阻塞检测方法，首次提出 Homans 征，帮助诊断深静脉血栓形成。这些方法至今仍对静脉疾病的体格检查产生影响。

除了体格检查外，静脉系统最早的影像学检查方法为静脉造影。1923 年，Berberich 和 Hirsch 向静脉内注射溴化锶以显示人体静脉系统。一年后，Sicard 和 Forestier 首次应用碘油进行了静脉造影。1929 年，McPheeters 和 Rice 第一次使用了动态静脉造影，并描述了曲张静脉中血液的流动情况。1930 年，Ratschow 首次使用了水溶性造影剂进行血管造影，使静脉造影发生了跨越式的发展。1938 年，Ratschow 将静脉造影用于检测深静脉血栓。1947 年 Farinas 实施了第一例盆腔静脉造影。1973 年 Dow 首次提出逆行静脉造影技术。

随后随着无创检查的发展，诊断性静脉造影逐步被无创性检查方法取代。计算机断层扫描（CT）和磁共振（MR）技术的引入，使放射静脉成像技术得到了发展。1980 年，Zerhouni 首次将 CT 技术引入静脉血栓成像。1994 年 Stehling 首次应用多层螺旋 CT 评估下肢静脉。近年来，随着 3D 成像技术的发展，静脉 CT 已经可将图像直接重建，帮助血管外科医生更直观地了解病情。1986 年 Erdman 首次将 MR 技术引入 DVT 诊断。2001 年 Jorge Debatin 提出低剂量、造影剂直接注射的 3D MR 静脉造影，拓展了 MR 在静脉疾病诊断领域的应用。

但实际上，在静脉疾病诊断治疗领域使用最为广泛的技术是超声技术。多普勒彩超在静脉疾病诊断中的应用始于 20 世纪 80 年代中期，发展至今，它取代静脉造影成为诊断静脉反流的主要方法。多普勒彩超不仅实现了静脉疾病的无创性诊断，而且还为探究静脉疾病的病史和病理生理学提供了有力的工具。90 年代初彩色多普勒成像技术的出现，不仅进一步缩短了扫描时间，而且提高了检查结果的可靠性。从那时起,有经验的血管检查技术人员可以在大约 15min 内对一条腿的静脉进行详细的彩超检查。后来,彩超为静脉疾病微创手术提供了术中导航,避免了静脉造影的射线暴露问题。

三、下肢静脉曲张的外科治疗历史演变

正如前文所述,下肢静脉曲张是一种和希波克拉底一样古老的疾病。手术治疗是目前最常用的治疗手段。治疗方法包括大、小隐静脉高位结扎,大、小隐静脉剥脱,以及近代兴起的微创治疗方式,如泡沫硬化疗法和静脉内热闭合技术等。这些手术方式凭借微创的优势,在下肢静脉曲张治疗中的地位日益重要。虽然目前治疗静脉曲张的基本方法仍是手术高位结扎和抽剥,但这些微创手术已取得了至少与传统手术同等的疗效。随着这些技术的不断发展和进步,微创治疗有朝一日必将取代传统手术,成为治疗下肢静脉曲张的主流方案。

(一)大隐静脉高位结扎

在 16 世纪,法国军医 Ambroise Pare 首次描述了大隐静脉高位结扎的想法。他提出在曲张静脉表面的皮肤上使用腐蚀性药物,使静脉高位产生血栓,从而治疗下肢静脉曲张。但是真正意义上的大隐静脉结扎术则由 Friedrich Trendelenburg 提出。1890 年,他写了一篇关于大隐静脉结扎的相关论文,为现代静脉外科的发展开辟了道路。Trendelenburg 使用纵向切口在大腿中部和中下三分之一处切开皮肤并结扎大隐静脉。该方法理论依据是结扎功能不全的大隐静脉可以消除静脉异常回流。与当代主流思路不同,他并不主张在隐 - 股静脉交界处结扎大隐静脉。6 年后的 1896 年,Jerry Moore 发表了另一篇论文,对 Trendelenburg 的方法做出了修改,其中最重要的修改是在隐 - 股静脉交接处附近的隐静脉开始进行结扎,形成了所谓的高位结扎概念。这种手术经受住了时间的考验,在接下来很长一段时间被使用。到了 20 世纪初,横切口得以确立,进一步减少了结扎隐静脉的创伤。到 20 世纪下半叶,人们均已相信高位结扎可以控制重力所致的静脉反流,同时保留隐静脉以备后续的动脉旁路手术,隐静脉高位结扎被更广泛应用。

(二)大隐静脉或小隐静脉剥脱

随着大、小隐静脉高位结扎的广泛使用,人们发现,仅行大隐静脉高位结扎,静脉曲张易复发,而在此基础上如加入静脉剥脱则可大大减少复发可能。因此,从 20 世纪初开始,血管外科医生便开始在高位结扎的基础上加入了隐静脉剥脱。Otto Wilhelm Madelung 首先描述了通过大腿和小腿的长切口完全切除大隐静脉的过程。但是由于肺栓塞等并发症发生率高,死亡率也居高不下,最终这种手术方法被放弃。Keller 在 1905 年描述了使用腔内抽剥器剥脱大隐静脉的方法。正如当代剥脱方法一样,当时使用的方法也并不是特别复杂。切开静脉后,通过一个金属丝环或探针穿过静脉,在静脉末端绑上一根绳子,通过牵拉金属丝使静脉反转,从而达到剥脱的作用。1906 年,在采用内剥脱器之后,Mayo 又发明了外环静脉剥脱器。此后不久,Babcock 开发了一种更灵活的腔内隐静脉剥脱器。这个剥脱器有一个橄榄状的尖端,当剥脱器被取出时,其上的静脉发生套叠而被抽出。"Babcock 剥脱器"可以看做是目前使用的所有剥脱器的原型。

在 20 世纪 50 年代,隐静脉的完全剥脱更加流行,当时发表的文献几乎都是报道剥离技术,其中 Lofgre 等人发表的文章可能是最重要的一篇。这篇文章比较了横切口加剥脱与横切口加硬化治疗的效果,证明了剥脱手术的有效性和安全性。虽然这项研究并非随机对照的,但是依旧影响深远。

从内踝到腹股沟段的大隐静脉剥脱是当时的标准做法。后来因为有报道称膝下隐静脉剥离与隐神经损伤相关(高达 50%),这一方式逐渐被分段剥脱所取代。大多数血管外科医生逐渐将手术剥脱范围缩小至略低于膝关节的位置,以避免损伤隐神经。直至今日,隐静脉剥脱范围仍与 100 年前基本一样,近代的多项随机性研究都证实了这一术式的有效性和良好的远期效果。

(三)微创技术的应用

现代腔内技术始于 1964 年 Werner 和 Politowski 提出的"电烧灼"和"静脉内电干燥"概念。1972 年,Watts 提出了另一种类似的技术,即通过静脉内透热的方法治疗隐静脉曲张。1981 年,Milleret 和 Le-Pivert 提出了冷冻技术治疗隐静脉主干功

能不全。这项技术在 1997 年被 Constantin 教授改良,他将冷冻治疗替代传统抽剥,并取得较理想的手术效果。血管内热消融技术的诞生,则是静脉曲张腔内治疗的一次革命。现在这些技术已被广泛应用,大量的临床研究结果都证明了其有效性及远期治疗结果。

1. 硬化治疗 最早的静脉内注射治疗始于 1665 年,德国博物学家 Sigismond Johann Elsholz 使用鸡骨头及猪膀胱作为针头和注射器向静脉内注射蒸馏水和植物精华治疗下肢溃疡。1682 年 Zolliker 首次向大隐静脉内注射酸性物质,使之成为最早使用的硬化剂。实际上,最早的硬化治疗静脉曲张的理念先由 Joseph Hodgson 于 1815 年提出的。他提出了"血栓使大隐静脉消失"的概念。1845 年,Francis Rynd 发明了皮下注射针,促进了硬化疗法的发展。硬化治疗静脉曲张的第一次尝试是由法国人 Charles-Gabriel Pravaz 实施,他在静脉里注射过氯化物。但治疗结果并不理想,过多的感染和化脓使硬化剂治疗不太流行。随后硬化剂的发展又经历了很多变革,无水酒精、氯化物、碘鞣酸等都曾作为硬化剂使用。然而,因为注射技术的落后和这些物质的腐蚀性,硬化注射治疗带来了极大的不良反应,如组织坏死、肺栓塞等,以至于 1894 年里昂举行的医学大会叫停了静脉曲张硬化剂治疗。

1911 年,当 Ehrlich 证明了化学诱导血栓形成是安全的之后,硬化剂治疗再次回到人们的视野中。虽然对致命栓塞的恐惧在早期仍旧一定程度上阻碍了硬化疗法治疗静脉曲张的复兴,但随着其有效性的逐渐确立,人们又重拾信心。1963 年,Fegan 在《柳叶刀》上发表文献,证明硬化疗法的安全性和有效性,完全消除了人们的恐惧,进一步推广了硬化疗法。

使用泡沫硬化剂治疗隐静脉曲张始于 1939 年,那一年,Stuard McAusland 在摇了摇装满鱼肝油酸钠的瓶子,发现了其产生泡沫的特性,启发了他将鱼肝油酸钠用于闭塞静脉的灵感。随后,他开始用泡沫硬化剂治疗蜘蛛痣和毛细血管扩张症。泡沫硬化剂在静脉曲张中的广泛应用应归功于 Egmont James Orbach,1944 年,他提出了"空气阻断技术"治疗静脉曲张。通过向浅静脉内注射少量空气,可将血液完全排出体外。后来证明,空气阻断技术仅适用于小静脉曲张(直径 <4mm)。这项技术在今天虽然已经不再使用,但它直接启迪了"泡沫块"(带有大气泡泡沫的空气块)的发展。空气和硬化剂混合产生泡沫块直到今天仍被静脉学家用于治疗轻、中度静脉曲张。

20 世纪 70 年代后,几项研究证明硬化疗法的长期效果比外科手术差,使单纯应用泡沫硬化剂治疗静脉曲张基本上被摒弃。泡沫硬化剂的使用在近些年又"再次兴起",这从相关文献发表数量的增加中就可以看出。但是,不同于以前硬化剂的流行,现阶段泡沫硬化剂更多是作为其他微创治疗手段的"辅助方法"。

2. 腔内静脉闭合技术 静脉内微创技术的使用在很大程度上要归功于瑞典放射学家 Sven-Ivar Seldinger,他于 1952 年发明的 Seldinger 技术,开创了血管内介入治疗的新时代。在浅静脉内使用射频消融时,导丝在超声引导下经皮进入静脉,随后射频导管被推进腹股沟隐 – 股静脉交接处,将导管加热到一定温度后逐渐抽出。射频在静脉腔内加热并消融曲张静脉。这项技术 1966 年发表,但第一个研究结果也表明其具有皮肤烧伤、腓神经损伤、静脉炎和伤口感染等并发症。针对这些不良反应,人们改进了消融方法,应用肿胀麻醉的方法改善静脉周围组织的损伤、减少不良反应的发生,同时也使患者的耐受性更好。1999 年,美国食品和药物管理局批准了射频闭合在静脉曲张治疗中的应用。像其他静脉内消融方法一样,射频消融可以在门诊完成手术,不需要全身麻醉和住院。

随着射频闭合技术的发展,腔内激光也被证明可以通过热损伤内皮细胞有效地闭合静脉。腔内激光术总体类似射频的手术过程,但用激光纤维代替导管电极。Bone 于 1999 年首次报道了腔内激光的应用。

在腔内热消融技术发展初期,射频技术的使用较激光消融更加广泛,主要原因首先是,早期激光消融的研究结果主要是单中心研究数据,而与此同时大部分射频的研究结果则是多中心研究报告,在当时被认为更加可靠。其次,射频的使用方法多为标准化操作,而由于设备的多样性,激光的操作方法多样且不统一。后来随着微创技术的进一步发展,微创方法得到了更多患者的认可,在短短 10 年内已成为治疗静脉曲张流行的方法。在这个过程中，激光因其简便的操作和副作用更小而逐渐超越了射频，成为应用最广泛的微创方式。最近，越来越多的随机试验和荟萃分析也证实了激光消融的有效性。

在腔内激光和射频技术问世 10 年后的，泰国血管外科医生 Subwongcharoen S 等首次提出使用微波消融的方式治疗静脉曲张，并进行了三个阶段的试验研究。在两个阶段活猪试验获得成功后，Subwongcharoen S 进行了第三个阶段临床试验。结果表明微波闭合大隐静脉后的 1 年时间内，完全闭合率达 65%，静脉无反流率达 85%。2014 年，Subwongcharoen S 等再次发表研究结果，回顾微波闭合的远期随访结果。经过对 100 例患者 3 年时间随访，证明微波闭合完全闭合率达 79.8%，部分闭合但静脉无反流率达 8.7%。相比于射频和激光技术，微波闭合并非主流的腔内闭合方式，欧美相关报道很少。有趣的是，中国学者在使用微波闭合技术上，发表了较为丰富的研究数据。全球首例关于微波闭合的随机对照研究由西安交通大学附属第一医院血管外科团队报道，该研究比较了腔内微波消融闭合与传统手术治疗治疗下肢静脉曲张疗效差异，并进行了最长 24 个月的术后随访。结果表明，相比于传统手术，微波消融手术时间更短、术后淤血及神经损伤等并发症更少、术后溃疡愈合时间更短，且 2 年静脉曲张复发率更低。因此，从目前国内文献来看，微波闭合治疗静脉曲张效果好且安全性高。

腔内静脉闭合不仅有微创的优势，而且还有与传统手术相似的短期效果和更好的远期效果，已经成为许多血管外科中心治疗浅静脉曲张的主要手术方式。虽然治疗方法的标准化和成本等问题仍然需要解决，但是这种技术发展潜力大，将可能成为治疗静脉曲张的标准术式。

3. 治疗静脉曲张的其他手段　20 世纪下半叶，人们提出了许多方法以替代静脉剥脱技术。但由于种种原因，这些术式在现阶段使用有限，不过也为静脉曲张的治疗提供了参考和启发。Robert Muller 于 1956 年通过对古老技术进行改进提出了使用静脉钩对静脉进行切除术，使通过局麻和小切口对全段大隐静脉切除成为可能。1988 年，法国 Claude Franceschi 提出了另一种全新的微创手术方法，法语称为"conservatrice et hemodynamique de l 'insuffisance veineuse en ambulatoire（CHIVA）"意思是静脉功能不全的门诊保守血流动力学治疗。这是一种基于超声引导和局麻下的静脉曲张微创手术，旨在保留大隐静脉主干的基础上改善血流动力学，消除全部或大部静脉反流。相比于其他手术方式，CHIVA 应用范围较小，循证证据也相对较少，其远期效果仍有待于多中心大型 RCT 研究证实。

此外，还有一种静脉切除装置用于静脉曲张治疗，此装置为 TriVex 系统。这种装置问世于 1996 年，当时外科医生 Greg Spitz 在关节镜下用旋切刀切除曲张静脉。通过多种衍生方法，产生了透光法和肿胀麻醉的治疗方法，最终产生了现有的商品化 Trivex 旋切刀。这一概念的发展缩短静脉切除后卧床的时间，由于此方法对患者也有一定的创伤和出血，因此在临床上的应用也受到了一定的限制。

四、穿通静脉功能不全的外科治疗历史演变

第一个提出腿部穿通静脉概念的是俄罗斯解剖学家 von Loder。这些静脉之所以被称为"穿通静脉"，因为它们穿通筋膜。Robert Linton 认为功能不全的穿通静脉在静脉溃疡的发展中起着重要作用。1938 年，他首次提出小腿内筋膜下穿通静脉结扎手术。这种手术被称为"Linton 手术"。但是这种术式需要在皮肤上开一个很长的切口，所以并发症发生率高得令人无法接受。所以，这一手术方式在很大程度上已被放弃。治疗穿通静脉功能不全的技术在 20 世纪得到了显著的发展。1953 年，Frank Cockett 在《柳叶刀》杂志上发表了一篇关于筋膜外穿通静脉结扎的文章。本文重新引起了人们对静脉溃疡外科治疗的兴趣。后来，他和 Dodd 出版了一本教科书，成为治疗静脉疾病的标准教科书。20 世纪 80 年代，腔镜下深筋膜下交通静脉结扎（subfascial endoscopic perforator surgery，SEPS）技术作为一种可以减少切口并发症的开放手术替代方法而发展起来。2000 年，国内专家们也报道了使用 SEPS 治疗慢性下肢静脉性溃疡的病例，并积累了中国的经验。

近年来，随着血管腔内技术的发展，原用于

治疗浅静脉曲张的腔内热消融技术,如射频、激光和微波技术,也都有人用于切断穿通静脉,以达到穿通静脉结扎的效果。这些微创技术比 SEPS 的创伤更小,疗效也更确定。现阶段穿通静脉微创治疗的手段主要包括超声引导下的硬化治疗和血管内热闭合。不同于 SEPS 手术需要全麻,微创手术可以在局麻清醒状态下门诊手术完成,大大减轻了患者的痛苦。穿通静脉硬化疗法起源于 20 世纪 50 年代 Fegan 提出的穿通静脉功能不全加压硬化疗法。在此基础上,20 世纪 80 年代和 90 年代超声成像技术的发展为超声引导硬化剂治疗提供了技术基础。到 20 世纪 90 年代末,超声引导的硬化疗法在欧美国家开始流行。21 世纪初,随着腔内热闭合技术的兴起,热闭合技术也逐渐开始用于治疗穿通静脉功能不全。2007 年,Uchino 和 Peden 分别报道了首例应用腔内激光和射频治疗穿通静脉功能不全的病例。随后不断有数据证明了腔内热闭合治疗穿通静脉的安全性和有效性。微波闭合穿通静脉在国际上报道很少,但在我国有学者对此方法进行了相关研究,证明其安全有效。Hager ES 等比较了超声引导下硬化疗法、腔内激光和射频消融治疗穿通静脉的效果,发现腔内热闭合效果优于硬化剂注射,而两种腔内技术比较,射频技术略优于激光。

然而,现在大家的共识是:不是所有慢性静脉功能不全的肢体都要进行穿通静脉结扎,手术基本指征还是 CEAP 临床分级Ⅳ级及以上的肢体,特别是静脉性溃疡的肢体才是穿通静脉结扎的合适病例。目前对静脉功能不全的外科治疗,在适应证方面仍存在许多争议,治疗后的并发症也让许多血管外科医生质疑是否应过度处理穿通静脉,因此,对于穿通静脉功能不全的治疗仍需更多的研究。

五、下肢深静脉瓣膜功能不全的外科治疗历史演变

最早的恢复深静脉瓣膜功能的尝试源自 1953 年 Eisemann 和 Malette 的报道,他们提出在静脉壁的两个相对位置建立褶皱来产生瓣膜状结构。后续随着技术的发展,根据手术思路的不同,恢复瓣膜功能手术主要发展出三大流派,即深静脉瓣膜修补成形术、深静脉壁缩窄术和深静脉瓣膜替代术。

深静脉瓣膜修补成形术基于瓣膜学说而产生,主要包括深静脉瓣膜腔内修复术和深静脉壁外瓣膜修复术。1968 年,Ferris 和 Kistner 提出了一种经直视下腔内修复静脉瓣膜的方法。随后,Raju 和 Sottiurai 分别在 1984 年和 1988 年改良了这项技术,使之更好地应用于深静脉瓣膜功能不全的治疗。1990 年由 Kistner 首先提出了静脉壁外瓣膜修复术,1991 年 Gloviczki 应用血管镜技术在腔内直视下行腔外修复,取得满意疗效。1999 年王深明等也报道了关于我国深静脉瓣膜外修复术的经验,证明了深静脉瓣膜外修复是一种治疗下肢深静脉瓣膜功能不全的有效方法。2000 年 Tripathy 和 Ktenidis 报道了一种跨附着线缩缝,使瓣膜腔外修复术得到改良与完善,逐渐成为深静脉瓣膜修复术中的主流术式。

静脉壁缩窄术则是基于管壁学说而产生的术式,包括深静脉瓣膜环缝术、戴戒术及深静脉瓣膜包窄术。1972 年,Hallberg 用塑料管包裹瓣膜功能不全的深静脉,提出静脉外瓣膜包裹术。1986 年,Jessup 和 Lane 开发了一种硅胶袖套捆扎静脉外套扎功能不全的瓣膜。一年后,Kistner 报道了一种血管外环缝技术修复瓣膜。1986 年和 1987 年张柏根和陈翠菊分别在国内首次开展了股静脉环缝缩窄术和股静脉瓣戴戒术并取得良好的治疗效果。值得注意的是,在行静脉壁缩窄时,窄缩程度较难掌握,过度缩窄可能导致静脉血栓形成,缩窄不够又可致手术无效。

深静脉瓣膜替代术包括深静脉瓣膜移位术、自体带瓣段静脉移植术及胭静脉肌襻成形术。1963 年,Psathakis 提出将股薄肌的肌腱缠绕在胭动脉和静脉之间,以获得肌肉收缩时对静脉的压迫,这便是胭静脉肌襻成形术。该手术最早用于治疗下肢深静脉血栓形成后综合征,20 世纪 80 年代后适应证被推广至原发性下肢深静脉瓣膜关闭不全。由于此术式创伤较大,远期疗效存在问题而逐渐为血管外科医生们所放弃。深静脉瓣膜移位术由 Queral 于 1980 年报道,目的是将瓣膜关闭不全的股浅静脉远端与瓣膜功能健全的大隐静脉或股深静脉相吻合,借助后者的正常瓣膜防止血液反流。几年后的 1982 年 Taheri 首先提倡用自体带瓣静脉段移植治疗下肢深静脉血液反流

性疾病。移植段静脉可选取腋静脉、肱静脉、颈外静脉和健侧股浅静脉，而以腋静脉和肱静脉效果较理想。1999 年，Dalsing 采用低温保存同种异体静脉瓣膜移植治疗慢性深静脉不全。

然而，近年来，对于深静脉瓣膜功能重建手术的指征掌握存在争议和不一致，争议的焦点在于"深静脉瓣膜功能重建手术有无必要"。从血流动力学分析，深静脉瓣膜功能不全导致深静脉压升高，静脉管腔增大，可致反流入浅静脉的血容量增大，浅静脉压增高，浅静脉瓣膜功能不全，导致浅静脉曲张。另一方面，浅静脉曲张发生后，沿着大隐静脉的血液反流可通过交通静脉重新进入深静脉系统而增加深静脉的负荷，最终引起深静脉扩张和延长，瓣膜功能损害。因此，有人提出浅静脉手术不仅可以有效治疗浅静脉功能不全所致的 CVI，而且可以减少或消除浅静脉系统向深静脉的回流量，从而降低深静脉容量和压力，改善深静脉功能。一些临床报告也证实了对合并股静脉反流的大隐静脉反流的病例仅施以大隐静脉抽剥术，就可以使得大多数患肢深静脉反流消失。鉴于浅静脉手术确有改善深静脉功能的作用，在治疗深静脉瓣膜功能不全时，应考虑这一点。不是所有的深静脉功能不全患肢都必须选择深静脉瓣膜重建术，否则可能会使一些能够经过简单的浅静脉手术即可改善深静脉功能的病例不必要地接受了更复杂和创伤较大的深静脉瓣膜重建术。目前较为接受的观点认为，在决定是否行深静脉瓣膜重建手术前，必须对患肢进行认真的检查，彩色多普勒超声可提供血流动力学和解剖学资料，APG 等检查有助于当深、浅静脉都存在反流时鉴定哪一种是主要的病理改变。此外，应行动态静脉压（AVP）和静脉造影（包括顺行和逆行造影）以判断深静脉瓣膜功能。深静脉瓣膜重建手术患肢，必须满足以下标准：深静脉瓣膜反流须达到 Ⅲ°~Ⅳ°（Kistner 分度）；静脉再充盈时间须小于 12s；站立位时静止静脉压与标准运动后静脉压相差必须小于 40%。

深静脉瓣膜功能差，但临床分级轻到中度者（如 CEAP 临床分级 C3 以下），可先行浅静脉手术，如手术效果不好时，才考虑行深静脉瓣膜修复重建术。深静脉瓣膜功能差，临床分级为重度（如 C4 以上），如合并浅静脉和交通静脉功能不全，可先行浅静脉手术和 / 或交通静脉手术，二期再行深静脉瓣膜重建术；也可同时进行两个或三个系统的病变纠治；也可在患者一次住院期间分期进行这些手术。术后临床疗效的判断标准有：至少须 5 年随访，无溃疡复发，疼痛缓解，瓣膜功能保持正常，血流动力学指标改善。

六、下肢静脉性溃疡治疗的历史演变

如上文中所述公元前 1550 年古埃及的《埃伯斯纸莎草书》首先出现了关于静脉溃疡的记载，随后希波克拉底也已经意识到直立体位对于下肢溃疡不利。此外，希波克拉底还创造了体液理论，他认为人体中有四种性质不同的液体，即黏液、黄胆汁、黑胆汁和血液。古罗马时期最著名最有影响的医学大师盖伦（Claudius Galenu）认为静脉性溃疡是由于黑胆汁过多引起的。两千年后，西班牙解剖学家 Vassaseus 对静脉瓣膜及其功能进行了详细描述。17 世纪早期，意大利人 Marcello Malpighi 发现循环系统中毛细血管网的存在。1670 年，Richard Lower 描述了腓肠肌泵对静脉回流的作用。1710 年，Valsava 则对胸腹呼吸引起的压力变化进行了说明。1868 年伦敦外科医生 John Gay 首次创造了"静脉性溃疡"一词，并指出这种溃疡可以在没有静脉曲张的情况下发生。1953 年，Richard Linton 将已有知识和证据进行了汇总，提出了活动性静脉高压的概念及其与静脉溃疡的相关性。

现代静脉性溃疡的治疗原则主要包括：局部药物、加压治疗和手术治疗三方面。1446 年，一本匿名的外科教科书仔细地描述了局部治疗的原则，该教科书用了约 9 000 字的篇幅描述了腿部溃疡治疗的四个步骤：首先，扩大溃疡口，以获得引流；其次，清创切除坏死组织；再次，局部修复组织；最后，促进肉芽组织生长。

古罗马时期，盖伦认为黑色胆汁过多引起静脉溃疡，提出将这种黑胆汁排出静脉系统对治疗溃疡有价值。他一直坚信压迫会将这些不健康的体液驱逐到整个血液循环中，从而使患者病情变得更加危重。因此，那个时期人们并没有将压迫治疗作为治疗静脉性溃疡的主要手段。毫无疑问，这种理论在今天看来是错误的。加压治疗引起人们的重视始于 17 世纪。1676 年，英国外科医生 Richard Wiseman 警告说,加压治疗一旦停止,会使愈合的静脉性溃疡复发。他推出了一种用于静脉压迫的蕾丝靴子,用于治疗"静脉曲张溃疡"。1771 年,Else 在没有任何内科治疗的情况下,试图压迫治疗腿部陈旧性溃疡,发现它非常有效。除了临床论证外,Underwood 和 PhilipBoyers 分别于 1783 年和 1831 年回顾分析数据证明了静脉溃疡的压迫治疗是合理的。当代弹力袜的雏形最早是在 20 世纪弹力纤维出现后问世的。最初的弹力袜尺寸统一,因此治疗效果欠佳。一位叫 Conrad Jobst 的工程师在 20 世纪 30 年代因反复受静脉性溃疡的折磨,因此试图寻找解决办法。他注意到,当他站在游泳池里时,溃疡带来的症状有所缓解,由此他得出结论:水深度增加而产生的压力差是缓解症状的"有效成分"。经过实验,他制作了自己的渐进式加压袜并迅速缓解了症状。从那时起,逐级加压弹力袜问世并迅速被接受且沿用至今。

1603 年,Acquapendente 和 Hyeronimus Fabricius 在压迫的基础上将溃疡上方曲张静脉曲张分离并双重结扎。1867 年,John Gay 通过数个切口将溃疡周围的静脉随机分离结扎。一个世纪后,Franck Cockett 强调了溃疡下方穿通静脉的选择性阻断。当代,血管外科医生使用溃疡周围环形缝扎阻断周围血管,后逐渐被溃疡周围硬化剂注射取代。对于穿通静脉的处理产生过 Linton 手术、改良 Linton 手术及 SEPS 手术。近代又产生了超声引导下穿通静脉硬化剂注射,穿通静脉腔内射频,激光、微波技术。这些术式均已被大量临床研究证明可有效治疗静脉溃疡。

七、下肢深静脉血栓外科治疗历史演变

(一)血栓清除发展历史:从血栓切除到置管溶栓

静脉高压是慢性静脉疾病的发病基础,瓣膜功能不全和静脉阻塞既是下肢深静脉血栓(DVT)的结果,也是严重深静脉血栓形成综合征(PTS)发生的原因。因此,清除 DVT 患者的血栓最主要的目的是消除栓子,避免或减轻慢性静脉阻塞,继而减少 PTS 的发生。最早使用的血栓清除的方法是血栓切除术。第一例血栓切除手术由 Lawen 于 1938 年实施。20 年后,Mahorner 和

Fontaine 改进了 Lawen 的治疗方式,在血栓清除手术后加以抗凝治疗,从而降低血栓复发的可能。当时清除血栓的方法依据静脉平面不同而有所区别。在髂静脉水平主要通过腹腔压力清除血栓,在股静脉主要通过导管清除,而在腓肠肌水平则主要通过抬高患肢和腿部按摩加压。随后,因为术中致命性血栓栓塞和血栓复发率高,血栓切除使用逐渐减少。在接下来的几十年中,血栓清除手术虽然也取得了一些进展,如 1963 年 Fogarty 球囊的应用和 1974 年建立短暂动静脉瘘防止早期血栓再发等,但是血栓清除仍旧不作为中央型 DVT 的常规治疗手段。

现今的临床工作中早期血栓清除主要依靠药物溶栓。溶栓的方法包括系统性溶栓、导管溶栓和机械吸栓三大类。系统溶栓在 19 世纪 60 年代晚期开始逐步应用于临床。1982 年,Harald 等应用静脉造影评估 35 例患者,随机进行溶栓 + 抗凝与单独抗凝后的长期结果。平均随访 6.5 年后,18 例溶栓患者中的 7 例静脉瓣膜功能正常。而所有单独抗凝患者均发生了 PTS。另外,溶栓患者的无症状存活率更高(76% vs. 33%)。两组患者在复发率方面差异无统计学意义。置管溶栓是将导管送至血栓内,经导管缓慢泵入或脉冲式注入溶栓药物,使血栓溶解。可采用普通端孔或侧孔导管,也可以用 Uni-FuseTM 溶栓导管。Okrent 等在 1991 年首先报道了置管溶栓。与系统溶栓相比,置管溶栓可以更迅速、更精准地清除血栓、缓解症状。随着技术的发展,后续又发展出机械吸栓,辅助使用机械吸栓技术以迅速地去除血栓。机械吸栓应用了旋转、流体力学以及超声辅助原理清除血栓,包括 Amplatz 血栓消融术、Oasis 血栓消融术、Trellis 静脉内导管振动溶栓、Straub 血栓清除、AngioJet 血栓清除等。单独使用经皮机械血栓清除成功率较置管溶栓低,且有着难以令人接受的肺动脉栓塞发生率,因此目前临床中应用最广泛的手术方式是药物 - 机械联合吸栓。Vedantham 等评估了单独机械血栓清除及联合药物溶栓治疗 28 条急性 DVT 患肢。该研究评估了多种设备,包括 Amplatz、AngioJet(Possis Medical)、Trerotola(Arrow International)以及 Oasis(Boston Scientific/Medi-tech),每一步治疗均行静脉造影。结果显示,26% 的血栓可通过单纯

机械除栓予以清除，但如在此基础上加上纤溶酶原激活剂（药物机械联合除栓），可清除82%的血栓。

虽然目前药物机械除栓已选择广泛应用于临床，但是最近的一项随机对照研究（ATTRACT）结果却令人失望。研究结果表明抗凝治疗的同时接受经导管介入治疗，PTS发生率较对照组并无显著降低。虽然结果不甚乐观，但仍有专家认为这一研究结果不能完全否认药物机械吸栓的地位和应用，后期仍需更大量的研究以得出进一步的结论。

（二）下腔静脉滤器的应用

20世纪50年代以前DVT的首选治疗方法是肝素保守治疗，但在严重静脉血栓栓塞的情况下仍使用手术治疗。当时手术方式的主要方式为双侧、单侧股静脉或下腔静脉结扎，但是这种手术方式死亡率高达14%。为了减少手术相关的并发症，从1950年代中期开始，许多临时阻断下腔静脉的设备或方法问世，比如可移除的金属或塑料血管夹、可吸收羊肠线结扎或使用类似订书机的设备将下腔静脉折叠分隔，使下腔静脉分离为多条管道。然而，这些装置并没有切实使患者症状改善，反而使下腔静脉狭窄率超过30%。1958年，De Weese构建了第一个腔内滤器，它可以有效阻断游离栓子而又不会显著干扰静脉系统的功能和血流动力学。与此同时，这种装置在预防肺动脉栓塞方面也显示出良好的效果。然而放置这种滤器仍然需要开放手术和全身麻醉。1967年Mobin-Uddin过滤伞的问世改善了创伤大的缺点，Mobin-Uddin首次于1970年用于临床，可在局麻下通过导管技术放置。但是它的缺点是有较大移位的可能，同时有可能继发血栓，逐渐阻塞下腔静脉。1981年，Greenfield发明了第一款真正意义上的经皮穿刺置放滤器，避免了静脉切开。在随后的许多年中，随着滤器装置的不断发展，临床上滤器使用越来越多，以至于发生滥用的情况。直到1998年大型随机对照研究PREPIC试验发现，对于没有抗凝禁忌的患者使用滤器并不会使患者临床获益，反而增加晚期肺动脉栓塞的概率，这种滤器"滥用"的趋势才被遏制。PREPIC试验结果发布后，在欧美国家滤器放置量显著减少，同时对急性DVT患者，临时滤器也开始逐渐替代永久滤器。临时滤器的最大优点是可以降低DVT短期死亡率而不增加远期不良事件的发生，如DVT复发和PTS。"可回收"滤器的概念最早由Eichelter在1968提出，但当时可回收滤器仅仅是一条伞形头的导管，与现在常用滤器差异较大。真正意义上的可回收滤器仅问世20余年，其治疗效果的临床研究仍在进行中。

随着新纪元医学技术的继续发展与进步，静脉外科的发展模式继续向微创方向发展。更安全、更有效、更微创的治疗模式仍是全球血管外科医师的追求。伴随着更短的术后恢复时间、更小的创伤等优势，更多的患者将从这种静脉外科发展模式中获益。中国血管外科医师在当代全球静脉外科中地位举足轻重，中国血管外科医生将来对于静脉外科的发展贡献，我们拭目以待。

（王深明　汪睿）

参 考 文 献

[1] Caggiati A, Allegra C. CHAPTER 1-historical introduction. The Vein Book, Bergan J J, Burlington: Academic Press, 2007: 1-14.

[2] Lurie F, Kistner R L, Eklof B, et al. Mechanism of venous valve closure and role of the valve in circulation: a new concept. J Vasc Surg, 2003, 38（5）: 955-961.

[3] Hippocrates. On the articulations. The genuine works of Hippocrates. Clin Orthop Relat Res, 2002（400）: 19-25.

[4] Bauer G. Venous insufficiency in the leg. Pathology and indications for surgery. Nord Med, 1960, 63: 251-253.

[5] Belloni L. The autobiography of the surgeon Tommaso Rima, 1775-1843; necrology of Dr. T. Rima. Gesnerus, 1953, 10（3-4）: 151-186.

[6] Zdravkovic D, Bilanovic D, Randelovic T, et al. Friedrich Trendelenburg（1844—1924）-life and work. Med Pregl, 2006, 59（3-4）: 183-185.

[7] Chwala M, Szczeklik W, Szczeklik M, et al. Varicose veins of lower extremities, hemodynamics and treatment methods. Adv Clin Exp Med, 2015, 24（1）: 5-14.

[8] Zerhouni E A, Barth K H, Siegelman S S. Computed tomographic demonstration of inferior vena cava invasion in a case of hepatocellular carcinoma. J Comput Assist Tomogr, 1978, 2（3）: 363-365.

[9] Stehling M K, Rosen M P, Weintraub J, et al. Spiral CT venography of the lower extremity. AJR Am J

Roentgenol, 1994, 163（2）: 451–453.

[10] Erdman W A, Weinreb J C, Cohen J M, et al. Venous thrombosis: clinical and experimental MR imaging. Radiology, 1986, 161（1）: 233–238.

[11] Ruehm S G, Zimny K, Debatin J F. Direct contrast-enhanced 3D MR venography. Eur Radiol, 2001, 11（1）: 102–112.

[12] van den Bremer J, Moll F L. Historical overview of varicose vein surgery. Ann Vasc Surg, 2010, 24（3）: 426–432.

[13] Lofgren K A, Ribisi A P, Myers T T. An evaluation of stripping versus ligation for varicose veins. AMA Arch Surg, 1958, 76（2）: 310–316.

[14] Politowski M, Szpak E, Marszalek Z. VArices of the lower extremities treated by electrocoagulation. Surgery, 1964, 56: 355–360.

[15] Watts G T. Endovenous diathermy destruction of internal saphenous. Br Med J, 1972, 4（5831）: 53.

[16] Constantin J M, Etienne G, Hevia M. Technique and results of cryo-stripping in the treatment of varicose veins of the lower limbs. Ann Chir, 1997, 51（7）: 745–748.

[17] Friedman S G. A history of vascular surgery. 2nd ed. Wiley, 2008.

[18] Fegan W G. Continuous compression technique of injecting varicose veins. Lancet, 1963, 2（7299）: 109–112.

[19] Orbach E J. Clinical evaluation of a new technic in the sclerotherapy of varicose veins. J Int Coll Surg, 1948, 11（4）: 396–402.

[20] Seldinger S I. Catheter replacement of the needle in percutaneous arteriography; a new technique. Acta radiol, 1953, 39（5）: 368–376.

[21] Politowski M, Zelazny T. Complications and difficulties associated with electrocoagulation treatment of varices of lower extremities. Pol Przegl Chir, 1966, 38（6）: 519–522.

[22] Subwongcharoen S, Praditphol N, Chitwiset S. Endovenous microwave ablation of varicose veins: in vitro, live swine model, and clinical study. Surg Laparosc Endosc Percutan Tech, 2009, 19（2）: 170–174.

[23] Subwongcharoen S, Chitwiset S. Chronic venous disease treated with endovenous microwave ablation: long-terms results and quality of life. J Med Assoc Thai, 2014, 97 Suppl 11: S76–S80.

[24] Yang L, Wang X P, Su W J, et al. Randomized clinical trial of endovenous microwave ablation combined with high ligation versus conventional surgery for varicose veins. Eur J Vasc Endovasc Surg, 2013, 46（4）: 473–479.

[25] Muller R. Treatment of varicose veins by ambulatory phlebectomy. Phlebologie, 1966, 19（4）: 277–279.

[26] Cheshire N, Elias S M, Keagy B, et al. Powered phlebectomy（TriVex）in treatment of varicose veins. Ann Vasc Surg, 2002, 16（4）: 488–494.

[27] Linton R R. THE Communicating veins of the lower leg and the operative technic for their ligation. Ann Surg, 1938, 107（4）: 582–593.

[28] Cockett F B, Jones D E. The ankle blow-out syndrome: a new approach to the varicose ulcer problem. Lancet, 1953, 1（6749）: 17–23.

[29] Hauer G, Barkun J, Wisser I, et al. Endoscopic subfascial discission of perforating veins. Surg Endosc, 1988, 2（1）: 5–12.

[30] 李晓曦, 吴志棉, 李松奇, 等. 腔镜深筋膜下结扎交通支静脉治疗慢性下肢静脉溃疡. 中国实用外科杂志, 2000, 20（8）: 469–470.

[31] Thibault P K, Lewis W A. Recurrent varicose veins. Part 2: Injection of incompetent perforating veins using ultrasound guidance. J Dermatol Surg Oncol, 1992, 18（10）: 895–900.

[32] Uchino I J. Endovenous laser closure of the perforating vein of the leg. Phlebology, 2007, 22（2）: 80–82.

[33] Peden E, Lumsden A. Radiofrequency ablation of incompetent perforator veins. Perspect Vasc Surg Endovasc Ther, 2007, 19（1）: 73–77.

[34] 王小平, 张宇, 粟文娟, 等. 微波腔内闭合交通支静脉术治疗下肢慢性静脉功能不全. 外科理论与实践, 2009, 14（3）: 308–311.

[35] Hager E S, Washington C, Steinmetz A, et al. Factors that influence perforator vein closure rates using radiofrequency ablation, laser ablation, or foam sclerotherapy. J Vasc Surg Venous Lymphat Disord, 2016, 4（1）: 51–56.

[36] Eiseman B, Malette W. An operative technique for the construction of venous valves. Surg Gynecol Obstet, 1953, 97（6）: 731–734.

[37] Ferris E B, Kistner R L. Femoral vein reconstruction in the management of chronic venous insufficiency. A 14-year experience. Arch Surg, 1982, 117（12）: 1571–1579.

[38] Kistner R L, Eklof B, Masuda E M. Deep venous valve reconstruction. Cardiovasc Surg, 1995, 3（2）: 129–140.

[39] Wang S, Li X, Wu Z, et al. External valvuloplasty technique in deep venous valve insufficiency of the lower limbs. Chin Med J（Engl）, 1999, 112（8）: 717–719.

[40] Tripathi R, Ktenidis K D. Trapdoor internal valvuloplasty—a new technique for primary deep vein valvular incompetence.

Eur J Vasc Endovasc Surg, 2001, 22（1）: 86-89.

［41］Hallberg D. A method for repairing incompetent valves in deep veins. Acta Chir Scand, 1972, 138（2）: 143-145.

［42］Jessup G, Lane R J. Repair of incompetent venous valves: a new technique. J Vasc Surg, 1988, 8（5）: 569-575.

［43］Psathakis N. Phlebography, its value for diagnosis and therapy of the insufficiency syndrome of deep veins of the lower extremity. Chirurg, 1963, 34: 553-557.

［44］Queral L A, Whitehouse W J, Flinn W R, et al. Surgical correction of chronic deep venous insufficiency by valvular transposition. Surgery, 1980, 87（6）: 688-695.

［45］Taheri S A, Lazar L, Elias S, et al. Surgical treatment of postphlebitic syndrome with vein valve transplant. Am J Surg, 1982, 144（2）: 221-224.

［46］Dalsing M C, Raju S, Wakefield T W, et al. A multicenter, phase I evaluation of cryopreserved venous valve allografts for the treatment of chronic deep venous insufficiency. J Vasc Surg, 1999, 30（5）: 854-864.

［47］Linton R R. The post-thrombotic ulceration of the lower extremity: its etiology and surgical treatment. Ann Surg, 1953, 138（3）: 415-433.

［48］Eklof B. Charles Rob, Alfred Nobel and Aphrodite: the development of surgery for venous thromboembolism. Cardiovasc Surg, 1994, 2（2）: 187-194.

［49］Galanaud J P, Laroche J P, Righini M. The history and historical treatments of deep vein thrombosis. J Thromb Haemost, 2013, 11（3）: 402-411.

［50］Fogarty T J, Cranley J J, Krause R J, et al. A method for extraction of arterial emboli and thrombi. Surg Gynecol Obstet, 1963, 116: 241-244.

［51］吴丹明, 张立魁. 血栓清除技术发展现状及展望. 中国实用外科杂志, 2017, 0（12）: 1361-1365.

［52］Okrent D, Messersmith R, Buckman J. Transcatheter fibrinolytic therapy and angioplasty for left iliofemoral venous thrombosis. J Vasc Interv Radiol, 1991, 2（2）: 195-197, 198-200.

［53］Vedantham S, Vesely T M, Parti N, et al. Lower extremity venous thrombolysis with adjunctive mechanical thrombectomy. J Vasc Interv Radiol, 2002, 13（10）: 1001-1008.

［54］Vedantham S, Goldhaber S Z, Julian J A, et al. Pharmacomechanical catheter-directed thrombolysis for deep-vein thrombosis. N Engl J Med, 2017, 377（23）: 2240-2252.

［55］Barral F G. Vena cava filters: why, when, what and how? J Cardiovasc Surg（Torino）, 2008, 49（1）: 35-49.

［56］Deweese J A. Treatment of venous disease--the innovators. J Vasc Surg, 1994, 20（5）: 675-683.

［57］Greenfield L J, Peyton R, Crute S, et al. Greenfield vena caval filter experience: late results in 156 patients. Arch Surg, 1981, 116（11）: 1451-1456.

［58］Eichelter P, Schenk W J. Prophylaxis of pulmonary embolism. A new experimental appraoch with initial results. Arch Surg, 1968, 97（2）: 348-356.

第三节　大动脉疾病治疗的历史演变及思考

大动脉疾病主要是指主动脉及累及其一级分支（包括颈动脉、锁骨下动脉、肾动脉、髂动脉等）的疾病，主要包括血管解剖结构导致主动脉夹层动脉瘤、胸腹主动脉瘤、外伤导致主动脉创伤、非特异性炎症导致的大动脉炎、先天性疾病主动脉狭窄，以及遗传性疾病马方综合征等。我国在这方面的工作始于静脉和小动脉病变的研究。我国血管外科相对于国外发达国家血管外科的起步较晚，于20世纪70年代大动脉疾病的治疗开始处于萌芽期，20世纪80年代随着我国社会经济快速发展，血管外科基础研究、临床实践方面的进展迅速加快，陆续开展了腹主动脉瘤切除术、血管重建包裹术、颈动脉内膜剥脱术等手术。血管腔内覆膜支架治疗大动脉疾病是20世纪90年代后期发展起来的新技术。

我国大动脉疾病的治疗是从单纯传统手术外科治疗，逐渐发展为传统手术外科治疗与血管腔内治疗共同发展。主动脉传统治疗方法为开胸、开腹施行主动脉修复术或人工血管置换术；腔内治疗主要为主动脉腔内修复术（endovascular aortic repair, EVAR），根据主动脉疾病的复杂性及分支，衍生出烟囱、杂交、开槽、开窗八爪鱼及分支支架的使用。

1951年DuBost首次成功实施腹主动脉瘤切除术。Crawford等于1974年倡导全新的手术方式：腹主动脉瘤切除、人造血管植入端-端吻合，内脏动脉成片缝合重建术，该手术方式为较为理想的治疗方法，逐渐被广泛应用。Carrel和

Guthrie 以三点式血管吻合使其内膜保存外翻为主的贡献,催生了 40 年后人工血管的问世和成功应用,并构成了血管外科的第一个里程碑。1955年傅培斌教授完成首例腹主动脉瘤异体主动脉移植物置换术,1957 年上海顾凯时主持研制了人工血管包括中国丝绸和涤纶人工血管,用于主动脉瘤切除术后主动脉再建并取得成功;同年,上海第一医学院中山医院崔志义和冯友贤教授将真丝血管应用于动物实验获得成功,1959 年正式成功创制用于临床。1959 年石美鑫采用同种异体保存的主动脉移植物进行主动脉移植进行主动脉公布瘤切除术修复并取得成功,但中长期并不满意,1961 年成功研制涤纶人造血管,1985 年范迪钧发表同种异体移植后的远期效果后,完全结束了此方法,并为涤纶编制人工血管替代。

1991 年 Panrodi 使用人造血管支架完成首例腹主动脉瘤腔内手术治疗,1994 年 Dake 等成功将主动脉支架置入降主动脉。1994 年汪忠镐院士率先使用国产的钛镍金属和超薄真丝覆膜支架移植物(12mm×40mm)成功治愈左股部外伤性动静脉瘘患者。1996 年先后为 1 例降主动脉瘤和 2 例主动脉夹层动脉瘤通过半开放方式成功植入国产支架型人工血管,简化吻合,缩短了手术时间。1997 年我国开展了第一例 EVAR 手术,1998 年,Muller-Wiefel 教授和 H Raithel 教授帮助上海同仁医院完成国内第一组以进口腔内移植物治疗肾下腹主动脉瘤患者,汪忠镐院士成功进行了一例 Talent 腔内移植物治疗。1999 年,意大利 Massimo 教授与汪忠镐院士等采用半开放技术,以人工血管从腔内成功地为马方综合征患者实施全主动脉置换术。同年,解放军 301 医院在国内用血管腔内技术成功治疗了胸腹主动脉瘤。

主动脉弓部疾病主要包括 Stanford A 型和 B 型主动脉夹层、胸主动脉瘤等,如果病变累及无名动脉、左颈总动脉、左锁骨下动脉甚至冠状动脉时,治疗难度明显增大。20 年前此类疾病主要是以开放性手术治疗为主,创伤大、出血多、风险高!但是当时夹层动脉瘤被许多学者认为不宜使用血管腔内治疗。自 20 世纪 90 年代末期开始,微创(血管腔内)治疗技术逐渐传入我国,并以其

创伤小、出血少、风险低的特点迅速为国人所接受并广泛得以普及。汪忠镐院士于 1999 年以自制覆膜支架治疗 B 型主动脉夹层动脉瘤,2001 年,汪忠镐院士通过股动脉入路用自制的覆膜支架血管置放于升主动脉成功抢救一例全主动脉夹层、全真腔严重狭窄和心肌缺血的危重患者。同年用自制覆膜支架成功救治了因外伤导致降主动脉减速伤患者。2003 年北京安贞医院报道主动脉弓替换加术中以支架施行"象鼻"手术治疗夹层获得成功并广泛应用。2004 年,一种计划放置在左锁骨下动脉分支的主动脉覆膜支架在国内进行研制,用于治疗主动脉夹层病变靠近左锁骨下动脉的 Stanford B 型夹层,稳定性好,具有独特优点,并进一步开发治疗涉及所有头臂干的夹层病变。烟囱技术是在主动脉弓的分支动脉中植入与主动脉主体支架并行的另一枚相应直径的支架,重建单个或多个分支动脉。这种技术的优势在于操作相对简单、可以应用现有的腔内器械,将不同支架组合,在隔绝病变的同时保留分支动脉。无需长时间等待支架定制,尤其适用于主动脉夹层和动脉瘤破裂等急诊情况。在烟囱技术方面我国也有一些单中心的病例报道,并取得了良好的近远期效果。烟囱技术是在主动脉弓的分支动脉中植入与主动脉主体支架并行的另一枚相应直径的支架,重建单个或多个分支动脉。虽然烟囱技术在治疗主动脉弓部疾病中是有效的,但该技术理论上和实际中存在的难以克服的内漏发生风险,使其预计仅会作为过渡性技术存在,希望能通过烟囱支架和主体支架设计的改进得到技术提升,降低内漏等并发症从而得到进一步发展。虽然烟囱技术在治疗主动脉弓部疾病中是有效的,但该技术理论上和实际中存在的难以克服的内漏发生风险,使其预计仅会作为过渡性技术存在,希望能通过烟囱支架和主体支架设计的改进得到技术提升,降低内漏等并发症从而得到进一步发展。开窗技术包括应用定制的预开窗支架及术中开窗支架,后者分为体内原位(针刺、激光)开窗和体外直视下开窗,但都是 Off label 技术。常在主动脉弓部各分支动脉重建中应用,早年主要在左锁骨下动脉的重建中应用最多,并得到国内外专家的广泛肯定。但近年有较多专家报道在无名和左颈总动脉中成功应用的病例,该技

术操作难度相对大,要求术前严格精准测量,选择合适的患者,熟悉具体病例主动脉弓部病变的解剖学数据,同时对手术的熟练程度要求较高。目前,关于原位开窗的报道均局限于病例报道和单中心病例回顾研究,其近期疗效较为乐观,但关于该技术远期疗效的报道很少;而且,该技术并未受到权威认可,多数学者认为其仅限于急诊手术使用,不应在临床对照研究中应用。分支支架包括可直接使用的多分支支架和定制的分支支架,其中以直接使用的多分支支架应用更为广泛,且文献报道显示其疗效显著。与定制的开窗支架、分支支架不同,多分支支架有定型的成品,可用于急诊患者。目前国内临床可使用的 Castor 是一种主要解决累及左锁骨下动脉弓部疾病的单分支支架系统。希望未来在该领域我国血管外科与国际治疗水平的差距会逐渐缩小,某些方面甚至实现超越。

腹主动脉瘤(abdominal aortic aneurysm, AAA)的外科手术治疗已经有 50 余年的历史,AAA 切除、人工血管替换术已经是非常成熟的治疗手段,远期效果良好。另一方面经过近 30 年的发展,腔内治疗技术目前已经比较成熟且效果良好,并且随着应用的不断普及、耗材的不断改进、技术的不断成熟,对于像近端瘤颈的长度(从原来的 2cm 到现在的 1cm)、成角(从原来的 60° 到现在的 75°)等适应证的范围还在不断地扩大。特别是越来越多且越来越好的国产耗材的不断涌现,给中国市场带来了更多的选择空间和发展余地。但对于累及肾动脉、肠系膜上动脉、腹腔干等内脏动脉的胸腹主动脉目前还没有特别成熟的产品问世,尽管有很多的新型耗材在实验设计中。烟囱技术在特定的解剖条件下还是经常被应用到的技术。特别是在治疗累及 1~2 条分支动脉的腹主动脉瘤时尚可应用,但是实际操作中存在不确定因素较多,内漏风险高,尤其是在胸腹主动脉瘤(thoracoabdominal aortic aneurysm, TAAA)的治疗中,由于分支血管多、需要的支架长度较长时烟囱技术的实用性较差。近年来,分支支架和开窗支架在国外应用的比较多,且已取得较好的疗效,已成为血管外科复杂腹主动脉瘤腔内治疗的主要方向之一。常用的开窗、分支支架包括可直接使用和定制的腹主动脉覆膜支架。开窗支架类型可分

为小开窗、大开窗及开槽。相关研究多推荐小开窗,如有必要,可同时添加扇贝形开槽。这两种方法各具优势,也要根据临床医生的手术经验和习惯进行选择。分支支架技术需要支架周围有一定空间,更适用于主动脉相对扩张的区域,如胸腹主动脉瘤(TAAA)累及腹腔干、肠系膜上动脉及肾动脉时应用。而开窗支架则要求支架开窗部位与动脉分支的开口贴合较近,更适用于支架紧贴主动脉壁的较狭窄段,如在 AAA 无瘤颈或瘤颈过短情况下肾动脉血流的重建。

综上所述,科技进步是推动大动脉疾病诊疗发展的原动力,随着科学技术取得长远发展,我国大动脉疾病治疗也必将飞速进步。我国在临床经验方面与西方发达国家差距不大,但是我们与西方国家在自主研发及创新医学器械及产业化发展方面有不小的差距。我们国家在很多新技术、新产品的研发机制上及我们的制造工艺上,以及把创新转变为临床产品的过程中仍有很多问题需要解决。随着我国科研方面的不断进步,相信在未来,我国在大动脉方面的自主研发医学产品会逐渐增多,进一步提高我国传统开放手术和血管腔内手术的诊治水平。

(陈　忠)

参 考 文 献

[1] Dubost C, Allary M, Oeconomos N. Resection of an aneurysm of the abdominal aorta: reestablishment of the continuity by a preserved human arterial graft, with result after five months. AMA archives of surgery, 1952, 64(3): 405-408.

[2] Crawford E S, Crawford J L, Safi H J, et al. Thoracoabdominal aortic aneurysms: preoperative and intraoperative factors determining immediate and long-term results of operations in 605 patients. Journal of vascular surgery, 1986, 3(3): 389-404.

[3] 孙衍庆. 我国心脏 - 主动脉和主动脉疾病外科的发展历史、现状和展望, 2009.

[4] 汪忠镐. 血管外科新进展——微创外科在大动脉外科中的作用. 中国微创外科杂志, 2001, 001(006): 326-329.

[5] Parodi J C, Palmaz J C, Barone H D. Transfemoral intraluminal graft implantation for abdominal aortic aneurysms. Annals of vascular surgery, 1991, 5(6):

491-499.

[6] Dake M D, Miller D C, Semba C P, et al. Transluminal placement of endovascular stent-grafts for the treatment of descending thoracic aortic aneurysms. New England Journal of Medicine, 1994, 331 (26): 1729-1734.

[7] 景在平, 赵珺. 腹主动脉瘤的微创疗法——腔内隔绝术. 中华普通外科杂志, 1998, (05): 306-307.

[8] 卢衡, 陈良万, 曹华, 等. "烟囱" 技术在主动脉弓病变腔内修复术中的应用. 中南大学学报 (医学版), 2015, 40 (05): 522-527.

[9] 舒畅, 王暾. "烟囱" 技术治疗累及弓部分支动脉病变中远期疗效研究. 中国实用外科杂志, 2014, 34 (12): 1163-1166.

[10] 郭伟, 张宏鹏, 刘小平, 等. "烟囱" 技术在主动脉弓病变腔内修复术中的应用. 中华普通外科杂志, 2010, 25 (7): 536-539.

第四节　周围动脉疾病治疗的历史演变及思考

颈动脉狭窄性病变多见于动脉粥样硬化, 缺血性脑卒中由严重的颈内动脉粥样硬化引起。1980 年以前, 该类患者在我国很是少见。不过, 随着国人生活水平的提高, 此病目前居然以 7.8% 的比例在增加。为此, 国家已建立了相关平台, 在积极攻关之中。

目前治疗主要包括颈动脉内膜剥脱术 (endarterectomy, CEA) 和支架成形术 (carotid artery stenting, CAS)。一般认为狭窄率达 50%~99% 且有症状的患者, 建议在症状发生后的 1 周内行颈动脉内膜剥脱术, 而在 48h 内手术更佳。对于颈内动脉分叉高、有症状的再狭窄者和放射后狭窄的患者则推荐颈内动脉支架治疗。对于Ⅲ型弓或者解剖变异 (如牛角弓), 以及造影剂过敏者, 建议选择内膜剥脱。国内支架治疗比例明显高于欧美国家。在美国, 手术与介入的比例是 9：1, 手术仍然是 "金标准"。不过, 腔内治疗由于具有微创, 术后恢复快, 住院时间短等特点, 而且有大量的研究发现远期效果二者没有明显差别, 腔内治疗仍然具有旺盛的生命力。2018 年 1 月笔者在 CEA 和 CAS 疗法的基础上, 采用斑块旋切导管 (Swahak) 治疗颈动脉狭窄, 并取得了成功, 患者术后一年随访恢复良好, 超声显示靶血管的内膜光滑, 而且患者停

用抗血小板药物。与传统的两种手术相比优势更加明显。显然, 目前对此疗法会有很多争议, 但是笔者认为这是必然, 也是一种新技术发展过程中存在的问题, 相信将来会有正确的评价。

多发性大动脉炎又称 Takayasu 病。多发于中国、日本、朝鲜、印度等亚洲国家, 是一种慢性非特异性炎症性动脉疾病, 主要发生在主动脉和 / 或其主要分支。在 20 世纪 80 年代汪忠镐等发现, 重症大动脉炎患者的颈部四血管造影多不能显示远端流出道的病变, 但手术探查发现 95% 以上患者的颈内动脉仍通畅, 为此病的治疗开拓了处女地。1984 年汪忠镐医生完成首例升主动脉与双侧侧颈内动脉重建术。发展至今, 对此类患者推荐的外科治疗方式是升主动脉与单侧或分期双侧颈内动脉重建或与双侧腋动脉重建。至今, 大动脉炎腔内治疗复发率高的问题仍未解决, 尤其是对于儿童患者, 更是需要多次施行肾动脉球囊扩张 (PTA)。目前常见儿童肾动脉性高血压患者, 临床上经常是反复行 PTA, 因为儿童不合适放置支架, 所以复发率相对较高。对于成年患者的肾动脉狭窄导致的高血压患者, 如果 PTA 时肾动脉经常弹回, 也可以施行支架植入, 笔者在临床上也尝试过一些患者, 效果也是不错, 当然必须是在血沉、C 反应蛋白正常, 病变处于稳定期情况下, 肾动脉反复扩张而且弹性回缩时才可以考虑支架。覆膜支架似乎较裸支架为好, 要考虑到炎性动脉病变在支架阻塞后可能失去了进一步治疗的机会。进一步研究其病因以及探讨药物涂层的球囊和支架问题值得考虑。

颈动脉体瘤是有关血管的肿瘤, 还是要手术治疗, 汪忠镐等一直坚持在切除瘤体时以种种方法保持颈动脉完整的原则, 即使病变十分巨大, 用特殊的方法同样可以得到成功。后来有学者采用首先腔内对颈动脉体瘤进行栓塞, 减少瘤体的血供后再进行手术切除, 这样做的优点在于术中出血少, 也是可考虑的手术方案。

下肢动脉病变分为急性缺血和慢性缺血。下肢急性缺血性病变主要分为动脉栓塞和血栓形成两大类, 前者主要见于心脏疾患; 后者常为血管本身的以动脉硬化和脉管炎为主的病变。传统的治疗主要是手术切开取栓, 这也是多年来的 "金标准"; 然而, 近些年医学的不断发展, 腔内治疗

手术也开始应用于临床,包括导管置管溶栓,后来又发展为导管取栓,腔内机械血栓清除等技术,这些技术的问世,使手术成为微创的同时,其效果也能够达到手术取栓的目的。

慢性下肢动脉闭塞性病变主要包括下肢动脉硬化闭塞症和下肢血栓闭塞性脉管炎等。由于后者炎性改变,后期的管腔慢性纤维化,根据多年的经验,无论是动脉旁路移植或者腔内技术均无法保持较长时期的通畅率。不过,谷涌泉等采用血管新生疗法倒是取得了令人满意的效果,他们在2003年采用自体骨髓干细胞移植治疗该病以来,已经治疗了100余例血栓闭塞性脉管炎患者,除了1例手部急性缺血者截肢外,其余患者均保肢成功。而且最新的随访十年结果发现其远期效果令人满意。

下肢慢性动脉硬化闭塞症的发病率越来越高,如果伴有糖尿病者,其发病率更高,而且也有年轻化趋势。其外科治疗主要包括三个方面:下肢动脉旁路移植、下肢动脉腔内技术和血管新生疗法。

在下肢动脉硬化闭塞症的治疗方面,人工血管为治疗起到里程碑的作用,当然,随着研究的深入,发现下肢动脉旁路移植的移植材料选择非常重要,自体血管明显比人工血管远期通畅率高。在选择自体血管作为移植材料方面,大多数选择自体大隐静脉,对于没有合格的大隐静脉时,笔者会选择上肢的头静脉或/和桡动脉。最近几年,谷涌泉团队在国家"863计划"的支持下,经过多年的研发,2011年在国际上首次成功地采用小口径组织工程血管作为移植材料治疗下肢慢性缺血,随访2年效果理想,患者缺血情况明显改善,成功保肢。

腔内技术在最近十多年,发展非常迅速。其发展过程经过了几个阶段,首先是单纯球囊成形(PTA),后来发现PTA的复发率较高,患者的靶血管经常弹性回缩,后来人们发现采用金属裸支架可以避免这种情况的发生,其远期效果明显优于单纯的PTA。不锈钢支架最早用于下肢,取而代之的是第一代镍钛合金自膨支架,但断裂的发生率高。第二代镍钛合金支架提高了柔顺性,减少了断裂的发生。虽然支架提高远期血管的通畅率,然而因支架内再狭窄亦是下肢支架的主要问题。不少患者因为支架的再狭窄或者闭塞导致症状复发,这是目前困扰我们的主要问题。尽管目前出现了带膜支架,然而覆膜支架在中国的临床应用数据并没有国外的效果理想,这是为什么?值得我们进一步研究。而国内药物洗脱支架在国内还处于临床试验阶段,没有成功上市。生物可降解支架在国内外目前还处于试验研究阶段,也没有正式的产品。

综合上述的问题,目前国内外血管外科界开始反思,学者又进一步提出了"Leave nothing behind"新的理念,此时减容手术的问世就是对这种理念的回应。减容手术是指通过去除血管内的斑块、血栓、增生内膜等物质来减少腔内治疗的负荷,扩大管腔容量的血管内治疗技术。目前国内的主要设备包括定向(directional)减容和非定向(non-directional)减容。前者主要是Silverhawk/Turbohawk定向斑块切除,后者包括Rotarex、Angiojet和激光气化消蚀(Laser)。其中Rotarex和Angiojet主要用于血栓清除,而定向斑块切除和激光气化消蚀主要用于斑块清除。通过多年来的临床应用发现,减容手术至少有以下几个优点:①去除腔内病变,无气压伤:我们明白,球囊成形术(PTA)使斑块暂时移位,支架成形术使斑块永久移位,而减容术则是将斑块永久清除。②避免支架植入,特别是在跨关节部位是不适合支架植入的位置,采用减容手术,在去除病变的同时不需要支架植入,没有支架植入则没有支架再狭窄或者闭塞的问题。③不破坏侧支循环。④可以治疗严重钙化病变,目前对于钙化严重的病变没有很好的方法,支架和球囊成形经常失败,而Turbohawk定向斑块切除则是专门对付钙化严重的斑块。⑤支架后再闭塞的应用:支架术后闭塞目前没有很好的方法,而减容手术可以有效地治疗支架术后再闭塞;而且准分子激光获得美国FDA批准的关于治疗支架内再狭窄的适应证。⑥保留其他治疗手段:减容手术后由于体内没有遗留任何异物,因此对于复发病变可以再次采用其他措施进行治疗。而且上述技术同样可以用于膝下动脉硬化闭塞症的斑块减容。

针对"Leave nothing behind"新的理念,最近几年国内又有新的器材问世,就是药涂球囊(drug coated balloon,DCB)用于临床。前面讲到下肢动脉硬化闭塞症患者无论采用何种技术，都难以避免术后高复发率，即使减容手术后也是一样，只是减容手术的复发率较其他技术低一些而已。复发的主要原因之一就是内膜增生导致动脉再次闭塞。而药涂球囊则是通过带有紫杉醇的球囊对病变进行治疗，使球囊上紫杉醇释放在靶血管的血管壁上，延缓内膜增生，从而达到提高远期通畅率的目的。目前国内外所有的研究均表明药涂球囊的远期效果明显优于其他技术。然而，同时也发现仍有问题需要面对，就是药涂球囊毕竟是球囊，在药涂球囊充盈时对血管壁扩张时也会出现动脉壁的夹层，严重者仍然需要使用补救性支架的植入。因此，谷涌泉等于 2016 年在国内率先采用减容手术结合 DCB 治疗下肢动脉硬化闭塞症，发现效果明显优于单纯的 DCB 或者单纯的减容手术。减容手术出现动脉夹层的比例也会明显减少。即使出现个别的限制性夹层施行补救支架，这种情况支架的远期效果也明显优于单纯支架的植入。因此，可以说减容手术 +DCB 将是未来十年下肢动脉硬化闭塞症治疗主流和希望所在。

在血管新生疗法方面，谷涌泉团队于 2003 年在国内首先采用自体单个核细胞移植治疗下肢动脉硬化闭塞症导致的缺血，也同样是取得了令人满意的效果。后面有专门的章节，这里不再赘述了。

（谷涌泉）

第五节 内脏动脉瘤治疗的历史演变及思考

内脏动脉瘤（visceral artery aneurysms, VAAs）指腹主动脉内脏分支的动脉瘤，这里所指的内脏分支包括腹腔干、肠系膜上动脉与肠系膜下动脉及其分支。VAAs 在普通人群中的发病率 0.1%~2%，较为罕见，早在 200 多年前就已被人们发现。DeBakey 和 Cooley 于 1953 年首次应用外科手术治疗肠系膜上动脉瘤，病例被报道后引发了对内脏动脉瘤的广泛关注和研究。较为常见的有脾动脉瘤（splenic artery aneurysm, SPAA）、肝动脉瘤（hepatic artery aneurysm, HAA）、腹腔干动脉瘤（celiac artery aneurysm, CAA）、肠系膜上动脉瘤（superior mesenteric artery aneurysm, SMAA）、胰十二指肠动脉瘤（gastroduodenal artery aneurysms, GDAA）、胃十二指肠动脉瘤（pancreaticoduodenal artery aneurysms, PDAA）、肾动脉瘤（renal artery aneurysm, RAA）。其中 SPAA 最为高发，占比约 60%，HAA 20%，SMAA 6%，CAA 4%，胃和胃网膜动脉 4%，其他 VAA 发生率较低，如空回肠和结肠动脉 3%，胰十二指肠和胰动脉 2%，胃十二指肠动脉 1.5%，肠系膜下动脉少于 1%。约 1/3 的动脉瘤可能与其他动脉瘤并发，如胸主动脉瘤、腹主动脉瘤、髂动脉瘤或下肢动脉瘤和颅内动脉瘤等。

VAA 可分为真性动脉瘤和假性动脉瘤。真性动脉瘤多由动脉退行性病变造成，如动脉粥样硬化等，组织病理切片显示动脉壁平滑肌减少，弹力纤维降解。真性动脉瘤还有其他非退行性变的病因，如包括纤维肌性发育不良、胶原性血管疾病、炎性疾病和其他少见遗传疾病，如 Ehlers-Danlos 综合征。假性动脉瘤多为外伤、医源性损伤或局部炎症、感染相关。病因学是该病的研究热点之一。

现对较为常见的两类 VAAs 进行说明。

SPAA 是最常见的内脏动脉瘤，多见于女性，一般是囊性的，直径小于 2cm，大多数位于中段、远段脾动脉或分叉处。直径大于 10cm 的称为巨大 SPAA，多发生于男性患者。SPAA 有关的最常见的临床危险因素是女性、多次妊娠史、急慢性胰腺炎、门脉高压等。除此之外，局部血流动力学、高血压、激素改变和中层变性，都是导致 SPAA 发生的致病因素。显微镜下观察 SPAA 组织可见动脉粥样硬化改变、钙化、内膜增生、动脉发育不良、纤维肌性发育不良和囊性中层变性。20 世纪 80 年代以前，10% 以上的 SPAA 在诊断时已破裂，而现在大多 SPAA 是在行腹部影像学检查时偶然发现的。无症状患者，多数体格检查正常，大动脉瘤可造成腹部隐痛或邻近器官压迫症状。及时正确的诊断可为发生在小网膜囊内的早期包裹性破裂提供治疗时机。SPAAs 传统外科手术方式如下：病变血管近远端结扎或动脉瘤切除（或两者同时），一般不必远端脾动脉重建，胃短动脉的侧支循环可以代偿灌注脾脏。同时，也可腹腔镜下对动脉瘤进行夹闭。近年来腔内技术发展，支架置入，钢圈栓塞等也成为 SPAA 治疗的选择之一。

HAA 是继 SPAA 后第二常见的内脏动脉瘤，

多见于男性,由于 CT 和 MRI 等影像学检查技术的发展,HAA 检出率逐年提高,HAA 病因多样,基本与 SPAA 一致,退行性变(动脉粥样硬化)占30%。内镜和经皮介入治疗肝胆疾病造成的医源性损伤,以及非手术治疗钝性肝损伤,也是导致 HAAs 发病率增加的重要原因。与其他 VAAs 类似,HAA 大多无症状,只是在行腹部其他脏器影像学检查时偶然发现,但在所有 VAAs 中破裂发生率最高,并且破裂后症状十分明显,表现为上腹部或右上腹疼痛,继发胃肠道出血和黄疸。腹部疼痛、胆道出血和阻塞性黄疸并称为 Quincke 三联征。HAA 中真性动脉瘤更易破裂,必须急诊干预。虽然假性动脉瘤破裂风险相对较低,但由于其自然病程不可预测,也应该在保守治疗的同时密切随访监测,以防突然破裂,危及生命。无论是否出现临床症状和体征,所有 HAA 在直径大于2cm 或连续影像学检查发现瘤径快速增长的真性动脉瘤皆需要行外科手术或者腔内治疗干预。若为肝内动脉瘤,则无论直径大小与增长速度如何,都应及时修复。修复方法的选择与动脉瘤解剖位置相关,当侧支血流可以代偿时,可以选择开放性手术结扎或弹簧圈栓塞隔绝,若侧支循环血供不能代偿,未保留肝脏血供则需要重建动脉或置入覆膜支架。

其他 VAAs 发病率较低,在此不进行详述。

这里需要特别提及两种疾病,二者与内脏动脉瘤发病密切相关。

(1)结节性动脉周围炎:又称多动脉炎,以中等大小肌肉动脉呈节段性炎症和坏死为特征,伴受累血管的供血组织发生继发性缺血,是系统坏死性血管炎的一种。患者肝动脉、肾动脉及肠系膜动脉常并发动脉瘤,同时动脉瘤易发生自发性破裂。远端小动脉瘤若发生破裂可手术结扎,如为无症状动脉瘤,可先应用细胞毒素或免疫抑制剂行保守治疗,已有证据表明,经上述药物治疗后动脉瘤缩小或消退。

(2)Ehlers-Danlos 综合征:是一种遗传性结缔组织病,该病患者血管结构发生病变后导致管壁十分脆弱,极易发生动脉瘤,非瘤性病变血管也极易发生自发性破裂。该类患者术中修复动脉的预后远不及直接结扎病变动脉,虽然血管造影对血管会产生一定损伤,但针对该类患者,腔内修复

具有一定的优势。

破裂内脏动脉瘤诊断后死亡率不低于10%,妊娠妇女发生 CAA 和 SPAA 破裂后死亡率几乎100%。虽然破裂的准确发生率无法明确,但根据已报道的数据中可知 HAA 为 20%~44%,CAA 为13%,胃动脉瘤和胃网膜动脉瘤为90%。VAAs 破裂后血液可以进入腹腔内、腹膜后间隙、胃肠道或胆道,出现危及生命的胃肠道大出血。自发性破裂后血液进入腹腔产生积血常被称为"腹部卒中"。

在过去的几十年中,内脏动脉瘤的治疗手段获得了显著地发展。虽然没有直接的前瞻性研究证据,但 VAAs 处理的基本原则十分明确,几乎所有 VAAs 都需要择期或者急诊行外科干预,治疗目的是通过将动脉瘤与动脉循环隔离,预防动脉瘤扩张和破裂。许多无症状的小内脏动脉瘤通过长期观察随访和保守治疗也可以得到良好的预后。

传统外科手术治疗方式主要分为三种:单纯结扎、保留远端血供的动脉瘤缩缝术、动脉瘤切除旁路重建术。开放性手术的优势显而易见,不仅疗效确切,并且可以探查腹腔内脏器活性,同时可以治疗脏器并发病变,如胰腺假性囊肿。近年来,腹腔镜技术日趋成熟,创伤更小,预后更佳,但主要适用于无症状 VAA 且血流动力学稳定的患者。另外,无症状 VAAs 妊娠是腹腔镜手术的绝对禁忌证,可能会导致胎儿酸中毒和高碳酸血症。腔内治疗技术的发展为 VAAs 的治疗提供了新方法,腔内治疗方法主要分为动脉瘤栓塞和覆膜支架置入。SPAA 或 HAA 的栓塞治疗已明显优于开放手术,虽然可能会阻断脾或部分肝脏的血供,但创伤更小。栓塞,就是将弹簧圈、凝血酶或胶植入瘤腔,所以会不同程度影响远端血供。当负责终末器官血供的动脉发生动脉瘤时,覆膜支架是最佳选择,既可以隔绝瘤腔,又可以保留终末血供。但由于输送系统较大且僵硬,无法应用于远端扭曲分支,所以一般不用于治疗涉及分支未知的 VAAs。腔内治疗后并发症包括内漏、动脉夹层、急性血栓形成、非靶器官栓塞或血管闭塞后侧支循环不足,部分需要二次干预,当二次干预成功后仍需持续动态监测。也有个别病例采用"杂交手术"的模式进行处理。

(辛世杰)

参 考 文 献

［1］Nosher J L, Chung J, Brevetti L S, et al. Visceral and renal artery aneurysms: a pictorial essay on endovascular therapy1［J］. RadioGraphics, 2006, 26（6）: 1687–1704.

［2］Messina L M, Shanley C J. Visceral artery aneurysms. Surg Clin North Am.1997, 77: 425–442.

［3］Kopatsis A, D'Anna J A, Sithian N, et al. Superior mesenteric artery aneurysm: 45 years later［J］. The American surgeon, 1998, 64（3）: 263–266.

［4］Qasim, Rahman, Sailen, et al. Percutaneous embolization of an inferior mesenteric artery aneurysm in a patient with type IV Ehlers–Danlos syndrome［J］. Vascular and Endovascular Surgery, 2019.

［5］Venturini M Marra. Endovascular repair of 40 visceral artery aneurysms and pseudoaneurysms with the viabahn stent–graft: technical aspects, clinical outcome and mid–term patency［J］. Cardiovascular and Interventional Radiology, 2018.

［6］Hosn M A, Xu J, Sharafuddin M, et al. Visceral artery aneurysms: decision making and treatment options in the new era of minimally invasive and endovascular surgery ［J］. Int J Angiol, 2019, 28: 11–16.

［7］Vittorio, Branchi, Carsten, et al. Visceral artery aneurysms: evolving interdisciplinary management and future role of the abdominal surgeon［J］. European journal of medical research, 2019.

［8］Yilmaz, Onal, Bulent, et al. Preliminary results of stent–assisted coiling of wide–necked visceral artery aneurysms via self–expandable neurointerventional stents［J］. Journal of vascular and interventional radiology: JVIR, 2018.

［9］Ewa, Piasek, Micha, et al. Visceral artery aneurysms–classification, diagnosis and treatment［J］. Journal of Ultrasonography, 2018.

［10］Karin, Pfister, Piotr, et al. Management of visceral artery aneurysms with preservation of organ perfusion: more than twenty years experience［J］. Zentralblatt fur Chirurgie.2018, 143: 516–525.

［11］Fady, Ibrahim, Jonathan, et al. Visceral artery aneurysms: diagnosis, surveillance, and treatment［J］. Current Treatment Options in Cardiovascular Medicine, 2018.

［12］Anton S, Stahlberg E, Horn M, et al. Initial experience with the E–ventus® stentgraft for endovascular treatment of visceral artery aneurysms［J］. Journal of Cardiovascular Surgery, 2017.

第二章　血管外科疾病的检查和评估

第一节　血管外科病例病史采集的重要性

早在两千多年前的秦汉时代，我们的祖先就已经有了关于血管系统和血管疾病的初步认识。在《黄帝内经》中有一段这样的描写："发于足指，名脱疽，其状赤黑，死不治，不赤黑，不死，不衰，急斩之，不则死矣"。这就是古人对"血栓闭塞性脉管炎"诊断和治疗的记录，同时也是中国对血管疾病外科手术治疗的最早描述。在缺乏高科技的年代，病史采集对于疾病的诊断起到相当大的作用。随着医学科学的发展，特别是高科技时代的到来，各种现代化的检查手段和方法发展并用于临床，如 B 超、多普勒、CT、MRI 等，大大丰富了血管外科疾病的诊断手段，提高了诊断水平。但在临床确实出现了一个突出的问题，即病史采集对于血管外科疾病的诊断还重要吗？许多医生现已放弃了基本的血管疾病病史采集过程，对患者的症状体征不多注意，将诊断寄托于各种高科技的辅助检查手段。这种趋向显然是不正确的！不管有多少新的辅助检查方法发展并应用，基本的病史采集，特别是对血管疾病常见的症状和体征的掌握仍然是诊断各种血管疾病最基本的步骤。涉及血管的疾病，一般都有比较鲜明的临床表现，常常不需进行特殊检查，就能做出初步诊断。因此，作为一名血管外科医生，应该熟悉各种血管疾病的症状和体征，善于综合分析患者的临床表现，才能为下一步的检查和最后诊断打开思路。要想详细了解血管外科患者的症状体征，就必须有认真的病史采集。

血管外科疾病种类繁多，涉及的病变部位多，范围广。总的来说，由于血管的管道性质，其主要病理改变主要是狭窄、闭塞、扩张、破裂及人类静脉特有的瓣膜功能不全。这些病理改变可导致相应的临床表现，包括疼痛、肿胀、肿块、皮肤温度改变、形态改变等。病史的询问可以获得第一印象，继而通过进一步的体格检查和辅助检查取得诊断。除此之外，病史采集至少还可以达到以下几个目的：

（1）通过对主诉症状，了解判断疾病的严重程度，特别是病程进展的快慢，这是体格检查和其他检查手段不一定能够获得的资料。

（2）帮助鉴别主要症状是由血管外科疾病引起，还是由于其他非血管因素如肌肉、骨骼或神经系统病变所致。同样为血管外科疾病，是由于动脉还是静脉因素所致。

（3）疾病对患者的影响程度以及患者对治疗的期望值，特别是某些疗效欠佳的疾病如何针对患者需求制订治疗方案。

（4）对患者患病的高危因素进行评估，并制订相应的预防治疗方案。

血管疾病常见的症状和体征：血管疾病常见的感觉异常有疼痛、潮热或寒冷、倦怠、麻木等，常见的症状和体征如下：

1. 疼痛　在病史采集中，首先应注意肢体疼痛的表现，这是周围血管疾病的常见症状，主要是由供血不足（急性动脉栓塞、慢性动脉闭塞症）、血液回流障碍（急性静脉血栓形成、慢性静脉功能不全或循环异常，如动静脉瘘）等所致。

对疼痛的鉴别有利于初步的疾病判断和诊断，如间歇性跛行，是慢性动脉闭塞症的一个典型症状，特别是 Buerger 病。常于供血不足的下肢出现无力、钝痛、紧张或压迫感觉。有些肢体可表现痉挛或锐性痛及趾（指）麻木感。有些患者可出现体位性疼痛，即在肢体位置改变时，可激发或缓解疼痛。血管病变引起肢体体位性疼痛时，肢体供血或回流已达到一种临界状态，只要轻微的体位变化，就可激发疼痛。另一方面，如血管病变已引起疼痛，由于体位改变引致血液循环改变，也可一定程度缓解疼痛。例如动脉闭塞症者，如抬高患肢可使动脉供血相对减少而加重疼痛；但抬高静脉血栓形成的肢体可促使静脉回流而减轻局部肿胀和疼痛。对于一些温差性疼痛的病例，可因温度改变而激发肢体疼痛，常见于雷诺综合征患者，手足暴露于寒冷环境，或浸于冷水中，可诱发动脉痉挛性疼痛，复温或浸于温水中可缓解。

疼痛如从间歇性发展到持续性静息痛，多提示缺血程度加重，已进入失代偿期，常见于Buerger病、动脉栓塞和慢性动脉硬化闭塞症。此时常伴肢体寒冷，动脉搏动减弱或消失等。这种静息痛常在夜间加重。静脉血栓形成时也可发生静息痛，但程度轻于动脉闭塞，也不如动脉恒定。这种疼痛常表现为胀痛、紧张、灼痛，并伴肢体肿胀（动脉性疼痛常伴肢体肌肉萎缩），可因抬高患肢而减轻或缓解。

2. 潮热或寒冷 主要取决于肢体的血流量，血流丰富则表现为潮热，血流量少则表现为寒冷。动脉硬化闭塞或急性动脉栓塞的肢体寒冷，闭塞程度越严重，距闭塞平面越远越寒冷。而静脉血栓形成时，常表现肢体发热，但出现股青肿时可因动脉受压而出现肢体冷。肢体皮温显著升高多应考虑动静脉瘘，由于动脉血流注入静脉系统而致发热。可利用各种仪器测量皮温以准确掌握肢体冷热情况。

3. 疲乏无力 小腿部疲乏无力是常为医生所忽视的血管病变早期表现。在行走一定距离后肢体出现疲乏无力，经休息后可缓解，常为早期动脉缺血表现。静脉病变时，长时间站立可出现小腿疲乏，休息或抬高患肢后可缓解。因此，如病史中有活动或站立后易出现的小腿疲乏无力，应考虑有无血管病变。

4. 麻木、麻痹 血管病变影响神经干时，可出现麻木、麻痹或针刺感。动脉栓塞时，麻木为早期表现。静脉病变时可出现针刺感，蚁行痒感。慢性静脉功能不全皮肤改变者可出现瘙痒和湿疹样改变。

5. 肿胀 发生于肢体的肿胀常提示有血管病变，多因静脉和淋巴回流障碍引起。静脉瓣膜功能不全或腓肠肌泵功能不全的患肢多易发生肿胀，特别是长时间站立的患者，这种肿胀经过一夜休息后可完全消退。如肢体出现下肢肿胀明显并伴疼痛，应考虑下肢深静脉血栓形成，这种肿胀经过休息一夜后不会明显消退，若干天后由于侧支循环建立可逐渐消肿。而动静脉瘘可引起静脉高压，也可引起肿胀。静脉性肿胀应注意与淋巴性水肿鉴别，淋巴水肿广泛性，如橡胶海绵，非凹陷性，皮肤肥厚、粗糙，呈"苔藓状"。

6. 肢体增长 青少年发现双侧下肢长短不一，应注意引起肢体增长的血管病变，如先天性动静脉瘘、Klippel-Trenaunay综合征等。

7. 皮肤、皮下结节形成 是血管疾病一个常见体征，动脉瘤、结节性动脉炎、静脉曲张、慢性静脉功能不全、血管瘤、血栓性静脉炎等，都可出现皮肤或皮下结节。

8. 皮肤色泽改变 皮肤色泽常反映皮肤循环状况，结节性红斑动脉炎，皮色亮红、皮温升高。下肢动脉硬化闭塞症可出现皮肤苍白，皮温下降。如皮肤发绀多提示静脉回流障碍。皮肤色素沉着，尤其是足靴区的色素沉着及皮疹，常由于慢性静脉功能不全，如大隐静脉曲张和深静脉瓣膜功能不全所致。

9. 动脉搏动减弱或消失 足背动脉、腘动脉和股动脉的搏动，常提示下肢动脉供血情况，桡动脉和尺动脉搏动常表示上肢动脉供血情况。临床上根据不同部位动脉搏动的改变，可以比较准确地估计病变的范围和平面。如动脉硬化闭塞症、动脉栓塞、动脉痉挛等都可使下肢动脉搏动减弱或消失。如触及动脉震颤和在动脉体表部位闻及动脉收缩期杂音常提示有动静脉瘘。

10. 肢体溃疡与坏疽 肢体溃疡常提示血管病变，应注意询问溃疡发生的时间、诱因及发展情况。趾（指）端发生的溃疡，且伴疼痛多由于动脉供血不足所致。小腿远端1/3内踝上方发生的溃疡，常有湿润的肉芽组织覆盖，易出血，常伴皮肤色素沉着、湿疹，多由于下肢慢性静脉功能不全所致。肢体出现坏疽，提示肢体急性动脉栓塞、肢体严重缺血。严重的下肢深静脉血栓形成发生股青肿或股白肿时，也可致坏疽。

因此，无论现代科技如何发达，血管外科的病史采集，病史询问，仍然是非常重要的，是血管病变诊断中必须首先进行的工作,也是必不可少的环节,可为做出正确诊断提供原始的资料。

(王深明)

第二节　血管疾病体检技术的回顾和发展以及必要性

一、常用的体检技术

在病史采集,了解患者症状和体征之后,为了从这些临床表现中判断患者所患血管疾病的性质即做出诊断,尚需进行各种检查以取得客观数据。

近代医学对血管疾病的检查进行了不懈的研究。1835 年 Barth 首次清楚地描述了人类间歇性跛行的表现。其后有许多检测用于辅助诊断血管病变。如跛行时间和距离试验,观察下肢肌肉动脉供血情况以判断动脉闭塞程度;指压试验以观察毛细血管情况。还有皮肤温度测定(可用数字皮温测定,电子皮温测定仪等)、静脉充盈时间试验、反应性充盈试验、尺动脉突出试验(Allen 试验)等都用于血管疾病的检查。尽管近年来这些检查已可由更先进的检查技术所代替,但对于某些病例来说,仍具有实用价值,常为临床医生不时采用。现在临床上仍然常用的体格检查手段有:

1. Buerger 试验　先抬高下肢 45°,或高举上肢过头,持续 60s,肢体远端皮肤保持淡红色或稍微发白,如呈苍白或蜡白色提示动脉供血不足;再将肢体下垂,正常人皮肤色泽可在 10s 内恢复,如恢复时间超过 45s,且色泽不均匀则进一步提示动脉供血障碍。肢体持续下垂,正常人可有轻度潮红,出现明显潮红或发绀提示静脉逆流或回流障碍。

2. 直腿伸踝试验　即 Homans 征。检查时嘱患者下肢伸直,做被动或主动踝关节过度背屈动作,如出现小腿剧痛常提示深静脉血栓形成(由于腓肠肌静脉丛血栓形成时,腓肠肌和比目鱼肌被动拉长而刺激小腿肌肉内病变的静脉)。

3. Trendelenburg 试验　可用于检查大隐静脉瓣膜及大隐静脉与深静脉间交通支瓣膜功能。患者仰卧,抬高下肢使静脉排空,在大腿上部扎止血带,阻断大隐静脉;然后让患者站立 30s,释放止血带,密切观察大隐静脉曲张的充盈情况:①松解止血带前,大隐静脉萎陷空虚,如松解止血带时,大隐静脉自上而下逆向充盈,提示大隐静脉瓣膜功能不全,而大隐静脉与深静脉之间的交通支瓣膜功能正常;②在松解止血带前,大隐静脉已部分充盈曲张,松解止血带后,充盈曲张更为明显,说明大隐静脉瓣膜及其与深静脉间交通支瓣膜均功能不全;③未松解止血带前,大隐静脉即有充盈曲张,而松解止血带后,曲张静脉充盈并未加重,说明大隐静脉与深静脉间交通支瓣膜功能不全,而大隐静脉瓣膜功能正常。

4. 小隐静脉瓣膜及小隐静脉与深静脉之间交通支瓣膜功能试验　除止血带扎于腘窝处外,试验方法与上述试验相同,结果及意义相似。

5. Perthes 试验　即深静脉通畅试验。患者站立,在大腿根部扎止血带,阻断大隐静脉回流,然后嘱患者用力踢腿或做下蹲活动 10~20 次,使小腿肌泵收缩以促进静脉血液向深静脉系统回流,若曲张的浅静脉明显减轻或消失,表示深静脉通畅;若曲张静脉不减轻,张力增高甚至出现胀痛,说明深静脉不通畅。

6. Pratt 试验　即交通静脉瓣膜功能试验。患者平卧,抬高患肢,在大腿根部扎止血带,先从足趾向上至腘窝缚缠第一根弹力绷带,再自止血带处向下,扎上第二根弹力绷带,一边向下解开第一根弹力绷带,一边向下继续缚缠第二根弹力绷带,如果在两根弹力绷带之间的间隙内出现曲张静脉,即意味该处有功能不全的交通静脉。

随着辅助检查方法,特别是彩色多普勒超声检查的发展,体格检查包括特殊的传统检查方法的作用在逐渐减少,这是由于体格检查的特异性不强,容易受到多种因素的影响。但在临床工作中,尤其是在缺少各种辅助检查或者辅助检查水平有限的情况下,血管外科医生通过自己详尽的病史采集和认真的体格检查,仍然能够做出初步诊断。同时可以借助辅助检查对一些复杂的血管疾病进行有效的检测。

二、无创性检查方法

人类无创性客观评估血管功能的最早努力始于交感神经切除术的年代。当时这是外科治疗血管功能不全的唯一方法。皮肤温度和电阻抗测定是当时了解交感神经功能改变的主要指标，因此最早用于血管功能的无创性检查中。1946年，Linton在美国麻省总医院建立了第一个血管实验室，其主要的研究就是皮温和电阻抗。1949年，Pollack和Wood两位学者最早描述了静脉压力的变化，提出动态静脉压（ambulatory venous pressure，AVP）的概念：运动时下肢肌肉收缩，加速下肢血液回流，从而降低了下肢静脉的压力，而停止运动后逐渐恢复静息静脉压。Arnoldi曾发现浅静脉和深静脉压力变化是一致的，这意味着可以通过监测足背静脉压力来评估下肢静脉的血流动力学变化。这些早期的检测方法主要用于测量肢体静脉压力和评估血流情况，如Windsor呼吸容积描记仪以及随后发展的脉冲容量记录仪，至今仍有应用。呼吸容积描记仪的进一步发展有Cranley静脉流量描记仪，Gee's目测呼吸容积描记仪（DPG）以及Nicolaide发明的空气容积描记仪（APG）。其后一些新技术如血管杂音的记录与分析，电阻抗体积描记仪（IPG）和光电容积描记仪（PPG）随之发展并应用于临床。

1958年，Satomura报道利用多普勒信号传导经皮探测血流的技术，从而产生了早期非定向的连续波探测仪。随后的技术发展有定向探测仪的设计和后来的用于测定多普勒传导信号频率特征的数据处理仪。20世纪70年代，连续波多普勒速度检测仪的诞生，加速了无创性血管检查的发展步伐。与此同时，血管超声影像技术也在发展。1972年，Strandness等发明了双功扫描仪（dopulex scan），将血流和影像的信息综合在同一检查仪中。80年代早期，双功扫描技术得到了广泛的应用，最初仅应用于颈动脉及分叉血管的检查，后来扩展到周围动脉和静脉以及腹部内脏血管的检查。近年最重要的发展为彩色血流编码，可简化和缩编许多困难而冗长的检查。当前的研究集中于超声造影剂和三维影像重建技术在临床中的应用。

（一）节段性肢体血压测定（踝/肱指数）

一般应用便携式多普勒血流探测器（多普勒听诊器），它可测定四肢各相应部位血管的收缩压。也可应用上述仪器测定手指或足趾血压。测压时应用的气囊带宽度将影响测压的数值，气囊带宽度以大于被测肢体周径的20%为标准。如气囊带宽度过大，测得血压将偏低；反之，如宽度过狭，血压将偏高。标准气囊带：上臂、小腿和踝部应用12cm×40cm的气囊带；大腿应用19cm×40cm的气囊带；前臂应用10cm×40cm的气囊带；指（趾）应用2.0~2.5cm的。也可应用12cm×40cm气囊带分别测定大腿近端和远端血压，但测得的数值可较上臂高20~30mmHg。应用19cm×40cm气囊带所测得的股动脉压可与上臂肱动脉压相仿。

在正常情况下，两侧肢体对称部位所测得的血压是相仿的。如两侧肢体对称部位的血压差异大于20mmHg，提示压力降低的一侧肢体动脉近端有狭窄或阻塞。

下肢节段性测压中，常用的指标为踝/肱指数（ankle/brachial index，ABI），正常时踝/肱指数≥1.0，趾血压为踝部血压的60%以上。ABI是动脉粥样硬化闭塞症是否明显侵害下肢动脉的一个很好的指标。

正常人在下肢运动后，踝部血压不降低或略降低，1~5min后即恢复正常。间歇性跛行患者休息时，下肢血压可在正常范围，但运动后，患肢血压可明显降低，且常需20~30min，才能恢复至运动前正常血压水平。据此产生了测压运动试验。常用的为平板车运动试验（treadmill exercise）。常规将平板车坡度定在12%，转速2km/h。运动前夕测患者在平卧位踝部血压。让患者在平板车上行走，直到下肢疼痛或行走5min为止。迅速让患者平卧，每隔30s~1min测踝部血压，直至血压恢复到运动前水平或测30min左右为止。对年龄较大或患有心脏病者，在进行运动试验时，需用心电图监护。另一种为反应性充血试验（reactive hyperemia）。用气囊带环绕股部，气囊加压到大于收缩压50mmHg，持续5min后松除气囊压。每隔30s~1min测量踝部血压，直至血压恢复到试验前水平或测10min为止。当阻断股部动脉血流后，远端组织缺血、酸性代谢产物积储，使局部血管扩张，周围阻力降低。如动脉有狭窄性病变时，松压后，踝部血压明显降低，恢复时间也延长。本试验会给患者带来一定痛苦，并可加重肢体缺血。目前在各种影像学检查的支持下，测压运动试验的作用日渐减少，逐渐被遗忘。

（二）动态静脉压测定（AVP）

静脉功能不全常导致静脉压力升高，可单纯

由静脉阻塞、静脉瓣膜功能不全、动静脉畸形所致或上述原因同时存在所致。通过测量 AVP 可分析导致静脉功能不全的原因。AVP 的定义为直立时踮脚尖 10 次后足背静脉的压力。在 20 世纪 80 年代早期，AVP 被认为是评估静脉血流动力学无创检查的"金标准"。

在 AVP 检查过程中，先在足背静脉穿刺放置导管并连接压力传感器和放大器与记录仪相连，记录站立时基础足背静脉压作为基线。患者以每秒一次的速度连续 10 次完成踮脚尖运动，以排空小腿静脉。然后恢复直立位，保持静息状态。在踮脚尖运动结束时的稳定状态下记录的平均压为动态静脉压。动态静脉压是评价静脉高压的最好方法。静息时的压力（P0）和 10 次踮脚尖运动末的压力（P10）两个压力的差（P0~P10），以及再充盈时间（RT）是最有用的指标。当存在严重的回流障碍或深静脉反流，包括腘静脉反流时，运动充血使血流量和静脉容量升高，P10 值可能高于 P0 值。从停止小腿肌肉收缩到静脉压恢复至基础值的 90% 所需的时间称为再充盈时间（RT）。应用止血带阻断浅静脉回流时测量再充盈时间，有助于判断浅静脉及穿通静脉对再充盈时间的影响。如果应用止血带后 AVP 和 RT 恢复正常，则提示浅静脉系统是静脉功能不全的主要原因。相反，如果不能纠正，则病变主要在深静脉。

Nicolaides 和 Zukowski 分析了 AVP 与下肢溃疡及慢性静脉功能不全严重程度之间的相关性，发现随着 AVP 的升高，溃疡的发生率也随之增高。不同解剖部位的静脉反流所致的 AVP 不同。深静脉功能不全者的 AVP 较浅静脉功能不全者的要高，穿通静脉功能不全及流出道阻塞患者的 AVP 也有不同程度的升高，其中深静脉功能不全并近端阻塞患者的 AVP 最高。然而也有些不同程度慢性静脉功能不全患者的 AVP 与正常人相似，有研究报道，20%~25% 的下肢静脉性溃疡患者的 AVP 正常。

（三）容积描记（plethysmography）

容积描记是一种判断下肢血容量的无创性的方法。这一方法基于静脉容量及容量转换的血流动力学原则。基本的理论是当患者平卧时，下肢静脉没有达到最大充盈，随着体位的改变，静脉系统可以改变充盈量直至最大。静脉流出道正常

的人体位改变或松止血带时，下肢静脉迅速排空；而当下肢静脉阻塞或下肢静脉功能不全时，基础静脉容量升高，且随着体位改变或解压时静脉容量的改变明显不同于正常人。

容积描记在拉丁文中的意思是指"对增加的记录"。目前临床上使用的各种不同的描记仪器都不是直接测量体积，而是测量体积相关的指标。一部分可以提供肢体血流动力学变化的总体情况，而一些仅仅记录局部血流动力学变化。容积描记只能间接记录静脉容积的变化。同时，由于肢体容积改变还受到多种因素影响，包括运动变化等。因此，必须对肢体运动进行严格控制，才有可能取得较准确的结果。通过电过滤能够完全区分动脉和静脉血流情况。很多学者指出容积描记有其优势也有一定的局限性。但是，体积描记还能够得到普遍应用，这是因为它可以进行定量，特别是在比较手术疗效和病情进展过程中起到重要的作用。

体积描记在 20 世纪 70~80 年代发展最为迅速，当时主要用于对静脉阻塞和再充盈时间的量化记录上。直到 1987 年，空气容积描记（air plethysmography，APG）的出现才使腓肠肌泵的作用得到了人们的重视。临床上使用较多的容积描记方法包括应变体积描记（strain gauge plethysmography，SPG）、阻抗容积描记（impedance plethysmography，IPG）、APG 和光电容积描记（photoelectric plethysmography，PPG）技术。SPG 和 PPG 可测定肢体不同平面的收缩压，而 SPG 和 APG 都可以评估腓肠肌泵功能。

1. 应变容积描记 是应用硅胶传导管通过电接触连接容积描记仪。当量表由于小腿周径的改变而受到牵张时，传导管的阻力增加，电压改变也同时被记录下来。应变表校至每 1% 的下肢容积改变对应电压改变 1%。静脉容量定义为：静脉基础容量和最高静脉容量之差，而最高静脉流量（MVO）是在流出曲线的最陡峭处测得。

应变容积描记在测量最大静脉流量的基础上主要用于诊断深静脉血栓形成，静脉容量的正常值通常比基线高出 2%~3%。当下肢静脉流出道阻塞时，通常记录的静脉容量比基线低 2%。然而有人认为静脉容量的变化并不是一个可靠的指标，最大静脉容量甚至更有意义。Barnes 等发现

对于诊断膝上的深静脉血栓形成,最大静脉容量的敏感率为90%,而对于膝下则只有66%,总特异性为81%。Rooke等应用应变容积描记术记录运动时下肢容量随时间的变化,计算静脉内容量排出时间及运动后静脉再充盈时间。发现静脉功能不全患者运动后再充盈时间明显缩短,且病变的严重程度与再充盈时间成反比,而与运动的方式无关。

休息时间延长、体位的改变、肌肉的劳损、动脉功能不全及心脏功能衰竭都可以改变静脉充盈,从而影响该技术的准确性。

2. 阻抗容积描记 阻抗容积描记是通过测量下肢容量改变时组织内电流阻力的改变来实现的。将两个电极置于下肢,测其电压的改变。应用欧姆定律(电压 = 电流 × 阻力)计算下肢阻力。下肢血容量的改变与阻力成反比。

这种方法诊断深静脉血栓形成的敏感性由33%到96%不等,有症状且血栓位于近端静脉者诊断率较高,而无症状且膝以下的血栓诊断敏感性明显降低。这种敏感性的差别主要由于血栓形成的不完全阻塞及侧支循环的建立。这项技术的缺陷与应变容积描记术一样,任何升高静脉压或降低静脉血供的情况均可以产生假阳性的结果(如休息时间延长、体位的改变、肌肉的劳损、动脉功能不全及心脏功能衰竭)。正是由于这些原因,以及双功彩超已可以准确地诊断深静脉血栓形成,应变容积描记及阻抗容积描记现在都很少用于诊断深静脉血栓形成。而且这两者模式也都不用于慢性静脉功能不全的血流动力学诊断。

3. 空气容积描记 空气容积描记是一种无创的静脉疾病检查技术。它可以检测下肢静脉容量随着重力作用与运动而产生的变化。基本原理是根据下肢静脉容量的突然变化可判断导致肢体容积的急剧变化。APG多年来一直仅用于试验研究,直到20世纪80年代第一代较正式APG的出现,才逐渐进入临床使用。目前作为一种定量评价下肢静脉血流动力学的有用工具而被广泛应用。

检查方法:利用长30~40cm的低压气囊绑在踝部到膝部,气囊连接着一个对气囊容积变化高度敏感的容积描记仪,从而可以对整个下肢从膝部到踝部的容量改变进行准确的定量。让患者处于平卧位,抬高腿将脚跟放在垫子上,将气囊绑在小腿,将气囊充气至6mmHg使气囊紧贴小腿但又不至于压迫浅静脉。患者静息平卧位测得基础容量,然后患者转为站立位并用一支撑物减少被检下肢承受的重力。当容量逐渐上升直至平台期,嘱患者进行一次踮脚尖运动(小腿收缩)再休息,随后再进行10次踮脚尖运动。检查程序可以在应用大腿根部绑止血带的基础上再重复一次,以分别检查深静脉系统和浅静脉系统。

空气容积描记不能用于检查那些不能独自站立或不能进行有效的小腿收缩的患者,也不适宜小腿体积特别大者,如肥胖患者。

通过上述检测可以获取如下测量参数:①功能性静脉容量(venous volume, VV):仰卧位下肢抬高状态至站立位状态时下肢所增加的血容量。②静脉充盈指数(venous filling index, VFI):指在单位时间(秒)内下肢静脉流入的血容量,用以判断下肢静脉瓣膜功能。VFI正常值小于1.7ml/s。静脉充盈时间(venous filling time, VFT)。③排血容量(ejected volume, EV):一次踮足尖运动后减少的静脉血容量,也就是小腿肌泵一次排出的静脉血容量。射血分数(ejection fraction, EF):为EV/VV×100,代表单次腓肠肌收缩的泵功能。④剩余静脉容量(residual volume, RV):10次踮足尖运动后腓肠肌内残余的静脉容量。剩余容量分数(residual volume fraction, RVF):为RV/VV×100,代表剩余静脉容量与总血容量的比值,用以评价腓肠肌的泵血功能。

当VFI值升高,膝上加止血带后重复测试以评价浅静脉系统反流的影响。由于已做标准化处理,VFI、EF、RVF值的测量变异系数是比较低的,波动于7.5%~27%。最早的报道认为APG测量的RVF与动态静脉压(AVP)有直接的相关关系,但后来其他实验室的报道认为RVF与AVP之间没有显著的相关关系。Christopoulos描述了用APG评价正常及慢性静脉功能不全患者正常肢体VFI值小于1.7ml/s;VFT越大,慢性静脉功能不全的症状越严重。在浅静脉功能不全患肢VFI值波动于2~30ml/s;在深静脉功能不全患肢VFI值波动于7~28ml/s,在鉴别下肢静脉反流方面,VFI值具有100%的敏感性,90%的特异性,是一个很好的筛选试验指标。他还发现80%的静脉疾病患肢显示VV值升高,RVF值升高可以导致皮肤溃疡发生率升高,EF 或 RVF 异常与皮肤溃疡密切相关。RVF 值越低代表肌泵功能越好,正常 RVF<35%。

Criado 等通过 186 名患者的情况分析了 APG 在判断慢性静脉功能不全患者严重程度中的作用,这对于客观地选择需手术患者及判断手术后的效果有重要的作用。根据他们的报道,VFI 可以最准确地判断慢性静脉功能不全的严重程度:93%VFI<2ml/s 的患者临床分级是 0 级,只有 9%VFI>5ml/s 的患者临床分级为 0 级。

一些研究表明 VFI 可以提供手术的预后,Owen 等对 71 名手术患者在术前术后分别进行了 APG 各项参数的检查,并追踪了他们术后有无复发的症状和体征。结果显示,94% 术后 VFI 降至 2ml/s 以下的患者,在平均随访时间 44 个月内无复发症状。VFI 大于 4ml/s 的患者溃疡复发率明显高于 VFI 小于 4ml/s 的患者,在 VFI>4ml/s 后,VFI 每增加 1ml/s,溃疡的复发率就增加 17%。根据这些信息,APG 参数所提供的信息可以用于筛选溃疡复发的高危患者进行手术治疗。Barnes 等用 APG 记录静脉流出曲线,通过公式计算阻力:阻力 = 压力 / 流量 [mmHg/(ml·min)]。通过大量病例的压力及阻力资料可以描绘出流量曲线。Nicolaides 等计算了流量分数(OF),即以 1s 的流出量除以静脉容量,发现没有流出道阻塞时,OF>38%,流出道部分阻塞时,OF 在 30%~38% 之间,如果 OF<30%,则说明流出道严重阻塞。

既往 AVP 被认为是测量肌泵功能的"金标准",但它由于有创性,应用受到限制。而光电容积描记仪是通过测量皮肤毛细血管再充盈时间,仅是间接、定性的方法。APG 作为一种检测下肢静脉瓣膜反流与肌泵功能的无创技术,近年技术不断成熟。最新的 APG1000C 型引入了成熟电脑处理软件技术,采取了标准化参数,是新一代校正式空气体积描记仪,其变异系数仅为 5.3%~7.9%。可提供 VFI、EF、RVF 和 OF 指标,理论上可以测量下肢静脉反流,腓肠肌泵功能及整个下肢静脉功能状态。中山大学附属第一医院运用这新一代的空气容积描记仪对下肢静脉瓣膜反流和肌泵功能进行检测,探讨了其诊断和评估下肢静脉瓣膜反流的价值,结果显示各度深静脉反流的 VFI 值两两之间均有差异(除 I°与 II°之间),这说明随

着下肢深静脉反流的增加,反流血流对小腿肌泵的影响逐渐加重,患者临床症状亦加重。这与我们临床上所见深静脉 III°、IV°反流患者症状较重,而 I°、II°症状、体征较轻是一致的。这表明 VFI 可作为评价深静脉瓣膜功能不全反流程度的可靠指标。结果还显示 I°、II°、III°深静脉反流肢体的 EF 无显著性差异,而 IV°反流肢体的 EF 与 0°、I°、II°、III°显示差异。这表明深静脉反流增加可导致肌泵射血功能下降,但深静脉的反流仅是影响肌泵射血功能的因素之一,其影响的程度可能还取决于其他因素。研究结果也显示随着深静脉反流度的加重,RVF 逐渐增加。但 I°、II°、III°肢体的 RVF 无显示差异,而 IV°与其他各度之间显示显著性差异。这显示深静脉反流程度虽可影响 RVF,但可能不是唯一的影响因素。

APG 是在小腿大部分区域进行检查,对于下肢静脉整体功能的评估优于 PPG。Bays 等对常用的评估慢性静脉功能不全的无创性检查诊断的有效性进行的检查中,发现 APG 诊断慢性静脉功能不全最准确,正常组与慢性静脉功能不全组检查有显著差异($p<0.05$)的参数有 VFI,VV,EF 及 RVF。PPG 的再充盈时间对于诊断反流有 100% 的敏感性,但只有 60% 的特异性。而且双功超声和 APG 之间的相关系数为 0.83,而和 PPG 的相关系数则只有 0.47,提示对于静脉反流的诊断,APG 优于 PPG。APG 提供定量的数据有利于筛选及随访接受静脉手术或消融术的患者。

4. 光电容积描记(photoelectric plethysmography, PPG) PPG 作为血管性疾病的诊断方法,临床应用已有多年。可以记录组织局部的血容量改变,如手指的血容幅度变化和手指脉搏血管中的血流体积,包括动脉脉冲和短暂的静脉容积,在嘱患者做标准动作时也可监测组织静脉充盈量的变化。PPG 主要由发光二极管和光敏晶体管接收器组成,使用时将探头缠在手指顶端,光电脉冲传感器中的发光二极管发出的红外线照射于皮肤表面(深度 =3mm),由皮肤表浅血管血液反射回的光线及传感器中的光敏晶体管接收转变成电信号。反射的红外线量随局部血容量的改变而迅速改变,从而随血管的搏动,电信号呈现出脉冲样的变化,经放大后可以直接显示或记录。其检测脉搏的原理为:当某个波长的光通过或射入生

物体组织时,由于血液中血红蛋白含量随心脏搏动而引起的血流量增减而变化,使组织对光的吸收量发生变化,用光电传感器可将反射光检出,即可测得血管内容积随脉搏的变化,由此可测出脉搏及其随时间变化的波形。在实际操作过程中,PPG探头可以通过粘贴置于踝部或足背部。测量时患者可取坐位或站位,测量方法与AVP相似。

慢性静脉功能不全患者的静脉充盈时间通常较正常人明显缩短。因此,光电容积描记可以相对简单地评价是否存在静脉功能不全。然而,静脉充盈时间会由于光感器放置的部位、测量区域的大小、运动的形式和数量不同而有所变化。光感器放置在靠近曲张静脉或穿通静脉的部位都会影响结果,患者对于所要求的运动的依从性也会影响检查结果。

目前没有统一的定量标准,因此每个实验室应该根据自己所用的设备制订自己的标准的正常再充盈时间。目前认为光容积描记术并不是一种可靠的鉴别慢性静脉功能不全的严重程度的方法。据 Nicolaids 和 Miles 报道根据他们的方法测得的正常下肢再充盈时间大于18s,慢性静脉功能不全患者的再充盈时间小于18s。然而对于慢性静脉功能不全的患者,光容积描记术所测得的再充盈时间并不能鉴别其严重程度。

PPG 的优点是可重复连续测定,无损伤,但其缺点是易受外界光线的干扰、温度的影响、探头与皮肤接触的压力影响。在静脉回流不足时,脉冲信号仍持续存在。所有PPG尚不能区别动静脉阻塞,也不能区分病变的解剖部位。因此PPG常常被作为常规筛选方法去评价下肢血管功能,如下肢静脉功能不全的筛查,对于可疑的结果则需要寻求进一步的诊断方法,如多普勒超声检查。

直至 20 世纪 90 年代以后,出现了定量数字化PPG,它采用现代计算机技术,能够放大信号并且记录时间相关性的数据。最近的研究显示定量数字化PPG较传统PPG在检测结果和临床表现上有更好的相关性。在慢性静脉功能不全的患者可用于评价静脉反流、腓肠肌肌泵功能,在深静脉阻塞的患者可检测静脉流量以了解阻塞严重情况。

(四)双功能彩超扫描(color duplex scan)

1. 双功彩超发展回顾 血管彩色多普勒是20世纪80年代末开展起来的。20世纪90年代中期该技术在血管方面的应用趋向成熟。目前血管超声已成为血管外科疾病诊断的重要手段。常用的彩色多普勒血管显像仪具有高分辨的二维超声功能,又具有高灵敏度的彩色血流显像及频谱多普勒功能,可实时动态、无损伤、直接地提供血流动力学信息。

多普勒效应是奥地利学者(Christion Johan Doppler)于 1824 年发现的。指当入射波被一运动目标反射时,所接受的回波频率会发生变化,振源与接收器相向运动时,接收器收到的频率增高,而振源与接收器背离运动时,接收器收到的频率降低,频率的改变称为多普勒频移。

(1)多普勒频移(f_d)规律:频移的增减,取决于声源与接收者相对运动的方向,迎则增,背则减。

$$f_d = \pm \frac{2V \cdot \cos\theta}{C} f_0$$

f_0= 探头发射频率;V= 血流速度;θ= 超声束与血流方向夹角;C= 超声波在软组织中传播速度。

(2)血管中流动的红细胞是产生多普勒效应的重要成分。

(3)自相关技术是检测两个信号间相位差的一种准确方法,自相关技术也是处理血流多普勒信号的适用方法。

仪器的振荡器首先产生相差为 T/2 的两个正交信号,分别与多普勒血流信号相乘,经模-数(A/D)转换器变成数字信号,经滤泡器滤波,去掉血管、瓣膜等产生的低频分量后,选入自相关器做相关检测。自相关技术获得的血流信号,经伪彩色编码后,实时叠加在二维图像上,形成彩色多普勒血流图像。但软组织引致的衰减可随被测血管深度的增加而增加。

连续波多普勒探测仪是最早期、最简单设计的探测仪,它可依据频谱的方向而做出诊断。但它探测到的信号是动、静脉血管共振产生的混合信号,缺乏距离分辨力。而脉冲多普勒则较连续波多普勒又前进了一步,具有较佳的距离分辨力,但最高流速的测定可受深度距离限制。早期的超声影像仅具较低分辨力。随着技术的发展,影像质量逐步提高,但一直未能辨别新鲜血栓与血流,且常被动脉硬化斑块干扰。直到 1986 年华盛顿大学开发了双功超声(duplex),是脉冲多普勒和实时 B 超的结合体。Duplex 最早用于颈动脉的分叉部的检测。1987 年双功超声又被加入彩色编码技术和线阵探头技术，即是彩色双功超声（color duplex scanner）。传统的双功超声仅具有单一取样容积，而彩色双功超声具有从某一整体区域内实时取样，较好辨别湍流和狭窄，可较好追踪探测扭曲血管的行程，测量平均流速较准确。有人认为采用彩色编码技术可引起不加分辨地搜集血管壁内外混合回转信号，背景信息干扰血流信号的探测。尽管如此，彩色多普勒超声仍然显示较新的先进性，目前广泛应用于血管疾病的临床和研究。

2. 颈动脉的双功彩超检查　常规颈动脉双功彩超检查，4~7MHz 的多普勒探头比较适合。在横断面检查，B 型超声和彩色－流量在颈部的基底部用于确定颈总动脉（common carotid artery, CCA），颈总动脉随后向远侧分为两支。颈内动脉（internal carotid artery, ICA）和颈外动脉（external carotid artery, ECA）的分辨必须是绝对的。ICA 通常在背支，并且反射出低流量的多普勒流量信号（心脏舒张期血流更多），而典型 ECA 是在前面，且有高量抵抗信号（舒张期血流少）。当 ICA 和 ECA 严重狭窄时，分辨变得困难。两个特征可确定 ECA，第一个是分支的出现，ICA 几乎没有颅外分支。第二个是"颞动脉敲击"试验。轻轻地敲击在靠近颞弓的颞动脉，在 ECA 多普勒谱上可看到反射波，色彩流量图像也可以帮助定位 ICA 的扭曲、缠绕、螺旋。ICA 应尽可能向远端检查。检查应该在纵和横断面重复，以收集多普勒流速数据和代表图像。色彩－流速能用于帮助确定多普勒取样的最大狭窄区域。但有斑块特征最好用灰阶。对外科医生来说，术前确定斑块区域之外相对正常的远端 ICA 是很重要的，有可能帮助外科医生确定分叉异常高或低。

精确评估 ICA 的狭窄是重要的。在早期临床研究中常以血管造影作为"金标准"进行对照，从而证实双功超声诊断的准确性，在 1990 年以前，经欧洲颈动脉外科试验（European carotid surgery trial）而产生的双功超声研究结果，称之为 ECST 法。在这项技术里，通过狭窄段的最小直径的动脉影像与颈动脉球的正常直径比较，来计算颈动脉狭窄度。因为狭窄通常在球部，所谓

"正常"直径代表在形成斑块前球部最大直径的评估。在 NASCET（North American symptomatic carotid endarterectomy trial）和 ACAS（Asymptomatic carotid endarterectomy surgery trial）试验中，介绍了一种新的颈动脉狭窄度的血管影像测量方法，以远段 ICA 直径代替颈动脉球作为"正常"直径。NASCET 颈动脉测量技术提高了测量的重要能力，但同时产生了一个不合理因素。由于正常的颈动脉球实质上比正常远端 ICA 要大，一个患者可能在球部有斑块，但其管腔直径仍比远端动脉直径要大，这种情况可能导致 NASCET 法计算狭窄度出现"阴性"结果，而这在用 ECST 法计算时狭窄可能是 50%。对于一个中等度的狭窄，ECST 和 NASCET 法的差异是显著的。用 NASCET 法测量的 50% 狭窄度大致相当于 ECST 法测量的 70% 狭窄度。自 1990 年以来，大多数文献采用双功彩超狭窄度分级标准都基于 NASCET 血管影像测量法。然而，最初的、现仍广泛使用的标准则是由华盛顿大学基于 ECST 血管影像测量法而制定的。

ICA 狭窄程度如何确定为外科手术指征在 NASCET 和 ACAS 是不同的，NASCET 为 50% 和 70%，ACAS 为 60%。这不同于早期双功扫描确定的标准。许多文献是以 60% 和 70% 狭窄度作为标准。对于有症状的患者，50% 或以上的狭窄就可以从外科手术中获益。所有研究都采用 NASCET 的动脉造影测量作为"金标准"对照。但随着双功彩超技术的发展和临床中的熟练掌握，对于颈动脉双功彩超诊断准确性是否应以血管造影作为 ICA 狭窄的"金标准"进行对照受到质疑。一些研究者比较了双功彩超、传统的血管造影和 MRA 的诊断准确性。通过测量切除的斑块，比较病例标本的外径和内腔计算狭窄度。发现双功彩超和 MRA 的诊断结果比传统的血管造影更加接近实际切除的标本。血管造影往往比其他技术低估了事实上狭窄的程度。

3. 下肢动脉疾病的双功彩超检查　20 世纪80 年代起有学者就提出双功超声诊断下肢动脉闭塞症具有较好的准确性，双功彩超动脉检查在三个方面有助于评估和治疗有症状的下肢动脉闭塞症：①主－髂和股－腘动脉彩超可用于确定这些患者的经皮介入治疗的准确部位，局部狭窄

者可以腔内 PTA 治疗,而长段狭窄就须外科手术治疗;②双功彩超具有潜在的取代血管造影的作用,特别对于主 – 髂动脉重建的患者,许多研究已证实,双功彩超具有检测胫动脉水平旁路血管通畅性和救肢率的能力;③有发现动脉造影难以发现的、适合于血管重建的远端小血管的潜在能力。当然,这必须要由具有丰富经验的影像技术人员进行检查。

最广泛推荐诊断周围动脉狭窄的标准是与狭窄段近端正常的动脉节段对照呈 100%PSV(peak systolic velocity)增加(流速率≥2)。一些研究也证实这个标准与血管造影直径减少 50% 相符。一些研究发现最准确的流速率为 2.5 和 3。虽然大多数早期研究试图建立像颈动脉疾病一样的狭窄分度,但大多数近年文献主要提出三种结果:①没有临床意义的狭窄;②50% 或更重的狭窄;③闭塞。用无多普勒流速率资料的彩色多普勒图像去确定外周动脉狭窄已经被证实检查结果差。

以血管造影作为"金标准",用双盲法比较双功彩超和血管造影。在主动脉和髂动脉段的诊断敏感性从 81% 到 91%,特异性从 90% 到 99%。对确定的股和腘动脉狭窄,诊断敏感性从 67% 到 91%,特异性从 94% 到 99%。

一些研究评估了双功彩超扫描动脉图像在判断血管重建手术计划前的诊断准确性。Wilson 等对 44 例严重缺血患者行股动脉至小腿部动脉重建,术前进行了血管造影和双功彩超检查。血管造影正确确定合适的目标动脉占病例的 73%,但在剩余的病例中无法确定或未能发现任何目标动脉或仅发现下方的目标动脉。而双功彩超在所有的病例中都正确地确定了合适的血管。作者得出结论,在这种血管重建中,术前评估目标血管,双功彩超优于血管造影。

4. 其他动脉疾病的双功彩超检查 近年来,腹主动脉、肾动脉、肠系膜上动脉的双功彩超检查已达到了较高水平,由有经验的专业技师进行检查,诊断准确性甚至并不低于动脉造影检查。对于动脉旁路,以及腔内支架移植物的监测和评估,双功彩超也具有其他检查不可替代的作用,由于简便、无创、价廉,普遍受到患者的接受。

5. 双功彩超在静脉疾病诊断中的作用
(1)下肢静脉血流的正常频谱多普勒有下列

特点:①良好检查条件下,可见附着在管壁上的静脉瓣膜;②静息状态下存在与心动周期无关的血流 – 自发性血流;③血流速度有期相性——受呼吸影响而变动;④Valsalva 试验时,静脉血流信号消失;⑤远心端肢体加压,近心端静脉血流速度加快。

有较多学者提出评价静脉瓣膜反流的理想仪器应具有:①无创性;②精确探测存在反流的解剖部位;③可测量反流程度;④可定量评价静脉反流对患肢血流动力学的综合影响。最早应用的是连续波多普勒仪,当负向频谱持续时间 >0.5s,就认为存在反流,是一种适合于筛选的检查手段。20 世纪 80 年代产生的多普勒超声,可直接测量各静脉段的瓣膜反流,直接观察瓣叶的运动,可定量评价瓣膜功能不全的程度,通过计算横断面积,反流速度和持续时间,从而计算其反流量。它的灵敏度和特异度分别为 84% 和 88%。但当需要完整测量整个下肢静脉时则相当耗时。彩色多普勒由于能实时、不间断检测,无需重复脉冲取样而可大大节省时间。多普勒超声获取的反流速度与静脉功能不全的严重程度有较好相关关系。

许多学者都强调诱发反流的试验与检测仪器同等重要。患者可取仰卧位或直立位。最初有人主张手工挤压近端静脉而释放远段,但最后被证实会严重影响瓣膜关闭,而不能准确测量反流持续时间。仰卧位 Valsalva 试验可有效诱发静脉反流,远达膝水平。当存在髂股静脉瓣膜功能不全时,甚至可灵敏地诱发膝下更远处静脉反流。结合小腿挤压释放试验,可提高仰卧位下检测胫后静脉等小腿静脉反流的灵敏性。有学者发现仰卧位探测到的静脉反流有时在直立位时可见瓣膜关闭功能良好,反流持续时间明显缩短,因此认为直立位检测静脉反流的结果与临床严重性的相关关系更密切。

(2)目前常规诊断标准:①全下肢深静脉管腔内回声清晰,静脉管径明显增宽;②深静脉瓣膜可显示存在,但边缘较模糊,相对短小;③管壁光滑,不厚,连续性好,探头加压后管腔可压瘪或消失,深吸气时管径增加;④彩色血流充盈良好,边缘整齐;⑤Valsalva 试验后或挤压 – 释放小腿后,彩色血流出现"逆转";⑥频谱方向由正向变为反向血流,持续时间较长。反流时间≥0.5s。

反流程度分级参照 Kistner 静脉造影的四级分度。

Ⅰ°：静脉反流局限大腿近段，超过股浅第一对瓣膜；

Ⅱ°：静脉反流到达大腿中下段，未超过膝关节水平；

Ⅲ°：静脉反流超过膝水平；

Ⅳ°：静脉反流直达胫后静脉。

双功彩超目前已证实是一种敏感的诊断深静脉血栓形成的方法。首先进行标准的平卧位检查，注意有无既往深静脉血栓形成的征象。完整的静脉超声评估应由 B 型成像，多普勒波谱和彩色血流成像所提供的信息综合而成。急性深静脉血栓（deep vein thrombosis，DVT）的诊断依据应该包括对静脉压缩性、腔内回声、静脉血流特征和腔内彩色充填的评估。静脉的不可压缩性是最广泛应用的急性 DVT 的诊断依据。正常静脉壁完整光滑，用探头轻压静脉腔可消失。辅助的灰阶影像包括静脉腔内血栓回声的出现和因急性阻塞而扩张的静脉段。但由于急性血栓通常比陈旧血栓回声要低，因此，可能只有 50%~90% 的急性 DVT 可以探测到。呼吸周期中腹内压的升高使血流减少或消失，在吸气过程中患者于仰卧位时下肢静脉中血液回流减少。如仰卧位患者，在无呼吸作用影响时出现下肢近端静脉连续血流信号，松开近端压迫时静脉无增大，以及 Valsalva 动作时有连续血流信号则提示近端有阻塞。在没有血栓存在的情况下，在显示器的彩色血流图谱上静脉腔应该被彩色完全充填。但在通畅的腓静脉中，完整的腔内彩色充填可能消失。

（3）深静脉血栓形成的双功彩超主要表现

1）二维超声表现：病变的深静脉内可见实质性回声。可全部或部分填充管腔。探头加压时，静脉管腔不能压瘪。根据实性回声的高低，可大概推测是新鲜抑或陈旧血栓。回声低、管腔扩张明显的多为新鲜血栓，且新鲜血栓形成往往大部分填充或完全填充管腔。而回声高、管壁厚、管腔扩张不明显的以陈旧血栓为多；这类血栓的管腔内回声为混合回声，即混合血栓。有时虽无实质性回声，但血流呈泥浆样滚动，则可提示为血栓形成的早期。

2）彩色多普勒表现：当所查的深静脉完全栓塞时，彩色多普勒在病变段不能探及彩色血流。当所查深静脉部分栓塞时，于血栓边缘或血栓中间有条状或点状彩色血流显示，血流明显变细，粗细不一。根据栓塞多少，计算直径狭窄百分度。计算公式见前。血栓形成早期患者的超声多普勒表现则为色彩显示不均匀，可看到血细胞在滚动。

部分病例，特别是急性髂股静脉血栓形成呈完全性栓塞的病例，有时其同侧的大隐静脉亦栓塞。

3）脉冲多普勒表现：病变部位的深静脉完全栓塞时，在病变段不能测到血流频谱信号。深静脉部分栓塞时，脉冲多普勒在非栓塞的部位取样时，可探及血流信号；但频谱异常，即不随呼吸运动变化，变为低速连续性血流频谱。

4）单纯性下肢浅静脉瓣膜功能不全的双功彩超主要表现：①二维超声表现：隐静脉明显扩张。病变在大隐静脉时，大隐静脉近端明显扩张，同时可见隐-股静脉瓣膜的摆动；病变在小隐静脉时，腘静脉处可探及扩张的小隐静脉。下肢深静脉通畅，血管壁光滑，管腔内无异常回声，瓣膜显示清晰，关闭良好。②彩色多普勒表现：扩张的大隐静脉呈囊状，内充满血流，各个属支亦扩张。做 Valsalva 试验时，在隐-股静脉瓣处可见自大隐静脉近端向远端逆流的彩色血流，即色彩逆转，由原回心血流的蓝色变成离心的红色血流。反流的彩色血流色彩明亮抑或暗淡，与大隐静脉扩张的程度成正比。深静脉彩色血流充盈良好，血流边缘整齐，做 Valsalva 试验时，无彩色血流色彩"逆转"现象，即无色彩显示。③脉冲多普勒表现：深静脉血流频谱正常。在大隐静脉近端，即隐-股静脉瓣处取样，在 Valsalva 试验时出现与平静呼吸时相反的血流频谱，持续时间的长短与隐-股静脉瓣膜病损程度有关。

5）原发性深静脉瓣膜功能不全的双功彩超主要表现：①二维超声表现：除了可见浅静脉瓣膜功能不全的征象外，深静脉显示如下特征：静脉管腔内回声清晰，静脉管径多为明显增宽；静脉管壁光滑，不增厚，连续性好，管腔内无实性回声，探头加压可压瘪以及瓣膜边缘较模糊，相对短小。深吸气时管径增加，部分可见扩张的静脉窦。②彩色多普勒表现：深静脉彩色血流充盈良好，边缘整齐。Valsalva 试验时，彩色血流出现彩色"逆转",由"蓝色"转为"红色"。反流时间≥0.5s。且反流可随瓣膜功能不全的损害程度而持续一段时间,大约1~2s,甚至可大于6s或整个Valsalva试验的全过程。③脉冲多普勒表现:Valsalva试验时,频谱方向由正向变为反向血流频谱,持续时间较长,大于0.5s。

6)继发性深静脉瓣膜功能不全(常见于深静脉血栓机化后再通)的双功彩超主要表现:①二维超声表现:深静脉管壁增厚,不光滑,探头加压虽仍可压瘪,但瓣膜显示不清。管腔内径较小。②彩色多普勒表现:深静脉彩色血流充盈欠佳,彩色血流束细,边缘不整,Valsalva试验时,彩色血流出现彩色"逆转",由"蓝色"转为"红色"。③脉冲多普勒表现:Valsalva试验时,频谱方向由正向变为反向,持续时间较长,大于0.5s。

7)交通静脉功能不全的双功彩超主要表现:①二维超声表现:从内踝部开始,沿胫后静脉走向向上扫查。可见浅静脉和胫后静脉之间有一扩张的静脉,走行弯曲,连接浅、深静脉,即为交通静脉。扩张的交通静脉内径在2mm以上,甚至可达4~6mm。②彩色多普勒表现:交通静脉彩色血流充盈,边缘整齐。用力摆动脚趾时,内径大于3mm以上的交通静脉多有反流,即彩色血流逆转。③脉冲多普勒表现:由于交通静脉在胫后静脉和大隐静脉之间行走,走行弯曲,管径细小,角度变化大而多,故较难像深、浅静脉那样测定脉冲频谱,但少数仍可测到低速的反流频谱。④诊断标准:根据Nelzen和Rutherford的标准,直径≥2mm的交通静脉可诊断为"交通静脉扩张",如同时出现加压释放实验时反向血流持续时间≥0.5s,则可诊断为"交通静脉功能不全"。

双功彩超对于交通静脉功能不全的诊断,具有其他影像学检查不可比拟的重要作用。静脉造影能显示扩张或功能不全的交通静脉,但由于各种因素,不可能显示所有功能不全的交通静脉,检查有创,且不能实时观察,静脉造影片上所显示的交通静脉杂乱无章、相互重叠,不易区别是小腿内侧、外侧或后侧的交通静脉,很难用于术前对扩张或功能不全的交通静脉进行定位。双功彩超可在动态下仔细观察交通静脉中的血流方向和速度,非常适用于术前对扩张或功能不全的交通静脉进行诊断和定位,以及术后疗效判断和随访。

6. 双功彩超检查的发展趋势　目前常用的彩色多普勒诊断仪仍有较多局限性,虽然现代多普勒诊断仪为了克服操作的复杂性,均将烦琐的仪器调节程序化。根据检查的不同部位,按人体正常状态下各部位血流的特点,预置好检查条件并贮存于机器内,以"菜单"形式指导操作,但在异常情况下,这些条件不能完全符合实际要求。因此,适当调节控制键钮,对清晰、准确地显示血流信号十分重要,但另一方面也表明,多普勒超声诊断的准确率与操作者水平的密切相关。以下因素为主要影响因素:

(1)MTI(morion target indication filter)滤波器:被探头接收的多普勒信号,不仅有红细胞的回声,还有其他运动组织的回声,如血管壁,这些回声信号的强度要比血流的回声信号大得多,如果把它直接送入自相关处理器中,就要干扰血流信号的检测。MTI滤波器可以清除这种非血流产生的低频回声信号,让回声强度低而速度高的血流信号通过。在周围血管检查时,需选择让低速血流信号通过的条件。如选择不当则低速血流信号可被滤掉,会影响周围血管血流检测的准确性。

(2)彩色增强器:彩色的亮度与血流速度的高低成正比。速度高,彩色亮度强;速度低则彩色亮度弱。如果血流速度低,在彩色监视器上亮度很弱(即很暗),要从图像上直观分辨血流是比较困难的。利用彩色增强器,以增强低速血流的显像亮度,特别在检测小血管时非常必要。

(3)声束-血流夹角:多普勒频移的大小取决于血流速度和发射频率,也与速度矢量和声束轴线的夹角密切相关。应用超声多普勒血流仪时,须使声束与血流方向的夹角尽可能小。这与依靠组织反射成像的M型和B型是不同的。周围血管检测中的夹角一般要求<60°。角度对脉冲多普勒血流频谱的影响表现在角度增大时,频谱的幅度被压缩。如果频谱压缩不严重,对诊断不会有影响;如果频谱压缩严重,则不但会影响对血流的分析判断,而且可能产生假阴性的诊断结果。角度的影响在彩色多普勒血流显像中也十分明显。由于血流的方向决定了血流的色彩,因而同一方向的血流在呈现不同角度时血流的彩色也不相同。血流方向朝向声束方向,呈红色。血流方向与声束垂直,没有多普勒频移,呈黑色。血

流方向背离声束方向,呈蓝色。这种在同一血管中血流呈现了三种截然不同的颜色,完全是缘于角度的大小。

（4）帧速调节:在二维超声显像仪中,图像的一条超声信息线是由一个超声脉冲产生的,此时,发射脉冲间隔 T（T 即为脉冲重复频率的倒数）、组成一帧图像的线数（N）和帧速（F）之间有关系式:TNF=1。但在彩色多普勒血流显像仪中,Ntnf=1。因此,减少彩色多普勒取样的范围,或是提高脉冲重复频率,从而减少探查深度,即可提高图像的帧速,取得实时图像。

（5）速度范围（velocity range）:减低脉冲重复频率可以显示慢速血流;提高重复频率则能显示速度更快的血流。但提高重复频率必然缩短脉冲间期,减小探查的深度,其结果是虽然能观察浅层结构内的高速血流,但却失去了较深部位的解剖信息与血流信息。如表浅血管可用放大倍数较大的条件,能显示很高的血流速度,但表浅小血管血流速度均较低（特别是静脉血流）,若速度范围调整过大,会造成彩色血流显示不良。如速度范围调整过小会出现彩色血流色彩倒错现象,其原因是血流速度的最大频移超过脉冲重复频率的二分之一,超过阈值部分的频移即显示为相反的色彩,表现为外周色彩较暗,向内逐渐增强,色彩非常鲜艳,形成光环,继而突然出现色彩的转变。

综上所述,未来血管超声的发展主要在两个方面:基于瞬时流速剖面图测量技术的升级版新型测量型功能彩超和基于三维重建技术的更强后处理计算机平台的新型血管超声。

（王深明）

第三节　影像学检查在血管外科疾病中的诊断价值回顾、现状及展望

一、计算机体层摄影术

计算机体层摄影术（computed tomography, CT）的出现是现代医学影像诊断技术发展史上的重要里程碑。自从 1972 年 Hounsfield 和 Ambrose 在英国放射学年会上正式宣告 CT 扫描机诞生以来,这种革新性技术迅速发展。先后经历了头颅CT、全身 CT、螺旋 CT、超高速 CT 和多排螺旋 CT 等阶段的发展,目前已广泛应用于全身各部位的影像学检查以及疾病诊断。

（一）CT 设备的发展

CT 机根据扫描原理不同可分为两大类:一类是 X 线球管、高压发生器和探测器同步旋转进行扫描的机械式 CT,即螺旋 CT（helical or spiral CT）;另一类是靶环和探测器固定,由电子束旋转撞击靶环产生 X 线进行扫描的超高速 CT（ultrafast CT, UFCT）,又称电子束 CT（electron beam CT, EBCT）。目前临床上广泛使用的是螺旋 CT。

CT 问世后 30 多年,经历了几次大的革命性进步。1989 年在传统 CT 的层面采集方式的基础上,开发了滑环技术和连续进床技术,从而实现了螺旋扫描采集,即螺旋 CT。1998 年推出的多排螺旋 CT（multi-detector row CT, MDCT）或称多层螺旋 CT（multi-slice CT, MSCT）,使得 X 线球管绕人体旋转 1 周能同时获得多幅横断面图像,较之于单排螺旋 CT 大大提高了扫描速度。多排螺旋 CT 经历了 2、4、8 排采集设备的发展,2000 年 GE、Philips、Siemens、Toshiba 等公司推出的 16 排螺旋 CT 真正实现了扫描中体素采集的各向同性（isotropic）,从而为各种高质量的影像后处理及高空间分辨率影像奠定了基础。

早期常规全身 CT 机球管和探测器采用平移-旋转扫描方式或旋转-旋转扫描方式,也就是前 3 代层面采集 CT,探测器覆盖宽度只有 10mm,最薄的物理采集层厚也只能达到 10mm。多排螺旋 CT 采用了阵列探测器组合的覆盖宽度在 4~24 排采集的 MDCT 上为 20mm。探测器单元的大小是决定采集体素大小的关键因素之一。多排螺旋 CT 除了关注传统的 X、Y 轴分辨率之外,还在减少采集层面的基础上不断提高 Z 轴分辨率。在 16 排 CT 上终于实现了真正的"各向同性",即采集体素的 X、Y、Z 轴长度相等。各向同性体素采集的原始信息可以保证重建影像和任意方向模式的重组影像均可获得最佳分辨率且不失真。

2004 年在北美放射学会（RSNA）上推出了 64 排螺旋 CT,又称容积 CT（volume CT）,开创了容积数据采集的新时代,容积 CT 的重要贡献是解决了更快的扫描速度、更大的覆盖范围与更薄

层厚的采集三者兼容,在任意扫描速度下都能得到亚毫米空间分辨率(0.35±0.05)mm的各向同性采集的信息。容积CT的另一优势是其40mm宽体检测器能极大提高扫描速度,例如能在5s内完成心脏成像扫描,整个胸部扫描仅需8s,既缩短了检查时间,又扩大了临床应用范围。通过增加多排探测器来改善纵向分辨率和缩短扫描时间已成为趋势,目前更高级的256及512层容积CT已在我国不少医院中投入使用,这些新系统能够显著增加空间分辨率和更高效地采集数据。

电子束CT于1983年由美国Douglas Boyd博士开发并应用于临床。EBCT主要由电子枪、扫描架、扫描床、控制台及计算机系统5大部分组成,自美国IMATRON公司1983年推出以来,经历了Imatron-100、Imatron-150、Imatron-150 XP和Imatron-300四代升级。EBCT与螺旋CT的主要区别在于X线源,螺旋CT是用X线球管发射X线,由扫描架环绕患者旋转做机械运动来实现X线对患者的扫描。而EBCT则是由电子枪发射电子束,再由电子束轰击扫描架上的弧形钨靶环产生X线,通过电子枪内的偏转线圈使电子束往复偏转轰击钨靶,以对患者进行扫描。早期EBCT扫描速度快但图像空间分辨率低,仅7~9LP/cm。2002年美国GE公司收购了IMATRON公司,并推出了一代新型电子束CT扫描机——e-Speed电子束CT,它结合了电子束CT和多层CT的优点,图像空间分辨率有很大提高,达到13LP/cm,与多层螺旋CT相接近,扫描速度快,每周只需50ms,是多层螺旋CT的8~10倍,并结合了多层螺旋CT的多种图像重建和后处理技术,使新型电子束CT图像质量大为提高。

(二)CT新技术的临床应用

1. CT灌注成像技术 CT灌注(CT perfusion)成像的理论基础为核医学的放射性示踪剂稀释原理和中心容积定律。Miles等认为,碘对比剂与放射性示踪剂具有相同的药代动力学,因此放射性核素的示踪原理可用于动态CT的研究。CT灌注是基于静脉内团注对比剂后分析动脉、组织以及必要时包括静脉之间强化的关系,以了解该层面组织脏器的灌注情况。经静脉注射对比剂,同时对选定的某一层或多层进行动态扫描,获得该兴趣层面内每一像素的时间-密度曲线(time-density curve,TDC),其变化反映的是对比剂在该器官中浓度的变化,即碘聚集量的变化,从而间接反映组织灌注量的变化。根据该曲线利用不同的数学模型,用Perfusion CT或Functional CT等商用软件包计算出血流量(blood flow,BF)、血容量(blood volume,BV)、对比剂平均通过时间(mean transit time,MTT)、对比剂峰值时间(time to peak,TP)、表面通透性(permeability surface,PS)等灌注参数,并给色阶赋值,形成灌注图像。CT灌注成像技术已广泛用于临床,如脑缺血性疾病灌注成像、心肌灌注成像、肺栓塞灌注成像、肾脏缺血性疾病灌注成像、正常肝脏与肝硬化的CT灌注测量等。肿瘤CT动态增强和灌注成像指标与肿瘤血管生成、肿瘤增殖细胞核抗原等高度相关。

2. CT血管造影 多排螺旋CT短时间内完成大覆盖范围的连续扫描,加上计算机后处理功能的提高,使得CT血管造影(CT angiography,CTA)成为可能。CTA图像重建方法包括二维重建及三维重建。二维重建包括多平面重建(multiplicate plane reconstruction,MPR)和曲面重建(curve reformatted image,CRI)。三维重建方法主要有:表面遮盖显示(surface shaded display,SSD)和容积再现(VR)、最大密度投影(maximum intensity projection,MIP)等。2种以上图像重建方法结合,可提高CTA显示血管病变的准确性。CTA广泛用于全身各部位血管结构的显示,由于多排螺旋CT大范围薄层采集的各向同性,血管造影图像质量好,在一定程度上可以替代常规血管造影检查。CTA对于血管内支架置入前后的检查可实现二维(2D)与三维(3D)分析,后者更能真实地显示血管腔及内支架置入后的形态学表现。

有研究表明,CTA对头颈部动脉主支的显示与数字减影血管造影(DSA)相似,对于脑动脉瘤的诊断,CTA比DSA更敏感、更准确。由于CTA不能动态观察脑血液循环过程,在显示颅内末梢小血管方面不能完全替代DSA,操作者扫描及重建技术运用的熟练程度也将影响图像质量。冠状动脉无创性CTA检查越来越受到临床重视。多排螺旋CT和电子束CT是显示冠状动脉粥样硬化斑块的唯一方法,现已证实,尚未完全钙化的软斑块是更危险因素。由于心脏处于不停的收缩舒张活动中,常规多排螺旋 CT 扫描时间相对较长,采用回顾性心电(ECG)门控技术,对患者心率快慢和心律是否整齐依赖性较大。而电子束 CT 扫描速度快,每周扫描时间为 50ms,为多排螺旋 CT 的 8~10 倍,真正前置 ECG 门控适时采集图像,适用于各种心率和心律不齐患者的检查。

3. CT 仿真内镜　CT 仿真内镜(CT virtual endoscopy, CTVE)是螺旋 CT 容积扫描得到的图像数据经后处理后,重建出空腔器官内表面的立体图像,类似于纤维内镜所见。螺旋 CT 连续扫描获得的容积数据重建出立体图像是 CTVE 的基础,在此基础上调节 CT 值阈值及透明度,使不需要观察的组织透明度为 100%,从而消除其伪影,而需要观察的组织透明度为零,从而保留其图像,再调节人工伪彩,即可获得 CTVE 图像。CTVE 可用于观察血管腔内情况。

4. CTA 多平面重建与表面三维重建　螺旋 CT 连续扫描获得的数据是多平面重建及三维重建技术的基础,利用螺旋 CT 扫描获得的容积数据,经计算机重组可形成横断、冠状、矢状及任意平面图像,以及脏器表面结构各种三维图像如 MIP、SSD、VR 图像等。主要临床应用于骨性结构、含气器官、腹腔脏器和肿瘤等。骨和含气结构与周围组织自然密度差异较大,平扫既易于形成高质量的重建图像,又利于空间关系和复杂结构的显示。腹腔脏器和血供丰富的肿瘤需静脉注射对比剂后使其密度增高,与邻近组织结构间密度差加大。通过重建,可清晰显示肿瘤的部位、形态、血供及其与周围结构的毗邻关系。

5. PET/CT　通过正电子发射断层(PET)和 CT 扫描结合,能够将 PET 扫描的生理学信息与 CT 扫描所获取的解剖学信息相结合。临床上,不仅可以作为评价肿瘤转移的首要手段,还可以在血管成像中,作为判断有无移植血管感染、鉴别动脉粥样硬化斑块炎症反应和动脉炎活动性的重要无创检查方法。

6. 移动 CT 和 C 臂 CT　这种新的血管成像中所使用的 C 臂,安装了平面探测器,使得 C 臂 CT 形成可能。C 臂 CT 利用 C 臂的旋转运动和平板探测器的采集,能够将 CT 模型实时地整合入 X 线影像中,优化了介入治疗的工作流程,缩短了介入治疗时间,使得术者不出 DSA 室即可获得器

官、血管及出血等情况的 CT 影像,极大提高腔内治疗的疗效和效率。

多排螺旋 CT 在血管方面的应用也取得了突破性的进展,可以显示 DSA 难以显示的动脉壁及壁外组织结构,某些方面已超过以往作为“金标准”的 DSA,而 64 排螺旋 CT 在血管疾病的检查中较以往多排螺旋 CT 更具优势。对于主动脉瘤,MPR 可以从不同方向观察瘤体情况,对附壁血栓、钙化灶显示清晰,对瘤体范围及邻近血管受累程度暴露甚佳;SSD 能显示血管结构的空间立体效果,有利于区分重叠的血管,可清楚显示瘤体范围、大小及其与分支血管的关系,但对瘤体内部显示欠佳。但 MIP 能较好地显示血管壁和瘤体的钙化,弥补了 SSD 的不足。

而对于主动脉夹层或夹层动脉瘤,以往采用 DSA、CT、MRI 及 B 超各有优缺点。近年来 64 排以上 CTA 及其重建成像技术的发展成熟,使其具有逐步取代 DSA 的趋势。CTA 是在螺旋 CT 扫描和计算机重建技术相结合的基础上产生的。在其横断面图像的基础上可进行二维、三维及 CT 模拟内镜成像。MPR 和 CRI 是二维重建成像的两种主要方法。MPR 是将横轴位的许多像素块沿某一层面取其最大或最小强度重建成像。其重建层面可以任意选择,常采用冠状面、矢状面及矢斜状面等进行重建。可以从不同角度观察和了解血管的形态和解剖关系。CRI 为 MPR 的一种特殊形式,沿扭曲血管划一条径线进行重建,所得的图像将原来的扭曲血管拉直展开显示在同一层面上,可以观察血管的全程。三维成像方法中的 MIP 是将每条射线上所遇到的最大强度像素进行重组成像。其灰阶值能真实反映实际组织的 CT 值,图像类似血管造影图像。而且可以根据观察需要选择任意投射角度成像,可以弥补单一角度成像缺乏空间立体关系的缺点。而另一种三维成像方法 SSD 是根据成像靶结构的 CT 值设置一定的域值范围,在预设域值范围内像素按一定径线重组成像。SSD 成像立体感强,也可以根据观察需要选择任意投射角度成像,有利于复杂血管区域的立体显示。CTVE 成像是把 CTA 的横断面图像经 1~2mm 间隔重建后传送至工作站,再用软件功能进行处理重建成像,并可加以人工伪彩。可用来观察血管内腔及其表面,对血管内膜的显示

直观,与血管内镜对比,CTVE 安全无创、检查时间短,可以对一些血管内镜不能到达的血管进行成像。

有研究证实,主动脉的 64 排 CTA 横断面图像能显示主动脉夹层的真腔与假腔、剥离的内膜、附壁血栓及钙化,也可显示其内膜破裂口,是诊断主动脉夹层的基础图像,但不能显示主动脉夹层及其分支血管受累整体形态情况。二维重建 MPR 和 CRI 图像则可显示主动脉夹层真假两腔、剥离的内膜及周围附壁血栓和钙化。MPR 可以从不同角度观察和了解主动脉夹层真假两腔、剥离的内膜及夹层周围附壁血栓和钙化的形态和解剖关系。CRI 图像可以把弯曲的主动脉重建成一个直的平面图像,可以观察主动脉夹层的真腔与假腔、剥离内膜及夹层周围附壁血栓和钙化的全程情况,更易于血管外科医生做出诊疗判断。MPR 和 CRI 重建显示主动脉夹层破裂内膜口有较大价值,特别是对较小的破裂内膜口的显示可能优于血管造影。但 MPR 和 CRI 图像仍是二维图像,MPR 图像只能显示主动脉夹层在冠状位、矢状位或其他任意方向某一层面的影像,CRI 图像也只能显示主动脉夹层所画某一径线方向层面的影像,均不能显示病灶的整体立体形态。SSD 和 MIP 三维图像可以显示主动脉夹层的真腔、假腔及剥离内膜的整体形态及少数主动脉大分支血管,其图像直观,立体感强,且可以从任意方向旋转病灶至最佳观察位置。特别是 SSD 成像,可较好显示主动脉夹层与周围结构的立体解剖关系。但 SSD 图像只能显示主动脉夹层的表面形态,对夹层内部结构、周围附壁血栓及钙化的显示差,不能显示内膜破裂口。MIP 成像可同时显示主动脉夹层周围的血栓及钙化,但对其内部结构及内膜破裂口显示也较差。由于 SSD 及 MIP 图像不能显示病灶的解剖细节,对于较小的主动脉夹层的显示有一定限制。主动脉 CTVE 能显示主动脉夹层的真假两腔及其内壁、剥离内膜,图像直观,但主动脉 CTVE 是通过人为编辑成的图像,受人为影响较大,易出现假象,而且不能显示血管内皮及其本身的颜色,不能活检,组织特异性差,对细小的分支血管观察困难。

综上所述,CTA 及 CTVE 在诊断主动脉夹层具有如下特点:检查时间短,可适合于危重患者

的检查;且图像不易受血管内血液流速和湍流的影响。横断面 CT、MPR 及 CRI 二维重建图像能较好显示主动脉夹层的真假腔、剥离内膜及部分内膜破裂口。SSD 及 MIP 三维图像可直观显示主动脉夹层真假腔及剥离内膜的整体形态、范围、部分大分支血管及与邻近解剖结构关系。CTVE 能显示主动脉夹层的真假两腔及其内壁、剥离内膜,图像直观。因此,以主动脉 64 排以上 CTA 检查横断面图像为基础,结合其 MPR、CRI、SSD、MIP 及 CTVE 图像,可从平面到立体、从外到内全面观察主动脉夹层的真假两腔、剥离内膜、内膜破裂口及部分大分支血管情况,是诊断与评价主动脉夹层最有效的无创检查方法之一。

总之,近年来多排螺旋 CT 和容积 CT 的出现,使 CT 正朝着更低的 X 线剂量、更快的采集与重组速度、更便捷多样的重组处理技术以及更好的患者舒适度发展。目前多排螺旋 CT 下一阶段发展主要有两个方面:超宽探测器多排螺旋 CT 和平板探测器 CT。性能更先进的容积 CT 将在血管外科疾病诊断中扮演更重要的角色。而电子束 CT 随着图像质量的进一步提高和探测器范围加大,其在心脏血管疾病成像方面的应用更有优势。

二、磁共振技术

磁共振成像(magnetic resonance imaging, MRI)检查技术的出现也是现代医学影像诊断技术发展史上的另一个重要的里程碑。它的基本原理在于:在自旋回波(SE)序列图像上,流动血液由于"流空效应"呈无信号结构,而在梯度回波序列图像上,血管可呈白色高信号结构。横断面、冠状面和矢状面三维成像使血管结构的显示更为直观和全面,且不需使用含碘对比剂,这是 MRI 的最突出的特点。

但心脏大血管的搏动,呼吸运动和胃肠道蠕动等均可对 MRI 成像产生一定的伪影,并降低图像的信噪比,使图像质量下降,因此须采用相应技术予以克服,如心电门控和呼吸门控技术,减少运动伪影。近年来发展起来的快速扫描技术,如快速自旋回波序列(fast spin echo, FSE),平面回波序列成像(echo planar imaging, EPI)以及电影 MRI(cine MRI)等,大大缩短了扫描和成像时

间,患者可以行屏气扫描,也可进行实时显像扫描(real time imaging),图像质量大大提高。随着软件处理功能的发展,也可以测定血流方向、血流量、流速和流率以及脏器的血流灌注量和功能。

(一)磁共振血管成像(magnetic resonance angiography,MRA)

MRA采用特殊的扫描技术,使预定扫描层面中流动质子的信号得到加强,而静止组织中的质子信号抑制,从而产生在极低信号的静止组织背景基础上的高信号血管图像。目前通常采用的技术主要有两种:

1. 时间飞跃法(time of flight,TOF)MRA
由于流空现象,在SE序列MRI图像上,血管中流动的血液呈低信号或无信号,而在梯度回波序列中,RF脉冲对一选定层面或体素内的质子在短时间内反复激发,该层面中的静止组织达到饱和的稳定状态,而流动中的质子未受到反复激发的RF脉冲的影响,处于未饱和状态,当进入成像层面时,产生很强的信号,这称为流动相关增强现象。时间飞跃法MRA就是利用这一原理进行血管成像。时间飞跃是指流动中的质子从激发标定到被检测的时间过程,非扫描层面的远端血管在标定时间过程中得不到激发信号,因而不能成像。流动快的血液得到的信号强,而流动慢的血液如小血管或静脉血管得到的信号弱。二维(2D)和三维(3D)TOF各有优缺点,3D-TOF主要显示动脉血管,2D-TOF同时显示动脉和静脉,如果在采样层面的两侧设置预饱和脉冲,可以分别抑制动脉或静脉血流信号,达到单独显示静脉或动脉的目的。

2. 相位对比法(phase contrast,PC)MRA
相位对比法的基础是流动质子的相位效应,如果施加一个流动编码梯度脉冲,引起相位位移,流动质子信号增强,而静止组织中的质子信号被抑制,同样可得到磁共振血管图像。

(二)在主动脉疾病诊断中的作用

现代MRA技术随着临床应用经验的积累,也趋向成熟,并在颅脑血管疾病检查中显示较好的优越性。近年随着软件技术的提高,在主动脉疾病的诊断中也有了较广泛的应用。

1. 主动脉瘤的MRI技术　MRI为主动脉瘤的较常用检查技术,包括心电门控-自旋回波法

(SE)和磁共振电影(cine MRI)。胸主动脉瘤可以再做斜矢状位(相当于左前斜位)扫描,以观察瘤体全貌及其与主动脉弓分支的关系。而腹主动脉瘤,由于多数老年患者腹主动脉伸展扭曲明显,冠状面或矢状面常不能在同一层面显示其全貌。主动脉瘤的MRI特点:

(1)主动脉瘤的大小和范围:横断面扫描能清楚显示动脉瘤的外径大小,而观察连续横断面扫描图像可了解主动脉瘤的远近端范围和长径。在胸主动脉瘤,通过左前斜位扫描图像可清楚显示动脉瘤与主动脉弓主要分支的关系。当主动脉明显伸展扭曲时,由于MRI三个方位扫描,扫描层面图像上可显示"扩大"的斜径的主动脉管腔。

(2)血栓形成及残腔大小:横断面扫描可显示动脉瘤内附壁血栓形成和残留的开放管腔。在SE序列残腔可显示为信号流空。但在较大的动脉瘤内,由于血流缓慢可产生一些腔内信号,此时须与附壁血栓相鉴别。缓慢血流在T2加权图信号增强,而陈旧血栓在T1加权图为中等信号,在T2加权图则产生相当低的信号。主动脉瘤内半月形或新月形血栓形成仍需与主动脉夹层动脉瘤的假腔内充满血栓谨慎相鉴别。

(3)动脉瘤压迫推移周围器官:MRI可以显示胸、腹主动脉瘤压迫推移邻近器官的情况。

(4)主动脉瘤破裂出血:主动脉瘤周围或纵隔内血肿在T1加权图上产生高信号,具有特征性。但也有些学者认为在出血的最初几天内,无此特征性表现。

2. 主动脉夹层的MRI技术　MRI技术诊断主动脉夹层,也包括心电门控-自旋回波法(SE)以及磁共振电影(tine MRI)。一般可常规进行横断面和斜矢状面(相当于左前斜位)自旋回波序列扫描,以显示内膜片、夹层部位、范围和分支受累情况。对疑有主动脉瓣关闭不全及SE序列显示夹层有困难者,可加做Cine MRI。主动脉夹层分离的MRI特点:

(1)内膜片的显示:在自旋回波(SE)序列,如在真假两个管腔内均为快速流动的血液时,内膜片表现为在两个信号流空的管道之间呈一略弯曲的线样结构。

(2)夹层撕裂破口的显示:MRI对夹层撕裂破口的显示率比通常CT要高。尤其是斜矢状位

比横断面扫描对破口的显示率更高、更清楚。

（3）真假两腔的显示：在自旋回波（SE）序列，真假两腔的信号视其管腔内流速的不同而异。如真假两腔均为快速流动血液，则两腔均表现为信号流空。如假腔流速较慢，则可见真腔内信号流空，而假腔内有信号改变。

（4）假腔内血栓形成与缓慢血流可产生不同的信号：缓慢血流在 T2 加权图为高信号，而陈旧性血栓则在 T2 加权图信号降低，另外在多相位 – 门控成像（multiphase-gated images），由于在心脏收缩期与舒张期动脉的流速不同，使缓慢的血流在心脏收缩期和舒张期产生的信号强度不同，而血栓的信号强度则保持不变，由此可以区别两者。

（5）夹层范围及分支受累情况：由于 MRI 可以从三个不同方位显示主动脉情况，可清楚了解夹层的范围。夹层伸展的范围一般较长，但个别患者夹层范围相当局限，仅局限于 1~2 个层面的范围内。MRI 可显示主动脉分支（如主动脉弓分支、腹腔动脉、肠系膜上动脉、肾动脉和髂动脉等）受累的情况及其发自真腔还是假腔。如分支血管存在信号流空现象，则表明该分支血管通畅。

（6）由于内膜片在心脏周期内的运动，可给 SE 序列显示内膜片造成一定困难：而 tine MRI 则是显示运动性内膜片的最好方法。而对于由夹层引起的主动脉瓣关闭不全，可以在一次 MR 检查中加做 cine MRI 明确诊断及做反流程度定量分析，不必再另做主动脉造影，既省时又无损伤。

（7）主动脉夹层分离、渗出或破裂引起的并发症：包括心包、胸腔、纵隔积血、主动脉周围血肿。在心电门控自旋回波（SE）序列中，T1 加权图上为高信号的出血表现。

（三）在周围血管疾病诊断中的作用

MRA 检查已经成为评价周围血管的标准方法之一，对周围血管疾病患者的术前评估十分重要，包括流入道成像以及对狭窄血管的评估。随着 MRI 技术的不断发展，MRA 对于周围血管的评估水平不断提高，尤其是 MR 高分辨检查的改进，大大提高了成像的速度和分辨率，提高对远端小血管的成像质量。有研究表明，与 DSA 相比，MRA 对血流动力学明显狭窄的检测敏感性为 99.5%，而特异性为 98.8%，对靶血管的成像非常有效，包括 DSA 无法检查到的血管。MRA 除了

具有诊断和术前评估的作用，对于患者术后的病情评估也有重要价值，不仅可以评估移植血管通畅和狭窄程度，还可以评价吻合口假性动脉瘤形成等相关并发症。

但 MRI 有其一定的局限性，在腹部血管和周围小血管的应用方面分辨率仍不够高，受到较大的限制。同时，MRI 对钙化灶不敏感，不能清晰显示内膜钙化情况。另外，MRI 成像时间长以及噪音较大，这对紧急患者和高危患者非常不利。

综上所述，降低图像噪声和提高成像速度将是 MRI 最为迫切的发展方向。

（四）在静脉疾病诊断中的作用

MRV 是一种可以高效地评价中心静脉及深静脉的技术，利用三维 MRV 可以 100% 地诊断中心静脉特别是上腔静脉疾患。对于盆腔及深静脉，二维 TOF 血管造影更为常用。在一个对怀疑深静脉血栓形成患者的研究中发现，20% 的患者超声未能诊断的血栓形成，用二维 TOF 血管造影发现了盆腔静脉血栓形成。这一研究还发现，对诊断为肺栓塞但下肢超声多普勒检查未发现血栓的患者，29% 的病例经二维 TOF 血管造影发现有残余盆腔深静脉血栓。

对于怀疑肠系膜静脉血栓形成的患者，MRA 优于肠系膜血管置管造影，具有较高的诊断价值。MRV 只需少量对比剂就可以显影，因此特别容易成功，从外周静脉注入少量对比剂即便经过数次循环仍然可以显影。

三、动脉造影

动脉造影是最早用于检查血管疾病的影像学检查，Brooks 第一个成功地在存活患者身上实施了动脉造影。1924 年他报道采用碘化钠注射造影以诊断 Bueuger 患者远端血管中的病变。1927 年，Moniz 描述了"脑动脉造影术"以诊断神经系统病灶。他不仅在于一次演讲的贡献，更重要的是定义了对一名放射学家的技术要求。1929 年，当年作为 Moniz 的听众的 dos Santos 等发表文章阐述了腹部血管及其分支的动脉造影基本技术路径。这些作者都预见到了随之而来的快速胶片冲洗技术和低毒性造影剂的发展。然而，由于电子技术的发展而出现的影像增强和减影技术，才促进了近代高科技、高效能技术的发展。

血管造影的一项重要的技术发展是 Seldinger's 技术。即通过血管穿刺引进的一根导丝将导管带入血管,并通过这条导管注入造影剂,从而取代了单纯针刺注入造影剂的技术。将导丝先行放置到预计造影的部位,然后将适合的导管套在导丝外面进入血管。导丝和导管可以交换,以保证造影剂可在不同部位以不同速度注射。这样,导管可以放置在任何血管部位,造影剂的注射也可在身体的任何部位进行。

Dotter 和 Judkin 开创了放射学的另一个全新的领域,1956 年他们在 X 线引导下通过粗大的穿刺针将一种坚硬的扩张器送入血管以扩张狭窄的血管。他们的工作将放射学从早期的仅限于诊断作用扩展到了放射诊断和治疗的作用。尽管近年来许多无创性影像技术的发展和应用,如多普勒超声、CTA、MRA 等,都具有很高的诊断价值和准确性,但在所有血管成像技术中,动脉造影术由于具有较高的分辨率和最小的伪影影响,仍被认为是“金标准”。越来越多的血管外科医生利用动脉造影技术诊断动脉疾病,并且血管腔内治疗的方法也不断增多。术前、术中和术后造影以及术中的介入治疗已成为动脉疾病诊治的一个重要组成部分。因此,对于血管外科医生来说,懂得如何进行动脉造影,了解可能发生的并发症和一些会导致误诊和误治的因素是非常必要的。

动脉造影是通过向动脉注入造影剂并利用影像设备以显示动脉及其分支,根据动脉的解剖,形态学变化及血流动力学改变对动脉疾病进行诊断的方法。动脉性疾病种类众多,病因各异,动脉造影能准确地显示病变位置、范围、程度和血流动力学变化,并通过 X 线成像的改变鉴别动脉疾病的原因和性质。因此,动脉造影已成为诊断动脉疾病的一种不可缺少的检查方法,特别是在制订治疗方案时尤为重要。

动脉造影分常规 X 线动脉造影和数字减影动脉造影(digital subtraction angiography, DSA)。

(一)常规 X 线动脉造影

通常是将不透 X 线的血管造影剂注入待查的动脉中,利用 X 射线曝光将包含待查动脉的解剖部位摄影于 X 线片上,而获得动脉造影成像。由于含有造影剂的动脉与周围组织具有不同的放射密度,从而产生了动脉内部的轮廓和影像特征。许多外科医师常规在动脉旁路术后即时利用一次成像评估动脉通畅情况。但综合诊断性 X 线动脉造影需要记录当造影剂通过动脉腔内的连续照片,从而可在其中选择我们需要的能够清楚显示动脉形态的摄片,我们称其为“点片”技术。这就需要有一种设备能够在 X 线曝光时在待查动脉的解剖部位下连续移动 X 线片。这种快速连续 X 线片转换器能以每秒 6 张片的速度传递 30 张片。然而,在看到这些连续的造影片之前,必须等待冲片,这就延长了动脉造影检查的时间。特别是随后如需要进行介入治疗或由于这些照片效果不好而需重新造影,则更是延误了时间。动脉造影也可利用录像设备将动脉成像记录在磁带上以备日后观看。也可利用电影 X 线摄影技术,记录动态的血管成像情况。

(二)数字减影动脉造影

常规的 X 线摄像动脉造影利用了 X 线的穿透作用,荧光作用和感光作用来透视和拍摄 X 线片,得到的成像是二维平面摄像,所有组织、血管均重叠显像于同一张照片上。由于骨骼、肺组织与其他软组织相比有明显密度差别,吸收的 X 线量相差极为显著,因此普通 X 线平片可良好显示。但对于以软组织为主的其他器官、血管或组织,X 线片常受到周围骨骼影像的影响,图像显示效果差。即使使用造影剂能比较清楚地显示血管,但当骨骼组织重叠时,血管显示也不满意,往往需要增加造影剂的量及提高注射速度来获得较清晰的动脉摄片,这就增加了造影的危险和并发症。而利用数字减影 X 线摄片则可较好地解决这个问题。DSA 利用数模转换和图像重建的原理和技术处理图像,减去实际显像血管以外的所有重叠影像而仅使血管显像更为清晰。这种成像不是通过图像直接显示,而是将图像信息先数字化再减影,最后通过数模转换,将所得减影显示出来。

1. 常用的减影方法

(1)瞬间减影(temporal subtraction):在造影剂到达前至全部滤清后这段时间内,从动脉区摄取足够的数字影像,然后将不含造影剂的影像 – 蒙片与含造影剂的影像 – 造影片分别输入计算机进行处理,再将两者顺次减影而成。由于这两张影像是在不同瞬间获得,故称为瞬间减影。缺点是摄影过程中任何骨骼组织或内脏的移动都会大大减低图像质量,出现移动位影。

(2)能量减影(energy subtraction):利用X线通过碘与周围软组织间的不同能量衰减特性来减影。碘的衰减系数在33keV左右出现不连续性,此临界水平称为K缘(K-edge),而软组织无此特征。利用两种不同能量的X线-低于和高于K缘进行摄照时,则可获得造影剂到达前后的高千伏及低千伏二组数字图,两者相减可得到单纯含造影剂的减影图像。缺点是难以消除骨骼影。

(3)混合减影(hybrid subtraction):将上述两种减影方法结合起来,先做高千伏及低千伏的双能量曝光及每个曝光对能量减影,从而消除软组织背景面保留碘(造影剂)及部分骨骼影,然后将能量减影过的蒙片与能量减影过的造影片再做一次瞬间减影,形成第二次减影像,进一步消除骨骼像。这种方法由于部分造影剂信号被减除,故小血管显示欠佳。

(4)数字体层摄影减影(digital tomography subtraction):在脉冲减影技术基础上结合普通X线体层摄影术,在造影时X线球管在一定程度移动,影像增强器随之反向移动,获得一系列数字合成的体层摄影减影片,通过减影过程消除非血管结构,防止血管重叠,可获得清晰的小血管影像。

2. DSA的优点

(1)实时显像:与常规动脉造影相比,DSA不是将造影图像直接在X线片上显示,而是通过摄像管将影像增强器上的图像摄取,再经数模转换成数字信号存于计算机内处理,通过数模转换在显示器上显示。这一系列程序可在造影时同时进行,因此可实时显像。信息也可存储于计算机内,随时检索、动态观察等。

(2)路径图作用(road mapping):是将造影剂充盈的血管作为路径显示并存在荧光屏上,再透视时,可沿着所示的血管路径,输送导丝或导管,可以选择性地进入病变或扭曲的血管。

(3)追踪功能:在造影时,随着造影剂从近端向远端移动,造影床随之移动,自动完成全程动脉造影,可减少造影剂用量和X线曝光量。

(4)后处理功能:DSA储存的图像为数字图像,可通过计算机对图像进行处理,如修改图像的对比度、光亮度、边缘增强锐化、图像放大、造影片颜色调整等,以达到最佳效果。

激光胶片打印对于高质量的档案性的图片是非常必要的,它能提供各种各样胶片的形式,从一张大的图片到15张小的图片,在标准的14英寸×17英寸的胶片上打印出来,与传统的血管造影比较,能大量地节省和保存胶片。因为DSA的格式是数字化的,所以可以采取更新更好的方式去保存处理过的图像和血管造影的过程,例如用电脑硬盘或CD和DVD。

DSA具有众多的优点,因此超越了常规X线血管造影技术,成为当今外周血管造影的标准形式。它能够显著地加快检查的速度,即时看到照片,而不需要等待胶片冲洗。导管的任何移动都能够立刻被发现且在造影剂注射前矫正,从而避免重复的照片和注射额外的造影剂。除此之外,光学和数字化联合减影技术能在降低造影剂的剂量同时获得清晰的造影片,这就能够降低患者的不适感和花费。

(三)血管造影剂

血管造影剂分为离子型(泛影葡胺)及非离子型(优维显)。非离子型造影剂低黏度,低渗透压,神经毒性小,明显减少了离子型造影剂的不良反应,提高了安全性,现已广泛使用。

急性或延迟性不良反应的病理生理机制还未明确,很可能是多因素的。大多数反应为特异性的(遗传决定的,与代谢和酶功能缺陷相关的对药物的异常反应)或假性突变反应的(一个有免疫介导的反应,与过敏不同在于缺乏特异性免疫反应,有非特异性的补体激活和非特异性组胺释放)。它们都是不可预测的,是剂量依赖的,有组胺和其他介质的释放,包括:5-羟色胺,前列腺素,缓激肽,白三烯,腺苷和内皮素。最常见的造影剂的急性全身不良反应是:恶心、呕吐以及造影剂灌注部位的不适。这种不适感主要由造影剂渗透压引起,渗透压越高,不适感越强。非离子型试剂较少引起恶心和呕吐。焦虑和恐惧会增加不良反应的发生,所以必须让患者保持安静和舒适。为了减少患者的不适和焦虑,可静脉给予镇静药和止痛药,如咪哒唑仑(1~2mg,Ⅳ),环丁甲氢吗啡(纳布啡,5~10mg,Ⅳ),芬太尼(25~100mg,Ⅳ),吗啡(5~10mg)。

有几种与组胺有关的不良反应,严重程度从较小的(如荨麻疹)到威胁生命的(如心肺功能障碍)。喉头水肿和支气管痉挛一般是自限性的,但也可以发展为呼吸性窘迫。治疗应用肾上腺素能药吸入剂,如果无效,可以使用肾上腺素(0.5~1ml;1:10 000稀释,静脉或肌内注射)。对循环呼吸功能不全的罕见病例,需要用血管加压药和机械通气来进行治疗。

(四)插管造影技术

1. 经皮股动脉插管　穿刺点位于右腹股沟韧带中点下方1~2cm处。局麻下,于股动脉搏动最明显处做一3cm大小切口,逆行穿刺股动脉并经穿刺针引入导丝,拔出穿刺针,留下导丝于血管中,再将导管套在导丝上,在导丝的引导下,将导管插入血管内,最后提出导丝,可经导管注入造影剂。此处插管简便、安全、实用,最常用。

2. 经皮腋动脉插管　以腋部动脉搏动最明显处为穿刺点,插入导丝和导管的方法同经皮股动脉插管,由于此处与臂丛神经相邻,易伤及神经,且插管后易出现血肿,较少用。

3. 肱动脉插管　穿刺点位于肱二头肌内侧缘肘窝皮肤皱褶上方约2~3cm处,插管方法同经皮肤动脉插管。此处动脉较细,易引起动脉痉挛及血栓形成,此外也可能伤及正中神经及桡神经,也较少使用。

(五)选择性动脉造影

将导管前端插入大动脉的第一分支进行动脉造影称为选择性动脉造影。进一步插入第二级、第三级以上分支即为超选择性动脉造影。选择性血管造影减少了其他血管的重叠,使检查的动脉显示清晰、细致。不同部位的选择性动脉造影需要不同形状的导管,应选择适合的导管进行造影。

(六)各部位动脉造影适应证

1. 升主动脉及主动脉弓造影　适用于主动脉瘤、主动脉窦瘤、主动脉夹层、主动脉瓣狭窄、关闭不全,主动脉发育异常、主动脉狭窄、主动脉弓闭锁、动脉导管未闭,主动脉转位、心脏和主动脉畸形。

2. 头臂动脉、颈内动脉、颈外动脉、椎动脉造影　适用于动脉狭窄或闭塞性疾病,如动脉粥样硬化、动脉炎、动脉夹层、血栓形成、动脉瘤、动脉畸形、动静脉瘘、头颈部肿瘤、颈动脉体瘤、颅内血管性疾病。

3. 降主动脉及腹主动脉造影　适用于主动脉先天性发育异常,动脉硬化、大动脉炎、动脉瘤、夹层动脉瘤、肋间动脉、腰动脉及内脏动脉(肾动脉、肠系膜上动脉)等位置,腹膜后肿瘤血供。

4. 下肢动脉造影　适用于动脉硬化、动脉炎及动脉血栓形成、动脉瘤、动静脉瘘、骨骼及软组织血管造影诊断、介入治疗。外伤后下肢远端无脉症情况,血管移植、人工血管旁路及动脉成形、内支架植入术后复查。

四、静脉造影

静脉造影由Berberich和Hirsch于1923年首次提出。1938年dos Santos应用下肢静脉造影确诊临床疑似DVT病例。这项技术经过多年的发展成为诊断DVT的"金标准"。Bauer1940年提出了正常静脉造影解剖细节和急慢性深静脉血栓形成的静脉造影特征。早期小腿的静脉造影需要阻断通往深静脉系统的通路。Welch等对此进行了改良,将造影剂注射入足背浅静脉,同时在踝上用止血带阻断造影剂注入浅静脉系统,以使深静脉显影清晰。DeWeese和Rogoff 1963年发表了DVT的诊断标准,并报道了100例造影阳性病例的综合资料。这就是上行性(顺行性)静脉造影最早在临床中的应用。

(一)上行性(顺行性)静脉造影

一般是从足背静脉穿刺,在X线透视的监视下注入造影剂观察,在踝部上方上止血带,压迫浅静脉,以促使血液经交通静脉注入深静脉,更好地显示深静脉。止血带让血液自然回流并继续观察。此法适用于急慢性DVT的诊断和评估。根据深静脉中的造影剂充盈缺损判断血栓的位置与程度。此外,此法不适用于下肢浅静脉曲张,深静脉和交通静脉瓣膜功能,可准确判断病变的程度。顺行静脉造影中,深静脉瓣膜功能不全的表现有:①深静脉全程通畅,明显扩张呈直筒状,瓣膜影模糊,失去了瓣膜所在位置所特有的竹节状形态;②增粗的股静脉与扩大的大隐静脉同时并存;③置患者于立位或嘱患者作Valsalva运动时,造影剂逆流至股静脉瓣膜,可见到造影剂逆流超过股静脉,甚至腘静脉瓣膜,瓣膜失去了阻挡血流逆流的作用。

（二）下行性（逆行性）静脉造影

检查过程中，置患者于 40°~60° 斜立位的放射检查床上进行静脉造影，利用动脉造影插管（Seldinger 技术）一样的技术通过股总静脉进行逆行性静脉造影。用 4F 或 5F 带多个侧孔的直导管插入髂外静脉，通过髂静脉分叉部进入对侧髂外静脉进行造影，嘱患者作 Valsalva 运动以观察瓣膜功能不全的证据。

下行性静脉造影主要用于诊断下肢深静脉瓣膜功能不全，可根据造影剂逆流，观察瓣膜功能分级，逆行性静脉造影诊断下肢深静脉瓣膜功能不全可根据 Kistner 法进行分级（表 1-2-1）。

表 1-2-1 深静脉逆行性静脉造影分级

分级	造影所见
0	正常瓣膜功能，无反流
I	极少反流，局限于大腿上段
II	大范围的反流到达大腿下部，腘静脉瓣膜正常，无反流进入小腿水平
III	反流量同上，但合并腘静脉瓣膜功能不全，造影剂逆流入小腿静脉
IV	血液反流迅速，快速到达小腿远端静脉，下肢静脉瓣膜功能不全常合并交通静脉功能不全

静脉造影曾作为诊断静脉疾病的"金标准"，但由于静脉造影有创，有穿刺的痛苦及碘造影剂的不良反应等问题，使静脉造影的临床应用受到一定限制。如静脉造影中，操作技术人员不熟练，穿刺技术不正规，注入造影剂的量和速度掌握不好，都可影响静脉造影的效果。

在双功彩超扫描技术发展以来，在熟练的超声医生操作下，诊断的敏感性和特异性都达到较高的水平，显示其与静脉造影有很好的一致性。因此，许多静脉疾病的诊断，双功彩超扫描已取代了静脉造影。当前仅在深静脉瓣膜功能不全病例行静脉瓣膜修复前后仍保留逆行性静脉造影来判断深静脉瓣膜功能，其余静脉疾病的影像诊断已由双功彩超扫描来进行。

（三）腔静脉造影

常用于下腔静脉滤器置放前后的下腔静脉检查。以提供肾静脉解剖位置和准确地将滤器置放于肾下水平。此外，对于巴德－吉亚利综合征和下腔静脉阻塞综合征的检查中，腔静脉造影也具有良好的诊断效果。腔静脉造影可于股总静脉或股静脉作为进管途径，采用与动脉造影一样的 Seldinger's 技术插管造影。下腔静脉造影可准确地显示狭窄和闭塞位置、程度、范围、性质和侧支循环情况，为定位和定性诊断提供可靠的证据。对于下腔静脉不完全闭塞的病例，经股静脉插管至下腔静脉的单向造影即可显示病变位置、形态。如对于下腔静脉完全闭塞病例，须应用双向下腔静脉造影，才能显示阻塞段的范围和远近端的形态。即从颈内静脉插入导管经上腔静脉、右心房至下腔静脉阻塞平面近端，与从下腔静脉而来的远端导管同时注入造影剂，连续摄片，可完全显示阻塞段的全貌。

由于现代影像学技术的发展，如彩超、CT、MRI 已能够提供清晰的血管影像和详细的血管影像资料，这些检查不但费用少，无创，而且已能提供比静脉造影更多的信息。因此，近年来在临床中的腔静脉造影大多已由这些影像技术所取代。腔静脉造影的临床应用已明显减少。

（四）静脉造影并发症

大部分的并发症发生是由于检查用的碘造影剂的不良反应所致；少数并发症是由导管放置引起。这些并发症可以归类为三种：

1. 造影剂对血管内皮细胞毒不良反应的相关问题。

2. 造影剂的过敏反应。

3. 碘造影剂的肾毒性。

高渗造影剂（HOCM）是高渗的，浓度是人体血浆渗透压的 6 倍。当用于下肢静脉造影时，这些造影剂会引起患者注射部位的不适。同时这些造影剂也会引起内皮细胞的损伤，可能导致静脉血栓形成。有报告表明约有 9%~31% 的患者因为使用高渗造影剂而发生静脉造影后静脉炎。用生理盐水稀释造影剂（减低造影剂的渗透压）或者用低渗造影剂（LOCM）可使这类事件的发生减少。

低渗造影剂的渗透压大概是高渗造影剂的三分之一，但是对于人体而言仍然是高渗，浓度大概是人体血浆的两倍。较少的不良反应有：恶心、注射部位痛、头晕。造影剂的过敏反应不常见，但是潜在危害是可能导致心肺功能衰竭和死亡。

对造影剂的反应可以分为轻度、中度和严重。大部分的反应不需要处理，一些无生命危险的反应（如荨麻疹、轻度喉部水肿、支气管痉挛）也较容易治疗。

严重的造影剂过敏反应可出现低血压，或需要处理的高血压，心绞痛，心律不齐，肺水肿，喉部水肿/痉挛，或足以引起气道梗阻的支气管痉挛。对比 HOCM 和 LOCM，使用 HOCM 的患者当中每 10 万人有 157 例发生严重过敏反应，而使用 LOCM 的患者当中每 10 万个仅有 31 例。使用 LOCM 减少了 80% 的严重过敏反应发生的危险性。

检查前，对已知造影剂过敏的患者可预先口服 50mg 泼尼松，时间分别是检查前的 13h、7h、1h。盐酸苯海拉明（Benadyl）50mg，和麻黄碱 25mg（检查前一小时给药），这些患者应使用 LOCM 造影剂。发生严重的造影剂过敏反应的患者要给予适量的静脉内注射氢化可的松钠，肾上腺素或抗组胺类药，同时予以住院观察和支持治疗。

众所周知，碘造影剂具有肾毒性，显然是因为它的高渗性。既往有肾功能不全，糖尿病，或脱水的患者有造影剂诱导肾衰竭的最大风险。LOCM 比 HOCM 具有更少的肾毒性。但使用 LOCM 替代 HOCM 并不能减少死亡率的发生，且费用高。因此，LOCM 在下列情况应限制适用：①已经证实的对造影剂过敏者；②有碘不耐受病史者；③患有严重的心肺肾疾病者；④哮喘需要用类固醇者。

五、血管内超声

血管内超声（intravascular ultrasound, IVUS）最早报道于 20 世纪 50 年代，随着超声导管迅速发展并应用于实验动物模型及人体静脉，随着高频探头的出现使得导管变得更为细小，频率则更高，目前已在冠状动脉和外周血管中广泛使用。IVUS 可直观评估介入治疗效果，提供了一种比血管造影更为确切的术中评价手段。

IVUS 的超声呈现二维灰阶图像，可清晰显示动脉壁的三层结构——内膜、中膜及外膜。内膜呈现明亮的高回声，可与较暗无回声或低回声的中膜相区分，而外膜则比内膜更加高亮，与周围结缔组织鉴别稍有困难。IVUS 在血管检查中具有重要的作用：①区分充满血液的管腔和管壁，并可定量测定游离管腔区域；②区分动脉内膜和中膜，以评估血管狭窄程度和斑块的分布情况。动脉粥样硬化引起的内膜增厚或斑块，无论是同心还是偏心分布，均可被 IVUS 检出。钙化部位在超声下显示高亮回声影，可能会遮盖下方的结构，相反密度较低的软斑块则显示较暗的低回声，而纤维变性的斑块会较明亮而不伴有声影。

彩色血流 IVUS 是对普通 IVUS 的补充，实现了管腔内血流的可视化，有利于显示血管壁与血管腔内血流的过渡区域。有时临床上很难通过普通 IVUS 判断血管腔内或者血栓中是否存在血流，无回声的软斑块或内膜增厚均会增加区分管壁和管腔的难度。通过计算机软件程序可以弥补这种技术缺陷。尽管不能准确测量血流速度，但可区别高速和低速血流。

三维血管内超声是通过采集大量血管长轴的图像、图像分割及体积扫描法，对二维图像进行纵向重建，得到三维显示的图像。这可以使我们更容易理解 IVUS 的图像，但与二维图像相比，并没有提供额外更多的信息。

（一）IVUS 的应用

1. 外周动脉硬化闭塞　对外周动脉硬化闭塞症的患者，球囊扩张或支架植入是常见的治疗方式。IVUS 可以准确计算血管狭窄程度以及确定斑块的组成和分布，成为了解腔内治疗过程、评价治疗效果的重要工具。IVUS 可以描绘动脉中膜的边界并计算中膜以内的管腔面积，有助于术者选择合适尺寸的球囊及支架。其次还可评估术中支架膨开情况，判断支架是否覆盖病变部位以及是否需要进一步应用球囊扩张以达到最好的治疗效果。此外，IVUS 可以描述 PTA 过程中发生动脉斑块破裂、内膜瓣及夹层等情况，为术者提供病灶部位实时的变化情况，减少术后并发症的出现。支架内膜增生在 IVUS 中表现为支架中的光滑无回声层，因此，在术后随访中 IVUS 可以区分术后狭窄是由于支架回缩还是内膜增生所致。

经皮腔内斑块旋切术是治疗外周动脉硬化闭塞的另一种常见手术方式，IVUS 已经被应用于经皮腔内斑块旋切术，可在术中协助判断斑块的部位、性质、大小以及旋切后的实时变化，提高手术疗效及安全性,促进了斑块旋切装置或环状剥脱器的广泛使用。

2. 腹主动脉瘤 术前和术中对主动脉、分支血管及动脉瘤的特点进行准确和详细的评估,关系到腔内支架释放的成功率和安全性。IVUS可以对腹主动脉瘤进行必要的测量,如瘤颈长度和直径、动脉瘤的长度、髂动脉的直径、是否有附壁血栓以及主要分支血管情况等。术前评估一般是通过无创的螺旋CT及三维重建完成的。但CT不能作为术中检查手段,而IVUS可于术中区分重要的分支动脉及发现任何支架覆盖不合适的部位,还可鉴别内漏是由于支架膨胀不全还是支架移位导致。此外,Ⅱ型内漏还可通过IVUS观察支架材料是否在动脉瘤囊内过度活动而间接证实。IVUS还可观察支架的扭曲、折叠、髂动脉的夹层及其他异常情况。

在大多数情况下,动脉造影可与IVUS互补使用,后者可以减少造影剂的使用以及射线暴露时间,保护患者及医护人员。

3. 主动脉夹层 支架植入治疗主动脉夹层主要是通过封闭夹层近端破口而重塑血管,通常适用于B型主动脉夹层患者。IVUS可与动脉造影相结合,提供额外的重要信息,包括辨别真假腔,判断分支动脉源于真腔还是假腔,描述夹层的入口和出口以及评估锚定区。在支架释放后,IVUS可评价支架的贴合、破口的覆盖、分支动脉的血流灌注以及真假腔血流的变化。如果需要在真假腔之间开窗时,可利用带有细针的超声探头导管,在IVUS直视下从真腔穿入假腔,如真腔仍未能恢复时,可放置支架。

总之,IVUS是协助支架释放、保证病变覆盖、主要分支通畅以及避免支架内漏的重要方法。

4. 其他 近年来,IVUS在血液透析通路、门腔分流、下腔静脉滤器植入以及静脉成像中的使用也有相关报道。IVUS不仅可以单独使用或作为血管造影的辅助方法,在术前、术中、术后评估病变部位提供额外的重要信息,而且还可避免危重患者受到造影剂及射线的危害,特别适用于严重肾功能不全的患者。

(二)IVUS的局限性

IVUS检查时需重点鉴别几种伪像:①不均匀转动伪像(non-uniform rotation distortion,NURD)及移动伪像。NURD为机械导管特有,产生的机制是由于驱动换能器的驱动轴机械固定造成的图像变形。移动伪像可能由于导管位置不稳定导致图像变形,血管扭曲成角、重度狭窄及钙化均易造成上述伪像。②环晕伪像。环晕伪像表现为环绕导管的厚度不同的明亮环晕,使邻近导管的区域图像显示不清。利用数字减影技术、时间增益补偿等可部分减少环晕伪像。③血液及近场伪像。当换能器声波频率增加及血流速度减慢时,血液回声强度会增加,使其区分管腔和组织(特别是软斑块、新生内膜和血栓)受限。通常在导管通过严重狭窄或位于夹层时,血流瘀滞加重,使得这一现象加重。术者可通过指引导管,利用对比剂或是用生理盐水冲刷管腔,帮助识别管腔及周围组织边界。

尽管近年来血管内超声发展迅速并被广泛使用,其仍有一定局限性。目前最细的IVUS导管外径可达到3Fr,但仍不能到达末梢分支血管,也不能通过闭塞血管,因此IVUS目前只能检查非闭塞的动脉段。

除上述技术上的限制,IVUS的操作时间一般较长。同时IVUS为有创性检查,对某些部位的血管进行检查会增加一定风险,例如颈动脉处可造成斑块脱落引起脑梗。此外,IVUS的较高费用也是临床推广受到限制的原因之一。

(王深明)

参 考 文 献

[1] Rutherford RB. Vascular Surgery. 6th ed. Phliadelphia: Elsevier Saunders, 2005.

[2] Courtney M Townsend Jr, R Daniel Beauchamp, B Mark Evers. Sabiston's textbook of surgery. 17th ed.

Philadelphia: Elsevier Saunders, 2004.

[3] Ascher E. Haimovici's vascular surgery. 5th ed. Massachusetts: Blackwell Publishing, 2004.

[4] Hobson RW. II, Wilson SE, Veith FJ. Vascular surgery,

principles and practice. 3rd ed. New York: Marcel Dekker, 2004.

[5] Nicolaides AN. Investigation of chronic venous insufficiency: a consensus statement[J]. Circulation, 2000, 102(20): e126–e163.

[6] Nikolaou K, Flohr T, Knez A, et al. Advances in cardiac CT imaging: 64-slice scanner[J]. International Journal of Cardiovascular Imaging, 2004, 20(6): 535–540.

[7] 祁吉. 医学影像学的进展对临床医学的影响[J]. 中国 CT 和 MRI 杂志, 2003, 1(1): 1–5.

[8] Markl M, Harloff A, Bley T A, et al. Time-resolved 3D MR velocity mapping at 3T: Improved navigator-gated assessment of vascular anatomy and blood flow[J]. Journal of Magnetic Resonance Imaging Jmri, 2007, 25(4): 824–831.

[9] Kabul H K, Hagspiel K D. Cross-sectional vascular imaging with CT and MR angiography[J]. Journal of Nuclear Cardiology, 2006, 13(3): 385–401.

[10] Tsujino H, Shiki E, Hirama M, et al. Quantitative measurement of volume flow rate(cardiac output) by the multibeam Doppler method[J]. Journal of the American Society of Echocardiography, 1995, 8(5): 621–630.

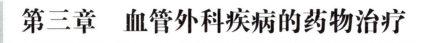

第三章 血管外科疾病的药物治疗

第一节 扩血管药物治疗

一、扩血管药物的类型及演变

扩血管药物通过直接扩张小血管平滑肌或作用于肾上腺素能受体,而解除血管痉挛,降低外周血管阻力,改善微循环,提高重要器官、组织的灌流量。其主要分类有:

1. **血管平滑肌扩张药** 硝普钠、硝酸盐制剂(硝酸甘油、硝酸异山梨酯、单硝酸异山梨酯)。

2. **周围血管扩张药** 前列地尔(凯时)、多巴胺、胰激肽原酶肠溶片等。

3. **α受体阻滞剂** 乌拉地尔、多沙唑嗪、特拉唑嗪、酚妥拉明。

4. **改善微循环中成药** 丹参、川芎嗪、银杏达莫注射液、三七总皂苷、七叶皂苷钠(迈之灵片)等。

周围血管扩张药在临床上主要用于周围循环障碍性疾病如肢端动脉痉挛症、闭塞性脉管炎、偏头痛、梅尼埃病、降血压及抗心力衰竭等。目前临床所用的周围扩张血管药物类别包括前列腺素类药物、5- 羟色胺(5-HT)受体拮抗剂类和磷酸二酯酶 -3(PDEs-3)抑制剂类,以及一些改善微循环的中药制剂。常用的药物包括:脂微球前列地尔注射液、贝前列素钠、西洛他唑、盐酸沙格雷酯、萘呋胺、丁咯地尔和己酮可可碱,以及中药通塞脉片等。

二、常用的周围血管扩张药物如何使用

1. **前列腺素类药物** 前列腺素类药物具有扩张血管的药理作用,可提高患肢踝肱指数(ABI),改善由下肢缺血引起的麻木冷感、间歇性跛行、静息痛、溃疡或坏疽等。同时,具有保护血

管内皮、抗内膜增生、抗血小板聚集的多重药理作用,可一定程度上降低周围动脉疾病(PAD)血运重建术后再狭窄发生率,延缓动脉粥样硬化进程。有注射和口服使用两种方式,推荐疗程 3~6 个月,膝下血管病变患者须长期服用。

前列腺素 E1(PGE1)是一种血管扩张剂及抑制血小板聚集剂,PGE1 通过激活细胞内腺苷酸环化酶,使血小板和血管平滑肌内的环磷酸腺苷(cAMP)水平成倍增加,致使产生惰性血小板和血管扩张。PGE1 性质为水溶性,新型脂质微球 -PGE1 广泛用于临床,它以脂质微球为载体,使 PGE1 分子脂化、分割和包埋,不以游离方式在血中循环,使半衰期明显延长,经肺很少灭活,从而最大限度地发挥其生物效应。在前列腺素类药物中,脂微球前列地尔注射液的疗效和耐受性最好.荟萃分析表明,与安慰剂相比,前列腺素 E1(PGE1)能够显著增加步行距离,即使停止治疗后其步行能力仍然保持增加。脂微球前列地尔注射液的剂量根据患者病变程度推荐为 10μg/ 次,用法一般是 10μg 加入常用液体 20ml 或 200ml,静脉推注或快速滴注,每日 1~2 次,15~20 天为一疗程。因脂微球前列地尔颗粒在常温下会裂解,故不宜在常温下放置时间过长。有严重心功能不全、妊娠、青光眼者禁用。

贝前列素钠是口服前列环素衍生物,其在体内的药理作用与前列环素相同。贝前列素钠的作用机制:通过前列环素受体激活腺苷酸环化酶,使 cAMP 浓度上升,从而达到抑制血小板异常激活,防止血栓形成;选择性扩张血管,增加缺血区供血;保护血管内皮细胞,通过抑制炎症因子、增加一氧化氮生成、抑制过氧化物和提高纤溶活性来实现;抑制血管平滑肌细胞增殖,通过抑制血小板衍生生长因子释放、抑制蛋白表达下调、抑制血管内膜增厚来实现。动物实验表明,血管成形

术 4 周后贝前列素钠高剂量组的作用明显强于对照组及阿司匹林组。由此得出结论：贝前列素钠既可抑制血管平滑肌细胞增殖，又具有扩张血管及抗血小板的作用，故可用于血管成形术后再狭窄的防治。而阿司匹林在抑制血小板聚集方面的作用虽然很强，但是其并不能够抑制平滑肌细胞增殖，故其在抑制再狭窄的能力方面很弱。一项贝前列素钠在下肢动脉阻塞性疾病患者中预防旁路移植术闭塞的回顾性研究，使用 Kaplan-Meier 法评估 1984—2003 年 80 例接受股动脉旁路移植术患者 90 条患肢的通畅率，发现术后使用前列腺素钠的通畅周期显著长于未使用组。贝前列素钠治疗能改善糖尿病性周围血管病变患者下肢的主观症状，如烧灼样感觉、冷感觉、水肿、劳力性疼痛、针刺样疼痛及感觉异常。与安慰剂相比，每日口服贝前列素钠 3 次，每次 40μg，6 个月后，无痛性行走距离改善超过 50% 的下肢动脉病变患者在两组分别为 43.5% 与 33.3%，两组间无痛性行走距离分别增加 81.5% 和 52.5%，最大步行距离分别增加 60.1% 和 35.0%，严重心血管事件的发生率分别为 4.8% 和 8.9%。因此，贝前列素钠能有效地改善间歇性跛行患者的症状。

2. 5-HT 受体拮抗剂　5-HT 受体有 7 个类型和 14 个亚型，与不同受体结合产生不同的生物效应，机制比较复杂。盐酸沙格雷酯是一种 5-HT 受体拮抗剂，通过选择性抑制血小板及血管平滑肌上的 $5-HT_{2A}$ 受体，可抑制血小板的聚集，抑制病变血管的收缩，抑制血管平滑肌细胞增殖，改善红细胞的变形能力，增加滤过速度，从而改善侧支循环及微循环障碍。盐酸沙格雷酯不拮抗 $5-HT_1$、$5-HT_3$ 和 $5-HT_4$ 受体，从而避免了药物的副作用。

Cohen 等报道，摘除杂种犬的冠状动脉并去除内皮细胞做成血管切片后放入血小板凝集液中，血管发生强烈收缩；若事先在血小板凝集液中加入 $5-HT_2$ 受体拮抗剂沙格雷酯，则能抑制血管收缩，结果发现使血管收缩的物质主要是 5-HT。但是，如果血管的内皮细胞没有被去除，则不发生类似的血管收缩反应。此结果提示，5-HT 只对无内皮细胞的血管才具有收缩作用。上述实验说明，正常血管内皮细胞的完整性至关重要。动脉粥样硬化的患者，因血管内皮细胞的完整性被破坏，在 5-HT 的作用下，导致血管收缩。

一项系统评价纳入了 9 个 RCT 研究，荟萃分析结果显示，盐酸沙格雷酯治疗下肢血管病变，能减小患者溃疡面积，增加 ABI、足背动脉血流量，无痛行走距离增加 200.87m。一项 RCT 研究显示，盐酸沙格雷酯治疗糖尿病患者下肢血管病变，能有效增加患者最大行走距离和无痛行走距离，部分改善足背动脉和胫后动脉的流速、阻力指数和 ABI 指标。因此，盐酸沙格雷酯被推荐治疗慢性动脉闭塞症所引起的溃疡、疼痛以及冷感等缺血性症状，作用良好，尤其对静息痛的疗效显著。对糖尿病足患者进行扩张血管的药物治疗，可减小患者溃疡面积，改善患者的足背动脉、胫后动脉血运。对于间歇性跛行的治疗，使用沙格雷酯能够明显延长行走距离。

盐酸沙格雷酯的推荐剂量为 100mg/ 次，3 次 /d。建议疗程为 3~6 个月。

3. 磷酸二酯酶 -3 抑制剂　以西洛他唑为代表，通过抑制磷酸二酯酶 -3 的活性，防止环磷腺苷（cAMP）的代谢失活，提高 cAMP 含量，从而产生多种药理效应：可抑制血小板的黏附、聚集和释放功能，防止血栓的形成；能使血管平滑肌松弛，扩张外周动脉，改善血液供应；具有抑制血管平滑肌细胞增殖的作用，是治疗此类血管疾病的有效途径。激活 cAMP 依赖蛋白激酶（PKA）可将脂肪酶磷酸化而使之活化，可促进三酰甘油水解，从而降低血液三酰甘油水平，提高高密度脂蛋白水平。

西洛他唑的标准治疗剂量为每次 100mg，2 次 /d。约 95%~98% 的药物在血浆中结合，主要通过肾脏排泄，由细胞色素 P3A4 系统代谢，不抑制 P450 系统。早期在美国进行的剂量 - 效果研究是一项多中心、前瞻性、随机、双盲、安慰剂对照、平行对照的临床试验，为期 24 周，西洛他唑采用 100mg/ 次，2 次 /d 和 50mg/ 次，2 次 /d 两种给药剂量与安慰剂进行对比，该研究使用固定活动平板方法，患者以 3.2km/h 的速度在 12.5° 的斜坡上行走，消耗能量大约比在平地上行走时要多 2~3 倍，结果显示，服用西洛他唑 50mg/ 次，2 次 /d 的患者最大行走距离要比安慰剂组多 38m，服用西洛他唑 100mg/ 次，2 次 /d 的患者最大行走距离要比安慰剂组多 106m；服用西洛他唑 100mg

（2次/d）的患者在24周的研究过程中,任一时间上最大行走距离和无痛性行走距离的增加都有统计学意义。该研究结论显示,西洛他唑的有效治疗剂量以100mg/次,2次/d为最佳。

西洛他唑的副作用中以头痛、头昏为主,有时头痛是撕裂性的,尤其是老年人,其可能与一次剂量较大（超过200mg）或每日剂量较大（超过300mg）有关。西洛他唑是通过抑制磷酸二酯酶的活性,使血管平滑肌松弛,因而禁用于充血性心力衰竭和扩张性心肌病病史的患者。2015年SVS指南建议对于未合并心力衰竭的PAD患者可试验性口服3个月西洛他唑（2次/d,100mg/次）来改善无痛行走距离（Grade 2A）。

4. 改善微循环的中药制剂

（1）丹参酮ⅡA磺酸钠:扩张冠脉,同时降低血脂,保护红细胞膜。用于冠心病心绞痛。40~80mg加入250ml盐水中,每天1次,静脉滴注。

（2）川芎嗪:抗血小板聚集,增加冠脉流量和脑血流量,改善微循环。50~150mg加入250~500ml盐水中,每天1次,静脉滴注。

（3）银杏达莫注射液:主要作用有:①扩血管作用:通过刺激前列环素和内皮舒张因子的生成而产生动脉舒张作用,共同保持动脉和静脉血管的张力,扩张冠脉血管和脑血管。②降低全血黏稠度,降低血脂,改善微循环。③抗血小板聚集作用:本品是血小板活化因子的高效拮抗剂。④自由基的清除作用:清除机体内过多的自由基,抑制细胞膜的脂质发生过氧化反应,从而保护细胞膜,防止自由基对机体造成的一系列伤害。主要用于脑部及周围血液循环障碍。10~25ml每天1次或每天2次静脉滴注,给药剂量每次不超过25ml,给药时可将本品溶于生理盐水、葡萄糖、低分子右旋糖酐、羟乙基淀粉中,混合比例为1∶10。

（4）三七总皂苷:主要作用是对抗ADP引起的血小板聚集,改善微循环,扩张冠脉,降低外周阻力和主动脉压,降低心肌耗氧量;活血化瘀、通脉活络。200~400mg每天1次静脉滴注;200mg每天1次静脉注射。15d一个疗程,停药3d后可进行第二疗程。

（5）七叶皂苷钠:本药具有抗炎、抗渗出、消肿胀、增加静脉张力、改善微循环、抗氧自由基和神经保护作用,以及促进淋巴回流、抗胃酸分泌和胃黏膜保护作用。适用于各种原因引起的脑水肿、颅内血肿伴发的脑功能障碍、创伤或手术后引起的肿胀、烧伤、烫伤以及静脉回流障碍性疾病。成人0.1~0.4mg/kg,溶于10%葡萄糖注射液250~500ml中静脉滴注,每日2次,连用7~10d。也可将5mg溶于10%葡萄糖注射液5~10ml中静脉推注。

三、问题与思考

必须指出,在应用外周血管扩张药之前,必须在充分扩充血容量的基础上使用,否则会引起血压下降如直立性低血压,甚至加重微循环障碍及组织、器官缺血症状。

（郭连瑞）

参 考 文 献

[1] 何明坤,何筱莹,黄知敏,等.前列地尔（脂微球）冻干粉针治疗慢性下肢缺血性疾病的有效性及安全性研究[J].新医学,2013,44（3）:188-192.

[2] 张健,戈戈恒,齐心,等.糖尿病下肢外周动脉疾病诊治的研究进展[J].中国糖尿病杂志,2018,26（4）:343-348.

[3] Jenny S M, Fiona Murray, George Gibson, et al.The cAMP-producingagonist beraprost inhibits human vascular smooth muscle cell migration via exchange protein directly activated by cAMP[J].Cardiovasc Res,2015,107（4）:546-555.

[4] 翁莉,张秀娟,孟姝含,等.贝前列素钠治疗老年2型糖尿病合并下肢血管病变的疗效[J].中国老年学杂志,2015,35（5）:2707-2708.

[5] Surajit A, Kwanjit P, Jinpitcha M, et al. Beraprost sodium for chronic diabetic foot ulcer: a randomized controlled trial in Thammasat University Hospital[J]. Ann Vasc Dis,2014,7（1）:40-45.

[6] 王芬,王彦,孟海艳.贝前列素钠联合西洛他唑和瑞舒伐他汀治疗老年糖尿病下肢动脉病变的临床研究[J].中西医结合心脑血管病杂志,2016,14（6）:643-645.

[7] 高伟,王芳,刘关键,等.盐酸沙格雷酯治疗周围动脉疾病疗效与安全性的系统评价[J].中国循证医学杂志,2012,12（3）:341-346.

[8] 郑国富,刘小春,陈伟清,等.盐酸沙格雷酯治疗血栓闭塞性脉管炎的临床观察[J].血管与腔内血管外科杂志,2017,3（6）:1055-1056.

[9] Hiroshi M, Hiroshi S. Effects of the 5-HT2A antagonist

sarpogrelate on walking ability in patients with intermittent claudication as measured using the walking impairment questionnaire[J]. Ann Vasc Dis, 2008, 1（2）: 102-110.

[10] Yue-Xin Chen, Wen-Da Wang, Xiao-Jun Song, et al. Prospective randomized study of sarpogrelate versus clopidogrel-based dual antiplatelet therapies in patients undergoing femoropopliteal arterial endovascular interventions: preliminary results[J]. Chin Med J (Engl), 2015, 128（12）: 1563-1566.

[11] 黄晓钟, 张纪蔚. 盐酸沙格雷酯治疗周围动脉炎性疾病[J]. 中国普外基础与临床杂志, 2012, 19（11）: 1227-1228.

[12] 牟财国, 蔡杨阳, 王弋萍, 等. 前列腺素E1脂微球载体制剂联合西洛他唑治疗老年下肢动脉硬化闭塞症的疗效分析[J]. 中华全科医学杂志, 2017, 15（3）: 427-430.

[13] 徐文俭, 王旭桃, 刘国锋, 等. 西洛他唑治疗糖尿病下肢动脉病变疗效观察[J]. 中华实用诊断与治疗杂志, 2012, 26（6）: 592-593.

[14] Yung-Wei Chi, Carl J Lavie, Richard V Milani, et al. Safety and efficacy of cilostazol in the management of intermittent claudication[J]. Vasc Health Risk Manag, 2008, 4（6）: 1197-1203.

[15] Marie D. Gerhard-H, Heather LG, et al. 2016 AHA/ACC guideline on the management of patients with lower extremity peripheral artery disease: executive summary: a report of the American College of Cardiology/American Heart Association Task Force on Clinical Practice Guidelines[J]. Circulation, 2017, 135（12）: e686-e725.

第二节　抗凝疗法

血液的凝血与抗凝之间的动态平衡是维系机体血液正常循环的关键。血液高凝和易栓变化，是许多心血管系统疾病共有的病理生理变化的基础，凝血酶在血栓形成中起到核心作用。它通过凝血因子、血小板和血管内皮细胞等多方面作用，促进了血栓病变的发生和发展。研究和应用抗凝疗法来防治血栓性疾病和促进血管外科技术的发展，一直是基础医学和临床医学研究的一个重要课题。

一、抗凝药物的分类

（一）肝素（heparin）

1916年Mclean发现心磷脂（cuorin）和肝磷脂（heparphosphatid）有明显的抗凝作用，1918年Howell命名为肝素。1935年肝素用于临床。肝素分子量10 000~56 000D，平均15 000D，又称普通肝素（unfractionated, heparin, UFH）。

1. **肝素的作用机制**　通过多个环节发挥抗凝作用。

（1）主要是通过强化抗凝血酶Ⅲ（antithrombin Ⅲ, ATⅢ），与之形成1:1复合物，使之发生构象变化才产生抗凝效应的。ATⅢ是丝氨酸蛋白水解酶抑制物，能使以丝氨酸为中心的凝血因子（凝血酶、Xa、IXa、XIa、XIIa）失去活性。肝素与ATⅢ结合后，加速其对凝血因子的灭活作用，从而抑制凝血酶原激酶的形成，并对抗已经形成的凝血酶原激酶的作用。

（2）干扰凝血酶的作用: 小剂量肝素与ATⅢ结合后，使ATⅢ的反应部位（精氨酸残基）更易与凝血酶的活性中心（丝氨酸残基）结合成稳定的凝血酶-抗凝血酶复合物，从而灭活凝血酶，抑制凝血因子I转变为纤维蛋白。

（3）干扰凝血酶对ⅩⅢ因子的激活，影响非溶性纤维蛋白的形成; 阻止凝血酶对因子Ⅷ和Ⅴ的正常激活。

（4）防止血小板的聚集和破坏: 通过阻抑血小板的黏附和聚集，从而防止血小板崩解而释放血小板第Ⅲ因子及5-羟色胺。

2. **应用剂量和方法**　我国最常见的肝素注射液剂型为2ml/12 500U。常用的方式有静脉注射和皮下注射:

（1）静脉注射: ACCP推荐的用法一次性给5 000U，随后最初24h内至少30 000U。保持APTT比对照高1.5~2倍，或以激活全血凝固时间（activated clotting time of whole blood, ACT）监测达300~400s为准。我国2017年防治指南提出UFH剂量个体差异较大，使用时必须监测凝血功能，一般静脉持续给药。起始剂量80~100U/kg静脉注射，以后以10~20U/（kg·h）静脉泵入，以后每4~6h以活化部分凝血活酶时间（activated partial thromboplastin time, APTT）再做调整，使其延长至正常对照值的1.5~2.5倍。

（2）肝素皮下注射: 皮下注射肝素吸收慢而且均匀，血液处于有效低浓度的抗凝状态，持续时间长、使用方便、费用低、不良反应少、患者易于接受。每次 6 250U,维持 APTT 至治疗范围。

UFH 术中应用也是常用的做法之一。为防治血栓残留和新的血栓形成,以及接触性血栓的形成,外周血管重建手术和血管腔内手术中,使用。肝素应用剂量,通常为,1mg/kg 静脉注射。术中根据操作时间和肝素的半衰期,追加剂量。手术局部冲洗可用 6 250U 肝素加入生理盐水 500ml 配制。

3. UFH 主要的不良反应

(1)出血是所有抗凝药物最严重的不良反应,普通肝素的出血及其治疗详见后文"出血及其防治"。

(2)肝素诱导的血小板减少症(heparin-induced thrombocytopenia, HIT):应用肝素治疗后,血小板计数进行性减少低于 10 万 /mm^3 或减少超过 30%,为 HIT-1 型(良性或一过性)和 HIT-2 型(严重或持久性)。后者血小板严重减少,并发动、静脉血栓,病残率和死亡率很高。发病机制不明,可能是因为肝素是一种弱抗原,与血小板膜成分结合,形成抗体,激活补体后启动血小板花生四烯酸代谢系统,增强具有强烈收缩血管和聚集血小板的 TXA2 生成。在血小板活化后,又会加强肾上腺素 ADP 和 5-HT 诱聚血小板的效应。另一方面 PF4 具有中和 UTH 的活性。PF3 参与内源性凝血系统使 Fbg 转变为 Fb。最终会导致或加重动、静脉血栓形成,从而使血小板消耗及出血。

HIT 常发生于 UFH 用后 6~15d(平均 8~9d)。Ⅰ型是一过性:血小板减少多在应用 UTH 2~6d 出现,且减少缓慢,一般不低于 10 万 /mm^3,停药后 1~5d 可恢复正常。Ⅱ型是持久型:用药几天血小板呈严重和持续性下降。可在不同部位的动静脉发生血栓,血凝块中多含血小板和纤维蛋白仅有少量红、白细胞,此称为"白色血块综合征"(white clot syndrome)。发生于肢体者截肢率 5%~20%。肺动脉栓塞率 25%~30%,死亡率高。因此,一旦怀疑 HIT,应进行相关抗体的实验室检测进行确诊,HIT 诊断一旦成立,应立即停用,改为非肝素抗凝药(如阿加曲班等)治疗。其实,在临床上,通过肝素应用的病史,以及 4Ts 评分就可以高度怀疑 HIT 的存在,此时就可以停止应用肝素,改为其他抗凝制剂。

(3)UFH 的耐药问题:规范大剂量应用肝素后 ACT 和 APTT 值不能达到预期水平时就称为"肝素抵抗"或"肝素耐药"。可能和血小板数目增多或活性增强有关。监测 ACT 对判断肝素耐药有参考价值。一旦确定可追加肝素用量,并可并用 PGI2 或和抗血小板药阿司匹林等来抑制血小板的功能,以求 ACT 值达到 >300~400 的水平。

应用肝素后,APPT 不达标的原因之一是患者存在 ATⅢ缺乏,中国人群中常见的易栓症之一。因为肝素是间接的凝血酶抑制剂,需要通过 ATⅢ才会发挥抗凝效果。此时,需要换用非肝素类制剂进行抗凝。当然,如果是一过性的,因为大量凝血因子消耗引起的 ATⅢ临时缺乏,如大量血栓形成后、出血、慢性 DIC,可以通过补充新鲜血浆重建凝血系统,从而发挥肝素的作用。

(二)低分子量肝素(low molecular weight heparin, LMWH)

1976 年 Johnson 发现将普通肝素降解后,其分子量在 4 000~7 000D,其抗 Xa 的活性得以保留,而作用于其他抗凝因子的效力减低,从而使得这种肝素在具有良好的抗凝效应同时,具有安全、起效快、可预测、治疗窗宽等优点,也成为目前临床应用最为广泛的抗凝药物。不同的裂解方式,产生不同的低分子量肝素。

(1)LMWH 的作用机制:和肝素类制剂一样,低分子量肝素的抗凝作用一般认为主要通过两个方面实现:①对凝血酶的抑制作用;②对凝血活性因子 Xa(FXa)的抑制作用。两者都依赖于肝素的戊糖结构与抗凝血酶Ⅲ(AT-Ⅲ)的结合。其中肝素抗凝血酶的作用不但要求肝素与 ATⅢ的结合,还同时要求肝素与凝血酶的直接结合,这就需要肝素分子有足够的长度,而肝素增强抗凝血酶 -Ⅲ抑制 FXa 的作用不需要肝素与 FXa 直接接触。因此,低分子量肝素的抗凝血酶作用远低于其抗 FXa 作用。普通肝素抗 FXa 与抗凝血酶的活性之比约为 1,而低分子量肝素抗 FXa 与抗凝血酶的活性之比为 2~4。

同时,LMWH 通过内皮细胞的介导作用,引起 t-PA(组织型纤溶酶原激活剂)和 PGI2(前列环素)样物质释放增多,有利于内源性纤溶系统发挥纤溶作用。

(2)LMWH 的临床应用:LMWH 是良好的抗凝制剂,应用于各种血栓事件的预防和治疗。例如,不稳定型心绞痛、血液透析、VTE、进展性脑梗死以及血管外科围手术期血栓预防等。LMWH临床有很多种,其药理特性、抗Xa/Ⅱa比值不尽相同,剂量单位也有差异,所以临床上不能替换应用(表1-3-1临床上常用的低分子量肝素)。LMWH应用通常为皮下注射,根据体重来调整剂量。也可静脉给药(如用于急性心肌梗死、血液透析),但不可肌内给药。

(3)LMWH的不良反应:LMWH应用过量后,同样会导致严重的出血。尽管其和鱼精蛋白结合的效率不如UFH,但仍可用鱼精蛋白进行中和。

LMWH的血小板减少症的发病率远低于UFH,对肝素敏感者容易产生肝素依赖性抗体,与LMWH有极高的交叉反应(约90%),一旦发生HIT,同样需要积极有效的治疗。

LMWH局部皮下注射的皮肤反应通常可以为患者所耐受,但也是影响其使用和患者依从性的因素。

(三)凝血酶直接抑制剂

1. 阿加曲班

(1)作用机制:阿加曲班是合成的精氨酸衍生物,机制为直接抑制凝血酶产生抗凝作用的,可逆地与凝血酶活性部分(FⅡa)呈立体性结合,通过抑制凝血酶催化或诱导的反应(包括纤维蛋白的形成,凝血因子V、Ⅷ和ⅩⅢ的活化,蛋白酶C的活化及血小板聚集)发挥抗凝作用。其抗血栓

作用不需要辅助因子ATⅢ。阿加曲班对凝血酶具有高度选择性,对游离的、与血凝块相联的凝血酶均具有抑制作用,对相关的丝氨酸蛋白酶几乎无影响。阿加曲班可以调解内皮细胞功能,抑制血管痉挛,下调各种导致炎症和血栓的细胞因子。对血小板没有影响,不会诱发HIT。CFDA批准的适应证仅包括:①缺血性脑梗死急性期改善患者神经症状、日常活动障碍;②慢性动脉闭塞症,改善四肢溃疡、静息痛及冷感等。美国FDA批准AB也可用于冠脉血栓症患者、HIT患者或高危人群的经皮冠脉介入术以及用于预防或治疗HIT患者的血栓形成。

(2)用法与用量

1)缺血性脑梗死急性期:初始2日,一日60mg,以适当输液稀释,24h持续滴注,其后5日,一次10mg,早晚各一次,每次滴注3h。

2)慢性动脉闭塞症:静脉滴注,一次10mg,一日2次,每次滴注2~3h。用药疗程在4周以内。

3)冠脉血栓症患者、HIT患者或高危人群的经皮冠脉介入术:一次350μg/kg,静脉弹丸式注射3~5min,随后以每分钟25μg/kg持续静脉滴注。使ACT维持在300~450s。

4)治疗肝素诱导的血小板减少患者的血栓形成:每分钟2μg/kg持续静脉滴注,调整剂量使APTT维持在起始基础值的1.5~3倍。最大滴注速率为每分钟10μg/kg。

表1-3-1　常用LMWH的不同性质和应用

别名	抗Xa/Ⅱa效价	平均分子量	半衰期	VTE预防(皮下)	VTE治疗(皮下)
依诺肝素 Clexane	3.9:1	4 500	4.5h	中度风险 20mg 每日1次 高度风险 40mg 每日1次	1mg/kg,每12h一次
达肝素 Fragmin	2.5:1	5 000 (2 000~9 000)	3~5h 皮下应用 2.1~2.3h 静脉注射	中度风险 2 500U 每日1次 高度风险 5 000U 日1次	200U/kg 每日1次(或100U/kg,每12h一次)
那屈肝素 Nadroparin	3.3:1	4 300	3.7h	0.3ml(中度风险) <50kg:0.2~0.3ml; 51~70kg:0.3~0.4ml; >70kg:0.4~0.6ml(高度风险) 每日1次	0.1ml/10k 12h一次

2. 水蛭素(hirudin,H) 1884 年 Haycorft 首先从水蛭的唾液中提取一种抗凝物质。1955 年 MarKwaed 发现这种抗凝物质有极强的直接抑制凝血酶的效应,并命名为水蛭素。1986 年 Dlid 等应用化学合成的 H 基因在大肠埃希菌得到表达,及 1988 年 Son 等在酵母菌中获得了大量的 H 则称为重组水蛭素(recombinant hirudin,RH)。RH 分子量约 700U,几乎无毒性和无抗原性,在血浆中稳定,只与凝血酶特异结合,产生很强的抑制作用。90% 经肾排出。

目前常见的此类药物有比伐芦定。CFDA 批准比伐芦定用于择期经皮冠状动脉介入术(percutaneous transluminal coronary intervention,PCI)的抗凝治疗,用法用量:PCI 前静脉注射 0.75mg/kg(5min 后检测 ACT),如需要,在静脉注射 0.3mg/kg,随后在 PCI 期间以每小时 1.75mg/kg 的速率静脉滴注,最多可持续至术后 4h,术后 4h 后,如有必要再以每小时 0.2mg/kg 的速率静脉滴注,但不应超过 20h。HIT 患者行 PCI 时先静脉注射 0.75mg/kg,随后在 PCI 期间以每小时 1.75mg/kg 的速率静脉滴注。

3. 达比加群酯

(1)作用机制:达比加群酯为竞争性、直接凝血酶抑制剂。因凝血酶(丝氨酸蛋白酶)可促使凝血因子 I 在凝血级联反应中转化为纤维蛋白,抑制凝血酶可阻止血栓的形成。其活性成分可抑制游离和结合的凝血酶,以及凝血酶诱导的血小板聚集。

(2)用法与用量:降低非瓣膜性房颤患者脑卒中和全身性栓塞风险以及 VTE 的治疗剂量为 1 次口服 150mg,一日 2 次。预防髋关节置换术后 VTE:术后 1~4h 且止血后首剂 110mg(第 1 日),随后 220mg,每日 1 次口服,连用 28~35d,如手术当日未开始使用,止血后应以一次 220mg、每日 1 次开始使用。与低分子肝素的预防效果和出血率基本相似。

(四)维生素 K 依赖性抗凝药(VKA)

1. 作用机制 我国现有的 VKA 只有华法林一种。华法林是经典的 VKA,应用近 70 年,它的优点在于口服、经济、有效、无 HIT 风险。

它从结构上类似维生素 K(VK),肝脏在全部正常的凝血因子 Ⅱ、Ⅶ、Ⅸ、Ⅹ 和蛋白 C、蛋白 S 等

糖蛋白活化的过程中,均需要 VK 存在,因而这些因子统称 VK 依赖因子。在正常生理情况下,在 VK 的形成过程中环氧型 VK(VKO)是一个重要的物质,它必须在 VK 环氧物还原酶的作用下才能还原成 VK。口服华法林具有抑制 VK 环氧化物还原酶的作用,使 VKO 转化成 VK 发生障碍,从而产生抗凝效应。华法林是目前临床有效的口服抗凝药物,在长期抗凝管理中起着重要的作用。例如静脉血栓栓塞症(深静脉血栓和肺动脉栓塞)、心脏瓣膜置换、房颤等。

2. 用法用量 第 1~3 日,一日 3~4mg,3 日后可参考 INR 是否达标(2.0~3.0)来调节剂量,在口服抗凝药过程中应常规测定 INR,每 2~3 周 1 次,保持在 2.0~3.0 范围内,这是调整华法林的应用剂量的客观依据,及防止出现出血或血栓复发等不良反应。

华法林的抗凝效果有很大的个体差异,并且药效容易受其他药物和食物的影响。有些药物有增强华法林作用的效应,如水合氯醛、细胞色素 P$_{450}$(CYP)2C9 抑制药(如胺碘酮、卡培他滨、依曲韦林、氟康唑、氟伐他汀)、CYP 1A2 抑制药(如阿昔洛韦、别嘌醇、西咪替丁、双硫仑、法莫替丁)、CYP 3A4 抑制药(如阿普唑仑、胺碘酮、氨氯地平、安普那韦、阿托伐他汀)等。有些药物降低其抗凝作用,如 CYP 2C9 诱导药(如阿瑞匹坦、波生坦、卡马西平、苯巴比妥、利福平)、CYP 1A2 诱导药(如孟鲁司特、莫雷西嗪、奥美拉唑、苯巴比妥、苯妥英)、CYP 3A4 诱导药(如阿莫达非尼、安普那韦、阿瑞匹坦、依非韦伦、吡格列酮)等。对华法林和其他 VKA 的敏感性改变涉及基因多态性,基因检测可以帮助选择合适的起始剂量,使 INR 更快达标,但基因检测成本较高,且有随机试验显示应用 VKA 前是否常规进行基因检测并不会影响患者的重要结局,因此并不推荐常规使用。

3. 桥接抗凝

(1)原理:在开始华法林治疗的数日 PT/INR 延长主要反映半衰期最短(4~6h)的 FVII 抑制,但其他维生素 K 依赖性凝血因子半衰期长,2~3d 不会完全耗竭,因此华法林要在使用 2~3d 后才会发挥完全的抗凝作用。为使患者最大程度缩短没有任何抗凝治疗的时间,从而最大程度降低患者的血栓风险,常用起效快的抗凝药物(常为低分

子量肝素）与华法林进行桥接。

（2）使用桥接药物适应证

1）近3个月内发生栓塞性脑卒中或体循环栓塞。

2）机械二尖瓣。

3）机械主动脉瓣合并脑卒中其他危险因素。

4）心房颤动合并极高脑卒中风险。

5）近3个月内发生VTE。

6）近期放置冠脉支架。

7）长期使用抗凝药物患者在停药期间曾出现血栓栓塞。

（3）桥接时间（表1-3-2）

表1-3-2　不同指征的桥接时间

指征	术前	术后
静脉血栓		
1个月内	静脉注射肝素或皮下注射LMWH	静脉注射肝素或皮下注射LMWH
2~3个月	—	静脉注射肝素或皮下注射LMWH
3个月以上	—	皮下注射肝素或LWMH
心房颤动		
最近1个月内有栓塞事件	静脉注射肝素或皮下注射LMWH	静脉注射肝素或皮下注射LMWH
预防性抗凝	—	恢复术前口服抗凝

注：术前桥接时机一般在计划手术术前3d（停华法林2d后）；术后桥接时机：出血风险高的操作或大手术：止血48~72h后；低出血风险小操作：操作后24h

（4）桥接剂量

1）治疗剂量：适用于有潜在动脉血栓栓塞来源或近1个月内曾发生VTE的患者。常见方案：依诺肝素，1mg/kg，一日2次皮下注射；达肝素，100U/kg，一日2次皮下注射。

2）中等剂量：适用于心房颤动或近1个月内VTE而需要桥接但应注意出血问题的者。常见方案：依诺肝素，40mg一日2次皮下注射；达肝素，5 000U一日2次皮下注射。

3）预防剂量：3~12个月内发生VTE的患者。常见方案：依诺肝素，40mg一日1次皮下注射；达肝素5 000U一日1次皮下注射。

（五）Xa因子抑制剂

1. Xa因子抑制剂的种类（表1-3-3）

2. 临床应用

（1）利伐沙班

1）作用机制：选择性阻断Xa因子活性位点，且不需要辅因子以发挥活性。

2）用法与用量

预防择期髋膝关节置换术后VTE：10mg每日1次口服。如伤口已止血，首剂应在术后6~10h之间，髋关节疗程35d，膝关节疗程12d。

治疗VTE：前三周15mg每日2次口服，之后20mg每日一次，疗程少3个月。

降低非瓣膜性心房颤动患者栓塞事件风险：20mg每日一次。

（2）阿哌沙班

1）作用机制：为选择性Xa因子抑制剂，可抑制游离或血栓内Xa因子和促凝血酶原激酶活性，减少凝血酶生成和血栓形成。对血小板聚集无直接作用，但可抑制凝血酶诱导的血小板聚集。

表1-3-3　Xa因子抑制剂

药品名称	作用机制	用法和途径	生物利用度/%	血浆达峰时间/h	血浆半衰期/h	排泄
磺达肝癸钠（fondaparinox）	间接Xa因子抑制剂	皮下每日1次	100	2	17~21	肾
利伐沙班（rivaroxaban）	直接Xa因子抑制剂	口服每日1次	80	2~4	青年5~9老年9~12	肝、肾（28%、66%）
阿哌沙班（apixaban）	直接Xa因子抑制剂	口服每日1次	>50	3	8~14	肝、肾（46%~56%、25%~20%）

2）用法与用量：

髋膝关节置换术患者预防 VTE 剂量：2.5mg，一日 2 次口服，术后 12~24h 给予首剂，髋关节置换术后疗程为 35 日；膝关节置换术后疗程 12 日（CFDA 批准）。

降低非瓣膜性心房颤动患者栓塞事件风险：5mg，一日 2 次口服（FDA 批准）。

VTE 的治疗剂量为：一次 10mg，一日 2 次口服，7 日后调整剂量为一次 5mg，一日 2 次（FDA 批准）。

降低 VTE 复发风险：治疗 VTE 至少 6 个月后给药，2.5mg 一日 2 次口服（FDA 批准）。

（3）磺达肝癸钠：间接 Xa 因子抑制剂，是人工合成的抗凝制剂，保留了抗 Xa 的活性成分——戊糖。通过选择性与 ATⅢ 结合，增强 ATⅢ 对凝血酶的抗 Xa 因子活性，阻碍凝血级联反应，抑制凝血酶形成和血栓增大。磺达肝癸钠对 Ⅱ 因子和血小板无作用。因此，可以用于治疗 HIT。磺达肝癸钠在临床上，用于骨科大手术后，预防静脉血栓栓塞事件的发生。用于不稳定型心绞痛或非 ST 段抬高心肌梗死患者的治疗。用于使用溶栓或初始不接受其他形式再灌注治疗的 ST 段抬高心肌梗死患者的治疗。

VTE 的预防剂量为皮下注射一次 2.5mg，一日 1 次，术后给药，持续至可活动为止，至少 5~9 日，髋关节术后可在增加 24 日。

二、应用抗凝药物的有关问题

（一）抗凝药物的适应证

主要应用于动、静脉血栓性疾病的治疗，常见的适应证包括：

1. 心房颤动。
2. 冠状动脉疾病。
3. 深静脉血栓形成。
4. 缺血性脑卒中。
5. 高凝状态。
6. 心肌梗死。
7. 肺栓塞。
8. 支架或人工血管内血栓形成。

此外，还应用于辅助腔内各诊断治疗技术及传统动脉重建手术的实施，以及围手术期血栓防治等。

（二）抗凝药物的禁忌证

1. 药物过敏者。
2. 与止血异常有关的活动性出血或出血风险增加的患者。
3. 近期内严重外伤和大手术者。
4. 出血性脑血管意外者。
5. 严重肝、肾功能不全，影响药物代谢者。

（三）对实验室的检测要求

不同的药物检测指标的要求不尽相同，抗凝药物的用量和效果有个体差异，并受到肝肾功能状态等多方面影响，因而常很难制订出适合所有患者的标量方案。

对于肝素来说，一般理想的抗凝状态指标是：试管法凝血时间（clotting time，CT）维持在正常（8~12min）的 2~3 倍（16~25min）；活化部分凝血活酶时间（activated partial thromboplastin time，APTT）在正常 32~43s 的 1.5~2.5 倍。凝血酶原时间（prothrombin time，PT）应维持在正常（14~15s）的 1~1.5 倍。血中肝素浓度最好维持在 0.2~0.5U/ml，出血风险最小而又最佳效应的水平。对于严重血栓，肝素消失加快，需要增加剂量。若以肝素 1 400U/h 速度静脉滴注 6h 要求，可按下列比值来增减肝素剂量（表 1-3-4）。

表 1-3-4 肝素用量增减表

患者 APTT 值/APTT 正常值	每小时增减剂量
>5.0	−500U
4.1~5.0	−300U
3.1~4.0	−100U
1.1~1.4	+50U
<1.2	+400U

华法林对于实验室检测的要求相对严格，服药 3~5d 后需要检测 INR 判断药物是否起效以及作用是否达标，之后每周检测 INR 以判断当前药物剂量是否稳定起效，药物量效关系稳定后，也要在后续用药过程中每 3 周~1 个月复查 INR 根据结果判断用药剂量是否合适。

低分子肝素和新型口服抗凝药作用位点不同于前两者，因此，上述指标并不能直观地反映药物效力，在服药过程中不需要监测指标来反映量效关系，但在发生出血或血栓事件时可检测对应凝血因子的活性来判断药物作用。

（四）出血及防治

出血是所有抗凝药物的主要不良反应和并发症。在严格按指南应用的前提下仍然会有5%~10%的发生率。严重时可以出现大出血，甚至危及生命。遇到大出血，可适当补充血浆、血、凝血酶原复合物等。不同的药物，需要采取的紧急措施不尽相同。通常情况下，需要动态评估和平衡血栓栓塞的风险以及出血的严重程度，决定停用、减量应用，或应用相应的对抗剂逆转抗凝效力。

1. 肝素与低分子量肝素的逆转 出血的处理取决于出血部位和严重程度、潜在血栓栓塞风险以及当前的APTT（肝素）或抗Xa因子活性（低分子量肝素）。

（1）紧急逆转：停用肝素并给予硫酸鱼精蛋白，静脉缓慢输注，速度不应超过20mg/min，任意10min内的总剂量不应超过50mg。

1）普通肝素：1mg硫酸鱼精蛋白可完全中和100U肝素的抗凝作用，可一次给予25~50mg硫酸鱼精蛋白，并重新检测aPTT或抗Xa因子活性。

2）低分子量肝素：8h内给予依诺肝素：1mg鱼精蛋白/1mg依诺肝素；8h前给予依诺肝素：或认为有必要给予第2剂鱼精蛋白时：0.5mg鱼精蛋白/1mg依诺肝素；达肝素或那屈肝素：1mg鱼精蛋白/100U低分子量肝素。

（2）不需要紧急逆转：停用肝素即可，预计普通肝素4~5h，低分子量肝素约24h，肝素的作用可以基本消除。

另外值得注意的是肝素的反跳问题：所谓"反跳"是硫酸鱼精蛋白中和肝素造成的高凝血状态，后又出现的低凝状态。机制可能：①鱼精蛋白用量不足，使肝素未得到有效抑制；②血细胞和组织破坏释放大量肝素；③低温体外循环使肝素代谢减慢或使鱼精蛋白代谢加快；④鱼精蛋白与非肝素物质结合或渗到血管外间隙，经淋巴系统延缓进入血液循环；⑤血浆酶促使肝素从鱼精蛋白－肝素复合体释出。ACT难以鉴别是肝素残留还是血小板减少问题。此时可做肝素定量（酰胺分解法）、血栓弹力和Sonodot试验予以鉴别。如属肝素残留，可再补以小剂量的鱼精蛋白。如属血小板减少或聚集功能下降，可补新鲜血液或血小板。

2. 华法林的逆转处理 华法林相关出血时，需要考虑INR升高的程度、出血是否具有临床意义以及基础血栓风险（表1-3-5）。

3. 直接口服抗凝药的逆转

（1）达比加群的逆转：依达赛珠单抗（Praxbind）是人源化抗达比加群单克隆抗体片段，抗结合达比加群以及酰基葡萄糖醛酸代谢产物的亲和力远远高于达比加群结合凝血酶的亲和力。可用于紧急逆转达比加群的抗凝作用，5g（2支）连续2次输注。临床实例显示，应用达比加群出血时的APTT 61.5s，TT测不出；应用2支依达赛珠单抗后30min，APTT 32.4s，TT 17.1s。国内已有两例应用经验。

表 1-3-5　不同情况下的推荐处理

INR	出血	推荐处理
<5.0	无	降低华法林剂量 停用下1剂华法林，当INR在治疗范围时恢复低剂量华法林 如果INR轻微超出范围可维持现有剂量
5.0~9.0	无	停用下1~2剂华法林，增加检测INR频率，当INR回归治疗范围时，恢复低剂量华法林 停用下1剂华法林，口服1~2.5mg维生素K₁
>9.0	无	停用华法林，口服2.5~5mg维生素K₁，频繁检测INR根据需要应用维生素K₁，当INR回归治疗范围时，恢复低剂量华法林
任何	严重/危及生命出血	停用华法林，缓慢静脉注射10mg维生素K₁，使用4因子凝血酶原复合物（PCC），如果没有PCC可根据临床情况输入新鲜冰冻血浆（FFP），检测指标，如果需要此过程可重复进行

（2）利伐沙班、阿哌沙班、艾多沙班的逆转：andexanetα 是 FXa 抑制剂的逆转药物，是 FXa 的无催化活性形式，充当"诱饵"与抗凝药结合并将之隔离。逆转低剂量 FXa 作用或距离上一剂服用时间 >8h 用小剂量逆转：以 30mg/min 的速率静脉推注 400mg，然后以 4mg/min 的速率输注 480mg，最长可持续输注 120min。前 8h 内接受高剂量 FXa 抑制剂的逆转：以 30mg/min 的速率静脉推注 800mg，然后以 8mg/min 的速率输注 960mg，最长可持续输注 120min。目前国内还未上市。

三、问题与思考

（一）UFH 的临床应用，以及优缺点

UFH 的应用越来越倾向于术中肝素化及围手术期的抗凝治疗。

UFH 的优点是起效快，静脉注射后半衰期是 1~6h，平均 1.5h，并与用量有相关性；静脉注射 100U/kg、200U/kg、400U/kg，半衰期分别为 56min、96min、152min。UFH 的特点是半衰期短，静脉滴注后 3~4h 就失去活力，另外，UFH 需检测 APTT 来调整剂量。这也使得 UFH 更适合应用于一些治疗窗值狭窄的病例。鱼精蛋白的中和可以快速扭转 UFH 的抗凝效果。同时，UFH 的使用过程中还需监测血小板，以避免 HIT 的发生。

（二）LMWH 在抗凝治疗中的地位和争论

LMWH 有效、方便，不用严格监测和并发症少而轻等优点，许多心血管和专家都提出异议，普遍认为不同的 LMWH 均从 UFH 中裂解而成，但裂解方式、制作工艺、平均分子量、药代动力学和临床结果不一样。WHO、FDA、ACCP 和 ACC/AHA 也提出：不同的 LMWH 应视为不同的药物，临床应用也不能互相替换。

（三）特殊人群的抗凝治疗

1. **妇女妊娠期 DVT 的抗凝治疗** LMWH 不能通过胎盘而无损于胎儿，仅在围生期停用。禁用 VKA 及直接凝血酶抑制剂（如：达比加群）及因子 Xa 抑制剂（如：利伐沙班和阿哌沙班），因其可引起胎儿颅内或胎盘内出血而致胎儿死亡，同样在哺乳期也应禁用。

2. **老年性 DVT 的抗凝治疗** DVT 的发病随年龄在增多，发病率为年轻人的 4.7 倍。UFH、LMWH 以及新型抗凝药物主要在肝脏代谢，如肝肾功能障碍可产生蓄积，成为出血率高的主要因素。VKA 由于受到食物和一些药物的影响而使血浓度变异常，所以应该多做血凝监测来调整用量，在老年患者中应注意。

老年性 DVT 的另一原因是恶性肿瘤，需要注意的是"隐匿性癌"的存在。有胰腺癌患者尸检 675 例，DVT 并发率 29%~31%，其中胰头 14%~28%，胰尾 34%~48%。其他脏器癌也可发生，临床方面以复发性深浅静脉炎多见。UFH、LMWH 和 VKA 均可应用。如患者接受手术、放疗或化疗可导致机体代谢障碍，应用抗凝治疗时剂量要灵活掌握，注意发生出血并发症。

3. **低体重人群的抗凝治疗** 低体重人群应适当调整抗凝药物剂量，以降低出血风险。

（四）新型口服抗凝药的临床应用价值

新型口服抗凝药包括直接的 Xa 因子抑制剂，如利伐沙班、阿哌沙班等；直接的 IIa 因子抑制剂，达比加群。新型口服抗凝药的研发和临床应用可以说是抗凝药物进展中的重要里程碑。以往的间接和直接凝血酶抑制剂通常为针剂，应用上和患者的依从性上会存在一定的问题。而传统的 VKA 制剂则受多种食物和药物的影响，需要良好的监测以避免抗凝不足或是抗凝过强的问题。而新型口服抗凝的研发，则是试图解决这些问题，虽然目前我国 CFDA 批准的适应证相较于美国 FDA 有一定差异（表 1-3-6），但新型口服抗凝药已经开始在临床应用更为便捷、安全。大量的循证医学证据逐步证实了新型口服抗凝药的临床应用地位，也逐步改变着指南制订和临床实践。

表 1-3-6 新型口服抗凝药 CFDA 与 FDA 适应证

药物名称	CFDA	FDA
达比加群酯	预防存在以下一个或多个危险因素的成人非瓣性房颤患者的卒中和全身性栓塞： • 先前曾有卒中、短暂性脑缺血发作或全身性栓塞 • 左心室射血分数 <40% • 伴有症状的心力衰竭，心功能分级 ≥2 级 • 年龄 ≥75 岁 • 年龄 ≥65 岁，且伴有以下任一疾病：糖尿病、冠心病或高血压	①已使用肠外抗凝药 5~10d 的患者治疗深静脉血栓形成和肺栓塞 ②降低深静脉血栓和肺栓塞复发的风险 ③预防髋关节置换术后深静脉血栓和肺栓塞 ④降低非瓣膜性心房颤动患者发生脑卒中和全身性栓塞的风险
利伐沙班	①治疗成人深静脉血栓形成（DVT），及急性 DVT 后预防 DVT 复发和肺栓塞（PE）。 ②具有一种或多种危险因素（如：充血性心力衰竭、高血压、年龄 ≥75 岁、糖尿病、卒中或短暂性脑缺血发作病史）的非瓣膜性房颤成年患者，以预防卒中和全身性栓塞。 ③预防择期髋关节或膝关节置换手术成年患者的静脉血栓形成	①治疗肺栓塞和预防肺栓塞复发。 ②治疗深静脉血栓形成。 ③降低具有一种或多种风险因素（如充血性心力衰竭、高血压、年龄 ≥75 岁、糖尿病、有脑卒中或短暂性脑缺血发作病史）的非瓣膜性房颤患者发生脑卒中和全身性栓塞的风险。 ④用于择期髋关节或膝关节置换术患者，以预防静脉血栓形成
阿哌沙班	用于髋关节或膝关节择期置换术的成年患者，预防静脉血栓栓塞事件	①非瓣膜性房颤患者降低卒中和全身性栓塞的风险。 ②成人患者深静脉血栓（DVT）和肺栓塞（PE）的治疗及复发性 DVT 和 PE 的预防。 ③髋关节或膝关节置换术患者，以预防静脉血栓形成

（李拥军）

参 考 文 献

［1］吴庆华. 急性下肢深静脉血栓形成溶栓抗凝治疗［J］. 中华医学杂志, 2003, 83（增刊）: 32-35.

［2］张柏根. 下肢深静脉血栓形成治疗的几个问题［J］. 中华普通外科杂志, 2006, 21（2）: 81-83.

［3］中华外科学会外科分会血管外科学组. 深静脉血栓形成的诊断和治疗指南（第三版）. 中华普通外科杂志, 2017, 32（9）: 807-812.

［4］尤国皎, 都丽萍, 陈跃鑫, 等. 我国已上市新型抗凝药物的特点及临床应用进展［J］. 临床药物治疗杂志, 2017, 15（1）: 1-7.

［5］La Monte, Mp. Argatrban in thrombotic strone. Haemost Thromb, 2002, 32（supp13）: 39-45.

［6］Kabitza D, Becka M, Voith B, et al. Safety pharmcodynamics and Pharmacokintics of single doses BAY 59-7939, Oral direct factor Xainhibito. Pharmacol Ther, 2005, 78: 412-421.

［7］李家增. 溶血栓药的作用机制［J］. 中华医学杂志,

2004, 84: 1759-1760.

［8］Kearon C, Kahn S R, Agnelli G, et al, Anti thrombotic therapy for vemouseedition）. Chest, 2008, 133 Suppl: 454S-545S.

［9］王嘉桔. 王嘉桔周围血管疾病学术研究［M］. 北京: 人民军医出版社, 2001.

［10］杨耀国, 管珩. 动静脉疾病的抗栓治疗进展［J］. 中国血管外科杂志, 2009, 1: 58-61.

［11］周玉杰, 葛均波. 防栓抗栓现代治疗策略. 北京: 人民卫生出版社, 2006.

［12］Patrono C, Garia-Rodriguzz LA, Landolfi LA, et al. Low-dose aspirin for the prevention of atherothrombosis［J］. N Eng J Med, 2005, 353: 2373-2383.

［13］Areparin C M, Ortel TL. Heparin induced thrombocytopemia［J］. N eng J Med, 2006, 355: 809-817.

［14］隆华, 叶建荣, 蒋俊豪. 巴曲抗栓酶治疗下肢深静脉血栓［J］. 中国新药与临床杂志, 1998, 17（1）: 47-48.

［15］尚德俊, 王嘉桔, 张柏根. 中西医结合周围血管疾病学. 北京: 人民卫生出版社, 2004.

第三节 溶栓疗法

溶栓（纤溶）疗法是指用药物溶解动脉或静脉血栓，以恢复血管通畅性和缺血组织血流灌注的治疗手段。1950 年以前 Meneghini 就试图用静脉注射疫苗的方式来治疗血栓，通过疫苗中的异性蛋白激活溶血反应来溶解血栓。但直到 1955 年 Tillet 等应用链激酶（SK）和 1957 年 Plaug 等应用尿激酶（UK）治疗血栓性疾病以后，才是溶栓疗法的真正开始。特别是近 40 年来，第二代溶栓制剂和第三代复合溶栓制剂的问世，为急性动静脉血栓疾病患者提供了更多的溶栓机会。

一、溶栓制剂的类型

（一）第一代溶栓制剂

1. 链激酶制剂

（1）链激酶（streptokinase，SK）：SK 是从 β-溶血性链球菌培养液中提取的一种具有溶解纤维蛋白（血栓）活性的药物。1933 年 Tillel 等首先从该菌中分离出 SK。1965 年高纯度的 SK 研制成功并应用于临床。SK 是一种异性蛋白，具有弱抗原性。在人体内的半衰期约 25min，需要连续给药才能维持血液中的有效浓度。SK 的分子量是 48 000D，首先与纤维蛋白溶解酶原（简称：纤溶酶原）结合成 1∶1 复合物，再强烈作用于纤维蛋白溶解酶（简称：纤溶酶），促之转化为具有生物学活性的纤溶酶并发挥溶栓效果。

SK 静滴 SK 半小时前，先静注地塞米松 2.5~5mg 或泼尼松 15mg，以预防过敏免疫反应。SK 首次剂量：25 万 ~50 万 U 配入 300ml 生理盐水，30min 内滴注完毕，可使患者 90% 的抗体得到中和，在血中达到有效浓度。SK 维持剂量：60 万 U 配入 250~500ml 生理盐水，静脉滴注 6h（10 万 U/h），按此要求 6h1 次，连续静脉滴注 3d 左右。

（2）重组 SK（recombinant-SK，r-SK）：重组 SK 由生物基因工程重组技术制成，分子量 47 000D，与纤溶酶原以 1∶1 形成复合物，并促之转化为纤溶酶并进一步发挥溶栓作用，使用前仍应使用抗过敏药物，如氟美松 5mg。从非致病菌性大肠埃希菌中提纯的高纯度 r-SK，不良反应低于 SK。对下肢深静脉血栓（DVT）治疗的推荐剂量是 50 万 U 配入 250ml 5% 葡萄糖液，以 10 万 U/h 速度静脉滴注，每日 2 次，连续 2~4d，总有效率为 90%。

2. 尿激酶（urokinase，UK）
UK 是从人尿或肾细胞组织培养液中提纯的双链尿激酶纤溶酶原激活剂，高分子量单链的分子量为 55 000D，低分子量单链的分子量为 33 000D。1985 年 Shalling 发现人类尿液有溶解血块的作用，1947 年 Macfarlane 等首次报告尿液中的纤溶活性物质，1951 年 Williams 等证明它能激活纤溶酶原使之变成纤溶酶，1952 年 Sobel 将该生物活性物质命名为尿激酶（UK）。1957 年 Plaug 从尿中提纯 UK，并在 DVT 的治疗中获得成功。

UK 可直接激活纤溶酶原使之转变为纤溶酶，进而水解纤维蛋白以及凝血因子 V、Ⅷ和酪蛋白等物质。血栓中的纤维蛋白对 UK 有亲和力，基于此，UK 可以很快渗入血栓，激活血栓内的纤溶酶原，进而导致血栓从内部溶解。此外，UK 还可激活循环血液中的纤溶酶原，使血栓从表面开始溶解。UK 使用方便，抗原性较弱，可以较长时间应用。UK 的半衰期为 14~16min，对新鲜血栓效果较好，对陈旧血栓仍有一定的溶栓效果。针对 6 个月内应用过 SK 和溶栓治疗效果不满意者，UK 也能获得良好效果。美国 FDA 推荐以负荷剂量 4 400U/kg，10min 内静脉滴注完毕，继以 4 400U/（kg·h）持续（2~24h）。我国 DVT 治疗 2012 版的共识针对 UK 的治疗建议：首次 UK 4 000U/kg，30min 静脉滴注，维持剂量 60~120U/d，必要时持续 5~7d。

（二）第二代溶栓药物

1. 组织型纤维蛋白溶解酶原激活剂（tissue type plasminogen activator，t-PA）
1947 年 Astrup 和 Pevmin 在人体组织中发现一种纤溶酶原激活剂，并命名为 t-PA。t-PAα 的半衰期为 6min；t-PAβ 的半衰期为 1.5h，分子量 68 000D，它是血栓选择性纤溶酶原激活因子。t-PA 有较强的局部溶栓作用，治疗剂量为 0.75mg/kg，静脉滴注 60min，总量在 100mg 左右。1982 年采用基因重组技术生产出重组型纤溶酶原激活剂（recombinant tissue type plasminogen activator，rt-PA），分子量 65 000D。rt-PA 作用比 t-PA 和 SK 强，体外研究提示其溶栓作用较 UK 强 5~10

倍。美国 FDA 推荐：治疗 DVT 时，100mg 静脉滴注 2h，同时给普通肝素，出院后继续服用华法林 3~6 个月。

2. 单链尿激酶型纤维蛋白溶解酶原激活剂（single chain urokinase type plasminogen activator，scu-PA） 现称单链尿激酶或前尿激酶（pro-urokinse，Pro-UK），它是人尿液和血液中或某些条件培养液中提取的一种蛋白质，是不活跃的单链 UK 前体，在转变成有活性的 UK 后产生溶栓效果。临床有效剂量为 60~80mg。近年来，采用基因生物医学工程技术研究成功重组 scu-PA（recombinant scu-PA，r-scu-PA），有较强的溶栓作用，半衰期 7~8min。

3. 乙酰化纤维蛋白溶解酶原链激酶激活剂复合物（anisoylatedpiasminogen streptokinase activator complex，APSAC） 是 SK-纤溶酶原复合物后经化学处理后的溶栓剂。复合物与纤溶酶原作用部分已被乙酰化保护而失去活性，进入人体后在逐渐脱乙酰化过程中缓慢释放具有活性的 APSAC，其半衰期约为 90min，脱乙酰作用半衰期约 105min，所以作用时间远长于 SK（25min）。不需要先与纤溶酶原形成复合物，从而保护了纤溶酶原在体内的利用率。使用方便、安全和高效的溶栓剂，用量为 30U，4~5min 内静脉推注，无需重复用药。相较于 SK，其溶栓作用强 10 倍，持续时间为 4~6h，静脉推注后需继续用肝素或华法林抗凝治疗。

（三）第三代溶栓药

在第一代和第二代溶栓药物的基础上，应用基因和蛋白生物工程技术改良药物结构，延长半衰期和提高治疗效果，研究者已研制出第三代溶栓药物并已用于急性心梗（AMI）和冠脉成形术。治疗效果均好于 rt-PA。现已上市的 6 种新溶栓药物为：瑞替普酶（reteplase）、替奈普酶（tenecteplase）、拉诺替普酶（lanoteplase）、孟替普酶（monteplase）和帕米普酶（pamiteplase）。

（四）其他纤溶制剂

1. 米曲霉素（aspergillin） 是从米曲霉菌的培养液中提取出来的一种蛋白溶酶溶栓药，对纤溶系统和凝血因子都有作用，尤对纤维蛋白有高度亲和力，并从血栓内外发挥溶栓作用。隔 1~2d 注射一次。

2. 蚓激酶（lumbrokinase） 1983 年研究者从蚯蚓的提取物种发现一种溶栓物质，被命名为蚓激酶。有人称为蝗蚓粉酶（earthworm powderenzymes，EPE）。蚓激酶可以激活纤溶酶原使之转化为纤溶酶，并可直接作用于纤维蛋白使血栓溶解。可以降低纤维蛋白原浓度和血液黏度，缩短优球蛋白溶解时间。

3. 纳豆激酶（nattokinase） 是一种经口服有效的纤溶制剂，是纳豆菌经由大豆丝制造出来的一种酶制品，分子量较小（约为 20 000D）。体内外均有很好的溶栓作用。另有研究证明，纳豆激酶使用方便，纤溶作用时间长（8d）；可促使内源性 t-PA 增加和激活 Pro-UK 使之转化为 UK，来增强纤溶效果。

4. 葡激酶（staphylokinase，SAK） 1948 年由 Lack 从金黄色葡萄球菌的培养基中发现，是由 163 个氨基酸残基组成，分子量为 16 500~18 000D，具有类似 SK 和 UK 的溶栓作用的促纤溶生物活性物质。与纤溶酶原形成 1：1 的复合物。具有特异的局部溶栓作用，所以不引起全身性纤溶状态。而当血栓存在时，a2-Pl 的抑制作用就降低到 1/100，有利于 PLg → Pl 发挥溶栓作用。

二、应用纤溶制剂的有关问题

（一）禁忌证

有出血体质和出血倾向性的患者，有活动性消化道溃疡和结核病者；严重高血压（>180/110mmHg）者；严重肝肾疾病患者和 75~80 岁以上高龄老人要慎重应用；有严重过敏史者，SK、r-SK 和 SPSAC 应慎重；近期内有链球菌感染者和 6 个月内曾用 SK 者不宜再用 SK 制剂治疗，因为体内 SK 抗体水平高，用后有引起严重变态反应的可能。10~15d 内有中等以上手术者，有出血性眼病、心内血栓、内源性凝血机制障碍和妊娠者是相对禁忌证。脑梗患者慎用溶栓治疗。

（二）实验室监测

1. 凝血酶时间（TT） 控制在正常的 2 倍（正常参考值 16~18s）。

2. 凝血酶原时间（PT） 控制在 25s（正常参考值 12s）。

3. 优球蛋白溶解时间（ECT） 控制在较正常缩短 30~60min（正常参考值 90~120min）。

4. 纤维蛋白原（Fg） 不应低于 10~15g/L（正常参考值 2~4g/L）。

5. 活化部分凝血活酶时间（APTT） 可延长一倍左右（正常参考值 37±3.3s）。

6. 纤维蛋白（原）降解产物（FDPs） 超过 400mg/L 时，并发出血率高，应控制在 300~400mg/L 最为适宜。

（三）并发症

1. 出血 溶栓治疗的主要并发症是纤溶过度而引起出血，接受 SK 治疗的出血事件发生率为 14%~40%。Straub 综述了 50 篇文献中接受 UK 治疗的 4 569 例患者的治疗结局，出血事件发生率虽仅有 0.8%，但有 5 名患者因脑出血而死亡。治疗冠心病 APSAC 的出血率为 5%，rt-PA 的出血率为 8%，其中大出血发生率 1.4%，脑出血率 0.3%。大出血可发生于消化道、腹膜后和脑内出血，其中脑出血尤为严重，是死亡的主要原因之一。据 Sloan 等统计，应用溶栓药发生颅内出血的深静脉血栓患者为 3/1 099，在老人患者出血率可高达 1%~2%。肺动脉栓塞患者为 1/351，周围动脉栓塞患者为 15/1 474，急性心梗患者为 0.5%~1.9%。特别是在脑梗死的溶栓治疗中，各种溶栓制剂的出血率均比较高，尤其是 t-PA 和 rt-PA。

一般出血不需要特殊处理，严重出血者应中止治疗，并予 6-氨基乙酸、抗血纤溶芳酸或氨甲环酸等抗纤溶药物，必要时输新鲜血液或纤维蛋白原。特别是大剂量应用溶栓治疗时，应注意临床观察和实验室监测，及时了解溶栓程度和为出血并发症提供诊断信息，以助尽早采用防治措施。

2. 严重反应 主要发生在使用 SK 及其制剂溶栓的患者，主要表现为发热和恶寒，发生率分别为 40%~48% 和 20% 左右。UK 和 t-PA 使用后，偶有发热和恶心的报道，发生率分别为 15% 和 5% 左右。SK 的不良反应主要由过敏所致，严重可致过敏性休克，应给予相应的抗过敏治疗。有链球菌感染史的患者，体内不同程度存留相应的特异性抗体，该抗体的残留往往与 SK 治疗的过敏反应相关。据报道，13 607 例应用 SK 制剂的患者中，产生过敏反应的比率为 3.6%，过敏休克的比率为 0.5%。针对 SK 和 APSA 的特异性 IgG 抗体多可维持一年，50% 的患者可持续 4 年。

r-SAK 有较强的免疫原，但未见严重过敏反应发生。

三、问题与思考

（一）纤溶制剂的应用概况

促进纤溶的药物共有四大类 20 余种，广泛用于临床者不多。特别是第二代产品，由于价格昂贵，性能稳定性相对较差和较高的出血风险明显阻碍了它的推广；而第三代制剂仍处于临床应用的初级阶段，相关临床资料仍较少。许多国家应用最多的是 UK，其次是 t-PA。SK 属生物性制剂，较高的过敏反应及出血发生率影响了该药物的广泛应用。ACCP 综合报道，SK 和肝素的治疗结果相比，SK 溶栓效果较肝素高 3.7 倍，但因出血率较肝素高 2.9 倍。应用纤溶疗时需要定时做纤溶过度的实验检查，以防严重出血发生。

（二）联合治疗的增效问题

相比单一用药，联合用药有着较多的优势，如：可减少纤溶剂的用量，提高溶栓效果和降低出血风险。据报道 t-PA 联合 scu-PA 或 t-PA 联合 UK 进行治疗，溶栓效果明显提高，且两药剂量仅为单药用量的 1/5。应用凝血酶直接抑制剂（如水蛭素），会使 rt-PA 溶栓效果增加 50%，常用的 LMWH 更为安全。抗血小板制剂及硝酸甘油、罂粟碱和钙阻滞剂等，均有提高溶栓效果的作用。

（三）动静脉内经导管溶栓技术的应用

经导管溶栓是溶栓发展的趋势，但许多技术问题值得注意。例如：对动脉血栓栓塞经导管破栓溶栓时，可采用溶栓药物"团注"方法、脉冲喷射方法和体外超声震动辅助方法等，来提高溶栓效果。同时，应使用肝素（Moram 建议 250U/h）预防导管周围的血栓形成。

（四）防治溶栓中和后的再血栓问题

AMI 溶栓后再血栓（rethrombosis）的发病率、发病机制和防治方法近年来获得了广泛关注。据报道，AMI 溶栓后的再次血栓事件多发生于溶栓后一周之内，5%~15% 患者的再血栓事件发生在溶栓后 1 个月之内，而溶栓后 6 个月之内的再血栓事件的发生率可达 35%，其中再梗死者可达 13%。急性 DVT 和动脉血栓病的溶栓后再次血栓的报道相对较少，究其原因，多为临床医生未予重视。

目前学界认为,溶栓后再血栓的发生机制与以下几种因素密切相关。首先,纤溶药在降解纤维蛋白原和纤维蛋白的同时,可激活凝血因子 V,加速凝血酶形成,从而促使纤维蛋白原转化为活化的纤维蛋白(血栓)。另外,凝血酶可激活血小板,促进血小板释放血小板因子 4(PF4),可降低肝素的抗凝作用,使血液处于易栓状态。其次,血管内皮损伤、溶栓炎症和动脉硬化的存在,以及胶原裸露和血小板诱聚物质(vWF、ADP、5-HT、TXA2 等)增多,可使血小板黏聚性增强。上述两种原因又互相影响,构成再血栓的主要原因。

针对溶栓后再血栓事件,早期选用安全、有效、且一般不需要实验监测的 LMWH、凝血酶直接抑制剂(诺保思泰、水蛭素)、口服抗凝剂(华法林、X 因子抑制剂、Ⅱ因子抑制剂),以及口服抗血小板制剂(阿司匹林、氯吡格雷、替格瑞洛),均可有效预防再血栓的事件的发生。

(李拥军)

参 考 文 献

[1] Morgagni JB. De Sedibus et Causis Morborum per Anatomen Indagatis. 3rd ed. Translated by alexander B: the seats and causes of diseases investigated by anatomy, Vol. 3, book 4. London: 1769, Miller; 1761.

[2] Morawitz P. Ner einige postmortale Blutveranderungen beitz zur Chem. Physiol Pathol, 1906, 8: 1.

[3] Milstone H. A factor in normal human blood which participates in streptococcal fibrinolysis[J]. J Immunol, 1941, 42: 109-116.

[4] Kaplan MH. Nature and role of lytic factor in hemolytic streptococcal fibrinolysis[J]. Proceedings of the Society for Experimental Biology & Medicine, 1944, 57(1): 40-43.

[5] Christensen LR. Streptococcal fibrinolysis: a proteolytic reaction due to a serum enzyme activated by streptococcal fibrinolysin[J]. The Journal of General Physiology, 1945, 28(4): 363-383.

[6] Christensen LR. A proteolytic enzyme of serum: characterization, activation, and reaction with inhibitors[J]. The Journal of General Physiology, 1945, 28(6): 559-583.

[7] Estrada MP, Hernández L, Pérez A, et al. High Level Expression of Streptokinase in Escherichia Coli[J]. Bio/ Technolgy, 1992, 10(10): 1138-1142.

[8] Semba CP, Murphy TP, Bakal CW, et al. Thrombolytic therapy with the use of alteplase(rt-PA) in peripheral arterial occlusive disease: review of the clinical literature [J]. J Vasc Interv Radiol, 2000, 11: 149-161.

[9] Peter H, Thomas C L, Joerg W, et al. Comparative analysis of the activity and content of different streptokinase preparations[J]. European Heart Journal, 2005, 26 (9): 933-940.

[10] Jackson K W, Tang J. Complete amino acid sequence of streptokinase and its homology with serine proteases [J]. Biochemistry, 1982, 21(26): 6620-6625.

[11] Wu D H, Shi G Y, Chuang W J, et al. Coiled coil region of streptokinase ? -domain is essential for plasminogen activation[J]. Journal of Biological Chemistry, 2001, 276(18): 15025-15033.

[12] Brucato F H, Pizzo S V. Catabolism of streptokinase and polyethylene glycol-streptokinase: Evidence for transport of intact forms through the biliary system in the mouse[J]. Blood, 1990, 76(1): 73.

[13] Gouin I, Lecompte T, Morel M C, et al. In vitro effect of plasmin on human platelet function in plasma: Inhibition of aggregation caused by fibrinogenolysis[J]. Circulation, 1992, 85(3): 935-941.

[14] Lee Shiang H. How safe is the readministration of streptokinase?[J]. Drug Safety, 1995, 13(2): 76-80.

[15] Jennings K. Antibodies to streptokinase[J]. BMJ Clinical Research, 1996, 312(7028): 393-394.

[16] Randomised trial of intravenous streptokinase, oral aspirin, both, or neither among 17, 187 cases of suspected acute myocardial infarction: ISIS-2. ISIS-2(second international study of infarct survival) collaborative group. Lancet, 1988, 2: 349-360.

[17] Davies K, Mathieson P, Winearls C, et al. Serum sickness and acute renal failure after streptokinase therapy for myocardial infarction[J]. Clinical & Experimental Immunology, 1990, 80(1): 83-88.

[18] Verstraete M, Collen D. Thrombolytic therapy in the eighties.[J]. Blood, 1986, 67(6): 1529.

[19] Wun T C, Schleuning W D, Reich E. Isolation and characterization of urokinase from human plasma.[J]. Journal of Biological Chemistry, 1982, 257(6): 3276.

[20] Duffy MJ. The urokinase plasminogen activator system: role in malignancy[J]. Curr Pharm Des, 2004, 10: 39-49.

[21] Bugge T H, Flick M J, Danton M J, et al. Urokinase-type plasminogen activator is effective in fibrin clearance in the absence of its receptor or tissue-type plasminogen activator.[J]. Proceedings of the National Academy of

Sciences, 1996, 93（12）: 5899-5904.

［22］ Collen D, Zamarron C, Lijnen H R, et al. Activation of plasminogen by pro-urokinase. II. Kinetics［J］. Journal of Biological Chemistry, 1986, 261（3）: 1259-1266.

［23］ Lynen H R, Zamarron C, Blaber M. Activation of plasminogen by pro-urokinase. I. Mechanism［J］. Journal of Biological Chemistry, 1986, 261（3）: 1253-1258.

［24］ Sumi H, Robbins K C. A functionally active heavy chain derived from human high molecular weight urokinase ［J］. Journal of Biological Chemistry, 1983, 258（13）: 8014-8019.

［25］ Gunzler WA, et al. Structural relationship between human high and low molecular mass urokinase［J］. Hoppe Seylers Z Physiol Chem, 1982, 363: 133-141.

［26］ Haire W D, Al E. Recombinant urokinase for restoration of patency in occluded central venous access devices. A double-blind, placebo-controlled trial［J］. Thrombosis & Haemostasis, 2004, 92（03）: 575-582.

［27］ Svoboda P, Barton R P, Barbarash O L, et al. Recombinant urokinase is safe and effective in restoring patency to occluded central venous access devices: a multiple-center, international trial［J］. Critical Care Medicine, 2004, 32（10）: 1990-1996.

［28］ Smalling R W. Molecular biology of plasminogen activators: what are the clinical implications of drug design? American Journal of Cardiology, 1996, 78（12A）: 2-7.

［29］ Ponting C P, Marshall J M, Cederholmwilliams S A. Plasminogen: a structural review. Blood Coagul Fibrinolysis, 1992, 3（5）: 605-614.

［30］ Rudolf J, Grond M, Prince W S, et al. Evidence of anaphylaxy after alteplase infusion. Stroke, 1999, 30（5）: 1142-1143.

［31］ Pechlaner C, Knapp E, Wiedermann C J. Hypersensitivity reactions associated with recombinant tissue-type plasminogen activator and urokinase. Blood Coagulation and Fibrinolysis, 2001, 12（6）: 491-494.

［32］ Watt D L, Macmillan R L. Evaluation of intravenous human fibrinolysin as a treatment for recent intravascular thrombosis. Canadian Medical Association Journal, 1960, 83: 1436-1437.

［33］ Fletcher A P, Alkjaersig N, Sawyer W D, et al. Evaluation of human fibrinolysin（actase）: lack of fibrinolytic activity after intravenous administration in man. Journal of the American Medical Association, 1960, 172: 912-915.

［34］ Marder VJ, et al. Plasmin induces local thrombolysis without causing hemorrhage: a comparison with tissue plasminogen activator in the rabbit. Thromb Haemost, 2001, 86: 739-745.

［35］ Talecris Biotherapeutics Inc. Information representing the continuing research and development program for plasmin（human）. Paper presented at the 21st International Society for Thrombosis and Haemostasis（ISTH）Congress, Nov 7, 2007, Geneva.

［36］ Marder VJ, et al. Safety of catheter-delivered plasmin in patients with acute lower extremity arterial or bypass graft occlusion: phase I results. J Thromb Haemost, 2012, 10: 985-991.

［37］ Sobel M, et al. Antithrombotic therapy for peripheral arterial occlusive disease: American College of chest physicians evidence-based clinical practice guidelines（8th edition）. Chest, 2008, 133: S815-S843.

［38］ Kearon C, et al. American college of chest physicians. Antithrombotic therapy for VTE disease: antithrombotic therapy and prevention of thrombosis.9th ed. American College of chest physicians evidence-based clinical practice guidelines. Chest, 2012, 141（2 suppl）: e419S-494S.

［39］ Valji K, Bookstein J J, Roberts A C, et al. Pulse-spray pharmacomechanical thrombolysis of thrombosed hemodialysis access grafts: long-term experience and comparison of original and current techniques. American Journal of Roentgenology, 1995, 164（6）: 1495-1500.

［40］ Working Party on Thrombolysis in the Management of Limb Ischemia. Thrombolysis in the management of lower limb peripheral arterial occlusion-a consensus document. J Vasc Interv Radiol, 2003, 14: S337-S349.

第四节　抗血小板疗法

1882 年 Bizzozero 发现血管损伤后在血栓形成的初级阶段，一种细胞碎片具有黏附和聚集的特性，称为血小板。当血管内膜遭受炎症、损伤、动脉粥样硬化和感染等损害后，血小板的黏附和聚集性增强，释放二磷酸腺苷（adenosine diphosphate, ADP）、肾上腺素、凝血酶、五羟色胺（5-hydroxytryptamine, 5-HT）和胶原等诱发血小板聚集性物质（因子），通过血小板膜上各自的受体，诱导重血小板聚集，进一步激活血小板，形成了"恶性循环"。抗血小板药物抑制血小板聚集主要是通过抑制上述血小板膜上不同受体或通过阻断血小板膜和血管内皮细胞磷脂酶花生四烯酸（arachidonic acid，AA）代谢，阻断血栓素 A2（thromboxane，TXA2）合成途径及促进前列环素（prostacyclin，PGI2）生成来抑制血小板聚集的。

一、抗血小板药物的种类和临床应用

抗血小板药物共同的作用是抑制血小板活化、黏附、聚集和释放功能，从而产生抑制血栓形成、保护血管内皮细胞、扩张血管和改善血液循环的作用。根据抗血小板药物作用机制的差异分为 4 大类。

（一）抑制血小板花生四烯酸（AA）代谢药物

1. 环氧化酶（cyclooxygenses，COX）抑制剂

阿司匹林（aspirin，ASA）：1853 年德国化学家 Gerhardt 合成水杨酸的基础上，1897 年 Hoffmamn 从中纯化出 ASA，作为解热、消炎和镇痛药而广泛用于临床。

（1）ASA 的作用机制：ASA 主要通过对血小板环氧化酶 1（COX-1）多肽键上第 529 位丝氨酸残基乙酰化，使其失去将 AA（花生四烯酸）转变为前列腺素内过氧化物（PGG2、PGH2）的作用，从而不可逆地阻断了具有强烈诱聚血小板效应的 TXA2 生成的途径。血管内皮细胞的 COX-1 对 ASA 无明显反应，即使在偏大剂量（8~10mg/kg）的作用下，PGI2 释放受到轻微和短暂的抑制，但 24h 后可以恢复。血小板内的 COX-1 对 ASA 极为敏感，一旦受到抑制就失去再合成 COX-1 的能力，其抑制作用可持续血小板寿命的 5~7d，直到骨髓巨细胞生成新的血小板到一定数量，足以取代受抑制的血小板后，才能恢复其聚集血小板的功能。ASA 对血小板膜上各种诱聚血小板的受体也有一定抑制作用。

（2）ASA 的临床应用：ASA 是防治心、脑血管疾病和外周动脉疾病（peripheral artery disease，PAD）的首选抗血小板药物，具有价低、方便、效高的优点。1994 年发表的抗血小板试验联合报告显示，应用 ASA 后，动脉粥样硬化的高危人群可降低 25% 心脑血管病事件（死亡、心肌梗死、卒中），减少肺栓塞事件 67%，减少深静脉血栓事件 67%。应用于周围动脉闭塞性疾病患者也取得了相似的效果，且降低 48% 的血管搭桥及动脉栓塞事件。目前国内各大指南均推荐将 ASA 作为症状性 PAD 的一线抗血小板用药。对伴有心或脑动脉病变的 PAD，应终身治疗。对不伴有心或脑动脉病变的 PAD，还包括筛查出有动脉病变而无缺血表现的患者，应长期治疗。ASA 可以改善旁路血管的远期通畅率，对于行外周血管重建的患者推荐终身服用 ASA。ASA 不仅可以提高手术的通畅率，而且是预防心脑动脉梗死及心血管死亡的安全有效的措施。一项荟萃分析显示，抗血小板治疗能够降低全因心血管死亡率（*RR*，0.76；95%*CI*，0.60~0.98）和血管重建风险（*RR*，0.65；95%*CI*，0.43~0.97）。

（3）ASA 的应用剂量：小剂量每日 75~150mg 是最佳的治疗剂量，可用于高危患者的预防和治疗，长期服用每日 100mg。中剂量是每日 150~300（325）mg，适用于急性心梗、不稳定型心绞痛、急性缺血性脑卒中和急性外周动脉缺血性疾病。首次 300（325）mg 口嚼碎吞服，此负荷剂量可以快速和完全产生抑制血小板的作用。急性期（10~15d）后可改为小剂量。大剂量并不比中/小剂量更为有效，且有较多的胃肠反应和出血并发症。肠溶型 ASA 可减少胃肠反应。关于服药时间，多主张睡前服。原因是晚间体力活动少，血液黏度高和黏聚性强。服药≥4~5h 达有效高峰，对心脑血管病高发（晨起前后）起到有利的保护，并有一定的降血压作用，而上午服药则无此效果。

2. 血栓素 A2（thromboxane A2，TXA2）合成酶抑制剂

奥扎格雷钠（ozgrel sodiumm，OGS）：OGS 是 TXA2 合成酶特异性抑制剂，能够阻碍 PGH2 生成 TXA2，促使血小板所衍生的 PGH2 转向内皮细胞。内皮细胞用以合成 PGI2，使得 PGI2 的衍生物 6-keto-PGF1α 水平相对升高，从而产生了抑制血小板聚集、扩张血管的作用。能够改善脑血栓急性期的运动障碍，改善脑缺血急性期的循环障碍及改善脑缺血时的能量代谢异常。用法为 40~80mg 加入生理盐水或者葡萄糖溶液中静脉滴注，每日 1~2 次，1~2 周为 1 个疗程，根据病情决定疗程次数。

（二）腺苷酸环化酶（adenyl cyclase，AC）活化剂

1. 磷酸二酯酶（phosphodiesterase，PDE）抑制剂

（1）双嘧达莫（dipyridarnole，DPM）：DPM 可以抑制 PDE 的活性，激活腺苷酸环化酶，抑制

红细胞等摄取腺苷,以及增强内源性 PGI2 的生成,共同增加血小板内环腺苷酸(cyclic adenosine monophosphate, cAMP)的含量,从而产生扩张血管和抑制血小板聚集的作用。高浓的 DPM(50μg/ml)可抑制胶原、肾上腺素、凝血酶和 TXA2 诱聚血小板的功能。DPM 作为血管扩张药,用法为 50mg 每日 3 次口服;如作为抗血小板药,用法为 75mg 每日 3 次口服。DPM 很少单独应用,多与 ASA 并用,最适宜剂量为 ≥200mg 每日。DPM 不延长出血时间,但能缩短血小板生存时间。亦可深部肌肉和静脉注射 10~20mg,每日 1~2 次。

(2)西洛他唑(cilostazol, CS):西洛他唑是喹啉类衍生物,是 PDEⅢ的抑制剂。有多方面抑制血小板聚集的作用。重要的是抑制血小板和平滑肌内 PDE 的活性,使血中 cAMP 的浓度升高,从而产生较强的抑制血小板聚集、扩张血管和增加缺血肢体血流量的作用。

CS 对心血管疾病、PCI 术后血栓、再狭窄和心血管意外事件,及改善心脑血液循环均有防治效果。一项荟萃分析显示,与安慰剂相比,服用西洛他唑和己酮可可碱后患肢最大行走距离分别增加 25% 和 11%,无痛行走距离分别增加 13% 和 9%。对于无充血性心力衰竭的间歇性跛行患者,建议试用西洛他唑(100mg,2 次/日)3 个月,以改善无痛行走距离。成人推荐剂量是 100mg 每日 2 次。根据年龄、体质和反应可改为 50mg,每日 2 次。不良反应主要表现为扩血管引起的头沉、头痛和心悸,少数有胃肠、不适反应。

(3)己酮可可碱(pentoxifylline, PF):PF 是一种黄嘌呤衍生物,属非选择性 PDE 抑制剂。它可以增殖环磷酸鸟苷(cyclic guanosine monophosphate, cGMP)、cAMP 和三磷酸腺苷(adenosine triphosphate, ATP);增加红细胞的变形能力,改善血流动力学和改善微循环;抑制血小板和红细胞聚集,降低纤维蛋白浓度和血液黏度;减少 TXA2 生成,增殖 PGI2 和预防血栓形成。能明显改善步行距离、缓解静息痛,促进坏死组织愈合和提高生活质量。对于间歇性跛行患者,若无法耐受或存在服用西洛他唑禁忌,建议试用己酮可可碱,以改善无痛行走距离。一般剂量 100~200mg,每日 3 次,可增到 400mg,每日 3 次。6~8 周为一疗程。100mg 针剂加入 250~500ml 液体内缓慢静脉滴注大于

90~180min。不良反应有胃肠反应,偶见头痛、眩晕和皮肤过敏反应。

2. **环磷酸腺苷(cyclic adenosine monophosphate, cAMP)活化剂**

(1)前列环素(prostacyclin, PGI2):PGI2 是由血管内皮细胞合成,具有强烈的扩张血管和抑制血小板聚集的作用。它主要是活化血小板膜上腺苷环代酶(AC)受体使 AC 生成增多,促使 ATP 转化为 cAMP 来抑制血小板。此药物合成困难、性质不稳定、半衰期短(3min)。PGI2 的衍生制剂有依前列醇(epoprostenol)、伊洛前列素(Iloprost)、优尼前列素(uniprost)和尼来前列素(nilprost)等。贝前列素钠(beraprost Sodium, BPS),是 PGI2 新的衍生制剂。它是 PGI2 唯一的性质稳定、安全和有效的口服制剂。作用机制与 PGI2 相同,从而产生抗血小板和扩张血管作用。半衰期 1.1h,抗血小板作用 1.4h 达高峰浓度,有效作用可持续 8h,因而每日 3 次口服效果良好。主要用于改善 PAD 引起的溃疡、间歇性跛行、疼痛和冷感等症状。长期口服对消化系统有一定刺激。

(2)前列腺素 E1(prostaglandin E1, PGE1):PGE1 为水溶性,新的一种 PGE1 是脂质微球 -PGE1(Lipid-mirosphere PGE1, Lipo-PGE1)广泛用于临床,它以脂质微球为载体,使 PGE1 分子脂化、分割和包裹,不以游离方式在血中循环,使半衰期明显延长,经肺很少灭活,从而最大限度地发挥其生物效应。临床主要用于 PAD 引起的四肢溃疡及微小血管循环障碍引起的四肢静息疼痛,改善心脑血管微循环障碍;脏器移植术后抗栓治疗,用以抑制移植血管内的血栓形成。用量一般是 10μg 加入 10ml 生理盐水或 5% 葡萄糖中缓慢静注,每日 1 次,15~20d 为 1 疗程。严重心功能不全、妊娠和青光眼者禁用。PGE1 因有明显的扩血管作用,因而常出现沿静脉走行充血和灼痛。

(三)血小板膜受体抑制剂

1. **二磷酸腺苷(adenosine diphosphate, ADP)-P2Y12 受体抑制剂**　二磷酸腺苷是一种作用较强的血小板诱聚剂。它与血小板膜上特异性 ADP-P2Y12 受体结合,激活血小板膜上纤维蛋白原(fibrinogen, Fbg)受体和糖蛋白Ⅱb/Ⅲa 受体,在 Ca^{2+} 的作用下,结合 Fb 诱发血小板聚集。ADP 受体抑制剂其主要机制有三点:①抑制

血小板膜上糖蛋白Ⅱb/Ⅲa受体上调，与Fbg受体结合；②激活腺苷酸环化酶，促使血小板ATP生成cAMP，从而阻碍血小板聚集；③抑制ADP与血小板受体结合，使TXA2合成减少，及相对增强PGI2抗血小板聚集和扩血管的作用。ADP抑制剂主要有3类。

（1）噻氯匹定（ticlopinde，TP）：TP是噻吩并吡啶（thienopyridine）的衍生物，有抑制血小板聚集的作用。对凝血酶、TXA2、胶原和AA等诱聚物质均有一定的抑制作用，对ADP受体的抑制作用具有不可逆性质。TP口服吸收较快，1~2d可达有效浓度，半衰期15d，停药后药效可持续4~8d。生物利用率80%~90%。不良反应较多，如出血并发症、黄疸和肝功障碍，粒细胞再生障碍性贫血，白细胞、血小板减少，甚而死亡等严重不良反应。

（2）氯吡格雷（clopidogrel，CPG）：CPG不可逆地抑制血小板聚集，经肝脏转变成活性代谢产物，作用于P2Y12受体，发生抗栓效果。对于间歇性跛行患者，推荐口服氯吡格雷75mg/d可替代阿司匹林进行抗血小板治疗。患者首次负荷剂量300mg，以后维持每日75mg，持续数月，常与ASA合用提高治疗效果。CPG的药代动力学与ASA作用极为相似，停药后血小板功能完全恢复需≥7d，两者均有相似的累积效应，受抑制的血小板功能不能恢复，只能待新的血小板生成来代替，从而保证了两种药物均不受短的半衰期的影响。这是ASA与CPG双联抗血小板增效的基础。一项纳入57 041例下肢血管重建患者的回顾性研究，在15 985例旁路手术的患者中，69%为重症下肢缺血，其中38%的患者接受双联抗血小板治疗；在41 056例腔内治疗的患者中，39%为重症下肢缺血，69%的患者接受双联抗血小板治疗。随访5年的结果显示，接受旁路手术和腔内治疗的CLI患者术后进行双联抗血小板治疗后均具有良好的生存获益（70% vs. 66%，p=0.04；71% vs. 67%，p=0.01）。一项荟萃分析显示，与ASA相比，CPG联合ASA能够显著降低肢体血管重建后的主要截肢率（RR：0.68；95%CI：0.46~0.99）。对于已行血管重建的重症下肢缺血患者，双联抗血小板治疗能够延长患者生存期。

（3）新型P2Y12-ADP受体抑制剂

1）替格瑞洛（ticagrelor，TGL）：TGL作用于P2Y12-ADP受体，抑制ADP介导的血小板活化和聚集，与噻吩并吡啶类药物（如CPG）的作用机制相似。但不同的是，替格瑞洛与血小板P2Y12-ADP受体之间的相互作用具有可逆性，停药后血液中的血小板功能也随之快速恢复。负荷量180mg，30min起效，此后维持量90mg，每日2次。

验证TGL疗效和安全性的数据主要来自于PLATO研究，共纳入了18 624例急性冠脉综合征患者。其结果显示：与CPG相比，TGL治疗12个月显著降低心血管死亡/心肌梗死/卒中复合终点事件风险达16%；在安全性方面，TGL组和CPG组的主要出血发生率相似（分别为11.6% vs. 11.2%，p=0.43）。

EUCLID研究是首个评价TGL在症状性PAD中疗效和安全性的研究，共纳入13 885例患者。结果显示：TGL组和CPG组的主要有效性终点事件发生率相似（10.8% vs. 10.6%；HR 1.02；95%CI：0.92~1.13；p=0.65）。TGL组和CPG组在急性肢体缺血事件（1.7% vs. 1.7%；HR 1.03；95%CI：0.79~1.33；p=0.85）和大出血事件1.6% vs. 1.6%；HR 1.10；95%CI：0.84~1.43；p=0.49）发生率上也无显著性差异。

2）普拉格雷（prasugrel，PSG）：与CPG一样，PSG也是一个无活性的前体药物，需经细胞色素P450酶系代谢转化至活性代谢物后才能不可逆地抑制血小板上的P2Y12受体。适用于心力衰竭、脑卒中、不稳定型心绞痛等心脑血管疾病，以及有急性冠状动脉综合征需要进行经皮冠脉介入术的患者。该药起效快（30min），抗栓作用过程也呈不可逆性。不受基因多态性影响效果，负荷剂量60mg，维持剂量每日10mg。

2. 血小板糖蛋白（Ⅱb/Ⅲa）受体抑制剂 血小板糖蛋白Ⅱb/Ⅲa（glycoprotein Ⅱb/Ⅲa，GPⅡb/Ⅲa）受体是血小板膜上最为丰富的一种整合素。在血管内皮损伤和血小板被激活，其表面上的GPⅡb/Ⅲa受体表达量可增加50%，而GPⅡb/Ⅲa受体的活化是血小板黏聚最终的共同通道，并成为血小板黏聚和血栓形成的关键。主要有两种静脉注射制剂：

（1）阿昔单抗（abciximab）：是一种嵌合性单克隆抗体，与血小板表面GPⅡb/Ⅲa受体结合后,可阻断纤维蛋白原、血小板凝集因子和其他有黏性的分子与受体位点结合,从而抑制血小板聚集,防止形成血栓。主要用于辅助经皮冠脉成形术时预防心脏缺血事件发生。在血管成形术前 10min,按每千克体重 250U 给药,滴注 1min 以上,然后以每分钟滴入 10μg,维持 12h。

(2)盐酸替罗非班(tirofiban):与肝素联用,适用于不稳定型心绞痛或非 Q 波心肌梗死患者等。预防心脏缺血事件,同时也适用于冠脉缺血综合征患者进行冠脉血管成形术或冠脉内斑块切除术,以预防与经治冠脉突然闭塞有关的心脏缺血并发症。并可与 ASA、CPG 合并应用增效。对动脉成形术和动脉粥样斑块切除术时应与肝素联用由静脉输注,起始推注剂量为 10μg/kg,在 3min 内推注完毕,而后以 0.15μg/(kg·min)的速率维持滴注,维持量滴注应持续 36h。注入 5min 血小板抑制率达 90%,快速抑制血栓形成,停药 1.5~4h 血小板功能恢复正常。

(四)5- 羟色胺 2A(5-HT2A)受体抑制剂

5-HT 受体有 4 个和 12 个亚型,与不同的受体结合产生不同的生物效应,机制比较复杂。5-HT2A 受体主要位于血管平滑肌,血管内膜遭受损伤血小板被激活、黏聚后,释放的 5-HT 与 5-HT2A 结合后就产生收缩血管、促进血小板聚集、平滑肌增殖、降低红细胞变形功能和损害感觉神经。5-HT2A 受体抑制剂主要有三种,即草酸萘呋酯(naflidrofurgl)、克拉瑞啶(clarantin)和盐酸沙格雷酯(sarpogrelete HCL,SH)。

SH 是最常用 5-HT2A 受体抑制剂。体内 SH 主要同 5-HT2A 受体结合,与其他 5-HT 受体结合极少。SH 与 5-HT2A 结合抑制其作用,从而产生了扩张血管、抑制血小板聚集和平滑肌增殖,及改善红细胞和感觉神经的功能。临床主要用于改善 PAD 所引起的溃疡、疼痛以及冷感等缺血性症状。口服 SH 100mg,每日 3 次,可增加患肢皮肤灌注压,改善患者无痛行走距离。

二、问题与思考

(一)抗血小板药的联合应用问题

血小板膜上有多种诱导血小板聚集的受体,而血小板抑制剂的作用途径、范围和强度多各不相同,因此不同抑制剂利用优势互补、联合应用增

强疗效已成为共识问题。ASA 和 CPG 已成为血小板"双抗"应用的经典。

在 PAD 抗血小板药物治疗中,血小板"三抗"已经出现如 ASA+CPG+ 抗凝,ASA+CPG+ 西洛他唑等均有增效的作用,ASA 与安步乐克联合应用也有增效的报道,2004 年 AHA 指南推荐对接受手术的外周动脉硬化患者,联合应用抗血小板药物、他汀类和血管紧张素转换酶抑制剂可以提高血管的通畅率和挽救肢体率。

在临床实践中,联合抗血小板治疗取得良好疗效的同时,随之而来的出血事件也逐渐增多,如何平衡风险获益比仍是临床上值得进一步探讨的问题。

(二)抗血小板药物的抵抗问题

1. ASA 抵抗(aspirin resistance,AR) 在规律服用治疗剂量 ASA 的情况下,仍有心脑血管事件发生,实验检测血小板聚集未获有效抑制,及出血时间未延长者称为阿司匹林抵抗。AR 可在开始服用阿司匹林时即出现,也可在服用一段时间后才出现。AR 在人群中的发生率约 8%~45%。AR 可能与基因多态性、血小板激活的替代途径、ASA 对血栓素的生物合成不敏感、药物间的相互作用以及 ASA 剂量过低等因素相关。

AR 分为Ⅲ型。Ⅰ型是药代动力学型:ASA 可抑制体外 TX 生成,但对体内 TX 则不能;Ⅱ型是药效学型:对体外和体内的 TX 生成均不能抑制;Ⅲ型是假抵抗型:能够抑制 TX 生成,但不能抑制胶原诱导的血小板聚集,可能与该型患者对胶原诱导的血小板聚集敏感性不高有关。

目前对 AR 尚无标准的检测方法。血小板聚集试验可选择 ADP、花生四烯酸、肾上腺素或胶原诱聚剂,在目前被认为是一种较好的检测方法。血小板功能分析仪(PFA-100)检测血小板聚集试验可能敏感、快捷和简便。

目前对于 AR 处理主要包括增加剂量、联合用药以及改用其他抗血小板药物三种方法。虽然加大剂量可以减少部分 AR 的发生,但是不能治疗所有 AR,而且增加剂量后会增加相应的出血、溃疡等并发症发生率。

2. 氯吡格雷抵抗(clopidogrel resistance,CPGR) 目前国际上尚缺乏公认的 CPGR 一致性标准。一般认为 CPG 标准剂量(300mg 负荷

量，75mg/d 维持量）不能使患者减少或免除心血管意外事件的发生，并且检测的血小板聚集功能没有被有效抑制，称为 CPGR。文献报道 CPGR 发生率约 4%~30%。CPGR 的确切机制尚不清楚，其可能的机制包括基因多态性、血小板活化因素、生物利用度差异、药物相互作用、胰岛素抵抗等原因。

CPGR 的实验室检测方法主要有：①血小板聚集功能测定：ADP 诱导的血小板聚集；ADP 诱导的腺苷酸环化酶的抑制。②血小板活化的测定。③血小板功能分析仪（PFA-100）。④血栓弹力图。

发现 CPGR 后可以增加剂量。近期 600mg 负荷量，以后用 75mg 的维持量。或者从一开始就与 ASA 并用有互相增效和减少抵抗的作用。或者加服 GPⅡb/Ⅲa 受体抑制剂。

3. 其他抗血小板药物抵抗和混合抵抗　抗血小板药物只是使心血管意外事件率降低而不能完全制止，血小板 GPⅡb/Ⅲa 通道抗体作用机制通过抑制共通通道产生，但也可因基因多态性无效，因此抗血小板药物抵抗研究还有很多工作。

（三）抗血小板药的不良反应防治问题

抗血小板药物应用如完全遵守规范剂量，安全系数在 95% 以上。不良反应有药物过敏，以皮疹为多。噻氯匹定和氯吡格雷的出现率为 4.8%~15%。可停药、对症治疗和改用其他制剂。胃肠应激反映上述二药较多（20%）。包括 ASA 在内，如长期服用抗血小板药物可同时应用胃黏膜保护剂，注意肝功能变化和有血小板减少可能。肠溶性 ASA 出血不良反应也不多见。长期服用氯吡格雷和噻氯匹定，应注意 1% 的严重中性粒细胞减少症和 0.1% 的致命性血栓性血小板减少性紫癜的发生。

（四）实验室血液监测问题

慢性 PAD 常需终身抗栓治疗。这不仅会有一定的出血风险，特别是有一定血小板药治疗"无反应"或"抵抗"现象，有加重心血管意外及致死的可能。所以在早期和定期检测血小板数和聚集功能方面就显得异常重要。具体要求是：①血小板数减少到正常的 40% 为限，一般不应低于 50×10^9/L。②血小板最大聚集为 60%~75%（PAgT）。在接受抗血小板治疗中，其聚集率降到正常的 20.0%~30.0% 为宜。如果口服 ASA 应采用花生四烯酸诱聚试验。如果口服氯吡格雷和噻氯匹定应采用 ADP 诱聚试验。③出血时间应采用标准出血时间测定仪（TBT）。正常 6.9 ± 2.1min，用药中可维持治疗前 2.0~2.5 倍（以上 3 项引自刘泽霖等专著）。④定期检测白细胞和肝功能。⑤在诊断 AR 时，可测定患者血清和尿液中的 TX 降低程度，也可采用肾上腺素或胶原诱聚方法。

（李拥军）

参 考 文 献

[1] Collaborative overview of randomised trials of antiplatelet therapy--I: Prevention of death, myocardial infarction, and stroke by prolonged antiplatelet therapy in various categories of patients. Antiplatelet Trialists' Collaboration. BMJ, 1994, 308（6921）: 81-106.

[2] CAPRIE Steering Committee. A randomised, blinded, trial of clopidogrel versus aspirin in patients at risk of ischaemic events（CAPRIE）. Lancet, 1996, 348（9038）: 1329-1339.

[3] Stevens JW, Simpson E, Harnan S, et al. Systematic review of the efficacy of cilostazol, naftidrofuryl oxalate and pentoxifylline for the treatment of intermittent claudication. Br J Surg, 2012, 99（12）: 1630-1638.

[4] Hidaka S, Kobayashi S, Iwagami M, et al. Sarpogrelate hydrochloride, a selective 5-HT2A receptor antagonist, improves skin perfusion pressure of the lower extremities in hemodialysis patients with peripheral arterial disease. Ren Fail, 2013, 35（1）: 43-48.

[5] Belch JJ, Dormandy J, CASPAR Writing Committee, et al. Results of the randomized, placebo-controlled clopidogrel and acetylsalicylic acid in bypass surgery for peripheral arterial disease（CASPAR）trial. J Vasc Surg, 2010, 52（4）: 825-833.

[6] Jones WS, Baumgartner I, Hiatt WR, et al. Ticagrelor compared with clopidogrel in patients with prior lower extremity revascularization for peripheral artery disease. Circulation, 2017, 135（3）: 241-250.

[7] Hiatt WR, Fowkes FG, Heizer G, et al. Ticagrelor versus clopidogrel in symptomatic peripheral artery disease. N Engl J Med, 2017, 376（1）: 32-40.

[8] Low Wang CC, Blomster JI, Heizer G, et al. Cardiovascular and Limb Outcomes in Patients With Diabetes and Peripheral Artery Disease: The EUCLID Trial. J Am Coll

Cardiol, 2018, 72 (25): 3274-3284.

[9] Chen YX, Wang WD, Song XJ, et al. Prospective randomized study of sarpogrelate versus clopidogrel-based dual antiplatelet therapies in patients undergoing femoropopliteal arterial endovascular interventions: preliminary results. Chin Med J (Engl), 2015, 128 (12): 1563-1566.

[10] Soden PA, Zettervall SL, Ultee KH, et al. Dual antiplatelet therapy is associated with prolonged survival after lower extremity revascularization. J Vasc Surg, 2016, 64 (6): 1633-1644.

[11] Katsanos K, Spiliopoulos S, Saha P, et al. Comparative efficacy and safety of different antiplatelet agents for prevention of major cardiovascular events and leg amputations in patients with peripheral arterial disease: a systematic review and network meta-analysis. PLoS One, 2015, 10 (8): e0135692.

[12] Bhatt DL, Fox KA, Hacke W, et al. A global view of atherothrombosis: baseline characteristics in the clopidogrel for high atherothrombotic risk and ischemic stabilization, management, and avoidance (CHARISMA)trial. Am Heart J, 2005, 150 (3): 401.

[13] Bhatt DL, Flather MD, Hacke W, et al. Patients with prior myocardial infarction, stroke, or symptomatic peripheral arterial disease in the CHARISMA trial. J Am Coll Cardiol, 2007, 49 (19): 1982-1988.

第五节　降黏疗法

血液是血细胞在血浆中的悬浮液,血浆内含蛋白质、脂质和电解质等多种特有物质。血液高黏状态表现为红细胞、血小板和白细胞黏聚性增强;红细胞变形功能降低;血浆和全血黏度增高;血液流速减慢和流量减少,甚而会形成所谓"血液高黏滞综合征(hyperviscositing syndrome, HVS)",简称"高黏血症",降黏疗法主要包括蛇毒制剂、降黏制剂和血液稀释疗法三个方面。作用机制各不相同,但其共同目的就是降低血液纤维蛋白原水平、降低血液黏度、降低血液的易栓状态,从而来改善肢体的血液循环。

降黏治疗药物降解纤维蛋白(FIB),抑制血小板黏附和聚集,降低血液黏度,改善脑血流状况。Flastton 等发现,最先单层的血小板黏附与聚集只与内皮损伤有关,使用安克洛酶后,血小板进一步黏附的关键诱导物——FIB 则明显降低,从而抑制其后约80%的血小板在内皮的黏附。

一、蛇毒制剂

1780 年, Tontama 首先发现蛇毒有治疗疾病的作用。1967 年 Esmof 和 Tunnch 从毒蛇的唾液中分离纯化出类凝血酶(thrombin-like enzyme),并称为 ancrod(安克洛酶,又名 arvin)。此后从巴西南美洲尖吻和矛头蛇毒中提出相似物质,分别命名为 batroxibin(巴曲酶)、repitrase 和 defibrase (降纤酶)。1978 年 WHO 将此具有显著降解 Fbg 的蛇毒制剂统一命名为 ancrod。蛇毒制剂是一种类凝血酶,与凝血酶相同之处是在体外都可以促进血液凝固,其不同处是在于凝血酶进入人体后,使 Fbg 释放 A 肽和 B 肽后,激活凝血因子 Ⅷ 和 Ca^{2+},使之形成纤维蛋白(Fb)单体 / 多体,成为交叉连接的 Fb 多体,进而形成血液凝块。而类凝血酶进入人体后仅使 Fbg 脱去 A 肽,而对 B 肽、凝血因子 Ⅷ 和 Ca^{2+} 没有影响,使 Fb 单体 / 多体成为交叉连接,使其成为胶冻性和质地松散的血凝块,易于在尿液或血浆液中溶解,并从血液循环中清除。

血栓形成是外科手术的常见并发症,也是现代血管介入术后发生再阻塞的重要因素以及多种心脑血管疾病的致病、致死原因。蛇毒类凝血酶在体内具有较强的溶栓效果,它具有精氨酸酯酶活性,能够直接作用于纤维蛋白原,水解释放血纤肽 2,导致纤维蛋白的单体首尾聚合而凝固,被称为类凝血酶。但它在体内不激活凝血因子 Ⅰ,由它水解生成的纤维蛋白凝块不产生侧链交联,对纤溶酶的消化高度敏感,易被天然网状内皮系统或正常的纤溶作用所清除,因此导致胞质中纤维蛋白原浓度显著下降,表现降纤、抗凝的效果。临床上,蛇毒类凝血酶已成为防治血栓栓塞性疾病的有效药物。纤维蛋白原是决定血液黏度的重要因素之一,类凝血酶减低了血浆中纤维蛋白原水平,从而降低了全血黏度及血浆黏度,增强了血流速度。同时,与凝血酶相反,类凝血酶不诱导血小板凝聚和释放,它们与富含血小板的血浆所形成的凝块不收缩,使机体能维持正常的止血功能。国外已有 Ancrod 和 Batroxobin 蛇毒抗凝剂,国内则有五步蛇毒祛纤酶、东北白眉蝮蛇抗栓酶(清栓酶)、江浙蝮蛇抗栓酶等用于临床。虽然上述药物的名称不同,但主要成分是一致的,均为类凝血酶。这些抗凝剂因具有祛纤、降粘、溶栓、解聚等独特的性质,已用于临床治疗脑血栓形成、脉管炎、治疗冠心病、心肌梗死,也有用于治疗癌痛综合征的。

应用蛇毒制剂迅速降解 Fbg,从而会扭转高黏血症的血液异常变化。蛇毒制剂内含有 ADP 酶、5- 核苷酸酶、磷酸二酯酶和磷脂酶 A,可以改变红细胞和血小板膜的结构,从而增强血小板拮抗 ADP 和 Adr 等诱聚血小板的作用。

(一)临床应用

1. 适应证和禁忌证　蛇毒制剂在外周动、静脉疾病如动脉硬化性闭塞症(arteriosclerosis obliterans,ASO)、血栓闭塞性脉管炎(thromboangiitis obliterans,TAO)和深静脉血栓(deep vein thrombosis,DVT)有效率 80%~85%,效果优良率在 40% 左右。应用前血浆 Fbg 应在 >200mg/dl、用药后降到 ≥100mg/dl 为理想水平。如果降到 <100mg/dl,出血率就有增加的可能。应遵守抗栓治疗的共同的适应证和禁忌证,及监测血液学的相应指标。特别是应用大剂量"冲击"治疗和常规治疗的开始阶段,Fbg 应 12~24h 检测 1 次。如果 Fbg 值 <60mg/dl,血小板 <50 × 10^9,aPTT、PT 和 TT 过分延长,应注意出血并发症。

2. 常用抗栓酶及用法

(1)安克洛酶(ancrod,arvin):这是从马来西亚红口蝮蛇(Agkistrondon thodostoma)分离的蛇毒抗栓剂,有类凝血酶作用,但不激活因子Ⅷ,所形成的纤维蛋白凝块易被纤溶酶溶解,静脉滴注可使血纤蛋白原降低,导致纤维蛋白血症使血黏度降低、血流加速而达到抗栓作用。主要用于治疗血栓栓塞性疾病,有效率为 80%~95%。剂量为 2~5AU/kg,溶于 50ml 或 500ml 生理盐水中,静脉注射 5min,以后根据血纤蛋白原水平决定用药量。纤维蛋白原应降至 0.7~1.0g/L,维持量 4AU/kg,每 3~4d 注射一次。

(2)蝮蛇抗栓酶(svate):这是 20 世纪 70 年代我国首先从蛇岛蝮蛇蛇毒中提取,以后又从江浙蝮蛇毒中提取江浙蝮蛇抗栓酶,命名为 svate-2,广泛用于临床。在 80 年代,又在 svate-2 的基础上进一步纯化,制成高效、低毒的第三代试剂,称为 svate-3。在临床应用 svate-3 治疗下肢

深静脉血栓形成患者的研究结果显示,svate-3 远期血管再通率为 46.6%,具有提高蛋白 C 抗原、促纤溶活性的作用,是一种低毒、高效、比较安全的抗栓药物。Svate-3 基本上无过敏反应,由于蛇毒制剂有抗原性,故长期使用可能出现过敏反应及耐药性。这就要求在维持治疗时,开始静脉滴注宜慢,如无过敏反应,才可将滴注速度加快。剂量一般首次为 2.5ml,每支 0.25U 溶于 10~20ml 生理盐水,静脉注射。继而用 2.0U 溶于 250~500ml 生理盐水中,缓慢静脉滴注 3h,6h 后再用 1U。第二天用 2U,第三天用 1U,14d 为一疗程。

(3)巴曲酶(batroxibin):又称东菱迪芙。本品是从巴西蝮蛇(Bothropimoojeni)的毒液中分离和提纯的蛇酶制剂,在血管内有较强的去纤维蛋白原作用,能明显降低血液中的纤维蛋白原,使血液黏稠度和凝血性下降。还能使血管内皮细胞释放组织型纤溶酶原活化物(t-PA),并增强其活性,发挥溶解血栓的作用。此外还可降低血小板和红细胞聚集,增加红细胞变形能力,并因纤维蛋白原水平下降,使血黏度降低,从而改善微循环。巴曲酶的分子量 3.4 万。用法是成人首次 10Bu。如果 Fbg 在 >400mg/dl 可用 20Bu,加入生理盐水中静脉滴注 1~2h。以后隔日 1 次,有 1 周 3 次者,一般 2 周为一疗程,间隔 1 周可下一疗程。为保证治疗效果和避免有出血危险,将 Fbg 水平限定在 ≥100mg/dl 为宜。

(4)蕲蛇酶(acutobin):分子量为 27 ± 3kD,等电点 4.0~5.0,是一种糖蛋白。作为生物酶蛋白的类凝血酶,有药效较强,抗原性弱,半衰期长(15~19h)等优点。用法是 0.75U(112.5μg)加入生理盐水 250ml 中,1 日 1 次静滴。15d 为 1 疗程。间隔 3~5d 再进行下一疗程,2~3 个疗程后再定效果。

3. 不良反应

(1)过敏反应:少数患者在开始用药时出现发热、寒战、头部胀痛、恶心呕吐和四肢无力等症状,但严重过敏反应不多见。用前应做皮内过敏试验。特别有过敏体质的患者,应先做皮内试验。将降纤酶稀释为 0.05U/ml,取 0.1 做皮内试验,阳性者忌用。

(2)出血反应:蛇毒制剂应用不当可引起出血,应用时如果 Fbg 降到 <40mg/dl,就应警惕大出

血可能。一旦出现,应停止静滴,输入新鲜血液或Fbg。

(二)问题与思考

1. 蛇毒制剂药理性质的归类问题 蛇毒制剂主要的作用机制是降解 Fbg,所以作为降(去)纤疗法(defibrination therapy)与抗凝、纤溶和抗小板共同形成四大抗栓疗法。蛇毒制剂通过降纤而使血液黏度明显降低,从而在治疗中起到重要作用,抗栓酶可使 Fbg 下降因而改善微循环灌注,从而改善缺血状态。抗栓酶同时具有的一定溶栓效果,是通过促进 t-PA 释放的间接作用,和 Fbg 水平的显著降低,为纤溶系统提供了纤溶内在条件所致。

2. 蛇毒制剂产生抗体的问题 抗栓酶是一个异源性蛋白质,目前精纯的抗栓酶分子量比较小,而且是静滴方法,产生抗体的程度比较低,但依然有产生抗体出现耐药的现象。临床多在治疗第二疗程后产生。补救的办法是加大用药剂量,或改用不同品种的抗栓酶。抗体一般在 6 个月以后消失,所以在此期间应避免应用同一品种的抗栓酶。

二、其他降黏制剂

(一)右旋糖酐(葡聚糖,Dextran)

右旋糖酐是类膜念珠菌对蔗糖发酵后产生的一种大分子物质,经分解和沉淀后可获得不同分子量的右旋糖酐。根据分子量分为高分子(15 万,D-150 万)、中分子(7 万,D-70)和低分子(4 万,D-40)3 种右旋糖酐。进入人体后逐渐由单核巨噬细胞系统吞噬,由单核吞噬细胞系统和右旋糖酐酶(dextranase)降解为 CO_2 和水。D-150 仅在动物实验中应用。D-70 具有显著的血液扩容、降黏和抗栓作用,多用于抢救急性低血容性休克少用于缺血性疾病。D-40 常用于周围动静脉血栓性疾病及防治血管重建术后血栓。

低分子右旋糖酐是高分子葡萄糖聚合物,具有较高的胶体渗透压、扩充血容量、稀释血液和降低血液黏度的作用。低分子右旋糖酐可以增加血管内皮细胞和血小板膜上负电荷,从而抑制两者之间黏聚。还会使在血液高黏中起相当作用的 vWF 和 Fbg 减少。通过扩容降黏可使 Fb 单体聚合物的密度降低,激活 t-PA,减少 α2 纤溶酶抑制物,从而容易使 Fbg 降解和纤溶活性相对增强,有助于预防血栓形成和松软血栓的溶解。

低分子右旋糖酐在血液中被清除的时间比较长,可以保持血液良好的低黏状态,有较好的防治血栓和改善血液循环作用。糖酐的浓度有 10% 和 6% 两种,溶入 0.9% 氯化钠或 5% 葡萄糖液500ml 内。静脉点滴每日 1 次,治疗外周血管疾病,10~15d 为 1 疗程。有明显心肾功能不全、糖尿病和哮喘者忌用。

不良反应有:

(1)过敏反应:过敏反应多见于首次应用或过敏体质者。开始时缓慢静脉滴注,床边监护15~30min。右旋糖酐静脉滴注 3~4 周常有迟发性皮肤过敏反应。机制不明,主要症状是不同程度的皮肤瘙痒,抗过敏药无效,1 个月后多自行缓解。

(2)肾衰竭:大量输入低分子右旋糖酐后在肾小球滤过后对肾小管水分再吸收,在肾盂内低分子右旋糖酐浓度极高,会阻塞肾小管引起急性肾衰竭。对此,应首先补足液体,适当利尿,监测尿量,密切观察肾功能变化,即时给予相应处理。

(3)其他反应:右旋糖酐对单核巨噬系统有封闭作用,降低机体非特异免疫功能。此药偶会干扰血型鉴定,故应在血型鉴定后应用。

(二)曲克芦丁(维脑路通,venoroton)

曲克芦丁是以三羟乙基芦丁为主的黄酮类制剂,它具有明显的胶体渗透压,降低毛细血管通透、血管阻力和血液黏度的作用。有抑制血小板、红细胞和白细胞黏聚,增强红细胞变形能力,改善末梢血液循环和减轻组织水肿的作用。

曲克芦丁 1 000~2 000mg 加入 5% 葡萄糖液或 0.9% 氯化钠液或低分子右旋糖酐 500ml 内每日 1 次缓慢静脉点滴,15~20d 为 1 疗程,间歇 5~7d 再下 1 疗程。如不宜静脉滴注,可口服200~400mg,每日 3 次。也可并用其他抗栓药物。应用此药偶有过敏反应,不良反应有发热、头胀和胃肠反应,严重者少见。

(三)己酮可可碱或戊氧茶碱(pentoxifylline,PTX)

本品是一种人工合成的甲基嘌呤衍化物,有扩张血管和改变血流流变性等作用。可改善红细胞的变形性,是因 PTX 及 PTX 代谢产物 1-(5羟乙基）-3,7二甲基黄嘌岭,能抑制 3'5'- 磷酸腺苷二酯酶,增加红细胞内 cAMP 作用,改善红细胞变形性,增加红细胞血液滤过率。PTX 可使白细胞靠近血管壁的能力减弱,改善白细胞的变形能力。另有研究报道,PTX 可减少血纤蛋白原,抑制血小板聚集,增加血管内皮细胞生成前列环素等作用,从而使血黏度下降。在体外,PTX 可抑制粒细胞聚集,形成超氧化物自由基和脱颗粒,抑制 TNF 对粒细胞刺激作用,以及粒细胞激活所致内皮细胞的损伤。PTX 也能抑制 IL-6 释放,抑制IL-1。在一定浓度下 PTX 有促进白细胞移动和杀伤细菌的能力。

剂量与用法:剂量 400~600mg,分 3 次口服或静脉滴注,疗程 7d 或者根据需要和病情继续应用。

三、血液稀释疗法

在正常情况下,组织血流量与动脉压和血管半径呈正相关;与血液黏度和血管长度呈负相关。而血液流量和流速与血液黏度、血管长度及截面积有密切关系。在动脉硬化性狭窄和闭塞时,动脉自我调节功能丧失,而血液黏度增高就成为影响血液流速和流量以及微循环灌注的主要原因。

对血液流变学改变明显的,伴有心脑缺血性疾病,特别是伴有全血黏度增高、高 Fbg 血症、严重结缔组织病（如系统性红斑狼疮和硬皮病等）和其他免疫性疾病等的 PAOD,在其他抗栓疗法效果不佳或无效时,可以选择考虑血液稀释疗法。用晶体稀释液有平衡盐液和林格液。胶体稀释液有低分子右旋糖酐、706 代血浆和清蛋白。用法如下:

1. 高容量稀释法　单纯使用扩容剂如低分子右旋糖酐或 706 代血浆 500ml 静脉滴注,每日 1 次,10~14d 为 1 疗程。对低血压、休克和脱水者选用。但不适用于高血压、血容量过多、心功能不全等患者。

2. 低容量稀释法　临时静脉抽血,同时输注平衡液和胶体溶液,或将自体血浆分离后再回输,保持原有血容量和降低血细胞比容,以达到降低血液黏度的目的。一般按照血库采血方法,抽血速度为 20~40ml/min,一般抽血 200~700ml,抽血量根据 HCT 或血红蛋白值来确定。抽出血放入枸橼酸钠葡萄糖保养液瓶内,经离心除去红细胞,将血浆部分或全部再回输。在抽血的同时,从另一侧上肢静脉按抽血的 1.5~2 倍量输入血液稀释液体。

（李拥军）

参 考 文 献

［1］Kostelansky M S, Bolliger Stucki B, Betts L, et al. BβGlu397 and BβAsp398 but not BβAsp432 are required for "B∶b" interactions. Biochemistry, 2004, 43（9）: 2465-2474.

［2］Flstton M W, Ross B, Southward S M, et al. Pretreatment of rabbits with either hirudin, ancrod, or warfarin significantly reduces the immediate uptake of fibrinogen and platelets by the deendothelialized aorta wall after balloon-catheter injury in vivo. Arterioscler Thromb Vast Biol, 1998, 18∶ 816-824.

［3］刘永泉,孙春彦. 探讨巴曲酶治疗脑梗死急性期的临床效果. 中国继续医学教育, 2016, 8（4）: 164-165.

［4］麦炜颐,曾群英,李玉杰. 巴曲抗栓酶治疗不稳定型心绞痛的疗效及其对血小板聚集的影响. 临床心血管病杂志, 1999（1）: 9-11.

［5］中华医学会神经病学分会脑血管病学组,急性缺血性脑卒中诊治指南撰写组. 中国急性缺血性脑卒中诊治指南 2010. 中华神经科杂志, 2010, 43（2）: 146-153.

［6］Kolokythas A, Rasmussen J T, Reardon J, et al. Management of osteoradionecrosis of the jaws with pentoxifylline-tocopherol: a systematic review of the literature and meta-analysis. International Journal of Oral and Maxillofacial Surgery, 2019, 48（2）: 173-180.

第四章　血管替代品

第一节　历 史 回 顾

全世界医疗领域对血管替代品的需求日益增长。自体血管、同种异体血管已不能满足需求,因此,开发合成血管迫在眉睫。它应具备柔韧,抗断裂,无过敏,抗排斥,无凝结,防渗漏且具有适度网孔几大特性。大量科学家为此进行了艰辛探索。其诞生和应用是血管外科学发展的重要里程碑。

Leconte(1774 年)以鹅毛羽茎、Masni(1895年)以玻璃管、Nitzl(1897 年)以象牙管、Dayr(1901 年)以镁管,20 世纪40 年代 Blackmore 用钴铬铝合金、Egdahl 以硅胶管、Bladles 用钢网管、Danovan 用聚乙烯管作动脉替代品均以短期腔内血栓形成而失败。1906 年 Carel 首次报道了实验性自体静脉移植术并获得成功,获得诺贝尔医学奖。1912 年他又使用内腔涂以液体石蜡的玻璃管和铝管移植于腹主动脉,两端用丝线结扎,发现血栓形成率很低。虽然动物大部分死亡,但主要原因是由于结扎的丝线将血管壁切断而致移植物脱落。1947 年 Hufnagal 采用多点固定的原则解决了这个问题,即在管的两端做出许多小齿挂在宿主血管的残端,这是最初的仅限于动物实验的人工血管替代品报道。1948 年 Gross 成功使用经钴放射消毒的同种异体动脉替代长段狭窄的胸主动脉。DeBakey(1954 年)、Szilagyi(1955 年)、曾宪九(1959 年)为同样疾病的患者施行了类似手术,但其远期效果均不满意。移植的异体血管易发生严重变性,导致钙化、闭塞、瘤样扩张和破裂,其 3 年通畅率为 30%,并且取材及保存困难,人们不得不另寻新径。

1952 年 Voorhees 首次使用带网孔的维纶 –N(vinyon–N)移植于犬腹主动脉并获得成功,并提出了人造血管网孔原理,即:血管外组织可经网孔向内长入使人工血管内形成光滑新内膜,同时在人工血管外壁形成纤维组织膜包裹,成为人造血管发展史上的重要里程碑。1955 年 Edwards 和 Tapp 首次试制出由机器成批生产的无缝尼龙人工血管并使用于临床。1958 年 Harrison 经实验和临床观察发现维纶、澳纶、尼龙和聚丙烯人工血管植入后,在血液弱酸性作用下,合成纤维在短期内发生明显的化学改变,强度不断减退,最后扩张发生动脉瘤甚至破裂;而涤纶(Dacron)在植入 100d 后强度仅丧失 10%,泰氟纶(polytetrafluroethylene, PTFE)强度反而增强 3.2%;因此 Dacron 和 PTFE 及 1957 年诞生于我国上海的真丝人造血管获得推广应用。然而合成血管目前仍然受限于直径大小。合成高分子材料 ePTFE 或 Dacron 等制成的血管成功应用于大口径血管,但小口径血管(直径≤6mm)至今尚未得到成功应用。为了满足抗凝和抗血栓要求,目前研究主要在新材料选择、血管内修饰和涂层及人工血管内皮化三方面。2016 年康裕建等学者首次实现利用取自恒河猴自体的脂肪间充质干细胞,制备成 3D 生物打印墨汁,通过自主研发的 3D 打印设备,打印出一段内径 4mm、长度 2~4cm 的具有生物活性的人工血管,用它成功置换恒河猴的一段腹主动脉,有望成为最理想的血管替代产品。

第二节　人工血管植入后的 生物学变化

一、组织形态学改变

人工血管植入机体后,血液便进入管壁微孔,数分钟后出现血浆蛋白黏附,血液中的有形成分沉着,形成一凝血层。数日后管壁有纤维蛋白形成,外周成纤维细胞长入微孔,包绕吻合口及管壁的每根纤维丝束,同时凝血层也发生纤维性机化,在血管内壁形成肉芽内膜面,供内皮细胞(endothelial cell, EC)和平滑肌细胞(smooth muscle cell, SMC)生长、爬行和覆盖,并在其后的 6 至 18 个月变得稳定。EC 的来源途径有三:①宿主血管的 EC 向移植血管中心爬行,但这种爬行从吻合口的缝线起不超过 1cm;②经微孔长入的外周血管或滋养血管的 EC;③血流中脱落的 EC 种植。术后 24h,EC 和 SMC 就开始生长和爬行,48h 达高峰,数周或数月后形成不同厚度的新内膜,其外周是由纤维组织形成新的外膜。内膜面的组织学结构因不同材料而异;与 PTFE 比较,Dacron 与周围组织反应较强,血小板凝聚的范围大,生物相容性较差,抗血栓形成能力差。有孔硅胶血管的组织反应范围小、速度慢,植入后其内膜为少量纤维组织所覆盖,肉芽组织增生也少,顺应性良好。一般来说,人工血管植入后组织反应越大,则机体的修复反应也越强,新内膜增生也越厚。新内膜的过度增生虽对大口径人工血管无影响,但对小口径人工血管则常可导致血管阻塞。

二、人工血管新内膜细胞增生的调节

1. **人工血管与宿主组织相容性** 决定新生内膜组织的生长方式,植入后炎性反应越大,新生内膜增生越明显。

2. **血小板的调节作用** 合成血管相容性较差者,术后即可出现血小板聚集,除血小板本身造成的凝血外,还可以产生血小板衍化生长因子(PDGF)和血小板分裂素,促进内皮细胞、平滑肌细胞和成纤维细胞增生,使植入血管狭窄。同时血小板也释放血栓素 A2(TX A2)造成血栓形成。

3. **内皮细胞的调节作用** 正常内皮细胞通过合成抑制素或抑制分裂素来抑制平滑肌细胞增生,而种植的内皮细胞可合成细胞分裂素,刺激平滑肌细胞的有丝分裂,使内膜增生,但当人工血管形成单层内皮细胞时,通过接触抑制,这种内膜增生现象将减退。

4. **巨噬细胞的调节** 巨噬细胞可在吞噬和吸收血管材料的同时被激活,释放出某些因子,用于间质细胞、平滑肌细胞、成纤维细胞的生长,

还可能有内皮细胞的分裂素,有助于正常血管的形成。

5. **平滑肌细胞的调节** 平滑肌细胞可通过调节转化因子(TGF)来限制内皮细胞的延伸。

三、自体血管植入后的组织生物学改变

自体静脉在取材、修整、移植过程中,因离体缺血、牵拉、切割、制备、吻合及受体动脉的冲击,内皮细胞可有不同程度的丧失和坏死,从而使位于内皮下的结缔组织裸露于血流,使纤维素、血小板及炎性细胞聚积于表面。早期 1cm 长静脉 1 周完全内皮化,3~5cm 者 6 周后可有 30%~90% 内皮化;内皮化所需的时间依损伤的范围而定,其来源:静脉上原有的内皮细胞复活和生长、脱落内皮细胞的种植、近邻内皮细胞的爬行,中层平滑肌细胞和血细胞也可能转化为内皮细胞。移植静脉成熟后其内壁有单层内皮细胞覆盖,其通畅率比合成血管高,内膜层比正常时厚。移植静脉中层可见成纤维细胞和胶原纤维增多,外膜层神经再生发生在 2~4 周后。上述为静脉动脉化的适应性改变。有动脉粥样硬化者,在移植静脉内壁组织增生的基础上易形成粥样硬化斑块,组织学改变为内膜细胞增生、纤维化、坏死和细胞内外物质堆积,使之并发溃疡、钙化、扩张、血管瘤形成和血栓形成。

四、人工血管植入后血流动力学改变

1. **顺应性** 人工血管与宿主血管顺应性一致是手术成功的条件之一。血管顺应性是指每单位压力所引起血管腔容积或内径改变的比值,它与合成血管的种类、管壁的厚度及与周围组织粘连有关。此外血压、吻合口口径、血流类型(涡流)、流出道情况、组织相容性、血管微孔大小、免疫、凝血功能、补体及内皮细胞的功能状态等都影响顺应性的大小。其劣势排序依次为硅胶、静脉、PTFE 和 Dacron。

2. **血流阻力和剪力** 血管口径影响血压和血流阻力,也影响血液流型;移植血管与宿主血管的口径不等,可在吻合处形成涡流,使推动血流的能量急剧丧失,产生血流阻力,增加对血管壁的剪力,使吸附不紧密的内皮细胞脱落,进一步使吻合口处平滑肌细胞和内皮细胞增生。但 Greisler

等认为剪力的高低不影响内皮细胞的吸附,只影响其沿血流方向爬行的速度,这种差异可能与移植材料和测定方法有关。

五、人工血管植入的免疫学变化

聚合物的表面可刺激单核细胞释放白细胞介素 –1,引起 T 淋巴细胞活化、B 淋巴细胞生长、巨噬细胞对颗粒的吸收和中性粒细胞移动等一系列免疫变化。

第三节　人工血管现状

一、种类

目前使用的人工血管种类繁多,但概括起来有合成血管和生物人工血管两类。

1. 合成血管　主要为涤纶(Dacron)、膨体聚四氟乙烯(e-PTFE)和聚氨酯人工血管,它们的分子具有高度晶体化和疏水性,可以阻止多聚体被水解。多聚体的疏水性在血液与组织间相互作用方面有重要的作用。

2. 生物人工血管

(1)自体血管:包括胸廓内动脉、髂内动脉、桡动脉、大隐静脉、头静脉和颈内静脉。主要用于冠状动脉搭桥及其他小口径血管的替代。

(2)同种异体血管:主要有带网人体脐静脉,异种血管主要有小牛的颈内静脉和胸主动脉,都需要经一系列工序去除其抗原性,并用保存液固定和保存。

(3)3D 生物打印血管:目前处于动物实验阶段,是目前较为成熟的 3D 生物打印技术,解决了"内皮化"的关键问题,具有很好的发展前景。

二、特殊结构

1. 工艺及构型　按制造工艺分为纺织(woven)、编织(braided)、针织(knitted)和压模型(extruded);纺织的纤维呈上下纵横交错排列;编织的纤维呈梳发辫般排列;针织的纤维则呈环状连接,网孔较大,需做预凝;而压模型人工血管是一种新工艺,其纤维呈非规则的随意排列,如PTFE。人工血管根据其形态和用途分为直型、分叉型及多分支型。为了避免植入后发生扭曲、成

角,又研制了皱褶型人工血管,使其弹性增加,尤其是在纵轴上吻合时更方便;人工血管通过关节时,很容易屈曲成角,因而出现了带支撑环的人工血管和外套不锈钢丝或网的人工血管;为抵消动脉近远侧管径差别,又有圆锥状(tapering)人工血管。

2. 微孔　人工血管的微孔是周围组织内生的必需通道,是血管内外体液和电解质转运的门户。微孔的大小直接影响新内膜形成的速度和质量,是影响愈合的重要因素。编织人工血管微孔的最佳内径为 10~15μm,它有利于移植血管的通透性和与周围组织的结合,从而改善其顺应性。为此,Wesolowski 提出了人工血管的孔度概念,即在 120mmHg 压力下,每平方厘米人工血管每分钟的漏血量。为达到手术时不漏血,则孔度以小为好,从生物学愈合观点看来,则孔度以大为好。当孔度为 1 000ml/(min·cm²)时对愈合来说臻于完善;当孔度大于 5 000ml/(min·cm²)时利于新内膜生成,也不发生变性或钙化,但实验表明上界不能大于 7 000ml/(min·cm²),事实上当孔度大于 4 000ml/(min·cm²)时已很难控制植入人工血管的出血。目前针织和纺织人工血管的孔度分别为 1 500ml/(min·cm²)和 600ml/(min·cm²),人工血管壁薄和孔大均有助于愈合过程,故又有超多孔、超薄人工血管,称为 microknit 人工血管,其孔度为 4 000ml/(min·cm²),但质地脆,易出血,植入前必需仔细预凝。

3. 绒毛　为促进愈合,有些人造血管内设计了绒毛。绒毛分内绒、外绒和双绒,在人工血管表面呈微细的羽毛状结构,羽毛为袢状,高度250μm,植入后黏附的纤维蛋白薄而规则,且黏合牢固,有利于新内膜的形成。由于绒毛的存在,血管显得更为柔软,操作更方便。1982 年,Wesolow 指出绒毛结构会导致纤维膜增厚,有利于血栓形成。因此小管径人工血管显然不适合采用双绒或内绒毛型。

三、常用人工血管的选择

1. 涤纶人造血管　1957 年由 Meadox Medical 公司研制,为聚乙烯纤维。移植后 13 个月仍保持95%~100% 的张力。与 PTFE 比较,涤纶与周围组织反应较强,血小板凝集的范围大,抗血栓形成

性较低,生物相容性差,炎性反应重。内壁的纤维肉芽厚并弥漫性分布于内层。

按编织方法涤纶人造血管分机织和针织两种形式。在机织中,由多纤维丝组成的涤纶丝线呈交错的结构,具有多孔性及最小的移动性。在针织中,则应用纺织技术将涤纶细线织成结节状结构,孔隙呈放射状延伸。机织较针织抗压性好,而后者在顺应性上更具优势。在纤维表面增加绒毛结构,明显增强了组织的亲和性。绒毛结构也增强移植物的可屈性、延展性和耐扭转性。同时带支持环,增强了机械强度和抗压迫性能。由于有高度的多孔性,管壁皱褶,网孔较大,移植时渗血严重,故使用时必须预凝,预凝材料主要有凝胶、胶原和清蛋白,前两者在体内2周以内降解,而清蛋白的吸收则需2月。如出厂前未预凝,则必须在术中使用前做好预凝,在未肝素化前,抽取自体静脉血50~100ml注入人工血管内,夹闭两端后水平均匀转动,反复数次,然后晾干备用。

涤纶有较好的稳定性,组织学可以观察到在血液接触面是一层致密的纤维蛋白层,在移植物外壁与环绕其的结缔组织之间包裹着密集的外来巨细胞。无论是机织或针织的血管,其血管中间纤维层始终保留非细胞结构,其在体内植入后10年以上均无明显的退化。然而,针织涤纶移植物在植入动脉的环境下有膨胀的倾向。移植物扩张和远期并发症间的直接病因关联是很少见的;除此之外,在应用于腹主-髂动脉旁路术中的机织和针织移植物中,从临床并发症及移植物通畅性方面比较无显著区别。5年通畅率在腹主动脉分叉移植物中为93%,而在膝上股-腘动脉旁路术中则为43%,对于膝以下的移植物则更低。其在大血管重建中的作用值得肯定,但在小口径血管重建中效果不理想。当前有应用肝素或含氟聚合物涂层的涤纶血管以期提高通畅率。

2. 膨体聚四氟乙烯(e-PTFE) 人造血管四氟乙烯(PTFE)在1937年被DuPont以特氟纶注册成专利产品。在医学上应用始于20世纪60年代早期,被制成心脏瓣膜。在1969年Gore注册以聚四氟乙烯(Gore-tex)为血管移植物材料。1970年William首次将其替代血管。PTFE

有较好的生物稳定性,不会在体内退化;其表面带负电,可以最大限度地阻止血小板的黏附;为疏水性,可阻止血液渗透。e-PTFE的特征性结构是节点-纤维(node-fibrils),固体的节点通过细纤维连接,对标准移植物来讲平均节点间的距离是30μm。它的微孔弯曲,直径(结间距离)为30μm,微孔存在于小纤维间,并不直接内外交通。外周细胞较难渗入微孔,新内膜形成也较慢。但它却不必预凝,且较其他血管具有更大的抗栓性,生物相容性较好,与周围组织反应较轻。如同涤纶血管一样,e-PTFE血管在主动脉替代物中表现良好,在大血管中5年通畅率为91%~95%。Raithel报告150例股-腘动脉旁路的3年通畅率为76.4%,股-膝下动脉旁路2年通畅率为62.2%。最近报道显示在PTFE移植物远端加用静脉cuff取得了与静脉移植物相似的通畅率。汪忠镐以3mm内径的PTFE血管移植于猴腹主动脉,4月通畅率75%。在静脉方面,汪忠镐等用e-PTFE人工血管特别是国产PTFE人工血管,先后为"巴德-吉亚利综合征"的患者行肠-颈、肠-房和腔-房分流术近1 000例,效果良好。作者分析近十年腹主动脉瘤患者中用e-PTFE分叉型人工血管置换后5年通畅率100%。

GORE公司进一步将e-PTFE管腔内壁通过共价键结合肝素,起到持久抗凝,使膝上股动脉搭桥5年通畅率达76%,膝下动脉搭桥5年通畅率达52%。2012年作者报道的69例糖尿病足患者采用这种人工血管搭桥,1年和3年通畅率分别为90.6%,87.2%。GORE生产的三层式直径6mm硅胶血管,在内层和外层膨体聚四氟乙烯(ePTFE)材料之间有一个硅胶弹性层,同时内层共价结合肝素,具有良好顺应性,且有效防止血清肿和穿刺出血,用于复杂人工动静脉内瘘造瘘术并可在术后24h内穿刺使用。

3. 真丝人工血管 1957年由冯友贤教授等研制,理化性质稳定,纤维抗张力强且耐用,组织反应较轻。但由于长期在体内被降解导致扩张,现在很少使用。

4. 自体静脉 自体静脉作为血管代用品,无疑优于其他人工血管,因为它具有良好的生物相容性。但在取材,修整,移植过程中,由于牵拉、冲洗、扩张和缺血,使内外膜及平滑肌受损,加之移植后持续的动脉高压、术后静脉内膜增生、斑块形成和过度的纤维化均可引起小管径血管腔狭窄。目前广泛使用的大隐静脉,主要用于中、小口径的动脉移植。但作者经常从事累及腔静脉的肿瘤及肝包虫切除,利用大隐静脉重建腔静脉这类大血管也取得非常好的效果,目前累计 38 例大隐静脉重建腔静脉无并发症发生。

按通畅率高低排列依次为自体血管、PTFE、涤纶。对大管径(内径 >10mm)由于植入后血流量和切变力大,易于保持通畅,5 年通畅率在 80%以上,可考虑应用涤纶和 PTFE 血管;中管径(内径 6~10mm)人工血管由于血流阻力相对增加和吻合口内膜增生等因素,通畅率为 50% 左右,可考虑应用自体血管和 PTFE 血管;对小口径血管目前尚无较好的人工血管替代,以应用自体血管为佳。

四、人工血管的常见并发症及防治措施

1. **术后出血** 四肢及颈部的出血容易察觉,胸腹部的大出血可致严重休克,一经发现应立即再次手术,探查出血原因,即使是血肿也应及时清除,因血肿内可释放出已激活的胞质素,引起局部纤维蛋白分解而使出血不止。如为吻合口漏,应适当修补。

2. **栓塞** 人工血管内及吻合口边缘处均可形成血栓并脱落,自体动脉粥样斑块因手术刺激也可脱落。至远处可引起急性动脉栓塞。一旦发生急性缺血症状,应行取栓手术。

3. **远端供血不全** 术后早期,由于内膜损伤致内膜断裂而在血管内飘动或阻塞,吻合口可狭窄、移植物扭曲和血栓形成,均可致远端供血不全。术后远期,因内膜增生,可致管腔狭窄甚至完全阻塞。

4. **感染** 人工血管感染并非罕见,患者持续发热应高度怀疑。否则,将会产生败血症、吻合口漏及血栓形成等严重后果,危及生命。因此,如果人工血管行程出现明显的红肿热痛,应及时使用强效抗生素。如果发生脓肿,应切开引流或去除感染血管;并视病情需要,经非感染区解剖外旁路重建血管。

5. **吻合口假性动脉瘤** 由于局部血肿、感染、缝合不良、缝线选择不当或吻合口边缘血管壁组织不正常,以及人工血管的合成纤维强烈耗损变性等原因,均可引起吻合口部分或全部裂开,而产生吻合口假性动脉瘤。一经形成,就可能随时破裂,应及时采用恰当的方法将瘤切除,或用介入方法修复或重新移植血管。

6. **人工血管肠瘘** 人工血管与肠袢直接接触可产生粘连、侵蚀、溃破,而出现人工血管肠瘘。如患者有持续的黑便,甚至呕血,且常伴有间歇性高热和腹痛,也即消化道出血、腹痛或腹部肿块与高热可成为三联症。动脉造影不一定能显示瘘口。故在排除其他疾病的情况下,应考虑此并发症并做手术处理。

7. **人工血管血清肿** 可能与排斥有关。因排斥外周组织无法长入人工血管内,血液中的血清从微孔内不断溢出,积聚在人工血管周围,形成血清肿。临床表现主要为搏动性包块。术后近期发生者多行穿刺引流而治愈,术后 3 个月以上发生者一般很难治愈,需要切除人工血管,改行其他途径另行转流术。

总之,人工血管的并发症关键在于预防,术中要严格无菌、精细操作,注意血管吻合的针距和松紧度,选择合适管径的人工血管及缝线,采用连续外翻缝合,需预凝的人工血管必须充分预凝,防止内膜飘动、吻合口狭窄及漏血,避免人工血管存在张力、扭曲或成角等。在腹腔内的人工血管周围应以腹膜或带蒂网膜组织覆盖,避免与肠袢直接接触。术前、术中及术后要使用抗生素和适当的抗凝治疗,严密观察病情变化。

第四节 人工血管发展现状

一、新型合成材料的开发

除涤纶、e-PTFE 外,大量的高分子化合物已用于人工血管的研制,常用的有:

1. **适应血管顺应性改变的硅胶材料** 以海生棘皮动物骨骼为模子,制出微孔为 18~25μm 的硅胶人工血管,具有良好的生物相容性和顺应性。Rodney 等报道了用微孔 Replaminefporm 聚硅胶材料移植的时间顺应性改变结果,在移植后早期阶段其顺应性高于股动脉,2 周后顺应性降低至保持与股动脉一致达 8 个月。

2. 苯二甲酸乙二醇酯（PET）　是将 PTFE 通过放电共价键与另一材料连接而产生的，使之具有两种材料的优良特性。

3. 弹性多聚体——聚氨酯（PUs）　弹性多聚体已被制成放射状的复合人造血管。其具有与人体动脉更接近的弹性模量，在吻合口周围动脉搏动可以与人工血管形成"谐动"，避免涡流形成造成血小板激活，减少吻合口内膜增生。

新一代 PU 血管是以使用聚碳酸酯为基础的，其去除了大多数醚连接，因此具有水解及氧化稳定性，并更能阻止生物降解。一种通过雾相转化技术制成非机织聚碳酸酯血管，在鼠的腹主动脉移植术中观察 6 个月无显著意义的降解。此类血管与 ePTFE 血管相比具有更快的内膜化、新内膜增生的早期稳定性和更薄的新生内膜。Corvita 血管（corvita，miami，fla）是由充满戊二醛交联的凝胶肝素混合体的内管和以 Dacron 材料的针织网状物加强的外壁制成的多孔聚碳酸酯 PU 血管，其在植入犬股动脉观察 1 年后没有形成动脉瘤的征兆。同 ePTFE 血管相比，这种 PU 血管在犬的腹主动脉模型实验中没有显著的不同。由聚氨酯（碳酸脲）制成的血管（chronoflex，cardioTech international，woburn，mass）因其聚合体没有醚 / 酯的连接，故被认为在体内及体外均有较好的稳定性；这种血管被植入 4 只狗的腹主 - 髂动脉并观察 36 个月，未发现多聚体降解及血管退化的迹象；组织学上，血管中部区域及吻合口周围出现了内膜增生（intimal hyperplasia，IH），管壁内的细胞渗透和胶原沉积，血管外层纤维包裹，结论是无异物反应；此种血管正在临床试验阶段。羧酸酯类处理的 PU 血管能生成一层活性的羧酸及水蛭素共价连接层，其固定的水蛭素具备的抗血小板活性可能会增加血管的通畅率。

因受厂商对多聚体不同的组成、血管制造工序、多孔性、表面修饰等诸多因素的影响，使得组织对 PU 血管的反应在文献报道中存在差异。在没有更多有用数据得出之前，对于 PU 血管是否可能在功能上强于 ePTFE 或 Dacron 类血管尚无定论。

当前最大的顾虑是 PU 血管降解产物的潜在致癌性。在 1991 年，FDA 中止了对以 PU 泡沫塑料为表面涂层的乳腺植入物（其已上市超过 20 年）的使用。根据 FDA 的一篇综述指出，此类植入泡沫塑料可能降解并生成 2，4- 甲苯二胺，其在实验动物中被证明可以导致肝癌。

4. 其他　聚乙烯亚胺（PEI）、聚环氧乙烷（PEO）、聚苯乙烯等正用于人工血管的研制。

二、表面改性人工血管的研制

人工血管通过表面改性获得与血液相容性一致是研究的热点，目前主要研究集中在物理改性、化学改性和内皮细胞种植（生物学改性）。

1. 物理改性　通过物理学方法或利用物理原理改变人工血管腔面的某些性状，从而提高细胞的黏附率。其一是增大节间距离，以增强其渗透性，因为组织长入的概率与人工血管的孔度有关，长入的毛细血管可以供给细胞能量，并促进人工血管腔面内皮化。在狒狒模型中，ePTFE 血管使用 $60\mu m$ 或 $90\mu m$ 的结间距离，能促进组织长入并使腔面完全内皮化，但结间距为 $90\mu m$ 的血管在后期证实能出现局部的新内膜剥离。高孔度的 ePTFE 材料增强了组织长入、内皮细胞的覆盖率，并有较高的通畅率，在狗的模型中有同样报道。然而在人类应用高孔度 ePTFE 血管的试验中，与结间距为 $30\mu m$ 的标准 ePTFE 血管比较，血小板沉积方面没有显示任何优越性。其二是碳涂层技术被使用，目的是增加表面负电荷，减少血栓形成。在一项前瞻性多中心的临床研究中，比较膝下腘动脉到远端的旁路术中，81 条碳涂层血管与 79 条标准型血管的 2 年通畅率没有差别。然而，欧洲近期一项多中心的试验表明，在腹股沟区以下的旁路术中，128 条碳涂层血管 1 年和 2 年的通畅率明显好于 126 条标准血管。某些公司已正式生产碳涂层血管并大量应用于临床。

用氧气、氨气或两种气体的混合物对人造血管进行等离子体处理，可促进血管内皮细胞的黏附和生长，并且不会对内皮细胞造成毒性反应。Pislaru SV 等人利用磁力作用将一韧性薄磁片置于针织涤纶血管的外表面，使猪的内皮细胞黏附，以超顺磁性的氧化铁中心球作为细胞标记，在植入时标记细胞注入移植物内 10min，1d 后移植物腔表面观察到均匀一致的细胞覆盖。这种生物物理的相互作用使得在血流状态下还有充足的内皮细胞保留在腔表面。Bacakoval 等将牛肺动脉内皮细胞种植在氟离子照射后的多聚苯乙烯血管腔面（氟离子剂量为 $5 \times 10^{14} cm^2$，150keV），7d 后，人工血管明显提高了内皮细胞黏附率（提高 180%），氟离子照射的作用可能与作为细胞骨架蛋白的波形蛋白和纤维结合素受体高表达有关。内皮细胞带负电荷，而人工血管材料（如 ePTFE）也带负电荷，相互之间有排斥作用。Bowlin GL 等利用静电作用使植入的内皮细胞带上短时间的正电荷或少带负电荷，提高了内皮细胞在血管壁上的黏附能力。提高人造血管表面亲水性，降低表面与血液成分的相互作用：在聚合物的表面接枝聚环氧乙烷（PEO）侧链，可抑制血液成分吸附，使表面纯化。Lui 等将适当数量的 PEO 接枝到聚氨酯（PU）表面，获得了最佳的抗血栓性能。但 PEO 表面在体内和体外的血液相容性效果尚有争议。

2. 化学改性　通过化学结合、预衬、预凝等方法改善人工血管腔面结构和性状，促进内皮细胞黏附。Van wachen 发现种植的内皮细胞在不同表面性质的人工血管，其黏附率不同。为此，通过选择合适的聚合物基质或者改变其表面性质，可望促进内皮细胞的黏附。合成材料缺乏细胞黏附及生长等生理活动所必需的活性物质，不能保证细胞的有效黏附，如 PTFE 血管仅有 10%±7% 的内皮细胞黏附率，暴露于血流后的 30~45min 内，内皮细胞丢失最多达 70%。细胞外基质（extracellular matrix，ECM）不仅为细胞提供黏附结构，而且对细胞的黏附、迁移、增殖、分化以及基因表达都具有调控作用。在人工血管内表面预衬特异性黏附物，为细胞提供类似体内组织生长发育的 ECM 支架条件，有利于细胞生长、分化及功能的发挥，并可调节细胞表型。黏附蛋白通过共价键结合于人工血管，其结构中的精氨酸 – 甘氨酸 – 天门冬氨酸（Arg-Gly-Asp，RGD）三肽为主要的细胞黏附决定簇。RGD 在其前后的其他氨基酸序列的辅助下，与内皮细胞膜的跨膜蛋白家族 – 整合素家族（integrinsfamily，IF）特异结合，从而使内皮细胞黏附。Li C 等人用黏合剂 P15 肽（含 RGD 序列）处理 ePTFE 血管的体内和体外实验，结果发现 P15 肽有效地促进了内皮细

黏附和增殖，与未处理组相比细胞增殖了 700%。纤维蛋白胶、成纤维细胞生长因子 –1 和肝素涂层可减少血小板沉积率约 45.2%。Crombez M 等固定血管内皮生长因子于 PTFE 人工血管腔表面，PTFE 经血氨处理后带有氨基，使之与人血清清蛋白共价结合在聚合物表面，并使这种蛋白带上负电荷，经过强烈的静电作用使血管内皮黏附因子与人血清清蛋白结合，从而产生有利于与内皮细胞相互作用的聚合结构。Swanson N 则认为血管内皮生长因子（VEGF）是内皮细胞特异性促有丝分裂剂，VEGF 涂层支架能减少血栓形成，但不能加速再次内皮化和抑制新内膜增生。Randone B 通过实验认为 VEGF 预处理的 ePTFE 人工血管具有双重作用：有利于内皮化，却出现了不尽如人意的平滑肌细胞密度增加和心肌内膜增生。

在人工血管表面固化某些干扰血液与异物表面相互作用的生物活性物质，可改善其与血液的相容性，目前主要集中在抗凝剂肝素的固化上。有人研究在聚氨酯表面悬垂结合肝素，发现肝素层厚度增加，释放到血浆的肝素量亦增加；要保持人工血管的抗凝性能，肝素最低释放量应为 $0.04 \mu g/(cm^2 \cdot min)$。此法仅适于短期使用，长期的抗凝作用有待进一步探讨，其中包括固化肝素的最佳剂量和最佳方法。由 InterVascular（La Ciotat，France）研制的一种肝素结合 Dacron 移植物已应用于欧洲市场。通过阳离子制剂（tridodecil–methyl–ammonium chloride，TMAC）的预先处理，肝素与聚酯纤维主要通过范德华力共价连接。为防止血液外渗，移植物管壁外围的三分之一由胶原包裹。在一项包括 209 名做过股 – 腘动脉旁路术患者的临床对照试验中，肝素结合 Dacron 移植物显示出较好的通畅率，其在 1 年、2 年和 3 年的通畅率分别为 70%、63% 和 55%，而 ePTFE 移植物与其比较则分别为 56%、46% 和 42%。

当前已开始了用多种活性物质联合固化人工血管表面的工作。Mittermayer 等在聚氨酯表面引入羧基基团，将胶原蛋白和层粘连蛋白共价固化。Chapman 对改性的人工血管提出了一种新观念，即在表面引入磷脂酰胆碱为极性头端来模拟红细胞膜的血液相容性。目前用热分解碳素膜处理人

工血管腔面，即碳涂层人工血管已由巴德公司生产，在临床上已获良好的抗血栓效果。

为了预防人工血管感染，有人将抗生素共价结合于人工血管的表面，目前最常用的是银离子和利福平。银离子结合型人工血管已广泛应用于临床。

3. 生物学改性（内皮细胞种植） 血管内皮细胞被认为是一种完美的血液相容性表面，因此许多学者尝试在人工血管表面覆盖内皮细胞。1978 年 Herring 开始研究内皮细胞种植，发现通畅率明显提高，且 PTFE 较 Dacron 内皮化更为迅速。汪忠镐教授用自体网膜内皮细胞种植于人工血管表面作为静脉替代物，在 5~10d 内实现了快速内皮细胞化，100d 通畅率为 100%。

（1）细胞来源：最初有学者从颈静脉和大隐静脉获取内皮细胞（endothelial cell，EC），后来又从皮下和肾周围脂肪组织、网膜等微血管获取 EC，由于需要通过手术切取，其操作复杂、过程烦琐，易混有成纤维细胞和平滑肌细胞等，EC 数量有限，且静脉 EC 与动脉 EC 有一定的差异性等原因，限制了在临床上的应用。因此，寻找一种更好的细胞来源非常重要。内皮祖细胞（endothelial progenitor cell，EPC）可以从外周血中的单核细胞中，根据其表面的 KDR、CD34、AC133 等抗原分离获得，并能在体内或体外诱导分化为成熟 EC，行使 EC 的功能。Shirota T 等从犬外周血中分离收集到 EPC，在体外进行扩增后，种植到内层为薄层多微孔的聚氨酯薄膜支架上，增殖良好形成融合的单层细胞层，并且大部分细胞在支架扩张后仍存留在支架上，再将支架植于一种管状杂合血管中膜组织（tubular hybrid vascular medial tissue）模型中，此模型由血管平滑肌及胶原蛋白组成，经过 7d 培养后从支架上迁移过来的 EPC 增殖并覆盖了杂合血管中膜组织的内膜表面。这一研究证明了 EPC 作为 EC 来源进行移植的可行性。汪忠镐等采用骨髓细胞种植人工血管，也是基于骨髓比血液中存在有更多的原始细胞。

（2）种植方法：人工血管 EC 种植主要有两种方法：①单期种植法（endothelia cell seeding or sodding）：将用机械法或酶解法新鲜获取的 EC 在手术前较短时间内种植于人工血管壁，然后直接用于手术；②二期种植法（in vitro preline）：将获取的内皮细胞先行离体培养，再高密度种植于人工血管。目前二期种植法最常用。L'Heureu X 等将分离获得的人 EC、平滑肌细胞（smooth muscle cell，SMC）及成纤维细胞在体外培养、扩增；当 SMC 在维生素 C 培养环境中融合成片状薄膜后，将其覆盖于外径 3mm 的 ePTFE 圆轴上，作为人工血管的中层；然后将体外培养亦融合成片状薄膜的成纤维细胞覆盖在 SMC 层上，作为人工血管的外膜；共同培育 3 个月后，抽去轴心，在血管内种植 EC 作为内膜，再孵育 1 周时间，生成与自体动脉相似拥有三层结构的血管，并且具有良好的机械性能和生物学性质。

（3）内皮细胞（EC）的基因修饰：单纯 EC 种植因腔内血栓形成导致临床效果并不理想。要使 EC 获得稳定的抗凝血或者纤溶活性，最可靠的方法是用基因工程的方法来改变其遗传物质的特性，从而使其表现出稳定的抗血栓活性。如抑制促凝血和抗纤溶因子的表达，或者增加抗凝血和促纤溶因子的表达，都将有利于 EC 表达出更高的抗血栓活性。

组织型纤溶酶原激活物（tissue plasminogen activator，tPA）是溶解早期血栓的关键酶。Kimura H 等实验证明 tPA 基因转染 EC 后，一般均能表达 tPA，且 tPA 的活性较高。尿激酶型纤溶酶原激活物（urokinase-type plasminogen activator，uPA）是体内纤溶酶原激活物的另外一种成分，其作用和 tPA 类似，也具有很强的促纤溶作用。Lee 和 Falk 等成功地将 uPA 基因转染到 EC，转染后的 EC 膜上可以表达 uPA，在特定刺激下 uPA 可以表现出强大的纤溶活性。凝血调节蛋白（thrombomodulin，TM）是 EC 表面的一种糖蛋白，与凝血酶结合后能激活蛋白 C，使其活性增强 1 万~2 万倍，蛋白 C 被激活后具有阻断血液凝固系统的作用，与凝血酶 -TM 复合物协同作用，可使凝血系统中凝血因子和血小板凝血活性丧失。Waugh 等在兔动脉内膜损伤模型中将 TM 基因转染到 EC 中，发现 EC 抗血栓性能增加，治疗组的血栓面积占总血管腔面积的 28.61% ± 3.31%，而空白病毒组和非病毒组分别占 86.85% ± 2.82% 和 70.52% ± 3.72%。水蛭素（hirudin，HD）是凝血酶的抑制剂，Lundell 和 Rade 实验证明 HD 具有强大的抗血栓活性和抑制新内膜增生的能力；可能的机制其能减少血小板的沉积和直接或间接抑制平滑肌细胞增生和迁移。

尽管人工血管内皮化和抗血栓的研究在各个环节中都取得了可喜成绩，但仍然存在很多问题：①许多研究仍处于实验阶段；②内皮化人工血管获取过程复杂，费用昂贵，难以在临床中推广应用；③有利于 EC 黏附生长的人工血管材料仍在探寻中；④种植技术和方法有待进一步提高；⑤基因修饰技术在人工血管的应用仍限于抗血栓方面。并且由于当前生物血管和合成材料的人造血管之间的界线愈发模糊，将来设计出具生物活性的小口径人造血管以补充替代自体静脉移植物是此领域的开创性贡献。

（赵纪春　黄　斌）

参 考 文 献

[1] Sottiurai VS, Yao JS, Flinn WR, et al. Intimal hyperplasia and neointima: An ultrastructural analysis of thrombosed grafts in humans. Surgery, 1983, 93: 809-817.

[2] Akers DL, Du TH, Kempczinski RF. The effect of carbon coating and porosity on early patency of expanded polytetrafluoroethylene grafts: An experimental study. J Vasc Surg, 1993, 18: 10-15.

[3] Devine C, McCollum C. Heparin-bounded Dacron or polytetrafluro-ethylene for femoropopliteal bypass grafting: A multicenter trial. J Vasc Surg, 2001, 33: 533-539.

[4] Salacinski HJ, Goldner S, Giudiceandrea A, et al. The mechanical behavior of vascular grafts: A review. J Biomater Appl, 2001, 15: 241-278.

[5] Gulbins H, Dauner M, Petzold R, et al. Development of an artificial vessel lined with human vascular cells. J Thorac Cardiovasc Surg, 2004, 128: 372-377.

[6] Heureux NL, Duthalie N. Technology Insight: The evolution of tissue engineered vascular grafts from research to clinical practice. Nature, 2007, 4: 389-395.

[7] 汪忠镐, 蒲立群, 章海, 等. 人工血管生物化——血管内皮细胞衬里的实验研究. 北京生物医学工程, 1998, 7: 34-41.

[8] Seifu DG, Purnama A, Mequanint K, et al. Small-diameter vascular tissue engineering. Nat Rev Cardiol, 2013, 10: 410-421.

[9] Tiwari A, Cheng KS, Salacinski H, et al. Improving the patency of vascular bypass grafts: the role of suture materials and surgical techniques on reducing anastomotic compliance mismatch. Eur J Vasc Endovasc Surg, 2003, 25: 287-290.

[10] Muylaert DE, Fledderus JO, Bouten CV, et al. Combining tissue repair and tissue engineering: bioactivating implantable cell-free vascular scaffolds. Heart, 2014, 100: 1825-1830.

[11] Schanzer A, Hevelone N, Owens CD, et al. Technical factors affecting autogenous vein graft failure: observations from a large multicenter trial. J Vasc Surg, 2007, 46: 1180-1190.

[12] Pennel T, Zilla P, Bezuidenhout D. Differentiating transmural from transanastomotic prosthetic graft endothelialization through an isolation loop-graft model. J Vasc Surg, 2013, 58: 1053-1061.

[13] Heyligers JM, Arts CH, Verhagen HJ, et al. Improving small-diameter vascular grafts: from the application of an endothelial cell lining to the construction of a tissue-engineered blood vessel. Ann Vasc Surg, 2005, 19: 448-456.

[14] 黄斌, 赵纪春, 马玉奎, 等. 糖尿病足下肢动脉闭塞性病变的外科血管搭桥治疗. 四川大学学报医学版, 2012, 43: 747-751.

[15] 罗海龙, 赵纪春, 黄斌, 等. 破裂腹主动脉瘤开放与腔内修复手术治疗. 中华普通外科杂志, 2015, 30: 608-612.

[16] Yuan D, Wen J, Peng L, et al. Precise plan of hybrid treatment for thoracoabdominal aortic aneurysm: Hemodynamics of retrograde reconstruction visceral arteries from the iliac artery. PLoS One, 2018, 3: e0205679.

[17] Wang T, Zhao J, Yuan D, et al. Comparative effectiveness of open surgery versus endovascular repair for hemodynamically stable and unstable ruptured abdominal aortic aneurysm. Medicine, 2018, 97: e11313.

[18] Yuan D, Zhao J, Huang B, et al. Hybrid treatment of thoracoabdominal aortic aneurysms with Marfan syndrome. J Vasc Surg, 2016, 64: 1138-1139.

[19] Forte A, Rinaldi B, Berrino L, et al. Novel potential targets for prevention of arterial restenosis: insights from the pre-clinical research. Clin Sci (Lond), 2014, 127: 615-634.

[20] Lu G, Cui SJ, Geng X, et al. Design and preparation of polyurethane-collagen heparin-conjugated polycaprolactone double-layer bionic small-diameter vascular graft and its preliminary animal tests. Chin Med J (Engl), 2013, 126: 1310-1316.

第五节　组织工程人工血管研究现状和展望

一、血管组织工程的概念及发展历史

组织工程作为一种新的学科，是组织再生的一种形式，是 20 世纪 80 年代末期新兴的一门学科。传统的组织工程是指将种子细胞与生物可降解支架材料进行联合培养，在体外构建有活性的移植物，用来修复组织缺损或再生组织和器官。因此，组织工程有三个要素：种子细胞，支架材料以及适当的培养体系。近些年来这一领域进展很快，目前采用组织工程技术建造的部分组织或器官已经开始进入或即将进入临床应用，例如组织工程化皮肤已经实现商品化。

在心血管外科领域，人们长期以来一直在寻找最佳的血管替代品，尽管 30 年来经历了人工材料、生物材料和人工材料与生物材料复合的材料等阶段，并且人工血管在大、中动脉代用方面的应用取得了实质性的进展，但是在小口径动脉代用品和静脉代用品方面的应用却仍无太大进展。其主要困难有三个：①移植后代用人工血管腔内低压力、低流速以及难以克服血流成分与其不相容介面的作用，最终导致移植血管的血栓形成。②目前临床上应用的不降解人工血管植入人体后，如果移植体内的人工血管阻塞，遗留在体内的是异物。③移植血管新内膜增生会导致植入血管的管腔狭窄最终可因血栓形成而使移植失败。

在我国，随着人口老龄化，冠心病、下肢动脉硬化闭塞症的发病率逐年增高，尤其是近年来糖尿病发病率的增高，血管疾病的发病率更是快速增加；此外，血栓闭塞性脉管炎患者和慢性肾功能衰竭血液透析者也是需要小口径血管移植。除动脉疾病外，静脉病在我国也有很高的发病率。小口径动脉搭桥和静脉转流手术逐年增加，而自体血管由于供体来源有限，限制了其在临床上的应用，随着对小口径血管及静脉移植物需求的日益突出，以及近年来组织工程技术的飞速发展，应用该技术构建组织工程血管就成为一个需要迫切解决的问题。

其实，早在组织工程概念提出之前，国内外就有很多学者对人工血管内皮化进行了比较深入的研究。最为典型的是汪忠镐教授领导的课题组，从 1985 年开始，便进行大量基础研究和动物实验研究，采用自体血管内皮细胞种植人工血管，能够使人工血管在 10d 内快速内皮化，从而达到阻止人工血管新内膜过度增生，防止血栓形成的目的。并且在此基础上，又在临床上采用快速内皮化的人工血管转流的方法治疗了 10 例巴德－吉亚利综合征，取得了令人振奋的疗效。从而也说明了组织工程血管的研究意义重大。

最近几年，随着血管组织的研究，已经有一些产品在进行临床研究。2016 年，美国杜克大学、耶鲁大学和 Humacyte 公司报道了其研制的小口径 TVEG 以 60 名肾病晚期透析患者开展动静脉造瘘作为研究对象，由美国和波兰共同完成的一项多中心的单臂二期临床实验。随访显示移植物在 6 个月的一期通畅率为 63%，12 个月时的一期通畅率为 28%，18 个月时的一期通畅率降至 18%。研究人员认为移植物腔内血栓形成是影响通畅率的主要原因。目前，该产品三期临床研究正在进行中。但从现有临床效果来看，该组织工程血管产品尚未表现出比 ePTFE 人工血管更好的长期通畅率效果。

2011 年，谷涌泉团队在国际上首次成功地采用小口径组织工程血管治疗下肢慢性缺血，完成了 3 例患者，平均随访 2 年效果理想，患者缺血情况明显改善，成功保肢。可惜只有 3 例，样本量非常小，主要临床疗效，包括围手术期血管相关药物使用、患者血糖控制等影响因素尚不明确，不利于产业化的应用和发展。其他一些研究目前均属于实验室的研究阶段，距离临床应用为时尚早。

二、组织工程血管研究的三要素及发展情况

根据传统组织工程的概念，我们可以发现，构建组织工程血管的三要素是：种子细胞、支架材料以及有助于细胞生长、分化的外在环境。

1. 种子细胞的选择　选择适宜的种子细胞，是构建组织工程化血管的第一步。种子细胞的选择应具备以下几个条件：取材方便，创伤小，黏附力强，具有良好的扩增能力，使用安全，无免疫

排斥反应或排斥反应较小。目前应用于组织工程血管中的种子细胞包括血管壁细胞和干细胞。其中血管壁细胞包括自体或同种异体的内皮细胞（ECs），平滑肌细胞（SMCs），成纤维细胞（Fbs）；干细胞包括前体细胞，成体干细胞和胚胎干细胞。

（1）血管壁细胞：ECs覆盖于血管的内表面，可以分泌多种活性因子，如内皮素、前列腺素、NO等，可通过抑制SMCs的迁移、增殖和细胞外基质的产生来抑制内膜增生，防止血栓生成。因此，组织工程血管的内皮化对于提高移植血管的通畅率具有重要作用。内皮细胞的再生能力有限，约经过70个细胞周期便停止增殖。研究证实，单纯种植ECs并不能使组织工程血管快速完全内皮化，其他细胞也被证明可以维持内膜结构稳定，促进内皮化。SMCs具有可收缩性，并分泌胶原蛋白、弹性蛋白和糖胺多糖（GAG）等细胞外基质，提供生物力学稳定性，对血管的自我更新具有重要的作用。因此，SMCs、Fbs的种植也是构建组织工程血管不可缺少的步骤。

总的来说，大血管壁细胞获取细胞数量有限，分离培养需消耗较长时间，不能满足急症患者的需求；在体外扩增易发生老化，且与支架材料黏附不牢，在流体动力的影响下容易脱落。同时，获取自体大隐静脉时侵入性操作使患者机体受到伤害，且来源于疾病状态或老年患者的细胞质量较差。而微血管壁细胞来源较丰富，短时间内即可获得大量细胞，但是混杂有间皮细胞，间皮细胞无抗血栓形成能力，影响移植血管长期通畅率。这些缺点均使血管壁细胞的临床应用受到限制。

（2）干细胞：由于自体血管壁细胞来源限制等不足，干细胞因具有可自我更新，在特定条件下可分化为成熟细胞的特性，被研究者认为是血管组织工程最理想的种子细胞，已成为近几十年构建组织工程血管的种子细胞的研究热点。其中包括前体细胞，成体干细胞和胚胎干细胞。

前体细胞：内皮前体细胞又称成血管细胞，来源于骨髓，可从骨髓动员到外周血，在体内循环、增殖并分化为成熟的ECs，参与损伤血管的修复。平滑肌前体细胞也可以作为构建组织工程血管的一个种子细胞来源。

成体干细胞：成体干细胞是指存在于一种已经分化组织中的未分化细胞，在病理状态或在外因诱导下可以表现出不同程度的再生和更新能力。最常用于构建组织工程血管的成体干细胞是骨髓来源的MSCs（BMSCs）。BMSCs是起源于骨髓中胚层的未分化细胞，具有很强的增殖能力和分化为ECs、SMCs、成骨细胞、肌细胞等多种组织细胞的潜能。取材方便，对供体健康无害，分离培养容易，且多次传代表型不会发生改变。而且由于MSCs不含有主要组织相容性复合体（MHC）Ⅱ，不存在组织配型和免疫排斥问题，是构建组织工程血管的最理想的种子细胞。

脐带血细胞（UCBCs）包含造血干细胞、多潜能干细胞和内皮集落形成细胞（ECFCs）等。ECFCs可在体外表现出非凡的增殖能力，且再移植入体内时对新生血管的形成起到结构上的贡献作用。因此，UCBCs也可以作为一种种子细胞来源。

胚胎干细胞：胚胎干细胞（ESCs）是来自于胚胎内细胞团或原始生殖细胞，经过体外抑制培养筛选出来的一类全能性细胞，具有自我更新和无限增殖能力。从理论的角度出发，ESCs只要经过一定诱导条件就能定向分化为机体需要的任何细胞，但其培养技术复杂，并涉及社会、伦理和道德等方面的制约，且具有严重的免疫排斥反应，其应用还受到明显的限制。

2. 组织工程血管的支架材料 支架材料为种子细胞的增殖和迁移提供支撑结构，对构建组织工程血管起到了关键的作用。理想的组织工程血管材料应满足以下要求：①合适的孔径和孔隙率，易于细胞黏附和种植；②良好的安全性和生物相容性，无毒，无免疫原性，不易形成血栓；③与宿主血管相似的力学性能，可耐受血流冲击；④具备合适的降解速度，降解物无毒性，可排出体外；⑤来源广泛，性能稳定，经济适用，可塑性好，利于保存。

组织工程血管的支架材料包括天然生物材料，可降解的人工合成高分子材料和复合材料。

（1）天然生物材料：天然生物材料来源于生物体，具有良好的细胞和组织相容性，能为细胞的黏附、增殖和分化提供近似体内血管组织发育的细胞内基质条件，分为大分子结构材料和脱细胞基质材料。

大分子结构材料：大分子结构材料有胶原蛋

白、弹性蛋白、纤维蛋白、壳聚糖和透明质酸等。胶原蛋白是血管壁细胞外基质的主要组成部分，占血管壁干重的 20%~50%。其含有细胞黏附域序列（精氨酸 - 甘氨酸 - 天冬氨酸，RGD）及细胞特定的识别信号，是机体内最为丰富且普遍存在的结构蛋白。弹性蛋白也是细胞外基质的主要构成部分，使血管具有弹性和可伸缩性。纤维蛋白是天然的可降解材料，在伤口愈合和组织修复中起到重要作用。纤维蛋白受到凝血酶的刺激后，会聚集形成纤维蛋白凝块，具有良好的细胞黏附性，为细胞的增殖和迁移提供细胞骨架，制备方便，无免疫原性。很多因子，如 VEGF、bFGF、肝素等，都与纤维蛋白连接起来用于改进基质材料的生物学性质，减少血栓形成。这些来源于体内的天然分子，对种子细胞的黏附、迁移、增殖和分化具有良好的效果，但因力学强度不足，多与其他生物材料混合来增强力学强度。

壳聚糖，又称脱乙酰甲壳素，是由自然界广泛存在的几丁质经过脱乙酰作用得到的，具有良好的生物可降解性，无刺激性和可塑性。透明质酸可以通过微生物发酵大量产生，并具有亲水性、非黏附性和可降解性。其降解物可以促进创面愈合。因此，透明质酸在伤口愈合及组织再生中具有重要作用。有实验结果证实其具有良好的增殖和细胞外基质分泌能力及良好的拉伸强度。

脱细胞基质材料：生物来源血管经过脱细胞处理后，可以有效去除细胞成分和抗原性，保留了正常血管的胞外基质成分和完整的支架结构。基质中的一些氨基酸残基序列如 RGD 序列等，可被细胞膜的整合素受体识别，促进细胞的黏附、增殖和分化；胶原纤维和弹力纤维为细胞生长提供支架，维持生物力学性能。外源性的支架组织逐渐降解、吸收，自身细胞产生的细胞外基质逐步替代外源性的支架，保持血管连续性和血流通畅，也是一种理想的血管替代物。

物理的脱细胞方法主要有冻融、加压、超声等。冻融法是指采用反复冷冻与融化，致使细胞中形成冰晶及剩余液体中盐溶液浓度增高可以引起细胞破裂。这种方法简单有效，能够高效裂解血管壁表面的内皮细胞和壁内的平滑肌细胞，且不会对细胞外基质成分造成明显影响。同时，冻融法可以有效破坏具有胞膜结构的细菌等微生物，达到灭菌的效果。冻融处理后的血管材料更加多孔，使得后续的脱细胞化学试剂有效地渗透入深层血管壁，提高化学脱细胞效率。

酶消化法通常使用胰蛋白酶、糜蛋白酶、钙离子螯合剂、核酸酶等进行脱细胞处理。胰蛋白酶可以有效破坏细胞 - 细胞、细胞 - 基质之间的连接，可单独作为脱细胞试剂使用，是最常用的蛋白酶之一，但胰蛋白酶作用缺乏特异性，长时间用胰酶和 EDTA 处理的组织，ECM 结构被破坏，弹性蛋白含量降低，GAG、层粘连蛋白和纤粘连蛋白的含量也大大减少，影响细胞外基质的稳定性和力学强度。

化学去垢剂法包括酸碱处理，非离子去垢剂、离子去垢剂、低渗和高渗处理、螯合剂等方法。其中非离子去垢剂和离子去垢剂应用比较广泛。非离子去垢剂作用比较温和，能够破坏脂质与脂质之间、蛋白与脂质之间的联系，而蛋白与蛋白之间的连接保持完整。

谷涌泉研究团队在脱细胞组织工程血管方面进行了十余年的研究，经过多次试验筛选出更加合理的脱细胞方案，以猪颈动脉作为天然血管材料，利用物理结合化学的方法成功去除动脉血管壁内的细胞和核酸成分，且胶原纤维、弹力纤维等 ECM 成分保存良好。单轴拉伸实验证实材料的拉伸强度，断裂伸长率，缝合强度和爆破压与新鲜血管相比无显著差异，压汞法测得材料具有合适的孔径分布和孔隙率。动物皮下移植实验证明该脱细胞基质无明显的炎症反应。该结果获得了一项国家发明专利（一种脱除血管组织内细胞的血管基质及其制备方法）。随后，研究组将内皮前体细胞种植于该脱细胞基质上，并借助旋转细胞培养系统和血管专用脉动生物反应器进行体外三维成熟构建，在体外成功制备了组织工程血管样品，将该组织工程血管移植入犬下腔静脉，3 个月后，造影显示血管通畅，取材后切开移植血管发现移植血管内膜面光滑，无血栓形成。

（2）可降解的人工合成高分子材料：常用于构建组织工程血管的可降解人工合成高分子材料有聚羟基乙酸（PGA）、聚乳酸（PLA）、聚己内酯（PCL）及它们单体的组合聚合物等。以上材料均已被 FDA 批准应用于临床。良好的人工合成高分子材料应具备以下条件：①良好的生物相容性；

②可降解性和可吸收性；③聚合物表面有利于细胞黏附，不影响细胞的生长和正常功能；④可精确控制其形态、尺寸、孔径大小、孔隙率、力学强度和降解速率。

PGA 是最常用于构建组织工程血管的高分子支架材料。它是通过羟基乙酸开环聚合得到的，在体内被水解为羟基乙酸，并进一步代谢为水和二氧化碳。其多微孔结构适宜营养渗透和细胞向组织内部爬行生长。PLA 是由可再生的植物资源（如玉米）所提出的淀粉原料经糖化得到葡萄糖，并发酵形成高浓度乳酸后再聚合而成的，最终降解产物同样为水和二氧化碳。PLA 较 PGA 有更高的疏水性，因此降解速度更慢。这些高分子聚合物的降解速率取决于它们的分子量、暴露的表面积、结晶度及单体比例。PCL 是一种具有多种生物功能的高分子材料，由己内酯开环聚合而成，有着良好的力学性能，弹性好，室温状态稳定。同时，其降解速度非常慢，对于构建需长时间植入的组织工程血管非常合适。

（3）复合材料：天然生物材料和人工合成高分子材料都具有一定的优势，同时也存在一定的不足。天然生物材料细胞相容性高，可在介导信号传导、调控细胞表型等方面，为细胞的生长、增殖和分化提供近似体内 ECM 的支架条件，但大部分天然生物材料力学性能较差，体内移植中无法抵抗生理状态下血流冲击；可降解的人工合成高分子材料为非免疫原型，降解产物为体内循环的中间代谢物，生物安全性高，且可根据实际需要塑造成各种形状，但细胞亲和力较低，缺乏 ECM 中的生物识别信号。将两者按照一定的方法进行组合构建复合材料，可以发挥两者优势弥补不足。

3. 静态/动态培养　在构建组织工程血管的最初，研究者普遍采用静态种植、培养的方法，操作方法为将支架材料置于培养基中，将种子细胞如 SMCs、ECs 依次种植于支架材料的内壁，静态培养一段时间后依次形成内皮层和平滑肌层。

随着研究进行，研究者发现由于支架材料纤维之间连接紧密，仅仅依靠静态培养方式，难以有大量的细胞迁入纤维内部。同时，成功接种的细胞多呈不均匀分布状态，排列紊乱无序，且细胞在支架材料上黏附不紧密，在血流冲击下容易脱落，从而使重塑而成的新生血管力学强度低于正常血

管，导致血栓形成。

在血管的生长发育中，血流动力学发挥着重要作用。适宜的力学刺激有利于管壁细胞增殖分化，分泌细胞外基质，增加血管强度，使管壁各层细胞更好地发挥功能。在目前的生物力学研究中，一般将作用于血管的压力分解为两种，一种是平行于血流长轴的由血流对血管内表面造成的剪切力，一种是沿血管周径分布的由血流压力造成的环形张力。研究表明，剪切力可以增强细胞的黏附能力，且使 ECs 在支架材料上呈沿剪切力方向的有序排列。环形张力则与 SMCs 密切相关。大小、频率合适的环形张力使 SMCs 形态规整，排列整齐，且分泌细胞外基质，从而达到一定的力学强度。因此，为了构建一个机械强度等同于正常血管，移植入体内可达到长期通畅的组织工程血管，建造一个模拟体内血流环境的组织工程生物反应器十分必要。

生物反应器应具备以下几个条件：①可以维持相对封闭、稳定及无菌的环境，如温度、压力、酸碱度等；②能提供生物反应过程中所需的底物及营养物质；③反应过程中产生的代谢产物可以及时的清除；④具备相对应的检测系统，能及时反映系统内反应条件的变化，以便及时处理。生物反应器主要由两部分组成，即反应器部分和控制系统部分。反应器部分主要用来储存营养液，提供细胞材料复合物作用的场所及实现气液交换和力学刺激，是生物反应器的核心部分；控制系统部分主要完成对生物反应器的自动控制，其中主要控制力学刺激模式以模拟真实的体内环境。生物反应器的设计难度较高，造价昂贵，设计者必须深入了解医学、生物学、工程学、计算机学等知识才能研制出完全模拟真实体内环境的生物反应器。

目前有两种生物反应器处于组织工程血管临床研究阶段。一种是 Niklason 等研发的"Humacyte"组织工程血管生物反应器；一种是 L'Heureux 等研发的"Cytograft"组织工程血管生物反应器。"Humacyte"生物反应器主要由两部分构成：细胞培养系统和压力灌注系统。细胞培养系统为无菌、相对封闭的培养仓，通过换气口与外界进行 O_2 和 CO_2 的交换。培养仓内将种子细胞——支架材料复合物与 4 个硅胶管相连，可同时培养 4 根组织工程血管。压力灌注系统主要

由蠕动泵和储液瓶组成。用硅胶管将蠕动泵、储液瓶及附有种子细胞——支架材料复合物的硅胶管相连。通过蠕动泵压缩与其相连的硅胶管产生形变而驱动硅胶管内的压力流动从而模拟体内的血液流动,可通过调节蠕动泵的转速来调节压力。"Cytograft"生物反应器主要为细胞培养系统。结果证实,该组织工程血管管壁 ECs 和 SMCs 生长良好,生物相容性良好,且爆裂强度可达到 2 000mmHg。

4. 体内构建组织工程血管 尽管体外组织工程血管研究已取得重大进展,但许多技术瓶颈问题至今依然难于逾越,例如种子细胞来源,长达 2~10 个月的体外扩增培养所带来的风险和成本等问题。因此,基于再生医学原理的体内(原位再生)组织工程血管构建研究应运而生。与传统组织工程血管最大不同是,该支架不种植种子细胞,将负载有生长因子,抗凝药物的可降解血管支架直接替换病变血管,在体内通过生长因子、抗凝药物的释放,促进自身血液和周围组织中各种干细胞和前体细胞等的募集、归巢、分化和增殖,原位重塑具有生理活性与功能的自体新血管。该方法可消除体外组织工程血管构建过程中种子细胞来源问题,大规模体外细胞培养与扩增所产生的细胞凋亡、变性、细菌污染等风险,降低治疗成本,而且支架产品便于保存、运输、使用,是一种实用的(off-the-shelf)组织工程血管制造方法。

笔者与北京理工大学冯增国研究员合作开展了可降解吸收聚酯和聚氨酯电纺丝加工微纳纤维结构体内(原位再生)组织工程血管的研究工作。通过 PLCA 共聚酯合成研究,观察到随着组成变化,其降解速率和力学性能可调。通过单轴或同轴电纺丝技术能够方便地将其制成无纺布和管状小口径组织工程血管支架,ECs 和 SMCs 在其上黏附和生长状况良好,孔径与孔隙率、爆破强度、缝合强度等性能满足体内(原位再生)组织工程血管研制要求。

为改善支架植入早期的抗凝血能力,双方还通过化学方法将肝素预先接枝在可降解聚酯上,再借助电纺丝技术将其加工成管状支架,结果表明接枝后材料的凝血时间显著延长。为提高支架对血液和周围组织中干细胞、内皮前体细胞和平滑肌前体细胞的募集能力,研究者利用肝素与生长因子间静电相互作用负载 VEGF、bFGF 和 val-gal-pro-gly(VAPG)四肽等生物活性分子。为提高支架力学性能,在无光敏剂情况下,对支架进行了光固化交联反应,同时还利用京尼平作为交联剂交联接枝肝素支架,结果表明两种交联方法都能明显提高支架的力学性能。2011 年,将肝素化后负载有 VEGF 生长因子的 PCL 电纺丝支架移植到犬的腹主动脉中。在没有采取任何抗凝措施的条件下,术后一个月后造影显示移植人工血管血流仍保持畅通,取材观察支架内部有内皮层形成,无钙化和血管膨胀现象出现。此实验结果为体内(原位再生)小口径组织工程血管从小动物实验过渡到大动物实验提供了实验依据。

5. 临床应用 Shinoka 等首次将大口径组织工程血管成功用于先天性心脏病手术中。2001 年,Shinoka 将自体血管细胞种植在可吸收聚酯纤维增强丙交酯-ε-己内酯共聚物(PLCL)制成的管状支架上并体外连续培养 10d 后,将其应用于一例患有先天性心脏病的 4 岁女童血管支架成形术后出现的肺动脉闭塞手术中,术后 7 个月造影检查血流仍保持通畅。在此基础上,为提高细胞再生活力,缩短体外细胞培养时间,他们又将骨髓单个核细胞作为种子细胞,接种到上述支架上,经过短暂培养后用于先天性心脏病患儿的心外肺动脉转流术中。经长达 5.8 年术后随访,25 例接受手术的患儿均没有出现移植物感染、破裂,动脉瘤形成及异位钙化。该研究为组织工程血管的临床转化奠定了基础。

诺贝尔化学奖得主 Lehn 教授在 2015 年发表的一篇有关自适应性化学与材料的评述文章中,首次披露瑞士 Xeltis 公司基于超分子聚合物概念所研发的超分子生物材料已成功用于一种带瓣组织工程血管产品。该产品通过电纺丝加工技术制成,既不含有细胞,也不含有任何生物活性分子和动物组织,是一种基于再生医学原理的体内原位可再生组织工程血管产品。同时还披露,由俄罗斯心脏外科医生 Bockeria 主刀,利用该公司提供的直径为 18mm 带瓣组织工程血管产品成功为一例患有先天性心室畸形的 4 岁女童实行了心外腔静脉-肺动脉转流手术。术后 3 个月随访,该儿童患者身体基本恢复正常。Xeltis 公司在 EuroPCR 2017 年会上,发布了该带瓣组织工程血管产品动物与人体临床试验研究结果。与此同时，Bockeria医生还与Xeltis公司合作发表了他们开展的5例4到12岁先天性心脏病儿童患者实施带瓣组织工程血管心外腔静脉-肺动脉转流手术后一年的随访结果。术后一年影像学检查发现移植血管直径、长度与壁厚以及血流通畅情况稳定，患者均无严重并发症发生。这一成果被认为是继Shinoka等所开展的多例临床研究结果之后，大口径组织工程血管临床研究的又一重大进展。

无论是采用种子细胞快速种植培养方法，还是利用不含有细胞和任何生物活性分子和动物组织的带瓣组织工程血管产品，Shinoka和Bokeria所进行的儿童心外肺动脉转流手术中，采用的组织工程血管直径普遍10mm。对于直径小于6mm的小口径组织工程血管，因其易凝血和血栓所导致的长期通畅率低下问题导致小口径组织工程血管的临床应用步履维艰。

目前已有两种小口径组织工程血管产品相继开展了临床应用研究，并且均选择了针对肾病晚期透析患者的动静脉造瘘作为研究对象。第一种产品来自Cytograft公司，采用全生物自体细胞膜片技术，自体细胞分泌ECM形成多层膜片，多层膜片卷绕形成组织工程血管。制备一条小口径组织工程血管产品需花费大约6~10个月时间。其技术源头可追溯到L'Heureux等人最初的研究工作。2004—2007年间，L'Heureux团队进行了一项多中心研究。他们选取了阿根廷和波兰医院的10名肾病终末期需要血液透析的患者利用该组织工程血管进行动静脉造瘘。2009年他们首次报道了该10名患者的临床研究结果。一名患者在植入前因出现严重的消化道出血而退出研究。术后3个月有3人移植失败，另有1例因肺炎继发心力衰竭而死亡。其余5例都可维持透析操作超过6个月，最长达到12个月。5例中仅有1例需要手术干预来维持二次通畅。2012年他们又报道了13例植入病例临床研究结果，术后3个月有4例移植失败，原因是力学性能不足。

第二种小口径组织工程血管产品来自Humacyte公司。公司创始人即为成功在可降解

PGA纤维编织多孔管状上进行体外小口径组织工程血管构建的Niklason。该产品技术路线与其初期技术路线无异，只是在体外构建完成后再进行脱细胞处理，以降低免疫原性，从而适用于晚期肾衰竭患者。他们将人源SMCs体外扩增后种植到由可降解PGA纤维编织成的管状支架上，经过8周生物反应器连续培养后，再脱除支架上细胞与胶原组分。2016年他们报道了60名肾透析患者入组、术后平均长达18个月随访观察临床研究结果。12个月时，一期通畅率为28%，二期通畅率为89%；18个月时，一期通畅率降至18%，二期通畅率降至81%。该产品术后没有出现血管瘤和明显免疫排斥现象。对其中一例患者16周时所做的血管活检发现，外层出现大量SMCs和Fbs，内层出现有ECs，标志着血管逐渐成熟。目前，该产品三期临床研究正在进行中。但从现有临床效果来看，该组织工程血管产品尚未表现出比ePTFE人工血管更好的长期通畅率效果。

6. 未来寄语 组织工程血管是再生医学领域一个很重要的分支，在心血管疾病，下肢动脉缺血性疾病和血液透析过程中的动静脉造瘘方面具有迫切的临床需求。目前国内组织工程血管尤其是小口径的组织工程血管的研究尚处于基础研究阶段，如果要大规模应用于临床，还需解决以下技术问题：①标准化的种子细胞分离、纯化、扩增及诱导分化技术；②开发具有良好的力学性能和生物相容性且成本低，适于量产的支架材料，并使材料降解的速率和组织重塑的速率相匹配；③研制出稳定、无菌、可量产的可完全模拟真实体内环境的生物反应器；④确立可应用于商品化生产的组织工程血管的产品标准或专家共识。

相信随着干细胞与组织工程技术的不断发展，在医学、生物学、材料学和工程学等科学家的深入研究和合作下，组织工程血管一定能够得到广泛的应用，满足临床上的迫切需求，提高人民健康水平。目前国家重点研发计划，也将小口径组织工程血管的研究及产业转化列入，说明有来自国家层面的重视，相信在不远的将来会有产品问世，造福更多的患者。

（谷涌泉）

参 考 文 献

[1] Langer R, Vacanti JP. Tissue engineering. Science, 1993, 260(5110): 920–926.

[2] Wang ZG, Li G, Wu J, et al. Enhanced patency of venous Dacron grafts by endothelial cell seeding. Ann Vasc Surg, 1993, 7(5): 429–436.

[3] Vacanti JP. Tissue engineering and regenerative medicine. Proc Am Philos Soc, 2007, 151(4): 395–402.

[4] 吴英锋, 张建, 谷涌泉, 等. 基于内皮祖细胞构建的组织工程静脉体内初步评价. 中华外科杂志, 2007, 45(7): 491–495.

[5] Dong JD, Gu YQ, Li CM, et al. Response of mesenchymal stem cells to shear stress in tissue engineered vascular grafts. Acta Pharmacol Sin, 2009, 30: 530–536.

[6] Li CM, Wang ZG, Gu YQ, et al. Preliminary Investigation of Seeding Mesenchymal Stem Cells on Biodegradable Scaffolds for Vascular Tissue Engineering In Vitro. ASAIO Journal, 2009, 55: 614–619.

[7] 李春民, 董建德, 谷涌泉, 等. 生物反应器内构建小口径组织工程血管的实验研究. 中华外科杂志, 2010, 48(7): 545–546.

[8] 陈晓波, 吴英锋, 段红永, 等. 不同方法制备脱细胞血管基质的比较. 中华临床医师杂志(电子版), 2011, 5(20): 6098–6101.

[9] Wu YF, He FL, Gu YQ, et al. Evaluation in vivo of autologous cell derived vein grafts based on tissue engineering concepts. Int Angiol, 2015, 34: 495–501.

[10] Wang F, Zhang J, Wang R, et al. Triton X–100 combines with chymotrypsin: a more promising protocol to prepare decellularized porcine carotid arteries. Biomed Mater Eng, 2017, 28(5): 531–543.

[11] Gu Y, Wang F, Wang R, et al. Preparation and evaluation of decellularized porcine carotid arteries cross–linked by genipin: the preliminary results. Cell Tissue Bank, 2018, 19(3): 311–321.

[12] Qiu RX, Li CM, Ye L, et al. Electrospinning of synthesized triblock copolymers of ε–caprolactone and L–lactide for the application of vascular tissue engineering. Biomed Mater, 2009, 4: 044105.

[13] Han J, Cao RW, Chen B, et al. Electrospinning and biocompatibility evaluation of biodegradable polyurethanes based on L–lysine diisocyanate and L–lysine chain extender. J Biomed Mater Res Part A, 2011, 96A: 705–714.

[14] Ye L, Cao J, Chen L, et al. The fabrication of double layer tubular vascular tissue engineering scaffold via coaxial electrospinning and its 3D cell coculture. J Biomed Mater Res Part A, 2015, 103A: 3863–3871.

[15] Duan N, Geng X, Ye L, et al. A vascular tissue engineering scaffold with core–shell structured nano–fibers formed by coaxial electrospinning and its biocompatibility evaluation. Biomed Mater, 2016, 11: 035007.

[16] Zhu GC, Gu YQ, Geng X, et al. Experimental study on the construction of small three dimensional tissue engineered grafts of electrospun poly–ε–caprolactone. J Mater Sci: Mater Med, 2015, 26: 1–16.

[17] Ye L, Wu X, Duan HY, et al. The in vitro and in vivo biocompatibility evaluation of heparin–poly (ε–caprolactone) conjugate for vascular tissue engineering scaffolds. J Biomed Mater Res Part A, 2012, 100A: 3251–3258.

[18] Ye L, Wu X, Geng X, et al. Initiator–free photocrosslinking of electrospun biodegradable polyester fiber based tubular scaffolds and their cell affinity for vascular tissue engineering. Chin J Polym Sci, 2010, 28: 829–840.

[19] Gu YQ, Wu YF, Qi LX, et al. Biological artificial vessel graft in distal arterial bypass for treating diabetic lower limb ischemia: a case report. Chin Med J (Engl), 2011, 124(19): 3185–3188.

第五章 腔内血管介入器材的研制及演变

第一节 主动脉支架型血管系统

一、支架型人工血管的设计原理、历史及现状

微创技术是现代外科发展的动力和重要领域。近20年,随着微创血管腔内技术的出现和飞速发展,血管狭窄和闭塞疾病的治疗取得了巨大进步。与传统的血管开放手术技术相比,该技术从远离病变的部位通过血管腔道对病变血管进行治疗,具有显著的微创特点。

然而,血管腔内技术一直难以治疗血管扩张性疾病,支架型血管(stent graft,SG)的出现使该难题得以解决。SG不同于传统裸支架,其将裸支架与人工血管相结合,血液经人工血管流到远端,达到"腔内搭桥"的目的。该技术一经出现便受到世界各国血管外科同仁的广泛认同,并迅速推广至多种血管疾病的治疗,实现了血管腔内技术又一次质的飞跃。

早在1969年,Dotter医生就描述了SG的概念,但由于当时血管内移植物材料、工艺和相关血管腔内技术的限制,这一伟大设想无法付诸现实。直到20世纪80年代后期Balko等医生相继在动物实验中应用SG治疗主动脉瘤获得成功,为该技术的临床应用打下了良好的基础。1990年9月阿根廷血管外科教授Parodi首次成功应用SG治疗腹主动脉瘤,并于1991年在 Ann Vasc Surg 杂志上报道了最初几例应用SG的临床经验,开辟了血管扩张性疾病治疗的新篇章。但是,由于当时只能获得直筒状SG,而多数腹主动脉瘤累及主动脉分叉或更远端的髂动脉,该技术应用的范围尚比较局限。为适应腹主动脉瘤形态结构的要求,1993年Chuter医生设计了分叉状SG用于治疗累及髂动脉的腹主动脉瘤。这种SG将分叉状人造血管的近远端附着支架,释放时将移植物主干和双侧髂动脉支经一侧股动脉放入腹主动脉瘤腔内,然后将对侧髂动脉支拉向对侧髂动脉内固定,这种设计思路为后来的分体式分叉状SG打下了良好的基础。1994年Dake医生首次成功地将直筒状血管内移植物应用于降主动脉瘤,并推广到Stanford B型主动脉夹层等胸主动脉疾病的治疗。

1994年Williams DM率先应用急性主动脉破裂的动物模型采用SG技术紧急腔内治疗取得成功,为该项技术在动脉创伤出血中的临床应用取得了宝贵的实验经验。1997年Stanford医疗中心Semba CP对该中心降主动脉的急性破裂成功地进行了腔内治疗,标志着SG技术在急救医学中开始显现重要应用价值。同年10月Prahlow JA报道SG技术结合传统手术治疗复杂的胸主动脉创伤性病变,提示传统手术与该技术结合,杂交手术的萌芽形成。1999年Lagattoiia N报道SG技术治疗主动脉弓创伤性破裂,使该技术治疗复杂部位的血管创伤成为可能。1999年Parodi报道29例应用SG技术治疗创伤后动脉瘤和动静脉瘘的患者,平均随诊时间24个月,损伤至治疗时间3d~61个月,技术成功率100%。此后,创伤后血肿、动脉瘤、动脉夹层、动静脉瘘的SG技术治疗也相继有更多较大样本的报道。上述结果表明SG在血管创伤性病变的治疗中具有很高的应用价值和前景。

SG在治疗血管狭窄性病变方面也日显其应用价值。20世纪80年代,血管裸支架的出现使血管腔内治疗血管狭窄性病变成为可能;但裸支架置入术后因血管内膜增生引起再狭窄是其最大缺点。SG由于人工血管的存在,理论上可以

降低再狭窄的发生率。1992—1995 年 Montefiore 等对 42 例主 - 髂动脉狭窄应用了 47 枚 SG 治疗取得良好效果，提示 SG 在治疗长段动脉狭窄中具有重要意义。有文献研究表明：SG 对减少血管内膜增生和组织过度生长是有益的，从而提示 SG 可以抑制血管再狭窄而提高远期通畅率。Cheatham-Platinum 支架（CP 支架）的出现是 SG 技术治疗主动脉 / 肺动脉缩窄性病变的重要突破，其与 BIB 高压球囊结合，能在高效扩张大动脉狭窄同时，显著降低大动脉破裂导致的大出血风险。

SG 技术治疗静脉病变首先出现在对肝硬化门静脉高压而进行的 TIPSS 技术中。近年来文献报道应用 SG 进行肝内门静脉分流时更有利于保证远期通畅，而当 TIPSS 技术中出现胆漏并发症时应用 SG 技术治疗更能取得可靠效果。另一方面的应用是将 SG 应用于巴德 - 吉亚利综合征，初步临床应用研究报告 SG 置入肝静脉后同样有利于提高远期通畅。

目前 SG 技术已经可以用于主动脉（主动脉弓部、降主动脉、胸腹主动脉、腹主动脉等）疾病、中小动脉（包括：颈动脉、髂动脉、下肢动脉、内脏动脉等）疾病和部分静脉（髂静脉、下腔静脉、无名静脉等）疾病。越来越多的中远期临床应用研究表明该方法较传统血管外科技术具有明显减少手术出血、缩短手术时间、减少手术并发症等优势，尤其适用于高龄、全身状况差而不能耐受传统外科手术的高危患者。近年来，新的 SG 技术和产品不断涌现推动了血管疾病腔内治疗技术的迅速发展，成为当今血管疾病治疗技术研究的热点。

二、支架型人工血管的种类及特性

目前，SG 产品种类丰富，分类方法有很多种。根据治疗病变的部位可以分为：主动脉型、外周动脉型、静脉型；根据 SG 的形态可以分为：直筒型、分叉型、分支型、锥型、开窗型等，另外还有特别设计用于主动脉分支血管重建的裙边型支架型人工血管，分叉型主要用于腹主动脉及髂动脉病变，分支型和开窗型主要用于主动脉弓及胸腹主动脉瘤，裙边型主要用于主动脉分支动脉的重建；根据 SG 的释放方式可以分为：自膨式和球扩式；根据人工血管的材质可以分为 Dacron、ePTFE 等，均为高密度超薄超强材质；根据支架的材质可分

为不锈钢、镍钛合金、钴铬合金等；根据支架成形技术可分为激光雕刻型、编制型等。所有产品均希望具有足够的支撑力，良好的抗皱褶能力以及能适应病变形态结构的顺应性。我们以释放方式的分类方法对 SG 的设计思路进行简述。

1. 球扩式 SG 球扩式 SG 以 CP 支架、VBX 支架为代表，是在球扩式裸支架基础上加用人工血管制作而成，释放时需要应用球囊进行扩张，球囊撤出后，SG 就留在病变部位。该类型 SG 的优点是定位准确，支撑力强，但劣势是长度一般较短，顺应性较差。

球扩式 SG 释放时定位更加准确。因此常被用于治疗重要分支附近的病变。治疗主动脉狭窄性病变时（如主动脉缩窄），常优先选用球扩式 SG，因为它具有足够的径向支撑力和抗压性，能克服主动脉狭窄球扩后所产生的弹性回缩。处理弹性回缩的钙化病变时，径向支撑力有助于保持充足的血管内腔。应用于主动脉时，SG 的规格比应用于其他大多数部位都要多，许多球扩式 SG 都要被扩张得远远超过标签上的最大直径，尤其是腔内治疗主动脉瘤时，直径得超过 25mm，甚至 30mm。但需要注意的是 SG 扩张到如此粗时，SG 会严重缩短。由于主动脉扩张性病变常常累及的范围较长，因此对于这类病变已经很少单独应用球扩式 SG 来处理了。但是，为获得支架释放的精确定位，近年来用于治疗近肾腹主动脉瘤的开窗 SG 通常都要应用球扩式 SG 来重建内脏及双肾动脉，用于治疗主动脉弓部动脉瘤的原位开窗技术也常需要应用球扩式 SG 来重建头臂血管。

大的球扩式 SG 的导入是一个主要的问题。球扩式 SG 往往未经组装（无输送系统），需要预置较大的鞘跨越病变，然后导入。在当今绝大多数中小直径都使用预装型支架的时代，非预装型 SG 的导入方法应用得很少。非预装型 SG 必须由医生紧紧地压缩到大球囊上，导入至目标部位，然后准确扩张。这些 SG 柔顺性差，金属丝粗，压缩困难，因而导入时容易滑到球囊导管的末端，或者在释放时从球囊头端滑脱移位。

治疗主动脉局限性狭窄或者缩窄时，球扩式 SG 的另一项重要特性是能够塑形。很多医生扩张此类病变时非常谨慎，更倾向于直径能够消除显著的压差即可，因为完全扩开可能带来主

动脉破裂的风险。例如,局限性狭窄和主动脉SG被扩张至10mm,而其近远端的主动脉直径是18mm,SG局部较细,呈哑铃状,有利于最大限度地减少术后移位,同时避免裸金属悬浮于主动脉腔内。不同的SG设计允许有不同程度的细缩。所有球扩式SG扩张后都会表现出一定程度的回缩,但是一般很轻,临床上可以忽略不计。临床医生应该知道诸如钴铬合金的一些新型金属比先前使用的不锈钢回缩更加明显,回缩后需要使用更大的球囊和更高的压力才能扩张到额定直径。只要被扩张的病变有相似的弹性回缩,一般不会造成破裂或者贴壁不良。

综上所述,球扩式SG精确、强支撑力的特点使其适用于较局限的狭窄及扩张性病变,但并不适用于长段以及迂曲的血管。

2. 自膨式SG 自膨式SG产品很多,如Endurant Ⅱ、Fluency Plus、VIABAHN等,特点是当SG的束缚被解除后,支架可以自行膨胀恢复至原来的形态,避免应用球囊进行扩张。与球扩式SG相比,这类SG的长度可以延长,可以设计成分支/分叉型或裙边型,还可以应用于比较迂曲的血管内,因此其应用领域更为广泛。临床上常用的自膨式SG主要为两大类,应用于主、髂动脉的SG以及应用于内脏及外周动脉的SG,前者通常直径较粗,后者较细。自膨式SG多种多样,可供选择的特性更加丰富,可以用来进行个体化治疗。选择时主要考虑SG的锚定区、密封性能、通畅性、顺应性等方面,其他重要的特性还包括:显影性、释放定位的准确性、使用的简便性、加强筋的位置以及输送鞘的粗细和柔顺性所带来的导入问题,应用于开窗技术时,还需要考虑SG的可重装性、人工血管的材质、标记点的位置等。不同品牌的SG具有各自的特性,术者对于不同产品的掌握程度各异,因此相互之间直接对比难以得出明确的孰优孰劣的结果。我们以临床中最常见的应用于肾下腹主动脉瘤治疗的分叉型SG为例简述这类产品的设计特点。

(1)锚定区的相关设计:保持良好的锚定、防止SG移位是所有腹主动脉分叉型SG重点关注的性能。主动脉血流时刻不停地产生作用力将SG的近端推向远端。主动脉解剖形态扭曲时,矢向作用力容易导致SG的组件分离,远端部分向头端短缩移位。因此,很多产品的工程设计上采取了一些措施以耐受这些作用力,如在近端设计"倒钩"或"倒刺",使其更加稳固地与主动脉贴合。另外,SG远端在髂动脉的长距离锚定增加了SG整体的稳定性,降低了移位的风险。SG本身向外的径向支撑力产生摩擦力,阻止移位。部分SG具有聚酯绒毛或其他合成材料可以在瘤颈诱发纤维化反应,帮助其固定于原位。这些固定方式并非单用,数种设计多联合应用。

临床上很多肾下腹主动脉瘤的近端锚定区通常较短(小于20mm),为了增加锚定区的长度,很多产品近端增加裸支架的设计,这样就可以跨越肾动脉,达到肾上锚定的效果。而且肾上瘤颈发生远期扩张的机会相对小,从而增强了长期的稳定性。虽然这样的设计存在迟发性肾梗死的担忧,但是现有的数据还不足以评判迟发性肾梗死与肾上裸架有关。如果必须中转开腹将SG完全取出,肾上锚定将会给手术阻断带来困难。

(2)分支的通畅性:早期用于EVAR的SG的分支缺少支撑,经常为闭塞所困扰,有时为了纠正和预防这种闭塞,常常将裸支架超常规应用于分支内。但这样的操作有可能造成人工血管膜的破坏,进而发生Ⅲ型内漏和动脉瘤扩张或者破裂。尽管绝大多数全程支撑的SG的远期通畅率很高,但是一些SG的支架节段之间,或者其支架的金属丝之间存在足够的间隙,因此有时会发生分支皱褶、受压和闭塞。腹主动脉远端或者髂动脉严重的钙化,髂动脉严重扭曲,以及SG选择过大等是引起分支闭塞的重要因素。

(3)释放的精确性和使用的简便性:SG输送和释放的方法众多。释放系统是腹主动脉分叉型SG的重要组成部分,它们的柔顺性、跟踪性、阀门功能、外鞘的直径以及释放的精确性等各不相同。标记点、对远端扭控的反应性、选择对侧支开口或者圈套对侧导丝的难度以及其他特性都影响到释放程序的复杂性。SG的导入和释放困难可能引起致命性的髂动脉损伤,或者灾难性的错误定位,导致SG覆盖内脏或者肾动脉。

三、应用支架型人工血管所带来的新问题以及克服

尽管SG技术的发展如火如荼,但面临的新

问题和挑战是多方面的。

1. SG 技术已经成为治疗降主动脉和肾下型腹主动脉病变首选手术方式；重建主动脉弓部分支动脉、内脏动脉和髂内动脉，成为近年 SG 技术研究发展的热点和难点问题。为了解决分支动脉重建问题，新技术不断涌现，包括：开槽技术、体外开窗技术、原位开窗技术、烟囱技术、潜望镜技术、分支支架技术、下沉式分支支架技术、三明治技术等，相应的新产品也应运而生，包括：COOK t-Branch, Microport Castor, Relay NBS Plus, Gore Excluder thoracoabdominal branch endoprosthesis, Longuette、CSkirt、IBD 支架等。SG 技术与开放手术结合的杂交手术，也在累及重要分支动脉的主动脉病变的治疗中发挥重要作用。

2. 内漏（endoleak）仍然是 SG 技术主要并发症，尤其在分支动脉重建技术蓬勃发展的今天，支架之间结合部位、开窗部位与主动脉病变的距离、烟囱技术导致的内凹槽、分支支架断裂等，均使内漏发生的潜在风险增加。新产品、新技术的出现有助于降低内漏的发生率，如用于烟囱技术的 Longuette 支架等。

3. SG 技术仍然面临众多复杂主动脉病变的治疗难题，如全主动脉病变的腔内治疗如何降低截瘫的风险、感染性主动脉病变的治疗、主动脉消化道瘘的治疗等。众多早年采用 SG 技术治疗的主动脉病变出现的远期并发症，如主动脉 SG 解体、巨大主动脉夹层动脉瘤、腹主动脉夹层动脉瘤的，也是有待 SG 技术解决的难题。这就为治疗技术、SG 设计和材料应用提出了更高的要求。

四、支架型人工血管治疗应用研究展望

SG 应用于主动脉腔内修复术（endovascular aortic repair，EVAR）至今已 20 余年，随着技术和器械的不断发展，其应用范围越来越广，治疗病种从最初的肾下腹主动脉瘤发展到主动脉夹层、主动脉瘤、主动脉外伤、主动脉缩窄等各种复杂病变。该技术是血管外科专业发展的一个重要的里程碑，促进血管外科进入新的发展阶段。

我国血管外科也以 EVAR 为契机，获得了跨越式的发展。SG 未来的发展主要有以下几个方向：①新设计的研发，用于主动脉弓部病变和内脏动脉重建的 off-the-shelf 设计 SG，使分支动脉重建手术标准化、简单化、常态化；②新的金属支架、人工血管、结构和导送系统设计，使得支架结构支撑力更强、柔顺性更佳、显影性更好，人工血管更纤薄、更耐用、结构和导送系统设计更加精良、导送系统更细；③目前我国临床上应用的 SG 仍以进口产品为主，国产 SG 无论在材料上、技术上均不占优势，尤其创新研发能力有一定的差距，所以国内的学者要与器械制造企业积极合作，推进 SG 国产化的进程，促进民族医疗事业的发展。

（舒　畅　王　暾）

第二节　外周血管支架

一、外周血管支架应用历史回顾及现状

在血管内植入支架可以防止血管壁夹层形成，扩大狭窄、闭塞段血管的内径。另外管腔越大，支架内发生内膜增生再狭窄的可能性也就越小。早在 1912 年 Carrell 就有过"血管内插管"的初步设想，但他的想法直到 50 年后才被人们认识。Charles Dotter 在 1964 年第一次描述了血管内植入"金属物"来支撑血管使之开通并改善再狭窄。1983 年，他将这一器材运用于临床外周血管，并首先使用"支架"这一名词。1984 年，Mass 报道了使用金属不锈钢圈制成的自膨式双螺旋形内支架。1985 年，Wright 和 Palmaz 分别报道了用不锈钢制成的自膨式 Z 型内支架和由不锈钢丝编织成的球囊扩张式网状管形内支架，次年改进为一种超薄壁无缝钢管式内支架。1986 年，第一例自膨式钴铬合金支架应用于临床，从此开创了外周血管疾病的全新微创治疗手段。至今为止，经过一系列器械改进和技术提高，血管内支架成形术已成为在外周血管疾病治疗中重要的治疗方法。

二、外周血管支架的设计原理

Palmaz 支架是第一个 FDA 批准的用于血管腔内治疗的支架，首先应用于治疗髂动脉狭窄。支架是由激光雕刻的大小不同的金属节段连接而成。最新的 Palmaz-Schatz 支架顺应性更好，长度更长，可以覆盖更广泛的病变。和 Palamaz-Schatz 支架一样，Wallstent 支架也是最早在 20 世纪 80 年代应用于临床的支架。Wallstent 支架是

由 12~20 根医用不锈钢金属丝编织而成。由于金属网眼的特点,同时编织点可以相互重叠,所以支架可以拉长使其管径变细。当支架释放后会短缩,恢复到未拉伸前的状态。为了防止移位,所选择支架的大小应比血管直径大 1~2mm,这就可保证支架最佳的贴壁性。

支架植入血管后其表面与血液成分接触所发生的反应与它表面的物理特性有关。合金表面越粗糙,越容易形成血栓。金属表面的电荷是相对的,金属或合金在电解液中带正电,而所有血管内成分带负电,金属表面带正电的优势在于可以在刚植入时吸引血浆中的蛋白成分,在血小板和白细胞黏附之前,几秒钟内在支架表面形成一层 5~20nm 厚的纤维蛋白原膜,以此减少支架的致凝性。支架的另一种表面特性是当它与血液接触后,可传递自由的表面能量,这与表面结合不好的分子间连接有关,这种特性影响了与金属接触的溶液,决定了液体在金属表面的分布。当支架放在循环的动脉血中数分钟后,电子显微镜下即可发现在其表面有不规则的血栓覆盖。

支架植入到血管内直径的大小,直接影响其本身的致血栓性和内皮细胞的生长速度。最理想的是支架植入后,其网眼都埋在血管壁内,与血液循环隔开,内膜覆盖支架表面。当然,内膜增生会导致支架植入后的再狭窄。如果支架最后打开的直径比狭窄段血管大 15%~20%,支架植入后其网眼就有可能完全埋在血管壁内。相反,如果支架打开不充分,贴壁性差,就可能导致血栓的不断形成或内膜的过度增生,最后引起血管的再狭窄。支架相关性的血栓形成可以通过抗凝和抗血小板来抑制。常用的是肝素加上阿司匹林,术后血栓形成的概率明显减少。

三、外周血管支架的种类和特性

外周血管支架可以根据支架的释放方式、支架功能、结构以及支架的网眼的不同、支架的制作方式进行分类。以支架释放方式可分为球囊扩张式支架(balloon-expandable stent)和自膨式支架(self-expanding stent)两大类。以支架的功能和治疗目标可分为金属裸支架(bare medal stent)、覆膜支架(cover stent)。根据支架的设计可分为管状支架、环状支架和缠绕支架;根据支架网眼不同可分为闭环支架和开环支架。根据支架的制作方式可分为激光切割支架和编制支架。

以球囊扩张式支架和自膨式支架为例,在美国这两类支架已经被很好地例证,也已被 FDA 推荐用于外周血管疾病的治疗的指征:Palmaz 支架和 Wallstent 支架,Palmaz 支架是球囊扩张式支架的代表,而 Wallstent 支架则是自膨式支架的代表。这两种支架的主要特征见表 1-5-1:

表 1-5-1 球囊扩张式支架和自膨式支架主要特征

球囊扩张式支架	自膨式支架
网孔管道设计	金属丝网或网孔管道
可视性较差,需高放射强度	可视性较好,需低放射强度(高于血管)
刚性好	柔韧性好
适合较短病变	适合长段病变
预安装或安装到选择的球囊上	置于有外鞘的推送器上
扩张后支架稍缩短	缩短不同,有的不缩短
钢或不锈钢	镍钛记忆合金或轻金属合金
中度的不透射线性	弱的射线不透性(有标记)

Palmaz 支架是一种圆柱状的坚硬金属球囊扩张式支架,支架预先贴附在球囊上,当球囊膨胀时支架被展开。坚硬的 Palmaz 支架有极好的紧箍强度,但容易被外部的力量压变形,这些支架最适宜放置在不活动的部位。由于它们的坚硬性,当病变长度相对较短时放置球囊扩张式支架是最佳的。这些支架在膨胀时会缩短,大多数髂动脉支架会缩短 3~4cm。中等大小的 Palmaz 支架直径可以从 4mm 膨胀至 9mm,大的支架从 8mm 膨胀至 12mm。

Wallstent 支架是一种可弯曲的自膨式金属网状支架,当回撤外鞘时被释放,自膨式支架贴附在专用输送杆上。它在动脉内释放时会按设计扩张开,而且在释放后会在支架表面向外持续保持放射状张力。因为自膨式支架比较柔顺,所以不容易被外力破坏,但是缺乏一定刚性的张力。Wallstent 支架在刚开始放置甚至已经放置部分但还没有完全释放时是可以移动的。Wallstent 支架可以覆盖很长的病变,因为放置后有明显的短缩而很难精确地放置,这种缩短取决于最后静止时达到的直径。

当然,也可以根据医师的经验对不同的适应证选取不同的支架。近年来,生产商们也在不断改进其产品的特点,使之发挥出更佳的性能。比如最新生产的镍钛合金支架,使这两种不同类型的支架很难区别其性能(SMART Control 支架,Cordis 公司);新一代的球囊扩张不锈钢支架,如 AVE. 的 Perflex,其灵活性更强、支撑力更好。Cordis 公司 Corinthian 支架除具有以上特点外,其在 X 线下的可视性也很强。

目前,以镍钛合金制成的各种血管支架最为流行,在国内市场上常见的进口支架有:①美国 Bard 公司的产品,如 Luminexx 血管支架、Conformexx 颈动脉支架和用于动静脉瘘及动脉瘤的 Fluency 血管覆膜支架;②美国 Cordis 公司产品,如 Smart 自膨胀支架、Palmaz 球扩支架以及 Smart Control 自膨式支架等;③德国 OptiMed 公司产品,如 Sinus 超柔顺支架、Sinus 主动脉支架(直径 18~28mm)、Sinus-Carotid 颈动脉支架和 Sinus-TIPSS 40 支架等;④美国 CooK 公司产品,如 Z 型不锈钢自张式支架(主要用于腔静脉系统)、支架 Zilver 支架(主要用于肾动脉、颈动脉)和用于胸、腹主动脉瘤治疗的覆聚酯纤维膜的 Zenith 支架移植物系统;⑤美国 Boston Science 公司产品,如常用于髂、股动脉和 TIPS 治疗的不锈钢自张式 Wallstent 支架和用于外周动静脉瘘、动脉瘤修补的 Wallgraft;⑥美国 EV3 公司产品,如 Prolege 自膨式镍钛合金支架(颈动脉、锁骨下动脉和髂动脉),用于肾动脉的 Para-Mount 球扩式支架和主要用于腘动脉的 IntraCoil 缠绕型自膨式支架;⑦美国 Abbott 公司产品,如 Supera 外周编制型支架,该产品是由 6 根镍钛合金丝编制而成,常用于治疗有症状的股浅动脉和/或腘动脉近端的狭窄或闭塞的患者。

表面经抛光处理后不再添加任何涂层和覆膜材料的金属支架称为金属裸支架(bare medal stent, BMS),其可非常有效处理血管夹层和急性血管闭塞,提高血管成形术的成功率和安全性。裸支架已被证实具有两方面重要价值:作为单独球囊扩张成形术失败的有效补救性措施和降低术后远期再狭窄。金属裸支架通过其良好的径向支撑力为血管壁提供有效的机械支撑作用,从而消除和防止血管弹性回缩和局限夹层所致的急性血管闭塞,提供更大的初始管腔内面积和更平滑的内膜面以使支架内血流趋向正常层流以限制远期血管负性重构所致的再狭窄。因此,金属裸支架继球囊之后引入腔内血管成形术不仅有效减少血管成形术失败率和因弹性回缩及血流限制性夹层所致的急性血管闭塞的发生率,保证手术安全性,扩大血管成形术的适应证,还有助于维持血管的远期通畅率,降低远期再狭窄。然而金属裸支架仅仅具有机械支撑作用,缺乏内在的生物学活性,不能抑制内膜增生,后者正是导致远期再狭窄的主要机制。与球囊成形术,支架作为人体异物长期滞留于机体血管腔内可长期刺激内膜导致过度增殖并引起支架内血栓形成、远期再狭窄。金属裸支架的缺乏生物学活性的缺陷及远期再狭窄率问题导致随后的覆膜支架等新产品问世。

药物洗脱支架(drug eluting stent)是应用单一或复合型生物活性物质覆盖于支架的外膜或内膜。当支架植入后,支架可以在局部释放治疗性物质进入支架附近的血管壁以及进入血流。这种支架于是再次成为改变周围组织生长的一种手段。自从美国 FDA 在 2003 年 3 月批准药物洗脱支架应用于冠状动脉,其对心血管介入实践方面的影响堪比 20 世纪 80 年代发展的血管成形术。在引入该技术 1 年时间内,美国 78.2% 的心导管支架植入均使用了这一类型的支架,并且伺候心导管介入操作使用药物洗脱支架的比例有显著增加。美国 FDA 在 2012 年 11 月批准了美国 Cook 公司的 Zilver PTX 药物洗脱外周支架,该产品是紫杉醇药物洗脱自膨胀镍钛合金支架,载药量 $3\mu g/mm^2$,主要应用于股-腘动脉狭窄的治疗。Zilver PTX 紫杉醇洗脱支架治疗股-腘动脉疾病的随机对照试验的 2 年数据显示,该研究 479 例患者中,24 个月时,PTX 组的主要通畅率为 74.8%,相比之下,优化经皮腔内血管成形术及无涂层金属支架组患者仅为 57.8%。国内目前尚无批准上市的外周载药支架,对其在周围血管疾病的最终作用还需进一步的研究。

四、覆膜支架的设计原理及应用

覆膜支架(cover stent)是指金属裸支架内面

或外面部分或完全覆盖膜性材料的人工体内移植物。覆膜支架既保留了普通支架的支撑功能,又能有效地改善病变血管的异常血流动力学,从而在外周血管畸形性病变和急慢性血管损伤等血管病变的治疗中得到了广泛的应用。

外周血管狭窄与阻塞性疾病多发生于动脉粥样硬化和大动脉炎,中年以上患者以粥样动脉硬化多见,这也是动脉瘤发生的一个重要原因。覆膜支架的临床应用就是源于对主动脉动脉瘤的腔内治疗,经过多年的临床实验研究,目前该技术已经十分成熟。将覆膜支架应用于粥样硬化引起的狭窄性病变尚较少见,最近的研究及临床实践显示覆膜支架在减少支架植入术后再狭窄方面有良好的应用前景。

支架植入术后的狭窄的发生其实是机体血管损伤后的一种过度的修复性反应,和早期的血栓形成以及继发性的内膜平滑肌的增生、管壁结构的重建有着密切的关系。而由于支架本身是一种金属异物,易于导致血栓的形成、引起机体的免疫反应、激活局部细胞增殖,支架的支撑力对管壁来说也是一种持续的刺激,容易引起血管再塑形。覆膜支架的临床应用,给术后再狭窄的研究带来了新的理念。1990年,Baily和Oiessen等首先将覆膜支架置入到猪的冠状血管,观察到支架周围血小板沉积减少。随后,Rogers等直接将肝素膜支架用于动物实验,其亚急性血栓的发生率显著降低。其机制可能与以下因素有关:①覆膜支架既防止了金属支架表面正电荷的裸露,又封堵了病变血管破损的内膜,有效地减少了血小板的聚集、黏附和早期血栓的形成;②避免金属支架向血管壁内的陷入,减少了对内膜下组织的刺激同时又限制了平滑肌沿支架间隙的长入;③膜表面覆盖的特殊物质如药物、放射性核素、基因等的治疗性抑制作用。

覆膜支架在外周血管中的应用,目前多见于个别报道和小样本的病例分析,评价指标也多局限于对支架封堵性能和近期通畅率。大样本的前瞻性研究、支架植入后机体的病理生理性反应、血流动力学的改变对患者心功能的影响等尚较匮乏。另外,覆膜支架整体输送鞘管外径较粗且僵硬缺乏柔韧性,在扭曲血管内输送或释放常有困难,用于大动脉往往需要动脉切开,不能经皮穿刺,局部血管并发症较一般支架手术增多;覆膜材料的皱缩、塌陷和破损造成覆膜的薄弱或破损区形成支架内膜增殖再狭窄或内漏;用于外周中小口径血管时早期血栓形成概率增高,而覆膜材料阻碍支架腔内的内皮化进程导致晚期血栓形成。美国Gore公司的VBX球囊扩张覆膜支架系统于2017年获得FDA核准,主要用于治疗髂动脉狭窄病变,该支架由不锈钢金属丝与氟化聚合物覆膜构成,在VBX FLEX IDE临床研究中,共纳入134例患者,9个月通畅率达到96.9%。对其远期效果,仍需进一步长期和大样本量观察。

五、目前支架应用存在的问题及改进展望

理想的支架应该具有:输送外径小;高抗拉强度、柔韧性好;高度不透X线;与MRI高度兼容,并在各种影像学检查中完全可见;药物涂层抑制内膜增生;无聚合物覆盖;抗扭曲;可生物降解,可吸收(当支架崩解时,应无炎症反应,支架植入后其降解过程可被调控)等。目前没有一种支架符合理想支架的全部特点,如今外周支架置入术的主要缺陷是术后治疗部位的内膜组织增生,从而导致血管段再狭窄,甚至完全闭塞。管腔越细小的血管置入支架后,闭塞的复发率越高。近年来,学者们对此做了大量研究,也取得了一些可喜的进展。支架表面涂层的研究是目前腔内支架研究的另一热点,其目的是减少支架的致栓性,防止支架内再狭窄的发生。一般来说支架的涂层可分为两种,一种是化合物涂层,另一种是生物涂层,这两种物质的致栓性能都较金属材料为低。化合物涂层可以再分为被动和主动涂层两种,主动涂层包括几种新的材料与抗凝药物(如肝素)相结合涂在支架表面。这种支架已经在冠脉支架中应用于临床并取得成功。初步结果令人鼓舞,但还需要做长期的随访对照研究。另一种生物可降解支架仅在愈合过程所需的时间内对血管提供支撑,而在规定的时间期限过去之后支架将自动消失。根据此原理,可以消除血管内长期存在的异物所引起的并发症,如血栓形成、永久性机械刺激以及妨碍正性重塑。目前,国内外一直在研发外周血管疾病的可降解支架,相比冠脉可降解支架,外周可降解支架在对径向支撑力、降解时间及

顺应性上要求更高,研发难度更大,目前主要集中在动物实验研究和临床观察试验上,尚无产品上市。

（符伟国　竺　挺）

参 考 文 献

[1] Robert B Rutherford. Vascular Surgery. 6th ed. Pennsylvania: Elsevier Saunders, 2005.

[2] Moore WS, AHN SS. Endovascular Surgery. 3rd ed. Pennsylvania: W. B. Saunder, 2001.

[3] Gaxotte V, Laurens B, Haulon S, et al. Multicenter trail of the Jostent balloon-expandable stent-graft in renal and iliac artery lesions. J Endovasc Ther, 2003, 10: 361-365.

[4] Tepe G, Zeller T, Albrecht T, et al. Local delivery of paclitaxel to inhibit restenosis during angioplasty of the leg. N Engl J Med, 2008, 358: 689-699.

[5] Duda SH, Bosiers M, Lammer J, et al. Drug-eluting and bare nitinol stents for the treatment of atherosclerotic lesions in the superficial femoral artery: long-term results from the SIROCCO trial. J Endovasc Ther, 2006, 13 (6): 701-710.

[6] Alimi YS, Hakam Z, Hartung O, et al. Efficacy of Viabahn in the treatment of severe superficial femoral artery lesions: which factors influence long-term patency? Eur J Vasc Endovasc Surg, 2008, 35 (3): 346-352.

[7] Mewissen M. Single center and multicenter results (VIBRANT Trial) of Viabahn stentgraft vs. uncovered nitinol stent for SFA occlusive disease. New York, 2008.

[8] Grenacher L, Rohde S, Ganger E, et al. In vitro comparison of self-expanding versus balloon-expandable stents in human ex vivo model. Cardiovasc Intervent Radiol, 2006, 29: 249-254.

[9] Schillinger M, Sabeti S, Loewe C, et al. Balloon angioplasty versus implantation of nitinol stents in the superficial femoral artery. N Engl J Med, 2006, 354: 1879-1888.

[10] 赵振心, 刘志道. 血管支架材料及其临床研究进展. China J Med Instrument, 2005, 19: 291-295.

[11] Do-dai-Do, Triller J, Walpoth BH, et al. A comparison study of self-expandable stents vs balloon angioplasty alone in femoropopliteal artery occlusions. Cardiocavs Intervent Radiol, 1992, 15 (5): 306-312.

[12] Dake M. Zilver PTX randomized controlled trial of paclitaxel-eluting stents for femoropopliteal disease: two year results, presented at international symposium on endovascular therapies (ISET), Miami Beach, Florida, 2011.

[13] Bismuth J, Gray BH, Holden A, et al. Pivotal study of a next-generation balloon-expandable stent-graft for treatment of iliac occlusive disease. Journal of Endovascular Therapy, 2017, 24 (5): 629-637.

第三节　扩 张 球 囊

一、扩张球囊应用历史回顾及现状

Thomas J Fogarty 在 1963 年首先发明了血管内球囊导管,次年 Charles Dotter 利用 Fogarty 球囊导管进行了世界上第一例髂内动脉血管成形术。10 年后 Gruentzig 发明了人造橡胶球囊,这使得血管腔内扩张成形术更加有效。然而,经皮腔内血管成形术(percutaneous transluminal angioplasty, PTA)也存在一些不足,如血管壁弹性回缩和内膜增生,即血管平滑肌细胞(vascular smooth muscle cells, VSMCs)增殖并从血管中膜向内膜迁移的过程。此后不久,PTA 开始与金属裸支架(bare metal stents, BMS)联合应用,这有助于减少夹层和弹性回缩导致的血栓形成和支架内再狭窄(in-stent restenosis, ISR)。此后,PTA 又与药物涂层支架(drug-eluting stents, DES)结合使用使 ISR 进一步降低。随着 DES 的应用,人们开始深思考其潜在的安全性问题。一方面,DES 的金属骨架刺激新生内膜增生,导致再狭窄;另一方面,药物支架表面的聚合物载体(polymer)抑制了内皮细胞的修复和愈合过程,增加支架血栓发生率,使得双重抗血小板疗程一再延长。如何克服这一障碍成为介入领域未来发展的关键,而能否通过其他环节弥补或替代 DES 也成为新的研究热点。理想的再血管化治疗要求尽可能地减少金属和聚合物载体的含量,并有效地传输抗增殖药物以降低再狭窄率。传统的球囊扩张术和先进的药物洗脱技术的结合产物——药物洗脱球囊(drug-eluting balloon, DEB),作为支架术的有效补充正逐渐显示出其优越性。与 DES 类似,DCB 也能使抑制血管内膜增生的药物在冠状动脉或外周动脉病变局部持续释放。并且 DCB 释放活性药物均匀,治疗完成后即回收撤出血管,可有效避免晚期支架内血栓形成以及支架断裂的严重并发症。

二、扩张球囊的设计原理

扩张球囊是把球囊插入病变区后利用静内压后扩张球囊，以便重新开通血管的狭窄或闭塞段。这种简单的操作原理使得扩张球囊需要：①球囊导管的整体外形横截面积要小，以利于通过和输送；②扩张和回缩时间要短，以免发生缺血性并发症；③重新折叠性能要好，以免造成血管损伤或球囊损坏；④球囊顺应性要低，以利于高压扩张时球囊形态的维持；⑤球囊抗爆裂强度要高，以耐受高压扩张；⑥弯曲硬度要低，以利于在迂曲血管内推送。

球囊的设计指标一般包括球囊外径、跟踪性、推送性、灵活性和顺应性。

球囊扩张的原则和禁忌：

（1）原则：①尽可能选择最小的球囊；②尽可能选择能够覆盖病变的最短长度；③低压力；④规格选择恰当，病变范围不确定应使用小尺寸，若范围确定可使用稍大的球囊，但须注意，球囊直径和长度大于病灶范围不超过10%。

（2）禁忌：①小病灶选择大球囊；②球囊尺寸偏大，大于15%；③高压力（非需要）；④扩张时间长，一次操作中反复扩张。

三、扩张球囊的种类和特性

球囊的分类有多种，一般按照球囊的使用特点分为同轴整体交换型（over the wire）、快速交换型（rapid exchange system）和固定导丝球囊（balloon on wire）三种；还包括特殊设计的球囊如灌注球囊、切割球囊、双导丝聚力球囊、药涂球囊等。由于固定导丝球囊要求导丝与球囊必须同步前进，固定导丝球囊无法更换导丝或球囊，临床上基本不再使用此类球囊。按照球囊直径大小，可大致分为小球囊（2~5mm），普通（5~12mm）和大球囊（≥12mm）。小球囊一般用于冠状动脉、腘动脉以下胫-腓动脉和口径偏细的肾动脉、椎动脉等；普通球囊一般用于颈动脉、肾动脉、髂股-腘动脉等，而大球囊一般用于肾下腹主动脉、髂动脉和腔静脉等。

1. 切割球囊（cutting balloon）

切割球囊的工作原理是球囊外表面安装切割装置，当球囊扩张时，球囊上预先安装的刀片，可以在病变部位切割出一条整齐的刀口，尤其是严重钙化普通球囊难以扩张的病变。切割球囊最初问世是为了治疗冠状动脉放置支架术后的再狭窄，但是其效果并没有想象中那么好。小的切割球囊直径0.5~4.0mm，使用导丝为0.014，大的切割球囊直径可以到5~8mm。切割装置使球囊变得非常坚硬，因此，切割球囊通常设计得很短。刀片的形状被设计成"T"形，这样可以增加一定的柔顺性。球囊扩张时，通常在透视下很难看见球囊形成腰部，主要是因为球囊很硬，几乎在一瞬间就完全扩张。由于刀片切割组织，允许球囊进一步扩张，因此球囊的压力随着球囊的扩张上升较慢。很少见到压力达到工作压力800kPa，而球囊还没有扩张开的情况。切割球囊是半顺应性球囊，因此在扩张球囊时，要避免过度加压，防止球囊破裂时切割刀片遗留在腔内。小球囊的长度是1.8cm，而切割刀片的长度是1.5cm。把球囊送进鞘内要小心，为了防止刀片割伤手指，可以使用血管钳持住球囊的尾部送入鞘内，之后的操作与其他非快速交换球囊完全相同。

切割球囊可以用于治疗腹股沟以下的局限的动脉病变，尤其是不适合放置支架的膝下动脉局限性狭窄，普通球囊扩张往往在这个部位不能达到满意的效果。切割球囊放置到病变部位后，在半分钟到一分钟内缓慢地扩张球囊，切割刀片可以沿血管内壁逐步调整位置，尽量避免在同一部位使用切割球囊扩张两次。切割球囊扩张后，可以使用普通球囊再次扩张病变部位，斑块、瘢痕或炎性变被切割后，会变得容易扩张。切割球囊扩张后，要负压抽吸球囊，使球囊直径缩到最小，然后撤除球囊避免刀片的损伤。同一球囊可以重复使用，但操作要小心。

切割球囊用于治疗下肢动脉病变具有一些优点，如：①切割球囊表面安置了4个切割刀片，在球囊扩张血管的同时切割病变部位，因此切割球囊需要的压力较普通球囊低，减轻了对血管壁的损伤和压力；②普通球囊扩张及支架植入术后，会引起操作血管一定程度的炎症反应，这种炎症反应是导致血管再狭窄的主要原因，炎症反应越重，再狭窄程度越重，使用切割球囊操作后炎症反应较轻,因此术后再狭窄发生率也会降低;③切割刀片能够切开较厚的血管壁内膜和质硬的粥样钙化斑块,能够更有效地扩张狭窄的血管腔,影像学结果良好,夹层和弹性回缩较少见;④对于下肢长段病变和多节段病变,往往使用一个切割即可治疗,无需使用多种支架和介入器材,节省了医疗费用和手术时间,并减少了造影剂用量。

2. 冷冻球囊(cryoplasty)　冷冻球囊技术是目前腔内治疗技术中比较独特的一种,其机制是将球囊的机械性扩张作用和低温冷冻作用结合在一起来治疗动脉狭窄病变。球囊的机械性扩张对于狭窄性病变的效果非常明显,无论是在冠状动脉还是外周动脉方面已经被证明;而冷冻治疗则还需要时间来验证,不过目前已经发现冷冻作用可以使增生的细胞发生凋亡。冷冻球囊是目前唯一将两者结合在一起来治疗动脉狭窄的新技术。

冷冻球囊充盈时用的是氧化亚氮(N₂O),而不是常规球囊常用的稀释造影剂。氧化亚氮的关键作用是在扩张管腔的同时能将其温度降低至—10℃。除前述能诱导血管壁平滑肌细胞凋亡的作用之外,冷冻球囊还能通过改变血管壁弹力纤维来使斑块重构和减少血管壁弹力回缩。

冷冻球囊适用于治疗外周血管(髂、股、腘、膝下、肾和锁骨下动脉)狭窄性病变,以及PTFE人造血管和透析用的自体动静脉通路的梗阻性病变,也可以用于自膨式外周血管支架放置后的再扩张。髂动脉分叉处的病变,由于要保留髂内动脉,特别适合冷冻球囊。同样,冷冻球囊也适合于股总动脉分叉处病变。严重缺血(CLI)和危及肢体的下肢动脉病例可能是目前冷冻球囊应用最有前途的群体,因为这类复杂病变患者的治疗已经获得较好的初步结果。

四、新型扩张球囊的研究应用进展及展望

尽管球囊扩张有它的局限性,但最新的技术使得经皮腔内血管成形术(percutaneous transluminal angioplasty,PTA)和球囊导管得到了更为广泛的应用。这些新技术包括:球囊表面亲水性涂层、微球囊、柔顺性的提高等。随着技术的不断发展,为了满足临床治疗的外周血管疾病的需要,还会有新器材、新装置的出现。

五、药物球囊的研究进展及应用

药物洗脱支架的晚期血栓形成与支架的聚合物载体抑制内皮修复和愈合过程有关,药物球囊的使用既有抗增殖药物抑制内膜增殖防止再狭窄的发生,又可避免药物洗脱支架的金属骨架与聚合物载体长期滞留血管壁内造成的晚期血栓形成。与药物洗脱支架的缓慢持续释放药物方式不同,载药球囊(紫杉醇洗脱球囊)是在球囊表面的微孔内填入紫杉醇,通过球囊扩张与病变的接触而快速释放到局部动脉壁内。充盈前的球囊使用折叠技术可预防球囊在血液中前行时药物被提前冲刷掉,球囊的扩张同时可使75%的药物剂量渗透入局部动脉壁内,阻止血管内膜增殖,而剩余的25%药物剂量于球囊膨胀时被快速血流冲刷掉。

1. DCB治疗股-腘动脉原发狭窄和再狭窄　在早期的几项临床随机试验中,使用第一代DCB治疗股-腘动脉病变取得了较好的疗效,在LLL、再狭窄发生率和靶病变血运重建(target lesion revascularization,TLR)等指标上均优于普通球囊(common balloon,CB)组。一项荟萃分析选取TLR作为主要观察指标,再狭窄发生率、晚期管腔丢失(late luminal loss,LLL)和死亡率作为次要观察指标。研究共纳入行股-腘动脉球囊成形术的患者381名,其中DCB组186例,CB组195例。中位随访时间为10.3个月。DCB对比CB在减少TLR指标方面的数据为12.2% vs. 27.7%;*OR* 0.22;95%*CI* 0.13~0.38;*p*<0.000 01。再狭窄发生率的对比数据为18.7% vs. 45.5%;*OR* 0.26;95%*CI* 0.14~0.48;*p*<0.000 1。以及6个月LLL的对比数据为 -0.05~0.50mm vs. 0.61~1.7mm;平均差 -0.75mm;95%*CI* -1.06~-0.45;*p*<0.000 01。DCB组和CB组之间没有观察到死亡率的差异,2.1% vs. 3.2%;*OR* 0.99;95%*CI* 0.39~2.49;*p*=0.98。

THUNDER临床试验中,亚组分析显示DCB组在行股-腘动脉球囊成形术后不植入支架,并没有给治疗带来负面影响。在6个月的随访过程中,DCB组患者(n=43)的LLL显著低于CB组(n=43,0.4mm vs. 1.9mm,*p*=0.001)。有趣的是,越是病变程度重的患者(C级到E级),DCB令其在LLL指标上的获益越明显(0.4mm vs. 2.4mm,

$p=0.05$)。延长随访期至2年，CB组TLR高达56%，而DCB组仅为10%（$p=0.002$）。THUNDER试验的最长随访期为5年，在随访期内，DCB组的TLR显著低于CB组（21% vs. 56%，$p=0.000\,5$）。IN. PACT SFA试验为一项国际化、多中心的随机对照临床试验。该项研究共纳入患者33例，按2∶1的比例随机分入DCB组或CB组。研究显示DCB组TLR显著低于CB组（2.4% vs. 20.6%，$p<0.001$）。由Kaplan-Meier法分析得出的术后360d靶血管通畅率，DCB组为89.8%，CB组仅为66.8%。研究中无重大截肢事件发生，未见严重DCB相关并发症。BMS治疗的股-腘动脉病变患者1年以内再狭窄发生率高达40%。ISR的发生率会随着病变长度的增加而增加。随着股-腘动脉支架植入患者数的增加，ISR成为突出的临床难题。由于ISR的存在，PTA和切割球囊血管成形术（cutting balloon angioplasty，CBA）的远期疗效欠佳，因而如何克服ISR成为股-腘动脉病变血管腔内治疗的关键。一项包含39位患者的单中心前瞻性研究报道了DCB治疗股-腘动脉ISR的1年通畅率为92.1%，2年通畅率为70.3%。

2. DCB治疗BTK动脉病变 BTK病变腔内治疗的远期疗效较前相比已经有所提高，但仍不能满足临床需求。DCB应用于不同发病部位和严重程度的病例中，其疗效和风险也是不同的。BTK闭塞性疾病和严重肢体缺血（critical limb ischemia，CLI）综合征的临床症状改善和手术操作是相互关联且十分复杂的。例如，提高胫后动脉通畅率对患者足部溃疡的愈合是十分有利的。但DCB所含的抗增殖药物是否会影响溃疡愈合还不十分清楚。只有在这些问题得到圆满解决之后，DCB才有望大幅提高BTK病变的治疗水平。

IN. PACT DEEP试验是一项多中心随机对照临床研究，研究中同样对比了DCB和CB治疗BTK病变的疗效和安全性相关数据，其得出的结论与单中心研究并不完全相符。在IN. PACT DEEP试验中，将358例BTK病变患者按2∶1随机分入DCB组与CB组，疗效的主要观察指标为TLR和LLL，安全性的主要观察指标为死亡率和大截肢发生率。试验中所有患者随访时间为1年。DCB组与CB组基线特征对比中，两组间

初始平均病变长度（10.2cm vs.12.9cm，$p=0.002$）、血流灌注受损（40.7% vs. 21.8%，$p=0.035$）和治疗前TLR（32.2% vs. 21.8%，$p=0.047$）差异有统计学意义。两组疗效对比结果为，治疗后TLR（9.2% vs. 13.1%，$p=0.291$），LLL（0.61±0.78mm vs. 0.62±0.78mm，$p=0.950$）。主要安全性综合指标（17.1% vs. 15.8%，$p=0.021$），符合非劣效性假设。随访期1年内，大截肢发生率DCB组显著高于CB组（8.8% vs. 3.6%，$p=0.080$）。鉴于在IN. PACT DEEP试验中糟糕表现，Am-phirion DCB产品被迫退出市场。

3. DCB联合经皮腔内斑块旋切、支架植入 DCB与其他血管腔内治疗技术的联合应用往往能够取得更好的急性期和远期疗效。在DEFINITIVE LE试验中，共800名股-腘动脉病变患者入组，包括跛行患者和CLI患者，使用定向旋切术（directional atherectomy，DA）治疗后，一年通畅率分别为75%和68%，支架置入率均低于3%。DA和DCB联合治疗PAD的早期小型单中心研究显示了不错的疗效。其中一项研究中，DA联合DCB（60例）与DA联合CB（29例）相比较，两组方案治疗后通畅率分别为84.7%与43.8%。另一项含30例下肢动脉病变患者的单中心研究数据表明，DA联合DCB治疗可有效改善严重钙化病变患者的TLR指标。此外，人们对DCB与BMS联合治疗PAD的治疗效果也进行了相关研究。在DEBATE SFA试验中，病变段血管在BMS植入前，两组患者分别以DCB或CB预扩张，对比两组治疗后12个月再狭窄发生率（17% vs. 47.3%，$p=0.008$），TLR为（17% vs. 32.7%，$p<0.05$）。虽然，DCB联合BMS在治疗早期可有效防止血管弹性回缩，恢复管腔解剖结构，但其远期疗效尚不确定。

（郭 伟 马晓辉）

参 考 文 献

［1］Moore WS, AHN SS. Endovascular Surgery.3rd ed. Pennsylvania：W. B. Saunders，2001.

［2］Werk M, Langner S, Reinkensmeier B, et al. Inhibition of restenosis in femoeopopliteal arteries：paclitaxel-coated versus uncoated balloon：femoral paclitaxel randomized pilot trail. Circulation, 2008, 118：1358-1365.

[3] Das TS, McNamara T, Gray B, et al. Cryoplasty therapy for limb salvage in patients with critical limb ischemia. J Endovasc Ther, 2007, 14 (6): 753-762.

[4] Das TS, McNamara T, Gray B, et al. Primary cryoplasty therapy provides durable support for limb salvage in critical limb ischemia patients with infrapopliteal lesions: 12-month follow-up results from the BTK Chill Trial. J Endovasc Ther, 2009, 16 (2 Suppl 2): 19-30.

[5] Bosiers M, Deloose K, Verbist J, et al. Update management below knee intervention. Minerva cardioangiologica, 2009, 57 (1): 117-129.

[6] Tepe G, Schmitmeier S, Sperk U, et al. Advances on drug-coated balloons. J Cardiovasc Surg, 2010, 51: 125-143.

[7] Soder HK, Manninen HI, Jaakkola P, et al. Prospective trail of infrapopliteal artery balloon angioplasty for critical limb ischemia: angiographic and clinical results. J Vasc Interv Radiol, 2000, 11: 1021-1031.

[8] Samon RH, Showalter DP, Lepore MR, et al. Cryoplasty therapy of the superficial femoral and popliteal arteries: a single center experience. Vascular and Endovascular Surgery, 2007, 40 (6): 446-450.

[9] Dick P, Sabeti S, Mlekusch W, et al. Conventional balloon angioplasty versus peripheral cutting balloon angioplasty for treatment of femoropopliteal artery stenosis: initial experience. Radiology, 2008, 248: 297-302.

[10] Ansel GM, Sample NS, Botti CF, et al. Cutting balloon angioplasty of the popliteal and infrapopliteal vessels for the symptomatic limb ischemia. Cather Cadiovasc Interv, 2004, 61: 1-4.

[11] Werk M, Albrecht T, Meyer DR, et al. Paclitaxel-coated balloons reduce restenosis after femoro-popliteal angioplasty: evidence from the randomized PACIFIER trial. Circulation Cardiovascular Interventions, 2012, 5 (6): 831-840.

[12] Scheinert D, Schulte KL, Zeller T, et al. Paclitaxel-releasing balloon in femoropopliteal lesions using a BTHC excipient: twelve-month results from the BIOLUX P-I randomized trial. Journal of Endovascular Therapy, 2015, 22 (1): 14-21.

[13] Micari A, Cioppa A, Vadalà G, et al. Clinical Evaluation of the IN. PACT Drug-eluting Balloon for Treatment of Femoro-popliteal Arterial Disease: Twelve Month Results from a Multicenter Italian Registry. JACC Cardiovasc Interv, 2012, 5 (3): 331-338.

[14] Cassese S, Byrne RA, Ott I, et al. Paclitaxel-coated versus uncoated balloon angioplasty reduces target lesion revascularization in patients with femoropopliteal arterial disease: a meta-analysis of randomized trials. Circ Cardiovasc Interv, 2012, 5 (4): 582-589.

[15] Tepe G, Zeller T, Schnorr B, et al. High-grade, non-flow-limiting dissections do not negatively impact long-term outcome after paclitaxel-coated balloon angioplasty: an additional analysis from the THUNDER study. J Endovasc Ther, 2013, 20 (6): 792-800.

[16] Tepe G, Schnorr B, Albrecht T, et al. Angioplasty of femoral-popliteal arteries with drug-coated balloons: 5-year follow-up of the THUNDER trial. JACC Cardiovasc Interv, 2015, 8 (1 Pt A): 102-108.

第四节　经皮机械性血栓／斑块切除术

经皮机械性血栓／斑块切除开始于20世纪80年代后期,经皮机械性血栓切除(percutaneous mechanical thrombectomy,PMT)和经皮机械性斑块切除(percutaneous mechanical atherectomy,PMA)与常用的经皮腔内血管成形术(percutaneous transluminal angioplasty,PTA)相比,最大的特点是可以直接去除动脉闭塞的机械性因素,重建血流,尤其随着载药球囊(drug-coated balloon,DCB)和减容技术受到学界的重视,PMT和PMA的应用日益广泛。PMT与PMA去除的对象不同,PMT针对血栓,PMA切除动脉硬化斑块,因而两者的原理和构造不同。

一、经皮机械性血栓切除的分类、原理与应用

PMT适用于动静脉急性血栓形成,与传统的动脉切开取栓相比可以避免全麻,微创;与导管溶栓(catheter directed thrombosis,CDT)相比耗时短,血流重建快,规避溶栓禁忌的限制。PMT也可作为CDT的辅助与补充,两种方法结合使用,可进一步降低溶栓剂的用量,缩短手术时间。根据不同的设计原理,PMT主要分为4类,临床应用各具特点。

(一)经皮吸引血栓切除(percutaneous aspiration thrombectomy,PAT)

导管连接注射器,单纯通过吸引力去除血栓。可以使用专门的吸引导管,不同的头部形状可供

不同情况选择。临床实践中,薄壁、内腔大的普通导管就能满足要求,血栓量大时可以联合使用导管溶栓。PAT 主要用于 PTA 或者导管溶栓并发的远端栓塞,单独使用成功率 87%~93%;但是对于其他原因引起的急性血栓,往往需要联合导管溶栓等其他方法。下肢动脉 PAT 通常采用股动脉顺行穿刺,导丝通过闭塞段,导入导管,注射器回抽负压吸附血栓后取出。需要注意的是在导管回撤脱离导鞘尾端时血栓易被刮落,针对这一情况可以使用带可脱卸止血阀的导管鞘:回撤吸住血栓的导管至导鞘尾端时,卸下阀门将其与吸附有血栓的导管一同拉出。PAT 严重并发症发生率低,主要是夹层形成。规范操作,始终以导丝导引导管行进可以避免这一情况。如果夹层形成并且明显影响血流,可以采取球囊扩张或者植入支架。

(二)液动式血栓切除

与 PAT 不同,需要特制的设备和导管,导管为双腔或者三腔,分别作为盐水注入、排出、导丝通过和血栓排出的通道,OTW(over-the-wire)操作系统。其原理是加压注射水柱流经导管头端,产生 Venturi 效应,形成负压,粉碎和吸除血栓。常用的装置包括 AngiojetTM、HydrolysterTM 和 oasisTM。

1. AngiojetTM 导管 AngiojetTM 导管应用较广,包含大小两腔,小腔注射盐水,大腔排出盐水及血栓并容导丝通过。型号包括:XpeediorTM 60/100cm,6F;XVGTM140cm,5F;XMITM135cm,4F。盐水由特制动力系统泵入,泵可以调控和均衡血栓清除与盐水注射的速度,这是 Angiojet 与 Hydrolyster 和 Oasis 的主要区别之一,后两者使用普通高压注射器,无自带动力系统。Angiojet 可供选择的规格较多,适用的血管直径范围大,粗的可用于直径 10~12mm 的血管,而其 5F 款是外周动脉液动式血栓切除导管中外径最细的一种,经同侧或者对侧股动脉穿刺后,治疗部位可以达到胫后甚至足背动脉。Angiojet 治疗外周动脉和旁路移植物血栓的安全性和有效性已经多中心大规模临床研究证实。

2. HydrolysterTM 导管 HydrolysterTM 为三腔导管,分别用做盐水注射、盐水和血栓排出,导丝通过。外径 6F,工作长度 65~100cm,头端侧孔直径 6mm,适用于直径 3~8mm 的血管。

使用普通高压注射器注射盐水,最大注射压力 4 826kPa,速度 7ml/s。

3. OasisTM 导管 OasisTM 导管也是三腔设计,外径规格包括 6F、8F 和 10F,工作长度 65~100cm。也使用普通高压注射器注射盐水,最大注射压力 5 171~5 860kPa,速度 2.5ml/s。

由于液动式血栓切除术中需不断注入和排出盐水,有可能破坏血流动力学稳定。因而注入液 / 吸出液比是评估术中血容量是否稳定、能否达到"等容工作"的重要指标。吸出液中包含血栓碎屑、血液和盐水。以上 3 种装置中 AngiojetTM、HydrolysterTM 和 OasisTM 的注入液 / 吸出液比分别为 0.97、0.8 和 0.69~0.7,AngiojetTM 明显优于另外两者的主要原因是其自带动力系统的专用压力泵起到了良好的调控作用。虽然 HydrolysterTM 与 OasisTM 的注入液 / 吸出液比相对较低,但是临床上并未导致溶血等严重后果。因此,总体而言上述 3 种装置都能达到"等容工作"的效果。

下肢动脉液动式血栓切除手术成功率 66%~90%,但是缺乏长期随访数据。Angiojet 的长期随访数据相对较多,一项多中心研究显示 AngiojetTM 治疗动静脉瘘和移植物血栓形成的 1、3、6 个月、1 年通畅率分别为 64.6%,43.8%,42.5%,30.5%;另一项多中心研究显示 AngiojetTM 治疗下肢动脉和移植物急性血栓形成的 6 个月、1、2 和 3 年通畅率分别为 68%、67%、69% 和 58%。Hydrolyster 的 6 个月通畅率 65%。栓塞、夹层和穿孔是主要并发症,其中栓塞最常见,约 18%。液动式血栓切除治疗急性血栓形成的近期效果良好,但是相当部分病例因为血栓残留,并发栓塞、夹层或者穿孔需要联合导管溶栓或者 PTA/ 支架。

(三)粉碎式血栓切除

粉碎式血栓切除的工作原理是将血栓粉碎成微粒,留在血管内或者排入体外。常用的装置包括 Amplatz Thrombectomy Device(ATDTM)和 RotarexTM。

1. ATDTM 外径 7F,工作长度 75~120cm,由气压驱动。粉碎血栓的涡轮位于头端外壳内,外壳有侧孔,涡轮高速转动产生漩涡,将血栓吸入并打碎,自侧孔排出,98.8%~99.2% 的微粒直径 <13μm,剩余部分 13~1 000μm。ATD 的优点是涡流强,血栓处理量大,尤其适用于血栓量多者,不

损伤血管。初始成功率71%~75%,联合其他治疗成功率升高至95%,术后6个月通畅率43%。随着血栓粉碎,溶血不可避免,但是临床实践中并不导致严重后果。大碎屑引起的栓塞和导致严重后果的栓塞少见。ATDTM存在的不足主要有3方面:①持续工作或者冷却不足时会引起机械故障;②高速运转状态下跨越弯曲,例如腹主动脉分叉,旋转电缆可能折断;③ATD不是同轴设计,无导丝导引,因此扭控性较差,不适用于小血管。

2. RotarexTM 是一套同轴设计系统,由外向内包括外鞘、螺旋形涂层不锈钢丝和容纳导丝通过的内芯管,配有专用马达。外鞘8F/6F,头端由金属制成,开有2个卵圆形侧孔,内芯管容纳0.020导丝。螺旋形钢丝纵贯外鞘全程,近端连于马达,马达以40 000r/min的速度带动螺旋形钢丝旋转,产生43.5mmHg的负压,将血栓吸入卵圆形侧孔,螺旋形钢丝将其切割,同时传送至尾端的侧孔,排入收集袋,切割粉碎后的血栓碎屑约100~500μm。马达功率由控制系统调节,获得理想的转速。RotarexTM在PTA和内支架等手术的辅助下治疗急性和亚急性闭塞的成功率达94%,并发症率31.5%~32%,以穿孔和栓塞常见,穿孔多数发生在严重钙化的病例,术后6个月再闭塞率57%。对于急、慢性血栓,以及增生内膜均能有效清除。

(四)超声消融

利用超声产生空化气泡,气泡爆裂选择性地打断血栓红细胞间的纤维蛋白连接,从而使血栓碎解。常用的装置有AcolysisTM和Resolution 360TM Therapeutic Wire。

1. AcolysisTM 由控制器、转换器和超声探针组成。控制器提供电能,转换器连接于控制器与探针将之间,将电能转换为低频高能超声,探针再将超声传导至病变部位。控制器和转换器可以重复使用。探针一次性使用,外径7F,monorail快速交换系统,使用0.457 2mm导丝,超声传导至病变部位后产生空化气泡,气泡爆裂形成亚毛细血管大小的颗粒,选择性切断血栓的纤维蛋白连接,使其碎裂。AcolysisTM最初应用于冠脉,之后推广应用于外周血管,体外研究显示治疗效果不及ATD,相关临床研究病例数少,手术指征和效果差

异大。因此,该装置治疗下肢动脉疾病的价值有待于进一步研究。

2. Resolution360TM Therapeutic Wire 组件包括3部分:产能器、操控器和导丝。产能器产生超声传至导丝,导丝包括两个节段,头端20cm直径0.762mm,向周围360°发射超声,将血栓碎解,碎屑约红细胞大小,不损伤正常血管壁,尾段直径0.381~0.635mm,起导引、推送和扭控作用。产能器和操控器可以重复使用,导丝一次性使用。相关的临床试验仍在进行中,动物试验发现该装置对动脉壁损伤小,仅有轻微的内膜破坏,无溶血发生。

PMT的常见并发症包括血管损伤、栓塞和血栓残留。液动式(AngiojetTM、OasisTM和HydrolysterTM)与粉碎式血栓切除(ATDTM)对比实验的结果显示液动式血栓切除的远端栓塞率(OasisTM 0.6%,AngiojetTM 0.98%)明显低于ATDTM(5.9%,$p<0.001$),液动式血栓切除后的大部分栓子约100~1 000μm,而ATDTM形成的>1 000μm的栓子量高于液动式,这种栓子导致栓塞的风险明显增高。这与两者工作原理不同有关,液动式将血栓碎屑收集排出体外,ATDTM无此设计,而是将碎屑留在血流中,因此往往需要联合其他治疗预防和治疗栓塞。

上述并发症的防治措施包括:①加用导引导管(guiding catheter):血管损伤容易发生在无血栓附着的正常血管壁,先将导引导管放置于病变部位,再导入PMT导管/导丝切除血栓,更好地将PMT的作用范围局限于血栓区域,避免接触正常血管壁,降低损伤风险。②使用球囊阻断远端血流:在病变部位的远端放置球囊,阻断血流,防止栓子向远端播散,同时血流停滞可以提高血栓切除效率。③一期联合导管溶栓:体外试验证实PMT同时导管内注射rt-PA降低血栓残留率和栓塞发生率,缩短手术时间。

目前国内使用较为普遍的Angiojet和Rotarex,前者主要用于动脉和静脉的急性血栓,但对慢性血栓或者支架内再狭窄/闭塞的清除效能相对较低;后者专用于动脉系统,对于急、慢性血栓,以及增生内膜(支架内再狭窄/闭塞)均能有效清除。

二、经皮机械性斑块切除的分类、原理与应用

根据斑块切除和碎屑清除的方式，PMA 分为切除式（extirpative atherectomy）和消融式（ablative atherectomy）两类。前者是指剃刮、切割斑块，并收集碎屑排出体外。后者使用高速旋切装置将斑块研磨、粉碎，碎屑明显小于切除式，被直接吸出或者由单核吞噬细胞系统清除。PMA 装置品种较多，以下介绍几种已获美国 FDA 批准，并经过大规模临床试验的产品。

（一）Simpson AtheroCath

Simpson AtheroCath 是临床应用与研究较广的一种切除式 PMA 导管。导管尾端连接驱动马达，电池供能，头端是圆柱形外壳，外壳的前端是碎屑收集腔，中段装有杯形切割刀片，此段有一15~20mm 长的纵向窗口，与窗口相对的另一边带有辅助球囊。术中将窗口对准斑块，充起球囊（137.9~275.8kPa）使斑块陷入外壳内，启动马达带动刀片切割斑块，转速 2 000rpm，碎屑排入收集腔。外壳顶端带有固定的导丝，在推进导管时起到一定的导向作用。Simpson AtheroCath 的规格有 7~11F，某些型号的切割窗口装有超声芯片，有利于切割前定位和切割后评估。

带有辅助球囊是 Simpson AtheroCath 的独特之处，除了锁定斑块外还可以起到类似于 PTA 的扩张作用。该装置最适用于孤立的偏心性小斑块，也可用于内膜增生性斑块、溃疡性斑块和不适合于 PTA 的钙化斑块。由于刀片小，不适用于长段的严重钙化斑块。

（二）Transluminal Extraction Catheter

Transluminal Extraction 是一种中空的切除式 PMA 导管，规格包括 5F、7F、9F 和 11F，需要导丝和导鞘（introducer sheath）导引，刀片呈锥形，转速 700r/min，装载于锥形外壳内，切除的碎屑直接从导管负压吸引至独立的真空瓶中，切除过程中向导鞘内持续灌注肝素盐水以保证吸引通畅。起初，临床上主要用其治疗完全闭塞和长段狭窄，但是多数病例需要联合 PTA 等其他方法才能取得成功。因此，目前主要用于偏心性斑块引起的短段狭窄。

（三）Trac-Wright Catheter

Trac-Wright Cathete 属于消融式 PMA 导管。导管通过高压灌注系统注入液体扩张病变动脉，齿轮形头端自动循低阻力径路前进，转速 100 000r/min，选择性旋切粉碎纤维硬化斑块，不损伤有弹性的正常血管。该导管主要针对长段动脉闭塞设计，但是临床实际应用发现多数需要 PTA 辅助，而且成功率和通畅率低，并发症率高。因此，还是适宜于短段狭窄或者闭塞。

（四）Auth Rotablator

Auth Rotablator 也属于消融式 PMA 导管，由导丝导引。导丝通过病变段后导入导管，头端呈球形，其上装有多枚 22~45μm 钻石片当作多重微切刀片，球形头以 100 000~200 000r/min 的速度沿导丝旋切，选择性切割钙化硬斑块，不损伤具有弹性的血管壁，球形头规格 1.25~6mm，术中逐步递增更换直到动脉开通满意。Auth Rotablator 旋切后的血管内壁光滑，碎屑直径＜红细胞，顺利通过单核吞噬细胞系统。该导管主要设计针对硬钙化斑块，尤其适用于严重间歇性跛行或者肢体濒临坏疽的糖尿病患者。长段或者短段广泛性狭窄的病例，导丝容易通过，更易取得成功。对于完全闭塞，只要导丝能够通过，也能适用。

（五）SilverHawk Plaque Excision System

SilverHawk Plaque Excision System 是近来报道较多的一种切除式 PMA 导管，使用 6~7F 导引导管，monorail 快速交换系统，0.014 导丝。导管尾端包括电池供能的马达、接头和调位杆，头端旋切刀内置于管型外壳中，最顶端是锥形碎屑收集腔。将导管连到接头，后拉调位杆使导管头端外壳在锥形收集腔与刀片之间弯折，贴紧斑块，刀片也凸出于外壳平面以外，同时马达被启动，刀片以8 000r/min 的速度旋切，碎屑排入收集腔，边切边推进导管，完成后前推调位杆使弯折回复，刀片收回外壳中，同时马达被关闭。monorail 快速交换设计使该种导管能够适用于广泛的长段闭塞，适用于直径 2~8mm 的动脉。

PMA 治疗效果的总体特点是手术即时成功率和近期通畅率高，这也正是 PMA 与 PTA 相比所具有的主要优点之一。Simpson AtheroCath 即时成功率 82%~100%，≤5cm 的病变 1 年通畅率 93%，＞5cm 者 86%；Transluminal Extraction Catheter 即时成功率 92%，6 个月通畅率 80%；Trac-Wright Catheter 即时成功率 58%~100%，6 个

月通畅率25%~68%，1年通畅率25%~51%；Auth Rotablator即时成功率89%~95%，6个月通畅率47%~66%，1年通畅率31%~60.7%；SilverHawk Plaque Excision System即时成功率99%，6个月通畅率77%。

按照原先的设想，PMA切除了引起狭窄和闭塞的斑块，再狭窄/再闭塞率理论上应该低于PTA，然而实际情况却相反——PMA的中远期通畅率不及PTA，而且相当一部分手术需要PTA辅助才能达到目的。PMT的情况也类似。因此，研究再狭/再闭塞的原因，并据此针对性地改进器材和技术，提高中远期通畅率是PMT和PMA今后研究和发展重点。

（符伟国　董智慧）

参 考 文 献

[1] Wagner HJ, Müller-Hülsbeck S, Pitton M, et al. Rapid thrombectomy with a hydrodynamic catheter: Results from a prospective, multicenter trial. Radiology, 1997, 205: 675-681.

[2] Müller-Hülsbeck S, Bangard C, Schwarzenberg H, et al. In-vitroeffectiveness study for three hydrodynamic thrombectomy devices. Radiology, 1999, 211: 433-439.

[3] Reekers JA, Kromhout JG, van der Waal K. Catheter for percutaneousthrombectomy: First clinical experience. Radiology, 1993, 188: 871-874.

[4] Vicol C, Dalichau H. Recanalization of aged venous thromboticocclusions with the aid of a rheolytic system: An experimental study. Cardiovasc Intervent Radiol, 1996, 19: 255-259.

[5] Höpfner W, Vicol C, Bohndorf K, et al. Percutaneous, transluminalhydrodynamic thrombectomy—First results. Fortschr Röntgenstr, 1996, 164: 141-145.

[6] Rousseau H, Sapoval M, Ballini P, et al. Percutaneous recanalizationof acutely thrombosed vessels by hydrdynamic thrombectomy (Hydrolyser). Eur Radiol, 1997, 7: 935-941.

[7] Coleman CC, Krenzel C, Dietz C, et al. Mechanical thrombectomy: Results of early experience. Radiology, 1993, 189: 803-805.

[8] Gorich J, Rilinger N, Sokiranski R, et al. Mechanical thrombolysis ofacute occlusion of both the superficial and the deep femoral arteriesusing a thrombectomy device. AJR Am J Roentgenol, 1998, 170: 1177-1180.

[9] Berczi V, Deutschmann HA, Schedlbauer P, et al. Early experienceand midterm follow-up results with a new, rotational thrombectomycatheter. Cardiovasc Interv Radiol, 2002, 25: 275-281.

[10] Zeller T, Muller C, Frank U, et al. The Straub-Rotarex thrombectomysystem: Initial experiences. Rofo Fortschr Geb Rontgenstr NeuenBildgeb Verfahr, 2001, 173: 626-631.

[11] Jäger KA, Schmitt EM, Schmitt HE, et al. Peripheral thrombectomywith the new Straub-Rotarex® catheter: A multicenter study. InternAngiol, 1999, Suppl 1: 17A.

[12] Rosenschein U, Roth A, Rassin T, et al. Analysis of coronary ultrasoundthrombolysis endpoints in acute myocardial infarction (ACUTEtrial): Results of a feasibility phase. Circulation, 1997, 95: 1411-1416.

[13] Goyen M, Kroger K, Buss Rodofsky G. Intravascular ultrasound angioplastyin peripheral arterial occlusion. Acta Radiol, 2000, 41: 122-124.

[14] Rosenschein U, Rozenszajn LA, Kraus L, et al. Ultrasonic angioplastyin totally occluded peripheral arteries. Initial clinical, histological andangiographic results. Circulation, 1991, 83: 1976-1986.

[15] Goldberg SN, Ahmed M, Weinstein J, et al. Low-power transverseultrasonic treatment of portal vein thrombosis in an animal model. JVasc Interv Radiol, 2002, 13: 915-921.

[16] Polack JF, Chen F, Bloch S, et al. Thrombolysis by application ofultrasonic energy to a Titanium wire: Estimation of particle size. JVasc Interv Radiol, 2002 (suppl), 13: S76.

[17] Kurisu Y, Kawamaki K, Tada S. Improved mechanical thrombolysiswith the addition of recombinant tissue-type plasminogen activator: In vitro study with use of Cr-51-labeled clots. J Vasc Interv Radiol, 1994, 8: 877-880.

[18] Müller-Hülsbeck S, Bathe M, Grimm J, et al. Enhancement of in vitroeffectiveness for hydrodynamic thrombectomy devices: Simultaneoushigh-pressure rt-PA application. Invest Radiol, 1999, 34: 536-542.

[19] Zeller T, Rastan A, Schwarzwalder U, et al. Percutaneous peripheral atherectomy of femoropopliteal stenoses using a new-generation device: Six-month results from a single-center experience. J ENDOVASC THER, 2004, 11(6): 676-685.

[20] Kandzari DE, Kiesz RS, Allie D, et al. Procedural and clinical outcomes with catheter-based plaque excision in critical limb ischemia. J ENDOVASC THER, 2006, 13(1): 12-22.

[21] Garcia MJ, Lookstein R, Malhotra R, et al. Endovascular management of deep vein thrombosis with rheolytic

thrombectomy: final report of the prospective multicenter PEARL (Peripheral Use of AngioJet Rheolytic Thrombectomy with a Variety of Catheter Lengths) registry. J Vasc Interv Radiol, 2015, 26: 777-785.

[22] Wong P, Chan Y, Law Y, et al. Systematic review of percutaneous mechanical thrombectomy in the treatment of acute iliofemoral deep vein thrombosis, 2017.

第五节　经皮激光血管成形术

尽管经皮腔内血管成形术(percutaneous transluminal angioplasty, PTA)作为经典手术已在世界范围内广泛开展,但PTA仍存在两大缺陷:粥样斑块负荷无法消除和斑块扩张后的夹层形成。作为斑块减容的一种特殊术式,20世纪80年代早期开始使用激光血管成形术(percutaneous transluminal laser angioplasty, PTLA)以解决单纯PTA的上述两个不足。PTLA就是利用激光热效应、机械/声学效应和光化学效应来消融动脉粥样硬化斑块或血栓,从而达到清除斑块和再通血管的目的。然而在较长的一段时间内,由于PTLA术后的再狭窄率并未降得比单独进行PTA更低,其并未成为原先设想的主流独立治疗措施,但近年来开发的一些新兴PTLA技术,逐步展现出良好的疗效证据,使得该技术重新获得研究者的重视。因此仍有必要回顾一下激光技术的理论和临床试验资料。

一、经皮激光血管成形设备的基本结构、种类和工作原理

常用设备的基本结构和种类:

1. 激光光源　激光是光受激辐射放大的简称。它的英文词 laser 是 light amplification by stimulated emission of radiation 开头字母的缩写。激光光源由激光器产生,后者是一种产生高度一致性单频高能光线的仪器,其可以从外界能量源吸收能量传递给大多数原子或分子,将它们从低能基态激发至高能激发态,而在纳秒时间内原子恢复到基态并释放光子,这些光子的方向、波长及相位均与激发光子相同。光波在激光腔内经过发福反射,其强度呈指数增加,最终进入光耦合器,最终送入激光导管,被用于血管内消融。

用于血管成形术的激光应能满足以下要求:①在不断流动血液的管腔内能有效破坏并清除病变组织;②能经光纤传导且光能损耗小;③对周围组织热损伤小。曾用于临床的激光有二氧化碳(CO_2)激光、氩离子(Ar^+)激光和 Nd:YAG 激光等,但由于这三种激光均通过热效应气化斑块,达到再通血管的目的,故又称为"热激光",其缺点是穿透力过强,对血管壁损伤较大,因而穿孔发生率较高,且治疗钙化斑块效果不理想,已很少应用。

目前临床上应用较多的三种激光:①可调谐染料激光:其波长可以调整,且可以有选择的气化病变组织;②准分子激光:为紫外光脉冲波,其输出方式为短脉冲、高功率,常用的两种准分子气体是氯化氙(XeCl)和氟化氙(XeF)。它与生物组织相互作用主要通过光化学效应,对组织的穿透深度仅为 $50\mu m$,表面工作温度低于 $50℃$,照射局部温度无明显增加,所以对周围组织的热损伤较小,又称为"冷激光",被认为是较为理想的血管成形激光;③Holmium:YAG 激光:是近年来开发的新型激光源,其发射光波属中红外光谱范围。能够通过 $100\sim200\mu m$ 的光导纤维传导比准分子激光更高的脉冲式能量,可以更快、更有效地汽化硬化斑块而不对周围组织产生损伤,且可减少多束光导纤维间的"死区",降低术后再狭窄发生率,为血管成形术最理想的激光源。

2. 光导纤维　将激光由体外传送至血管内病变部位。对光纤要求是光能损耗小,有一定的柔韧度。用于血管成形术的传输光纤由石英制成,直径在 $50\sim1\,000\mu m$,种类包括:①裸露光纤:是最早出现的光纤,用裸露的光纤传输激光能量,气化钙化斑块,同时也能气化正常的动脉壁,属于非选择性气化。临床上血管壁穿孔发生率高,目前已很少使用。②"热头"光纤:包括带有金属帽、蓝宝石头或陶瓷头等光纤,临床上应用动脉壁穿孔发生率降低。③多束捆绑式光纤:为了增加光纤的柔软性、降低激光的热累积损伤,将数十根直径小于 $50\sim100\mu m$ 的石英光纤以同心性(图1-5-1)排列于同一导管内,中间有一孔道可通过导引钢丝,每一光纤按顺序进行短暂、间断地发射激光,使靶目标在再次照射前有一段冷却时间。但是光导纤维之间有可能形成"死区",使得

一些斑块组织不是由激光能量清除,而是由导管的推进力将其压缩,有人认为它是造成术后再狭窄的主要原因之一。④"定向性"光纤:这种光纤在导管内呈偏心性排列(图1-5-2),以保护硬化斑块对侧正常的动脉壁。

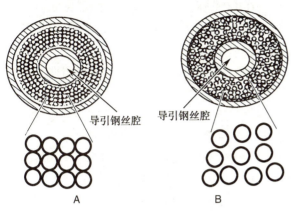

图1-5-1　同心性激光导管
A. 标准型;B. 光导纤维空间排列最佳

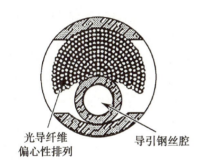

图1-5-2　偏心性激光导管

3. 工作原理　激光和生物组织间的相互作用届居于光波波长、激光器的运转模式(连续或是脉冲)、激光的能量密度以及任何相干的液体介质(如生理盐水或血液)和组织本身的吸收特性。激光主要是利用三种机制发挥血管内减容作用:组织气化(光热效应)、喷出组织碎片(光声效应)、直接分子分解(光化学离解)。决定激光对组织生物学效应最重要的参数为激光穿透深度。不同波长激光(图1-5-3)穿透组织深度不同。波长在2 000~3 000nm的近红外区激光穿透深度约1~0.1mm;而波长近300nm的紫外区激光,因被细胞大分子吸收而使其组织穿透深度表浅,波长为308nm的准分子激光,穿透深度常为0.05mm。此外,紫外区激光另一优势在于能通过光化学效应直接破坏分子键,削弱或溶解细胞结构。根据激光工作方式可分为以下两种:

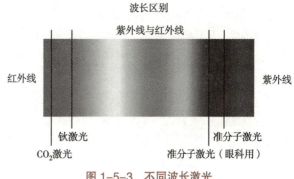

图1-5-3　不同波长激光

(1)连续波激光:最早被用于临床,这类激光在气化病变组织时能量输出稳定,缺点是可穿透组织凝固区导致血管壁碳化。早期使用的连续波激光有波长为500nm的氩离子(Ar+)激光和1 060nm的Nd:YAG激光。这类激光主要依靠热效应,产生斑块的凝结、碳化和气化,但同时也造成血管壁过度的热损伤,导致血栓形成和血管痉挛。有研究表明,这类激光热能对血管平滑肌细胞的破坏作用可抑制内膜增生,然而也有相反的报道。

(2)脉冲波激光:根据能量密度和脉冲宽度(pulse duration)的不同,对组织产生三种作用:光热作用、光化学作用及光机械作用。对于高频、高能脉冲波激光,如准分子激光,主要通过光化学作用快速破坏化学键来消融斑块,由于热能积聚少,降低激光导管周围热坏死区域,从而减少周围动脉壁的损伤。准分子激光对斑块的光化学消融和对血栓的独特的清除能力使其成为治疗外周动脉弥漫型病变,尤其是血栓栓塞病变的重要工具。有学者认为,脉冲波激光产生的空化气泡和等离子体可引起机械振荡波,后者破坏动脉壁,导致组织分裂及动脉夹层;然而也有学者不同意这种"气泡假说",他们认为动脉壁的机械性损伤很可能是由于导管尖端不释放激光的区域(即所谓的"死区")所造成。

二、经皮激光血管成形术的发展

早在1963年,Mcguff等就报道激光可气化动脉粥样硬化斑块,但直到20世纪80年代初Lee和Choy等经动物模型证实激光能可用于清除动脉内硬化斑块后,经皮激光血管成形术才引起专家学者的兴趣。1984年Geschwind等在世界上首次报道利用Nd:YAG激光成功治疗3例股、腘动脉闭塞或重度狭窄患者,证实该方法对治疗人体动脉狭窄或闭塞病变安全、有效。其后开始了一系列关于激光清除动脉硬化斑块的基础研究和临床尝试。

最初多使用裸露光纤,到20世纪80年代中期,鉴于其损伤较大,有学者开始研究其他可替代的新光纤。相继出现金属或球形蓝宝石"热头"光纤,它可将全部的激光能量转化为热能,从而达到热消融斑块的目的。上述设备的出现引发了欧美国家应用激光血管成形术的热潮。1987年3月美国食品与药品管理局(FDA)批准激光辅助球囊血管成形术可用于髂、股动脉狭窄的治疗,但仅限于难以应用传统球囊扩张成形的病例。

由于"热头"光纤对周围血管组织损伤较大,动脉穿孔和急性动脉闭塞等并发症发生率高,而且"热头"光纤在临床应用过程中,出现了两个主要问题:一是单独使用常常难以达到所需的管腔直径,尚需辅以球囊扩张技术;二是并不能热消融钙化斑块。后者成为影响激光血管成形术的一大绊脚石,因为钙化斑块在晚期动脉硬化中极为常见。最终"热头"光纤激光血管成形术逐渐被摒弃。1985年,脉冲波激光血管成形系统由此诞生,如果脉冲宽度、频率和能量密度参数调节适当,脉冲波激光能量几乎不产生周围血管组织热损伤。气化动脉粥样硬化斑块所使用的不同波长脉冲波激光有193nm远紫外激光、308nm准分子激光和Holmium激光。脉冲波激光切除钙化斑块时可以在质脆的斑块内形成高峰值能量和冲击波,由于其高峰值能量能够破坏光纤球-头连接,人们又研制出球/头一体光纤。

为增加光纤的柔软性、降低激光的热累积损伤以提高对PTLA的耐受性和有效性,于1988年人们研制出多束捆绑式光纤。因同心性排列的光纤气化斑块组织的能力受限,1994年偏心性排列的"定向性"光纤诞生。通过扭矩系统使得这种激光导管与动脉病变呈线性排列,对偏心性病变可提高其清除效力。

20世纪90年代初期,由于以下几点原因,PTLA曾一度受到冷落。一是单独应用激光再通血管往往不能达到足够大的管腔,而借助球囊扩张技术又使术后再狭窄率增高;二是许多设备清除钙化斑块的效果欠佳,而能够清除钙化斑块的

激光能量又太强,往往造成动脉夹层或穿孔。

然而,与PTA相比,PLTA仍显示出一些独特的优点:①在PTA后应用,可使由扩张造成的不规则血管腔面变得平滑,且可封焊剥离的内膜,从而减少血小板黏附和血栓形成,起到所谓的热抛光作用;②粥样硬化斑块的气化、熔化和血小板黏附减少,可以减少强有力的血管平滑肌细胞促有丝分裂因子的释放,从而减少血管壁增生造成的再狭窄;③光热作用所致的血管平滑肌细胞和胶原纤维的变化,改变血管壁的顺应性,降低动脉壁对血管活性物质的反应,减轻PTA后出现的血管壁弹性回缩,有利于管腔持久开放;④在治疗血管慢性闭塞以及阻塞长度大于8cm或10cm的病变优于PTA。正是基于上述优点,一部分科研人员正致力于新设备和新技术的研究,以最大限度的发挥PTLA的优点,弥补PTA和支架植入的不足之处。

自1994年开始,准分子激光斑块消融术开始应用于血管腔内斑块清除,其在处理多种血管病变形态中的效用已被多项研究证明具有高成功率和低并发症率,主要表现在如下三个方面:

1. 提高慢性完全闭塞性病变(CTO)的开通成功率 慢性完全闭塞性病变(chronic total occlusion,CTO)约占外周动脉病变的30%~50%,是周围动脉疾病(peripheral arterial disease,PAD)疾病中最难处理的一种。治疗中经常面临导丝不能穿越病灶,导致手术失败,数据显示20%~30%的CTO病变不能单独用导丝和支持导管穿过,因而常常使常规PTA治疗无法进行。准分子激光用于辅助CTO治疗已表现出优异的穿越成功率。Steinkamp等报道准分子激光用于312例股-腘动脉CTO患者的病变穿越,在92%患者成功实现穿越,其穿越过程无需导丝引导。这些患者的随访中显示在12个月的初级通畅率为75.1%和在36个月的次级通畅率为86.3%。并且重要的是,激光是唯一无需导丝就能在这些病变中建立通路的斑块切除术器械(atherectomy device)。

2. 提高严重下肢缺血(CLI)患者的保肢率 PAD通常会导致进一步严重下肢缺血(critical limb ischemia,CLI)。CLI的特点是下肢静息痛和难以愈合的溃疡或坏疽伴有迫近的或即将发生的组织损失。其最佳治疗方法是迅速恢复血流,

以避免截肢。针对严重缺血患者治疗的激光血管成形术前瞻性注册研究 LACI 应用在不适合做外科血运重建术的 Rutherford 分级 4~6 级患者中实现了 86% 的介入术成功率。目测评估显示，在激光治疗后平均病灶狭窄从基线的 92%±12% 减少至 55%±24%（$p<0.001$）和最终狭窄为 18%±12%。值得注意的是，尽管有复杂病灶形态，在 6 个月内这些患者显示出 93% 的保肢率。在这项研究中直径 0.9~2.5mm 的 Turbo Elite 光纤导管被用来去除长节段的股 – 腘闭塞（88%）和弥漫性胫动脉病变的斑块，辅助球囊扩张血管成形术和选择性支架植入术的实施。Singh 等在 731 例连贯的 CLI 患者中进行的一项回顾性研究，比较采用激光后用 PTA 术与单用 PTA 术治疗腘下动脉和腘动脉狭窄；对于要达到 <50% 残余狭窄，与单用 PTA 相比，使用激光 + 球囊的治疗与 7 倍成功可能性相关，并且在血流快速流到脚方面取得更显著的结果，即 97.1% vs. 89.8%，$p<0.000\ 1$。这项研究还表明直到出院时包括围手术期、入路口和主要临床不良事件都表现出低并发症率（0.5% 远端栓塞、1.3% 穿孔、11.6% 血管夹层），表明准分子激光是一种安全、有效的斑块去除工具，能在 PTA 术中与球囊协同作用帮助 CLI 患者恢复血流。

3. 有效解决支架内再狭窄（ISR）的问题 治疗 PAD 的另一个挑战是支架内再狭窄（ISR）的发生。治疗股 – 腘动脉植入支架的慢性闭塞的手段极少。在支架管腔内，新内膜增生和细胞外基质是影响 ISR 发生和严重程度的主要因素。为了解决此问题，在美国进行了多中心、前瞻性、随机对照的 EXCITE ISR 试验，以证明准分子激光消蚀术伴用球囊血管成形术（PTA）相对于单用 PTA 治疗 ISR 的安全性和有效性。在这个试验中激光 + PTA 组患者的平均病变长度为 19.6±12.0cm，而单纯 PTA 组平均病变长度为 19.3±11.9cm，CTO 完全闭塞患者激光 +PTA 组为 30.5%，单纯 PTA 组为 36.8%。激光 + PTA 组表现出较佳的介入术成功率（93.5% vs.82.7%，$p=0.01$）而且伴有较少的并发症。主要疗效终点是高达 73.5% 的患者在 6 个月内免于 TLR 靶病变血运重建（73.5% vs.51.8%）。激光 +PTA 合并使用与 TLR 减少 52% 相关。这些结果表明，采用

Turbo Elite 的激光消蚀术改善了 PTA 术治疗 PAD 的临床结果。

三、激光血管成形术的适应证和禁忌证

目前认为主要存在以下几种情况的外周动脉病变适合行 PTLA：①髂动脉、股浅动脉中段或远段及膝上腘动脉的慢性完全阻塞性病变；②膝下腘动脉难治性缺血性溃疡；③动脉闭塞段长度 >10cm；④钙化斑块病变；⑤单纯 PTA 失败的病变；⑥支架内再狭窄。对激光导管难以到达病变部位者，如入路动脉过细、严重扭曲或病变处严重成角不适合行 PTLA。目前开展的 PTLA 多与 PTA 配合应用，称之为激光辅助球囊扩张血管成形术（laser-assisted balloon angioplasty）。同时，值得提出的是在激光减容基础上的药物涂层球囊的应用，也是目前新兴的一种主要治疗方案。

四、操作技术

术前准备与术后处理可按血管腔内手术的常规进行，手术操作与外周动脉 PTA 类似。为保护动脉因介入器械（导引导丝、激光导管或血管镜探头）频繁导入，尤其是通过动脉病变部位引起大的动脉内膜斑片掀起，甚至动脉穿孔发生，建议在手术开始先导入导引导管，使其远端开口邻近动脉病变，使激发的激光导管局限于动脉狭窄或闭塞部位，增加手术安全性。开通外周动脉闭塞段病变方法有两种：一种为导丝在导引导管支撑下穿过闭塞段直至其远端，然后沿导丝导入并激发激光导管以开通闭塞段病变，称为"over-the wire"方法；另一种是导丝和导引导管至动脉闭塞处受阻，激发激光导管并缓慢短距离推进（≤5mm，然后导丝跟进，如此交替，称为"step-by-step"方法（图 1-5-4）。对动脉闭塞段病变，建议先用直径小的激光导管在闭塞段开辟一条窄的通路，然后逐步增加激光导管的直径以使开辟的动脉通路逐渐扩大；或用一根直径小的激光导管反复激发并通过闭塞段病变也可使开通的动脉通路逐渐扩大。通过狭窄部位时要格外小心，当停止使用激光，光纤探头必须保持不断移动，以防止病变组织粘连于光纤探头上。如果探头粘连于血管壁组织上，必须重新加热探头，切忌使用暴力。另外需要引起重视的是在激光激发前，需灌

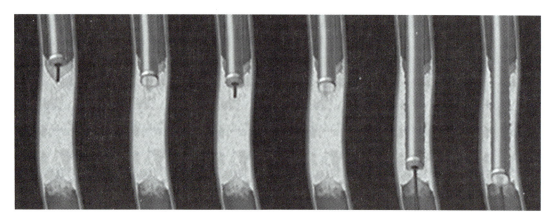

图 1-5-4 "step-by-step"方法

注生理盐水以去除激光区域的残余造影剂和血液,可有效传导激光至病变组织,减少动脉壁损伤及动脉夹层发生。

五、并发症

在多项研究中,激光消蚀术的低并发症率是一致的。具有重大影响的 LACI 研究和 Steinkamp 等显示 4% 的血管夹层发生率。Wisgott 等的研究,涉及对这些难于治疗的顽固性闭塞施行介入治疗,并报告 5% 的低并发症率。LIPS 表明直到出院时包括介入术、入路口和主要临床不良事件都表现出低并发症率(1.3% 穿孔、11.6% 血管夹层)。总之,激光消蚀术已显示 93.2% 的累积介入术成功率,6.5% 的血管夹层率和 2.6% 的穿孔率,并且这些结果是在复杂病变包括 CLI、CTO 和 ISR 中显示的(表 1-5-2)。

具体的并发症种类包括:

(1)动脉穿孔:可分为以下 3 级:穿孔Ⅰ级,动脉外膜并未破裂的动脉夹层。此时无任何不良反应,在多数病例中往往未被发现;穿孔Ⅱ级,动脉外膜破裂,血管壁外可见造影剂,但无活动性出血,这是因为较严重病例的穿孔处血流压力较小,血凝块可以很快封堵穿孔部位。此时不需要立即行外科手术治疗,但必须停止操作,并中和肝素,密切观察患者病情变化,以便发现情况及时处理;穿孔Ⅲ级,情况与穿孔Ⅱ级大致类似,但是穿孔部位有持续的活动性出血,需立即急诊手术以止血。后两者都属于动脉穿孔,是最为常见的并发症,多发生于偏心病变血管弯曲或分叉部位。术中预防动脉穿孔发生,术者需培养感觉光导纤维前进阻力的技能,术中造影证实光导纤维头端在动脉腔内位置至关重要。

(2)血肿形成和假性动脉瘤:血肿形成是动脉穿刺处最常见并发症,与抗凝治疗相关。术后拔出导鞘时压迫穿刺点 30min 可预防此并发症。一旦发生血肿形成,多数仅需保守治疗,只有血肿巨大时才需切开引流。动脉穿刺处另一并发症为假性动脉瘤,与术后拔出导鞘时血肿形成相关,多见于股动脉顺行穿刺病例,于动脉穿刺点处适当压迫可预防其发生。

(3)栓塞和血栓形成:动脉钙化斑块消融越成功,远端动脉栓塞发生率就越高。胆固醇结晶微栓塞是另一种严重且有潜在致命的并发症。动脉血栓形成常发生于术后,因斑块消融或动脉扩张处塌陷促使血栓形成(常于术后 24h 内),或 PTA 损伤动脉内膜和斑块促使血小板聚集、纤维蛋白沉积(发生于术后数天或数周)。术后抗凝和抗血小板治疗可预防血栓形成发生。

(4)血管痉挛:主要与激光的热效应和导引钢丝导入相关,硬膜外麻醉可降低其发生率。

六、激光血管成形术应用的评价和展望

1. 疗效评价 PTLA 已应用于冠状动脉、髂动脉、股动脉、腘动脉和胫动脉等狭窄或闭塞性病变。Nazzal 等利用 Nd:YAG 激光辅助 PTA 治疗 33 例外周动脉闭塞性疾病,共 39 条病变动脉,包括 34 条股动脉、4 条腘动脉和 1 条髂外动脉,其中 11 条动脉完全闭塞,其余 28 条动脉的狭窄程度均超过 90%。术后平均随访 9.9 个月,平均踝/肱指数(ABI)由术前的 0.23 提高到术后的 0.78,症状痊愈 12 例、改善 15 例、治疗前后无变化 3 例、加重 2 例。

表 1-5-2 准分子激光作为斑块去除工具在外周动脉疾病治疗中的结果

作者年	研究	例数	介入术成功率/%	平均病灶长度/cm	院内并发症				12个月时	保肢率/%
					血管夹层/%	穿孔/%	远端血栓/%	死亡率/%	初级通畅/%	
Steinka mp 2002 年	Laser（激光）CTO	312	91.7	7.5	4	4.2	无数据	无数据	75.1	无数据
Wisgott 2012 年	TASC 分级 C–D 病变 CTO	40	90	17.5	5	5	0	无数据	58.9	无数据
Serino 2009 年	TASC 分级 C–D 级病变 CTO	35	88.2	4~23	无数据	无数据	无数据	0	96.6	100（12 个月）
Laird 2005—2006 年	LACI CLI	145	86	16	4	2	3	0	75	93（6 个月）
Singh 2013 年	LIPS 92.5% CLI 100% CTO	398	97.2	无数据	11.6	1.3	0.5	0.5	无数据	无数据
Gandini 2013 年	Laser（激光）+DEB CTO CLI ISR	24	100	20	0	无数据	4	0	66.7	92（12 个月）
Dippel 2015 年	Laser（激光）+PTA ISR	169	93.5	20	2.4	无数据	8.3	0	71.1（6 个月）	100（6 个月）
加权平均值			93.2%		6.5%	2.6%			74.0%	

Scheinert 等应用准分子激光辅助 PTA 治疗318 例患者共 411 处股浅动脉闭塞病变，平均病变长度为 19.4±6cm。术中通过动脉阻塞病变总的技术成功率为 90.5%，术后 1 年初始和辅助（反复 PTA）初始通畅率分别为 33.6% 和 65.1%，再次通畅率为 75.9%。

Laird 等报道了一项用准分子激光辅助 PTA 治疗不适合行动脉旁路手术的严重肢体缺血患者的多中心、前瞻性研究结果，入组 145 例患者共 155 条严重缺血肢体，其中 92% 的肢体为动脉闭塞性病变，86% 的肢体病变动脉成功行激光辅助 PTA 或支架植入术，平均随访 6 个月，保肢率为 93%，结论为对不适合行传统动脉旁路手术的严重肢体缺血患者，准分子激光血管成形术是一有效的治疗选择。

Lammer 等进行一项含 116 例股-腘动脉节段性闭塞病例的前瞻性、随机对照研究，比较单独使用传统 PTA、Nd:YAG 激光或准分子激光血管成形术，术后病变动脉即刻再通率（表 1-5-3）及术后 12 个月通畅率（表 1-5-4）。

表 1-5-3　三种方法即刻再通率比较

	准分子激光	Nd:YA 激光	PTA
闭塞≤8cm	49%	84%	91%
闭塞>8cm	50%	72%	67%
总再通率	49%	78%	82%

表 1-5-4　三种方法治疗后 12 个月血管造影通畅率比较

	准分子激光	Nd:YA 激光	PTA
闭塞≤8cm	50%	47%	68%
闭塞>8cm	42%	24%	12%
总通畅率	45%	36%	50%

2. 展望　激光光纤导管的消蚀术作为 PAD 和 CLI 患者各种病变治疗的斑块去除工具已被证明是安全有效的。PTLA 联合血管内药物球囊血管成形术或腔内支架植入实现了更好的临床结局，可能对再通病变动脉的远期通畅有革命性的提高。

除了定向激光导管，还发明了一些新技术，如激光加热球囊法，在球囊内安装一可进行 360℃ 激光照射的光纤，先利用球囊扩张病变血管达到预期效果后，再进行激光照射，融贴腔内裂隙使管腔内壁光滑，预防术后再狭窄。另外还有双激光系统，又称智能激光系统。此系统存在两套激光，一套用于诊断（氦-镉激光），另一套用于治疗（可调谐染料激光）；根据动脉硬化斑块和正常动脉壁荧光光谱的不同，手术时先利用诊断激光发现并定位硬化斑块，通过对荧光光谱分析识别和计算机处理，确定激光照射范围及能量密度，指导治疗激光进行气化，待斑块消融后出现正常的血管壁光谱，再由计算机控制中止治疗激光，这就避免激光照射的盲目性，确保血管壁免受损伤。

（符伟国　岳嘉宁）

参 考 文 献

[1] Geschwind HJ, Teisseire B, Boussignac G, et al. Laser angioplasty of arterial stenoses. Cardiovasc Intervent Radiol, 1986, 9 (5-6): 313-317.

[2] Ginsburg R. Percutaneous laser angioplasty in the treatment of peripheral vascular disease. Thorac Cardiovasc Surg, 1988, 36 Suppl 2: 142-145.

[3] Diethrich EB, Timbadia E, Bahadir I. Complications of laser-assisted angioplasty: definition and classification of perforations. Tex Heart Inst J, 1989, 16 (3): 171-176.

[4] Oomen A, van Erven L, Vandenbroucke WV, et al. Early and late arterial healing response to catheter-induced laser, thermal, and mechanical wall damage in the rabbit. Lasers Surg Med, 1990, 10 (4): 363-374.

[5] Biamino G. The excimer laser: science fiction fantasy or practical tool? J Endovasc Ther, 2004, 11 (Suppl 2): II207-222.

[6] Hanke H, Haase KK, Hanke S, et al. Morphological changes and smooth muscle cell proliferation after experimental excimer laser treatment. Circulation, 1991, 83 (4): 1380-1389.

[7] Michaelis LL, LoCicero J 3rd, Hartz RS, et al. New uses of the laser in thoracic and cardiovascular surgery. Jpn J Surg, 1990, 20 (6): 620-626.

[8] Topaz O, Das T, Dahm J, et al. Excimer laser revascularisation: current indications, applications and techniques. Lasers Med Sci, 2001, 16 (2): 72-77.

[9] Tcheng JE, Volkert-Noethen AA. Current multicentre

studies with the excimer laser: design and aims. Lasers Med Sci, 2001, 16(2): 122–129.

[10] Koster R, Kahler J, Brockhoff C, et al. Laser coronary angioplasty: history, present and future. Am J Cardiovasc Drugs, 2002, 2(3): 197–207.

[11] Lyden SP, Shimshak TM. Contemporary endovascular treatment for disease of the superficial femoral and popliteal arteries: an integrated device-based strategy. J Endovasc Ther, 2006, 13 Suppl 2: II41–51.

[12] Boccalandro F, Muench A, Sdringola S, et al. Wireless laser-assisted angioplasty of the superficial femoral artery in patients with critical limb ischemia who have failed conventional percutaneous revascularization. Catheter Cardiovasc Interv, 2004, 63(1): 7–12. Comment in: Catheter Cardiovasc Interv, 2004, 63(1): 13–14.

[13] Clair DG. Critical limb ischemia: will atherectomy and laser-directed therapy be the answer? Semin Vasc Surg, 2006, 19(2): 96–101.

[14] Laird Jr JR, Reiser C, Biamino G, et al. Excimer laser assisted angioplasty for the treatment of critical limb ischemia. J Cardiovasc Surg (Torino), 2004, 45(3): 239–248.

[15] Ebersole DG. Excimer laser for revascularisation of saphenous vein grafts. Lasers Med Sci, 2001, 16(2): 78–83.

[16] Steinkamp HJ, Werk M, Beck A, et al. Excimer laser-assisted recanalisation of femoral arterial stenosis or occlusion caused by the use of Angio-Seal. Eur Radiol, 2001, 11(8): 1364–1370.

[17] Das TS. Percutaneous peripheral revascularisation with excimer laser: equipment, technique and results. Lasers Med Sci, 2001, 16(2): 101–107.

[18] Lammer J. Laser angioplasty of peripheral arteries: an epilogue? Cardiovasc Intervent Radiol, 1995, 18(1): 1–8.

[19] Garnic JD, Hurwitz AS. Endovascular excimer laser atherectomy techniques to treat complex peripheral vascular disease: an orderly process. Tech Vasc Interv Radiol, 2005, 8(4): 150–159.

[20] Bosiers M, Peeters P, Elst FV, et al. Excimer laser assisted angioplasty for critical limb ischemia: results of the LACI Belgium Study. Eur J Vasc Endovasc Surg, 2005, 29(6): 613–619.

[21] Nazzal M, Kaidi A, Thanh P. Nd Yag laser angioplasty: a safe procedure in peripheral vascular surgery. J Cardiovasc Surg (Torino), 1998, 39(2): 131–135.

[22] Scheinert D, Laird JR Jr, Schroder M, et al. Excimer laser-assisted recanalization of long, chronic superficial femoral artery occlusions. J Endovasc Ther, 2001, 8(2): 156–166.

[23] Lammer J, Pilger E, Decrinis M, et al. Pulsed excimer laser versus continuous-wave Nd: YAG laser versus conventional angioplasty of peripheral arterial occlusions: prospective, controlled, randomised trial. Lancet, 1992, 340(8829): 1183–1188.

[24] Laird JR, Zeller T, Gray BH, et al. LACI Investigators. Limb salvage following laser-assisted angioplasty for critical limb ischemia: results of the LACI multicenter trial. J Endovasc Ther, 2006, 13(1): 1–11.

[25] Laird JR, Zeller T, Gray BH, et al. Limb salvage following laser-assisted angioplasty for critical limb ischemia: results of the LACI multicenter trial. J Endovasc Ther, 2006, 13(1): 1–11.

[26] Singh T, Kodenchery M, Artham S, et al. Laser in infra-popliteal and popliteal stenosis (LIPS): retrospective review of laser-assisted balloon angioplasty versus balloon angioplasty alone for below knee peripheral arterial disease. Cardiovasc Interv Ther, 2014, 29(2): 109–116.

[27] van den Berg JC, Pedrotti M, Canevascini R, et al. In-stent restenosis: mid-term results of debulking using excimer laser and drug-eluting balloons: sustained benefit? J Invasive Cardiol, 2014, 26(7): 333–337.

[28] Dippel EJ, Makam P, Kovach R, et al. Randomized controlled study of excimer laser atherectomy for treatment of femoropopliteal in-stent restenosis: initial results from the EXCITE ISR trial (EXCImer Laser Randomized Controlled Study for Treatment of FemoropopliTEal In-Stent Restenosis). JACC Cardiovasc Interv, 2015, 8(1 Pt A): 92–101.

[29] Lammer J. Pulsed excimer laser versus continuous-wave Nd: YAG laser versus conventional angioplasty of peripheral arterial occlusions: prospective, controlled, randomized trial. Lancet, 1992, 340: 1183–1188.

第六节 下腔静脉滤器

腔静脉滤器是一款专为预防动脉栓塞发生而设计的器材，它可以被植入腔静脉内，拦截肢体静脉内可能脱落的栓子，从而阻止栓子进入肺动脉。它如同我们家用的水池，为了防止下水道阻塞，在排水口处放个滤网。腔静脉滤器作为肺动脉栓塞的预防手段现已在全世界广泛被应用。Stein 统计美国国家医疗中心数据库内 50 个州医院资料表明：全美滤器应用量在 1979 年为 2 000 个，1999 年为 49 000 个，增长了 20 倍。2003 年全世界滤器应用总量为 140 000 个。而 2007 年仅美国就用了 213 000 个，年增长率为 16%。我国 1995 年翟仁友教授第一次报道 3 例腔静脉滤器的临床应用，经过多年的发展，现已在全国广泛被应用，年用量约两万个以上。本节主要针对腔静脉滤器的发展与临床应用的相关问题进行论述。

一、腔静脉滤器研发历程

肺动脉栓塞是一种继发性疾病，原因多数来自于肢体静脉血栓形成后栓子脱落所致，这一观点近年来不但在国际上达成共识，同时得到了更加深刻的认识。目前肢体深静脉血栓形成与肺栓塞症发生被认为是同一种疾病在不同阶段、不同部位的两种表现形式，通常被统称为静脉血栓栓塞症（venous thromboembolism，VTE）。作者在早年就提出肺动脉栓塞的预防方法为两种：主动预防——预防肢体静脉血栓形成，被动预防——对已形成的肢体静脉血栓并已经导致或可能导致肺动脉栓塞的病例进行腔静脉内脱落栓子拦截。早在 1868 年 Trousseau 就提出通过腔静脉障碍法来预防肢体静脉血栓脱落造成的肺动脉栓塞，1934 年 Homans 提出下腔静脉结扎法并在 20 世纪 50 年代初流行。1958 年 DeWeese、1959 年 Spencer 提出下腔静脉格状缝合法。1959 年 Moretz 采用下腔静脉夹（Caval clip）法。1971 年 Hunter 采用下腔静脉内球囊阻断法。1960 年腔静脉滤器诞生并被证实可以应用于临床。1965 年 Mobin-U 型腔静脉滤器被设计使用，并在犬实验中获成功。1968 年 Eicheter 开始在临床上广泛采用腔静脉滤器。多年来随着腔静脉滤器在临床广泛的应用和高科技的快速发展，滤器的制作工艺、制作材料、制作质量、输送系统的柔韧性和口径、种类等不断得到改进和提高。特别是 2003 年临时可取出性腔静脉滤器在美国被批准上市后，腔静脉滤器的应用范围得到了进一步扩大。1995 年我国首次报道了腔静脉滤器的临床应用，1999 年在作者的推荐下贝朗滤器进入中国大陆，并现已成为国内临床应用的主流产品。目前世界上腔静脉滤器有

两大类型：永久型、非永久型，这后者又分为在相应的时间段必须取出的临时性滤器（Temporary）和可选择性滤器（Optional）两种，而可选择性滤器又分为可回收滤器（Retrievable）和可转换型滤器（Convertible）两种。可选择性滤器特点是既可以在相应的时间段回收也可以永久放入体内；可转换型滤器特点是当该滤器在不需要时可以转变成对血管腔内通畅情况影响较小的血管支架，无需取出。当然我们目前还在攻关设计研究生物可降解滤器以及药物涂层滤器等。

理想的腔静脉滤器应该符合下面标准：①能拦截 >3 mm 的栓子。②最大限度保留下腔静脉的横断面积。③不会引起血栓，有生物相容性。④经久耐用，滤过率高，保持血流平稳。⑤可靠固定于腔静脉壁，不易移动、漂浮。⑥安置容易，无或少有并发症。⑦无铁磁性，不影响核磁成像。⑧费用合理。

二、腔静脉滤器基本结构和展望

腔静脉滤器自问世以来，种类较多，形态各异，随着技术进步和临床应用经验教训的总结，其结构也不断改进。最早的 Mobin-Uddin 伞型滤器是由 6 个不锈钢支杆，表面覆盖由薄层肝素浸过的硅胶膜组成的倒置伞，该滤器需静脉切开置入，尖端向下。"鸟巢"滤器在 1982 年面世，是第一款专为经皮穿刺放置的滤器，其拦截血栓的主体部位是由细丝所组成金属网状结构，没有固定的形状（图 1-5-5B）。Greenfield 滤器呈锥状，由 6 个支脚构成，每个支脚的末端均有向上的倒钩，以确保滤器本身固定于下腔静脉壁上，其设计可使血栓"卡"在其顶部，受血流的冲击而加速血栓的溶解（图 1-5-5A）。Simon Nitinol 滤器是第一款应用于临床的镍钛合金热记忆滤器（图 1-5-5D），在 1990 年经批准使用；此款滤器为双层过滤结构，由"屋顶"状的头和角锥状的尾两部分构成。上层为七花瓣结构，下层为六个锚定支脚。TrapEase 滤器在 2000 年上市，镍钛合金材质，使用激光雕刻技术从一根镍钛合金管切割而成，滤器为六角形立体结构，双向倒刺结构防止滤器移位（图 1-5-5H）；滤器为上下两层滤过结构，下层过滤有效部位在滤器四周，上层过滤有效部位在滤器中央，有利于血流对拦截血栓的冲刷，

从而加速其溶解；滤器相对较长的支撑柱接触静脉壁，会刺激静脉内膜增生。Gunther Tulip 滤器是由钴、镍、铬等合金制成，外形如郁金香，顶端带钩，由尾部带有 1mm 侧钩的 4 个主支撑杆排列成圆锥形，在主支撑杆之间有 4 个二级支撑杆可以增加脱落血栓的拦截率（图 1-5-5F）。VenaTech Convertible 滤器是由钴铬合金制成，中间成锥形设计，四周有类似 Trap Ease 滤器紧贴血管壁的 4 个稳定臂，每个稳定臂上有一对向上下的吊钩，钩端与腔静脉血管壁平行，不会造成腔静脉壁损伤，可转换为静脉支架（图 1-5-5C）。近年来，由上述滤器改进而来的 Celect（COOK，图 1-5-5G）和 DENALI（BARD）因其较长的回收窗口期（分别为 3 个月和 6 个月），在国内外临床运用逐渐增多。常用腔静脉滤器如图 1-5-5 所示。

　　未来的腔静脉滤器应着眼于更稳定、更微创、更便于植入和回收、更长的回收期、可根据患者具体情况灵活决定回收与否等。如可转换滤器、可

吸收 / 降解滤器、药物涂层滤器等，可喜的是，国内以张福先教授为首的学者们在这一领域的研究走在了世界的前列。

三、并发症及其预防要点

（一）近期主要并发症

1. 腔静脉滤器植入位置错误　腔静脉滤器的正确植入来自滤器释放前，对拟植入的腔静脉部位的准确判断、测量以及精湛的释放技术。而发生腔静脉滤器植入位置错误通常是没有进行腔静脉造影或没有很好的解读腔静脉造影。具体表现为：①滤器被误植入在髂静脉内而没有在腔静脉内，从而不能起到应有的作用。②动脉与静脉判断不清，滤器被误植入腹主动脉内，这种情况并非骇人听闻，在国内外均有发生。Kaufma 就曾报道过由于意外事故所致滤器被放入腹主动脉分叉处的病例。③滤器被误植入肠系膜上静脉，这种情况通常发生在经颈静脉入路，导丝从粗大变异

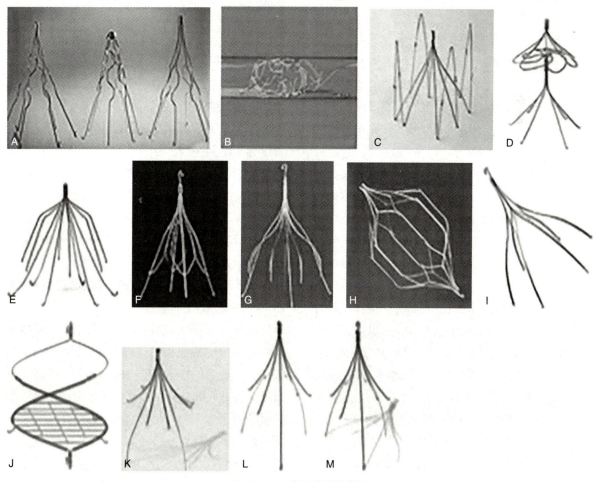

图 1-5-5　常用腔静脉滤器

的肝静脉进入门脉系统但没有引起术者注意,最终滤器被放入肠系膜上静脉内。④腔静脉畸形,但术者没有正确判断。

2. 腔静脉滤器植入后开放不良和移位 不正确的植入部位、不良的释放技术、质量不佳的材料可以导致滤器植入失败。腔静脉滤器植入后开放不良可能有以下几种情况:

(1)载有滤器的释放导管没有在腔静脉主干内,而是进入了腔静脉分支内,如:腰静脉、生殖静脉或一些变异分支。因为这些分支管径小,释放后的滤器自然不会完全开放。

(2)由于滤器植入前没有进行很好的血管造影检查,腔静脉内有狭窄、血栓存在,导致滤器在狭窄或血栓部位内释放,显然不会开放完全。

(3)由于释放过于急躁、粗暴,滤器释放后发生偏心、倾斜或头部卡在肾静脉内造成开放不良。

(4)滤器自身问题,滤器与释放导管之间因某种原因卡的过紧,由于质量问题,被压缩在导管内的滤器,当被释放后不能膨开,恢复原来的形态。

(5)滤器制作时多数情况下是在低温下缩型后植入到输送系统内,体内释放后在体温的作用下恢复正常形态,但体温、室温偏低时或滤器出现所谓的"金属疲劳"时,滤器可能出现开放不良现象,这种现象可以不用进一步处理,在数小时内滤器会恢复到正常形态。

当滤器大小与腔静脉口径不一致,后者大于前者时滤器可以因固定不好发生移位。滤器植入后发生开放不完全、倾斜、尾部固定不良等情况时,不但不能发挥滤器应有的作用,反而会增加发生滤器移位的危险。滤器移位可以在滤器释放后立即发生,也可以在滤器释放后数日或数月内发生。可以出现部分移位,也可以出现整体移位。滤器移位可以发生在局部上下移动,也可以发生长距离移动,如:进入右心房、右心室、肺动脉主干,更可怕的是它可以如同支架一般卡住三尖瓣,使之丧失功能,甚至造成患者死亡。Arjomand 报道一位 55 岁男性,外伤后被植入滤器预防肺动脉栓塞发生,遗憾的是滤器发生了移位,进入右心房三尖瓣处,最后通过抓捕导管取出。De Waele 报道滤器移位至右心房后,造成心肌穿孔,通过经食

管超声检查被确认。滤器移位可以在滤器释放后立即发生,也可以在滤器释放后数年内。可以发生部分移位,如:滤器折断。也可以发生整体发生。滤器移位可以发生在局部上下移动,也可以发生长距离移动。需要说明的是:腔静脉滤器被植入时患者是平卧位,手术几日后复查时,患者往往是站立拍腹部平片或透视,此时滤器可能发生一个腰椎范围的位置变化,这属于正常的视觉差异现象,不被认为是移位。

(二)中、远期主要并发症

1. 腔静脉滤器植入后再发肺动脉栓塞和 DVT 虽然有腔静脉滤器植入和抗凝治疗,但临床上一些患者还是有可能发生肺动脉栓塞,只不过是发病率相对减少。PREPIC Study Group 报道了一组滤器植入患者的八年随访结果表明:再发肺动脉栓塞发生率为 6.2%,其中 20% 为致死性。另一个值得注意的问题是再发肢体深静脉血栓,特别在作为植入腔静脉滤器入路的肢体,在我们植入腔静脉滤器的患者中,DVT 发生率为 3%。滤器在植入过程中,粗暴的操作,血管壁的损伤、拔出导管后穿刺部位的过度、过长时间压迫,抗凝不够以及滤器对血管壁的刺激等一些其他原因等都可以导致 DVT 再形成。Greenfield 统计了 1 191 例植入腔静脉滤器的患者,其中有 465 例进行了 9 年随访。在随访的患者中,坚持抗凝治疗有 241 例中,再发 DVT 为 12%、再发肺动脉栓塞为 2%,而没有坚持抗凝治疗的有 224 例,再发 DVT 为 15%。尽管资料显示似乎 DVT 再发率与抗凝与否无关,但仍然有学者提倡对滤器植入后进行有效的抗凝治疗。在临床工作中,抗凝药物剂量的调整应该是在很好的监测凝血指标下进行,已有文献报道良好的抗凝治疗可以减少 20%~50% 的 DVT 再发生。

在通常情况下,>7mm 的栓子可以阻塞肺动脉的最小分支造成栓塞,而滤器的设计理念是拦截 >3mm 以上的栓子,但 <3mm 的栓子还是可以通过滤器进入肺动脉。然而如果多量的小栓子同时脱落或患者平时心肺功能不良,也可以带来严重不良后果。另外腔静脉滤器在植入后发生开放不完全、倾斜、位置不良、移位以及滤器本身出现血栓等问题,也是再发肺动脉栓塞的原因。

2. 腔静脉阻塞 滤器植入后造成静脉阻塞的主要原因有三种：①肢体静脉血栓衍生繁殖所致。②滤器拦阻栓子后衍生繁殖新的血栓所致。③滤器造成腔静脉炎性反应，局部血管壁增生，管腔狭窄所致。一组多中心研究结果表明：滤器植入后腔静脉阻塞发生率为18.6%，其中发生在6个月内为83.8%，6个月至1年7.2%，1年至2年内6.3%，2年以上为2.7%。其中14.41%出现症状性PE。随访（0.17~44.73个月）结果表明：57.1%血栓缩小，血栓发展但没有完全阻塞腔静脉为12.6%，28.6%无任何变化，进一步研究表明：多数患者无临床症状，血栓形成后很少发生恶化。

3. 滤器穿透腔静脉 滤器腐蚀或穿透下腔静脉壁相对少见。它可以损伤后腹膜组织或腹腔脏器，如：损伤小肠后引起消化道反复出血，甚至穿透腹主动脉。造成这些合并症发生的原因多数是因滤器植入腔静脉后位置不正确、发生移动、成角、倾斜或滤器自身设计不合理，为了追求稳定而将滤器钩角做的过于锐利。临时滤器植入后与腔静脉壁固定、粘连，取出时用力过大，撕破腔静脉。Woodward报道滤器支脚（或倒钩）刺破腔静脉后，损伤腰动脉，导致大出血。

4. 胃肠道合并症 滤器发生移位或穿破腔静脉壁后，可以损伤小肠，引起消化道反复出血。也可以造成小肠扭转、十二指肠 - 腔静脉瘘、十二指肠穿孔等。特别是鸟巢式滤器穿破腔静脉和小肠，导致消化道大出血的病例在国内外都曾有报道。Bianchin报道滤器刺破十二指肠，通过胃镜检查被发现。

5. 肾脏合并症 腔静脉滤器正常情况下应该植入在肾静脉下，滤器顶端至少要距肾静脉开口处有0.5~1.0cm距离。滤器位于肾静脉开口处，可能发生倾斜，阻塞肾静脉。在肾静脉开口上方，容易造成肾静脉血栓形成，特别是在肾肿瘤、肾功能不全、既往有肾静脉血栓形成病例。然而滤器并非绝对不能放置在肾静脉上，如：对需要滤器的妊娠患者，就可以考虑放置在肾静脉上。但要在滤器植入前充分评价肾脏功能。Greenfield148例肾静脉上植入滤器，通过多年随访，再发PE8%，下腔静脉阻塞2.7%，与肾静脉下植入滤器病例相比，无明显差异。肾静脉上植入滤器指征：血栓在肾静脉部位、预防滤器发生移位、滤器释放失败、滤器位置不良，妊娠后患者。有文献报道滤器也可以在穿破腔静脉后损伤肾盂，造成尿道阻塞、血尿、肾盂积水。Stacey报道一例患者植入鸟巢式滤器后，刺破肾盂，导致症状性肾盂积水。

6. 其他合并症

（1）滤器植入后支脚移位穿破动脉，形成动静脉瘘，需要通过手术取出滤器，修补瘘口。

（2）植入滤器的患者，如果需要做右心导管，可以通过头臂、颈内静脉进行，否则可能出现导丝与滤器互相干扰现象。

（3）Rossi总结了60例植入临时滤器病例，植入指征为：肢体急性血栓、再发肺动脉栓塞、抗凝禁忌证或抗凝失败者，滤器在4周被取出。其中3例发生移位（占5%），在3例移位病例中，两例在滤器植入后3d内死亡，一例死于广泛性PE，一例死于心脏压塞。另一则无任何症状。因此说临时滤器植入的稳定性要可靠。

（4）Yegul报道一例事先放入滤器患者，在腔静脉内植入中心静脉压测量导管时，导丝掺住滤器，在回收导丝时，滤器移位至右头臂静脉，通过抓捕导管取出。同样情况Andrews报道了四例，其中两例在回收导丝时折断滤器，部分滤器残端移位至上腔静脉或头臂静脉，最终通过抓捕导管取出。

（5）Ashley对危重外伤、肾功能不全等患者，当需要植入腔静脉滤器时，为防止造影所致肾功能不全、放射线刺激、搬动时所致损伤，采用床旁B超引导下腔静脉滤器植入，并认为是安全可靠的。这种方法国内董国祥教授早在2002年已应用于临床。

（6）恶性肿瘤患者当合并有肢体静脉血栓及PE时，由于难于溶栓、抗凝，Ihna主张选择性植入滤器。

（7）Seita对滤器刺破腔静脉病例，为了防止发生出血，采用对腔静脉外包裹方法。Chintalapudi报道：滤器刺破腔静脉，损伤腹主动脉壁，主动脉形成附壁血栓后脱落造成急性右侧股动脉栓塞。

（8）Shaer报道：一例植入滤器患者，5年后出现不明原因腰背疼痛,CT 扫描发现滤器支脚刺入椎骨,看来一些滤器的损伤可以发生在几年后,不能忽视。

(9)Campbell 报道:鸟巢滤器植入后两年,患者出现腹主动脉假性动脉瘤。

(10)Kazmers 报道 151 例滤器植入患者,植入位置错误占 0.7%,出现严重并发症 1.3%。滤器植入后患者平均寿命 4.96 年。其中一例造成血胸,一例因放入性腺静脉内,需要植入第二个滤器,一例造成下腔静脉穿孔,通过手术修复并植入第二个滤器。

(11)Kinney 报道通过 7 年来对 11 例滤器植入后出现急性颈部脊髓损伤患者的观察发现,滤器移位率 46%、再发再发肺动脉栓塞 9%、下腔静脉穿孔 9%、下腔静脉血栓形成 18%,因此认为急性颈部脊髓损伤后及相应的固定治疗措施可以明显增加滤器植入后并发症的发生。

(三)腔静脉滤器植入合并症的预防与处理

1. 在滤器被植入前应该做到以下几点

(1)了解所用滤器的型号、特点、性能、缺点或容易发生的问题。

(2)消毒日期、最大开放直径、允许植入腔静脉的最大直径、释放后最大长度、滤器释放后的正常形态、允许滤器植入的血管途径。

(3)输送导管直径和滤器植入的具体操作程序和方法。

2. 在滤器被植入时要做到

(1)了解导管入境血管内是否有血栓存在。

(2)腔静脉造影,确定静脉直径和肾静脉开口部位以及腔静脉腔内通畅情况。良好的血管造影,可以确定腔静脉直径、解剖变异情况(如:腔静脉直径过大、双腔静脉)、血管形态、腔静脉内通畅情况,重要血管分支的部位,防止滤器植入时因腔静脉内血栓存在而发生医源性肺动脉栓塞。

(3)滤器开放前要认真确认头尾方向,切勿颠倒。

(4)滤器植入后要常规造影,确定滤器开放与固定情况。

3. 技术 良好的介入操作技术可以避免滤

器植入部位不良、移位、倾斜、损伤血管、腔静脉穿孔。

4. 在滤器植入过程中,如出现导丝断裂、折断,滤器不能打开或开放不良、移位等意外情况,可以通过腔内血管技术,如:抓捕导管、抓捕导丝等方法取出。

5. 当导丝、滤器等材料在血管内断裂的后难于通过介入技术取出时,要及时通过手术取出。

6. 当滤器移位进入右心房后,并对人体已经造成危害时,应该积极想办法,通过介入或手术方法取出。有学者认为如果患者无任何临床症状,不一定非要取出,特别是通过介入方法取出时,有时可能导致心律失常、三尖瓣功能不良和滤器进一步移位。Gelbfis 报道三例由于释放事故或移位导致滤器进入右心房,在试图通过介入方法取出过程中,两例出现失败,而其中一例发生了进一步移位后进入右肺动脉。

7. 一些医生在植入腔静脉滤器时,为了追求速度,不做腔静脉造影,滤器释放定位在第 L2 上缘,依据是右肾静脉开口于 L1 下缘。我们认为做法是不可取的,在临床工作中,各种可能事情都可以发生。

8. 对于滤器植入后,释放不完全,部分支脚没有展开的病例,为了使滤器发挥作用,防止血栓形成和移位,有人应用 6F. Fogarty 导管伸入滤器内扩张并获成功。另外对于该种情况在原滤器的上方或下方再植入第二个滤器的方法也可以考虑。

9. 对于训练有素的血管外科医生来讲,腔静脉滤器的植入并非是很难的事情。然而简单的操作后面蕴涵着不良合并症发生的危险。滤器植入指征的严谨把握,正确的病例选择,精湛的介入技术,规范的操作程序,精心的术后管理是获得成功治疗、避免不良合并症发生的最佳途径。当怀疑有不良合并症发生时,可以进行 CT、主动脉造影、腔静脉造影、放射性核素等相关检查来确定产生损伤性合并症的部位和程度,以便制订最好的治疗方案来进行处理。

(张福先 冯亚平)

参 考 文 献

[1] Stein PD, Matta F, Hughes MJ. Continuing Use of Inferior Vena Cava Filters Despite Data and Recommendations Against Their Use in Patients With Deep Venous Thrombosis. Am J Cardiol, 2019, pii: S0002-9149 (19) 30942-7. doi: 10.1016/j. amjcard.2019.07.063.

[2] 翟仁友, 戴定可. 下腔静脉滤器置入术预防致死性肺动脉栓塞 (附三例分析). 中华放射学杂志, 1995 (7): 448-451.

[3] Greenfield LJ, Michna BA. Twelve-year clinical experience with the Greenfield vena filter. Surgery, 1988: 104; 706-712.

[4] Homans J, Drinker CK, Field M. ELEPHANTIASIS AND THE CLINICAL IMPLICATIONS OF ITS EXPERIMENTAL REPRODUCTION IN ANIMALS. Ann Surg, 1934, 100 (4): 812-832.

[5] Calvin B, James C. Current Therapy in Vascular Surgery. 4th ed. MOSBY Inc, 2001: 884-891.

[6] Mobin-Uddin K, Smith PE, Martinez LO, et al. A vena caval filter for the prevention of pulmonary. Surg Forum, 1967, 18: 209-211.

[7] Kaufman JA1, Geller SC, Rivitz SM, et al. Operator errors during percutaneous placement of vena cava filters. AJR Am J Roentgenol, 1995, 165 (5): 1281-1287.

[8] PREPIC Study Group. Eight-year follow-up of patients with permanent vena eava filters in the prevention of pulmonary embolism: the PREPIC (prevention du risqued Embolie Pulmonaire par interruption cave) randomized study. Circulation, 2005, 112 (3): 416-422.

[9] Greenfield LJ, proctor MC. Recurrent thromboembolism in patients with vena cava filters. J Vase Surg, 2001, 33 (3): 510-514.

[10] Ahmad I, Yeddula K, Wicky S, et al. Clinical sequelae of thrombus in an inferior vena cava filter. Cardiovasc lnlervent Radiol, 2010, 33 (2): 285-289.

[11] Woodward EB, Farber A, Wagner WH, et al. Delayed retmperitoneat arterial hemorrhage after inferior vena cava (IVC) filter inserlion: case report and literature review of eaval perforations by IVC filters. Ann Vasc Surg, 2002, 16 (2): 193-196.

[12] Imbeai D, Denlali F, Ageno W, el a1. Evidence and clinical judgment: vena cava filters. Thromb Haemost, 2014, 111 (4): 618-624.

[13] Jessica M, Robert J, Robea L, el a1. Comparison of complication rates associated with permanent and retrievable inferior vena cava filters: a review of the MAUDE database. J Vasc Interv Radiol, 2014, 25 (8): 1181-1185.

第二篇 动脉疾病

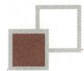

第一章　腹主动脉 - 髂动脉粥样硬化闭塞症

第一节　腹主动脉 - 髂动脉硬化闭塞症诊断和治疗的历史

　　腹主动脉 - 髂动脉粥样硬化闭塞症是导致下肢缺血的常见疾病,多发生于中老年男性。间歇性跛行是主 - 髂动脉闭塞性疾病的主要症状,在 65~74 岁年龄段,男性间歇性跛行年发生率为 61/ 万,女性为 54/ 万。Criqui 等评估 60 岁以下人群中下肢动脉疾病发生率为 2.5%,60~69 岁的人群中为 8.3%,>70 岁的人群中为 18.8%;病情进展可以导致下肢静息痛和肢体坏死。单发性主 - 髂动脉疾病患者一般较年轻,有吸烟及高胆固醇血症等血管危险因素的主 - 髂动脉疾病的发生率更高,与之相反,进展性多节段病变患者年龄通常更大,男性较多,糖尿病、高血压、脑血管、冠状动脉粥样硬化等伴随疾病更常见。虽然其发病率不及股 - 腘动脉粥样硬化闭塞症,但由于主 - 髂动脉灌注区域的肌肉群数量更多,可导致更严重的临床症状,对患者生活质量的影响也更深远。主 - 髂动脉硬化闭塞症病程最初,大多为位于腹主动脉末端、髂总动脉分叉处硬化狭窄性病变,随后可向近远端发展,不同患者主 - 髂动脉受累程度表现多样(图 2-1-1)。不论是传统的开放手术,还是进展迅速的腔内治疗,在主 - 髂动脉闭塞症中的治疗效果都比较确切。因此,临床医师面对主 - 髂动脉硬化闭塞症都会采取比较积极的治疗态度。

　　1940 年 Leriche 首先报道了一组主 - 髂动脉硬化闭塞症的症状和体征,包括大腿、髋部和臀部肌肉的间歇性跛行、下肢肌肉萎缩、阳痿以及下肢动脉搏动减弱或消失,命名为 Leriche 综合征。

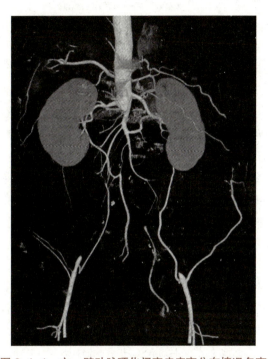

图 2-1-1　主 - 髂动脉硬化闭塞症病变分布情况多变

　　动脉闭塞症的外科治疗时代起始于 1947 年,Dos Santos 成功实施了一例股总动脉内膜剥脱术,4 年后 Wylie 及其同事就将这项新技术应用于主 - 髂动脉硬化闭塞症患者。1957 年涤纶血管问世,不久之后即应用于主 - 髂(股)动脉旁路移植术来治疗主 - 髂动脉硬化闭塞症,得到良好的近远期疗效。1962 年 Blaisdele 首先报道解剖外途径腋动脉 - 股动脉旁路移植术的应用,最初应用于治疗腹主动脉人工血管的感染,后逐渐用于主 - 髂动脉硬化闭塞症开腹手术的高危患者。1970 年 William Gore 创造了非织物的膨体聚四氟乙烯人工血管,自 20 世纪 70 年代末以来广泛应用于下肢动脉硬化闭塞症的治疗中,进一步提高了主 - 髂(股)动脉旁路移植术的疗效。

　　在血管腔内治疗方面,自 1964 年 Dotter 首先采用同轴导管技术扩张狭窄的动脉,开创了经皮血管成形术的先河以来,血管腔内治疗在主 - 髂动脉硬化闭塞症中得到了积极的尝试,并迅速占据了一席之地。随后 Gruntzig 在 20 世纪 70 年代初设计出双腔球囊导管,术中将球囊送达动脉狭窄部位,将球囊扩张至一定尺寸来达到解除狭窄的目的。随后 Gruntzig 将这一技术应用于 41 例单纯髂动脉狭窄的患者,报道得到的一期成功率为 90%。随着这项技术的推广,不断有数据总结并发表,采用单纯的球囊扩张技术治疗主–髂动脉硬化闭塞症没有得到满意的远期疗效,5 年通畅率仅为 50%~60%,这项技术只是较多地应用于短段髂动脉狭窄的手术高危患者。直到 1985 年,适于应用在髂动脉内的 Palmaz 支架、Wallstent 支架、Strecker 支架相继问世,迅速扩大了主–髂动脉硬化闭塞症中适于腔内治疗的患者群。在经过选择的患者群体中,主–髂动脉腔内治疗首次达到了与传统开放手术相近的远期通畅率结果。1989 年 Bolia 等首次对内膜下血管成形术(SIA)治疗股–腘闭塞症进行报道,随后该技术被扩大应用于髂、股、腘、胫前、胫后动脉等甚至冠状动脉的治疗。近些年来,随着覆膜支架工艺的进步,一些学者提出了"腔内搭桥"的概念,开始采用覆膜支架代替裸支架治疗主–髂动脉硬化闭塞症,并取得相当不错的预后。1993 年首次提出腹腔镜主动脉手术治疗 TASC Ⅱ C 和 D 病变。全腹腔镜、腹腔镜辅助和腹腔镜机器人技术均有报道。但是由于技术难度以及大部分患者解剖条件不适合,仅在部分有经验中心应用。

开放手术治疗主–髂动脉硬化闭塞症的适应证,随着血管腔内治疗技术的发展,范围逐渐在减小。越来越多的既往以开放手术治疗为"金标准"的主–髂动脉硬化闭塞性病变,都可以通过微创的治疗手段,得到接近开放手术水平的近远期疗效。

第二节 腹主动脉–髂动脉硬化闭塞症诊断方法

主–髂动脉硬化闭塞症的发病年龄多在 45 岁以上,男女比例约(6~8):1。其诊断要点包括:主–髂动脉病变的性质(病因诊断及是否合并血栓形成)、范围(累及部位分型)、程度(狭窄或闭塞及狭窄率);全身其他部位有无动脉硬化表现(如:冠心病;颅内动脉、头臂动脉及肾动脉硬化性狭窄或闭塞等);全身状况及各主要脏器功能的评估也至关重要。

一、临床症状与体征

详细病史的搜集,是做出正确诊断的基础。主–髂动脉硬化闭塞症患者初期症状可能仅有患肢发凉、麻木、感觉异常,通常在行走后加重。随着病变进展,患者出现间歇性跛行,询问病史过程中需要提取与同样可导致间歇性跛行症状的非血管源性疾病相鉴别的关键信息。如跛行时疼痛发生的部位、症状缓解的方式、是否有固定的间歇性跛行距离等。下肢缺血患者间歇性跛行症状总是出现在同样行走距离后,可在停止行走后——即使患者站立休息——完全缓解。而腰椎间盘突出症或腰椎管狭窄导致的间歇性跛行症状,每一次的跛行距离可以有较大差异,并且症状通常不会在停止行走后完全缓解,长时间站立位或坐位反而有可能加重症状,根据脊神经受压方位不同,患者采取腰椎前屈或背屈位可能减轻症状。跛行发生时的疼痛部位,对于判断血管病变节段水平至关重要。主–髂动脉硬化闭塞症典型的疼痛部位在髋部、臀部和大腿,由于闭塞段远端患肢的低血流灌注状态,也可有小腿跛行症状。单独的行走后小腿后侧疼痛不适则可能是股浅动脉病变引起的。而腰椎病引起的下肢麻木疼痛等不适的部位,通常与受压的脊神经支配区域相对应。慢性主–髂动脉硬化闭塞症患者实际上很少出现患肢静息痛或组织缺血坏死,围绕腹主动脉、髂动脉闭塞段可建立丰富的侧支循环,为远端肢体提供静息状态下充足的血液供应。急性主–髂动脉硬化闭塞,如腹主动脉骑跨栓——即急性动脉栓塞时栓子停留在腹主动脉分叉处,或原有重度狭窄性病变基础上突发急性血栓形成,可导致广泛而严重的肢体缺血,患者出现明显的静息痛,并发生进展迅速的下肢运动障碍、组织坏疽等。若慢性闭塞性病变未得到及时诊断和治疗,长期的下肢缺血可导致患者出现缺血性神经病变、皮肤色泽改变、皮肤附属器营养障碍、失用性肌萎缩及关节僵硬等症状,若侧支循环受累或同时合并腹股沟韧带以远动脉段闭塞,患者亦可发生静息痛及组织坏疽等症。另外，主－髂动脉硬化闭塞的男性患者常有阳痿，与髂内动脉开口近端病变或髂内动脉自身受累有关。

全面细致的查体可验证病史问诊中对闭塞部位和缺血程度的初步判断。慢性主－髂动脉硬化闭塞症患者，由于丰富侧支循环的建立，静息状态下的下肢外观、皮温及末梢充盈情况可接近正常肢体。病史较长的慢性闭塞症患者可出现肤色苍白，皮温减低，皮肤皱缩、干燥有鳞屑、趾甲增厚、体毛脱失等，少部分患者还可能出现失用性肢体肌肉萎缩。严重缺血者肢体感觉、运动功能丧失、垂足、局部皮肤溃疡甚至肢体坏疽、组织缺失。查体时双侧股动脉搏动的明显减弱或消失，是提示闭塞部位位于腹主动脉或髂动脉的关键证据。但在侧支循环建立充分的患者，虽股动脉搏动减弱或消失，仍有可能触及足背或胫后动脉的搏动。

主－髂动脉硬化闭塞症没有独立的常用临床分期，目前仍在沿用的是适用于所有下肢缺血性疾病的 Fontaine 分期和 Rutherford 分期（表 2-1-1），对于临床医生间进行病情沟通和交流时作为统一的术语，或者科学研究工作中作为下肢缺血程度的评估和粗略分级的标准，都足以满足需求，其中 Rutherford 分期更常出现于比较新近的研究文章中。

二、辅助检查

（一）特殊检查

进行影像学检查的目的是确认病变部位，帮助临床医生选择需要手术干预的血管节段，并选择适宜的手术方式：开放手术、腔内治疗或复合式手术。在考虑应采取何种检查手段时，应根据不同检查方式的成像特点和潜在的不良反应与禁忌证进行选择。

1. 彩色多普勒超声（color duplex ultrasonography，CDU） 血管彩色多普勒超声检查是诊断主－髂动脉硬化闭塞症最常用的影像学检查，它具有安全、无创、廉价、诊断准确等优点。便于早期普查和精确测量定位闭塞部位、狭窄程度、病变范围、斑块性质和血流速度等，对于高位腹主动脉闭塞可以评估肾动脉开口通畅情况。但其诊断准确性受到检查医师技术水平的限制，不同检查者之间可存在较大偏差。此项检查是初步明确诊断和筛查的重要依据，应与其他检查手段相互结合，以便全面综合地评估病情。

2. 节段多普勒测压（segmental doppler pressure，SDP） 利用多普勒超声探头，测定下肢各节段动脉收缩压，并根据足背、胫后动脉压力与肱动脉压力比值，计算踝/肱指数（ABI）。主－髂动脉硬化闭塞症患者，双侧大腿高位压力及以远各节段压力均明显低于肱动脉压力。如果不伴有股浅动脉狭窄或闭塞性，各节段压力间没有明显压力梯度。节段多普勒测压仅能反映静息状态情况，对于侧支循环建立良好的主－髂动脉硬化闭塞症患者，常规卧位检查时有可能出现假阴性结果，在有条件的单位，可进行运动负荷后重复测压。另外，高位股总动脉的严重狭窄或闭塞病变，也可能出现双侧大腿高位压力显著降低的结果。合并糖尿病的患者，或血管钙化严重的患者，测量时则可能出现假性高压，低估缺血程度。此项检查对正确评估缺血程度有重要意义。

表 2-1-1　慢性下肢缺血 Fontaine 分级及 Rutherford 分级

Fontaine 分级		症状		Rutherford 分级		
级别				分级	分类	症状程度
I		无症状	⇔	0	0	无症状
II	IIa	可逆的间歇性跛行	⇔	I	1	轻度跛行
				I	2	中度跛行
	IIb	不可逆的间歇性跛行		I	3	重度跛行
III		静息痛	⇔	II	4	静息痛
IV		溃疡或坏疽	⇔	III	5	少量组织缺失
				III	6	大量组织缺失

3. 磁共振血管成像（magnetic resonance angiography，MRA） MRA 具有无创伤、无辐射的特点，可避免使用具有肾毒性的对比剂，可用于慢性肾功能不全者。MRA 能够重建周围动脉的三维图像，动脉壁的钙化并不影响成像，便于了解病变部位腔内情况。MRA 以显示大中口径的动脉效果为好，末梢动脉效果较差，往往会过高显示较严重的动脉狭窄，出现所谓的"假阳性"结果或夸大病情。体内装有起搏器、颅内分流装置、耳蜗移植物或患有幽闭恐惧症的患者，不能进行 MRA 检查。曾置入支架的血管部位可产生明显的伪影，从而影响成像质量。

4. 计算机断层扫描血管成像（computed tomography angiography，CTA）

多排 CTA 效果与 MRA 相似，但其空间立体感强，能较好显示血管和周围组织的关系，目前广泛用于主 - 髂动脉硬化闭塞症的前期诊断性评估以及手术方式抉择的重要依据。CTA 检查完成迅速，可在患者一次屏气期间完成从肾动脉水平至足部的扫描。CTA 影像可以进行三维重建，并可任意旋转和切割，对于重叠血管的显示效果更佳。CTA 的主要局限在于具有潜在肾毒性的碘对比剂的使用和放射暴露，以及对严重钙化血管段和曾置入支架的血管段的腔内情况显示不清。如果血管壁没有严重钙化，此项检查几乎可以取代 DSA 检查。

5. 数字减影血管造影（digital subtraction angiography，DSA） DSA 一直以来都被认为是诊断动脉病变的"金标准"。该检查对病变部位显示直观，对细小血管分辨率高，而且可以直接进行介入治疗。针对主 - 髂动脉硬化闭塞症患者进行诊断性造影时，如病变局限于单侧髂动脉，可经对侧股动脉或上肢动脉穿刺进行造影，如闭塞段近端水平高于腹主动脉分叉处，可经上肢动脉穿刺进行造影。进行 DSA 有一定的风险，如造影剂过敏反应、造影剂肾病、入路血管损伤（如夹层形成）、穿刺部位并发症（如血肿、假性动脉瘤、动静脉瘘形成等）。随着操作技术的日趋成熟，可以避免大部分并发症的发生。对于肾功能不全的患者，可在 DSA 检查前后进行水化治疗，或使用肾毒性较小的二氧化碳作为对比剂，但这两种对比剂的成像效果远不及传统的碘对比剂。目前，已很少只为诊断而进行 DSA 检查，绝大部分都与腔内治疗结合应用。

（二）其他术前评估检查

腹主动脉 - 髂动脉硬化闭塞症的患者术前需要仔细评估心脏及呼吸系统的功能。心电图及超声心动可以筛查有无心功能不全、心肌缺血或既往陈旧心梗。主 - 髂动脉硬化闭塞症患者多合并有冠心病，通过口服药物控制症状稳定的冠心病患者多能耐受主 - 髂动脉重建手术。有症状的病况不稳定的冠心病患者，如经心内科医师评估需要进行手术干预治疗，建议先行冠状动脉手术后再处理主 - 髂动脉闭塞。如患者合并限制性肺病，术前需要一段时间的准备，如严格戒烟、氧疗、支气管扩张剂、广谱抗生素及呼吸功能锻炼等。必要的化验室检查包括血常规、凝血功能、血生化、尿常规等，除评估一般情况外还可以了解有无伴发糖尿病、高脂血症、真性红细胞增多症等危险因素。抽血查血沉、免疫球蛋白、C 反应蛋白、补体等，有助于除外有无血管炎性疾病。

第三节　泛大西洋协作组分级的演变及欧洲心脏病学会指南对主 - 髂动脉硬化闭塞症治疗决策的影响

泛大西洋协作组（Trans-Atlantic Inter-Society Consensus，TASC）在 2000 年首次发表了外周动脉疾病——包括主 - 髂动脉病变的诊断共识，是迄今比较全面的论述下肢动脉硬化闭塞症诊治的指南性文件。其中提出的 TASC 分级是完全建立在血管病变形态学上的一项分级标准，根据狭窄或闭塞病变数量、长度、部位和严重程度，将主 - 髂动脉及股 - 腘动脉病变分为 A-D 级，旨在帮助临床医生在外科手术或腔内介入治疗两者间做出合理选择（表 2-1-2）。共识中推荐 A 级（短而单发的狭窄性）病变首选腔内治疗；D 级（长或多发的闭塞性）病变首选开放手术——血管旁路移植术；B 级病变腔内治疗患者更多获益，部分患者可选择开放手术；C 级病变开放手术治疗患者获益更多，但对于伴有高危因素的患者可以尝试选择创伤小的腔内技术。对于 B、C 级病变需要进一步权衡腔内治疗和手术治疗的利弊。

表 2-1-2 修订前后的两版 TASC 分级标准

分级	TASC I	TASC II
A	单侧或双侧的 CIA 或 EIA 单处病变（<3cm）	• 单侧或双侧的 CIA 狭窄 • 单侧或双侧的 EIA 单处短段狭窄（≤3cm）
B	• 单处狭窄长度在 3~10cm，未累及 CFA • CIA 和/或 EIA 的 2 处狭窄，总长度 <5cm，未累及 CFA • 单侧 CIA 闭塞	• 肾下主动脉短段狭窄（≤3cm） • 单侧 CIA 闭塞 • EIA 单处或多处狭窄，总长度 3~10cm，未累及 CFA • 单侧 EIA 闭塞，未累及髂内动脉开口及 CFA
C	• 双侧 CIA 和/或 EIA 狭窄，长度 5~10cm，未累及 CFA • 单侧 EIA 闭塞，未累及 CFA • 单侧 EIA 狭窄，累及 CFA • 双侧 CIA 闭塞	• 双侧 CIA 闭塞 • 双侧 EIA 狭窄，长度 3~10cm，未累及 CFA • 单侧 EIA 狭窄累及 CFA • 单侧 EIA 闭塞，累及髂内动脉开口和/或 CFA • 单侧 EIA 严重钙化，累及或未累及髂内动脉开口和/或 CFA
D	• 单侧 CIA、EIA 和 CFA 弥漫的、多处狭窄，总长度 <10cm • 单侧 CIA 和 EIA 闭塞 • 双侧 EIA 闭塞 • 腹主动脉和双侧髂动脉弥漫性病变需要行腹主动脉或髂动脉手术的 AAA 或其他疾病患者，合并髂动脉狭窄	• 肾下主－髂动脉闭塞 • 腹主动脉及双侧髂动脉弥散病变，需要处理 • 累及单侧 CIA、EIA、CFA 的多发弥漫性狭窄 • 单侧 CIA 和 EIA 闭塞 • 双侧 EIA 闭塞 • 髂动脉狭窄伴有达到治疗指征但不适宜腔内治疗的 AAA，或存在必须开放手术处理腹主动脉或髂动脉的其他病变

随着腔内技术的蓬勃发展,在主-髂动脉硬化闭塞症的治疗上,腔内治疗和开放手术的原有阵地发生着迁移和变化。2007 年 TASC 修订了原有分级,公布了新的 TASC 分级标准,即 TASC II 分级(表 2-1-2)。TASC II 分级较前一版发生了较大的变化,主要表现为腔内治疗的适应证有了大幅度的放宽。A 级:原 A 级规定髂总动脉(common iliac artery,CIA)狭窄病变长度小于 3cm,新的分级取消了对 CIA 狭窄的长度限制,既往属于 B、C 级的 CIA 狭窄病变也被划入 A 级;髂外动脉(external iliac artery,EIA)狭窄病变的长度仍规定为小于 3cm,但新分级不再限于单侧病变。B 级:原 B 级病变中长度超过 3cm 的 CIA 狭窄已归入 A 级;新分级又纳入小于 3cm 的肾下主动脉狭窄;EIA 单处或多处病变,原 B 级规定总长度小于 5cm 且未累及股总动脉(common femoral artery,CFA),新版分级放宽了长度范围至 3~10cm;将原 C 级病变包括未累及髂内动脉开口及 CFA 的单侧 EIA 闭塞纳入 B 级病变。C 级:将累及髂内动脉开口和/或 CFA 的单侧 EIA 闭塞归入 C 级;将严重钙化的单侧 EIA 闭塞性病变

(累及或未累及髂内开口和/或 CFA)纳入 C 级。D 级:包括了肾下主-髂动脉闭塞,范围扩大。

简要来说,在主-髂动脉硬化闭塞症方面 TASC II 分级将原属 C、B 级的病变逐渐向 B、A 级迁移,并将肾下腹主动脉狭窄等病变纳入分级中,分级的解剖学依据(如病变长度、累及分支范围等)并未有大的改变,但同样程度的病变在新的分级中级数降低,这说明主-髂动脉硬化闭塞症腔内治疗方面的技术及器材逐渐成熟,有越来越多的证据支持腔内技术的治疗效果。

TASC 分级的推荐意见并不是指导临床治疗选择的唯一标准,它只是基于专家的报告和观点或权威专家的临床经验提出的,并没有充分的前瞻性临床实验证据支持,在实际临床工作中可作参考但不必奉若典范,很多情况下需要术者根据经验和治疗条件进行选择。

2017 年欧洲心脏病学会(ESC)公布了新版《ESC 外周动脉疾病诊断与治疗指南》,由 ESC 与欧洲血管外科学会(ESVS)联合制定,发表在《欧洲心脏病杂志》和 ESC 官网上。其中主-髂动脉病变位于下肢动脉疾病章节,2017 版指南更细

化了不同长度病变的处理方案。其中长段病变的腔内治疗证据及循证价值均较 2011 版有所提高。2017 版指南将既往较复杂的 TASCⅡ分级简化为以长度 5cm 作为病变长短界限,指出髂动脉短段狭窄/闭塞时(<5cm),腔内治疗具有良好远期通畅率且并发症低(Ⅰ级推荐);同时该处支架置入的推荐级别也由既往的Ⅱb 升级为Ⅱa。对有严重合并症的长段或双侧病变,仍首选腔内治疗(Ⅱa 级推荐);病变达到肾下腹主动脉时,可选择主 – 髂分叉部的覆膜支架腔内治疗。因此,虽然不按照 TASCⅡ分级处理,但是只要有腔内治疗经验,主 – 髂动脉疾病均可考虑采用腔内治疗作为首选(Ⅱb 级推荐)。

另一方面,2017 版指南对外科手术策略及方式进行了细化推荐。对可耐受外科手术的主 – 髂闭塞病变患者,可选择主 –(双)股动脉旁路移植术(Ⅱa 级推荐)。来自 5 358 例主 – 髂闭塞的

Meta 分析结果显示,外科转流手术虽比腔内治疗的住院时间更长、并发症和死亡率更高,但是其在长期的通畅率方面仍有优势,其 1 年通畅率高达94.8%,3 年和 5 年通畅率分别为 86% 和 82.7%。对于主股动脉病变患者,杂交手术(髂动脉支架和股动脉内膜剥脱术或搭桥术)是有效的治疗方法(Ⅱa 级推荐)。当血管闭塞达到肾动脉和髂动脉,开放手术适合于严重间歇性跛行患者(Ⅱa 级推荐)。即便出现广泛的病变,腔内治疗也可作为治疗选择,但是并不能避免围手术期和远期闭塞风险。当无法选择其他方式时,应尝试解剖外旁路手术。与 2011 版指南不同,对于任何主 – 髂动脉疾病而言,腔内治疗均可作为首选,但是外科手术对于复杂、广泛的主 – 髂动脉疾病仍具有推荐选择价值,整体治疗方案还是应根据操作者经验和技术选择(表 2-1-3)。

表 2-1-3 2017 ESC 指南中关于主 – 髂动脉疾病治疗的推荐

推荐	推荐等级	证据级别
短段闭塞病变(<5cm)建议优先腔内治疗	Ⅰ	C
主 – 髂闭塞患者,如能耐受手术,应考虑行主 –(双)股动脉旁路移植术	Ⅱa	B
长段和 / 或双侧病变患者如存在严重合并症,应考虑优先腔内治疗	Ⅱa	B
如果由经验丰富的团队进行,并且不影响后续手术选择,可以考虑采用优先腔内治疗主 – 髂闭塞性病变	Ⅱb	B
应考虑一期支架植入,而不是必要性支架植入	Ⅱa	B
对于累及肾动脉的主动脉闭塞患者,应考虑进行开放性手术	Ⅱa	C
在主 – 股闭塞性病变的情况下,应考虑采用髂动脉支架和股动脉内膜剥脱术或旁路移植术相结合的杂交手术	Ⅱa	C
对于没有其他血运重建方法的患者,可能需要采用解剖外旁路手术	Ⅱb	C

第四节 外科手术治疗方法的发展、演变和不同手术方法的优缺点

对于主 – 髂动脉硬化闭塞症的外科手术治疗方法经历了从简单到复杂、从单纯内膜剥脱术到移植物的应用、从解剖途径到解剖外途径、从单一的外科手术治疗到有血管腔内治疗的不同方法选择等不同的发展演变过程。移植物也经历了自体静脉、同种异体动脉、人工血管的不同阶段。总体来讲,是一个不断改进、不断进步、不断发展的

过程,但各种治疗方法还是有各自的特点,有些治疗甚至有着明显的优缺点。

一、主 – 髂动脉内膜剥脱术

该术式于 20 世纪 40 年代首先应用于主 – 髂动脉硬化闭塞症,在人工血管或自体血管旁路移植术和血管腔内治疗涌现之前,是处理主 – 髂动脉硬化闭塞症的主流术式。由于其具有血流重建方式完全按照生理学解剖途径进行、无需放置入工血管材料、减少感染机会、可保证肠系膜下动脉和髂内动脉血流等优势,时至今日,在主 – 髂动脉硬化闭塞症的治疗中仍占有一席之地。尤其对

于年轻患者，预期寿命长，仍是较好的手术方式。如患者选择合适，可获得良好的远期疗效。Oertli 等人曾总结 514 例行主－髂动脉内膜剥脱术的病例，超过 97% 的患者随访时间超过 15 年，术后 5 年、10 年、15 年和 20 年的一期通畅率分别为 93.4%、90.4%、84.2% 和 69.5%。主－髂动脉内膜剥脱术的适应证主要为主－髂动脉局部病变。但下列情况不宜行此术式：病变累及髂外动脉及以远动脉节段、血管有瘤样改变或病变处接近肾动脉、病变段较长。随着血管腔内治疗的进一步发展，对于单纯主－髂动脉的局限性狭窄病变，目前多采用血管腔内治疗解决，但主－髂动脉内膜剥脱术现在是其他开放性术式中处理吻合口局部病变最常联合应用的术式之一。

二、主－髂（股）动脉旁路移植术

腹主动脉至髂（股）动脉旁路移植术，在过去几十年间，在主－髂动脉硬化闭塞症手术治疗中占据主要位置，可谓经久不衰。在血管腔内治疗热度不断蹿升的当下，血管外科医师对主－髂（股）动脉旁路移植术的不离不弃，正是基于两点原因——围手术期低并发症发生率，以及良好、确切的远期疗效。20 世纪 70 年代初有报道记录，主－髂（股）动脉旁路移植术后 30d 内的死亡率为 5%~8%。过去十多年来，由于手术技术的改进和麻醉水平的提高，各研究报道的 30d 死亡率在 0~5% 不等。其中，针对腹主动脉闭塞进行手术的围手术期死亡率略高于整体平均水平，慢性腹主动脉闭塞的围手术期死亡率约在 5%，急性腹主动脉闭塞可高达 31%。围手术期主要并发症包括心梗、脑卒中、肾功能不全或肾衰、脏器缺血、多器官衰竭等。文献报道主－髂（股）旁路移植术的 5 年和 10 年通畅率分别可达到 85%~90% 和 75%~80%，效果非常理想。

（一）自体静脉或同种异体动脉移植物

最早将自体大隐静脉作为动脉移植物是 1948 年由 Jean Kunlin 应用在股－腘动脉旁路移植术中，由于大隐静脉内有静脉瓣膜的原因，故采用的方法是将大隐静脉取出后倒置，以保证血流的顺畅。1962 年，Hall 最先报道了应用原位大隐静脉进行股－腘动脉旁路移植术。显然原位移植大隐静脉较之前的倒置大隐静脉移植创伤明显

减小，但静脉瓣膜的问题必须得到较好的解决，才能明显提高手术的通畅率。1976 年 Mills 发明了静脉瓣膜刀，能够有效地破坏静脉内的瓣膜，大大提高了原位大隐静脉进行动脉旁路移植术的手术通畅率。1979 年 Leather 又进一步改进了破坏静脉瓣膜的器械和操作技术，使破坏静脉瓣膜有了更高的准确性，从而使治疗动脉硬化闭塞症的原位大隐静脉移植术广泛而有效地开展起来。1950 年，Jacques Dudot 对一例主－髂动脉硬化闭塞的患者实施了同种动脉移植物置换。一年后，他又利用同种动脉移植物进行了股－股动脉旁路移植术。这些病例的早期通畅率还是不错的。同期 Julin 和 DeBakey 等学者也分别报道了同种异体动脉移植的临床病例，都证实早期通畅率较好。最初，同种动脉移植物都是选用新鲜的动脉，后来，Tyrode 采用保存了较短时间的动脉来进行移植。随着冷冻及冻干技术的发展，后来又迎来了动脉库的建立。无论是新鲜的还是冰冻或冻干保存的同种动脉，虽然在早期取得了一定成功，但时间证明它不是一种持久有效的旁路移植物，其中远期通畅率较低。因此，随着时间的推移，人们逐渐舍弃了这种移植物，而探索新的旁路移植物的工作一直在进行。

目前，自体或异体静脉移植物还可被用于主－髂（股）动脉人工血管旁路移植术后人工血管移植物感染的治疗，移植物感染这种严重并发症的发生率大约为 6%。术中需要完全移除感染的人工血管移植物，原位以自体或异体静脉移植物重建血流。异体静脉移植物通常取自大隐静脉曲张手术，没有即需即取的可能，因此在手术时间安排和移植物离体保存上都有一定难度，而且术后需要更大强度的抗生素治疗。选用自体静脉移植物则要简便得多，且发生再次感染和移植物排斥的可能性大大降低，但禁用于下肢深静脉血栓的患者，而且约有 12% 的患者由于术后缺血再灌注损伤加上静脉回流能力减低，而可能发生骨筋膜室综合征。

（二）主－髂（股）动脉人工血管旁路移植术

自 20 世纪 50 年代人工血管开始应用于主－髂动脉重建以来，主－髂（股）动脉人工血管旁路移植术发展至今得到了广泛应用，其疗效确切，远期通畅率高。在血管腔内治疗日盛一日的今天，

只要患者全身状况可以耐受手术,主-髂(股)动脉人工血管旁路移植术仍是许多血管外科医师治疗主-髂动脉硬化闭塞症的首选术式。这项手术技术已非常成熟甚至标准化,但在一些具体操作上仍有值得讨论的问题。

1. 近远端吻合口吻合方式的选择 吻合口术式包括端-侧和端-端吻合。从理论上来说,端-端吻合具有如下优点:①更符合血流动力学原理,因此通畅率应更高;②可避免端-侧吻合时侧壁钳夹导致腔内斑块血栓脱落引起的远端盆腔和下肢动脉栓塞;③端-端吻合时人工血管近端不会向腹侧凸起,可减少人工血管肠瘘的发生率(图2-1-2A)。可惜的是,已经完成的随机对照研究并没有发现近端吻合口采取端-端吻合术显著优于端-侧吻合术。端-端吻合术可能更适合于病变段有瘤样扩张及腹主动脉、髂动脉完全闭塞的患者,并且对于腹主动脉病变接近肾动脉的患者,近端吻合口可选择端-端吻合术。但对于肾动脉异位起源于腹主动脉下端或髂动脉,或有粗大的肠系膜下动脉和侧支供应盆腔脏器,端-侧吻合术则更有利于保持这些动脉的供血。尤其是对于髂外动脉闭塞而腹主动脉、髂总动脉、髂内动脉尚通畅的患者,只需用主动脉侧壁钳进行阻断就可完成的端-侧吻合术,可避免端-端吻合术阻断过程中导致无正向或反向血流供应而引起的盆腔脏器缺血(图2-1-2B)。值得一提的是,单纯髂外动脉闭塞的患者,目前已几乎完全采用腔内治疗来处理。其次有文献证实一旦人工血管阻塞,而无有效的血管重建引起的下肢缺血,端-端吻合的患者要重于端-侧吻合的患者,甚至导致膝上高位截肢切口也难于愈合,因此至少应保证近远端吻合口至少有一个为端-侧吻合。目前,两种吻合方法均为血管外科医生广泛应用,由于无随机临床对比实验证实哪一种方法更优越,医生主要根据病变情况和自身实践经验来选择。

2. 近远端吻合口吻合位置的选择 由于腹主动脉下段是动脉粥样硬化的好发位置,因此近端吻合口应尽量接近肾动脉水平。远端吻合口可选在髂动脉、髂外动脉,但近年来大部分血管外科医生取得共识认为,人工血管吻合于股动脉更具优势。原因有以下方面:①吻合于股动脉操作简

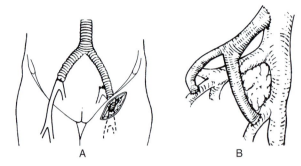

图2-1-2 腹主动脉与人工血管端-端吻合方式(A)和端-侧吻合方式(B)

洁,快速;②股动脉切口可处理股总动脉及分叉处的狭窄性病变,从而保证有更好的流出道,尤其适合于股深动脉起始处有病变或股浅动脉有闭塞者;③髂动脉也是动脉粥样硬化的好发位置,临床实践表明,主-髂外动脉旁路移植术后往往因髂外动脉等部位有较高的病变发生率而导致转流失效。因此,主-股动脉人工血管旁路移植术几乎成为大多数主-髂动脉硬化闭塞的首选方法。如果髂动脉远端及股动脉条件均良好,并且在髂动脉进行吻合不困难,也可以将远端吻合口选择在髂动脉。

3. 股深动脉重建 为建立良好的远端流出道,提高远期疗效,特别是对于股浅动脉狭窄或闭塞者,应重视股深动脉的重建。对于股浅动脉完全闭塞的患者而言,股深动脉往往是其下肢唯一的血运来源通道。所以股深动脉重建的意义非常重大。在行主-股动脉人工血管旁路移植术股动脉吻合时应仔细检查和评估股深动脉。无论术前动脉造影,还是术中触摸,探针探查或直接检查发现股深动脉有狭窄者均应给予局部内膜剥脱或补片扩大成形,也可延伸股动脉切口至股深动脉将人工血管部分缝合至股深动脉起始段。

4. 经腹和腹膜后径路 早期腹主动脉闭塞和动脉瘤手术就有 Rob 等学者采用腹膜后径路。从脐下左腹直肌外缘向上至第11肋顶端做一斜侧切口。提倡采用腹膜后径路的观点认为,该术式可减少对心肺功能的影响,减少术后肠梗阻的发生和第三间隙液体的流失。对于联合有内脏和肾动脉病变腹膜后径路更易于显露和控制,但无法显露右肾动脉,有时控制右髂动脉、作隧道至右股动脉困难。亦有学者对经腹和腹膜后两种术式进行随机对比后未发现在并发症上有显著差异。

目前仍以经腹直接行主-髂(股)动脉重建为常规入路。

5. 近肾腹主动脉闭塞的特殊问题 当腹主动脉闭塞水平较高,接近位置较低的一侧肾动脉开口,以至于肾动脉水平下没有适合进行阻断或吻合的正常主动脉时,近端吻合口的处理难度大大增加。传统术式大致为:在左肾静脉下控制腹主动脉;远端纵行切开腹主动脉,清除局部管腔内血栓内膜;在阻断钳控制下,以大弯钳或刮匙或Fogarty导管等器械逆行做腹主动脉近心端血栓内膜切除;控制阻断钳,两三次近心端猛烈喷血,清除血栓内膜;常规方法行主-髂(股)动脉人工血管旁路移植术。这种不进行肾动脉开口水平以上腹主动脉阻断的术式,优点在于阻断时间较短,对肾功能影响不大。其缺点也比较突出,包括:平肾腹主动脉闭塞或部分肾动脉闭塞,阻断钳挤压可能导致血栓脱落引起肾动脉栓塞;出血多,非直观,有可能有残留内膜等,引起肾动脉和足部血管栓塞等。对传统术式加以改良,采取短时间肾上阻断的方法,可以有效避免传统肾下阻断术式的缺陷,具体步骤包括:阻断肾上腹主动脉、双肾动脉;自肾动脉开口水平上方0.5~1.0cm向远端切开腹主动脉前壁,清除肾动脉开口附近腔内血栓;缝合切口,开放双肾动脉,将阻断钳移至肾下腹主动脉;做近端吻合口,清除吻合口周围腔内血栓后,常规方法行主-髂(股)人工血管旁路移植术(图2-1-3)。改良的术式肾动脉阻断时间短,大约5~15min,可在完全直视下彻底清理腹主动脉腔内物质,局部肾动脉开口的病变也可以处理,大大减低肾动脉血栓栓塞的风险。早在1963年就有学者提出,平肾腹主动脉闭塞术中进行肾动脉开口周围取栓或内膜剥脱等操作前,建议先阻断双肾动脉,以防止肾动脉栓塞事件的发生。并进一步通过研究证实,通过低温和输注极化液来保护肾脏减少缺血引起的损伤。1968年Chavez报道了3例术中阻断肾动脉进行主动脉内膜剥脱术的成功病例。近期有研究结果显示,全体主-髂动脉硬化闭塞症患者行主-髂(股)动脉人工血管旁路移植术后肾功能不全的发生率为18.9%,其中平肾腹主动脉闭塞组为21.2%,腹主动脉闭塞水平并非是导致术后肾功能不全的一个危险因素。其他研究报道的肾上阻断腹主动脉后行主-髂(股)动脉人工血管旁路移植术,术后的肾功能不全发生率在18%~22%,并且发现,术后肾功能不全的发生主要与有无肾上阻断、是否需要重建肾动脉、较长的手术时间(超过350min)、肾缺血时间超过23min等因素显著相关。

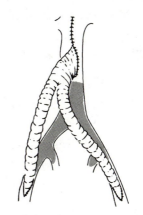

图2-1-3 主-髂(股)人工血管旁路移植术

三、解剖外途径旁路移植术

移植血管经过非正常生理解剖位置进行血管重建称为解剖外途径旁路移植术。主-髂动脉硬化闭塞症的解剖外途径旁路移植术主要包括:腋-股动脉旁路移植术、股-股动脉旁路移植术及髂-髂(股)动脉旁路移植术等。

此类手术于20世纪60年代初开始应用,具有避免开腹、手术打击小、麻醉及手术时间短、手术风险大大降低的优越性,患者术后恢复较快。早期的解剖外途径旁路移植术主要用于解剖途径主-髂动脉血管重建术并发症的处理,如转流失败、人工血管闭塞和感染等。但目前对不能耐受全麻或开腹手术打击或具有开腹禁忌证的危重患者应用解剖外途径旁路移植术的已越来越多。北京安贞医院曾总结认为对于以下情况主-髂动脉硬化闭塞症患者应行解剖外途径旁路移植术以缩短手术时间,减少手术风险,降低围手术期死亡率:①年龄在75岁以上,一般情况较差者;②合并冠心病且有反复心绞痛发作或有心肌梗死史且心功能较差者;③呼吸功能较差者;④脑血管疾病高危或近期有发作者;⑤严重的肝、肾功能不全者;⑥腹腔、盆腔肿瘤或腹腔感染、放射性损伤、后腹膜纤维化、曾有多次腹腔手术且有严重粘连者。解剖外途径旁路移植术的缺点是远期通畅率低于解剖途径的主－髂（股）动脉旁路移植术。

（一）髂－髂、髂－股动脉人工血管旁路移植术

如果腹主动脉段或至少一侧髂总动脉近端通畅，根据对侧髂动脉通畅情况，以通畅的一段髂总动脉或髂外动脉作为流入道行髂－髂动脉人工血管旁路移植术，或髂－单侧股动脉或髂－双侧股动脉人工血管旁路移植术（图 2-1-4）。髂－髂（股）动脉旁路移植术在所有解剖外途径旁路移植术中所用的转流血管长度最短，通畅率最高。近端吻合口位于髂动脉具有几点优势：①取腹股沟上斜切口经腹膜外途径解剖髂总动脉，简单易行，对于肥胖的患者切口愈合不良的发生率远低于腹部正中切口；②吻合口位置较股－股和腋－股旁路移植术要深，不容易受压；③无需解剖健侧股动脉，为将来可能会进行的远端动脉硬化闭塞治疗留有更方便利用的入路或吻合区域。有研究数据显示，髂－髂动脉人工血管旁路移植术的 4 年累计通畅率为 96%，髂－单侧股动脉旁路术和髂－双侧股动脉旁路术分别为 71% 和 72%，其中若股浅、股深动脉均通畅者 4 年累计通畅率明显高于仅有股深动脉通畅者，两组数据分别为 85% 和 62%。也有报道称单侧髂动脉闭塞时行患侧直接髂－股动脉人工血管旁路术的 5 年和 10 年通畅率可高达 92.7% 和 82.9%，如此理想的通畅率可能与该术式几乎等同于解剖途径且转流血管长度短直接相关。

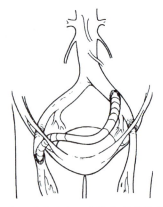

图 2-1-4　髂－髂动脉人工血管旁路移植术，或髂－单侧股动脉或髂－双侧股动脉人工血管旁路移植术

（二）股－股动脉人工血管旁路移植术

单侧髂动脉闭塞患者，若腹主动脉及对侧髂、股动脉均通畅者，也可考虑行健侧股动脉至患者股动脉的人工血管旁路移植术（图 2-1-5）。由于完全可在硬膜外或脊椎麻醉下进行，特别适用于全麻手术极高危的患者。该术式操作简单，仅需取双侧腹股沟纵切口，解剖双侧股总动脉至股深、股浅动脉分叉处，人工血管经耻骨上皮下隧道放置，股动脉与人工血管吻合口取在股总动脉末端。各研究统计得到的股－股动脉人工血管旁路术的通畅率结果不尽相同，5 年一期通畅率为 73%~83%，二期通畅率为 84%~92%，结果是非常理想的。股－股动脉旁路术的远期效果主要受流入道血管通畅情况的影响，若流入道一侧髂股动脉或腹主动脉日后出现硬化狭窄或闭塞性病变，则可出现下肢缺血症状复现或加重，最终导致转流失败的结局。而且，如果此时需要行主－股动脉旁路术重建下肢血运，再次解剖股动脉以及重新选择吻合口都会十分困难。因此，对于一般状况良好、手术风险较低的患者，若其腹主动脉或健侧髂动脉已有硬化斑块形成或甚至已有狭窄性病变，仍建议积极地进行主－髂（股）动脉人工血管旁路术以确保远期疗效。

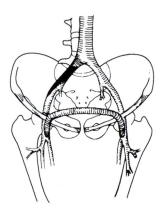

图 2-1-5　股－股动脉人工血管旁路移植术

（三）腋－股动脉人工血管旁路移植术

对于高龄或者手术高危的严重下肢缺血患者，如病变累及腹主动脉及双髂动脉，为了保肢，可以选择腋－双股动脉人工血管旁路移植术。近端吻合口位于首段腋动脉，T 型人工血管经腋中线皮下隧道引至同侧腹股沟区，吻合至同侧股总动脉，其侧臂人工血管经耻骨上隧道引至对侧股动脉（图 2-1-6）。由于转流人工血管走行路径较长，腋－双股动脉人工血管旁路移植术的通畅率结果在所有治疗主－髂动脉硬化闭塞的解剖外途径术式中是最低的。文献报道腋－双股动脉旁

路术1年和5年的一期通畅率分别为72%~86%和58%~85%。而其围手术期死亡率也不低，在5%~17%，可能与患者选择有关。选择此术式的患者大都具有慢性肢体严重缺血亟须改善股动脉血供，同时又伴有严重的其他系统疾病，如心脏病（近期心梗、顽固性心衰、严重心绞痛等）、肾功能不全、肺功能差、有难于控制的全身性疾病等，或者患者有腹部特殊情况，如肿瘤、感染、曾有多次腹部手术史有严重粘连、人工血管-肠瘘，放射性损伤、后腹膜纤维化等开腹禁忌证。此外，对于患有肿瘤且预期寿命低于2年者也应首选此术式。可见腋-股人工血管旁路移植术主要适合于救治高危患者的下肢严重缺血。

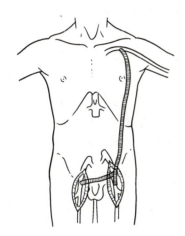

图2-1-6 腋-股动脉人工血管旁路术

第五节　血管腔内治疗在主-髂动脉硬化闭塞症治疗的地位及进展

主-髂动脉硬化闭塞症的腔内治疗主要包括经皮经血管腔内成形术（percutaneous transluminal angioplasty，PTA）和血管内支架置入术。此项技术起源于20世纪60年代，开展于70年代，80年代后开始广泛应用于临床，目前在主-髂动脉硬化闭塞症的治疗中大有取代传统开放手术之势。

一、经皮经血管腔内成形术及血管内支架置入术

导丝通过狭窄闭塞段动脉是经皮经血管腔内成形术（PTA）及血管内支架置入术的先决条件。综合文献报道，主-髂动脉病变单纯PTA成功率为90%~96%，但对完全闭塞、长段狭窄和严重钙化病变效果不佳，长段病变成功率约为80%~85%，而支架置入的技术成功率要明显优于PTA。单纯PTA术后远端栓塞的发生率较高，特别是闭塞性病变的发生率要远高于狭窄性病变。因而同期行支架置入术已成为髂动脉病变的一线治疗。血管内支架有不锈钢、钽及镍钛三种，它们的代表作分别为Palmaz内支架、Wallstent内支架、Strecker内支架，目前最常用的支架为镍钛合金。根据支架释放形式，有球囊扩张式（球扩式）和自行扩张式（自膨式）两种。根据有无被膜可分为覆膜支架及裸支架。支架置入适应证包括：PTA术后再狭窄；残留狭窄大于管腔30%或压力梯度在10mmHg以上；血管腔内广泛性碎片、活瓣形成或假性动脉瘤和动脉闭塞等。使用时可根据病变血管的内径及长度选择相应的支架。如病变血管较长可排列放置多个内支架。

尽管主-髂股动脉旁路术是治疗主-髂动脉硬化闭塞症的经典术式，通畅率高，但腔内技术问世以后，立即以其创伤小、患者痛苦少而备受关注，特别是为高龄、合并心脑肺肾等其他脏器功能障碍而不能耐受手术的高危患者带来了希望。随着腔内技术不断发展以及产品设备的不断更新，腔内治疗的技术成功率和通畅率都有了长足的进步。Baker等对2 697例髂动脉腔内治疗的回顾性分析显示，5年通畅率为72%~79%。Rutherford和Durham也得出了相类似的结论：5年通畅率约为70%。另一项研究显示髂动脉支架术后8年一期通畅率为74%（一期辅助通畅率为81%）。影响通畅率的因素包括流出道情况、病变的长度及钙化程度、吸烟以及药物依从性。此外，女性患者的通畅率更低。目前，腔内治疗已成为治疗主-髂动脉硬化闭塞症不可或缺的手段，如何把握腔内治疗的指征也成为最热门的话题。

2007年发表的TASCⅡ指南推荐TASC A级病变首选腔内治疗，TASC D级病变首选旁路手术，而B、C级病变还应参考患者的全身状况以及医生的技术熟练程度进行选择，B级更倾向于腔内，C级更倾向于手术（循证等级C）。然而，随着腔内技术迅猛发展，TASC A、B级病变选择腔内治疗已无争议，不少的医生开始尝试针对TASC C、D级病变甚至与高位腹主动脉闭塞病变采取

腔内治疗,并取得了不错的预后结果。Leville 等报道一项 89 例主 – 髂动脉病变行腔内治疗的研究,其中 TASC C、D 级病变 67 例,总体技术成功率 91%,三年一期通畅率 76%,二期通畅率 90%,保肢率 97%。D 级病变一期通畅率 80%,二期通畅率 83%。Mireille 对 31 例高位主 – 髂动脉硬化闭塞患者采取了腔内治疗,技术成功率 93%,9 例患者在扩张前行导管溶栓,围手术期远端动脉栓塞 2 例需再次干预,1 年和 3 年一期通畅率分别为 85% 和 66%,二期通畅率为 100% 和 90%。Tae-Hoon Kim 等治疗了 49 例高位主 – 髂动脉硬化闭塞患者,技术成功率 81.6%,一期通畅率 1 年为 88.4%,3 年为 80.1%,7 例患者二次干预(5 例腔内,2 例手术),围手术期主要并发症发生率 16.3%。然而几项对比性研究的结果还是揭示了腔内治疗仍较主 – 髂股动脉旁路术有较大的差距。Sachinder 等报道了一组 72 例患者,旁路手术组 4 年一期通畅率 93%,二期通畅率 100%,明显高于腔内治疗组的 69% 和 89%。国内首都医科大学附属北京安贞医院报道了一组 77 例患者,旁路手术组 5 年一期通畅率 92.1%,二期通畅率 94.7%,明显高于腔内治疗组的 68.8% 和 78.1%。Vikram 等报道了一组 72 例患者,旁路手术组 5 年一期通畅率 93%,明显高于腔内治疗组的 74%,但二期通畅率为 97% 和 94%,无明显差异。

近些年来,随着覆膜支架工艺的进步,一些学者提出了"腔内搭桥"的概念,开始采用覆膜支架代替裸支架并取得相当不错的预后。一项名为 COBEST 的随机对照试验,将 125 例主 – 髂动脉病变患者分为覆膜支架组和裸支架组,结果发现针对 TASC B 级病变两组 18 个月的通畅率无明显差异,而针对 TASC C、D 级病变以及高位腹主动脉闭塞病变,覆膜支架组的通畅率要明显优于裸支架组。但覆膜支架价格昂贵,而且在放置时需要直径更大的鞘管,更容易导致动脉穿刺部位并发症的发生。

长段的腹主动脉闭塞甚至平肾动脉腹主动脉闭塞的开通和"对吻"支架技术是目前腔内治疗主 – 髂动脉闭塞性疾病的争论热点。一篇多中心研究报道"对吻"支架 5 年一期通畅率为 64%,辅助一期通畅率超过 80%,但此研究中并无 TASC D 级病变。在最近的回顾性研究中,

2006 年至 2013 年共有 210 例 TASC Ⅱ C 和 D 病变患者接受了开放手术或腔内治疗(主动脉对吻支架),开放手术和腔内治疗组的长期随访结果的中期、一期辅助通畅率和二期通畅率方面无统计学差异。对吻支架组的再干预率较高(11%)。严重肢体缺血(critical limb ischemia, CLI)与较差的一期通畅率相关(风险比 2.4;95% 置信区间 0.9~6.4;P=0.05)。有研究提示:"对吻"支架更加重内皮细胞过度增生、管腔内重新内皮化不良以及容易导致早期的血栓形成。有多中心研究指出"对吻"支架是导致髂动脉支架术后再狭窄或再次闭塞的两个独立影响因素之一。还需要指出的是"对吻"支架一旦闭塞(尤其是支架近心端近肾动脉或超过肾动脉水平),可能影响肾动脉的血流灌注,后续无论腔内还是开放手术治疗均十分困难。有文献报道应用覆膜支架行"对吻"取得良好的效果;尚需要大宗病例的远期随访验证。因此腹主动脉远段闭塞病例可以尝试腔内治疗;但是针对平肾动脉(甚至近肾动脉)腹主动脉闭塞的病例,开放手术患者可能获益更多。

二、其他血管腔内治疗技术

主要有导管溶栓、激光血管腔内成形术、血管腔内斑块旋切术等,20 世纪 80 年代开始应用于临床,主要作为其他腔内治疗技术的辅助手段。

(一)导管溶栓治疗

在主 – 髂动脉闭塞性疾病的治疗中,经静脉全身性溶栓治疗在临床上已经极少应用,而导管溶栓术被认为是球囊扩张及支架植入术的有效的辅助治疗方法。导管溶栓术可以有效地减少甚至去除动脉腔内血栓容积,进而提高支架术后的通畅率和降低栓塞的发病率;对于慢性主 – 髂动脉闭塞病变导管溶栓治疗也不乏成功的报道,更有学者认为导管溶栓可提高主 – 髂动脉闭塞病变的开通率。有学者认为近肾动脉的腹主动脉闭塞应首先施行导管溶栓治疗,入路首选左肱动脉,导丝通过主 – 髂动脉闭塞段后,应用 5~6mm 球囊扩张闭塞段,以建立腹主动脉至下肢动脉的流出道,再置入溶栓导管行溶栓治疗。其优点在于可以有效地降低溶栓治疗过程中腹腔内脏动脉栓塞的发病率,同时能够提高溶栓的效果。

对于导管溶栓治疗的药物选择、剂量以及溶

栓治疗时间目前尚无共识。多个报道认为溶栓治疗时间大于 48h 可能会增加出血和入路动脉并发症的发生率。目前临床上常用的溶栓药物包括尿激酶、重组链激酶和重组组织型纤溶酶原激活剂（recombinant tissue Plasminogen Activator，rt-PA），其中以 rt-PA 溶栓治疗效果最佳。并发症发病率文献报道不一，颅内出血和内脏出血是其最严重的并发症；有报道穿刺部位出血发病率链激酶为 50%，尿激酶 43%，rt-PA 70%；应用重组链激酶约有 50% 的病例出现发热；Kim 等报道远端动脉栓塞发病率为 19%。

（二）激光血管腔内成形术

利用激光导管经穿刺进入血管腔内，送达病变部位，通过激光对组织的热能、光学切割能、电机械能和光化学能 4 种作用方式，使病变组织、硬化斑块气化，使血管腔再通。其大致可分为以下几种：

（1）氩激光球囊导管：将一光纤置于球囊导管中心腔内，传输连续波氩激光。它可在完全阻塞的病变上先用激光筑一小孔。继而再行球囊扩张，这样就解决了 PTA 无法治疗的完全阻塞性血管病变的问题。

（2）氩激光探针：是氩激光器和带金属套的光导纤维。动物实验表明，与裸露光纤维相比，激光探针的再通率高而穿孔率低，术后 2~4 周组织学检查，可见激光照射局部有新生内皮细胞及很薄的纤维细胞内膜层形成。该探针已被美国 FDA 批准应用于外周血管阻塞性疾病的临床治疗。

（3）激光加热球囊血管成形术：把一个 15cm 长的加热装置放在扩张管的球囊中心，氩激光通过光导纤维传输到加热装置，使其产生一种圆柱状热辐射，作用于邻近动脉壁，产生凝固层阻止撕裂处血栓形成，削除血管壁粗糙面，并防止夹层壁内血块扩展。

（4）脉冲式准分子激光系统：是目前最先进的激光手术装置，采用惰性气体做发光介质，具有热损伤小、剂量可控的优点，它产生的局部温度低于 65℃，组织切除深度与脉冲数量呈线性关系，所产生的创面整齐光滑。激光血管腔内成形术的局限性是设备昂贵不易推广；有 3%~12% 动脉壁穿孔、夹层形成等并发症发生率；对长于 7cm 的病变操作成功率和远期通畅率较低。

（三）血管腔内斑块旋切术

其优点有操作成功率高，动脉穿孔及夹层发生率低，治疗指征宽，再狭窄率低。目前主要有：

（1）TurboHawk 斑块旋切装置：由切割导管和驱动器组成，切割导管柔顺性好，其头端带有一伸缩可控的环形刀片和一斑块碎片收集仓，将导管头端送至病变部位后通过刀片快速旋转对管壁的硬化斑块进行切割，并将斑块碎片收集到导管头端的收集仓中。驱动器除提供切割动力外，还具有控制刀头伸缩、切割角度及压缩斑块功能。TurboHawk 的切除对象是血管腔内的硬化斑块。

（2）Simpson 硬化斑块切除导管：其顶端有一旋转微型切割器，切割器外置有一金属罩窗与病灶准确对位，并即时评估手术效果。Simpson 是较安全的旋切设备，特别适用于偏心性血管腔狭窄，但操作时显得有些笨重和僵硬。

（3）Kenesey 硬化斑块切除器：其远端装有中心驱动轴和凸轮，它可寻最低阻力通道前行，当凸轮旋转研磨硬化斑块时，其基底部同时以 30ml/min 的速率向四周喷射肝素盐水、尿激酶等。因其不需同轴中心导丝先通过病灶，故对完全阻塞和长段病灶也可进行有效治疗。

（4）腔内斑块切吸导管（transluminal extraction catheter，TEC）：由前向三角形可控刀和真空抽吸装置组成。切下的斑块组织由真空抽吸器抽出体外，它比较适用于病变较长、内径较细的血管，但抽吸过程可导致一定量的失血。

（5）Auth 旋切器：其远端是镶钻石的微型钻头，可研磨坚硬的钙化和硬化斑块，对周围血管壁的软组织无伤害作用。它适用于病变较短而有坚硬钙化的血管壁。

三、复合式手术－血管腔内治疗＋开放手术联合治疗

对于部分主－髂动脉硬化闭塞病例可以考虑血管腔内治疗和开放手术相结合的治疗方法。以往有介入科医师对于髂动脉完全闭塞病变试行单纯血管腔内治疗，但是疗效欠佳，远期通畅率较低。分析单纯血管腔内治疗容易失败的原因在于以下几个方面：①在临床工作中发现较大部分的髂动脉完全闭塞病例，是在局限性重度狭窄或闭塞的基础上继发长段的血栓形成，如果大量的血

栓不能清除，单纯行血管腔内治疗血栓必然占据相当的管腔，不仅缩小了动脉的内径，而且显著增加了病变段的长度，增加了需要放置支架的长度，因而影响其通畅率。②同时由于血栓没有去除，在行球囊扩张时容易因血栓脱落造成新的栓塞，释放的支架其网孔的切割作用也容易造成血栓块的脱落，而导致栓塞。③股总动脉分叉处为动脉硬化的好发部位，此处多有严重的内膜增生导致股深和股浅动脉开口处狭窄，而导致流出道欠佳，降低通畅率，如再选择局部穿刺则更容易引起血栓形成或加重局部的狭窄。因此对于上述几种情况的髂动脉完全闭塞病例单纯应用血管腔内治疗是不适当的。而开放手术和血管腔内治疗相结合的复合式手术可以更充分地解决问题，即在腔内治疗前试行导管溶栓或股动脉切开取栓，并根据股动脉硬化情况必要时行股动脉内膜剥脱术。对于一部分长段的髂动脉闭塞性病变，通过先行髂动脉 Fogarty 球囊导管取栓，可将其转变为适于血管腔内治疗的局限性短段狭窄，从而避免了传统旁路移植手术的打击，同时也避免了单纯腔内治疗的弊端。如有必要还可以同期行股 - 腘旁路移植术或股 - 股旁路移植术。对于术中发现血管腔内治疗不能施行的病例可以立即改行旁路移植手术，并不会给患者增加额外的风险和经济负担。因此血管腔内治疗和开放手术相结合的复合式手术可明显简化手术方式、降低手术的风险和打击。当然，血管腔内治疗加开放手术联合治疗还包括同次治疗时间内，同时应用手术和血管腔内治疗手段分别对不同病变部位给予不同的治疗。如：在行股动脉内膜剥脱及扩大成形术的同时行髂动脉腔内治疗。

目前尚无一种手术方法绝对优于其他手术方法，应根据动脉病变程度、范围和全身状况综合考虑而制订出适合患者的具体治疗方法。介入和手术相结合的治疗方法将会得到越来越广泛的应用。

第六节　一般治疗和药物治疗

一、一般性治疗

包括控制治疗动脉硬化闭塞症的好发因素，如戒烟、控制高血压、降血脂治疗、控制血糖等。同时要注意肢体保暖、加强运动疗法，并可以试行高压氧治疗等。

二、特殊药物治疗

近年来，对于下肢动脉硬化闭塞症进行药物治疗明显增加，目前一些老药已被废弃，而一些新药正在临床试验中。总之，目前具有明确疗效的药物并不很多。

（一）血管扩张药

过去 30 年中曾被广泛用于治疗动脉硬化闭塞症，其中包括盐酸罂粟碱、烟酸以及近年来开发的前列环素类药物等。

（二）抗血小板药

近年来研究表明，血小板在动脉硬化及血栓的发生过程中起到了重要的作用。传统的抗血小板药物，如阿司匹林、双嘧达莫等可明显改善有症状性血管病患者的生存率，心肌梗死的发生率降低了 30%，近年来开发的氯吡格雷、培达、安步乐克等药物均具有明显的抗血小板、减轻炎症、降低术后再狭窄率等作用。

（三）抗凝、溶栓药

溶栓药物主要用于急性动脉栓塞或介入治疗及外科手术后血栓形成，包括尿激酶、链激酶等。祛聚药主要为低分子右旋糖酐。研究证明，应用低分子量肝素可减轻静息痛并使其他疗法不理想的肢体溃疡愈合。口服抗凝剂提高膝下旁路移植术远期通畅率亦见一篇报告，尚需进一步证实。

（四）改善血流动力学的药物

血管疾病患者的血液滤过性及血红细胞的变形能力均下降，己酮可可碱（pentoxifylline）可以降低血液黏滞度，增加血细胞的变形能力，有效地改善微循环。大量临床调查结果显示，约有 1/3~1/2 伴跛行的 ASO 患者应用该药后，可减轻静息痛，治疗反应与合并糖尿病与否无关，行走距离亦明显增加。1984 年，该药被美国食品医药管理局列为治疗 ASO 有明确疗效的药物。

（五）降纤酶类药物

如蝮蛇抗栓酶、胰激肽释放酶、巴曲霉等具有纤溶作用，能降低血液黏度、降低血小板、扩张小血管及促进侧支循环建立等作用。

三、基因治疗

通过导入促进血管新生和侧支循环建立的目

的基因,达到增加患肢血流,改善缺血状况,同时具有扩张血管、增加纤溶酶活性和防止血管再狭窄的作用。目的基因包括血管调理素、血管内皮生长因子、肝细胞生长因子等。基因导入的方法包括肌肉直接注射法、电穿孔法、血管内血凝胶球囊法、细胞转染法等。临床应用尚需要时间。

四、干细胞移植

干细胞是一种具有潜在的组织再生功能作用的细胞。研究表明,干细胞除了具有造血功能外,在特定的机体环境下,能分化塑型发展成为新的细胞类型,参与组织损伤的修复和新血管的再生。其具体作用机制目前尚不十分清楚。干细胞移植临床上早期应用于心肌缺血的治疗,近年来开始应用于治疗下肢缺血性疾病,但疗效上不确切,有待进一步研发、探讨。

主－髂动脉硬化闭塞症是全身动脉硬化闭塞症的一部分,且是很容易被累及的区域,是"易感区""高发区"！随着科技水平的不断进步、临床经验的不断积累、医生临床技能的持续提高,使得主－髂动脉硬化闭塞症的诊疗水平稳步攀升。主－髂动脉硬化闭塞症不仅是完全可治的疾病,而且疗效很好！治疗手段也从原有的单纯开放手术进展到如今的血管腔内治疗或复合式手术(血管腔内治疗联合开放手术)为主。由于血管腔内治疗不容置疑的微创性,使其具有蓬勃的生命力,并且终将取代传统的开放手术治疗。其他的一些治疗方式的疗效,还有待临床进一步观察验证。治疗方式的选择,应根据不同治疗方式的优缺点,结合病变特点和患者耐受手术的能力,做个体化的方案制订。同时必须牢记的是,药物治疗是各种治疗的基础,应贯穿于所有治疗的始终,是其他各项治疗效果的重要保障条件之一。

(陈忠 寇镭)

参 考 文 献

[1] Leriche R, Morel A. The syndrome of thrombotic obliteration of the aortic bifurcation. Ann Surg, 1948, 127(2): 193–206.

[2] Rutherford RB, Baker JD, Ernst C, et al. Recommended standards for reports dealing with lower extremity ischemia: revised version. J Vasc Surg, 1997, 26(3): 517–538.

[3] TASC Working Group. Management of peripheral arterial disease(PAD). TransAtlantic Inter–Society Consensus (TASC). J Vasc Surg, 2000, 31(1 Pt 2): S1–S296.

[4] Norgren L, Hiatt WR, Dormandy JA, et al. TASC II Working Group. Inter–Society Consensus for the Management of Peripheral Arterial Disease(TASC II). J Vasc Surg, 2007, 45(Suppl S): S5–S67.

[5] 陈忠. 主髂动脉硬化性闭塞治疗的疑难问题及解决策略. 中国实用外科杂志, 2006, 26(10): 748–751.

[6] Oertli D, Wigger P, Landmann J, et al. Long–term results after open. and semiclosed thrombendarterectomy for aortoiliac occlusive disease. Eur J Vasc Endovasc Surg, 1996, 11(4): 432–436.

[7] West CA Jr, Johnson LW, Doucet L, et al. A contemporary experience of open aortic reconstruction in patients with chronic atherosclerotic occlusion of the abdominal aorta. J Vasc Surg, 2010, 52(5): 1164–1172.

[8] Tapper SS, Jenkins JM, Edwards WH, et al. Juxtarenal aortic occlusion. Ann Surg, 1992, 215(5): 443–449, discussion 449–450.

[9] Brewster DC, Darling RC. Optimal methods of aortoiliac reconstruction. Surgery, 1978, 84(6): 739–748.

[10] West CA Jr, Johnson LW, Doucet L, et al. A contemporary experience. of open aortic reconstruction in patients with chronic atherosclerotic occlusion of the abdominal aorta. J Vasc Surg, 2010, 52(5): 1164–1172.

[11] West CA, Noel AA, Bower TC, et al. Factors affecting outcomes of open. surgical repairs of pararenal abdominal aortic aneurysms: a 10–year experience. J Vasc Surg, 2006, 43(5): 921–927, discussion 927–928.

[12] Knott AW, Kalra M, Duncan AA, et al. Open repair of juxtarenal aortic. aneurysms(JAA) remains a safe option in the era of fenestrated endografts. J Vasc Surg, 2008, 47(4): 695–701.

[13] Ricco JB, Probst H. French University Surgeons Association. Long–term results of a multicenter randomized study on direct versus crossover bypass for unilateral iliac artery occlusive disease. J Vasc Surg, 2008, 47(1): 45–53, discussion 53–54.

[14] Mii S, Eguchi D, Takenaka T, et al. Role of femorofemoral crossover. bypass grafting for unilateral iliac atherosclerotic disease: a comparative evaluation with anatomic bypass. Surg Today, 2005, 35(6): 453–458.

[15] Schneider JR, Golan JF. The role of extraanatomic bypass in the management of bilateral aortoiliac occlusive disease. Semin Vasc Surg, 1994, 7(1): 35–44.

[16] Becker GJ, Katzen BT, Dake MD. Noncoronary angioplasty. Radiology, 1989, 170(3 Pt 2): 921–940.

[17] Murphy TP, Ariaratnam NS, Carney WI, et al. Aortoiliac insufficiency long-term experience with stent placement for treatment. Radiology, 2004, 231 (1): 243-249.

[18] 杨燎, 吴庆华, 陈忠, 等. 腔内技术与主股动脉转流治疗 TASC C D 型主髂动脉病变的远期通畅率结果. 心肺血管病杂志, 2013, 1: 10-12.

[19] Bibombe P Mwipatayi. A comparison of covered vs bare expandable. stents for the treatment of aortoiliac occlusive disease. J Vasc Surg, 2011, 54: 1561-1570.

[20] Aboyans V, Ricco JB, Bartelink MEL, et al. 2017 ESC guidelines on. the diagnosis and treatment of peripheral arterial diseases, in collaboration with the european society for vascular surgery (ESVS): document covering atherosclerotic disease of extracranial carotid and vertebral, mesenteric, renal, upper and lower extremity arteriesEndorsed by: the European Stroke Organization (ESO) the task force for the diagnosis and treatment of peripheral arterial diseases of the european society of cardiology (esc) and of the european society for Vascular Surgery (ESVS). Eur Heart J, 2018, 39 (9): 763-816.

[21] Pascarella L, Aboul Hosn M. Minimally invasive management of severe. aortoiliac occlusive disease. J Laparoendosc Adv Surg Tech A. 2018, 28 (5): 562-568.

[22] Clair DG, Beach JM. Strategies for managing aortoiliac occlusions: access, treatment and outcomes. Expert Rev Cardiovasc Ther, 2015, 13 (5): 551-563.

第二章 外周动脉阻塞性疾病

第一节 股－腘动脉阻塞性疾病的诊断和治疗

一、股－腘动脉阻塞性疾病的诊断方法

1. **症状** 股－腘动脉阻塞性疾病表现为多样化的早期症状。早期症状一般仅有下肢无力、走路酸胀、或肢端发凉、怕冷，以后出现特征性疼痛，叫"间歇性跛行"，表现为走一段路小腿肌肉或足底出现酸胀无力、或程度不等的疼痛，经短暂休息可缓解，再走同样甚至更短的距离又会出现同样的疼痛。而有研究表明部分患者并不表现为典型的间歇性跛行，而会表现为非关节相关的肢体症状（下肢无力、酸胀、肢端发凉、怕冷等）甚至无显著症状。

进一步发展出现夜间疼痛，表现为静息状态下肢体持续性的疼痛，不能平卧，不能行走，起步即痛，白天痛轻，入夜加重，疼痛程度可剧烈难忍，患者常抱膝而坐，无法入睡。可伴有情绪不安，头晕腰痛不适。

如果还不能得到正确治疗，就会进入坏死期，出现肢端溃疡、坏死（坏疽），表现为肢端变黑、像干树枝一样，有的自行脱落，脱落后，常遗留溃疡而经久不愈。中医学根据这个特征叫"脱疽"，全身常伴有发热、口干、食欲减退、失眠、便秘、尿黄赤等症状。

单纯的股－腘动脉短段病变，常不会出现趾端坏死。如出现这种情况，往往提示合并小腿三支动脉严重狭窄或长段股－腘动脉闭塞。

2. **体征** 体格检查是临床评估动脉病变的重要部分，肢体皮肤特别是足和趾的颜色（如潮红、苍白等）能反映患肢血供的情况，特别是末梢血供的情况。患者平卧抬高患肢，可观察肢端微循环缺血的严重程度。皮肤的温度，尤其是与健侧相比较时，同样也能提供缺血的情况。单侧足趾颜色改变或皮温显著下降，常是严重缺血的表现。同时应仔细检查整个下肢皮肤的完整程度，是否存在未愈合的溃疡、坏疽。

从腹主动脉至足部，系统地触诊动脉搏动和听诊血管杂音，可提示动脉闭塞的程度和部位。

3. **辅助检查** 对于病史及查体怀疑股－腘动脉阻塞性疾病的病例需进一步进行诊断性检查以确诊。多普勒超声节段性血压测定及彩色多普勒超声可快速无创性地提供下肢动脉血流频谱、压力、流速等信息。下肢动脉 CT 血管成像（CTA）及磁共振成像（MRA）可进一步准确评估病变范围及程度。

（1）静息踝肱指数（resting ankle brachial index, ABI）：是踝部动脉收缩压和肱动脉收缩压的比值。是诊断下肢动脉缺血首选的有效和可靠的方法。静息状态 ABI 常与脉搏容积描记或多普勒超声共同应用以进行病变的解剖定位诊断，具有较高的特异性和敏感性，也用于预后预测及随访。一般认为，ABI 增高或下降 0.15 视为疾病好转或加重。踝肱指数意义（ACC/AHA）见表 2-2-1。

表 2-2-1 ABI 及意义

ABI	意义
>1.4	存在动脉壁钙化
>1.0	正常
0.91~1.0	无明显动脉病变或轻度动脉病变
0.50~0.9	中度动脉病变
<0.5	严重动脉病变
<0.3	严重肢体缺血

（2）运动平板试验踝肱指数（exercise treadmill ABI）：是进行一定时间及强度的运动平板行走后进行 ABI 的测量，其能够更加客观地对下肢症状相关的运动受限程度进行评估，也能够对于静息 ABI 正常或临界（0.91~0.99）的疑似股－腘动脉阻塞性病变进行进一步的诊断评估，是静息 ABI 的有效补充检查。

（3）趾肱指数（toe-brachial index，TBI）：是趾部收缩压和肱部收缩压的比值，原理与 ABI 相同。对于钙化严重病变（ABI>1.4）可应用 TBI 进行诊断评估，同时对于重度下肢缺血的患者，TBI 可对末梢的灌注情况进行有效测定。

（4）彩色多普勒超声检查（color duplex ultrasound）：超声具有无创伤、快速的优点，能够提供较为全面的下肢血管血流动力学信息，通过对下肢动脉管径、峰值流速（PSV）、频谱形态等信息的采集，能够较为准确全面地评估病变程度及范围。但超声对于检查者的经验有一定的依赖性，存在一定的假阳性／阴性率。

（5）经皮氧分压（$TcPO_2$）测定：是局部非侵入性检测方法，反映从毛细血管透过表皮弥散出来的氧气含量，进而精确评估组织的缺血程度并指导肢体缺血的治疗。为评估组织缺血程度提供了量化指标。对于 ABI 处于正常值或临界值（0.91~0.99）同时伴有伤口不愈／坏疽的患者，该方法可评估局部组织灌注的情况，协助诊断重度下肢缺血。

$TcPO_2$ 绝对值 <30mmHg 见于全身疾病致供氧不足（如心、肺疾病）和局部的血流减少（如下肢动脉缺血），对于下肢缺血程度的反映不受是否糖尿病影响。

（6）CT/MRA：随着多排 CT 的普及，其 CTA 图像已能和 DSA 媲美，在某些方面，正在动摇着血管造影"金标准"的地位。1.5T 及 3.0T 磁共振的广泛应用，因其无碘对比剂并发症（包括对比剂肾病）、无 X 线辐射等诸多优点，用于诊断髂股动脉阻塞性疾病亦越来越受到重视。平板 DSA 的不断更新换代，旋转及 3D DSA 的出现，使得髂股动脉长段阻塞性疾病的血管内治疗更加安全、便利。缺点：往往存在"假阳性"，且对小腿远端的血管病变显示不清。

（7）数字减影血管造影（digital subtraction angiography，DSA）：从腹主动脉至足背动脉的全程动脉造影，不但能显示病变的部位和程度，还有助于明确主－髂动脉（流入道）和腘与足背动脉（流出道）的情况。股动脉：在糖尿病患者和非糖尿病患者中，病变局限于股－腘动脉者很少见。非糖尿病患者的病变部位多在股浅动脉远侧段，一般从收肌管开始；单纯的股浅动脉近侧段闭塞很少发生；弥漫性股浅动脉闭塞者约占 20%。而糖尿病患者的病变范围多累及整段股浅动脉。腘动脉：非糖尿病患者单独的腘动脉闭塞很少见。而糖尿病患者则较多。股－腘动脉闭塞发生率较高，约有 50% 以上的患者是大腿部动脉闭塞性病变的延续。股－腘动脉闭塞病变者，其流出道常被累及，往往合并有 1 支、2 支或 3 支远侧动脉的病变，特别是糖尿病患者多合并有胫－腓动脉的病变。通常，尽管 3 支胫－腓动脉内膜都有不同程度病变，而腓动脉常可保持一定程度的通畅。

新的影像设备不断提高下肢动脉阻塞性疾病的诊断水平。对比增强超声、血管内超声（intravascular ultrasound，IVUS）设备的不断改良，更加直观地显示血管管腔形态及管壁改变，有助于对病变程度、治疗效果的评估。超细血管纤维内镜，可经导管鞘插入血管，通过电视显像，可直观地显示血管内膜、血栓、斑块，并可导引取出血管腔内容物和做血管内治疗，促进诊断和相关科研水平的提升。

二、近 30 年病变模式的改变和治疗方式变化

近 30 年来下肢动脉闭塞性疾病治疗取得了很大进展，由于采取积极的干预治疗措施，即使患者有严重缺血性溃疡、静息痛，保肢率也有很大提高。同时对于下肢动脉闭塞性疾病的认识也有根本的转变。以往认为下肢动脉病变主要是动脉粥样硬化导致，常为大动脉、节段性病变，而目前认为股－腘小腿动脉阻塞性疾病（infrainguinal arterial occlusive disease）为主的多平面动脉闭塞性疾病（multilevel arterial occlusive diseases）是导致下肢动脉缺血的主要原因。国人股－腘小腿动脉阻塞性疾病约占下肢动脉病变的 37.5%~46.9%，而且随着糖尿病发病率提高，此类

患者有进一步增加的趋势。

股-腘小腿动脉阻塞由于病变较为远端,而且累及的动脉口径较细,传统治疗观点认为血管重建手术风险较大,长期通畅率低。此外,20世纪70年代Framingham的报告也认为,间歇性跛行患者有相当多会有较好的预后,仅有7%~10%的患者会发展成严重缺血并导致截肢,而患者获益并不能抵消手术的潜在风险,因此也多采用药物治疗方式。然而随着血管腔内技术逐渐发展成熟,腔内治疗的方法也从既往的普通球囊扩张(PTA)、金属裸支架植入(BMS)、发展到如今更加先进的药物洗脱支架(DES)、药物涂层球囊(DCB)和血管减容装置(debulking device)的使用,腔内治疗正逐渐成为治疗股-腘动脉病变的首选,在美国外周动脉腔内治疗患者数已经超过冠脉患者,大多数以往需要传统手术治疗的外周动脉疾病,目前都可以采用腔内治疗。由于腔内治疗具有微创、安全、有效和可重复操作的特性,因此即使腔内治疗失败,仍保留有进行开放手术的机会,而且根据Rutherford的下肢动脉缺血分类,中、重度间歇性跛行患者已缺乏肢体的正常血供储备,可以认为是下肢动脉缺血病程中的关键点,是手术介入的必要时机。

股-腘动脉阻塞性疾病治疗干预时机选择,目前认为应遵循以下原则:对于有严重下肢缺血患者如存在静息痛和缺血性溃疡,应积极手术干预治疗。对于年龄小于50岁的间歇性跛行患者,可以采取药物或锻炼治疗,如果症状没有明显改善,并且对生活质量或职业有明显影响,应考虑手术或腔内治疗,但需根据治疗者经验慎重评估操作风险。既往认为对于TASC A、B级股-腘动脉病变,可以优先考虑腔内治疗,而随着腔内技术的不断发展,许多指南已经把TASC C级病变也纳入优先考虑腔内治疗的范畴,甚至于最新的SCAI指南提出所有病变段小于25cm的股-腘动脉都应该优先尝试腔内治疗。当然,外科手术由于其良好的通畅率,目前仍无法被完全取代,对一些动脉解剖条件非常适合手术治疗,没有明显心肺功能障碍患者,可以考虑手术治疗。考虑到年轻患者动脉硬化病变存在继续进展的可能,对轻度间歇性跛行患者仍应严格控制手术指征。

三、流出道评估的临床意义

北美血管外科协会(Society for Vascular Surgery,SVS)在推荐下肢动脉疾病评估方法的同时考虑了远端血管的分流权重及各自的病变程度(表2-2-2),对流出道进行了细致的评价并将其量化,提出流出道条件差对股-腘动脉腔内成形术的预后有不良影响,但该方法目前尚未被广泛应用。

表 2-2-2　流出道阻塞程度

分值	阻塞程度
3	全程阻塞
2.5	阻塞长度 <1/2
2	最大狭窄程度 50%~99%
1	最大狭窄程度 20%~49%
0	最大狭窄程度 <20%

目前普遍认为,下肢动脉阻塞性疾病远端流出道状况对血管重建治疗影响巨大。流出道条件差与股-腘动脉腔内成形术的预后相关,流出道评分越高,一期通畅率越低。其临床意义在于提示临床诊疗中应对流出道条件不良的患者加以区别对待:一方面在进行股-腘动脉腔内成形术的过程中,应尽量同期改善流出道条件,降低流出道评分;另一方面在术后应对流出道评分高的患者加强随访,缩短随访间隔,及早发现治疗部位的再狭窄,争取在闭塞之前对其进行治疗。因为在进行腔内成形术时,闭塞性病变与狭窄性病变相比,前者治疗的难度增大,成功率降低且手术并发症发生率增高。

股-腘动脉重建患者如果有2~3条较为通畅的流出道,占下肢病变约65%,其3年通畅率比没有或仅有1条流出道的患者高2~3倍。一项回顾性分析显示,股-腘动脉狭窄或闭塞施行血管重建手术如有良好流出道,5年通畅率分别为62%和48%,而相对于流出道状况较差的患者,5年通畅率分别仅为43%和27%。流出道的选择应考虑到能使足部得到充分的灌注。任何远端动脉,包括足底动脉弓都可以作为合适的流出道选择。3年通畅率足部动脉旁路转流和胫后动脉旁路转流分别为82%和79%,两者无明显差异,保肢率两者分别为92%和87%。流出道动脉的选择应基于动脉本身的质量和通畅程度,而无需顾忌旁路血管的长度,因为后者对通畅率的影响并无显著差异,但如果没有合适长度的静脉则另当别论。

如果发现腘动脉与胫-腓动脉没有直接的连接血管,"孤立"的腘动脉仍然可以作为一个合适的流出道。尤其是患者没有合适长度的静脉作为转流血管的情况下,如果旁路血管采用 PTFE 与"孤立"的腘动脉作旁路转流,5 年通畅率约为 55%,自体静脉约为 74%。保证通畅率的前提条件是腘动脉长度需大于 7cm,并至少有一条侧支引流血管。也有作者报道,较大的膝部侧支血管也可以选择为流出道。

四、治疗方式选择和疗效评价

股-腘动脉阻塞性疾病治疗以改善下肢缺血状态,提高患肢功能和保存肢体为目的。症状改善的客观标准包括 ABI 指数提高、溃疡缩小修复、截肢(趾)切口愈合等。由于股-腘动脉阻塞性疾病累及范围可达整个下肢,且每个病变都有其特殊性,因此治疗方案选择应综合考虑患者的临床表现、合并症情况和病变动脉解剖特点。如果患者有严重的流出道病变,同时足部承重部位有大块组织缺损或感染、下肢麻痹或挛缩、顽固性静息痛或有全身脓毒血症等情况,可以直接采取截肢治疗。但如果感染仅限于足趾,可予以抗感染治疗和适当引流,当足部蜂窝织炎控制后再行二期动脉重建手术。远端动脉流出道重建应考虑到能使足部得到充分的灌注,而无需顾忌所需旁路血管的长度,因为后者对通畅率的影响并无显著差异。因此术前 DSA 检查一定要充分显露足部血流灌注情况。如果足部血流主要由足背动脉供应,则要首先开通胫前动脉;如果足部血流主要来自足底动脉弓,则应首先建立胫后动脉至足底的血流。腓动脉一般不作为首选的流出道,因为腓动脉重建不能建立足部血流的直接通路,但如果足部确实没有"直达"血流,通过腓动脉侧支建立足部血流也是一种治疗选择,如采用低顺应性球囊通过腓动脉和迂回的侧支,达到足部灌注血管,但这种 PTA 技术成功率较低。

无论是采用血管腔内治疗或旁路转流手术,慢性下肢动脉缺血的治疗应考虑以下重要因素:动脉病变解剖形态、患者的手术危险性和生命预期、以往手术方式(转流或血管成形术等)、医生对手术或介入治疗的经验以及患者经济承受能力。血管腔内技术治疗下肢动脉闭塞性疾病安全性较高,患者恢复快,但疗效的持久性比手术治疗差。当两项技术(血管腔内治疗和传统手术治疗)具有相同结果时,腔内治疗应当优先考虑。目前随着介入技术的发展,膝下动脉流出道病变采用腔内治疗方式有逐渐增多趋势。一些 TASC B 型和 C 型的患者也可以采用腔内治疗方式,这些腔内治疗手段虽然不能建立一条长期稳定的流出道,但在一定时间内能满足溃疡愈合需要。而一旦足部溃疡愈合,局部组织需氧量降低,此时即使重建血管再闭塞也能挽救肢体。

五、股-腘动脉病变 TASC 分型的演变对治疗方式选择的意义

下肢股-腘动脉阻塞性疾病的临床治疗方法主要有药物治疗、血管内介入、血管外科旁路术。在治疗方法选择、疗效评判等方面,一直存在争论。2000 年,作为管理周围动脉疾病标准化指南的跨大西洋多学科共识(Transatlantic Intersociety Consensus,TASC)文件发表(TASCI)。此后,新器材的不断问世和人们观念的不断改变,TASCI 的不少条文已不适宜。2007 年,TASC 工作小组修改并公布了新的共识文件即 TASCII。

(一)TASC 分型

TASCI 和 TASCII 分别按照血管节段(主-髂动脉、股-腘动脉)对狭窄和闭塞进行分型,其股-腘动脉示意图及列表如下(表 2-2-3)。

表 2-2-3A 股-腘动脉 TASCI 分型列表(2000 年)

分类	描述
A 型	单处狭窄 <3cm,不包括股浅动脉开口和腘动脉远端
B 型	单处狭窄或闭塞,长度 3~5cm,未延伸至远段腘动脉 严重钙化狭窄,最长达 3cm 多发狭窄或闭塞,每处长度 <3cm 单处或多处病变,无持续的能够维持旁路术后胫动脉远端的血流
C 型	单处狭窄或闭塞长度超过 5cm 多发狭窄或闭塞,每处 3~5cm,有或无严重钙化
D 型	股总动脉或股浅动脉完全闭塞,或腘动脉和三根分叉处完全闭塞

表 2-2-3B 股－腘动脉疾病 TASC II 分型
列表（2007 年）

分类	描述
A 型	单处狭窄≤10cm 单处闭塞≤5cm
B 型	多发病变（狭窄或闭塞），每处长度≤5cm 单处狭窄或闭塞≤15cm，不包括膝下腘动脉 单处或多处病变，无持续的能够维持旁路术后 胫动脉远端的血流，严重钙化闭塞≤5cm 单处腘动脉狭窄
C 型	多发狭窄或闭塞，总长度>15cm，有或无严重 钙化，两次血管内介入术后，出现需要处理的 复发性狭窄或闭塞
D 型	股总动脉或股浅动脉慢性完全闭塞（>20cm，包 括腘动脉） 腘动脉及分叉近端慢性完全闭塞

按照 TASC II 的建议，股－腘动脉阻塞性疾病的 A 型病变选择血管内介入治疗；B 型病变倾向于选择血管内介入治疗；C 型病变倾向于选择血管外科手术；D 型病变选择外科手术。由 TASC I 演变为 TASC II 的分型可以看出，新的标准对选择血管内介入治疗尺度放宽，如：TASC I 的 B 型病变相当于 TASC II 的 A 型病变；TASC I 的 C 型病变相当于 TASC II 的 B 型病变。尽管如此，临床实际工作中对选择血管内介入的尺度仍继续趋向进一步放宽。许多指南已经把 TASC C 级病变也纳入优先考虑腔内治疗的范畴，甚至于最新的 SCAI 指南提出所有病变段小于 25cm 的股－腘动脉都应该优先尝试腔内治疗。当然，外科手术由于其良好的通畅率，目前仍无法被完全取代，对一些动脉解剖条件非常适合手术治疗，没有明显心肺功能障碍患者，可以考虑手术治疗。

凡是有下肢血管闭塞性病变的患者是否都要外科干预治疗？这是一个值得血管外科医师深思的问题。虽然有 TASC 治疗指南可借鉴参考，但对于选择手术和介入治疗仍要严格掌握指征，国内临床医生尤其是血管外科专业人员对此应有清醒的认识。因为大多数间歇性跛行患者病情稳定，并不需要手术治疗，只有在严重影响生活和工作，或有较高的生活质量要求时，才考虑有创性诊断和治疗。

临床症状是选择治疗方法的重要依据。一般的间歇性跛行（Fontaine I~II 期）患者应当以运动锻炼和药物治疗为主，降脂和抗血小板药物治疗是目前临床的首选用药。运动锻炼和药物治疗有助于改善肢体侧支循环，可使多数患者的临床症状得到缓解或保持稳定，一般可不必采取外科干预措施。过于积极的外科干预，不仅会带来过大的损伤，也容易导致患肢侧支循环的破坏，一旦治疗失败会进一步加重肢体缺血。对于部分 Fontaine IIb 期患者，如对生活质量要求较高，临床判断其病变形态不复杂，外科治疗难度不大，容易通过介入或手术解决症状，预期结果较好时，可以采取适宜的外科干预措施。对于 Fontaine III~IV 期的慢性重症下肢缺血（CLI）患者，应当采取积极的外科干预手段，根据患者的一般情况、伴随疾病和病变的形态学特点采取相应的综合治疗策略。但是 CLI 患者一般只有 80%~90% 可以进行血管重建，有 10%~20% 的患者全身或下肢动脉病变无法进行血管重建，或因肢体已经有严重的坏死和感染而丧失了手术时机。在接受手术治疗的患者中，只有约 60%~70% 的患者可以得到救治，一部分患者最终因术后肢体缺血进一步恶化、肢体坏死和感染而截肢，或因心脑血管事件而死亡。需要强调的是，决定外科干预治疗指征的重要依据是临床症状，CTA（CT 血管造影）或动脉造影等影像学检查只是作为参考，是选择手术方式或介入治疗方法的依据。因此，股－腘动脉硬化闭塞症的血管重建指征是：①较严重的间歇性跛行；②静息痛；③肢端缺血性溃疡和坏疽。动脉重建是针对临床药物治疗无效和 CLI 患者唯一有效的救治方法。

间歇性跛行在高龄患者中发病率较高，在美国，65 岁以上者占 3%；在苏格兰爱丁堡，55~74 岁者占 4.6%；在瑞典，55~89 岁者占 4.1%，而且间歇性跛行的发生率随年龄的增长而明显增加。但过去近 40 年的研究提示，间歇性跛行患者约 25% 可自发改善，33%~50% 保持不变，只有约 25% 的患者病情加重。美国匹兹堡大学医学中心长达 15 年的观察"缺血性间歇性跛行"研究显示，10 年累计截肢率 <10%，10 年累计手术血管重建率为 18%。患者踝臂指数（ABI）平均每年下降 0.014，跛行距离平均每年缩短 8.4m。静息痛和缺血性溃疡发生率分别为 23% 和 30%。这

说明，虽然在病理上动脉粥样硬化病变是不断进展的，但是缺血下肢的结局却是相对较好的，这也是与侧支循环代偿的存在有密切关系的，加强运动锻炼和药物治疗，是可以较长期稳定病情的。因此目前只有出现静息痛及溃疡的慢性严重肢体缺血患者才考虑积极外科血管重建或介入等治疗，以防止截肢和肢体功能的丧失。

（二）下肢动脉重建和一期截肢

诊断 CLI 很重要，因为这意味着患者极有可能出现肢体缺失或致命性和非致命性心脑血管血管事件的危险性，如心梗和卒中等。如果 CLI 患者不能积极的外科治疗，包括针对心脑血管疾病的防治措施，1 年内约有 25% 的患者死亡，25% 的患者需要进行大腿截肢，其预后在很大程度上与恶性肿瘤患者相似。事实上，CLI 患者的大部分治疗措施只是姑息性的，并不能提高患者的生存期。对于一些伴有严重合并症的 CLI 患者，当肢体出现严重感染或坏死而丧失了血管重建时机，或经长期治疗预期治愈机会极低，一期截肢将是较合理的选择。一期截肢可以较快地解除患者痛苦和改善生活质量。因患者全身情况差不能进行血管重建或预计动脉重建手术成功率极低的高危者，或经动脉重建后下肢缺血继续恶化、不能控制感染时，应当进行二期截肢。选择膝上或膝下截肢取决于动脉闭塞的部位和组织缺血平面。能否恢复独立行走是截肢患者主要关心的问题，一般膝下截肢较容易通过安装假肢恢复独立行走，而膝上截肢者则相对较难，因此，对于广泛血管病变的重症患者，近端血管重建和膝下小的截肢常是适宜的方法。

应当清楚地认识到下肢缺血症状仅为全身动脉硬化的外周血管表现，患者往往合并心脑血管疾病，而且患者更多的不是死于下肢缺血而是死于冠心病和脑血管疾病。最近在北京安贞医院对 389 例心脏内外科、神经科及血管科患者的一项调查中，心脏内外科患者踝臂指数 <0.9 的发生率为 29.5%（39/132）；神经内科缺血性卒中患者发病率为 14.7%（15/109），出血性脑卒中发病率为 40%（6/15）；在血管科患者中，脑卒中发病率为 11.3%（15/133），冠心病发病率为 22.6%（30/133）；其中 7.2% 的患者同时患有这三种疾病。由此可见，对下肢缺血的患者需要重视全身

系统性治疗，包括心脏科及神经科的专科治疗，以及降血脂、降血压及抗凝祛聚等多方面的治疗。对于不适合手术的患者，促进侧支循环的建立至关重要。尤其在气温降低时，制订个体化治疗方案极其重要，如及时应用低分子肝素、西洛他唑、巴曲酶、安步乐克及前列腺素 E 等药物治疗。而且不应忽视中西医结合治疗，一些中药也能起到促进侧支动脉生长的作用。

总之，股 - 腘动脉硬化闭塞症因其病变的复杂性，临床表现及治疗方法也有所不同，应当采取联合运动锻炼、药物治疗和血管重建的综合治疗策略，充分评价各种治疗方法的潜在风险及其获益，根据具体病变和患者自身情况选择合理的治疗方法。下肢缺血只有静息痛、缺血性溃疡是手术和介入治疗的绝对适应证，对于一般的间歇性跛行，不应采取积极的手术和介入等有创性治疗，一般应首选功能锻炼和药物治疗，除非跛行严重影响生活。对有手术指征的患者，手术术式及吻合口的选择也非常重要。下肢缺血性跛行作为一个全身动脉硬化的标志，应高度重视可能伴发的心脑血管疾病，注意全身治疗，提高生存率，而非仅仅局限于挽救一条肢体。只有将 TASC 指南与严格掌握手术及介入指征完美结合，强调个体化的治疗，才能真正起到延长寿命、挽救肢体的目的。

六、新技术和新型器材的应用对股 - 腘动脉阻塞性疾病治疗方法的影响及实践

1. 球囊扩张成形术（PTA） 在腔内治疗的历史上，PTA 曾经是股 - 腘动脉病变的首选治疗。然而大量的随机对照试验（RCT）结果显示，PTA 之后使用支架或药物涂层球囊（DCB）明显优于单纯 PTA，因此单纯的球囊扩张已经不再是原发股 - 腘动脉病变的首选治疗。但是，PTA 仍然是支架植入或使用 DCB 之前必不可少的手段，多项 Meta 分析显示在使用支架或 DCB 之前进行良好的血管准备（包括 PTA）能明显提高手术成功率、通畅率，特别是针对于长段（病变长度 >10cm）闭塞病变。

2. 特殊的扩张球囊 包括刻痕球囊（scoring balloon）、切割球囊（cutting balloon）、巧克力球囊（chocolate PTA balloon）、双导丝球囊（vascuTrak balloon）。与普通球囊相比，这些特殊的球囊针对钙化病变有更好的扩张效果。然而关于这些球囊的研究往往都是小样本量的观察实验，而且对照组都是普通球囊，并没有任何一项针对DCB的头对头的对照试验，因此，单纯使用这些球囊的结果仍存在疑问。此外，这些球囊的价格往往是普通球囊的数倍，甚至高于一些DCB，因此在临床实践中，这些球囊一般不作为首选治疗，而是在普通球囊扩张效果不佳的情况下使用（比如严重钙化病变）。

3. 金属裸支架（bare mental stent，BMS）

在DCB问世之前，多项RCT研究显示对于股-腘动脉病变一期植入支架的1年通畅率要明显优于单纯PTA或者PTA+选择性支架，因此有一段时期，支架植入一直是治疗股-腘动脉病变特别是长段病变的首选治疗。然而，随着这些研究的远期结果发布，可以发现一期植入支架与选择性植入支架的2年通畅率并无明显差别。而在DCB出现之后，裸支架已经逐渐成为一个补救性措施而非一期选择。近年来，一些新型编织支架的报道显示不错的通畅率，特别是针对钙化病变、长段病变、闭塞病变等以往BMS治疗效果不佳的情况。但是这些研究都是单臂研究结果，新型支架与普通裸支架甚至是DES或者DCB的对比结果如何仍是未知。

4. 覆膜支架（stentgrafts）

覆膜支架为裸支架与人工血管的结合产物，有学者以此提出了"endo-bypass"的理念，目前能用于股-腘动脉病变的覆膜支架主要为viabahn支架，支架为金属裸支架内衬聚四氟乙烯（PTFE）人工血管设计，RCT研究显示相对于BMS，viabahn的一年通畅率明显占优，特别是针对长段病变（>20cm），并且其通畅率不受支架口径和长度的影响。但是，覆膜支架虽然能很好地解决内膜增生的问题，支架内血栓的发生率确要明显高于BMS，新一代肝素涂层viabahn有望解决这一问题，但还没有大样本量长期随访结果。然而，覆膜支架对病变段的要求较高，并不适用股浅动脉开口、病变段有巨大侧支、流出道不佳、跨关节的病变。覆膜支架对血管准备的要求也比BMS更高，预扩不充分可能会增加支架内血栓的风险。此外，与BMS内膜增生造成病情逐渐发展不同，覆膜支架往往是由于支

架内血栓引起血管闭塞，从而引发急性肢体缺血。由此可见，覆膜支架的优缺点都很明显，因此其在股-腘动脉病变的应用也受到很大限制。

5. 药物洗脱支架（drug-eluting stents，DES）

药物洗脱支架即使用特殊工艺在普通裸支架表面吸附上还有紫杉醇等药物的聚合物，并能够在植入体内后持续缓慢释放，使得支架同时具有对抗血管弹性回缩和抑制血管内膜增生的作用。DES一直是冠脉治疗的一线选择，然而在股-腘动脉的应用仍没有大量铺开。目前外周动脉可用的DES有zilver PTX和eluvia，但这两款产品均未在国内上市。多项RCT研究显示无论是相较于PTA还是BMS，DES治疗股-腘动脉的通畅率以及二次干预率都要明显占优。此外真实世界的研究结果显示，DES治疗股-腘动脉1年一期通畅率为86.1%，针对TASC C/D级病变，1年一期通畅率仍有77.6%，而针对再狭窄病变，1年一期通畅率为78.8%。

6. 药物涂层球囊（drug coated balloons，DCB）

DCB与DES类似，只是药物的载体变成了普通球囊。相比于DES，DCB更加符合近年来"leave nothing behind"的理念，即不在体内遗留任何移植物，这样既可以减少移植物刺激引起的内膜增生，还可以减少二次干预的难度。目前国际上已有多款DCB上市，各种DCB所使用的球囊、药物以及载体都各不相同，临床试验结果也千差万别，而国内已经上市的DCB仅有一款，但有多款DCB在做临床试验。根据大量的RCT研究结果和以此为基础做的Meta分析，DCB的结果都要明显优于单纯PTA，其中部分研究显示DCB结果要优于一期支架植入。而针对再狭窄病变，DCB的优势更加明显，一项RCT研究结果显示支架内再狭窄病变两年通畅率比之单纯PTA为50%比19%，$p=0.007$。而真实世界的数据提示，针对长段病变（>15cm）、再狭窄病变、闭塞病变（闭塞长度>5cm），DCB都有相当不错的结果，一年通畅率分别为91.1%、88.7%、85.3%。但是也有研究显示虽然DCB的一年期效果要明显优于PTA，但是3年期的效果二者并没有统计学差异。此外，近期有学者的一个Meta分析结果显示紫杉醇药物涂层球囊和支架治疗PAD，患者5年全因死亡率明显高于PTA和裸支架，同时该研究

也提示紫杉醇药物浓度和剂量越大死亡率越高，但也有许多学者对此结果提出质疑，认为此结论尚需更加合理的实验设计验证。总而言之，DCB目前已经成为股-腘动脉病变的一线治疗选择，但其远期的效果以及可能带来的其他危害仍有待评估。

7. 腔内减容技术（debulking）　腔内减容技术包括血栓和斑块的减除，对于慢性股-腘动脉病变来说，更多的是斑块切除术（atherectomy）。在过去的十几年间，多种减容装置开始应用于临床，包括定向斑块旋切装置（turbohawk系统）、旋切+抽吸装置（jetstream系统、rotarex系统）、斑块消融装置（准分子激光系统）等，但由于其大多费用昂贵，且没有足够的RCT试验证据证明其比支架更有效，因而并没有得到大范围的推广。而随着DCB时代的到来，多项研究发现良好的血管准备能够减少补救性支架植入率并改善通畅率，因此，腔内减容技术开始作为一种辅助手段以获得更好的血管准备，从而在得到更多的临床应用，虽然缺乏大样本量的循证学证据和长期的随访结果，但我们有理由相信减容+DCB可能会成为治疗股-腘动脉的最佳方式，特别是针对股总动脉、腘动脉等支架的相对禁区以及严重钙化病变。

（陈　忠　王　盛）

参 考 文 献

［1］Hirsch AT, Criqui MH, Treat-Jacobson D, et al. Peripheral arterial disease detection, awareness, and treatment in primary care. JAMA, 2001, 286: 1317-1324.

［2］McDermott MM, Greenland P, Liu K, et al. Leg symptoms in peripheral arterial disease: associated clinical characteristics and functional impairment. JAMA, 2001, 286: 1599-1606.

［3］Clark CE, Taylor RS, Shore AC, et al. Association of a difference in systolic blood pressure between arms with vascular disease and mortality: a systematic review and meta-analysis. Lancet, 2012, 379: 905-914.

［4］Singh S, Sethi A, Singh M, et al. Simultaneously measured inter-arm and inter-leg systolic blood pressure differences and cardiovascular risk stratification: a systemic review and meta-analysis. J Am Soc Hypertens, 2015, 9: 640-650. e12.

［5］Eslahpazir BA, Allemang MT, Lakin RO, et al. Pulse volume recording does not enhance segmental pressure readings for peripheral arterial disease stratification. Ann Vasc Surg, 2014, 28: 18-27.

［6］Schröder F, Diehm N, Kareem S, et al. A modified calculation of ankle-brachial pressure index is far more sensitive in the detection of peripheral arterial disease. J Vasc Surg, 2006, 44: 531-536.

［7］Belch J, MacCuish A, Campbell I, et al. The Prevention of Progression of Arterial Disease and Diabetes（POPADAD）trial: factorial randomised placebo controlled trial of aspirin and antioxidants in patients with diabetes and asymptomatic peripheral arterial disease. BMJ, 2008, 337: a1840.

［8］Selvin E, Erlinger TP. Prevalence of and risk factors for peripheralarterial disease in the united states: results from the national health and nutrition examination survey, 1999-2000. Circulation, 2004, 110: 738-743.

［9］Criqui MH, Vargas V, Denenberg JO, et al. Ethnicity and peripheral arterial disease: the San Diego population study. Circulation, 2005, 112: 2703-2707.

［10］Biotteau E, Mahe G, Rousseau P, et al. Transcutaneous oxygen pressure. measurements in diabetic and non-diabetic patients clinically suspected of severe limb ischemia: a matched paired retrospective analysis. Int Angiol, 2009, 28: 479-483.

［11］Burbelko M, Augsten M, Kalinowski MO, et al. Comparison of contrast-enhanced multi-station MR angiography and digital subtraction angiography of the lower extremity arterial disease. J Magn Reson Imaging, 2013, 37: 1427-1435.

［12］Antonopoulos CN, Mylonas SN, Moulakakis KG, et al. A network meta-analysis of randomized controlled trials comparing treatment modalities for de novo superficial femoral artery occlusive lesions. J Vasc Surg, 2017, 65: 234-245. e11.

［13］Bouras G, Lansky A, McClure J, et al. Outcomes from the Chocolate. BAR: A large, multi-center, prospective, post-market study on use of the chocolate Percutaneous Transluminal Angioplasty（PTA）balloon. Presented at: Transcatheter Cardiovascular Therapeutics 2016. Washington, DC, USA, 29 October 2016. J Am Coll Cardiol, 2016, 68: B314.

［14］Dick P, Wallner H, Sabeti S, et al. Balloon angioplasty versus stenting with nitinol stents in intermediate length superficial femoral artery lesions. Catheter Cardiovasc Interv, 2009, 74: 1090-1095.

［15］Garcia L, Jaff MR, Metzger C, et al. Wire-interwoven nitinol stent outcome in the superficial femoral and proximal popliteal arteries: Twelve-month results of the SUPERB trial. Circ Cardiovasc Interv, 2015, 8: e000937.

[16] Lammer J, Zeller T, Hausegger KA, et al. Sustained benefit at 2 years for covered stents versus bare-metalstents in long SFA lesions: The VIASTAR trial. Cardiovasc Intervent Radiol, 2015, 38: 25-32.

[17] Ohki T, Kichikawa K, Yokoi H, et al. Outcomes of the Japanese multicenter Viabahn trial ofendovascular stent grafting for superficial femoral artery lesions. J Vasc Surg, 2017, 66: 130-142.

[18] Dake MD, Ansel GM, Jaff MR, et al. Durable clinical effectiveness. with paclitaxel-eluting stents in the femoropoplitealartery: 5-year results of the zilver PTX randomized trial. Circulation, 2016, 133: 1472-1483.

[19] Bosiers M, Peeters P, Tessarek J. The Zilver PTX single arm study: 12-month results from the TASC C/D lesion subgroup. J CardiovascSurg, 2013: 115-122.

[20] Sridharan ND, Boitet A, Smith K, et al. Cost-effectiveness analysis of drugcoated therapies in the superficial femoral artery. J Vasc Surg, 2018, 67: 343-352.

[21] Ott I, Cassese S, Groha P, et al. ISAR-PEBIS (paclitaxel-eluting balloon versus conventional balloon angioplasty for in-stent restenosis of superficial femoral artery): A randomized trial. J Am Heart Assoc, 2017, 6: e006321.

[22] Schmidt A, Piorkowski M, Gorner H, et al. Drug-coated balloons for complex femoropopliteal lesions: 2-year results of a real-world registry. JACC Cardiovasc Interv, 2016, 9: 715-724.

[23] Grotti S, Liistro F, Angioli P, et al. Paclitaxel-eluting balloon vs standard angioplasty to reduce restenosis in diabetic patients with in-stent restenosis of the superficial femoral and proximal popliteal arteries: three-year results of the DEBATE-ISR study. J Endovasc Ther, 2016, 23: 52-57.

第二节 膝下动脉阻塞性疾病

一、概述

1. 膝下动脉的解剖

膝下腘动脉（popliteal artery）：位于股骨髁间窝水平居膝后中央，然后垂向下达腘肌的下缘分为胫前动脉和胫后动脉，常被命名为腘动脉P3段。

胫前动脉（anterior tibial artery）：由腘动脉发出后，穿小腿骨间膜至小腿的前面，在小腿前群肌间走行，至踝关节的前方移行为足背动脉。

腓动脉（peroneal artery）：为胫后动脉的重要分支，起于胫后动脉的上部，沿腓骨的内侧下行，分支营养邻近诸肌和胫、腓骨。

胫后动脉（posterior tibial artery）：沿小腿后面浅、深层肌之间下行，经内踝的后方转至足底，分为足底内侧动脉和足底外侧动脉两支。

足底内侧动脉：沿足底的内侧前行，分布于足底内侧。

足底外侧动脉：沿足底的外侧斜行至第5跖骨底，然后转向内侧至第1跖骨间隙，与足背动脉的足底深支吻合，形成足底弓。由弓上发出4支跖足底总动脉，后者又各发出2支趾足底固有动脉，分布于足趾。

足背动脉（dorsal pedis artery ）：是胫前动脉的延续，经跗长伸肌腱和趾长伸肌腱之间前行，至第1跖骨间隙的近侧，发出第1跖背动脉和足底深支两终支。

2. 膝下动脉闭塞性病变的分类

动脉硬化性、血栓性、炎症性。其中，动脉硬化性病变最为常见，尤其在合并有糖尿病患者中。膝下病变常常导致足部出现溃疡、坏疽等临床表现。血栓性病变常发生于栓塞、自身免疫性疾病等病程中，由于缺乏良好的流出道，治疗往往十分困难。

膝下动脉阻塞性疾病在既往并不被重视，也并没有有效的治疗手段。延续其他动脉闭塞性疾病的传统治疗方式，旁路术也作为膝下动脉阻塞性疾病的常规治疗手段。但是膝下动脉直径较细，并且涉及膝关节、踝关节等肢体活动较多部位，人工血管旁路术通畅率并不高，自体大隐静脉转流术是另一种有效的选择。小直径血管的吻合对于术者手术技巧要求较高，肢体活动对于吻合口的影响，感染的可能（由于足部无菌环境较差），踝下血管仍存在病变等因素均制约着膝下血管旁路术的开展。

二、临床理念

膝下血管的重要性：膝下血管作为股-腘动脉的直接流出道以及足部的直接供血血管，其通畅与否直接关系着股-腘动脉的通畅性及足部组织的存活。近10余年来，随着新器材及新技术的开展,膝下血管的腔内开通率越来越高,也逐步成为临床治疗的首选目标。膝下血管闭塞性病变中,目标血管的判定应尽量遵循"Agiosome"理念,即不通血管具有相对固定的供血区域,当某一个供血区域出现溃疡时,应尽量开通责任血管,以期能够快速愈合伤口。同时,膝下血管闭塞与足部存在慢性伤口之间存在一定关联性,当开通膝下血管后,应及时清除足部感染坏死组织,防止感染及炎症导致的广泛小血管痉挛、炎症因子浸润等发生短期再闭塞。

三、入路选择

腔内治疗膝下病变时,多种新技术的组合使用尤为关键。常用的技术有:股动脉顺行穿刺,远端逆行穿刺,双向内膜下技术,足背动脉–足底动脉弓成形技术,趾间动脉扩张成形术等。

1. 选择恰当的腔内治疗入路是提高腔内治疗技术成功率的重要因素之一。对侧股动脉逆行穿刺和同侧股动脉顺行穿刺是常用的两种径路。相对而言,顺行穿刺径路更适于膝下病变的治疗,尤其当进行足部动脉成形时。因为对侧股动脉入路常常面临器材输送杆长度不足,力矩不易传送等窘境。除此两种常规径路外,有时还可应用足部动脉(足背动脉或胫后动脉及其分支)逆行穿刺法。

2. 当顺行治疗膝下动脉不能通过病变时,在远端存在踝下血管作为流出道时,可考虑实施逆向穿刺技术,当时必须小心处理远端穿刺点,以防止穿刺造成远端穿刺点闭塞。

四、腔内治疗器材

如果采用对侧股总动脉入路(翻山跨越腹主动脉分叉),可以翻山鞘作为指引导管,尤其适合于治疗近端局限性狭窄病变。目前可用的高顺应性翻山鞘(抗打折型)为4~6F。使用时,应将动脉鞘的远端置入同侧髂外动脉或股总动脉中段。如果对侧股总动脉入路下遇到膝下动脉复杂病变时,可直接选用4~6F的动脉长鞘或经动脉鞘套叠式置入一6F的多功能指引导管,将长鞘或指引导管远端置于股浅动脉远端或腘动脉中段水平。如果股浅动脉存在严重病变影响鞘管置入,可先处理该病变,而后再置入鞘管。

如果采用同侧顺行入路治疗膝下动脉病变,可选用高顺应性亲水涂层的4~6F动脉长鞘,其长度为30~55cm。将其远端置于股浅动脉远端或腘动脉中段水平,同侧顺行入路适于治疗复杂病变,如完全闭塞性或长段弥漫性病变。

(一)导丝的选择

膝下动脉腔内治疗常采用0.014"导丝为平台的器械(球囊、支架、斑块旋切等)。其中不同类型的导丝选择是根据病变的类型决定的。局限性狭窄病变,常使用头端顺滑柔软的导丝,常用有Floppy, PT2等。该导丝在同轴导管或球囊的支撑下更容易被控制。对于角度十分刁钻的病变,预先将导丝头端重塑成形会获得更好的效果。完全闭塞性病变,可选用头端加硬穿越闭塞病变专用的加硬导丝,如Astato XS 20。必须注意,由于膝下血管具有特定的生理弯曲,使用加硬导丝需注意有穿破血管的可能。由于球囊及导管技术的进步,更多0.018"平台的器材具有了更小的剖面,也可应用于膝下动脉。所以0.018"导丝也可用于膝下动脉,其在通过性和穿透性方面有更好的平衡。在合并股–腘动脉病变时也可减少导丝的交换,有利于缩短手术时间。

和股–腘动脉一样,当顺行入路难以建立导丝的治疗轨道时,膝下动脉的逆行穿刺也可以实施。一般选择远端具有良好流出道的血管作为逆穿部位,膝下几乎仍和地方都可作为穿刺点。从固定穿刺针和进入导丝的容易程度来看,小腿部位更好,由于血管略深,周围有肌肉和组织的包绕,仍容易固定穿刺针及置入导丝。一般逆行入路送入导丝后,需逆行前进至腘动脉才能进入真腔,因为膝下血管口径纤细,不易进行导丝导管对接,当进入腘动脉后,成功对接的可能性就会更大。

对于膝下动脉局限性狭窄病变,若决定单纯球囊扩张成形,常采用0.014"低剖面球囊导管,球囊直径一般在1.5~4mm之间。对于有经验的术者,膝下动脉狭窄性病变球囊扩张成形的初级即刻成功率极佳,大约为98%。而对于完全闭塞性病变,其成功率稍低。但是临床结果令人满意。

在早期,单纯球囊扩张成形治疗膝下动脉弥漫性、长段病变的临床成功率较低(3年为57%),幸运的是,目前球囊及导管的性能得到了长足的发展和明显的改善。新的设计特点包括：极低剖面锥形 0.014" 球囊导管,加长球囊(最长可达 220mm)。并具有良好的推送性和追踪性,单轨式平台操作效率更高,球囊导管也因此以同轴为主。新型球囊还具有以下重要技术特点:顺应性低,中高压力维持性好,这使得球囊扩张成形时,血管塑性效果提升,尤其是演示扩张时更加明显。

(二)支架

由于顾忌内膜过度增生及血栓形成,膝下动脉支架置入一般而言仅限于血流限制性夹层。目前可使用冠状动脉改进型支架置入膝下动脉,但其实并不适合,因为膝下动脉多为长段弥漫性病变。因此,很早就开展了关于小血管加长型自膨支式镍钛合金支架的研究。VIVA1/EXCELL 试验是前瞻性多中心注册试验,其患者因 CLI 而置入 Xpert 自膨式镍钛合金支架。其初期研究终点为 12 个月的肢体免截肢率,二期研究终点为造影发现的支架再狭窄率,支架断裂评估、溃疡伤口愈合率及愈合速度。从理论上说,自膨式支架在容易受到挤压的部位具有优势,例如胫前动脉进入前小腿骨筋膜室处。

金属裸支架在处理应急性病变时可获得理想的即刻效果,但是再狭窄再闭塞率较高。所以膝下血管的药物涂层支架有了更广阔的使用空间,多项非随机对照试验显示,西罗莫司药物涂层支架与金属裸支架相比,具有更高的初期通畅率(92% *vs.* 68.1%, $p<0.002$),更低的支架内再狭窄率(4% *vs.* 55.2%, $p<0.001$)以及更低的同阶段再狭窄率(32% *vs.* 66%, $p<0.001$)。

五、存在问题及展望

无论采用旁路术还是采用腔内治疗,膝下动脉仍难以保持长期通畅。但是由于腔内治疗具有可重复性的优势,故目前是膝下动脉阻塞性疾病的主要治疗手段。减容技术在股 – 腘动脉开展较多,在膝下动脉尚无有效的减容手段。定向斑块切除装置(SilverHawk 和 TurboHawk)、准分子激光消蚀(Turbo-Elite)等都可以用于膝下动脉。药物涂层球囊(DCB)在膝下动脉也已得到了一定应用,有些研究结果表明临床效果较满意,但也有些研究的结果并不理想,这可能与膝下动脉再闭塞主要是因早期弹性回缩和负性重构、不同单位对创面的处理不同等多种因素相关。因此,DCB 在膝下的应用仍需更多的循证医学证据支持。

(庄百溪)

第三章　糖尿病足

第一节　糖尿病足的概论

一、定义

糖尿病足的概念由 Oakley 于 1956 年首先提出,1972 年 Catterall 将其定义为因神经病变而失去感觉和因缺血而失去活力,合并感染的足。WHO 的定义是:与下肢远端神经异常和不同程度的周围血管病变相关的足部感染、溃疡和/或深层组织破坏。随着人们对糖尿病足的认识深入,发现糖尿病足是一组足部的综合征,不是单一症状。它至少应当具备几个要素:第一是糖尿病患者,第二是应当有足部组织营养障碍(溃疡或坏疽),第三是伴有一定下肢神经和/或血管病变;三者缺一不可,否则就不能称其为糖尿病足。

二、流行病学

国外资料,在糖尿病足国际临床指南中明确了国外的流行病学资料:在所有的非外伤性低位截肢手术中,糖尿病患者占 40%~60%。在糖尿病相关的低位远端截肢中,有 85% 是发生在足部溃疡后。在糖尿病患者中,5 个溃疡中有 4 个是因为外伤而诱发或恶化。糖尿病患者中足部溃疡的患病率为 4%~10%。

而最近几年,我国对糖尿病足的研究也有了快速的发展,其中也包括了对流行病学的研究:我国多中心资料为 50 岁以上糖尿病人群下肢动脉病变的比例为 19.47%。单中心研究 60 岁以上糖尿病人群下肢动脉病变的比例为 35.36%。北京地区多中心研究的 2 型糖尿病下肢血管病变发生率高达 90.8%,其中重度以上者占 43.3%。糖尿病足患者的双下肢动脉病变呈对称发展。

三、发病机制

1. **发病机制概述**　糖尿病足的发病机制主要是糖代谢紊乱和脂代谢紊乱导致的一系列的机体变化。在高血糖状态下,肢体动脉内皮细胞受到损伤,使血脂沉积在动脉内皮下并形成斑块,日积月累导致斑块增大并阻塞动脉腔,导致下肢动脉粥样硬化;而机体持续处于高血糖与蛋白质的非酶糖化状态,脂代谢紊乱,血液的高黏稠、高凝状态以及下肢循环障碍的特点等诸多因素使糖尿病患者的下肢动脉容易发生血管病变,致使远端组织缺血缺氧。同时长期的高血糖也可导致下肢神经的敏感性下降,传导速度也下降,从而出现神经病变,而糖尿病性神经病变则会导致肢体末梢的保护性感觉减弱或丧失及足部生物力学的改变等,使机体缺乏对足部的保护措施,易引起机械的或温度的损伤,一旦受损,上述的病理生理改变又使病变不易修复,感染难以控制,最后发展成为足坏疽。而且缺血缺氧本身又可加重神经的病变。上述的血管和神经因素均可导致下肢远端组织缺乏营养,从而出现足部组织的溃疡或者坏疽。当然,在上述的因素存在下,如果同时伴有其他外在的因素,如足部畸形、足部异常压力或者烫伤等可以加速溃疡或者坏疽的发生,使其治疗更加复杂化。

2. **糖尿病足分型**　目前糖尿病足一般分为三种类型,即神经型、缺血型和神经缺血型(也叫混合型)。近年有研究发现,糖尿病足是以混合型为主,其次为缺血型,而单纯神经型比较少见。对于神经病变目前尚缺乏有效的治疗手段,而对于缺血型病变则可以通过重建下肢血流,大多数患者可以达到一定疗效;即使混合型病变,如果血流重建成功,其神经病变也可得到部分缓解。在我国最新的研究发现:包括神经缺血型和缺血型在内的与缺血有关的分型占总的糖尿病足的77%。而缺血是导致糖尿病足截肢和死亡的最主要原因。

3. 糖尿病足与动脉硬化　糖尿病患者的动脉硬化主要包括动脉粥样硬化和动脉中层硬化。前者所引起的缺血是由于动脉狭窄和阻塞引起；后者是动脉中层钙化使血管形成坚硬的管道。因此，动脉中层硬化不会引起缺血，但硬化的动脉严重干扰动脉血压的间接测量。微血管病变不是皮肤损伤的主要原因。因此，在糖尿病足国际临床指南中，明确了与非糖尿病患者的血管硬化相比，糖尿病患者的动脉硬化具有以下几个特点：①更为常见；②发病年龄更小；③没有性别的差异；④多个节段发生病变；⑤病变发生在更远端（主动脉–髂动脉几乎不受累）。在我们国内的研究中也发现了类似的特点，而且我们发现在小腿动脉病变中最先累及的是胫前动脉，其次是胫后动脉，最后才是腓动脉。

意大利一个科研小组对 1 107 例糖尿病性下肢缺血患者进行为期 8 年的前瞻性研究（多中心）表明，最终的结局是：溃疡、截肢和死亡。因此我们认为，决定糖尿病足溃疡预后的因素是复杂的，而早期有效的治疗决定预后，因此我们必须重视。

第二节　糖尿病足的外科治疗演变

20 世纪 80 年代初，国际医学界普遍认为"糖尿病下肢缺血是远端微小动脉硬化闭塞导致"，而糖尿病患者伤口易感染且不易愈合，因此无法进行外科血流重建治疗。这一盛行的错误理念导致对患者单纯采取保守治疗，疗效差、截肢率高。中国科学院汪忠镐院士团队在国际率先开展了外周血管造影，通过延迟显像发现糖尿病下肢缺血包含两种病变：可以外科治疗的大血管病变和无法进行外科处理的微血管病变，并首先提出"糖尿病下肢缺血可以通过下肢动脉血流重建"以避免截肢的理念，于 1983 年 10 月完成了国内首例糖尿病下肢缺血患者的血流重建手术，使该患者的足部溃疡愈合，患肢得以保存。至今，多年的临床

实践证实，糖尿病足是一种以血管病变为主伴有或者不伴有下肢神经病变的，以足部的创面为特征的综合征。因此治疗上应当以解决下肢组织的血液供应为要点。因此，下肢动脉血流的重建在治疗糖尿病下肢缺血的方法中，是最重要和关键的措施。

一、下肢动脉旁路移植

作为治疗糖尿病性下肢缺血的传统方法，主要有两种方法。一种是目前最常用的股动脉–膝上或膝下腘动脉旁路移植，此方法是血管外科最常见的手术之一，尤其是股动脉–膝上腘动脉旁路移植，目前几乎所有的血管外科医生都能够完成。另外一种是下肢远端小动脉旁路移植，由于下肢动脉移植最远端的吻合口是吻合在小腿动脉或足部动脉上，所以手术有较大的难度。

1. 动脉旁路移植的适应证　①下肢远端有比较好的动脉流出道；②患者体质较好，能够耐受手术创伤的打击。

2. 疗效评价　治疗成功，一般症状可以缓解或改善。目前的评估指标包括主观指标和客观指标。前者包括主观症状的改善，如疼痛缓解或减轻程度，肢体发冷感觉改善情况等；后者包括踝肱指数（ankle brachial index，ABI）的增加，溃疡面愈合情况，截肢平面的降低等。对于糖尿病下肢缺血患者来讲，只要有一项指标得到改善就属于临床成功。由于手术创伤较大，对于同时伴有严重的心脑血管疾病或其他疾病的患者要慎重，可以选择下肢动脉腔内介入治疗或其他措施。以免手术成功了，而生命牺牲了或者引起了其他严重后果。

3. 动脉旁路移植的进展　目前由于血管腔内技术的快速发展，动脉旁路移植的技术又作为一种比较成熟的方法，无过多的进展。与腔内技术相比，优势也不明显。由于手术创伤比较大，术后恢复也相对慢，因此目前面临着被腔内技术取代的危险，不过对于某些身体条件和动脉流出道较好的患者，下肢动脉旁路移植也许是更好的选择。如果肾功能不良，更是动脉旁路移植的首选。

二、下肢动脉腔内介入治疗

主要具体方法包括经皮穿刺动脉内成形（主

要指单纯球囊扩张术），在球囊扩张的基础上支架成形术／直接的动脉腔内支架成形术，和以激光消蚀、斑块切除为代表的减容手术作为一种微创手段，尤其是当患者年老体弱或伴有其他疾病无法耐受动脉搭桥手术创伤打击者，可以作为首选。

1. **下肢动脉腔内介入治疗适应证** ①有较好的动脉流入道和流出道；②由于年老体弱，合并其他疾病，无法耐受手术的患者；③虽然动脉流出道较差，但是近段有局限性病变（狭窄或闭塞）时，也可以考虑。

2. **疗效评价** 同旁路移植手术评价。

3. **腔内治疗的方法进展** 目前血管腔内技术主要包括球囊成形术和支架成形术。不过，最近在国际上出现了一种新技术即动脉硬化斑块切除术和激光消蚀技术，这两种技术称为减容手术，主要是将动脉硬化斑块去除，增加了动脉腔内的容积，管腔扩大，能够保证病变血管通畅率提高。目前多项临床的大型研究表明，如果减容技术联合药涂球囊，其效果会大大提高。首都医科大学宣武医院最近十余年开展了斑块切除技术，目前已经治疗 400 余例患者，这在亚洲也是最多的一组病例。下肢小腿动脉的药物球囊将是另外一种值得期待的新技术。宣武医院在国内率先采用斑块切除联合药涂球囊，发现其近期疗效很好，其远期疗效还有待进一步观察。并从 2016 年开始在国内又率先引进了激光消蚀联合药涂球囊，目前已经治疗了 100 余例患者，也取得了良好的近期效果。无论如何，减容技术联合药涂球囊都是一种具有广阔前景的新技术，值得我们期待。

三、自体干细胞移植

自体干细胞移植作为最近十几年发展起来的新技术。经过多年来的发展，其安全性和有效性均得到了验证。但是鉴于前几年应用有些泛滥，原卫生部暂停了这项技术的临床应用，改为临床研究。干细胞移植一般包括骨髓血、外周血、脐血和胚胎干细胞。目前用于临床的主要是自体骨髓血和外周血干细胞移植。血管外科主要使用自体干细胞治疗下肢缺血。自体干细胞至少有以下几个优点：①不存在免疫排斥；②没有胚胎干细胞的伦理道德问题；③创伤小，操作简单；④疗效肯

定。但是其适应证的选择必须严格要求。由于将在第七章中详细阐述，这里不再赘述。

第三节 糖尿病足的药物治疗的演变

对于缺血型糖尿病足病变可以通过药物治疗，运动锻炼和重建下肢血流的方法，取得一定疗效。随着药物研发的进展与实践，其在糖尿病足治疗领域扮演的角色也在发生改变。

一、全身基础用药

对于糖尿病足患者，应积极进行血糖控制，首选胰岛素控制血糖，同时对患者进行充分的血糖控制［糖化血红蛋白（HbA1c）<7%］，同时尽可能减少低血糖的发生以降低足溃疡和感染的发生率，继而降低患者的截肢风险。对于糖尿病足合并高血压者，应将血压控制在 140/85mmHg 以下；糖尿病足合并脂代谢患者，应给予他汀类药物治疗，将低密度脂蛋白胆固醇水平控制在 2.1mmol/L 以下，若患者同时合并下肢动脉病变，则应将低密度脂蛋白胆固醇水平控制在 1.7mmol/L 以下。

二、血管专科药物治疗

1. **扩张血管药物治疗** 目前临床所用的血管扩张药包括脂微球前列地尔注射液、贝前列素钠、西洛他唑、盐酸沙格雷酯、萘呋胺、丁咯地尔和己酮可可碱等。

（1）西洛他唑是一种强效磷酸二酯酶Ⅲ抑制剂，2007 年被泛大西洋协作组织（TASC）Ⅱ指南推荐作为治疗间歇性跛行的一线药物。在糖尿病足的治疗中，西洛他唑既可以抑制血小板的聚集，防止血栓形成；另一方面，也能够通过扩张血管的作用，增加狭窄动脉的血流量，改善患肢取血状态。西洛他唑的应用可以大幅延迟糖尿病患者截肢的发生，并且改善糖尿病足患者下肢动脉缺血的情况。一般来讲，24 周的西洛他唑（100mg，2 次 /d）治疗可以有效预防糖尿病足患者发生溃疡；经 8 周的西洛他唑（100mg，2 次 /d）治疗，2 型糖尿病下肢缺血患者的经皮氧分压、间歇性跛行、肢体冷感以及疼痛感等显著改善且优于阿

司匹林。西洛他唑的不良反应主要有头痛、腹泻、大便异常、皮肤瘙痒、头晕以及心悸，但症状轻微可以忍受，严重不良事件包括心血管事件及死亡率与安慰剂相比并没有增加，但长期有效性尚不明确。西洛他唑的推荐剂量为 50~100mg/ 次，2 次 /d。

（2）盐酸沙格雷酯是一种多靶点循环改善剂，对血小板以及血管平滑肌的 5- 羟色胺（5-HT）2 受体具有特异性拮抗作用，从而抑制 5-HT2 导致的血小板凝聚，抑制血管收缩和平滑肌细胞增殖；改善红细胞的变形能力，改善侧支循环及微循环障碍。一项系统评价纳入了 9 个 RCT 研究，荟萃分析结果显示，盐酸沙格雷酯治疗下肢血管病变，能减小患者溃疡面积，增加 ABI、足背动脉血流量，无痛行走距离增加 200.87m。一项 RCT 研究显示，盐酸沙格雷酯治疗糖尿病下肢血管病变，能有效增加患者最大行走距离和无痛行走距离，部分改善足背动脉和胫后动脉的流速、阻力指数和 ABI 指标。因此，盐酸沙格雷酯被推荐治疗慢性动脉闭塞症所引起的溃疡、疼痛以及冷感等缺血性诸症状，尤其对静息痛的疗效显著。盐酸沙格雷酯的推荐剂量为 100mg/ 次，2 次 /d。

（3）在前列腺素类药物中，脂微球前列地尔注射液的疗效和耐受性最好。荟萃分析表明，与安慰剂相比，前列腺素 E1（PGE1）能够显著增加步行距离，即使停止治疗后其步行能力仍然保持增加。脂微球前列地尔注射液的剂量根据患者病变程度推荐为 10μg/ 次，1~2 次 /d，静脉推注或滴注，疗程 14~21d。贝前列素钠治疗能改善糖尿病性周围血管病变患者下肢的主观症状，如烧灼样感觉、冷感觉、水肿、劳力性疼痛、针刺样疼痛及感觉异常。

目前临床应用较多还有其他一些扩张血管药物，比如己酮可可碱，中药通塞脉片等。

2. 抗血小板药物治疗

（1）氯吡格雷：在糖尿病足患者，氯吡格雷是有适应证的抗血小板药物，与阿司匹林相比，氯吡格雷联合阿司匹林的抗血小板治疗能显著降低其全因死亡率和心血管事件发生，但严重出血的风险轻度增加。此外，氯吡格雷联合阿司匹林的双联抗血小板治疗能显著降低下肢血管重建术后的大截肢事件。因此，目前推荐氯吡格雷为对阿司匹林不耐受或对阿司匹林过敏的患者的另一种治疗选择。

（2）阿司匹林：在行血管旁路手术的糖尿病足患者，阿司匹林或阿司匹林联合双嘧达莫（ASA/DIP）治疗能显著改善移植人工血管的血管通畅率但在自体静脉移植血管中任何时间点均未发现这种效果，而在人造血管移植中的各个时间点都能发现这种益处，包括在移植 12 个月后。阿司匹林联合氯吡格雷与阿司匹林比较，所有血管移植物的通畅率在 24 个月时均无明显差异，组间的截肢或死亡发生率差异无统计学意义，而阿司匹林联合氯吡格雷虽然不增加大出血或致死性出血风险，但增加总的出血风险，包括轻度出血和中度出血。

（3）抗凝血药物（肝素、低分子肝素及口服抗凝血药物）：目前没有明确的证据支持在糖尿病足前期的间歇性跛行阶段应用抗凝血治疗。有研究证实，在外周动脉疾病的患者中使用新型口服抗凝药物利伐沙班可以有效减少肢体缺血事件的发生。

与单用阿司匹林相比，外周动脉疾病患者联用利伐沙班 2.5mg 每天 2 次加阿司匹林能显著减少肢体主要不良事件（需要进行干预的严重肢体缺血事件和血管原因导致足部以上的截肢）的发生达 46%。同时，联合治疗方案可以减少 70% 的重大截肢事件。不仅如此，与阿司匹林相比，利伐沙班 5mg 每天 2 次单药治疗也可以显著减少肢体主要不良事件的发生达 33%。同时，与单用阿司匹林相比，外周动脉疾病患者联用利伐沙班 2.5mg 每天 2 次加阿司匹林还可以显著减少主要心血管事件（心梗、卒中或心血管死亡）的发生达 28%。

与单用阿司匹林相比，在严重肢体缺血患者，低分子肝素联合阿司匹林能显著降低血管腔内微创治疗（球囊扩张及支架植入）的糖尿病足患者的血管闭塞 / 再狭窄（高达 85%）；而巴曲酶联合阿司匹林显著降低糖尿病患者的再狭窄，不伴出血和其他消化道不良事件的显著增加。

上述药物治疗方法主要是对于轻至中度的下肢动脉缺血性病变的患者延缓其病变的发展，是糖尿病足治疗的基础；对于严重下肢缺血（CLI）患者目前有最新证据支持利伐沙班加阿司匹林可以达到改善症状、保肢的目的。这一药物联合治疗方案目前仅有利伐沙班具有研究证据支持,暂不能扩大到其他抗凝药物。同时,对于缺血严重而内科常规治疗无效者,需行经皮介入治疗或外科手术治疗。

第四节　糖尿病足局部创面的处理演变

糖尿病足局部创面的处理贯穿整个治疗过程,根本目标是促进功能康复。但依然要以积极进行全身治疗为前提条件,包括控制血糖、抗感染、营养支持、代谢调节、改善微循环、下肢血运重建等,而局部创面处理与全身治疗相辅相成。正确地掌握糖尿病足病因治疗对于创面的愈合至关重要,因为不仅要考虑是否合并真菌、结核感染及其他特殊菌种感染,还要考虑到下肢静脉功能不全、糖尿病类脂质渐进性坏死溃疡及钙化防御、糖尿病合并痛风石性溃疡、糖尿病夏科足等混杂因素。糖尿病足创面修复的根本目标是最大程度保留足的站立和行走功能,尽可能恢复足部的完整性。

在修复之前,进行合理有效的清创对创面愈合至关重要。防止创面感染的重要措施是清创彻底,伤口闭合及时,又能防止组织进一步发生坏死,因此,清创是创面愈合的基础。清创的时机、方法及手段与清创后创面生长的效果密切相关,过早或过迟的清创在临床中会对创面造成进一步恶化,破坏创面的正常修复过程。应当做到清除坏死组织要适度,精确预判保留"间生态"组织,在充分引流前提下,分期进行。鉴于足部存在较多骨、筋膜间隙和分隔,感染性脓液随着这些间隙蔓延的可能性较大,因此特别强调将所有感染脓腔彻底开放、充分引流的重要性。"创面床准备"过程中亦强调去除坏死性负荷、细菌性负荷以及病理的细胞负荷,综合运用多种清创手段应对创面的不同情况,加速创面在"湿性环境"中快速进入肉芽生长期。糖尿病足创面修复过程总的来说有非手术治疗或手术治疗两种。

一、非手术治疗

(1)姑息性清创:换药时,在避免活动性出血和过度损失健康组织的前提下,可用组织剪去除明确坏死组织,以缩短自溶性清创时间,减少感染机会,改善深部组织引流,但须注意保留间生态组织。

(2)创面换药:创面换药可门诊进行,根据创面感染程度和渗出量决定换药频次。

(3)创面用药:根据创面不同阶段选择创面用药,如创面以感染表现为主,可单独应用碘伏等消毒剂,加强换药频次;如创面坏死组织已溶脱,基底肉芽组织开始增生,可选择消毒杀菌类药物和促进生长类药物复合使用。

(4)敷料选择:优先选择具有杀菌、吸附渗液、保持创面适度湿性、防粘连等具有复合功能且高性价比的伤口敷料,也可根据创面情况选择多种单一功能敷料逐层覆盖使用。

(5)持续封闭式负压吸引:可有效改善创面引流,加速坏死组织溶脱和肉芽组织增生,但需住院接受治疗。对糖尿病足创面应注意避免压力设置过高、避免因覆盖不当导致相邻足趾压迫缺血。

(6)生物治疗:①干细胞疗法:可选择自体骨髓干细胞或外周血干细胞,小腿肌肉多点注射后有助于促进缺血肢体的侧支循环建立,改善远端缺血状况。②自体富血小板血浆凝胶外用疗法:可有效改善缺血性创面的局部肉芽组织增生能力,但需应用于清创后相对无菌创面。③蛆虫疗法:可用于加速去除创面坏死组织,缩短疗程,但需采用医用级蛆虫。

(7)减压支具应用:在治疗和愈后预防复发过程中,应根据创面部位,适时选择减压鞋垫、糖尿病足鞋等专业支具,有助于避免创面加深和复发。

(8)物理治疗:理疗和创面高压氧治疗,有助于改善创面的炎症和微循环状况,促进创面愈合。

二、手术治疗

糖尿病足的创面修复治疗之前,局部首先要解决的关键问题是感染问题,特别是感染有无威胁肢体存活。当面临到严重的威胁肢体的感染,就需要积极的外科手术处理。手术治疗包括紧急切开引流、清创、植皮术,必要时还必须果断截肢,以避免出现严重恶化的后果,造成更多的组织损失,甚至因合并坏死性筋膜炎或感染性休克而危及生命。在清创前及清创过程中,最难以处理的是"缺血和感染并存,创面处理中清创和改善血运孰先孰后的问题",需要综合评估来决定,以尽可能多地保留组织为第一原则。

应根据创面情况、患者全身状况,适时进行合适的手术治疗,可有效去除坏死组织,尽早封闭创面,显著缩短疗程,避免因长期换药导致下肢失用性肌萎缩、骨质疏松、深静脉血栓及心肺功能下降等并发症。

(1)手术时机:在全身状况许可的前提下,应尽早进行清创术去除创面坏死组织;在创面肉芽组织增生已覆盖骨骼、肌腱等深部组织,具备条件时应及时进行植皮术以避免创面肉芽组织水肿老化、疗程过长等问题。

(2)创面清创手术的适应证:①已发生明确的足趾、足掌、肢体坏疽创面;②坏死性筋膜炎急性炎症期的创面;③形成足底筋膜、肌膜间隙脓肿的创面;④形成感染性窦道的创面;⑤肌腱、骨骼等深部组织外露失活,换药难以去除的创面;⑥残存大量坏死组织的创面;⑦创面基底肉芽组织增生,无深部组织外露,达到植皮条件而通过换药1个月内难以愈合的创面。

(3)手术方式的选择:尽可能优先选择简单、继发损伤小的手术方案,争取以简单方法解决复杂问题。具体有以下几种:

1)止血带:疑似血运障碍者,建议慎用止血带。

2)清创术:注意探查深层组织损伤情况,避免肌肉组织夹心样坏死和骨筋膜间室综合征,术后能够通畅引流;建议通过多次清创的手术方式,避免损伤过多健康组织,对无明确坏死表现的骨质应尽可能保全。

3)缝合术:不推荐清创后一期缝合。

4)植皮术:创面基底达到植皮条件,应尽早手术封闭创面。建议优先选择刃厚皮植皮,能够选择游离皮片移植的不需选择皮瓣移植。

5)皮瓣移植术:因糖尿病足患者多双下肢同步发生血管缺血性病变,故不推荐皮瓣转移移植手术,以避免出现皮瓣修复失败甚至供瓣区愈

合不良。需在术前对术区血管详细检查评估的前提下,制订手术方案,选择皮瓣的优先顺序为邻位、远位、带蒂、游离。

6)截肢/趾术:对坏死肢体感染危及生命、血供无法重建、创面难以愈合、因疼痛难以忍受、患者家庭经济状况难以坚持长期非手术治疗而强烈要求者,可进行截肢治疗。

7)截肢平面选择:一般可根据患者全身状况、局部供血和损伤情况决定截肢平面,争取达到残端一期愈合的情况下保留患肢功能。

8)超声清创刀的应用:超声清创刀是近年应用于临床的一项新的创面处理技术,与传统的清创方法比较,超声刀清创效率高,对正常组织的损伤小,还可以减轻患者痛苦,是目前较为先进的外科清创技术。其可针对性地对坏死组织进行空化爆破,喷射出的水流直接作用于创面,可有效破坏细菌胞壁,杀灭细菌,减轻创面感染,缩短创面的炎症反应期,进而有效保护创面中有活性的胶原,有效促进患者足部创面的闭合。有文献报道,超声清创刀联合创面负压引流技术治疗糖尿病足溃疡较单纯负压引流治疗或是常规清创治疗效果更好。

目前临床上使用比较广泛的是采用经皮氧分压测定(也可结合血管影像学检查),进行肢体创面愈合能力的评估,该评估手段较客观、有效。一般来讲,组织的经皮氧分压 <20mmHg 时,预示着截肢残端无法愈合;经皮氧分压 >40mmHg 时,预示着截肢残端可以愈合;介于二者之间有愈合的可能,可能需要采用增加血流的方法。

三、创面的个性化处理

由于每个患者基础疾病不一,创面也迥然不同。对糖尿病足创面处理应遵循个性化原则,即在患者全身及局部状况较好,创面坏死组织彻底清除后,根据创面的基底情况,对创面部位进行植皮、皮瓣移植或换药等处理。糖尿病足创面清创应强调整体性、有序性、计划性和分阶段实施,清创要依据创面局部条件、愈合能力、全身情况等做适当的调整,在最恰当的时机,采用最恰当的方法。

第五节　从我国大截肢率明显降低中的思考

随着糖尿病足综合治疗的开展与普及,糖尿病足的大截肢率近年来出现了下降趋势。美国全国住院患者资料库(nation wide inpatients sample,NIS)资料提示,随着腔内治疗数量的逐年增加,截肢率相应的在逐步下降,我国同样出现了类似趋势。

宣武医院回顾了2002年至2017年入院的慢性下肢缺血患者病历资料,发现糖尿病下肢缺血患者,2002年至2007年组对比2008年至2017年组,截肢率由8.83%下降至1.05%。考虑该数据的明显改善和腔内治疗的应用率提高相关,同时可能和血管新生治疗技术的应用有一定的相关性。2002年至2007年,宣武医院单中心腔内和开放手术量均持续上升,自2008年开始,每年腔内手术量继续上升,且趋势更加明显,但开放手术量开始下降,且维持于较低数量水平。该趋势和国内其他主要血管外科中心及发达国家的治疗趋势一致。美国腔内治疗占所有慢性下肢缺血患者治疗的比例,由1999年的19.5%增加至2007年的61.4%。相应的,开放旁路移植手术的比例,由1999年的66.5%下降至2007年的30.7%。相信随着介入技术和器材的不断改进,血管新生治疗的推广和普及,未来糖尿病足的截肢率还会进一步降低。

（谷涌泉　郭建明）

参 考 文 献

[1] 谷涌泉,张建,汪忠镐,等.糖尿病性下肢缺血的外科治疗.中华糖尿病杂志,2004,5(12):328-331.

[2] Adam DJ, Beard JD, Cleveland T, et al. Bypass versus angioplasty in severe ischaemia of the leg(BASIL): multicenter randomized controlled trial. Lancet, 2005, 366: 1925-1934.

[3] 谷涌泉,张建,齐立行,等.动脉自膨式支架置入治疗下肢缺血.中国微创外科杂志,2006,6(11):824-826.

[4] Schillinger M, Sabeti S, Loewe C, et al. Ballon angioplasty versus implantation of Nitinol stents in the superficial femoral artery. The New England Journal of Medicaine, 2006, 354: 1879-1888.

[5] Becquemin JP, Favre JP, Marzelle J, et al. Systematic versus selective. stent placement after superficial femoral artery balloon angioplasty: a multicenter prospective randomized study. J Vasc Surg, 2003, 37: 487-494.

[6] 郭建明,郭连瑞,齐立行,等.4 602例单中心下肢动脉硬化闭塞症导致的下肢慢性缺血患者外科治疗临床研究.中国医师杂志,2018,20(12):1787-1791.

[7] 郭建明,谷涌泉,郭连瑞,等.Turbohawk斑块切除系统治疗下肢动脉硬化闭塞病变.中国普通外科杂志,2015,(6):915-916.

[8] 郭建明,谷涌泉,郭连瑞,等.SilverHawk斑块切除成形对比球囊扩张成形治疗严重膝下动脉硬化闭塞性病变.中国普外基础与临床杂志,2015,22(8):922-925.

[9] 中国医疗保健国际交流促进会糖尿病足病分会.中国糖尿病足诊治指南.中华医学杂志,2017,97(4):251-258.

[10] 余文林,张斌,李勤.糖尿病足的创面修复156例.实用医学杂志,2017,33(3):399-401.

[11] 陈连明,陈阿鑫,史煜华.等.糖尿病足创面处理研究进展.临床荟萃,2018,33(2):93-96.

[12] 李彦辉,张嘉熙,宋少华,等.超声清创刀联合负压创面治疗糖尿病足溃疡的临床效果.重庆医学,2016,45(35):4987-4989.

[13] Gu YQ, Zhang J, Qi LX, et al. Surgical treatment of 82 patients with diabetic lower limb ischemia by distal arterial bypass. Chin Med J, 2007, 120(2): 106-109.

第四章　血栓闭塞性脉管炎的诊断与治疗

血栓闭塞性脉管炎（thromboangiitis obliterans，TAO）简称脉管炎、Buerger病，是一种累及血管的无菌性炎症和血栓闭塞性疾病，主要侵犯四肢中小动、静脉，以下肢血管为主。世界各地均有发病报道，我国以黄河以北为主，但近年来发病率已经不高。TAO是周围血管疾病中的典型疾病，患者多为年轻男性，女性少见，生活水平较低，有长期吸烟史或被动吸烟史。

第一节　血栓闭塞性脉管炎的诊断和治疗的历史回顾

TAO在祖国传统医学中属"脱疽"范畴。早在《内经·灵枢》中就有关于本病的记载，云："发于足趾，名脱痈，其状赤黑，死之治；不赤黑，不死。治之不衰，急斩之，不则死矣。"在汉代华佗的《神医秘传》中，最早对脱疽进行了总结："此症发生于手指或足趾远端，先痒而后疼，早现黑色，久则溃败，希希脱落……"。并应用内治方药金银花、元参、当归、甘草四味的四妙勇安汤，一直流传至今。历代医学文献中，对脱疽的病因、症状和治疗也都做了较详细的记载。

西方医学史上，TAO是一个概念混淆的疾病。1876年，Winiwarter首先报道了该病，他认为主要病因是血管内皮细胞的增生，阻塞血管引发坏疽，称为"自发性坏疽"。1908年，Buerger研究报道了2例截肢肢体的动静脉血管，发现在发炎的血管中有血栓和机化，病变的血管呈条索状。Buerger认为这类病例必须与其他血管闭塞性疾病相区别，可称为TAO。1924年，Buerger通过深入的研究发现这类患者的共同特征，并正式将疾病命名为血栓闭塞性脉管炎，此后该病也被称为Buerger病。也有学者对TAO是否是一独立疾病进行过争论，但经过大量的临床和病理学研究表明，TAO与动脉硬化闭塞症等周围血管疾病均不相同，最终被确认为一种独立疾病。自20世纪五六十年代，我国的王嘉桔教授就对TAO进行了全面系统的中西医结合诊疗方法，取得了良好的效果。近年来不断有新的技术和方法应用到TAO的治疗中，如介入治疗和干细胞治疗等，使总体截肢率也有所下降，但遗憾的是，迄今为止TAO的治疗仍没有取得突破性的进展，总体截肢率仍在9.3%~16.7%。

第二节　流行病学、病因及病理解剖

一、流行病学

TAO的发生为全球性分布，二战前后曾是该病的高发时期。在西欧，TAO占外周动脉疾病（PAD）的0.5%~5.6%，最常见的发病人群是以色列的德系犹太人，占PAD的80%左右。在亚洲，印度、韩国和日本也是高发地区，分别占PAD的45%~63%和16%~66%。当时因为诊断标准和水平上的不完善还使发病率的计算有所降低。20世纪70年代以后，TAO的发病率在北美、西欧和亚洲的发达国家明显下降，从1947年到1986年，美国TAO的发病率从104/10万下降到13/10万，下降了近8倍。发病率的下降主要归因于社会的经济水平的提升和医疗服务的改善，以及对吸烟这一主要发病因素的认识。同时，更精确的诊断标准、影像技术的发展和大量新药物的应用也在一定程度影响了TAO的发病率。但整体发病率下降的同时，女性患病率却增加了。1964年和1970年之间女性患病率约为5%，但在1970年至

1995 年增高到 9.3%。在过去的 6 年期间,女性患者的比例保持在 9.8%。这可能与女性吸烟及被动吸烟人群的增多有关。

二、病因

TAO 的病因至今尚不明确,结合大量病因学研究文献的报道,可将病因归纳于内在因素和外在因素两个方面。

(一)外在因素

1. 吸烟 TAO 最重要的致病因素是吸烟,约 80%~95% 的患者有吸烟史,绝对戒烟可使病情稳定、好转和减少复发,而再次吸烟则使病情复发或加重。因此,吸烟与本病关系十分密切。吸烟与本病的发病机制虽然还没有完全地阐明,但烟碱能够促使血管收缩、小血管痉挛导致血管损害是已经明确证实的,烟草诱发的机体免疫反应和凝血状态改变也在深入研究当中。

2. 环境因素 TAO 在寒冷刺激较多的北方地区发病率远高于南方,因为寒冷刺激可使血管痉挛,长期反复的寒冷刺激会使血管发生内膜增生,甚至闭塞。营养不良实验证明营养不良的动物更易遭受烟草对血管的损害。TAO 患者绝大多数是比较贫穷的人,但相对于户外体力劳动者,渔民经常生活在寒冷的环境中却发病率不高,提示上述环境因素与本病的关系并不十分密切,很可能只是加重了血管的痉挛,增加发病概率。

3. 外伤 有血管外伤病史的患者更易罹患 TAO,如肢体外伤史,压伤、剧烈运动、长途行走等,这一影响发病的因素可能与血管损伤有关。

4. 其他 曾有少量报道提示病原体感染,如 HB 病毒、立克次体等,也可能促成此病的发生,其确实的机制还不十分清楚。

(二)内在因素

1. 免疫反应 TAO 曾因为区别于动脉硬化闭塞症等其他周围血管疾病时,被认为是一种自身免疫性疾病。其血管病变的炎症性表现和高免疫球蛋白水平也在某种程度令很多学者们至今仍然支持这一观点。有趣的是,许多自身免疫性疾病的全身炎症反应,如红细胞沉降率的增加、C 反应蛋白水平升高等表现,并不是总能在 TAO 患者上被观察到。有报道称抗中性粒细胞胞质抗体(ANCA)、抗内皮细胞抗体(AECA)在 TAO 患者的血液中表达明显高于正常人,这一发现却也在不同的研究中有不同的结论。对于免疫因素在致病过程中的具体机制还在深入的研究中。

2. 内皮功能 内皮细胞功能的受损无疑在炎症反应和血栓形成的启动和延续中发挥了关键作用。Halacheva 等人阐述了一种黏附分子,如 VCAM-1、ICAM-1 和选择素,在 TAO 患者的内皮细胞膜上表达明显增加。ET-1 水平在 TAO 患者的内皮细胞中也显著上升。也有报道表明众多细胞因子的表达也明显增加,如 TNF-α、IL-6、IL-10 和 IL-12 等,这些因子均在炎症过程中起到调控作用,同时又能反映内皮功能障碍,使血管的舒张功能下降。

3. 遗传因素 遗传基因因素近年来也被认为是 TAO 发病机制中的主要因素。有人提出了一个新的概念,即宿主的组织相关性抗原在很多主要的免疫功能中扮演关键角色,从而使我们更加理解了 HLA 抗原与病理过程之间相互作用的机制。HLA 基因参与了免疫反应的调控,其中若干 HLA 抗原的变化,如 AW24、BW40、BW54、CW1 和 DRW2 抗原较健康患者中更普遍,HLA-B5 抗原可使 TAO 的患病风险增加 78.2%。不过,若没有外在因素的刺激(吸烟等),遗传因素可能永远不会起作用。

4. 激素异常 鉴于患者多为年轻男性,性激素异常也被认为是影响致病的因素之一。烟草可以影响血栓素 A 和前列环素的合成,进而削弱血液流动和血管内皮功能。

总之,TAO 的发病涉及了多方面的因素,如吸烟、寒冷潮湿、营养不良和激素水平异常等。就目前的研究来说,吸烟是唯一肯定的重要因素。

三、病理解剖

TAO 主要侵犯周围中动脉、小动脉、静脉,通常起始于动脉,然后侵袭静脉,但静脉病变程度较轻。易受累的动脉中,下肢主要是足趾、足背、胫前和胫后动脉,上肢主要是指、桡和尺动脉。小腿的腘、股动脉亦可累及,多由远端动脉病变发展而来。发病于内脏动脉者很少见,但也有少量病例报道。病变动脉缩窄变硬,血管全层呈非化脓性炎症,管腔内常有机化血栓,但内弹力层保存良好是区别于动脉硬化闭塞症和其他血管炎的鲜明特点。病变常呈节段性"跳跃式"发展,长度不等,每段之间的血管比较正常。在病变后期,血管周围纤维组织广泛纤维化,将动脉、静脉和神经包围其中,形成坚硬条索,血管壁上交感神经和周围神经变性,髓鞘丧失。反复发生浅静脉炎是 TAO 的另一特点。根据病变的进程可将病理变化分为两期:急性期、慢性期。

(一)急性期

动脉呈全层炎症反应,内弹力层完整,结构正常,中膜层和外膜层有炎细胞,主要是淋巴细胞和成纤维细胞浸润,但中膜层并无坏死病灶。大量中性粒细胞和巨噬细胞与血液混合形成炎性血栓阻塞管腔。肉芽肿反应和巨细胞生成,与新鲜血栓融为一体,形成所谓的"微小脓肿"。早期的肉芽肿反应和巨细胞出现是 TAO 的典型病理形态。

(二)慢性期

血管炎症吸收稳定后,动脉炎症消退,血栓机化,随之有毛细血管形成,使血栓再疏通。内膜有纤维性增厚,中层完整,富含滋养血管,外膜纤维组织亦增生,含有成纤维细胞。动脉与血栓粘连紧缩,弹力板呈波浪形增厚和断裂,但整体结构保存良好。动脉外周广泛纤维化、神经受压、变性和缺血,构成了肢体末梢缺血性疼痛甚至形成坏疽的原因(图 2-4-1)。

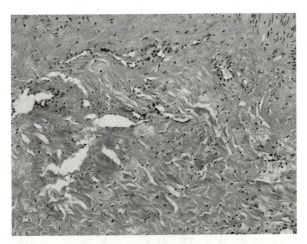

图 2-4-1　TAO 患者动脉壁纤维增生明显伴透明变性

除了上述血管的病理学变化外,因残存正常血管和侧支循环无法满足血运供给,将会出现神经、肌肉、骨骼等组织营养障碍,呈与缺血程度相一致的病理改变。主要表现为肌肉萎缩,皮肤变薄,皮下脂肪减少,骨质疏松,趾甲变性以及末梢组织缺血性溃疡或坏疽等。

第三节　临床表现及分期、诊断及鉴别诊断

一、临床表现

1. 感觉和皮肤色泽改变　患肢发凉、怕冷、对外界寒冷刺激敏感是常见的早期症状,患肢的皮温降低尤以趾端最明显。随着病情的进展,发凉的程度也随之加重。因神经末梢受缺血影响,患肢可出现胖胀感、针刺感、奇痒感、麻木感或烧灼感等感觉异常。皮肤苍白,在肢体下垂时可出现潮红和发绀。

2. 疼痛　疼痛是 TAO 最突出的症状,早期源于动脉痉挛,系血管壁和周围组织内神经末梢感受器受刺激所引起,疼痛通常较轻。血管内膜发炎和血栓形成堵塞管腔后引发早期缺血性疼痛,行走或活动后,疼痛出现或加重,休息后缓解或消失,称之为间歇性跛行。随病情进展,行走距离逐渐缩短,止步休息的时间延长。随着病情继续发展,动脉缺血更加严重,尤其是引发缺血性神经炎,疼痛剧烈而持续,即使在肢体处于休息状态时,疼痛仍不止,称之为静息痛。夜间尤甚,肢体抬高时加重,下垂后疼痛可稍减轻。患者常日夜屈膝而坐,彻夜不眠,有时将患肢垂于床旁,以减轻疼痛。情绪刺激和寒冷可影响血管的舒缩反应,加剧疼痛。当缺血肢体并发溃疡进而继发感染时,疼痛更加剧烈。

3. 营养障碍　随着病变进展,受累动脉搏动逐渐减弱或消失。长期慢性缺血可致患肢营养障碍,表现为皮肤干燥、脱屑、皲裂、汗毛脱落、出汗减少或停止。趾(指)甲增厚变形和生长缓慢、肌肉松弛萎缩、肢体周径变细。肢体严重缺血后则出现溃疡或坏疽。下肢坏疽可及小腿,上肢坏疽很少超出腕关节。多为干性坏疽,继发感染转为湿性坏疽,出现全身性毒热反应。

4. 血栓性浅静脉炎　约50%的患者在发病前或发病过程中反复出现游走性血栓性浅静脉

炎,多位于足背和小腿的足静脉,少数可蔓延至大腿。一段或数段浅静脉可同时受累,呈红色条索状、结节状,伴有轻度疼痛。一次发作持续 2~3 周后症状消退,消退后往往有色素沉着。

二、临床分期

病程的演变,根据肢体缺血的程度,可分为三期。

第一期局部缺血期:以感觉和皮肤色泽改变为主。主要表现为患肢麻木、发凉、怕冷、酸胀、易疲劳、沉重和轻度间歇性跛行。患者一般行走 0.5km 以上路程会出现不适症状,休息后缓解。检查患肢皮温稍低,皮色较苍白,足背动脉或/和胫后动脉搏动减弱。约 50% 的患肢有游走性血栓性静脉炎。

第二期营养障碍期:以疼痛和营养障碍为主。除患肢麻木、发凉、怕冷、酸胀、沉重等症状加重外,间歇性跛行日益明显,行走距离缩短,休息时间延长,疼痛逐渐转为持续性静息痛。夜间更为剧烈,患者常屈膝抱足而坐。患肢皮温明显下降,皮色更加苍白,或出现紫斑、潮红、皮肤干燥,汗毛脱落。趾(指)甲增厚变形,小腿肌肉萎缩,足背动脉、胫后动脉搏动消失,腘动脉、股动脉搏动亦可减弱。

第三期组织坏死期:以溃疡和坏疽为主。除上述症状继续加重外,患肢严重缺血,患肢趾(指)端发黑、干瘪、坏疽、溃疡,静息痛更为加重,经久不息,患者日夜不眠,屈膝抱足而坐。或借助下垂肢体以减轻痛苦,致使肢体肿胀。患者日见消瘦,体力不支。若并发局部感染,使干性坏疽转为湿性坏疽,可出现发热、畏寒、烦躁等全身毒血症状。坏死组织脱落后,形成经久不愈的溃疡。若继发感染,则呈湿性坏疽。根据坏疽的范围,可分为三级:Ⅰ级,坏疽局限于趾(指)部;Ⅱ级,坏疽延及趾蹠(指掌)关节及蹠(掌)部;Ⅲ级,坏疽延及足跟、踝关节或踝关节以上。

这种分期已被临床医师广泛认可并采用,有利于辨别病情轻重、病程不同阶段,便于掌握相应而有效的治疗方法。但这仅能粗略地反映阻塞水平和缺血程度,影响因素很多,不能一成不变地看待,仅做参考价值。

三、诊断及鉴别诊断

(一)诊断

根据临床表现诊断 TAO 并不困难,通常是基于以下两个主要诊断标准:

1. Shionoya 诊断标准 包括:①吸烟史;②发病年龄小于 50 岁;③腘动脉以远端动脉闭塞;④累及上肢或有游走性浅静脉炎;⑤不存在除吸烟之外的致动脉粥样硬化高危因素。

2. Olin 诊断标准 包括:①发病年龄小于 45 岁;②目前(或最近)有烟草使用史;③无创血管检查证实存在远端肢体缺血(跛行、静息痛、缺血性溃疡或坏疽);④实验室检查已排除自身免疫性疾病、血液高凝状态和糖尿病;⑤超声心动图和动脉造影除外来源于近心端的栓塞;⑥造影结果与临床上累及和不累及的肢体一致。

除了根据病史和体征,为了明确肢体缺血的诊断,确定缺血的部位、范围、程度及侧支循环形成状况,除一般检查外,还可行下列检查:

1. 肢体抬高试验(Buerger 试验) 患者平卧,患肢抬高 45°,3min 后,观察足部皮肤色泽变化;然后让患者坐起,下肢垂于床旁,观察肤色变化。若抬高后足趾和足底皮肤呈苍白或蜡黄色,下垂后足部皮肤为潮红或出现斑块状发绀时,称为阳性结果。

2. 辅助检查 ①多普勒超声不仅可以直接探查受累动脉,可以显示病变动脉的形态、血管的直径和血液的流速等,还可以测量踝肱指数(ABI),对疗效的监测和随访都很重要;②CTA 可以观察动脉的整体形态及不同截面狭窄、闭塞的情况,但对腘动脉以远的血管病变的估计不够准确;③动脉造影可清楚显示动脉病变的部位、程度和范围,以及侧支循环情况,不同时期会有不同的表现(图 2-4-2)。但动脉造影可致血管痉挛、加重肢体缺血及损伤血管等不良后果,不宜常规应用,一般在作血管重建性手术前才考虑;④MRA 对于周围动脉闭塞性病变,不足以准确地估计狭窄性病变,但可以显示阻塞部位远端流出道血管影像,还可以检查移植血管通畅情况。

(二)鉴别诊断

TAO 应与下列疾病相鉴别:

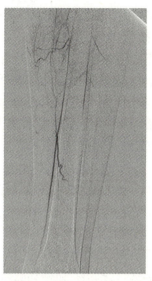

图 2-4-2　一例重度 TAO 患者膝下主干动脉均不显影

1. 动脉硬化闭塞症　TAO 和动脉硬化闭塞症都是慢性闭塞性动脉病，两者在症状、体征和病程发展上颇为相似，但闭塞性动脉硬化症有下列特点：①男女均可发病，患者年龄较大，大多在 50 岁以上，不一定有吸烟嗜好；②身体其他部位有动脉硬化表现，常伴有高血压、高血脂、冠心病、糖尿病等；③病变动脉常为大、中型动脉，如腹主动脉分叉处、髂动脉、股动脉或腘动脉，其次是胫后动脉，很少侵犯上肢动脉；④X 线摄片可显示动脉有不规则的钙化阴影，如虫蚀样，阻塞远端动脉可经侧支血管显影，呈显著扭曲现象；⑤无游走性血栓性浅静脉炎的表现。

2. 雷诺综合征　少数 TAO 患者，早期也可出现雷诺综合征的上述表现，因而必须与其相鉴别。雷诺综合征有如下特点：①患者多为青年女性；②发病部位多为手指，且常为对称性发病；③患肢动脉搏动正常，即便病程较长，指（趾）端也很少发生坏疽。

3. 多发性大动脉炎　多见于青年女性；病变常累及多处大动脉；活动期常有低烧、红细胞沉降率增快；造影显示主动脉主要分支开口狭窄或阻塞。

4. 结节性动脉周围炎　本病主要侵犯中、小动脉，肢体可出现类似 TAO 的缺血症状，其特点为：①病变广泛，常累及肾、心、肝、胃肠道等动脉；②出现皮下结节，沿动脉行径而排列；③常有发热、乏力、红细胞沉降率增快及高球蛋白血症等；④确诊常需行活组织检查。

5. 糖尿病足　TAO 发生肢端坏疽时，需与糖尿病足鉴别。糖尿病患者有烦渴、易饥、多尿的病史，尿糖阳性，血糖增高。

第四节　治疗及预后

一、治疗

TAO 治疗的首要措施是戒烟。治疗原则是促进侧支循环，重建血流，改进肢体血供，减轻或消除疼痛，促进溃疡愈合及防止感染，保存肢体，以恢复劳动力。目前，治疗 TAO 的方法很多，均有一定的疗效，可根据病情和临床分期，综合应用。

（一）非手术疗法

1. 一般疗法　严禁吸烟，以免烟碱刺激作用，增加血管缺血程度。防止受冷、受潮和外伤。患肢适当保暖，但不宜热敷或热疗，以免组织需氧量增加，加重组织缺氧、坏死。勿穿硬质鞋袜，以免影响足部血液循环。患肢应进行锻炼，采用 Buerger 运动，即患者平卧，抬高患肢 45°~60°，维持 2~3min；然后患者坐起，两足下垂于床边，维持 4~5min；再平卧，患肢平放于床上，休息 4~5min。如此每日 3 次，每次操作 5~10 次。上述措施均有利于促进血液循环和侧支循环的建立。

2. 药物疗法

（1）中医中药：根据中医辨证和西医辨病相结合的方法，采用中药分型治疗：①阴寒型，属于早期或恢复阶段。治则以温经散寒为主，佐以活血化瘀，可先用阳和汤加减。②气滞血瘀型，多为第二期。治则以疏通经络，活血化瘀，选用当归活血汤加减。③湿热型，为三期轻度趾端坏疽、溃疡继发感染。治则以清热利湿为主，佐以活血化瘀，可用四妙勇安汤加味或茵陈赤小豆汤加减。④热毒型，为第三期继发感染及毒血症。以清热解毒为主，佐以凉血化瘀，可用四妙活血汤加减。⑤气血两虚型，多见于恢复阶段或病久体质虚弱者。以补养气血为主，可用顾步汤加减。

（2）血管扩张药：应用血管舒张药物，可缓解血管痉挛和促进侧支循环。常用的血管扩张药有：妥拉苏林，每次 25~50mg，口服，一日 3 次；或 25~50mg，肌内注射，每日 1~2 次；罂粟碱，30~60mg，每日 3~4 次，口服或皮下注射，此药有成瘾性，不宜长期使用；烟酸，50~100mg，口服，每日 3 次；硫酸镁，2.5% 硫酸镁溶液 100ml，静脉滴注，每日 1~2 次，15 次为 1 疗程。间隔 2 周后可行第 2 疗程；波生坦，62.5mg，每日两次口服，可应用 4~5 周；其他如酚妥拉明、酚苄明、布酚宁和丁酚胺等皆可选用。

（3）去纤维蛋白治疗：应用从蛇毒中提取的一种抗凝作用的物质，可以降低纤维蛋白原和血液黏度，用以治疗动静脉血栓获得良好效果。常用的巴曲酶具有良好的降低纤维蛋白原作用，可作为 TAO 的辅助治疗药物，应注意监测纤维蛋白原水平，防止过低引发出血。

（4）前列腺素 E1（PGE1）：PGE1 的发现和应用为内科治疗肢体动脉缺血开创了新的前景。具有极强的扩张血管、抗血小板和预防动脉粥样硬化作用，对静息痛的缓解、缺血性溃疡的愈合以及间隙性跛行时间的延长都有帮助。PGE1 的应用尚有很多不足之处，如给药方式、不良反应等，有待进一步的研究结果。

（5）抗生素和镇痛药并发溃疡感染者：应选用广谱抗生素进行处理，预防感染的扩散。肢体缺血可造成顽固的剧烈疼痛，必要时可应用一些辅助镇痛药，如吲哚美辛、哌替啶等。也可在硬脊膜外持续的麻醉，可用 3~5d，有利于缓解顽固性疼痛，同时可以解除因下垂体位引发的水肿，利于溃疡的愈合。

（二）高压氧疗法

在高压氧舱内，通过血氧量的提高，可增加肢体的供氧量，对减轻疼痛和促进伤口愈合有一定疗效。每日一次，每次 3~4h，10 次为一疗程。休息 5~7d 后，再进行第二疗程。一般可进行 2~3 个疗程。

（三）手术疗法

1. 交感神经节切除术　对下肢是腰交感神经切除术；对上肢是上胸交感神经切除术。交感神经节切除后，可以永久地解除肢体远端部分血管的舒缩能力，使血管扩张，促进侧支循环的建立。但主要改善皮肤的血液供应，对肌肉的血液循环改善不明显，手术需切除 2~4 腰交感神经节和神经链，男性患者，避免切除两侧第 1 腰交感神经节，以免术后发生射精功能障碍。适用于腘动脉以下动脉搏动减弱或消失的第一、二期患者。一般术前应行腰交感神经阻滞试验，若阻滞后皮肤温度上升 1~2℃ 以上，术后一般效果较好。若皮肤温度维持原状，说明动脉已经闭塞，血管张力解除后，并不能增进血流，就不宜行交感神经节切除术。目前腰交感神经切断术多采用微创方法，主要包括化学性（无水乙醇、苯酚等）腰交感神经毁损术或腰交感神经射频热凝术，均可抑制交感神经兴奋引起的血管痉挛，使下肢血管扩张及开放更多的侧支循环，进而改善下肢血液供应。腰交感神经节切除术使皮肤血流增加较明显，手术后皮温升高可达 3 年之久，肢体血流量得到持久增加。尽管国内外大多数学者认为，它可以改善肢体血液循环，缓解缺血性疼痛，提高肢体抗寒能力，促进溃疡愈合，是治疗肢体动脉闭塞性疾病的一种有效方法，但此种方法的循证医学依据依然不足，缺乏大样本随机对照实验，另外普遍学者认同此种疗法对于早期病变有较好疗效，但如果 ABI 小于 0.3，则改善缺血效果不佳，但短期镇痛效果尚可。对于上肢严重缺血的 TAO 患者，一般可采用胸腔镜下胸交感神经切除术，经过大量的临床验证，此种方法创伤较小，安全性高，但对于 TAO 的疗效尚需更多临床数据支持。

另一种微创治疗方法为脊髓电刺激术（spinal cord stimulation，SCS）。SCS 应用于外周血管缺血性疾病，其适应证主要包括：下肢动脉硬化闭塞症、糖尿病足、血栓闭塞性脉管炎等。膝下动脉管腔较细且接近动脉树末梢，远端流出道不良使得保守治疗和交感神经毁损无效，甚至外科重建方法也不能奏效的，而脊髓电刺激治疗往往能取得较好效果。本治疗方法除能够起到确切的镇痛效果外，尚有避免或延迟截肢的作用。Niclauss 的研究发现，TAO 患者行 SCS 后经皮氧分压能够显著提升并维持 4 年以上，间歇性跛行以及静息痛基本消失。Asensio 的研究发现，SCS 能够改善 Buerger 病的临床症状，并且能够避免此类患者截肢。并认为 SCS 不应该是下肢缺血性疾病最后的推荐治疗方式，而应该选择在疾病早期就行 SCS 治疗，其能够明显的改善临床症状，改善肢体供血。目前来讲，SCS 治疗 TAO 仍然缺乏强有力的循证医学依据。

2. 动脉重建术　直接性的动脉重建分有两种方法：

（1）动脉血栓内膜剥除术：适用于股 - 腘动

脉阻塞,动脉造影显示胫前、胫后或腓动脉中至少有一支动脉通畅者。血栓内膜剥除术有开放法和半开放法两种。前者动脉壁切口长,找出内膜和中层分离面后,直视下将血栓内膜剥除;后者切口小,以内膜剥除器剥除血栓内膜。许多学者认为 TAO 病变范围广泛,远端通常没有良好的流出道,动脉内膜剥脱术很难起到良好的效果。

（2）动脉旁路移植术:最好应用于小部分腘上动脉闭塞而远端有良好流出道的病例。应用自体大隐静脉或人工血管,在闭塞动脉的近、远端,行旁路移植,使动脉血流经移植的血管,供给远端肢体。移植材料,以自体大隐静脉最好。

3. **大网膜移植术**　适用于腘动脉及其以下三支动脉广泛闭塞且静脉亦有病变者,分为带蒂网膜移植与游离网膜移植两种。前者较简便,根据网膜血管的不同类型,将网膜裁剪延长,通过皮下隧道,将网膜引至肢体远端;后者较复杂,游离的网膜蒂血管与股血管分支吻合。

4. **动、静脉转流术**　适用于动脉广泛性闭塞而静脉正常者。手术将动脉血流引入静脉,利用静脉系统作为向远端肢体灌注动脉血流的通道。分浅静脉转流术、高位深静脉转流术和低位深静脉转流术三种。此方法能够在短期内为缺血组织提供血运,缓解症状,但长期效果的随访,有待深入研究。

5. **腔内介入治疗**　随着材料学的进展,股浅动脉长段闭塞介入治疗和膝下小动脉小球囊扩张是目前慢性下肢动脉缺血治疗的热点之一,甚至治疗可以延伸至足部。但就目前的数据来看,TAO 的介入治疗效果明显低于动脉硬化闭塞症。TAO 的血管处于全层炎症反应状态,使得血管粘连紧密,导丝通过的成功率不高。即使球囊扩张成功,术后炎症血管的弹性回缩和血栓形成概率依然很高。当膝下动脉球囊扩张后出现限制血流的夹层时,有时可应用冠脉支架作一补救。新的理念和材料,如减容理念、药物涂层球囊、射频消融等,均可在适当条件下应用于 TAO 的膝下血管,但是由于 TAO 较小的发病率,目前仅有零星的少量病例应用,且很难获得循证医学的证据支持这些方法。

6. **干细胞移植术**　自体干细胞移植是近年来治疗慢性下肢缺血热点之一。大量的实验研究表明,骨髓干细胞经诱导分化后能在缺血组织中促进血管新生。干细胞移植的途径有两种:①直接注射入小腿肌肉中;②动脉穿刺后注入动脉中。两种方法效果优劣尚无定论。虽然干细胞移植的治疗效果还没有得到充分肯定,但也有很多个别病例受益,促进侧支新生,改善血运供应。

7. **清创和截肢术**　TAO 的患者的趾（指）端如果是干性坏疽,应仔细保护,保持干燥,避免感染。如果发生溃烂并继发感染,应用温盐水或碘伏液仔细清洗,清洁换药,如感染被控制,待坏死组织与健康组织间界线清楚后,可沿分界线行截趾（指）术。若肢体有比较广泛的坏死,合并毒血症或有难以忍受的剧烈疼痛,经各种治疗均无改善,可考虑行截肢术。在动脉供血可能的范围,尽量争取作膝下截肢,以利于安装假肢。

二、预后

TAO 具有反复发作的特点,发作与否的关键是是否进行严格戒烟。Cooper 等人的研究中,随访 111 例 TAO 患者 15.6 年,5 年、10 年、20 年的肢体截肢率分别为 25%、38%、46%。截肢风险增加的主要原因是患者继续吸烟。另外,通过总结多年的临床经验发现以下的一些情况提示预后不良:

（1）病情较重,发病较快,如已出现溃疡、坏疽才就诊治疗者。

（2）患者久治不愈,或反复发作,随着年龄增长,伴有动脉硬化,侧支循环建立较差者,易发生急性坏死,最终要截肢,且常须高位截肢。

（3）年龄不超过 30 岁,其病变范围广泛,四肢均受累及者。

（4）全身状况较差,或合并有心脏病、糖尿病、严重贫血者,多难治愈。

（5）反复发作的游走性浅静脉炎,经治疗始终不愈,发生静脉溃疡,导致截肢。

（6）末梢循环差,尤其是趾关节出现明显缺血者。

总体来讲,TAO 是一种较为少见的、难治的周围血管疾病,发病者大多是生活条件较差的吸烟男性,其病因和发病机制的研究几乎没有进展,治疗方面的进展主要集中在腔内技术方面,治疗的目的是降低截肢率,提高生活质量,药物和不良生活方式的改变同样重要。

（辛世杰）

参 考 文 献

［ 1 ］ Jimenez-Gallo D, Albarran-Planelles C, Arjona-Aguilera C, et al. Treatment of thromboangiitis obliterans (Buerger's disease) with high-potency vasodilators. DERMATOL THER, 2015, 28: 135-139.

［ 2 ］ Spanos K, Georgiou E, Saleptsis V, et al. Effectiveness of intravenous ilomedin infusion and smoking cessation in the treatment of acutely symptomatic Buerger disease. ANGIOLOGY, 2015, 66: 114-117.

［ 3 ］ Fiessinger JN, Schafer M. Trial of iloprost versus aspirin treatment for critical limb ischaemia of thromboangiitis obliterans. The TAO Study. LANCET, 1990, 335: 555-557.

［ 4 ］ The European TAO Study Group. Oral iloprost in the treatment of thromboangiitis obliterans. (Buerger's disease): a double-blind, randomised, placebo-controlled trial. Eur J Vasc Endovasc Surg, 1998, 15: 300-307.

［ 5 ］ 王雷, 辛世杰. 血栓闭塞性脉管炎的诊疗现状. 国际外科学杂志, 2007, 34: 834-837.

［ 6 ］ 花奇凯, 高伟. 血栓闭塞性脉管炎的诊疗现状与应用前景. 微创医学, 2016, 11: 551-553.

［ 7 ］ Cacione DG, Do CNF, Moreno DH. Stem cell therapy for treatment of thromboangiitis obliterans (Buerger's disease). Cochrane Database Syst Rev, 2018, 10: CD012794.

［ 8 ］ Hafezi S, Modaghegh M S. Sympathetic denervation using endovascular radiofrequency ablation in patients with thromboangiitis obliterans (Buerger's disease). Annals of vascular surgery, 2017, 45: 336.

［ 9 ］ Dargon PT, Landry GJ. Buerger's disease. Ann Vasc Surg, 2012, 26(6): 871-880.

［ 10 ］ 兰锡纯, 冯卓荣. 心脏血管外科学. 北京: 人民卫生出版社, 2002.

［ 11 ］ Piazza G, Creager MA. Thromboangiitis obliterans. Circulation, 2010, 121(16): 1858-1861.

［ 12 ］ 张鸿坤, 李鸣. 下肢血栓闭塞性脉管炎治疗策略. 中国实用外科杂志, 2008, 10: 835-837.

［ 13 ］ Gaffo AL. Thrombosis in vasculitis. Best Pract Res Clin Rheumatol, 2013, 27(1): 57-67.

［ 14 ］ 周总光, 赵玉沛. 外科学. 北京: 高等教育出版社, 2009.

［ 15 ］ Małecki R, Zdrojowy K. Thromboangiitis obliterans in the 21st century—a new face of disease. Atherosclerosis, 2009, 206(2): 328-334.

［ 16 ］ Holger Lawall, Peter Bramlage. Treatment of peripheral arterial disease using stemand progenitor cell therapy. J Vasc Surg, 2011, 53: 445-453.

［ 17 ］ Niclauss L, Roumy A, Gersbach P. Spinal Cord Stimulation in. Thromboangiitis Obliterans and Secondary Raynaud's Syndrome. European Journal of Vascular and Endovascular Surgery, 2013, 46(1): 156-157.

［ 18 ］ Asensio J M. Spinal cord stimulation for the treatment of Buerger. disease: a report on 3 cases. Clinical Journal of Pain, 2011, 27(9): 819-823.

第五章　颈动脉狭窄性疾病

第一节　颈动脉狭窄基本概念、病史及查体

一、基本概念

根据目前颈动脉狭窄治疗理念的进展，有些基本概念进行了调整，比如短暂性脑缺血发作（transient ischemic attacks，TIA）并不强调恢复的时间范围，缺血性卒中更加强调影像学的证据，已经不再保留可逆性缺血性神经功能障碍等概念。

缺血性卒中：缺血性脑卒中又称脑梗死，是指因脑部血液循环障碍，缺血、缺氧所致的局限性脑组织的缺血性坏死或软化。临床上出现一侧肢体感觉障碍、偏瘫、失语、脑神经损伤，昏迷等相应的神经功能缺失症状、体征和影像学特征。

TIA：是指由于脑或者视网膜局灶性缺血所致的、不伴急性梗死的短暂性神经功能缺损发作。TIA 的临床症状一般多在 1~2h 内恢复、不遗留神经功能缺损症状和体征，且影像学上没有急性脑梗死的证据。临床表现有：患侧颈动脉狭窄导致的短暂性单眼黑矇或视野缺失、构音障碍、中枢性言语障碍、失语、肢体笨拙到偏瘫，肢体麻木或麻痹，大多数在数分钟内就可恢复。单纯的头痛、头晕、局部感觉障碍不伴有上述症状时不认为是 TIA。

二、病史及查体

缺血性脑卒中是造成急性局限性神经损害的最常见的原因，必须排除非卒中性原因。详细询问患者病史，对危险因素进行评价，详细了解症状发生发展过程，加重形式，以及相关症状和体征，实验室检查以及影像学检查对缺血性脑卒中的诊断有重要意义。

从目前的临床诊疗实际情况看，当卒中急性发作的患者就诊时，医生首先要明确两个问题：①最可能的病变部位在哪？②最可能的发病机制是什么？经过了解患者病史，一般查体及神经系统检查，必须在短时间内判断并决定是采取溶栓治疗、介入治疗还是药物保守治疗。如果不是急性卒中则要考虑是颅内还是颅外循环系统导致的疾病发作和进展，根据具体的病因进行针对性的药物治疗、开放手术或者腔内治疗。

现病史中必须询问：症状是什么时候开始的？症状发生时患者在做什么？症状是否随时间越来越重？患者是否有头痛、呕吐或意识改变？近期是否有外伤史等一系列相关问题。

既往史中必须询问：目前和以前患者患有何种疾病，做过何种手术？患者是否存在脑卒中发生的危险因素？患者目前吃何种药物？患者有何种药物过敏史？

体格检查：

脑卒中患者的体格检查包括：①生命体征（体温、脉搏、呼吸、血压）；②心脏检查（心率、是否心律失常、心音及杂音）；③血管检查：颈动脉，锁骨下动脉，眼眶部听诊是否有血管杂音，一般来说，音调高、时间长的杂音提示狭窄严重，但轻度狭窄和完全闭塞前可由于血流变慢而没有杂音；④神经系统检查包括：意识状态，脑神经检查，运动状况，感觉系统，协调性检查等。

第二节　颈动脉狭窄临床表现、影像检查、诊断

一、临床表现

颈动脉狭窄根据是否产生脑缺血性神经症状，分为有症状性狭窄和无症状性狭窄两类：

（一）有症状颈动脉狭窄

既往六个月内无颈动脉狭窄所致的短暂性脑缺血（TIA）、卒中或其他相关神经症状，其他脑缺血症状。患者有颈动脉重度狭窄或闭塞时可以表现为思维模糊、体位性眩晕、双眼失明、共济失调、头晕、眩晕等症状，脑动脉灌注不足往往在突然从卧位改成坐位或坐位改成立位时发生，但是只有头晕或轻度头痛的临床表现视为无症状性颈动脉狭窄。

（二）无症状颈动脉狭窄

既往六个月内无颈动脉狭窄所致的短暂性脑缺血（TIA）、卒中或其他相关神经症状，只有头晕或轻度头痛的临床表现视为无症状性颈动脉狭窄。

二、影像检查

目前诊断颈动脉狭窄的方法很多，包括有彩色多普勒超声（color duplex flow imaging，CDFI）、无创性计算机断层血管成像（computer tomography angiography，CTA）、磁共振血管成像（magnetic resonance angiography，MRA）和有创性数字减影血管造影（digital substrate angiography，DSA），由于无创性影像学检查具有方便、快捷、并发症少等特点，很易于被患者接受，广泛应用于颈动脉狭窄患者的筛查及治疗中。

颈动脉狭窄程度的测量的方法有两种，即欧洲颈动脉外科实验法（european carotid surgery trial，ECST）和北美症状性颈动脉内膜切除试验法（north ameriean symptomatic carotid endarterectomy trail，NASCET）两种，都采用相同的狭窄分度方法，根据血管造影颈动脉内径缩小程度将颈内动脉的狭窄程度分为 4 级：①轻度狭窄：<30%；②中度狭窄：30%~69%；③重度狭窄：70%~99%；④完全闭塞：闭塞前状态测量狭窄度 >99%。NASCET 法采用颈动脉膨大部以远正常处管腔内径为基础内径（A），ECST 法采用经动脉膨大处模拟内径为基础内径（C），两者都采取颈内动脉最窄处宽度（B）为测量的基准（图 2-5-1）。NASCET 法狭窄度 =（1-B/A）× 100%（如颈内动脉分叉后全程狭窄，则取对侧颈动脉做比较），ECST 法狭窄度 =（1-B/C）× 100%，ECST 的 80%~99% 的狭窄大致和 NASCET 的 70%~99% 的狭窄相对应，推荐采

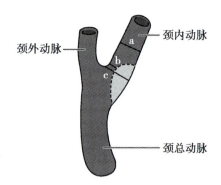

图 2-5-1　颈动脉狭窄度测量方法

用 NASCET 法测量狭窄度。根据血液流速判断狭窄程度也越来越多地应用于临床。

（一）彩色多普勒超声

超声波检查方便快捷无创伤且可重复，已成为脑卒中患者首选检查手段；超声探头采用 5Hz 或 7.5Hz，二维超声可以显示颈动脉狭窄的部位和范围，测量血管内膜的厚度，并探测狭窄血管壁内斑块的回声情况。而彩超可以监测靶血管的血流动力学改变，并可以评判血管狭窄程度，其主要依据测定狭窄段血管与狭窄近端及狭窄远端的面积或直径的比值，以及狭窄段血流速率与颈总动脉血流速率的比值来判断，理论上较二维超声更为准确。3D 超声是一项比较新的技术，可以提供一个能够产生外周血管的三维实时解剖结构的有用的、无创的方法，实际是应用计算机流体动力学精确模拟血流，用于定量分析粥样硬化斑块大小、形状以及狭窄程度等，它比临床其他方法更加全面。高频血管内超声能够准确区分脂质和坏死，对斑块的成分和稳定程度的判断起非常重要的作用。在常规超声检查的基础上，通过静脉注射超声造影剂（ultrasound contrast agent UCA）来增强人体的血流散射信号，实时动态地检测到动脉硬化斑块表面的血流信息，可以准确地评估动脉硬化斑块的性状。超声对斑块形状、性质的判定优于 DSA 和 MRA。另外，经颅多普勒超声还可以检测手术中产生的栓子，监测大脑中动脉血流情况，预测或评估过度灌注综合征发生的危险性及其发展过程。

（二）经颅多普勒检查（transcranial doppler，TCD）

TCD 是采用更短的超声波（2~3MHz）探测颅内段更细小的动脉的循环状况。颞骨有一区域的

骨壁很薄,超声波信号可以穿透;这一范围足够大可以探测到大脑中动脉,大脑前动脉,大脑后动脉以及前、后交通动脉。

TCD检查的适用症(美国神经内科学会推荐):①探查颅内较大主要动脉的严重狭窄;②已知患者有严重的血管狭窄甚至闭塞,评价其程度和侧支循环建立的情况;③任何原因(特别是蛛网膜下腔出血)引起的颅内血管痉挛的患者的评价与随访;④探查动静脉血管畸形(AVM),了解其血液供应及血流状况;⑤脑死亡患者的评估。

在临床上,如患者出现晕厥、椎基底动脉症状或患者自己听到血管杂音,特别是在普通超声并没有发现脑缺血时;另外,当患者出现TIA发作而无明确血栓栓子来源时TCD检查有助于临床诊断。

(三)CTA检查

CTA随着CT技术的进步,尤其现在MDCTA的Z轴空间分辨率的提高及强大独立后处理工作站的应用,使其三维重建的应用范围越来越广泛,目前的256排或320排CT可以在5s完成一次从主动脉弓至Willis环的扫描,可以完整地评估主动脉弓、颅外及颅内动脉的病变及代偿情况,了解血管的钙化、迂曲情况,对治疗方式的选择提供帮助,在发现不规则斑块和检出斑块内溃疡的能力上,较血管造影更有优势。

(四)MRA检查

MRA应用于评判血管相对较晚,MRA对斑块的性质的检测具有得天独厚的优势。MRA一次检查可以显示颈动脉全貌,可获取比DSA更多的诊断信息。导致斑块的不稳定因素包括脂肪成分、薄纤维帽、斑块内出血,在判断这些斑块内结构方面,MRA较其他检查方法敏感,MRA检测斑块内出血有较高的敏感性。斑块内新生血管被认为是与炎性细胞浸润有关,是斑块的不稳定因素。动态增强MRA可见显示一些斑块内新生血管,进而提供了一种预测新生血管和斑块薄弱点之间的联系的研究方法。由于血管搏动以及动脉狭窄局部血流由正常层流变为涡流或反向血流,MRA诊断颈动脉狭窄会出现假阳性,尤其TOF技术的MRA更容易夸大动脉狭窄的程度。近年来,广泛采用磁共振增强三维血管造影(contrast enhanced three-dimensional MRA,CEMRA)利用造影剂缩短血液的T1弛豫时间原理成像,检查时间大大缩短,减少患者移动伪影,明显提高图像的信噪比,并能完成冠状面采集,无饱和效应的影响,可显示颈动脉全程。但CEMRA对狭窄程度有过高评判的倾向。

有学者在对比CTA与血管造影检查结果,CTA的准确率高达96%,敏感性达88%,特异性达100%。MRA最大的优点是不需要造影剂,有很多方法通过血流或血流速度生成图像。研究表明MRA与血管造影相比,准确率可达86%,但MRA的缺点是过高估计狭窄程度,因此,MRA不能准确提供血管的狭窄程度,同时MRA也不能准确地诊断溃疡型斑块。MRA可用于诊断主动脉弓部、颈动脉夹层或颈动脉内膜切除术后血管评价。

(五)血管造影(digital substrate angiograhpy, DSA)

血管造影目前仍为诊断颈动脉狭窄的"金标准",并且可在发现狭窄的同时进行球囊扩张/支架植入治疗。常规血管造影由于受投照位置的限制,在非切线位摄片时将可能低估狭窄的程度。DSA三维成像可以从不同角度观察血管病变的三维立体结构,能从不同角度观察狭窄段血管腔轮廓的改变,以发现最大的狭窄角度,还可应用容积再现和仿真血管内镜技术显示相应的管腔内部改变,如管腔变细变窄、表面凸凹不平、突向腔内的"斑块"和"斑点"。如果怀疑有颈动脉闭塞,应延时曝光,这有助于发现"线样"狭窄。虽然DSA属于有辐射的有创检查,但对需行介入治疗的病例,DSA是必不可少的检查。血管造影只显示血管腔的情况,无法观察到血管壁斑块性状和稳定程度,这是血管造影在评价颈动脉狭窄时的一个缺陷。

颈动脉狭窄程度目前颈动脉狭窄程度多根据DSA来判断,采用NASCET法判定:对比颈内动脉最狭窄处的动脉内径与狭窄远端正常颈内动脉的比率,此方法的缺陷是颈内动脉重度狭窄患者,颈内动脉远端纤细,此时可低估狭窄率。

目前颈动脉狭窄的检查手段仍为以上几种,这些检查手段具有先进性的同时也各有其缺陷,随着时代科技的发展,相信将会有更多更先进的检查手段出现,使得颈动脉疾病的诊断更便捷而准确。

第三节　药　物　治　疗

药物治疗是预防动脉硬化脑卒中发生的重要手段。药物治疗的方案包括控制危险因素，抗血小板以及他汀类药物的使用。吸烟、高脂血症、高血压、糖尿病等为脑卒中发生的危险因素，而颈动脉狭窄的患者常常合并这些危险因素中的一种或几种，因此戒烟、降血脂、监测和控制血压、血糖对于预防脑卒中的发生至关重要。

抗血小板治疗对于降低颈动脉狭窄患者脑卒中的发生率扮演着重要角色。药物主要包括：阿司匹林，氯吡格雷和替格瑞洛。阿司匹林通过不可逆性抑制血小板环氧化酶 −1，从而阻止血栓烷 A2 的形成，达到抑制血小板活化和聚集的作用。有研究表明长期口服阿司匹林 5 年可使脑卒中和其他血管事件发生的危险性降低 25%。同时也指出口服小剂量阿司匹林与大剂量（每日 1 300mg）具有相同的效果。氯吡格雷通过不可逆地抑制血小板二磷酸腺苷受体，从而抑制活化血小板释放 ADP 所诱导的血小板聚集，已被证实在预防脑卒中，心梗及周围血管疾病中有很好的疗效。该产品 1998 年在临床中使用，且不良反应少，疗效要比阿司匹林提高 10%。替格瑞洛是一种新型 $P2Y_{12}$ 受体拮抗剂，直接、可逆性地抑制血小板 $P2Y_{12}$ 受体，无需代谢活化。指南推荐对于颈动脉狭窄无症状患者，建议常规应用阿司匹林预防脑卒中的发生，而对于有症状患者，应用阿司匹林联合氯吡格雷治疗，并且治疗时间应至少持续至 21d。

他汀类药物通过降低血脂含量，延缓颈动脉狭窄的进程，以及通过稳定颈动脉斑块从而减少斑块破裂出血等作用来降低脑卒中的发生率。研究表明，使用他汀类药物可以降低脑卒中 33% 的发生率。

抗凝治疗可以有效降低来自心脏或其他部位的血栓栓塞的危险，但同时有出血的危险。华法林在心脏瓣膜置换后的抗凝治疗以及预防与二尖瓣病变相关的房颤患者心房血栓形成中的作用已明确有效。在不明原因或来源的血栓栓塞患者短时间内口服华法林有益处。因为初发动脉栓塞的患者往往在栓塞后前几个月内再发栓塞的危险性

最高。因此，口服华法林 3~6 个月可有效预防这一易发期内栓塞的风险。随后，可改为服用阿司匹林，噻氯匹定或氯吡格雷进行长期预防治疗，以降低出现因口服华法林所造成的危险。

对于华法林抗凝强度问题一直存在争议，如果 INR（国际标准化比值）在 3~4 之间，抗凝效果最佳，但出血危险性也很大。这么高的抗凝强度适合于卒中危险性很高的患者，如某些先心病患者处于高凝状态，严重二尖瓣病变患者和有症状的抗磷脂抗体综合征。INR 控制在 2~3 之间适合于绝大多数患者，如房颤患者（合并有充血性心力衰竭，高血压，有栓塞史）和近期较大分支血管闭塞的患者。如果患者发生卒中的危险性较低则可口服抗血小板药物或低剂量华法林（INR 在 1.7~2.0）。无论如何，随 INR 比值增加，颅内出血或全身出血的危险会明显增加，有时这种出血是致命性的。如果患者年龄大于 75 岁或更高，这种出血的危险性会更明显，因此，在临床应用华法林时需格外小心。

目前的药物存在有效性的同时还伴有一些并发症的出现，例如长期口服阿司匹林导致的胃溃疡，甚至有些患者会出现抗血小板药物抵抗，而他汀类药物存在肝功能损害及肌溶解的风险，相信随着更多新药物的研发，这些问题会得到有效的解决。

第四节　颈动脉狭窄手术治疗

中国卫生部组织国内的专家组就颈动脉狭窄的手术适应证达成共识：绝对指征：有症状性颈动脉狭窄，且无创检查颈动脉狭窄度≥70% 或血管造影发现狭窄超过 50%。相对指征：①无症状性颈动脉狭窄，且无创检查狭窄度≥70% 或血管造影发现狭窄≥60%。②无症状性颈动脉狭窄，且无创检查狭窄度 <70%，但血管造影或其他检查提示狭窄病变处于不稳定状态。③有症状性颈动脉狭窄，无创检查颈动脉狭窄度处于 50%~69%。同时要求该治疗中心有症状患者预期围手术期卒中发生率和病死率 <6%，无症状患者要求该治疗中心预期围手术期卒中发生率和病死率 <3%，患者预期寿命 >5 年。④对于高龄患者（如 70 岁或以上），与 CAS 相比，采用 CEA 可

能有较好的预后,尤其当动脉解剖不利于开展血管腔内治疗时。对于较年轻患者,在围手术期并发症风险(如卒中、心梗或死亡)和同侧发生卒中的长期风险上,CAS 与 CEA 是相当的。⑤有手术指征的患者术前的相关检查综合评估为不稳定斑块的患者倾向于行 CEA 手术,稳定性斑块者则 CAS 与 CEA 均可选择。⑥对于符合治疗指征的有症状颈动脉狭窄的患者,多数国际指南推荐首选 CEA 手术,因为有充足证据证明 CEA 手术可以更好地控制围手术期乃至远期脑卒中及死亡率。对于符合治疗指征无症状颈动脉狭窄的患者,多数也是建议 CEA 手术,将 CAS 作为备选治疗。

(一)手术麻醉

最初的颈动脉内膜切除手术是在局部麻醉或颈丛麻醉下完成,患者术中清醒,可以帮助术者精确地评估患者脑缺血的耐受情况,缺点为患者术中往往有恐惧感、躁动等不能很好地配合完成手术。全麻优点为:①麻醉师可以更好地控制患者的呼吸,维持呼吸、循环的稳定;②吸入麻醉药可以增加脑血流,同时降低脑代谢,可以增加患者大脑对阻断颈动脉后的耐受性;③全麻患者处于睡眠状态,术者无需担心患者手术配合问题。关于局部麻醉与全身麻醉对颈动脉狭窄患者手术的对比研究(loco regional versus general anesthesia GALA trial)表明不同的麻醉方式对手术的预后无明显统计学差异。

(二)颈动脉内膜切除手术

患者采取仰卧位,肩部放置肩垫,手术切口一般采取胸锁乳突肌内侧缘纵行切口,这种切口的好处之一就是在遇到分叉位置较高或显露颈动脉较困难时,可以方便地上、下延长手术切口以更好地显露颈动脉的目的。在游离颈动脉过程中,注意避免损伤迷走神经、舌下神经,对于高位颈动脉分叉病变患者,注意避免损伤面神经下颌缘支。如果颈内动脉显露不足,或颈内动脉病变长,需切开二腹肌后腹以便更好地显露。在处理颈内、外动脉交角处组织或切断二腹肌时还要注意避免损伤舌下神经。在分离颈动脉分叉以过程中,台上备用 1% 利多卡因,观察是否出现心动过缓以便及时处理,最好用 1% 利多卡因麻醉颈动脉窦,防止心动过缓的发生。

(三)转流管的使用

在游离完颈动脉,准备行内膜切除术之前,决定是否应用颈动脉转流管。一项回顾性荟萃分析中对比了 CEA 术中常规及选择性应用转流管患者术后脑卒中的风险率,结果显示两种方式术后脑卒中风险率没有显著性差异。这项分析证实了转流管的应用确实能够降低脑卒中风险,但是放置转流管的同时也增加了斑块碎片脱落、正常内膜损伤、血栓形成、动脉夹层等并发症发生的风险,同时,放置转流管后容易影响手术视野导致手术难度增加,也不免增加了手术费用。中华医学会外科学分会血管外科学组发表的颅外段颈动脉狭窄治疗指南中提出应用转流管的指征包括:影像学证据提示术前有卒中;对侧颈内动脉完全闭塞;颈动脉反流压 <50mmHg(1mmHg=0.133kPa);术中不能耐受颈动脉阻断试验者;术中脑功能检查出现异常者;术中经颅 TCD 检查显示脑血流减少者;颅内 Willis 环代偿不全者。

(四)内膜切除

在阻断颈动脉之前,按 1mg/kg 剂量静脉注入肝素,在切开颈总动脉及颈内动脉后,根据个体情况放置颈动脉转流管,病变内膜的切除可以采取分段的方式完成,避免过分牵扯颈内动脉段内膜,切除需到达颈内动脉内膜的正常处,切断颈内动脉端内膜时尽量保持断端整齐,然后用 7-0 prolene 线固定翻起及可能翻起的内膜。由于国人的血管直径偏细,建议常规采用人工血管或静脉补片行血管修补术。从本中心的既往经验看,放置补片会大大地减少术后再狭窄,能够保证手术效果,不应用补片的再狭窄率明显高于应用补片的患者。所以本中心目前每一例患者都常规应用补片来扩大颈内动脉的管腔以增加远期通畅率。完成补片成形术后,开放阻断钳的顺序为:先开放颈内动脉然后再阻断,如有残渣或气体可反流回颈总动脉内,再开放颈总动脉、颈外动脉,使可能出现的小栓子、气栓流到颈外动脉内,最后开放颈内动脉。在开放颈动脉前静脉给予甘露醇以降低脑颅压,开放后维持血压低于基础血压的 10%~20%,防止过度灌注综合征。术后常规放置引流管。全麻患者应在术后即刻拔除气管插管(应常规在手术间苏醒),观察患者意识及四肢活动情况。

（五）外翻式颈动脉内膜切除术

颈动脉外翻剥脱术开始于 20 世纪 50 年代，成熟于 80 年代，目前欧美多数血管外科中心应用此项技术。由于有着与颈动脉内膜切除手术相媲美的手术效果，手术时间较短且一般不需使用补片，并没有增加手术的围手术期风险，近年来越来越多的国内同行将此应用于临床。

颈动脉外翻剥脱手术的游离过程与常规纵切式 CEA 一致，术中的脑部血运监测至关重要，如发现患者不能耐受颈动脉阻断或监测指标明显异常、颈内动脉远端内膜断端处理不稳妥或远端纤细，需及时更改手术方式。外翻剥脱手术中需充分游离颈内动脉至远端正常内膜处上方，自颈动脉分叉处锐性切断颈内动脉后，将颈内动脉外膜翻转，同时固定增厚的内膜，仔细地将外膜剥脱至正常血管处，环形剥离颈内动脉远端内膜后，一般不需固定颈内动脉远端稳定的内膜。将颈总动脉内的斑块剥离，冲洗后，将颈内动脉吻合于颈动脉分叉部，对于颈内动脉迂曲的患者，切除部分颈内动脉近端，可以达到矫治的目的。

（六）围手术期并发症

1. 颅外神经损伤　常见的为舌下神经、舌下神经降支、喉上神经、面神经下颌缘支、迷走神经损伤，多见于颈动脉分叉位置高，显露困难或者切断二腹肌后腹、茎突舌骨肌的患者，表现为术后伸舌偏斜、吞咽困难、口角歪斜等，多在 6 个月到 1 年内恢复。在行双侧颈动脉手术时，需要谨慎地分辨、保护神经，避免损伤，在分期行颈动脉内膜切除手术前需明确判断声带的运动情况，防止出现双侧神经损伤，长期气管切开的情况。神经损伤多与电刀应用、抗血小板药物使用所致术后伤口血肿或手术时间长相关。

2. 过度灌注综合征　过度灌注综合征是导致术后颈动脉粥样硬化狭窄患者死亡的主要原因之一，主要表现为头痛、抽搐、手术侧半球脑出血。与以下因素有关：①高龄，年龄 >75 岁；②长期的高血压；③颈动脉狭窄≥90%；④术后恶性高血压，控制不良；⑤近期有过卒中病史；⑥对侧颈动脉严重狭窄；所以术中开放循环前给予降颅压、术后给予严格控压（低于术前 20~30mmHg）、术后应用甘露醇等措施对预防该并发症至关重要。

3. 围手术期脑卒中　围手术期脑卒中与术中的脑灌注不足、术中栓塞和术后血栓形成、脱落栓塞有关，可以导致术后一过性甚至不可逆性神经功能缺陷。预防措施包括：阻断靶血管前提高血压 20mmHg；置放转流管时操作细致；动脉中膜剥离面干净、无残渣；颈内动脉内膜断面固定确切等，也有术后颈内动脉内膜翻起后应用颈动脉支架贴附固定的治疗报道。

4. 颈部血肿与喉头水肿　颈部血肿大多与局部止血不彻底、动脉缝合不严密有关，喉头水肿可能和麻醉插管等相关，需密切观察患者氧饱和度，强化缝合技术、仔细止血，尤其是预防大范围的静脉和淋巴结在分离中损伤，血肿和喉头水肿发生后应防止窒息。

第五节　颈动脉狭窄介入治疗

颈动脉内膜切除术的早期及远期结果显示：手术疗效非常理想，但对于合并严重冠心病、既往有放疗病史、高位颈动脉狭窄、不能耐受手术的患者，行 CEA 手术会有明显的不良反应，往往影响临床手术疗效，而颈动脉血管成形及支架植入术（CAS）的开展为这类患者提供了一种可选择的治疗方法。

经皮颈动脉腔内成形术（PTA）最初是用来治疗颈动脉肌纤维发育不良。从 19 世纪 90 年代开始，PTA 治疗动脉硬化性颈动脉狭窄开始陆续报道。但是，PTA 技术治疗颈动脉狭窄的最主要问题是残留狭窄和术中脑卒中，随着脑保护装置及支架的技术进展，使得颈动脉血管成形及支架植入术（CAS）被广泛地应用于临床，现在被认为可以作为 CEA 手术的一个替代方法，尤其是对于高危人群，包括合并严重心肺疾病、颈动脉分叉位置高、既往接受过颈部放射治疗、解剖入路上有困难的患者。

（1）中国卫生部组织国内的专家组就颈动脉狭窄的支架植入适应证达成共识：①有症状性颈动脉狭窄患者无创影像学检查证实≥70% 或血管造影发现狭窄超过 50%，该治疗中心术后 30d 内各种原因脑卒中和死亡发生率≤6%，CAS 可作为 CEA 的备选治疗方案。②无症状性颈动脉狭窄患者无创影像学检查证实≥70% 或血管造影

发现狭窄度 >60%，该治疗中心术后 30d 内各种原因的脑卒中和死亡的发生率≤3%，致残性脑卒中或死亡发生率应≤1%，CAS 可以作为 CEA 的备选治疗方案。③颈部解剖不利于 CEA 外科手术的患者应选择 CAS，例如颈部放疗史或颈部根治术，CEA 术后再狭窄，继发于肌纤维发育不良的颈动脉狭窄，对侧喉返神经麻痹，严重的颈椎关节炎、外科手术难以显露的病变，颈动脉分叉位置高、锁骨平面以下的颈总动脉狭窄。④CEA 高危患者：心排血量低（心脏射血分数 <30%），未治疗或控制不良的心律失常，心功能不全；近期心梗病史，不稳定型心绞痛；严重慢性阻塞性肺气肿；对侧颈动脉闭塞；串联病变；颈动脉夹层等。

（2）颈动脉支架术的血栓保护装置

1）远端阻塞装置：利用球囊在病变远端阻断血流，防止术中栓子进入颈内动脉造成脑梗死。球囊在充气前直径只有约 0.4mm，当球囊通过病变部位到达远端时，球囊开始充气，手术开始至结束前，球囊近端积累的血液中可能含有很多微小栓子，因此在球囊释放前需将这部分血液吸出，尽量减少血栓流入颈内动脉。它最大的缺点是完全阻断颈内动脉血流，造成一段时间内脑缺血，此外由于血流阻断后，部分含有栓子的血流可能流入侧支血管，从而造成远端器官的栓塞，目前应用较少。

2）远端滤器装置：目前应用最多的装置，将滤器置于病变部位的远端，在保持动脉血流的同时过滤、捕获栓子。代表产品有 Angioguard、Filter Wire EZ、Spider FX、Embolished NAV6，它们均采用带孔薄膜作为滤网。缺点包括：①滤器收缩状态下直径约 1mm，通过病变部位时有可能引起斑块脱落，造成远端栓塞；②直径较小的栓子通过滤网小孔，可以造成终末器官的栓塞；③滤网回收时必须通过支架，某些患者会出现回收困难甚至导丝断裂的情况。

3）近端阻塞装置：在病变部位近端以球囊阻断动脉前向血流，甚至可通过人工动静脉瘘、动静脉穿刺通路造成颈内动脉血流逆流，以防止颈总动脉栓子进入颈内动脉。代表产品为 Mo. Ma 抗栓塞保护装置，因为其使用时要依靠对侧颈动脉供血，因此对于对侧颈动脉狭窄或 Willis 环开

放不全的患者不能使用；不能用于颈外动脉远端狭窄的患者。

（3）颈动脉支架植入术：在颈动脉支架置入术前，需要首先行全脑动脉造影，了解颅底动脉形态及 wills 环的开放情况，确定狭窄部位后，应用导引支撑导丝将导引导管放置于狭窄近段血管腔内，扩张球囊的直径与长度是根据测量结果选定，原则上先应用小球囊扩张，支架的选择需要兼顾颈总动脉及颈内动脉的直径，如果动脉直径差别大，可选择锥形支架，长度需要全部覆盖动脉病变，目前资料表明：后扩张可以预防术后支架内再狭窄，但增加了术中脑卒中的风险。如果残存狭窄 <30%，不建议后扩张。

（4）颈动脉支架成形术并发症及处理：①心血管并发症。颈动脉窦压力反射包括心动过缓、低血压和血管迷走神经反应，多数是围手术期一过性的且不需要后续治疗。支架术后可见到持续的低血压，预防措施包括术前水化，术前降压药物的细致调整，多数持续的低血压者中，静脉给予多巴胺等血管活性药物可以缓解。②神经系统并发症。CAS 相关的 TIA 和缺血性卒中多由栓子脱落栓塞导致，也可由血栓形成等引起，症状严重者需及时处理。预防措施包括在合适的病例中常规使用远端保护伞，从小直径球囊开始充分预扩张，根据病变合理选择不同类型的球囊和支架，谨慎使用后扩张。③颅内出血。多由于脑过度关注综合征、支架植入后的抗凝及抗血小板治疗导致、高血压脑出血、脑梗死后出血转化、合并颅内出血性疾患等。需要在围手术期严格控制血压，应用脱水药物减轻脑水肿等措施来预防。④支架内再狭窄。术后需要密切随访发现再狭窄患者，需要口服抗血小板聚集、降血脂等药物，有糖尿病者严格控制血糖，吸烟者需要完全戒烟。⑤其他并发症。血管痉挛、动脉夹层、血栓形成、支架释放失败、支架变形和释放后移位等。

（5）颈动脉血流重建手术设备（transcarotid artery revascularization, TCAR）：是一种新型颈动脉手术设备，包含血液滤过脑保护系统（transcarotid neuroprotection system, NPS）及颈动脉支架植入系统（transcarotid stent, TS）两个系统，基本操作步骤如下：

沿胸锁乳突肌锁骨上方锁骨头与胸骨头之间做一个2~4cm纵行或横行切口,切开皮肤、皮下组织,纵行切开颈动脉鞘,分离颈总动脉;在股静脉植入静脉回流鞘(venous return sheath, VRS),并给予缝合固定。颈总动脉植入5F微穿鞘,更换0.035" Amplatz加硬导丝,头端置于接近颈总动脉分叉处,不要穿过病变,此时沿导丝植入动脉鞘(arterial access sheath, AAS),并给予缝合固定。用连接管路将颈动脉鞘与股静脉回流鞘连接体外NPS系统,阻断近端颈总动脉,此时颈动脉血流经过NPS过滤栓塞碎片后逆流入股静脉。血流逆转后可采用TS系统进行支架植入,支架为开环的激光雕刻镍钛合金支架,直径为20~40mm,长度为5~10mm。因为TCAR所采用颈动脉及股静脉鞘均为8F鞘,因此基本所有已批准进入市场的颈动脉支架均可进行植入。针对TCAR开展的ROADSER1试验为一前瞻性、单臂、多中心试验,共纳入141例行CEA的高危患者,最终得出技术成功率为99%,30d内脑卒中发生率1.4%,死亡率为2.8%,脑卒中、死亡及心梗的总发生率为3.5%。而作为ROADSER1延续试验的ROADSER2实验,在141例患者基础上又纳入78例患者,其中的165人进行了1年随访,最终患病颈动脉同侧卒中率仅为0.6%,死亡率为4.2%,但死亡都与脑卒中无关,实验证明了对于行CEA的高危患者,TCAR是安全而有效的,为颈动脉的血运重建提供了新的手段,但是长期的临床效果仍需要进一步进行验证和观察。

第六节 无症状性颈动脉狭窄的治疗的演变

自20世纪80年代晚期至20世纪90年代早期最早的颈动脉狭窄试验开展至今,无症状颈动脉狭窄的药物治疗的效果已经得到了很大的提高。早期的试验,例如无症状颈动脉粥样硬化研究(asymptomatic carotid atherosclerosis study, ACAS)表明每年同侧脑卒中的风险为2.2%,而近期的SMART试验结果这种风险降低为了<1%。

著名的ACAS和无症状颈动脉手术试验(asymptomatic carotid surgery trial, ACST)均证明了对于无症状的重度颈动脉狭窄患者,颈动脉内膜剥脱术(CEA)与药物的联合治疗要优于单纯的药物治疗。ACAS实验表明颈动脉内膜剥脱术与药物的联合治疗与单纯药物治疗相比,经过5年随访,狭窄颈动脉同侧脑卒中的风险降低了大约1.2%,而ACST试验也得到了相似的结果。而ACST试验表明,经过10年随访这种风险降低了4.5%。

手术的高危患者采用脑保护伞行颈动脉血管成形及支架植入试验(stenting and angioplasty with proctection in patents at high risk for endarererctomy, SAPPHIRE)首次证明了对于手术高危患者采用脑保护伞的颈动脉支架植入术(CAS)与颈动脉内膜剥脱术(CEA)相比,有效降低了1年内并发症的发生率(CAS 12% vs. CEA 20.1%),自此以后CAS被常规应用于手术高危的颈动脉狭窄患者。

由美国国立卫生研究院(NIH)资助的颈动脉手术与颈动脉支架的对比研究(carotid revascularization endarterectomy versus stenting trial, CREST)表明CAS与CEA相比,经过10年的随访,主要终点事件(死亡、心肌梗死、围手术期脑卒中、狭窄颈动脉同侧脑卒中)的发生率(CAS组11.8%,CEA组9.9%)并无统计学差异。术后10年脑卒中的发生率CAS组为6.9%,CEA组为5.6%,无统计学差异。而近期的ACT1试验同样表明CAS与CEA主要终点事件(死亡、脑卒中、心肌梗死)的发生率(CAS组3.8%,CEA组3.4%)相近且无统计学差异。因此无论是围手术期的安全性还是中长期疗效,CAS均不逊于CEA。

颈动脉狭窄的血运重建经历了药物、手术、支架的逐步演变过程,同时也完成了众多的RCT对照研究,截至目前,证据仍支持CEA在颈动脉狭窄治疗中的绝对地位,CAS尚没有超越CEA的疗效,但对部分高危患者,其成为必不可少的治疗手段。同时也要认识到,药物的进展也在很大程度上降低了脑卒中的发生率,除了目前正在开展的CREST-2以及ECST-2试验外,仍需要进行新的关于药物、手术、支架的对比研究,以指导临床治疗。

(陈 忠)

参 考 文 献

［1］中华医学会外科学分会血管外科学组.颈动脉狭窄诊疗指南.中华血管外科杂志,2017,2(2):10-16.

［2］陈忠.对目前我国颈动脉狭窄性疾病的思考.中国血管外科杂志(电子版),2015,7(2):65-85.

［3］陈忠,杨耀国.对我国颈动脉狭窄性疾病治疗的探讨与展望.中华血管外科杂志,2017,2(2):69-73.

［4］叶志东,刘鹏,樊雪强,等.颈动脉内膜切除术治疗颈动脉狭窄的临床经验.心肺血管病杂志,2010,29(6):468-470.

［5］叶志东,刘鹏,王非,等.同期颈动脉内膜切除术与冠状动脉搭桥术治疗颈动脉与冠状动脉狭窄的临床经验.中国血管外科杂志(电子版),2010,6(2):99-101.

［6］符伟国.《颅外段颈动脉狭窄治疗指南》解读.中国临床医生,2009,37(2):63-66.

［7］Brott TG, Hobson RW 2nd, Howard G, et al. Stenting versus endarterectomy for treatment of carotid-artery stenosis. N Engl J Med, 2010, 363: 11-23. Important long-term clinical trial data comparing CEA and CAS.

［8］Brott TG, Hobson RW 2nd, Howard G, et al. Stenting versus endarterectomy for treatment of carotid-artery stenosis. N Engl J Med, 2016, 374: 1021-1031. Important long-term clinical trial data comparing CEA and CAS.

［9］Rosenfield K, Matsumura JS, Chaturvedi S, et al. Randomized trial of stent versus surgery for asymptomatic carotid stenosis. N Engl J Med, 2016, 374: 1011-1120.

［10］Howard V J, Meschia J F, Lal B K, et al. Carotid revascularization and medical management for asymptomatic carotid stenosis: protocol of the CREST-2 clinical trials. International journal of stroke: official journal of the International Stroke Society, 2017: 770-778.

［11］Chaturvedi S, Sacco RL. How recent data have impacted the treatment of internal carotid artery stenosis. J Am Coll Cardiol, 2015, 65: 1134-1143.

［12］Malas MB, Leal J, Kashyap V, et al. Technical aspects of transcarotid artery revascularization using the ENROUTE transcarotid neuroprotection and stent system. J Vasc Surg, 201, 65(3): 916-920.

［13］Kwolek CJ, Jaff MR, Leal JI, et al. Results of the ROADSTER multicenter trial of transcarotid stenting with dynamic flow reversal. J Vasc Surg, 2015, 62(5): 1227-1234.

［14］Malas M B, Lorenzo J I L, Nejim B, et al. Analysis of the ROADSTER. pivotal and extended-access cohorts shows excellent 1-year durability of transcarotid stenting with dynamic flow reversal. Journal of vascular surgery, 2019, 69(6): 1786-1796.

［15］Veith FJ, Amor M, Ohki T, et al. Current status of carotid bifurcation angioplasty and stenting based on a consensus of opinion leaders. J Vasc Sug, 2001, 33 Suppl: S111-116.

［16］Anonymous. Randomized trial of endarterectomy for recently. symptomatic carotid steosis: final results of the MRC European Carotid Surgery Trial (ECST). Lancet, 1998, 351: 1379-1387.

［17］Anonymous. Endarterectomy for asymptomatic carotid stenosis. Executive Committee for the asypmtomatic carotid atherosclerosis study. JAMA, 1995, 273: 1421-1428.

［18］Ferguson GG, Eliasziw M, Barr HW, et al. The North American symptomatic carotid endarterectomy trial: surgical results in 1415 patients. Stroke, 1999, 30: 1751-1758.

［19］Pruner G, Castellano R, Jannello Am AM, et al. Carotid endarterectomy in the octogenarian: outcomes of 345 procedures performed from 1995-2000. Cardiovasc Surg, 2003, 11: 105-112.

［20］Yadav JS, Wholey MH, Kuntz RE, et al. Protected carotid-artery stenting. versus endarterectomy in high-risk patients. N Engl J Med, 2004, 351: 1493-1501.

［21］Brooks WH, McClure RR, Jones MR, et al. Carotid angioplasty and stenting versus carotid endarterectomy: randomized trial in a community hospital. J Am Coll Cardiol, 2001, 38: 1589-1595.

［22］Anonymous. EVA-3S Investigators. Endarterectomy vs. angioplasty in. patients with symptomatic severe carotid stenosis (EVA-3S) Trial. CerebrovascDis, 2004, 18: 62-65.

［23］Anonymous. SPACE Collaborative Group, Ringleb PA, AllenbergJ, et al. 30-day results from the SPACE trial of stent-protected angioplasty versus carotid endarterectomy in symptomatic patients: a randomized non-inferiority trial. Lancet, 2006, 368: 1239-1247.

［24］Mas JL, Chatellier G, Beyssen B, et al. Endarterectomy versus stenting in patients with symptomatic severe carotid stenosis. N Engl J Med, 2006, 355: 1660-1671.

［25］Gray WA, Hopkins LN, Yadav S, et al. Protected carotid stenting in high-surgical-risk patients: the ARCHER results. J Vasc Surg, 2006, 44: 258-268.

［26］Featherstone RL, Brown MM, Coward LJ, et al. International carotid stenting study: protocol for a randomised clinical trial comparing carotid stenting with endarterectomy in symptomatic carotid artery stenosis. Cerebrovasc Dis, 2004, 18: 69-74.

［27］Mas JL, Chatelier G, Beyssen B, et al. Endarterectomy

versus stenting in patients with symptomatic severe carotid stenosis. N Engl J Med, 2006, 355：1660-1671.

[28] AbuRahma AF, Stone PA, Welch CA, et al. Prospective study of carotid endarterectomy with modified polytetra-fluoroethylene（ACUSEAL）patching：early and late results. J Vasc Surg, 2005, 41：789-793.

[29] Kolh PH, Comte L, Tchana-Sato V, et al. Concurrent coronary and carotid artery surgery：factors influencing peri-operative outcome and long-term results. Eur Heart J, 2006, 27：49-56.

[30] Archie JP Jr. Reoperations for carotid artery stenosis：role of primary and secondary reconstructions. J Vasc Surg, 2001, 33：495-503.

[31] Cao P, Giordano G, De Rango P, et al. Eversion versus conventional carotid endarterectomy：late results of a prospective multicenter randomized trial. J Vasc Surg, 2000, 31：19-30.

[32] Mehta M, Roddy SP, Darling RC 3rd, et al. Safety and efficacy of eversion carotid endarterectomy for the treatment of recurrent stenosis：20-year experience. Ann Vasc Surg, 2005, 19：492-498.

第七节 合并严重冠心病的颈动脉狭窄处理原则

一、流行病学

动脉粥样硬化是慢性进展性全身性血管疾病，颈动脉狭窄和冠心病两者共存在临床上并非少见。国外研究显示在因颈动脉狭窄接受颈动脉内膜剥脱（CEA）手术的患者中，28% 的患者同时合并严重的冠心病。另一组连续 1 405 例疑似冠心病患者行冠状动脉造影及颈动脉超声检查的研究表明，经冠状动脉造影诊断为冠心病的患者中合并严重颈动脉狭窄（>70%）的比例高达 5%。许多颈动脉狭窄治疗的随机临床试验证实在研究人群中冠心病的患病率为 13%~86%。中日友好医院研究显示经冠状动脉造影明确 3 支血管病变的冠心病患者其超声检查颈动脉狭窄（>50%）的比例高达 22.8%，而左主干病变的患者合并颈动脉狭窄的比例则达 30.7%，由此可见冠心病与颈动脉狭窄并存形影相随，患病率并不低。荟萃分析表明，冠心病患者进行冠状动脉旁路移植术（CABG）或经皮冠状动脉介入治疗（PCI），如果合并严重颈动脉狭窄，则围手术期卒中风险明显增加；同样，严重颈动脉狭窄患者无论行 CEA 或颈动脉支架成形术（CAS），如果合并严重冠状动脉狭窄，则围手术期急性心肌梗死风险明显增加。

二、治疗策略

对于合并严重冠心病的颈动脉狭窄患者，国内外尚没有成熟的指南可依，目前国内专家共识的建议为优先处理较重的病变。如以冠心病的症状为主，应先行冠状动脉血管重建；如以颈动脉狭窄的症状为主，则应先行颈动脉血管重建；如二者均不稳定，可考虑同期血管重建。

由于冠心病及颈动脉狭窄均可采用介入（PCI/CAS）或手术（CABG/CEA）方式进行重建，目前临床上对于合并严重冠心病的颈动脉狭窄患者的治疗方案存在多种组合可选。此外，近年来随着技术的进步，越来越多的中心开始尝试进行同期重建。需要注意的是在冠心病和颈动脉狭窄并存的情况下，对其中之一进行治疗时，有可能引发另一部位的并发症，导致严重不良后果。因此，合理处理并存病变并减少并发症发生是临床工作的重点。临床医师需要根据患者的病情及本中心的治疗经验综合判断并制订最佳的治疗方案。

目前临床上常用的治疗方案主要包括：

1. PCI 序贯 CAS 或 CEA 治疗 如患者冠脉条件符合 PCI 指征，颈动脉狭窄既符合 CAS 也符合 CEA 指征，一般情况下建议先行 PCI，病情稳定后择期行 CAS，时间间隔 3d 以上为宜；如 PCI 后有并发症，则要等到并发症稳定或治愈后方可考虑 CAS；如患者病情允许或病情需要可以考虑同期介入治疗。因 PCI 通常对血流动力学影响小，先期行 PCI 往往不影响颈动脉的供血。在 PCI 术后，因必须使用双联抗血小板药物，颈动脉狭窄血管重建应优先选择 CAS，可维持抗血小板治疗的连续性。

如果要选择 CEA，则涉及术前需要停用抗血小板药物的问题，存在冠状动脉支架血栓形成的风险。但也有研究表明 CEA 术前连续双联抗血小板治疗虽然增加 CEA 围手术期出血事件，但是明显降低术后卒中及死亡风险。如先行 CEA 再择期 PCI，虽可避开两次手术间的抗凝抗血小板衔接问题，但已有许多研究表明这一策略增加心脏事件风险,不推荐采用。

2. 分期或同期 CEA+CABG 治疗 分期或同期 CEA+CABG 是合并严重冠心病的颈动脉狭窄患者目前应用最多的治疗方案。关于同期还是分期手术的问题目前仍存在争议。同期 CEA 与分期 CEA 比较可减少 2 次麻醉的风险,没有手术间隔期内发生心脑血管事件的问题,缩短住院时间并降低医疗费用等;但同期手术操作时间延长,要同时经受 2 个手术可能发生的并发症,可能对患者打击更大,且对术者技术要求较高。国外大样本荟萃分析的结果显示现,先期 CEA 可以降低 CABG 围手术期卒中风险,但和同期 CEA+CABG 相比总体的死亡、卒中和心肌梗死联合终点等指标并无统计学差异。因此,现有的国内共识建议对于稳定型心绞痛患者,优选先期 CEA+ 二期 CABG 的方案,尤其是对于双侧颈动脉严重狭窄且辅助检查表明 Willis 环代偿异常的患者,可以最大程度降低 CABG 围手术期卒中的风险。而同期 CEA+CABG 则主要应用于患者同时存在严重的症状性颈动脉狭窄及冠心病(如不稳定型心绞痛)的情况。

先期 CABG+ 二期 CEA 的方案目前很少采用。原因在于 CABG 围手术期因血流动力学改变和主动脉操作[如主动脉阻断、插管和 / 或近端移植吻合]可引起血栓或粥样硬化碎屑(来自升主动脉复杂斑块)栓塞,引发急性脑梗死。

3. 同期或分期 CAS+CABG 治疗 虽然没有随机对照研究支持,但近年来越来越多的回顾性研究结果显示同期或分期 CAS+CABG 可能比 CEA+CABG 具有更好的安全性。颈动脉狭窄患者合并严重冠心病时,由于 CAS 微创,不需要全麻,对血流动力学影响小,较 CEA 引起心脏事件的危险性更小。同期或分期 CAS+CABG 时应充分考虑到 CAS 对患者心脏的影响,特别是在球囊扩张和颈动脉支架释放后,由于对颈动脉窦的压迫,持续的低血压和 / 或心动过缓会使冠状动脉血供不足,诱发严重心脏事件甚至死亡。因此,CAS+CABG 须在有条件且技术成熟的医疗中心进行。目前大多数中心仍采用分期 CAS+CABG,不过已经有少数中心开始尝试同期 CAS+CABG 并且取得了不错的效果。

分期 CAS+CABG 治疗面临的另一个难题为两次手术间的抗凝及抗血小板衔接问题。过早停用抗血小板药物会增加颈动脉支架内血栓风险,而停药时间不足则会增加 CABG 围手术期出血的风险。目前国内专家共识建议 CABG 术前无需停用阿司匹林,而氯吡格雷停用的时间需权衡出血、支架内血栓和冠状动脉病变处理的紧急程度等因素后综合判断,条件允许的情况下建议停药 ≥5d。

4. 不停跳冠状动脉旁路移植术(off-pump CABG)的应用 已有研究证实导致 CABG 术后脑卒中最重要的原因是来自主动脉弓部的栓子(碎屑,斑块等)。而体外循环中插管、阻断等操作是导致主动脉弓部栓子脱落的最重要诱因。因此近年来 off-pump CABG 技术被越来越多的应用于合并颈动脉狭窄的冠心病患者中,且已有研究证实与体外循环下 CABG 相比,off-pump CABG 围手术期脑卒中风险明显降低。

三、总结

对于合并严重冠心病的颈动脉狭窄患者,目前国内外尚没有的成熟的指南可以参照。临床医师需要根据患者的病情及本中心的治疗经验综合判断并制订最佳的治疗方案。

(刘鹏 叶志东 刘晓鹏)

参 考 文 献

[1] Brown KR. Treatment of concomitant carotid and coronary artery disease. Decision-making regarding surgical options. J Cardiovasc Surg (Torino), 2003, 44 (3):395-399.

[2] Steinvil A, Sadeh B, Arbel Y, et al. Prevalence and predictors of concomitant carotid and coronary artery atherosclerotic disease. J Am Coll Cardiol, 2011, 57: 779-783.

[3] Liu ZJ, Fu WG, Guo ZY, et al. Updated systematic review and metaanalysis of randomized clinical trials comparing

carotid artery stenting and carotid endarterectomy in the treatment of carotid stenosis. Ann Vasc Surg, 2012, 26: 576-590.

[4] Zhang JB, Xu RW, Liu P, et al. Prevalence of carotid artery stenosis in Chinese patients with angina pectoris. J Thorac Dis, 2015, 7(12): 2300-2306.

[5] Jones DW, Goodney PP, Conrad MF, et al. Dual antiplatelet therapy reduces stroke but increases bleeding at the time of carotid endarterectomy. J Vasc Surg, 2016, 63: 1262-1270.

[6] Mendiz O, Fava C, Valdivieso L, et al. Synchronous carotid stenting and cardiac surgery: an initial single-center experience. Catheter Cardiovasc Interv, 2006, 68 (3): 424-428.

[7] Van der Heyden J, Suttorp MJ, Bal ET, et al. Staged carotid angioplasty and stenting followed by cardiac surgery in patients with severe asymptomatic carotid artery stenosis: early and longterm results. Circulation, 2007, 116(18): 2036-2042.

第六章　锁骨下动脉及椎动脉系统病变

第一节　概　论

锁骨下动脉狭窄并不少见，可以引起锁骨下动脉窃血综合征、冠状动脉－锁骨下动脉盗血综合征、血液透析通路功能障碍、上肢缺血等。其最主要的表现是锁骨下动脉盗血综合征。锁骨下动脉盗血综合征（subclavian steal syndrome, SSS），是指锁骨下动脉在椎动脉起始处的近心端发生狭窄或闭塞时，引起同侧椎动脉血液逆流，反向供应上肢而导致的一系列症状。

锁骨下动脉狭窄通常是无症状的，当狭窄进展至可导致血流动力学明显损害时，受累锁骨下动脉的血压下降大于体循环的血压的10%，导致同侧椎动脉逆流从而代偿性供应上肢。机体代偿血流自颈动脉或对侧椎动脉由 Willis 环送至基底动脉，再由同侧椎动脉向下逆行进入锁骨下动脉。当肩部、上肢活动时增加了额外的血供需要，就会"窃取"更多的血液，间接造成脑血供不足，从而产生一系列上肢和脑缺血的临床表现。

绝大多数锁骨下动脉病变是动脉粥样硬化造成的。动脉粥样硬化所致的锁骨下动脉狭窄以中老年为主，男性居多，男女比约为2∶1，且多累及左锁骨下动脉。约85%的锁骨下动脉狭窄发生在左侧锁骨下动脉，仅有15%发生在右侧。左侧与右侧的比为4∶1。这可能是与左、右侧锁骨下动脉解剖特征不同有关，左锁骨下动脉直接起自主动脉，起始部角度尖锐，血流通过时容易产生湍流，进而影响并损伤血管内皮，在其他因素的共同参与下形成粥样斑块，最终导致血管狭窄的发生。另外，大动脉炎、血管先天性畸形、纤维肌性营养不良、外伤、放射性损伤、纵隔肿瘤、炎症或肋骨畸形均有可能造成锁骨下动脉狭窄或闭塞。

锁骨下动脉狭窄的危险因素与动脉粥样硬化性疾病相似，包括吸烟、高脂血症、高血压、糖尿病、家族史和年龄。正常人群中的患病率为1.9%，而在临床人群中的患病率为7.1%。English 等报道左锁骨下动脉狭窄在无外周动脉疾病患者中的患病率为1.5%，高血压患者为4.3%，有吸烟史的患者为4.3%，糖尿病患者为6.8%，脑血管疾病患者为7.6%，外周动脉疾病患者为11.5%。

第二节　锁骨下动脉窃血综合征的临床表现、诊断及鉴别诊断

1960年 Contorni 首先在动脉造影中发现锁骨下动脉盗血现象。1961年，Reivich 报道了因盗血现象发生脑供血不足的2例患者，并由 Fisher 将其命名为锁骨下动脉盗血综合征。锁骨下动脉窃血综合征是锁骨下动脉或无名动脉在椎动脉近心端狭窄或闭塞，使同侧椎动脉血流逆向流动供应患侧上肢，导致椎基底动脉供血不足、患肢亚急性或慢性缺血等一系列症状。SSS 的临床症状与动脉闭塞的速度、程度、侧支循环的代偿、全身血压状态等因素有关，无论有无症状，疾病本身病死率以及与动脉粥样硬化相关血管疾病的病死率均会增加。

（一）临床表现

锁骨下动脉窃血综合征主要表现为椎－基底动脉供血不足的神经症状及上肢缺血性症状。发生于无名动脉的患者可出现颈动脉供血不足症状，但较少见。椎－基底动脉供血不足常见的症状有眩晕、感觉异常、口周麻木、双侧视力障碍、共济失调。少见的有耳鸣、抽搐、头痛及精神障碍等。上肢缺血性症状常见为上肢乏力、疼痛、耐力下降和感觉异常，上肢显著缺血的情况较少见，即使对于锁骨下动脉近端完全闭塞的患者也少见，

因此极少数引起手指发绀或坏死,主要因为同侧椎动脉出现逆行血流时通常出现有效的侧支循环改善受累动脉侧上肢血流供应。慢性上肢缺血可造成肌肉萎缩。

另外,内乳动脉–锁骨下动脉盗血现象也应该得到重视。锁骨下动脉的第一段除了发出椎动脉外,还发出内乳动脉(胸廓内动脉),在冠状动脉搭桥手术中,通常选用乳内动脉作为搭桥血管。如果锁骨下动脉起始部有狭窄或闭塞,冠状动脉搭桥手术结果非但没有改善心肌供血反而会出现逆向血流,即内乳动脉–锁骨下动脉盗血现象,从而引发心绞痛的再次发作,其多在术后4~36个月出现。因此,对于冠状动脉–乳内动脉搭桥后盗血或准备行患侧乳内动脉搭桥者,我们必须重视锁骨下动脉近端狭窄或闭塞的诊断与治疗。

研究认为双上肢血压差异增加与SSS发生症状显著相关。双上肢血压差异越显著,SSS患者出现症状的概率越高。这些研究也证实双上肢血压差异在20~30mmHg之间的SSS患者仅1.38%存在临床症状;而血压差异在50mmHg以上的SSS患者出现临床症状的比例为38.5%。

(二)诊断

根据患者病史、体格检查、结合相关辅助检查,诊断不难。①SSS通常出现短暂性、发作性症状,但慢性症状也有报道。②双上肢血压差异大于20mmHg时是考虑SSS的一个界限指标。大部分SSS患者会出现桡动脉与尺动脉脉搏减弱或缺如。左锁骨上窝听诊时也听到血管杂音。③彩色多普勒超声或CTA提示锁骨下动脉狭窄或闭塞。彩色多普勒超声明确椎动脉内血流方向,锁骨下动脉流速改变,CTA发现锁骨下动脉起始段充盈缺损时,可明确诊断。

辅助检查

(1)彩色多普勒超声检查:彩色多普勒超声检查可以反映颅内外血流动力学改变,评价血管功能状态,诊断锁骨下动脉狭窄/闭塞及其引起的锁骨下动脉窃血准确性高,具有实时、无创、易于早期发现、重复性好等优势。椎动脉彩超可将椎动脉盗血程度分级。颅底Willis环的存在及侧支循环建立的程度与患者的临床表现及患侧椎动脉血流频谱形态密切相关,所以不能单纯依靠椎动脉盗血级别来判断锁骨下动脉起始处或无名动

脉狭窄程度。

(2)经颅多普勒超声:经颅多普勒超声(transcranial doppler,TCD)对血流方向非常敏感,所以TCD对早期即亚临床期锁骨下动脉盗血综合征的发现率高。TCD的优势在于不仅可以获得锁骨下动脉病变的直接证据,且可以获得其病变远端椎动脉颅内段、基底动脉、大脑后动脉的血流信号,当发现基底动脉或大脑后动脉出现切迹或呈低搏动改变多提示有双侧椎动脉颅外段病变(包括双锁骨下动脉或椎动脉起始段)。但TCD只能笼统做出椎动脉颅外段病变的诊断。确切的病变部位、病变程度尚需进一步结合CT血管造影或数字减影血管造影。

(3)CT血管造影:CT血管造影(CT angiography,CTA)能准确显示头臂动脉病变,三维显示解剖结构,可作为彩色多普勒超声检查诊断SSS的重要补充。CTA检查无创、安全、快速。经过软件进行各种后处理并结合原始横断面图像能准确定位病变动脉。此外CTA对钙化的显示敏感。但CTA检查也有缺点:接受射线及需要静脉注射碘对比剂,因此对碘过敏的患者受到限制。目前在临床中行头颈CTA检查并不作为诊断的手段,主要作为术前辅助检查手段,其主要目的是为明确解剖情况,为进一步制订手术方案提供参考。

(4)数字减影血管造影:与CTA类似,数字减影血管造影(Digital substraction angiography,DSA)的目的是确定锁骨下动脉狭窄以及闭塞的范围与性质,延迟显像以确定患侧椎动脉和锁骨下动脉逆行灌注情况,为进一步制订手术方案提供参考。

第三节 锁骨下动脉狭窄/闭塞治疗、并发症及预后

锁骨下动脉狭窄/闭塞的治疗方法主要包括药物治疗、锁骨下动脉重建、锁骨下动脉腔内治疗。

(一)药物治疗

药物治疗是包括锁骨下动脉狭窄/闭塞病变的基本治疗方法之一,但药物治疗主要在以下方面发挥作用:①预防和控制危险因素;②外科治

疗后维持靶血管通畅；③降低心梗、卒中和其他可能导致死亡的血管事件的发生。在改善由于锁骨下动脉闭塞所引起锁骨下动脉盗血综合征的症状方面，单纯药物治疗作用有限。

（二）外科开放手术治疗

开放手术行锁骨下动脉重建治疗锁骨下动脉闭塞分为经胸术式和非经胸术式。经胸术式由于此创伤大，并发症多，手术死亡率较高，目前已较少采用。非经胸式手术是行旁路转流术，具体术式包括颈动脉－锁骨下动脉旁路转流术、锁骨下动脉－锁骨下动脉旁路转流术、腋动脉－腋动脉旁路转流术等。颈动脉－锁骨下动脉旁路转流术技术成熟，死亡率低；而且血流动力学更为合理。如果同侧颈动脉有病变的，行锁骨下动脉－锁骨下动脉旁路转流术或腋动脉－腋动脉旁路转流术更为适合。锁骨下动脉－锁骨下动脉旁路转流术及腋动脉－腋动脉旁路转流术因不干扰脑供血，无脑缺血等并发症，并且操作简单，是目前较常用的手术方式。

（三）腔内治疗

1980年Bachman和Kim首次报道经皮血管内成形术治疗锁骨下动脉狭窄。随着腔内技术近四十年的发展及血管器械的更新，腔内治疗成为锁骨下动脉盗血综合征的主要治疗手段。但当腔内治疗失败（闭塞性病变无法开通）时仍需采用传统的动脉转流术治疗，尤其是右锁骨下动脉起始部闭塞病变在开通过程中存在斑块脱落至颈动脉的可能，故对于该处闭塞病变更多地采用开放手术。

1. 腔内治疗手术指征的掌握　锁骨下动脉狭窄或闭塞性疾病治疗的主要目的是纠正因椎动脉、乳内动脉逆向血流而带来的盗血综合征或严重上肢缺血。多数学者认为锁骨下动脉闭塞伴有椎基底动脉供血不足或严重上肢缺血为手术指征。治疗指征应该把握为：①狭窄导致锁骨下动脉盗血，产生椎基底动脉供血不足的表现；②有患侧肢体缺血的表现，如疼痛、乏力、麻木及苍白等；③冠状动脉乳内动脉搭桥后盗血或准备行患侧乳内动脉搭桥者。

另外，根据锁骨下动脉的狭窄程度，判断血管腔内治疗适应证，目前主要有以下几种观点：①症状性SAS≥50%的患者，经药物治疗无效时，则考虑血管腔内治疗。②症状性SAS≥70%时，则首先考虑血管腔内治疗。③SAS患者无临床症状并非绝对没有适应证，当SAS>80%但不表现盗血临床症状时，仍主张血管腔内干预治疗，主要原因是单纯一侧SAS少见，多合并对侧及前后循环的多发动脉粥样硬化性狭窄，这时颅内外血流动力学代偿机制复杂，通过锁骨下动脉的血运重建有可能对对侧及前后循环的缺血起到明显的代偿作用，从而改善了已有的缺血症状。总体而言，目前对于锁骨下动脉狭窄/闭塞腔内治疗适应证的选择更强调血流动力学的改变。

2. 复杂病变的入路选择　对于锁骨下动脉闭塞性病变，多数病例仅通过股动脉入路即可能够成功地实施靶血管再通及支架成形术。以下情况可能需要经患侧肱动脉及股动脉和患侧肱动脉联合入路：股动脉与闭塞的靶血管间呈多角度而影响力量的传递；股动脉入路无法提供靶血管受力点（图2-6-1）；导致靶血管闭塞的斑块呈重度钙化或靶血管盲端圆钝。在上述情况下联合入路可以提高靶血管的开通率。肱动脉入路的优点包括：操作路径距离短而导管能够提供受力点及足够的支撑力；逆向开通提高靶血管开通率等；但包括肱动脉在内的上肢动脉穿刺的缺点为：患侧上肢动脉搏动减弱，且穿刺动脉较细，穿刺相对困难，对于初学者需要学习曲线；由于上肢的解剖特点，穿刺部位出现血肿或假性动脉瘤（图2-6-2）后往往出现神经损伤。术中通过超声可以有效地进行肱动脉的定位并引导穿刺，避免了穿刺位置不准确和反复穿刺，有效地降低肱动脉穿刺并发症的发生。对于确实难以成功行肱动脉穿刺的病例，局麻下切开显露肱动脉直视下进行穿刺可以确保肱动脉穿刺成功。另外对于术前术后应用抗凝及抗血小板药物、术后无法配合压迫止血和患肢制动的患者，切开显露肱动脉及缝合穿刺点是防止穿刺并发症的有效方法之一。

3. 支架选择的进展　目前常用的锁骨下动脉处支架主要有：裸支架和覆膜支架，其中裸支架又可以分为自膨式支架、球囊扩张式支架，对于支架的选择取决于病变部位、长度、迂曲程度和钙化程度等。自膨式支架：优点为抗压缩力强、韧性好、顺应性强，尤其适合于病变长及扭曲的血管；缺点为定位较欠准确。球囊扩张式支架：优

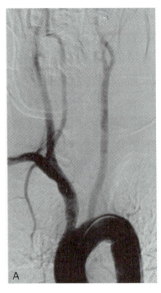
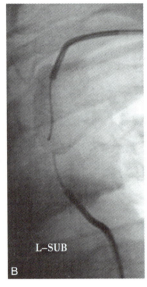
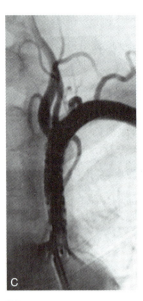

图 2-6-1 联合入路行左侧锁骨下动脉支架

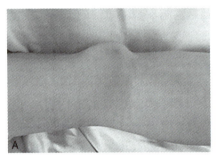
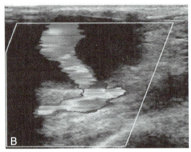
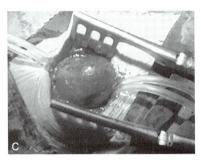

图 2-6-2 肱动脉假性动脉瘤

A. 肱动脉穿刺点假性动脉瘤；B. 血管超声提示穿刺点假性动脉瘤；C. 手术所见

点为径向强度,定位准确,适宜于对支架定位要求较高病变,如接近椎动脉开口的锁骨下动脉病变及右侧锁骨下动脉狭窄者;缺点为顺应性差,受外力易变形。目前多数研究显示在靶血管通畅率方面二者无明显差异。裸支架腔内治疗锁骨下动脉狭窄 / 闭塞取得了较好的中长期疗效,但其支架再狭窄仍不容忽视,何如解决这一问题。覆膜支架由于可以最大程度地避免支架内再狭窄,在临床中有初步探索(图 2-6-3),首都医科大学宣武医院随访结果显示,在支架再狭窄发生率方面覆膜支架由于裸支架。当然,何种支架能够取得更好的靶血管通畅率? 何种支架能够取得更好的临床获益? 目前尚有待更多的循证医学证据。

4. 腔内治疗的进展与展望 目前在下肢动脉的腔内治疗中,减容联合药涂球囊的理念已经得到大家的认可,该项技术在临床中已得到广泛的应用。同样,在锁骨下动脉闭塞性病变的腔内治疗中可否采用减容联合药涂球囊获得靶血管较好的远期通畅率? 为此,首都医科大学宣武医院在该方面进行了积极的探索。谷涌泉等先后采用定向斑块切除联合药涂球囊治疗原发性锁骨下动脉狭窄(图 2-6-4)、激光消蚀联合药涂球囊治疗锁骨下动脉支架后再狭窄(图 2-6-5),均取得较好的疗效。这种技术的思路是正确的,通过减容,增加了支架后血管的容量,加上药涂球囊将紫杉醇等药物释放在血管壁上,从而达到抑制内膜增生,提高远期通畅率,这种技术非常符合目前腔内治疗的理念,但是目前只是初步探讨阶段,其远期疗效还需要进一步观察。

5. 血管腔内治疗并发症的防治 锁骨下动脉狭窄 / 闭塞的腔内治疗是安全的,其主要并发症是支架植入或球囊成形时导致斑块的脱落,栓子经同侧椎动脉引起远端脑动脉的栓塞。Filippo

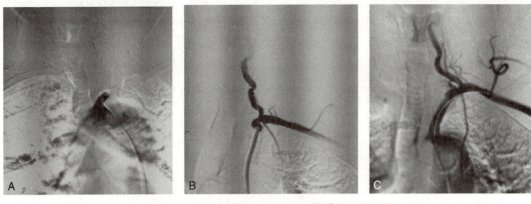

图 2-6-3 左锁骨下动脉闭塞行覆膜支架植入术

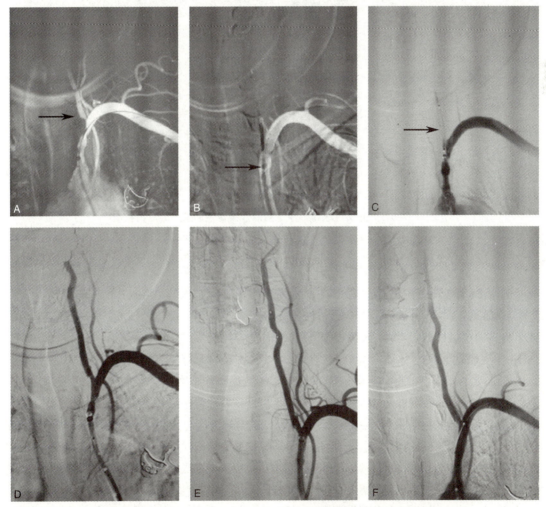

图 2-6-4 定向斑块切除联合药涂球囊治疗锁骨下动脉、椎动脉狭窄

A. 造影可见左锁骨下、椎动脉重度狭窄;B、C. 分别对锁骨下、椎动脉狭窄处进行斑块切除;D. 斑块切除后造影可见左锁骨下、椎动脉狭窄处形态明显改善;E、F. 药涂球囊扩张左椎动脉后夹层形成,椎动脉支架置入后造影见椎动脉血流通畅

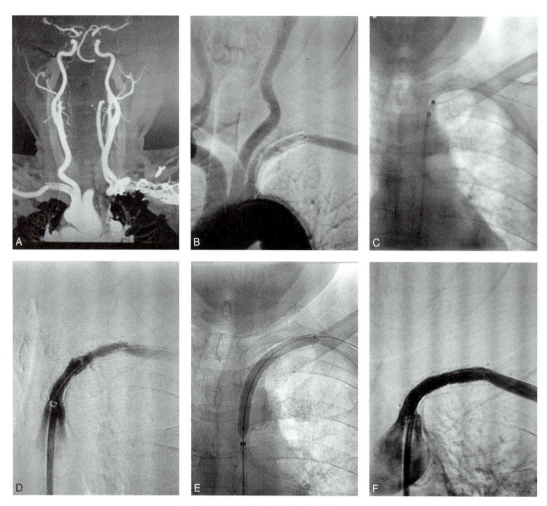

图 2-6-5　激光消蚀联合药涂球囊治疗锁骨下动脉支架后再狭窄

A. 术前 CTA 显示左锁骨下动脉支架闭塞；B. 术中 DSA 显示左锁骨下动脉支架闭塞；C. 术中应用激光对闭塞的支架进行减容；D. 激光消蚀后造影；E. DCB；F. 减容联合 DCB 后可见闭塞的锁骨下动脉恢复通畅

等对 484 例行 SAS 血管腔内治疗患者的并发症情况统计显示：总发生率为 2.4%，其中短暂性脑缺血发作者为 0.6%、锁骨下动脉远端栓塞率为 0.8%、径路发生血管假性动脉瘤者为 0.6%、动脉径路发生血肿者为 0.2%、出现多脏器功能衰竭致死亡者为 0.2%。另外，支架植入过程中可出现支架移位、变形、导丝进入血管夹层等并发症，该类并发症可通过技术操作的技巧及经验来避免。

6. 脑保护装置的应用　由于 SAS 患者支架植入后其逆流血液恢复正向需延迟 20s 或数分钟，故术中球囊扩张或支架植入过程中脱落的栓子会跟随血流涌向远端的腋动脉，一般不会流向较细的椎动脉后造成同侧脑栓塞，因此多数学者不主张 SAS 血管腔内治疗过程中在椎动脉内使用脑保护装置。但需指出，对于距颈动脉开口较近的右侧锁骨下动脉重度狭窄或闭塞者，可考虑

使用脑保护装置。Amor 等对球囊预扩后植入自膨式支架与直接植入球囊扩张式支架成形的两组患者比较发现，前一组患者有栓塞的并发症，而后者没有。综上，为降低支架植入后发生患侧椎动脉远端脑动脉栓塞的风险，可采取如下措施：①手术时可活动患侧手以强化盗血，使椎动脉的逆向血流充分发挥脑保护的作用。②使用球囊扩张式支架行血管腔内治疗，则球囊预扩张和支架植入一步完成，可省去球囊扩张后延迟一段时间后再植入支架环节。

7. 患肢保护装置的应用　在 SAS 患者的血管腔内治疗术中，球囊扩张或支架植入过程中脱落的栓子会跟随血流涌向远端的腋动脉，则可能会发生因患肢远端血管栓塞的肢体缺血，甚至坏死并发症。但由于上肢血管对远端栓塞敏感程度较中枢神经系统甚低，患肢远端血管栓塞发生率

则更低,故一般不考虑使用患者保护装置,有关该方面的文献报道也较少。

第四节 椎动脉狭窄病变的临床表现、诊断及鉴别诊断

（一）临床表现

在缺血性脑卒中中,后循环脑缺血大约占有20%。其中大约25%是由椎基底动脉狭窄所致。椎动脉狭窄会使大脑半球的颞枕区或脑干和小脑部分缺血,导致特有的临床症状。椎基底动脉缺血的典型症状包括头晕、眩晕、肢体或跌倒发作、共济失调、偏盲、感觉异常、耳鸣、构音障碍、吞咽困难等。当患者出现两个或更多上述症状时,椎基底动脉缺血的可能性很高。

（二）诊断

1. 血管超声 血管超声是检查颈部血管病变的一种常用的工具,血管超声可以探测椎动脉内是否存在血液的反流,以及血流速度的改变是否与近端椎动脉的狭窄段有关。另外,超声影像可见评估患者是否存在锁骨下动脉盗血。但是超声在评估椎动脉病第二段变中因椎动脉穿行于C2~C6横突孔中而导致超声直接显影困难,使超声在检测椎动脉狭窄病变应用中有一定的局限性。

2. CT血管造影和磁共振血管造影 CT血管造影（CTA）是目前评估椎动脉狭窄的重要检查方法。磁共振血管造影（MRA）可通过三维重建技术可以显示包括主动脉上部分支、颈动脉和椎动脉在内的完整图像。CTA与MRA在评估椎动脉狭窄的敏感性和特异性均较高。对于颅内段椎动脉狭窄,CTA的敏感性高于MRA。但CTA对于评价广泛性钙化病变具有一定的局限性。

3. 数字减影血管造影 尽管MRA和CTA有其技术上的优势,数字减影血管造影（DSA）造影仍然是术前评估患者椎动脉狭窄病变的"金标准"。对于超声或者MRA检查不能很好显像的椎动脉起始部位,动脉造影均能够很好地显影。但对于起始部迂曲的椎动脉,往往需要反复调整投照角度才能发现病变。目前,DSA作为单纯诊断椎动脉狭窄的方法已不常用。

（三）鉴别诊断

椎动脉狭窄的鉴别诊断包括其他可能导致相同症状的疾病,包括心律失常、贫血、脑部肿瘤及眩晕等。

锁骨下动脉盗血综合征:主要临床症状包括两侧肱动脉血压差超过25mmHg,或者一侧手臂脉搏减弱或消失。椎动脉逆向血流可以通过血管超声检查明确。

体位性低血压:老年患者由于支配静脉血管张力的交感神经的控制能力差,在突然站立过程中,导致过多的血液潴留在下肢静脉中,导致患者出现脑部供血不足症状。血压下降20mmHg是体位性低血压导致椎基底动脉系统低灌注的诊断标准。

任何可以引起基底动脉平均压力降低的血流动力学异常均会导致椎基底动脉缺血,受累患者可伴或不伴有椎动脉狭窄或闭塞。主要见于某些处方药使用,需要系统的回顾患者的用药情况。

心源性因素也是导致椎基底动脉缺血的常见原因,心律失常是常见的由心输出量降低而引起脑缺血症状的疾病。继发于心律失常的缺血患者经常主诉脑缺血症状的出现与心悸有关。鉴别诊断的方法包括心律失常的24h Holter心电监测,超声心动图和经食管超声心动图对心脏功能的评估。

除此之外,临床中还需要鉴别耳内病变及脑桥小脑肿瘤等疾病。同时应进行神经病学评估,以排除眩晕等原因。

第五节 椎动脉治疗的演变及思考

（一）椎动脉治疗指征的选择

颅内椎动脉狭窄患者年卒中发生率为8%,颅外椎动脉狭窄的卒中风险目前尚不明确。和颈动脉病变相比,有症状的椎动脉病变目前的关注和研究相对较少,其最优化的治疗仍需要科学系统的研究来进一步明确。这些患者早期主要以抗血小板和/或抗凝药物联合动脉硬化危险因素控制来治疗,部分患者的症状可以得到缓解。对于药物治疗仍然有后循环症状反复发作的患者来

说,椎动脉开放手术或腔内治疗提供了一个治疗选择。

(二)椎动脉狭窄性病变的外科治疗演变

1. 椎动脉狭窄性病变的开放手术 椎动脉开放手术包括锁骨下动脉-椎动脉根部补片成形术、椎动脉起始部再植术(将椎动脉起始部移植到同侧颈动脉)、颈动脉-椎动脉旁路移植手术等,早期的部分研究报道显示这些手术的技术成功率比较高,但由于其较高的非卒中相关并发症以及手术技术和解剖要求,近些年来的报道明显减少,逐渐被更加微创的腔内治疗替代。

2. 椎动脉狭窄性病变的腔内治疗 椎动脉狭窄的腔内治疗包括单纯球囊扩张术、支架植入术等,由于单纯传统球囊扩张在椎动脉狭窄病变存在较高的复发率,所以支架成为了目前颅外椎动脉狭窄的主要治疗方式。但是,裸金属支架虽然降低了再狭窄率,但是据报道其再狭窄率仍然在10%~67%之间。为了克服和解决支架内再狭窄问题,部分学者借鉴冠状动脉狭窄治疗经验的基础上,采用药物涂层支架来治疗这些患者,发现和裸金属支架相比,药物涂层支架通过释放具有抑制血管壁巨细胞聚集和平滑肌细胞增殖的药物明显降低了支架内再狭窄率和症状复发率,但仍需要大样本量的随机临床研究进一步证实该疗效。近年部分学者应用药物球囊治疗椎动脉狭窄,但仅限于个案报道,其长期疗效仍需要大样本临床研究来明确。

包括定向斑块切除在内的减容技术在下肢动脉硬化闭塞治疗方面的安全性和有效性已经得到了证实。目前临床上使用的定向斑块切除系统治疗的血管直径为1.5~7mm之间,对于国人椎动脉一般3~5mm的直径范围而言,定向斑块切除在靶血管直径方面是适用的。已经有大量研究证明药涂球囊可以预防治疗后靶血管再狭窄,提高血管的通畅率。尤其是减容手术联合药涂球囊,通畅率更高。因为我们有理由相信:与其他部位动脉狭窄/闭塞病变一样,减容手术联合药涂球囊可能是今后椎动脉狭窄性病变腔内治疗可选择方法之一;由于椎动脉直径小,支架再狭窄发生率高,对于椎动脉狭窄病变,减容联合药涂球囊(图2-6-6)的应用可能更有意义。

定向斑块切除在椎动脉应用需要注意以下几点:①目前该项技术在椎动脉的应用为探索阶段,不可作为常规治疗方法;②一定要在具有定向斑块切除治疗其他部位动脉狭窄/闭塞的丰富经验的中心开展;③严格掌握适应证及对病变局部解剖情况的准确评估,如对于V1段严重迂曲病变不易采用该技术;④对于重度狭窄病变尤其是亚闭塞的病变,如果导丝不能确定始终是真腔内通过,在斑块切除过程中存在动脉破裂出血风险,不建议应用;⑤建议常规远端保护装置:由于椎-椎基底动脉系统的特殊性,远端栓塞要完全避免,远端保护装置的应用应作为常规。

3. 椎动脉闭塞的外科治疗 对于对侧代偿良好的慢性椎动脉闭塞,大部分患者没有椎基底系统症状,目前大部分采用保守治疗方式。对于代偿不佳或者急性闭塞的有症状患者(比如后循环短暂性脑缺血发作或者急性卒中),部分学者

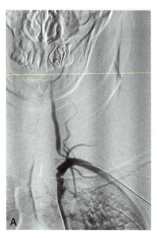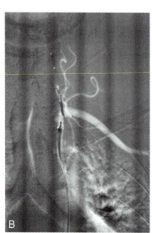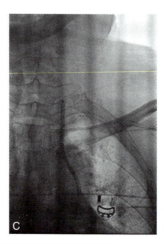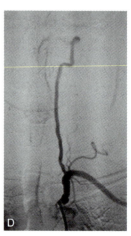

图2-6-6 减容联合药涂球囊治疗椎动脉狭窄
A、B. 对重度狭窄的椎动脉V1段行斑块切除;C、D. 药涂球囊扩张后可见椎动脉狭窄消失

应用腔内技术（取栓，再通后球囊扩张或支架植入等）治疗这些患者，但报道较少，主要为个案报道；其临床获益有待进一步证实。

　　总体而言，在颅外段椎动脉狭窄性病变的临床演变、治疗方式选择等诸多方面均有待进一步明确。在充分评估病变、严格掌握适应证的前提下加强新技术的应用、加强临床随访，以期更好的临床获益及获得更多的循证医学证据，从而指导治疗方式的选择。

（谷涌泉　佟　铸）

参 考 文 献

［1］ Osiro S, Zurada A, Gielecki J, et al. A review of subclavian steal syndrome with clinical correlation. Medical science monitor: international medical journal of experimental and clinical research, 2012, 18（5）: RA57–63.

［2］ Shadman R, Criqui M H, Bundens W P, et al. Subclavian Artery Stenosis: Prevalence, Risk Factors, and Association With Cardiovascular Diseases. Journal of the American College of Cardiology, 2004, 44（3）: 618–623.

［3］ English JA, Carell ES, Guidera SA, et al. Angiographic prevalence and clinical predictors of left subclavian stenosis in patients undergoing diagnostic cardiac catheterization. Cathet Cardiovasc Intervent, 2001, 54: 8–11.

［4］ Aboyans V, Kamineni A, Allison MA, et al. The epidemiology of subclavian stenosis and its association with markers of subclinical atherosclerosis: the Multi-Ethnic study of atherosclerosis（MESA）. Atherosclerosis, 2010, 211（1）: 266–270.

［5］ labropoulos N, Nandivada P, Bekelis K. Prevalence and impact of the subclavian steal syndrome. Ann Surg, 2010, 252（1）: 166–170.

［6］ Clark CE, Taylor RS, Shore AC, et al. Association of a difference in systolic blood pressure between arms with vascular disease and mortality: a systematic review and meta-analysis. Lancet, 2012, 379（9819）: 905–914.

［7］ Osiro S, Zurada A, Gielecki J. A review of subclavian steal syndrome with clinical correlation. ed Sci Monit, 2012, 18（5）: RA 57–63.

［8］ Costa SM, Fitzsimmons PJ, Terry E, et al. Coronary-subclavian steal: Case series and review of diagnostic and therapeuticstrategies（three case reports）. Angiology, 2007, 58: 242–248.

［9］ Matt Cwinn, MD, Sudhir Nagpal, Prasad Jetty, et al. Subclavian steal syndrome without subclavian stenosis. Journal of Vascular Surgery Cases and Innovative Techniques, 2017, 3（3）: 129–131.

［10］ Qi L, Gu Y, Zhang J, et al. Surgical treatment of subclavian occlusion. Zhongguo Xiu Fu Chong Jian Wai Ke Za Zhi, 2010, 24（9）: 1030–1032.

［11］ Shadman R, Criq ui MH, Bundens WP, et al. Subcavianartery stenosis: prevalence, risk factors, and association withcardiovascular diseases. J Am Coll Cardiol, 2004, 44（3）: 618–623.

［12］ English JA, Carell ES, Guidera SA, et al. Angiographic prevalence and clinical predictors of left subclavian stenosis in patients undergoing diagnostic cardiac catheterization. Catheter Cardiovasc Interv, 2001, 54（1）: 8–11.

［13］ Schillinger M, Haumer M, Schillinger S, et al. Outcome of conservative versus interventional treatment of subclavian arterystenosis. J Endovasc Ther, 2002, 9: 139–146.

［14］ Patel SN, White CJ, Collins TJ, et al. Catheter-based treatment of the subclavian and innominate arteries. Catheter Cardiovasc Interv, 2008, 71: 963–968.

［15］ Brountzos EN, Petersen B, Binkert C, et al. Primary stenting of subclavian and innominate artery occlusive disease: a single center experience. Cardiovasc Intervent Radiol, 2004, 27: 616–623.

［16］ Peter BA, Becker GJ. Vascular intervention: a clinical approach. London: Thieme, 1998: 474–475.

［17］ Hackam DG, Anand SS. Emerging risk factors for atherosclerotic vascular disease. Clinical Cardiolog, 2003, 290: 932–940.

［18］ Kirsti G Catton, Shaun P Setty. Anomalous left subclavian artery from the pulmonary artery in a neonate. Asian Cardiovascular & Thoracic Annals, 2018, 26（6）: 476–478.

［19］ Witt RG, Raff GW, Si MS. Anomalous origin of left pulmonary artery from left subclavian artery. Ann Thorac Surg, 2012, 94（4）: e107.

［20］ Chimowitz M I, Kokkinos J, Strong J, et al. The Warfarin-Aspirin symptomatic intracranial disease study. Neurology, 1995, 45（8）: 1488–1493.

［21］ The Warfarin Aspirin Symptomatic Intracranial Disease （WASID）Study Group. Prognosis of patients with symptomatic vertebral or basilar artery stenosis. Stroke,

1998, 29（7）: 1389-1392.

[22] De Bakey ME, Morris GC, Jordon CL. Segmental thrombo-obliterative disease of branches of aortic arch. JAMA, 1958, 166（6）: 995-996.

[23] Osiro S, Zurada A, Gielecki J, et al. A review of subclavian steal syndrome with clinical correlation. Med Sci Monit, 2012, 18（5）: RA57-63.

[24] Gupta R, Sivapatham T, Moskowitz SI, et al. Stenting of a symptomatic long-segment extracranial vertebral artery occlusion. J Neurointerv Surg, 2011, 3: 54-56.

[25] Reivich M, Holling HE, Roberts B, et al. Reversal of blood flow through the vertebral artery and its effect on cerebral circulation. N Engl J Med, 1961, 265: 878-885.

[26] Fisher CM. A new vascular syndrome "the Subclavian steal". N Engl A F Med, 1961, 265: 912-913.

[27] Bachman DM, Kim RM. Transluminal dilatation for subclavian steal syndrome. AJR. Am J Roentgenol, 1980, 135: 995-996.

[28] Sixt S, Rastan A, Schwarzwalder U, et al. Results after balloon angioplasty or stenting of atherosclerotic subclavian artery obstruction. Catheter Cardiovasc Interv, 2009, 73（3）: 395-403.

[29] Przewlocki T, Kablak-Ziembicka A. Determinants of immediate and long-term results of subclavian and innominate artery angioplasty. Catheterization and Cardiovascular Interventions, 2006, 67（4）: 519-526.

[30] Steiger HJ. Cervical vertebral and subclavian artery reconstructions. Neurol Med Chir（Tokyo）, 1998, 38（Suppl）: 289-293.

[31] Linni K, Ugurluoglu A, Mader N, et al. Endovascular management versus surgery for proximal subclavian artery lesions. Ann Vasc Surg, 2008, 22（26）: 769-77.

[32] Vieira M, Rocha E, Silva A, et al. Rev Port Cir Cardiotorac Vasc, 2012, 19（3）: 163-166.

[33] Woo E Y, Fairman R M, Velazquez O C, et al. Endovascular therapy of symptomatic innominate-subclavian arterial occlusive lesions. Vascular & Endovascular Surgery, 2006, 40（1）: 27-33.

[34] Miyakoshi A, Hatano T, Tsukahara T, et al. Percutaneous transluminal angioplasty for atherosclerotic stenosis of the subclavian or innominate artery: angiographic and clinical outcomes in 36 patients. Neurosurgical Review, 2011, 35（1）: 121-126.

[35] Filippo F, Francesco M, Francesco R, et al. Percutaneous angio-plasty and stenting of left subclavian artery lesions for the treat-ment of patients with concomitant vertebral and coronary subcla-vian steal syndrome. Cardiovasc Intervent Radiol, 2006, 29: 348-353.

[36] De Vries JP, Jager Lc, Van den Berg JC, et al. Durability of percutaneous transluminal angioplasty for obstructive lesions of proximal subclavian artery long-term results. J Vasc surg, 2005, 41（1）: 19-23.

[37] Amor M, Eid-Lidt G, Chati Z, et al. Endovascular treatment of the subclavian artery: stent implantation with or without predilatation. Catheter Cardiovasc Interv, 2004, 63: 364-370.

[38] Kasner SE, Chimowitz MI, Lynn MJ, et al. Predictors of ischemic stroke in the territory of a symptomatic intracranial arterial stenosis. Circulation, 2006, 113: 555-563.

[39] Feldmann E, Wilterdink JL, Kosinski A, et al. The Stroke Outcomes and Neuroimaging of Intracranial Atherosclerosis（SONIA）trial. Neurology, 2007, 68: 2099-2106.

[40] Wityk RJ, Chang HM, Rosengart A, et al. Proximal extracranial vertebral artery disease in the New England Medical Center Posterior Circulation Registry. Arch Neurol, 1998, 55: 470-478.

[41] Chastain HD, Campbell MS, Iyer S, et al. Extracranial vertebral artery stent placement: in-hospital and follow-up results. J Neurosurg, 1999, 91: 547-552.

[42] Albuquerque FC, Fiorella D, Han P, et al. A reappraisal of angioplasty and stenting for the treatment of vertebral origin stenosis. Neuro-surgery, 2003, 53: 607-614.

[43] SSYLVIA Study Investigators. Stenting of Symptomatic Atherosclerotic Lesions in the Vertebral or Intracranial Arteries（SSYLVIA）: study results. Stroke, 2004, 35: 1388-1392.

[44] Wehman JC, Hanel RA, Guidot CA, et al. Atherosclerotic occlusive extracranial vertebral artery disease: indications for intervention, endovascular techniques, short-term and long-term results. J Interv Cardiol, 2004, 17: 219-232.

[45] Lin YH, Jiang JM, Jeng JS, et al. Symptomatic ostial vertebral artery stenosis treated with tubu-lar coronary stents: clinical results and restenosis analysis. J Endovasc Ther, 2004, 11: 719-726.

[46] Imparato AM. Vertebral arterial reconstruction: a nineteen-year experience. J Vasc Surg, 1985, 2: 626-634.

[47] Buerger R. Long term results of vertebral artery reconstruction// Yao J, Pearce W. Long Term Results in Vascular Surgery. Norwalk: Appleton & Lange, 1993: 69-79.

[48] Boulos AS, Agner C, Deshaies EM. Preliminary evidence supporting the safety of drug-eluting stents in neurovascular disease. Neurol Res, 2005, 27 Suppl 1: S95-102.

[49] Gupta R, Al-Ali F, Thomas AJ, et al. Safety, feasibility, and short-term follow-up of drug-eluting stent placement in the intracranial and extracranial circulation. Stroke, 2006, 37: 2562-2566.

[50] Chen X, Huang Q, Hong B, et al. Drug-eluting stent for the treatment of symptomatic vertebral origin stenosis: long-term results. J Clin Neurosci, 2011, 18: 47-51.

[51] Song L, Li J, Gu Y, et al. Drug-eluting vs. bare metal stents for symptomatic vertebral artery stenosis. J Endovasc Ther, 2012, 19: 231-238.

[52] Wang Y, Ma Y, Gao P, et al. First report of drug-coated balloon angioplasty for vertebral artery origin stenosis. JACC Cardiovasc Interv, 2018, 11: 500-502.

[53] Nii K, Abe G, Iko M, et al. Endovascular angioplasty for extracranial vertebral artery occlusion without visualization of the stump of the artery ostium. Neurol Med Chir (Tokyo), 2013, 53: 422-426.

[54] Khilchuk AA, Agarkov MV, Vlasenko SV, et al. Successful retrograde recanalization of acute right dominant vertebral artery occlusion through the left posterior communicating artery in a patient with acute vertebrobasilar ischemic stroke. Radiol Case Rep, 2018, 13: 475-478.

[55] Ecker RD, Tsujiura CA, Baker CB, et al. Endovascular reconstruction of vertebral artery occlusion prior to basilar thrombectomy in a series of six patients presenting with acute symptomatic basilar thrombosis. J Neurointerv Surg, 2014, 6: 379-383.

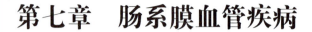

第七章　肠系膜血管疾病

第一节　急性肠系膜缺血

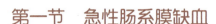

一、疾病的认知历程及现状

（一）概述

当内脏血管的灌流量不能满足正常的代谢需求时就会发生肠系膜缺血，根据症状持续时间分为急性和慢性。肠系膜血管疾病在急腹症患者中的发病率约为1%，发生率相对较低，但临床上往往缺乏及时有效的诊治方法，其死亡率高达40%~80%，是血管外科主要的致死性疾病之一。因此，对该疾病及时的诊断和有效的治疗至关重要。

急性肠系膜缺血（acute mesenteric ischemia，AMI）通常定义为一组疾病，其特征是小肠不同部位的血液供应中断，导致缺血和继发性炎症改变。最常见的原因是肠系膜动脉栓塞或在原有动脉斑块基础上发生急性血栓形成。如果不及时治疗，这个过程将最终导致灾难性的后果，例如大面积肠坏死、脓毒症（sepsis）、全身炎症反应综合征（systemic inflammatory response syndrome，SIRS）、多器官功能障碍综合征（multiple organ dysfunction syndrome，MODS）等。急性肠系膜缺血可为非闭塞性（nonocclusive mesenteric ischemia，NOMI）或闭塞性（occlusive）。

对临床症状和体征高度怀疑的患者应作为及时治疗的指征。一旦怀疑AMI，应当尽快采取适当的检查以便确诊，任何对该疾病诊断和治疗的延误将在很大程度上增加其发病率和死亡率，需要注意的是，第一次检查最好采取手术探查或动脉造影。

（二）历史回顾

15世纪，意大利的Antonio Beniviene首先描述了肠系膜缺血，1895年，Elliot诊断了第一例AMI，并成功实行了肠切除及吻合术。随着对AMI的认识不断深入，AMI的诊治不断取得进步，1951年，Klass首次做肠系膜上动脉栓子摘除术，他也是第一个试图通过恢复动脉血流来解决急性肠系膜缺血病变的医生；1967年，Ottinger首次提出将急性肠系膜缺血分为急性肠系膜上动脉栓塞、非肠系膜血管阻塞性或非器质性肠梗死（简称NOMI）、急性肠系膜上动脉血栓形成、和急性肠系膜上静脉血栓形成4个类型。20世纪70年代初，血管扩张剂的应用，使AMI的死亡率降低到50%左右。1980年，Furrer等发表了第一例经血管腔内行肠系膜上动脉扩张的病例，开创了经皮腔内治疗内脏动脉疾病的时代。尽管近四十年来，医疗技术取得长足进步，但是多数报道认为其死亡率仍在60%~80%。

（三）发病率及流行病学

AMI临床少见，Mckinsey和Gewertz于1997年报道，AMI患者占住院患者比例不到千分之一，女性发病率是男性的3倍，患者通常为60~70岁。随着人口老龄化、动脉硬化相关疾病发病率增加，AMI的患病率也有所增加，死亡率约24%~96%，老年患者的病情最严重。此外，尸检中也发现有6%~10%的肠系膜动脉硬化发生。

二、病因学的探讨及进展

（一）内脏血管解剖基础

胃肠道的血液供应来自于腹腔动脉、肠系膜上动脉、肠系膜下动脉以及其终端与其他动脉之间的侧支联系。肠系膜上动脉是胚胎时期中肠的主要供应动脉，包括小肠、盲肠、升结肠、横结肠和部分降结肠；肠系膜下动脉供应胚胎时期的尾肠，包括远端结肠和直肠。SMA的第一个重要分支通常为胰十二指肠下动脉，第二个重要分支通常为结肠中动脉,其次右结肠动脉、回结肠动脉和第三级肠系膜动脉分支在远端发出,供应小肠血运。通常情况下,胃肠道的3条供应动脉之间存在广泛的交通支,包括:腹腔干动脉和肠系膜上动脉通过胰十二指肠动脉弓交通;肠系膜上下动脉之间通过结肠边缘动脉弓交通;肠系膜下动脉和髂内动脉之间通过直肠中动脉和直肠下动脉交通,这些交通支构成复杂的动脉供血系统,能够有效地保障胃肠道的血液供应。

(二)病理生理分类

AMI发病原因按照不同的病理生理过程分类,包括动脉栓塞、动脉血栓形成、非闭塞性肠系膜血管缺血和肠系膜静脉血栓形成,AMI的结局是缺血性肠坏死。

在低灌注情况下,肠道也可通过提高氧的摄取来维持肠灌注量。肠道接受15%~35%的心脏输出量,其中70%左右的血液供应黏膜,故当持续性缺血发生时,肠黏膜表面首先受累,表现为吸收性营养不良、大便潜血阳性及腹泻等,进一步发展的结果是肠黏膜屏障破坏,细菌移位、毒素和血管活性物质进入血液循环,进而发生败血症性休克、心力衰竭、多器官功能衰竭、全身炎症反应综合征等一系列临床改变,导致患者死亡。肠坏死常在出现症状后8~12h发生。当肠壁全层坏死,出现腹膜炎后,患者的预后通常不佳。

1. **动脉栓塞** 大约50%的AMI病例是由动脉栓塞引起的。大部分栓塞是心源性血栓栓塞,伴心律失常,如心房颤动、左心室伴全心功能障碍伴射血分数低、心内膜炎和心室室壁瘤。偶有动脉粥样硬化形成栓子。栓子通常停留在正常解剖狭窄处,SMA与腹主动脉形成的夹角较其他内脏血管与腹主动脉的夹角小,所以成为肠系膜血管栓塞最常见的部位。肠系膜动脉栓塞的位置不同,肠管缺血区域的范围也不相同。栓塞发生在肠系膜上动脉根部时,可引起Treitz韧带以下全部小肠以及右半结肠的缺血坏死;在结肠中动脉分支以下发生栓塞时,引起大部分小肠坏死;发生在肠曲的分支动脉而侧支循环良好时,则不发生坏死;末梢动脉栓塞,其所供应的肠管坏死。

2. **动脉血栓形成** 动脉血栓形成是AMI的第二常见原因,约占病例数的25%~30%,通常与已存在的导致狭窄的慢性动脉粥样硬化疾病有关。许多患者有慢性肠系膜缺血的病史,包括餐后疼痛、体重减轻或食物恐惧,因此在评估疑似AMI的患者时,详细的病史非常重要。血栓形成通常发生在内脏动脉的起始处,此外,SMA的潜在斑块通常会在数年后发展成严重的狭窄,期间侧支循环的建立可维持血供,因此小肠梗死发病常较隐匿。主动脉夹层撕裂范围急性扩展、血管炎、肠系膜夹层或真菌性动脉瘤也可导致SMA血栓形成。动脉血栓大多在肠系膜上动脉开口处发生,导致较广泛的肠梗死,如涉及回结肠动脉将导致近端结肠坏死。

慢性动脉血栓的急性发作并不少见,即使是无症状的肠系膜动脉病变患者,肠系膜闭塞性疾病的病程也是逐步加重的潜在病态。有报道发现,86%的三支肠系膜动脉粥样硬化晚期的患者在平均2.6年里就会出现原因不明的腹部不适、明显的肠系膜缺血或死亡。因此,有慢性肠系膜缺血症状的患者仍应引起重视。

3. **非闭塞性肠系膜血管缺血** 非肠系膜血管闭塞性肠梗死(NOMI)大约发生在20%~30%的病例中,通常由SMA痉挛和内脏低灌注引起。NOMI与心排血量减少和低氧状态相关,常见于脓毒症、心力衰竭、血容量不足和严重的失血等,是一种终末期表现。

肠系膜血管痉挛通畅发生在SMA的分支,是NOMI发生的必要条件,常合并多器官功能衰竭,死亡率较高。血管痉挛作为一种机体自我平衡的机制,可能是心源性休克或低血容量性休克引起的交感神经活动的过度表达,减少内脏及外周器官血供,以维持心脏和大脑的血供。

4. **肠系膜静脉血栓形成** 肠系膜静脉血栓(MVT)占所有肠系膜缺血病例的5%~15%,通常发生在肠系膜上静脉,还会累及肠系膜下静脉和门静脉,可以分为原发性MVT和继发性MVT,约80%为继发性MVT。血栓形成与Virchow三联征有关,即血流量停滞、高凝和血管炎症,但约20%为特发性。高凝可能与遗传性疾病有关,如凝血酶原突变、蛋白S缺乏、蛋白C缺乏、抗凝血酶缺乏、抗磷脂综合征和抗肿瘤因子V突变等。此外,最近的研究表明,纤维蛋白溶解停止[对组织纤溶酶原激活物(tPA)的抵抗]是高凝性的一个重要危险因素。此外,恶性肿瘤、血液病和口服避孕药也可导致血栓形成。病因不同的 MVT,血栓蔓延的方式也不同,例如继发于肝硬化、肿瘤或手术创伤的 MVT,先在主干血管形成血栓,然后向外周蔓延;而由高凝状态导致的 MVT,血栓则常在小分支血管形成,然后向主干血管蔓延。

三、疾病的临床表现及诊断策略

(一)临床表现

AMI 最重要的表现,是腹痛症状与体检发现极不相称。根据肠系膜血管阻塞的病因、部位、范围和发生的缓急,临床表现各有差异。一般阻塞发生过程越急,范围越广,表现就越严重。动脉阻塞的临床表现又较静脉阻塞急而重。肠系膜上动脉栓塞和血栓形成的临床表现大致相仿。大约三分之一的患者有腹痛、发热和便潜血阳性的三联征。如果体检显示有腹膜炎征象,则可能出现不可逆的肠缺血伴肠坏死。随着肠坏死和腹膜炎的进展,腹胀渐趋明显,肠鸣音消失,出现腹部压痛、腹肌紧张等腹膜刺激征。因此,有腹痛与体检不相称的特点、呕吐和腹泻等胃肠道排空表现时,要警惕 AMI 的存在,因为这样的发现几乎总是预示着肠梗死。

1. 动脉栓塞　AMAE 的腹痛常是骤然发生,无先兆临床症状。这与肠道未能建立足够的侧支循环有关,有人称之为腹部卒中;呕吐和腹泻的胃肠道排空表现是 AMAE 的常见表现;大多可以找到栓子的来源,近 50% 的栓塞性 AMI 患者有房颤,约三分之一的患者既往有动脉栓塞史。

2. 动脉血栓形成　AMAT 是在动脉粥样硬化狭窄基础上发生,由于存在发达的侧支循环代偿,病变以中等速度进展。在急性就诊前,亚急性表现往往持续几周,发病症状与心绞痛症状相似,通常有慢性餐后腹痛、渐进性体重减轻和既往肠系膜动脉闭塞的血管重建手术史。饭后腹绞痛综合征指进餐后即刻发生或 3h 内发生的腹痛。进食后的食物消化过程需要增加胃肠道的血液供应,由此诱发的腹痛与运动后诱发心绞痛相似。AMAT 的患者常有其他部位的动脉粥样硬化改变,例如冠心病、脑动脉硬化闭塞、周围动脉的动脉粥样硬化狭窄闭塞,而且尤以主 - 髂动脉闭塞多见。

3. 非阻塞性肠系膜缺血　NOMI 的患者大多高龄,而且还可能是正在抢救的患者。NOMI 通常发病比较缓慢,可能持续数日,常有前驱症状,例如心神不宁、模糊不清的腹部不适等。疼痛通常是弥漫性和偶发性的,与心脏功能不佳有关。肠坏死发生后,出现腹痛加剧、呕吐、血压降低、心率加快、血便等。

4. 肠系膜静脉血栓形成　MVT 的症状发展较慢,患者较其他 AMI 的患者年轻,通常只是小肠受累而非结肠,发病过程大多不很急剧,表现多不典型。最常见的症状是发热、腹胀和血便。脱水和严重的体液转移可导致血性腹水和低容状态,这又会进一步促进静脉血栓的形成。

(二)体格检查

在肠管发生透壁性坏死之前,患者临床体征不多而且缺乏特异性。没有腹部触痛,或者有很轻微的腹部触痛,大便潜血试验呈阳性反应。病情进展到晚期,发生肠坏死、肠穿孔后,出现腹膜炎,腹部触痛加剧,腹肌紧张。腹部触痛明显的地方,可能是发生肠坏死的节段,有时甚至可以扪及触痛的包块。肠鸣音活跃或消失。全身表现包括发热、血压降低、心悸、气促、精神状态改变等。肠坏死后,有时可能出现呼吸的异味,如消化道内残存的未消化食物被细菌分解而产生的口臭。

(三)实验室评估

迄今为止,还没有较好的诊断 AMI 的实验室指标,最常见的异常为血液浓缩、白细胞增高、阴离子间隙增大,更严重的病例还可出现乳酸酸中毒。此外,D- 二聚体已被报道作为肠缺血的独立危险因素,反映了持续的血栓形成和内源性纤维蛋白溶解降解的情况。因此,D- 二聚体在早期评估中可能很有用,可作为一项筛查实验。近来发现血清肠脂肪酸结合蛋白(intestinal fatty acid binding protein, I-FABP)对诊断可能有帮助,I-FABP 是位于小肠黏膜微纤毛尖端的小分子蛋白,对缺氧敏感,肠缺血时血液循环中的 I-FABP 浓度升高,可以反映肠缺血的情况;α- 谷胱甘肽转移酶(α-glutathione stransferase, α-GST)存在于肝脏和小肠黏膜中,α-GST 对肠缺血也比较敏感,肠缺血时可以明显升高;D- 乳酸(D-lactic acid, D-LA)是细菌代谢、裂解的产物,肠道菌群产生的 D-LA 在 AMI 的肠壁通透性改变后可引起血中 D-LA 增加。这些生物标志物可能会提高急性肠系膜缺血的诊断准确性,但尚需进一步研究证实。

(四)影像学检查

1. 腹部 X 线片 通常是急性腹痛患者的初始检查,但在诊断肠系膜缺血方面作用有限,尤其是在早期。约 25% 的 AMI 患者腹部 X 线片是正常的,阴性 X 线片不排除肠系膜缺血。只有当肠缺血发展为肠壁水肿和积气的迹象时,平片才能呈阳性。X 线片是排除其他原因引起的腹痛如肠梗阻或肠穿孔常用的方法。

2. 彩色多普勒超声 超声多普勒检查有无创、便捷,费用较低等优点,能够准确识别腹腔动脉和 SMA 的严重狭窄,诊断的特异性超过 90%,但敏感性较低,不如动脉造影准确。此外,由于 AMI 患者大多存在腹胀、肠袢扩张、积气、积液,干扰了超声多普勒检查的准确性,超声多普勒也不能发现肠系膜分支血管内的血栓,超声多普勒检查诊断 AMI 的价值有限,但如果在慢性病例中早期行超声检查对确诊可有一定的作用。

3. 计算机化断层扫描 腹部 CT 检查无论是对于诊断 AMI,还是除外其他导致急腹症的疾病都有重要价值,近年来的资料显示,CTA 诊断急性肠系膜缺血性疾病的敏感性为 96%,特异性为 94%,且具有创伤小、省时、节约资源、容易实施的优点,已经取代传统的血管造影,被视作"金标准"。CTA 是 AMI 患者首选的初步诊断检查。CTA 可以快速进行,并可用于识别严重的动脉狭窄或闭塞以及肠系膜上静脉(SMV)血栓形成,同时提供有关肠梗死的证据,但是它在检测细微血管炎方面的效用有限。因此,任何怀疑 AMI 的患者应尽快行 CTA 检查。而三维重建可以帮助那些缺乏经验的医生和辅助工作人员快速诊断。

AMI 在 CT 检查时的影像学特征可分为直接征象和间接征象,直接征象是肠系膜血管呈条状或不规则的充盈缺损,是诊断 AMI 最可靠的征象。间接征象包括肠腔扩张积气积液、肠壁增厚、肠壁内气囊肿(pneumatosis)、肠系膜肿胀、局灶性或节段性的肠壁增厚、黏膜下水肿或出血、门静脉积气、拇指印征、肠系膜呈边缘欠清的条纹状高密度影、动脉不显影、腹腔积液。在 MVT 中,静脉期 CTA 最常见的阳性影像学表现为静脉期 CTA 肠系膜上静脉或门静脉血栓等。即使存在肾功

能衰竭,CTA 仍应进行,因为延误诊断、漏诊或管理不善的后果对肾脏和患者的危害远远大于造影剂。

4. 动脉造影 虽然传统的动脉插管造影作为诊断 AMI 闭塞的标准,已被 MRA 所取代,但是由于其对侧支血流方向的直观性观察以及对动脉远端病变的辨别能力,仍用于预期的血管内治疗患者,以证实无创成像研究中不确定的发现或执行手术计划。

选择性肠系膜上动脉造影显示肠系膜上动脉在近腰椎平面从主动脉分出,然后向下、向右走行,常有 5 个主要分支,即胰十二指肠下动脉、中结肠动脉、右结肠动脉、回结肠动脉和空回肠动脉。动脉期以后是微血管期,可见空肠、回肠和右半结肠的肠壁显影;进入静脉期时可显示门静脉系统,有时还可见到显影较淡的肝静脉。AMAE 表现为结肠中动脉以远的肠系膜上动脉突然中断;AMAT 表现为肠系膜上动脉起始部的锥形阻塞;NOMI 的特征是肠系膜上动脉起始部狭窄、肠的血管分支表现不规则的扩张和狭窄交替(腊肠征)、肠系膜痉挛、血管腔灌注减少。

血管造影除了诊断价值,其对 AMI 的治疗价值不可忽视,通过介入治疗手段,如通过造影的导管通路注入罂粟碱等药物扩张血管,尿激酶、rTPA 等药物进行接触性溶栓治疗等。动脉造影是有创的检查、有潜在的肾毒性、耗时且并不够便利而常被耽误,此外,对于高度怀疑 AMI 但已经发生肠坏死的急诊患者,尽早进行手术探查可能是更好的选择。但动脉造影对于 NOMI 的患者的诊断尤为重要,通过血管造影获得信息,可以避免不必要的手术创伤,较之于血管造影对患者造成的不利影响,例如创伤、操作的时间等,患者获益更多。

5. 磁共振(MRI)和磁共振血管造影(MRA) MRI 和 MRA 检查的优点是对软组织有良好的分辨力、无放射性、以钆为增强对比剂,较之于 CT 扫描用的含碘增强剂没有过敏反应、没有肾毒性因而更加安全,应用动态对比增强 MRA(dynamic contrast-enhanced magnetic resonance angiography, dynamic CE-MRA)诊断 AMI 的敏感性(95%)和特异性(100%)可能较 CTA 更优越,特别是诊断 MVT 的帮助可能更大,有较好的应用前景。MRA

在狭窄或闭塞性疾病的定位方面可有一定作用。而 MRA 在小血管疾病中的应用有限。此外，它在诊断肠梗死方面不如 CTA 准确。由于检查的时间较长，以及在检查期间监测患者的复杂性增加，MRA 通常较少能应用在急腹症的检查中。

6. 其他检查 超声心动图检查有助于发现心瓣膜的病变；心电图检查可以发现心肌梗死、心律不齐；在腹部手术中，怀疑但又不能确定小肠有无生机时，静脉注射荧光素后用伍德荧光灯（Wood lamp）进行荧光检查，有助于判断。

（五）诊断原则

早期诊断 AMI 对患者至关重要，AMI 没有特异的症状和体征，因而对突然发生的腹部剧痛，而体检仅有轻度的压痛，肠鸣音正常或亢进，表现为症状与体征不符。拟诊 AMI 后应注意是否已有肠坏死、腹膜刺激征，如无腹膜刺激征，应作影像学检查，如 CTA；如确认急性腹膜炎、肠坏死时，应行急症手术，手术探查既是诊断又是治疗。应当注意，AMI 毕竟是少见的疾病，面对急性腹痛的患者时，一定不能忽略其他较为常见的疾病，如阑尾炎、胆石症、胆道感染、肠梗阻、肠扭转、Crohn 病、主动脉夹层、腹主动脉瘤、急性胰腺炎等。不明原因的腹胀或胃肠道出血可能是 NOMI 中急性肠缺血的唯一迹象，在 ICU 的镇静患者中约 25% 的病例中可能无法检测到。

四、治疗方式的演变及评价

AMI 应及早诊断，及早治疗，包括支持治疗和手术治疗。治疗原则是尽可能多地保留有生机的肠道，避免患者出现短肠综合征而可能需要终生胃肠道外营养的尴尬窘境。诊断 AMI 时，是否发生肠坏死、肠坏死范围和患者全身情况决定了患者的转归，肠坏死病例的死亡率可高达 70%~90%。

（一）一般治疗

一经确诊应立即进行液体复苏，必要时输血治疗，以增加内脏的灌注量。纠正水电解质紊乱。由于 AMI 时滞留在肠系膜血管床、肠壁和肠腔、腹腔等处的第三间隙的体液增多，而且血管复通后，缺血性再灌注可能进一步使有效循环血量的减少，所以静脉补液一定要足量。术前复苏对预防麻醉诱导时心血管衰竭具有重要意义。为了指导有效的复苏，应实施早期血流动力学监测。监测尿量，了解循环血量改善的情况，必要时留置中心静脉导管监测中心静脉压，甚至 Swan-Ganz 导管。这在 AMI 患者中尤其重要，因为潜在的肠梗塞和缺血再灌注损伤可能导致严重的代谢性酸中毒和高钾血症。术前应改善患者的心脏功能，纠正心衰、心律不齐，避免使用可能进一步加重缺血的血管收缩药物，如洋地黄、去甲肾上腺素、肾上腺素等，但可以用多巴酚丁胺、小剂量多巴胺和米力农改善心脏功能，多巴胺在低剂量时，可能使肠系膜的血管扩张，即使大剂量的应用多巴胺，使肠系膜血管收缩的作用也远较洋地黄或去甲肾上腺素等小。治疗目标是恢复肠道的灌注量，并持续监测乳酸水平作为评估治疗有效的手段。

应用广谱抗生素。AMI 患者肠缺血导致黏膜屏障早期丧失，提高了细菌易位和败血症等并发症的风险。因此应在治疗过程中尽早使用广谱抗生素，至少应选用同时覆盖革兰阴性菌及厌氧菌的抗生素。

一般治疗还包括吸氧、镇静镇痛、禁食及胃肠减压等，因为进食会增加肠道的血供需求，肠管的容积增加后肠内压力的升高，可能进一步加重肠壁缺血。胃肠减压很重要，有效的胃肠减压对减少肠穿孔、减少胃肠液中毒素的吸收可能有帮助，鼻胃管还有助于监测上消化道出血。

（二）抗凝治疗

诊断或者拟诊 AMI 时除非有禁忌，否则应立即进行抗凝治疗。抗凝治疗目的在于抑制肠系膜血管内血栓的发展和蔓延，防止肠缺血加重，如能避免广泛的小肠外周血管弓和小血管分支的血栓形成，可能避免小肠坏死。目前大多用采用低分子肝素皮下注射抗凝，如依诺肝素（克塞）等，抗凝治疗对 MVT 的病例尤为重要，对于没有肠坏死的病例，抗凝治疗是 MVT 的主要治疗措施，并非一定要手术。在度过急性期后，维持长期的抗凝治疗可显著减少 AMI 的复发风险。MVT 的病例可以选择口服抗凝药物，如维生素 K 的拮抗剂——华法林以及 Xa 因子抑制剂利伐沙班等，至少 6 个月，部分病例可能需要长甚至终生抗凝治疗。AMAE、AMAT、NOMI 的病例也需要用阿司匹林、氯吡格雷（波力维）等药物进行长期的抗血小板治疗。

（三）手术治疗

有明显腹膜炎和消化道出血的患者应及时手术治疗。根据栓塞的程度和肠管坏死的范围决定手术术式。

手术适应证包括：

1. 如肠管因其系膜动脉阻塞而坏死，则是手术的绝对适应证。

2. 伴有心血管疾病的患者，一旦出现剧烈腹痛，纵然体征轻微与全身反应不符，如果没有DSA的设备和条件，则可考虑剖腹探查。

3. 一旦诊断明确，尤其已有肠坏死，如不手术可严重威胁患者生命，尽管有不同程度的心血管疾病，也应立即手术，从这个意义来讲，几乎没有禁忌证。

手术前的准备要充足，补充血容量，纠正酸中毒，抗感染和抗休克治疗尤为重要。所有患者在手术前均应进行全剂量抗凝治疗。

手术方式：

1. **血栓切除术**　在没有发生肠坏死的病例中，应行肠系膜上动脉切开取栓术，恢复肠系膜动脉血流。即使已发生部分肠坏死，也应先开通肠系膜上动脉，恢复可能有生机的肠管血液供应，再切除已经坏死的肠袢。如果不是先开通肠系膜动脉，而是选择先切除坏死肠段时，可能切除的肠段越来越多，甚至被迫切除大部分肠管，发生短肠综合征。

提起横结肠和横结肠系膜，在系膜根部剪开后腹膜至 Treitz 韧带，在胰腺的下缘，Treitz 韧带的内侧可以找到肠系膜上动脉。由于 AMAE 大多发生在肠系膜上动脉距起始部 6~8cm 的肠系膜上动脉，所以在结肠中动脉近端的肠系膜上动脉主干仍然可以扪及动脉搏动。找到肠系膜上动脉后，可以发现搏动的动脉、动脉内质地较硬的栓子、动脉内的继发血栓以及没有搏动的动脉等渐进性的改变。解剖、暴露、并控制肠系膜上动脉后，切开肠系膜上动脉的前壁，插入 Fogarty 球囊取栓导管，通常选用 3F 或 4F 的导管，分别向肠系膜上动脉的近心端和远心端插入，取出栓子和继发血栓。当松开阻断的无损伤血管钳或血管阻断套索后，近心端有搏动性喷血、远心端有逆行血流时，表示血栓已取净。分别向肠系膜上动脉的近心端和远心端注入肝素生理盐水（10U/ml）约30ml 后，用 5-0 无损伤血管缝线缝合动脉切口。横行切口可间断或连续缝合，而纵行切口最好加用静脉补片，以防止缝合后造成血管狭窄。

完成血栓切除重建肠系膜血流后，观察10~15min，有条件时，可以用术中彩色多普勒帮助评价肠系膜血管的复通情形。然后重新判断缺血肠管的生机，切除坏死的肠管。对肠壁颜色和动脉搏动有好转但尚未完全恢复正常、肠管存活有怀疑者，应暂时不做肠切除而关闭腹部切口，准备术后再次剖腹探查。

2. **肠系膜上静脉血栓切除术**　MVT 患者在没有明显腹膜炎体征时，应用肝素进行初期抗凝使最佳的治疗方案。如非手术治疗过程中发生腹膜炎则需要紧急手术，对于严重缺血或坏死的肠段应予以切除。在手术中，对于病程较短（1~3d）的新鲜 MVT，而且血栓相对局限在肠系膜上静脉主干时，应尝试肠系膜上静脉血栓切除。在胰腺下缘解剖、控制肠系膜上静脉，切开肠系膜上静脉的前壁，插入 Fogarty（4F）球囊取栓导管，向肠系膜上静脉的近心端插入，取出肠系膜上静脉和门静脉的血栓，然后向肠系膜上静脉的远心端插入 Fogarty 导管，尽量取出血栓。由于 MVT 的病例在手术时大多已经存在肠系膜上静脉系统的广泛血栓，全部取出血栓相当困难。另外，如果血栓不是存在肠系膜上静脉主干而是在肠系膜静脉属支时，血栓切除不可取，肠切除是唯一的选择。除了从肠系膜上静脉主干切开，切除肠系膜静脉的血栓外，也可以在切除坏死肠管后，通过肠系膜断端的肠系膜上静脉属支，插入 Fogarty 取栓导管，去除肠系膜上静脉主干和门静脉内的血栓。由于 MVT 造成的血栓分布范围往往超过肠管坏死的范围，坏死肠段与正常肠段之间的界限并不十分清楚，正确判断肠切除范围并不容易，因此应仅切除明显坏死肠管，暂时保留生机不够明确的肠管，防止可能存活的肠管被过多切除，因为抗凝治疗可在随后的 24~48h 内改善临床表现。24~48h 后行二次剖腹手术，可避免切除可能复苏的肠道。再次剖腹探查的缺点，可能是在手术中已不再能够发现肠坏死，只是徒然增加麻醉和手术带来的伤害。但较之广泛切除可能存活的肠管，导致的短肠综合征，再次剖腹探查是利大于弊。

3. **肠系膜动脉旁路术**　AMAT 可以在手术

前的检查时诊断,也可以在术中诊断,如果在血栓切除时,没有出现肠系膜上动脉近心端的搏动性喷血,更是明确 AMAT 的诊断。AMAT 的处理较 AMAE 困难。多数情况下,采用动脉旁路术治疗 AMAT 较为有益。动脉旁路的流入道可选择肾动脉开口以上的主动脉、肾动脉开口以下的主动脉、或右髂动脉,髂动脉作为流入道的优势是相对容易解剖暴露、容易吻合、阻断髂动脉相对较为安全。大部分医生更愿意选择一个与动脉逆行的搭桥方向,使用大隐静脉或人工血管从髂动脉逆行旁路到 SMA 远端。在腹腔严重感染的情况下,大隐静脉作为自体血管,具有较高的远期通畅率及较低的感染风险较,在动脉旁路术治疗 AMAT 中应用最多;当不可避免使用人工血管的时候,本中心通常使用大网膜覆盖包裹人工血管,以隔离人工血管与感染的腹腔接触。当动脉重建后应观察肠管的血供恢复情况,切除坏死的肠管。

4. 肠切除术 对于 AMAE 和 AMAT,在动脉重建恢复肠管血运后,不应匆忙决定肠切除的范围。宜先将小肠放回腹腔,尽可能纠正患者的血流动力学紊乱,观察至少 30min,尽量准确地判断肠切除的范围,防止发生短肠综合征。术中可用温盐水纱布湿敷,动脉注入血管扩张药,肝素或者神经阻滞等,然后根据肠蠕动、肠管色泽、动脉搏动情况等判断肠管的生机,有条件时可以采用多普勒超声、放射性核素扫描、静脉注射荧光素等方法判断肠管的活力。有研究表明,静脉注射荧光素钠 1g,30~60s 后用伍德荧光灯检查,判断肠坏死的准确率可高达 100%,而根据临床指标判断的准确率为 89%。小范围的肠坏死不致影响肠道功能的情况下,可适当放宽肠切除的范围,而大面积肠坏死时,则应该考虑缩小切除的范围,以保证术后需要,防止发生短肠综合征,对少量的线状或者点状肠管坏死,可将坏死上下端的正常浆肌层缝合,使坏死部位翻入肠腔。如果不能准确判断肠管生机时,可考虑在术后 24~48h 再次剖腹探查。

(四)血管腔内治疗

近年来,血管腔内技术的发展已大大扩充了经皮介入技术在肠系膜缺血疾病治疗中的作用。在最近的一系列回顾性研究中,679 例 AMI 患者(包括开放性和腔内)中 24%(165 例)接受了腔内治疗。这项技术在 87% 的患者中取得了成功,住院死亡率低于接受开放手术的患者(25% *vs.* 40%)。

对于栓塞性和血栓性 AMI,介入治疗包括肠系膜上动脉置管溶栓术,导管吸栓术,支架植入术和经导管灌注罂粟碱等,目前有人将机械血栓切除系统(如 rotarex 等)使用在 AMI 中,对尚未发生肠坏死的患者,均取得了较好的治疗效果。但其缺点是无法评估肠管活力。为了避免开腹手术,应全面进行患者的整体评估,甚至偶尔腹腔镜探查是可选的。在一个回顾性的系列研究中,约 1/3 接受腔内治疗的患者,使用腹腔镜评估肠管功能来作为辅助治疗。

近年来,腔内治疗 MVT 进展迅速,包括经颈静脉肝内门体分流术(TIPS)联合机械血栓抽吸和导管溶栓术,经皮经肝机械血栓清除术和导管溶栓术,经 SMA 途径置管溶栓术等,在陈旧性血栓和静脉狭窄的病例中,球囊血管成形术也是一种选择。

对没有发生肠坏死的 NOMI 患者,动脉灌注罂粟碱是确切有效的治疗方法;动脉内灌注罂粟碱可以在血管内治疗后的观察期间或在外科手术期间和术后使用以优化肠灌注。在介入治疗的过程中出现腹膜炎时,必须毫不犹豫地进行腹部外科手术。

(五)术后处理

患者术后应严密监护,必要时进入 ICU 监护,继续纠正酸中毒,改善中毒症状,维持水电解质紊乱平衡,营养支持和联合应用抗生素,预防和治疗 DIC 和 MODS,并防止手术后再栓塞,以下措施可供采用。

1. 监测心肝肾肺等重要脏器功能,定时检查血气分析,凝血功能,血小板计数等,根据结果调整用药。

2. 继续治疗原发病,主要是心脏病。

3. 联合应用抗生素,尽管没有肠坏死,也可能出现肠源性感染,联合应用抗生素的原则应针对需氧菌和厌氧菌的混合感染。

4. 继续营养支持,术后可行完全肠外营养,待肠鸣音和肠功能恢复后采用肠内和肠外联合营养直至全肠内营养。

5. 术后抗凝及扩血管治疗,联合应用低分子肝素和前列地尔。

（六）预后

资料显示，当未及时诊治发生肠坏死后的AMI死亡率可接近90%，而且还有可能面临短肠综合征的威胁。但如能早期诊断，死亡率明显下降。一些大宗的资料显示，AMI的围手术期死亡率32%~69%，五年的生存率18%~50%。有研究分析1966—2002年间45篇AMI的文献，涉及3 692例，发现MVT的死亡率较低，MVT为32%，AMAE为54.1%，AMAT为77.4%，NOMI为72.7%。因而，AMI的预后不理想，提高患者救治率的出路，在于早期诊断和有效治疗，特别是在不可逆性肠缺血前开始治疗。

第二节 慢性肠系膜缺血

一、疾病的认知历程及现状

（一）概述

慢性肠系膜缺血是指在肠系膜血管粥样硬化或其他血管病变基础上出现反复发作的肠系膜血液供应不足，产生明显的餐后腹部绞痛，可伴有体重明显减轻和腹泻等综合征，又称"腹绞痛"或"肠绞痛"。通常是由腹腔干，肠系膜上动脉或肠系膜下动脉的狭窄或闭塞引起的。最常见的原因是动脉粥样硬化性狭窄（>90%），其他原因包括血管炎、纤维肌发育不良或正中弓状韧带压迫等。

（二）历史回顾

早在15世纪后半叶Antonio就描述了肠系膜血管闭塞性疾病。直至1815年Hodgson才报道第2例。此后Tiedman于1843年，Virchow于1847年、1854年分别报道了本病。1913年Trotter总结了360例肠系膜血管闭塞性疾病，其中53%为肠系膜上动脉梗死，41%为肠系膜上静脉血栓形成，其余6%为肠系膜动、静脉同时受累。1958年，Shaw和Maynard成功施行了第一例肠系膜上动脉血栓内膜切除术。1962年，Morris等人施行了第一例肾下腹主动脉至肠系膜上动脉的逆行搭桥。1966年，Storey和Wylie首次报道了14例患者行顺行主动脉内脏动脉转流和经主动脉内脏动脉血栓内膜切除术。20世纪60年代以来，由于动脉造影、肠系膜上动脉取栓、动脉旁路术和肠切除术的诊疗模式无明显变化，国内外急性肠系膜上动脉梗死病死率居高不下。近年来，随着血管外科技术的发展，腔内治疗慢性肠系膜上动脉梗死取得了一定进展，但疗效仍不如传统手术确切。

（三）病理生理学

腹腔内脏有三支供应动脉分别为：腹腔动脉、肠系膜上动脉和肠系膜下动脉。由于肠系膜动脉的分支多，侧支循环丰富，慢性肠系膜缺血并不常见。通常认为，至少有两到三个主要的血管受累时，将有血供应量不足，影响了胃肠道的消化功能而出现临床症状。

慢性肠系膜缺血的重要病理生理学改变是饭后肠管的血流量不能增加，使得肠管需求与供应的氧气和其他代谢物质的相对不平衡，导致了饭后痛或肠系膜绞痛。轻型肠缺血仅表现为黏膜轻度坏死（黏膜下层和肌层受累或正常），重型则出现肠壁连续性全层坏死，甚至危及生命。肠道缺血灶激活中性粒细胞、血小板、肥大细胞和内皮细胞释放炎症介质，包括细胞因子、血小板活化因子和肿瘤坏死因子，引起肠壁炎症性反应。以上介质损伤肠壁导致坏死。结果肠黏膜屏障破坏，细菌易位致菌血症和败血症。另外，蛋白水解酶、肠腔内细菌和毒素、自由基也引起缺血肠段坏死性病理变化。

（四）发病率及流行病学

慢性肠系膜缺血临床并不常见，约占所有缺血性肠病的5%。发病率随着年龄逐渐升高，女性多于男性，通常具有血管疾病的既往史，近一半的患者以前有血管手术史，Wilson等进行人群调查发现，大于65岁的老年人中有18%的人群至少有一只内脏血管严重狭窄（腹腔干15%，腹腔干联合SMA1%，SMA1%），随机尸体解剖发现，三支内脏血管中的一支狭窄超过50%的发生率在6%~10%。此外，在腹主动脉瘤或者外周动脉疾病术前检查时发现有SMA或腹腔干相对狭窄，其中腹主动脉瘤患者中更常见（40%）。

二、慢性肠系膜缺血的诊断和治疗现状

（一）临床表现

慢性肠系膜缺血患者的临床症状非常典型：中年女性、恶病质、长期吸烟史，伴有腹痛和体重

减轻,事实上,慢性肠系膜缺血是一种多见于女性的心血管疾病。

约半数的患者具有典型临床三联症状:食后腹痛,畏食,体重下降。腹痛为最常见的(90%)症状,疼痛持续时间通常在餐后15~30min,持续1~3h。随后逐渐减轻,一般位于上腹或脐周,可向背部放射,疼痛发作时抗酸药无效。疼痛性质不一,有时仅有腹部胀满不适,但多数为持续性钝痛和痉挛性绞痛,偶为剧烈绞痛。消瘦、体重减轻和营养不良随着血管阻塞的进展,因餐后腹痛,患者惧怕进食(恐食症),限制进食量,久之渐渐出现消瘦、体重减轻和营养不良。消瘦程度与腹痛的严重程度和持续时间相平行。一般减轻体重9~10kg,常被疑有腹部恶性肿瘤,与肿瘤所致营养不良相反,慢性肠系膜缺血患者有食欲而肿瘤患者食欲差。此外,内脏缺血导致吸收不良也是消瘦的原因。

在许多血管终末期慢性肠系膜缺血患者中,临床表现不典型:疼痛持续时间较长,餐后疼痛可持续数小时,乏力和腹泻更常见。其病理生理机制为严重减少的血液流量甚至不足以维持基础代谢。这些患者有发展为急性肠梗死的危险,因此应被认为是AMI,或如他们现在被称为急性-慢性肠系膜缺血(AO-慢性肠系膜缺血)。

(二)实验室检查

一般无异常,可有吸收不良的表现,如D-木糖试验、维生素A耐量试验及^{131}I三油酸甘油酯吸收试验异常和血清维生素B_{12}及β胡萝卜素水平下降,但无特异性。其他还有贫血、白细胞减少、低蛋白血症、低胆固醇血症、粪便潜血试验阳性等。疑有脂肪泻的患者,粪便苏丹Ⅲ染色显示脂肪球;24h粪便脂肪定量,当粪便中的脂肪量一天大于7g时,有诊断意义。在内镜下用张力测定法测定的肠pH可作为一种缺氧标记物。Boley等报道,食用奶油食物后腹痛的发作与空肠肠壁内pH下降相一致。

(三)影像学检查

1. 超声检查 超声检查作为一种无创性的检查手段,没有辐射,可重复性高,用于缺血性肠病的诊断越来越受到重视。在经验丰富的医生可达到较高的精确度(80%)。B型超声能显示腹腔动脉和肠系膜上动脉的狭窄和闭塞,而多普勒超声则可以测定血流速度,因此后者有更高的诊断价值并可通过观察受累肠管的肠壁厚度与血供情况,对缺血性肠病做出诊断。但是,超声的主要缺点是它非常依赖于操作者,它要求操作者须具备高超的诊断技术,其准确性还受到呼吸运动、腹腔气体、既往剖腹手术及肥胖的影响。

2. 选择性血管造影 数字减影血管造影(digital subtraction angiography, DSA)长期以来一直是评估肠系膜血管系统的"金标准"。在诊断方面,已被CTA超越,目前主要用于血管腔内治疗。动脉造影可了解血管阻塞部位、范围、侧支循环状态,并有助排除腹部其他病变。对于症状性患者而言,在血管造影检查中,如发现至少2支肠系膜动脉血流少于正常的三分之一,则具有诊断意义。但对无症状患者来说,则既不具特异性,又无诊断意义。由于有适当的侧支灌注,即使具有两支血管阻塞的患者,也可能无症状。造影显示大血管阻塞时伴有丰富的侧支循环提示缺血由慢性因素引起。罕见情况下,无论腹腔动脉或肠系膜上动脉单一血管阻塞,患者也可发生症状。这可能与患者未能很好地建立侧支循环所致。选择性插管至肠系膜上动脉或腹腔动脉或脾动脉进行造影,必要时也可行经皮经肝或经皮经颈静脉行门静脉造影以肯定静脉血栓形成,此法可在做出诊断的同时直接进行血管内的药物灌注治疗和介入治疗。

3. CTA/MRA CT已较多地用于缺血性肠病的诊断及鉴别诊断,然而并不适用于疾病早期阶段。多排螺旋CT可更清楚地显示小肠及肠系膜血管的病变情况,具有较高的敏感性和特异性,通过观察血管的形态及内径,对非闭塞性肠系膜缺血可做出早期诊断。近年来,CTA越来越多被应用在缺血性肠病的诊断,已成为肠系膜血管系统诊断的标准。Kirkpatrick等研究认为,CTA对于闭塞性肠系膜缺血诊断的敏感性可达到96%,特异性可达到94%。慢性肠系膜缺血在CTA检查中的直接征象为动脉狭窄、动脉不显影、腔内充盈缺损等;间接征象有血管壁钙化、侧支形成、肠腔扩张、肠系膜水肿、肠壁增厚。

MRA具有无创伤性,无辐射及不用对比剂等特点,但是一般不作为急诊检查方法。MRA可显示肠系膜动、静脉主干及主要分支的解剖,但对判断狭窄程度有一定假阳性率,而且 MRA 在评估腹腔干、肠系膜上动脉主干上是有用的,却不能充分显示非闭塞性的低血流状态以及末梢血管的栓塞情况其对判断血栓的新旧、鉴别可逆性和不可逆性肠缺血有很高价值。

(四)诊断

慢性肠系膜缺血的诊断取决于 3 个因素:

1. 病史。

2. 肠系膜动脉狭窄超过 70%,多发生在至少两根血管中,但有时仅发生在一根血管中。

3. 肠系膜缺血的实际证据。

(五)治疗

有症状的慢性肠系膜缺血,尤其是多支血管病变的首选治疗是血运重建。治疗目标是:治疗症状,改善营养状况,预防肠坏死。

1. 治疗原则 改善或重建肠道血供,缓解或消除腹痛,预防急性肠系膜上动脉血栓的发生。

2. 内科治疗 主要手段为应用扩血管药物,补液;控制饮食,降低肠道耗氧量;积极治疗原发病,治疗和预防感染;可考虑行导管造影,灌注罂粟碱的方法治疗。若内科治疗无效,辅助检查证实血管闭塞或者血栓形成的病例,应积极手术治疗。

3. 手术治疗 在有症状的慢性肠系膜缺血中,血管重建是唯一有效的外科治疗手段。外科手术治疗目的为减轻餐后腹痛,停止或逆转体重减轻、营养不良,预防疾病进展和最终导致肠管坏死。

主要术式有动脉内膜剥脱术、血管旁路术(人工材料或自体组织),近来也有经皮腔内血管成形术的报道。

手术适应证包括:

(1)急性肠系膜动脉栓塞。

(2)急性肠系膜动脉血栓形成。

(3)慢性肠系膜动脉闭塞性疾病,内科保守治疗无效。

(4)任何形式的肠系膜动脉缺血性疾病出现剧烈腹痛、腹肌压痛、腹肌紧张、腹腔抽出血性液体者均应急诊手术。若有腹膜刺激征同时伴有难以纠正的代谢性酸中毒和低血容量性休克,说明肠管已经坏死,此时应急诊进行手术治疗。

(5)具有典型的症状和动脉造影确定肠系膜上动脉或腹腔干显著狭窄或闭塞者。

(6)主动脉造影明确肾动脉和肠系膜上动脉狭窄病变同时存在,而施行肾动脉重建时,为预防肠梗死的发生,可考虑预防性主动脉肠系膜上动脉旁路术。

手术禁忌证包括:年老体弱合并严重的心脑肺血管疾病等重要脏器的功能障碍不能耐受手术者,同时未发现肠坏死迹象者;动脉造影显示主动脉、肠系膜上动脉和腹腔干动脉病变广泛,预计手术效果差者。

重建血管选择:血管重建应首先选择腹腔动脉,其次为肠系膜上动脉。动脉重建术后观察发现,即使肠系膜上动脉通畅,而腹腔动脉再次闭塞后,也会再次出现明显的症状。单独肠系膜上动脉再次闭塞时可无明显的临床表现。只有在肠系膜上动脉远侧段病变,以及腹腔动脉和肠系膜上动脉血管重建失败后,才考虑做肠系膜下动脉重建术。慢性肠系膜动脉闭塞通常在累及 2 支以上内脏动脉后才出现症状。从理论上说,只要纠治 1 条肠系膜血管的狭窄和闭塞,就可以使症状缓解或消失。但多数作者认为,至少需纠治 2 支血管才有望获得满意的长期疗效。因为只纠治 1 支血管,若术后动脉粥样硬化继续进展,可使手术前功尽弃。

患者在积极保守过程中出现以下情况应积极予以剖腹探查:

(1)经过规范药物保守治疗,病情仍继续进展。

(2)腹膜炎体征明显或出现肠管缺血坏死征象。

(3)持续严重便血,经其他治疗效果欠佳。

(4)体温、白细胞计数持续升高,即使腹部症状体征不明显,也应考虑手术治疗。

外科手术的关键是正确判断肠管的组织活力,坏死肠管切除术中应争取最大可能地恢复缺血肠管的血运,保留有生机的肠管,以免术后出现短肠综合征。但手术死亡率也极高,手术的效果与病情轻重、肠黏膜损害程度、切除肠段长短及手术方式有关。

4. 血管腔内治疗 慢性肠系膜动脉缺血性疾病的血管腔内治疗成为一种趋势,予以血管成形术或支架植入术,改善肠系膜动脉狭窄,可解除腹痛、纠正营养不良、预防突发肠梗死。尽管在大多数中心，球囊血管成形术优于直接支架置入术，但与裸金属支架相比，在肠系膜上动脉中使用覆膜支架似乎具有显著更低的再狭窄和再次介入率（10% *vs.* 50%）。

血管腔内治疗的适应证包括：

（1）腹腔动脉或肠系膜上动脉狭窄 >70%，且有症状者。

（2）两支及两支以上系膜动脉（腹腔动脉、肠系膜上动脉、肠系膜下动脉）病变，狭窄程度 >50% 者。

（3）肠系膜动脉狭窄或阻塞，外科治疗后发生再狭窄。

（4）无症状的腹腔动脉或肠系膜上动脉狭窄，存在胰十二指肠动脉瘤或瘤样扩张者。

（5）肠系膜上动脉主干夹层造成管腔狭窄，具有血流动力学意义，无外科治疗指征者。

（6）主动脉夹层内膜片或假腔累及肠系膜动脉开口，有肠缺血症状者。

然而，在某些情况下，开放手术效果更好：

（1）技术上无法进行血管内治疗。

（2）广泛的狭窄闭塞。

（3）广泛而长期的钙化。

（4）出于其他原因计划胃部手术。

（5）患有非动脉粥样硬化病变（如血管炎或 Dunbar 综合征）的年轻患者。

对无症状的 CA、SMA 狭窄患者是否需要治疗，目前存在争议，一般认为，对无症状的 CA 狭窄多无需处理，而对无症状的 SMA 狭窄、特别是狭窄程度 >50%，则应给予积极治疗，因为 SMA 狭窄是急性血栓形成的基础，最终有 15%~20% 患者发生急性血栓形成。

介入治疗的禁忌证包括：

（1）存在肠管坏死或腹腔炎症。

（2）肠系膜动脉主干狭窄合并多发末梢分支病变。

（3）肠系膜动脉狭窄，病变同时累及多支空、回肠动脉开口。

（4）大动脉炎引起的肠系膜动脉狭窄，动脉炎处于活动期。

（5）存在其他不适宜做血管造影和介入治疗的情况。

此外，一旦确诊为非闭塞性肠缺血，无论有无腹膜炎体征，都可以经造影导管向动脉内灌注血管扩张剂。罂粟碱被证明是一种安全可靠的药物，在用药过程中，应反复进行血管造影来动态观察血管痉挛情况，如果注药后，血管痉挛缓解，腹痛逐渐减轻或消失，可以逐渐停止灌药，一般持续用药 <5d。如果灌药后病情无明显缓解，还出现腹膜炎的体征，则应急诊行剖腹探查术。对于慢性缺血性肠病的患者，在溶栓或取栓的同时，行血管成形术或支架置入术，有助于恢复动脉血流，降低复发的机会。这种治疗的成功率高，并发症发生率很低，其安全性和开腹血管重建手术相比具有很大优势。介入治疗肠系膜动脉狭窄的技术成功率为 90%~95%，临床有效率 80%~95%。并发症发生率 0%~10%，随访 3 年以上的通畅率为 82%~89%。

确认慢性肠系膜缺血腹痛是一个复杂的问题，因为导致慢性腹痛的病因较多，即使存在重度腹腔动脉、肠系膜上动脉、肠系膜下动脉狭窄也不一定产生腹痛症状。一般认为，有典型餐后腹痛、发病后体质量明显下降、影像学显示血管狭窄程度 >70% 者，治疗效果优良。当肠系膜动脉狭窄为多支病变且累及末梢分支时，单纯开通主干狭窄的疗效有限；糖尿病合并肠系膜末梢血管病变，也是影响疗效的因素。另外，肠系膜动脉缺血同时存在其他可能导致腹痛的原因（如有腹部手术史、早期胰腺癌、系膜根部淋巴结转移等）时，开通系膜动脉狭窄后症状可以持续存在。

5. 不同治疗手段的对比及思辨　由于疾病特点，开展高质量的慢性肠系膜缺血疾病的基础较为不易，笔者通过文献综述，可以得到几个结论，以对慢性肠系膜缺血患者开放及腔内血管重建后围手术期及术后远期预后进行评估。

第一，两种途径的手术成功率都较高，适于适应证的腔内血管重建成功率达到 90%，开放途径修复成功率几乎为 100%。

第二，腔内途径围手术期死亡率明显较低，并发症发生率约为 15%，围手术期死亡率大约为 3%。而开放手段并发症率约为 30%，死亡率约为 8%。不过两者的并发症严重程度及种类并不相同，腔内治疗的路径相关及对比剂相关的并发症占多数。

第三,两者在缓解症状方面均较优良,效果理想。

第四,腔内治疗患者住院时间获得极大缩短。

第五,腔内治疗的术后通畅率仍明显较低,腔内治疗术后一年的通畅率约为 70%,而开放治疗术后五年的通畅率仍在 80% 左右。

第六,依照现有临床资料,腔内及开放治疗的长期生存率具有可比性,5 年总体生存率均约为 70%。

（辛世杰）

参 考 文 献

［1］Bala M. Acute mesenteric ischemia: guidelines of the world society of emergency surgery. World J Emerg Surg, 2017, 12: 38.

［2］Stone JR, Wilkins LR. Acute mesenteric ischemia. Tech Vasc Interv Radiol, 2015, 18（1）: 24–30.

［3］Hever T, Forizs Z, Loderer Z. Operative treatment of acute mesenteric ischaemia. Magy Seb, 2018, 71（4）: 149–154.

［4］Rosenblum JD, Boyle CM, Schwartz LB. The mesenteric circulation. Anatomy and physiology. Surg Clin North Am, 1997, 77（2）: 289–306.

［5］Haglund U, Bergqvist D. Intestinal ischemia—the basics. Langenbecks Arch Surg, 1999, 384（3）: 233–238.

［6］van Petersen AS. Mesenteric stenosis, collaterals, and compensatory blood flow. J Vasc Surg, 2014, 60（1）: 111–119, 119. e1–2.

［7］Moore HB. Fibrinolysis shutdown phenotype masks changes in rodent coagulation in tissue injury versus hemorrhagic shock. Surgery, 2015, 158（2）: 386–392.

［8］Park WM. Contemporary management of acute mesenteric ischemia: factors associated with survival. J Vasc Surg, 2002, 35（3）: 445–452.

［9］Kougias P. Determinants of mortality and treatment outcome following surgical interventions for acute mesenteric ischemia. J Vasc Surg, 2007, 46（3）: 467–474.

［10］Nuzzo A. Predictive factors of intestinal necrosis in acute mesenteric ischemia: prospective study from an intestinal stroke center. Am J Gastroenterol, 2017, 112（4）: 597–605.

［11］Heiss C. Chronic mesenteric ischemia. Dtsch Med Wochenschr, 2018, 143（20）: 1426–1429.

［12］Someya N. Blood flow responses in celiac and superior mesenteric arteries in the initial phase of digestion. Am J Physiol Regul Integr Comp Physiol, 2008, 294（6）: R1790–1796.

［13］Matheson PJ, Wilson MA, Garrison RN. Regulation of intestinal blood flow. J Surg Res, 2000, 93（1）: 182–196.

［14］Wilson DB. Clinical course of mesenteric artery stenosis in elderly americans. Arch Intern Med, 2006, 166（19）: 2095–2100.

［15］Kolkman JJ, Geelkerken RH. Diagnosis and treatment of chronic mesenteric ischemia: An update. Best Pract Res Clin Gastroenterol, 2017, 31（1）: 49–57.

［16］Gallavan RJ, Chou CC. Possible mechanisms for the initiation and maintenance of postprandial intestinal hyperemia. Am J Physiol, 1985, 249（3 Pt 1）: G301–308.

第八章　肾血管性高血压

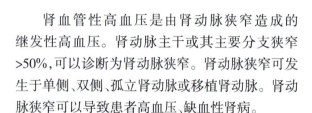

肾血管性高血压是由肾动脉狭窄造成的继发性高血压。肾动脉主干或其主要分支狭窄>50%，可以诊断为肾动脉狭窄。肾动脉狭窄可发生于单侧、双侧、孤立肾动脉或移植肾动脉。肾动脉狭窄可以导致患者高血压、缺血性肾病。

第一节　肾血管性高血压的历史回顾

肾血管性高血压，并非是近些年才被人们发现。按西方医学发展史，高血压已被人们认识有几个世纪了。但是，高血压和肾脏相关性的确认和治疗是近 150 年来才被真正认识。1827 年，英国学者 Bright 在临床资料中发现肾脏疾病患者中高血压的高发性，因此肾小球肾炎被冠以他的名字，这也是肾血管性高血压的诊疗开端。Janeway在 1906 年观察到缩窄狗的一侧肾动脉后产生高血压并持续 105d，但未进一步研究。这一研究阶段对肾脏与高血压关系关注的重点在肾实质病变，而对于肾血管病变引起的高血压重视程度不够。1934 年，Harry Goldblatt 团队在《实验内科杂志》（*Journal of Experimental Medicine*）上发表了"实验性高血压研究：应用肾缺血的方法产生收缩压的持续升高（Studies on experimental hypertension I. The production of persistent elevation of systolic blood pressure by means of renal ischemia）"的著名论文。在此之前，没有任何一篇文章可以引起更广泛、更深入的研究工作。因此，这篇论文在内科学历史上被树立为里程碑式的文献。它奠定了实验性高血压研究的基础。实际上在 Harry Goldblatt 论文发表一年前，John Loesch 在德文杂志 *Zentralblatt fur InnereMedizin* 发表了近似内容的文章，其中心内容也是肾缺血引起持续性高血压。

Goldblatt 这样叙述他的实验工作：本研究采纳了这样一种假设，局限于肾脏的缺血在高血压发病机制中可能是首要条件，并导致肾硬化；夹闭肾动脉主干可以造成肾脏缺血。Goldblatt 选择了这种方法进行他的实验。通过钳夹狗的肾动脉造成动脉狭窄，并按肾动脉缩窄的不同程度将动物分组。应用 Van Leersum 方法测量动脉压：Goldblatt 在狗的颈部两侧各做一长 4~5cm 皮肤切口，游离出颈总动脉并牵出，缝合皮肤切口。然后用一小袖带绕在裸露的颈总动脉上，袖带连接测压装置，当给袖带充气，颈动脉搏动消失；解除袖带压力时可以触及颈动脉搏动，并通过测压装置测量动脉收缩压。Goldblatt 使用既往动脉插管测量血流量的方法，在肾动脉插入一根"T"管，希望能够测得不同狭窄程度时肾动脉血流变化。但因为技术原因，没有成功，并认为由于肾动脉夹闭的程度无法标准化，所以不能得到精确的肾缺血变化范围。尽管如此，Goldblatt 仍然通过这种夹闭肾动脉的方式，建立慢性持续性高血压动物模型。他总结自己的研究结果，提出在体内存在和聚集着一种新型物质，这种存在于血液中的物质打破化学平衡，产生类似于激素样使血压升高的作用。

这篇文章之后，Goldblatt 还陆续发表了 20余篇相关论文。在其后很长的一段时间里，基于 Goldblatt 实验的文章加速发表，掀起了肾血管性高血压研究的热潮。1936 年，在阿根廷 Buenos Airs 医学校的科研人员和在印第安纳普利斯 EliLilly 实验室的科研人员应用 Goldblatt 实验方法找到一种由肾脏分泌的类似于肾素的升高血压物质，该研究最终导致血管紧张素的发现，这对于肾血管性高血压疾病的诊疗有着深远的影响。从药物治疗看，我们现在广泛应用血管紧张素转化酶抑制剂（ACEI）和血管紧张素受体阻断剂（ARB）类药物治疗高血压；从外科干预看，早期施行的胸腹交感神经节切除术及肾切除、此后各种外科肾动脉血管重建术及近年来肾动脉扩张及支架成形术均是基于 Goldblatt 实验所提出的肾动脉狭窄继发高血压的理论以及此后相关实验结论而做出，这些治疗的开展都无法与前人的研究工作割裂开来。

第二节　肾动脉狭窄的原因

肾动脉狭窄并不罕见，据统计在高血压总体人群中其患病率约为 1%~5%，是导致继发性高血压最常见的原因之一。而在不同类型的亚组高血压人群中，肾动脉狭窄的患病率更高。如在重症高血压的患者［即收缩压高于 180mmHg 和 / 或舒张压高于 100mmHg］、年轻高血压患者以及同时患有糖尿病的患者中，肾动脉狭窄的患病率可达 20%~80%。在合并其他心血管疾病的患者中（如冠心病、充血性心力衰竭或外周血管病），其患病率可以达到 30%~40%。

肾动脉狭窄的首要病因为动脉粥样硬化，占全部患者的 90%。其他病因主要有纤维肌发育不良（fibromuscular dysplasia, FMD）和多发性大动脉炎；另外少见病因有主动脉夹层、神经纤维瘤病、动脉受压及放射损伤等。据文献报道，在西方人群中动脉粥样硬化是肾动脉狭窄的首要原因，约占 90%，其次是 FMD，约占 10%，多发性大动脉炎相对少见。对于东方人群，多发性大动脉炎的发病率相对西方较高。但近年来，随着总体人群年龄构成变化，动脉粥样硬化也已成为肾动脉狭窄的最主要病因。从性别构成来看，动脉粥样硬化中男性患者明显多于女性患者，多发性大动脉炎患者中女性患者更多。

一、动脉粥样硬化

动脉硬化性肾动脉狭窄是全身动脉粥样硬化累及肾动脉的局部表现。有数据显示：有冠状动脉病变的患者约有 20%~30% 同时患有肾动脉狭窄性病变；而对于患有周围动脉硬化血管病变的患者约有 35%~50% 同时患有肾动脉狭窄性病变。

动脉硬化性肾动脉狭窄多发于高龄患者，有长期吸烟史，高血脂，糖尿病和肥胖，男性多于女

性，在原有高血压的基础上发展成为肾血管病变。肾动脉狭窄病变，多数累及肾动脉近端 2cm，动脉硬化斑块既可发生在肾动脉内，也可发生在肾动脉开口处主动脉管壁并向肾动脉内延伸。动脉粥样硬化主要累及中大动脉，病变基础是动脉内膜的脂质沉积、内膜纤维化、粥样斑块形成，致血管壁变硬、管腔变窄，并引起一系列继发性病变。肾动脉硬化性狭窄单、双侧均可发生；单侧病变中，左侧较右侧为多见。

二、大动脉炎

多发性大动脉炎是一种慢性非特异性炎性疾病，主要累及主动脉及其主要分支，其中以弓上动脉、肾动脉、胸腹主动脉为好发部位，常呈多发性，因病变动脉不同而临床表现各异。19 世纪末叶 Savory 和 20 世纪初期 Takayasu 观察到胸主动脉原发性动脉炎可使主动脉弓大的分支闭锁，从而影响脑、眼和上肢的血液供应。随后，人们也发现这一炎性变化发生于腹主动脉及其分支。当病变累及肾动脉开口时，则产生肾血管性高血压。此症在东方国家为最多见，国内也有不少报道。多发性大动脉炎主要病变在大中动脉，以动脉中膜层为主的全层动脉炎。中层呈弥散性肉芽肿组织增生，伴有淋巴细胞和浆细胞浸润，弹力纤维明显破坏或断裂，被胶原所代替。血管外膜增厚，有细胞浸润与周围组织紧密粘连。内膜纤维增殖，表面肿胀、粗糙和血栓形成致使肾动脉开口狭窄，影响肾血液供应。肾内小动脉一般没有肥大或退行性变化，内膜无增生。这些病理变化与动脉硬化性病变明显不同。

多发性大动脉炎的病因尚不完全清楚，目前认为属于自身免疫性疾病。上田英雄提出了本病临床上可分三期：①急性活动期；②慢性炎症期；③瘢痕狭窄期。急性活动期临床表现往往不明显，可能出现乏力、发热、盗汗等，易被忽视，不能及时得到诊断。其后由于继发过敏免疫反应激起大动脉及其主要分支炎性病变，累及肾动脉开口时可引起继发性高血压。

三、纤维肌发育不良

纤维肌发育不良（fibromusclar dysplasia, FMD）是一种非动脉粥样硬化性、非炎症性动脉壁结构

性疾病,可累及几乎全身血管床,常累及肾动脉和颈动脉。在西方国家较多见,为该地区造成肾血管性高血压的第二大病因(动脉硬化约占90%,纤维肌肉增生约占10%)。该病常见于<30岁年轻患者,多见于女性,常有吸烟史。病变主要发生于肾动脉中、远1/3段,常累及分支,单侧者以右侧多见。此型的病理变化又可分为三种:①内膜纤维增生;②中层纤维增生;③外膜下纤维增生。典型血管造影示有不规则的狭窄("串珠样"改变),侧支循环丰富。

第三节 肾血管性高血压发病机制

肾动脉性高血压的病理生理机制十分复杂,涉及诸多因素。近几十年来,研究者不断探寻其病理生理机制,但具体的形成机制尚未完全充分阐明。此前的诸多研究指出高血压的产生与肾脏系统和心血管系统之间存在着十分密切的联系。一方面,血压水平与心血管疾病相关。随着患者血压升高,心脑血管事件的发生风险倍增。对于我国高血压人群研究数据显示,因心脑血管疾病死亡的人数占总人数的40%以上,其中至少一半与高血压相关。随着血压升高,患者的心脏、肾脏、大脑及视网膜动脉等靶器官均受到严重的损害。另一方面,某些心血管疾病,如肾动脉狭窄、主动脉狭窄动脉疾病也可以引起高血压。任何组织器官的正常运转,都离不开动脉血流灌注。动脉血压就是保证各器官组织血流供应的主要动力。器官血流量的调节是通过该脏器末梢小动脉的收缩来实现的。动脉血流量不能满足器官的正常需要时,机体就会通过升高血压来保证器官的血流供应。这种调节是通过复杂的神经体液方式实现的。但是这种旨在保证局部缺血组织器官灌注的调节方式,也存在负面效应。在长期的慢性高血压状态下,由于部分调节方式是全身性的,因此也会造成其他组织器官产生高血压相关损伤。高血压和肾脏疾病存在着密切关系。高血压可引起肾脏损伤,后者又加剧血压进一步升高。反过来部分肾脏疾病进展过程中可导致高血压,后者又可加剧肾脏病变,形成恶性循环。所以肾动脉

狭窄造成的高血压,是继发性高血压疾病中重要的组成部分。

继发性高血压是有明确病因的高血压,在继发性高血压病因有效去除或控制后,作为继发症状的高血压大多可以得到有效的控制。尽管继发性高血压在高血压人群中所占比例远远低于原发性高血压,但是由于此类患者血压不易控制,其发生心血管疾病和肾功能障碍的风险更高、预后更差。肾动脉性高血压是一种由肾动脉狭窄引起的继发性高血压。肾动脉狭窄会造成肾脏灌注压下降、肾脏缺血,肾脏排泌功能减弱。为提高肾脏灌注压,改善缺血状况,机体会通过血压调节使肾脏灌注压升高,即全身处于相对高血压状态。因此,研究肾血管性高血压的发病机制,可以提高对继发性高血压的认识。

机体调节血压方式主要包括神经调节和激素调节。其中肾素 - 血管紧张素系统(renin-angiotensin system, RAS)在肾动脉性高血压的发病机制中起着十分重要的作用。肾素分泌异常是肾动脉性高血压的主要特征之一。作为常用的降压药物,血管紧张素转换酶抑制剂和血管紧张素Ⅱ受体拮抗剂,通过阻断循环肾素 - 血管紧张素系统,可以实现控制血压。这些都说明了肾素 - 血管紧张素系统对肾动脉性高血压的重要性,研究肾素 - 血管紧张素系统如何作用于肾动脉性高血压,对高血压的诊断和治疗都会有很大帮助。

肾脏是富动脉血供器官,在静息状态下,肾血流量约占心输出量的20%。肾脏如此高的血流量需求是与其调节血容量和调控血压,维持电解质和酸碱平衡,分泌多种活性物质等功能密切相关的。肾脏循环系统具有独特的两级毛细血管网络,除了与正常血管相同参与组织交换的毛细血管网之外,还具有肾小球毛细血管网。肾小球毛细血管的特殊结构使得肾小球内具有高压力、高灌注及高通透性,是肾脏超滤作用的基础。入球小动脉比出球小动脉管径大,从而使肾小球内保持较高的灌注压。这一压力可以将血浆及小分子滤入肾小囊,但这种过滤是具有选择性的。血液从肾小球毛细血管进入肾小囊需要经过由内皮细胞、基底膜和足细胞组成的生物膜性结构,构成肾小球特有的滤过屏障,是原尿生成的重要结构。

肾小球滤过液体的总量是用肾小球滤过率来体现的。肾小球滤过率是反映肾脏功能的指标，是指单位时间内肾小球滤过液体的总量。促进物质从肾小球毛细血管滤入包曼囊（Bowman's capsule）的动力，来源于毛细血管内与包曼囊之间压力差。这种压力差由毛细血管和包曼囊内静水压和胶体渗透压的差异共同决定的，称为静滤过压。肾小球滤过率除了取决于静滤过压之外，还与肾小球滤过面积及滤过屏障的通透性有关。影响静滤过压和滤过面积及屏障的任何因素都可能影响肾小球滤过率。肾脏的另一个功能是分泌活性物质，实现该功能最重要的结构是肾小球旁器。肾小球旁器由球旁细胞、致密斑和球外系膜细胞组成。球旁细胞又称为颗粒细胞，主要位于入球小动脉两侧，具有血管平滑肌细胞和分泌性上皮细胞的双重特性，能够分泌肾素，是肾素－血管紧张素系统的起始环节。致密斑是靠近肾小球血管极侧的肾小管远曲小管起始处的管壁细胞，分化形成结构复杂、高而窄的椭圆盘状细胞聚集区，能够感知肾小管内的钠离子浓度的变化，并将信息传递给颗粒细胞，进而调节肾素分泌。

　　动脉血压是由心输出量和血管外周阻力决定的。动脉血压的调节方式包括神经系统、肾素－血管紧张素系统和肾脏体液调节机制，通过影响心输出量或外周阻力来调节动脉血压。并不是所有的肾动脉狭窄都会对血压造成影响。轻中度的肾动脉狭窄，肾脏血流量变化不明显，无需通过神经及体液调节调控血压改善肾脏灌注。当肾动脉狭窄到一定的严重程度，才可能影响肾脏血流量及其灌注压，并引起肾小球旁器肾素的释放，导致肾素－血管紧张素系统的活化。在肾动脉狭窄动物模型中，若在钳夹一侧肾动脉开始即给予血管紧张素转换酶抑制剂（angiotensin converting enzyme inhibitor, ACEI）便可阻断高血压的发生，而停用 ACEI 后血压立即上升，证明肾素－血管紧张素系统的激活是肾血管性高血压发生的始动机制。而一侧肾动脉至狭窄 50% 时局部会产生压力阶差。当肾动脉狭窄至 70%~80% 时压力阶差的增大超出机体代偿能力，出现狭窄后灌注压的急剧下降。当肾脏灌注压降至 70mmHg 时，压力感受器受体激活，刺激球旁细胞释放肾

素，进而将血管紧张素原转换为血管紧张素 I（angiotensin I, AT I），后者在肺及外周的血管紧张素转换酶（angiotensin converting enzyme, ACE）的作用下生成血管紧张素 II。血管紧张素 II 是目前已知最强的血管收缩物质之一，其与血管平滑肌细胞膜上的特异性受体结合，激活一系列细胞内传导通路的级联反应，最终作用于细胞内磷酸肌醇－钙离子－蛋白肌酶 C 效应系统，使细胞外的钙离子在三磷酸肌醇的作用下内流，引起平滑肌细胞的快速收缩。除了直接收缩外周血管外，血管紧张素 II 还可与肾上腺皮质的血管紧张素受体结合使皮质酮转换为醛固酮。醛固酮可使远曲小管和集合管对于水、钠的重吸收增多。水钠潴留与增高的外周血管阻力一同参与肾动脉性高血压的形成。

　　对侧肾动脉正常，仅单侧肾动脉狭窄时，由于前述机制，机体相对处于高血压状态。这一状态使对侧肾脏的灌注压相对升高，通过反馈机制使肾脏髓质血流量增加及肾小管重吸收钠减少。肾脏髓质血流量的增加使肾间质的静水压增加，导致肾小管周围的正常渗透梯度破坏，产生利尿作用。尽管对侧肾脏的利尿利钠作用对高血压有一定缓解作用，但同时也会加重狭窄侧肾脏的灌注不足，使肾素－血管紧张素系统持续活化。与单侧肾动脉狭窄不同的是，双侧肾动脉或孤立肾肾动脉狭窄时，机体客观上不存在正常或非狭窄侧肾脏对机体系统性高血压的反应，因而出现钠的潴留和容量的扩张。这实际上是抑制肾素－血管紧张素系统的反馈效应，因而此时发生的高血压不是肾素依赖的。

　　Murphy 采用测量肌肉交感神经活性（muscle sympathetic nerve activity, MSNA）的方法发现肾血管性高血压患者的交感神经活性较原发性高血压患者及正常对照升高，在接受腔内成形术（percutaneous transluminal renal angioplasty, PTRA）后 4~10d 可降至正常。关于交感神经系统活性升高机制的研究发现，肾脏损伤或缺血后肾脏的传入神经在增加交感神经活性方面发挥重要作用，其可将损伤或缺血的信号传导至中枢神经系统，然后通过传出神经介导外周交感活性增强。增加的交感神经系统活性可刺激肾素的释放，活化肾

素－血管紧张素系统,还通过促进钠的重吸收,导致容量的潴留。反之,血管紧张素Ⅱ又可通过中枢及其促进交感神经末梢肾上腺素的神经传递刺激交感神经的活性,促进高血压的进展。

第四节 肾血管性高血压的临床表现及检查

一、临床表现

如前所述,肾动脉轻中度狭窄时,患者可以没有明显临床症状,部分患者仅在查体或其他疾病检查时偶然发现。随着肾动脉狭窄程度逐渐加重,患者可以出现以下临床症状。

(一)高血压

是肾动脉狭窄患者最主要也是最常见的临床表现。从血压升高的程度来看,原发性高血压及其他继发性高血压相比较,肾动脉狭窄所致的高血压以舒张压明显升高和难治性高血压为特点。部分患者舒张压可以超过 120mmHg。在肾动脉重度狭窄的情况下,部分患者口服 3 种以上的降压药物仍然难以控制血压。从血压升高的规律来看,肾动脉狭窄所致高血压具有新发性、进展性的特点。所谓新发性是指患者既往无明确高血压病史而在近 3 个月内出现的高血压。也可以表现为既往存在高血压病史,通过口服降压药物可以较好地控制血压,但近期口服同样降压药的情况下,血压控制明显不佳。除高血压外,患者还可以出现因为血压升高而出现的其他症状,例如:头晕、头痛等。

(二)肾功能受损

肾动脉狭窄进展到重度狭窄时,随着患病时间的延长,患者肾脏功能受到影响。这种影响包括缺血性肾损伤以及由于血压控制不佳所致的高血压性肾损伤。由于肾动脉狭窄患者主观不适较少,在疾病的初期,多数患者得不到准确诊断和治疗,患者的肾脏功能表现为进行性的受损。尽管有研究报道部分肾动脉狭窄患者接受血运重建治疗后,肾功能有所改善,但这些报道以小样本或个案报道为主,更多的肾动脉狭窄患者肾功能的下降呈现不可逆性。

(三)心功能不全及肺水肿

机体在高血压状态下,心脏后负荷增加,左心功能不全,肺部的血液进入心脏受阻,造成肺水肿。患者不能平卧和呼吸困难,由于前向性排血减少可出现四肢无力、头晕、活动后心慌、气促等。此外患者肾功能下降,机体水负荷过重,前负荷也明显增加。患者出现右心功能不全,表现为双下肢肿胀、腹胀、肝脾淤血肿大,甚至出现胸腔积液和腹水。

(四)体征

肾动脉狭窄患者在腹部可闻及收缩期吹风样杂音,主要位于脐周,是由狭窄病变局部不规则血流产生。但受到血管走行及腹部脏器影响,并非所有患者都可以闻及血管杂音。腹部其他血管疾病如腹主动脉瘤、腹主动脉狭窄患者也可以在腹部闻及杂音。此外杂音的强度与肾动脉的狭窄程度并无绝对相关性。患者心功能不全时,可以出现静脉怒张、肝脏肿大。胸腔积液时,患者肺下部叩浊音,肺底活动度下降。腹腔积液时,患者移动性浊音阳性。肾功能不全时,患者水负荷重,眼睑及肢体水肿。

二、检查

与冠状动脉、脑血管及周围血管疾病会产生明确的临床症状不同,大部分 RAS 患者没有症状。临床表现只能反映高血压和肾功能不全的结果,也就是说直到发生终末器官损害才会引起相关症状。医生应该对重要的临床线索保持警觉来提高 RAS 的诊断率(表 2-8-1)。

表 2-8-1 需要高度怀疑 RAS 的临床表现

1. 55 岁后突发的高血压
2. 恶性、顽固性高血压(服用≥3 种不同类的降压药物血压仍不能达标)
3. 其他原因难以解释的肾功能不全或服用 ACEI 及 ARB 类降压药后产生的肾功能不全
4. 单侧小肾(双肾大小相差 >1.5cm)
5. 高血压患者因充血性心衰(CHF)反复住院治疗

心血管系统症状通常发生在恶性高血压的基础之上。对于那些高血压但左心室收缩功能正常且无心瓣膜病的患者,如果反复发生肺水肿,应高度怀疑其是否患有 RAS。这种临床综合征通常是由双侧 RAS 或孤立肾 RAS 所致。其他较少见的临床表现包括：伴有严重高血压的急性冠脉综合征（ACS）、主动脉夹层、卒中、颅内出血或脑病。体格检查的阳性体征包括：高血压、腹部或胁腹部血管杂音及冠状动脉、脑血管和周围血管疾病的相关体征。

2008 年，美国心脏协会（AHA）根据 RAS 的临床表现推出了新的分级（表 2-8-2），这将有助于我们更好地定义 RAS 的严重程度及指导治疗决策。

表 2-8-2 AHA 提出的 RAS 分级

分级	临床表现
Ⅰ	RAS 患者，无相关临床表现（血压和肾功能正常）
Ⅱ	RAS 患者，血压可用药物控制，肾功能正常
Ⅲ	RAS 患者，肾功能异常，顽固性高血压或容量超负荷

（一）筛查

表 2-8-3 列出了美国心脏病学学会（ACC）/美国心脏协会（AHA）的指南，该指南可帮助我们决定哪些人应该进行 RAS 筛查。目前的筛查手段很多（表 2-8-4），具体采用哪种手段要根据临床需要、医疗机构的条件（设备器材和医生的经验水平），以及患者的自身特点（体型、肾功能、造影剂过敏史）来确定。一般来说，首选无创的影像学检查来明确肾动脉的解剖信息及肾周组织结构情况（如腹主动脉瘤、肾或肾上腺占位）。最常使用的筛查工具是超声（DUS）、磁共振血管成像（MRA）和电算体层血管成像（CTA）。这些方法已经替代了反映 RAS 的间接方法，如核素血管成像和卡托普利核素显像（由于其需要依靠双肾血流灌注的不同来显像，因此限制了其在双侧 RAS 及孤立肾 RAS 患者中的应用），以及依靠肾静脉或血浆中肾素水平来推断 RAS 的方法，这些方法提供的信息量少，并且缺乏特异性。

表 2-8-3 ACC/AHA 对于 RAS 筛查指征的临床指南

临床表现	等级	证据水平
高血压特点		
发病年龄 <30 岁（FMD）或 >55 岁（ARAS）	Ⅰ	B
快速进展性、顽固性或恶性高血压	Ⅰ	C
肾脏方面特点		
服用 ACEI 或 ARB 类药物引起的急性肾损伤	Ⅰ	B
其他原因难以解释的肾脏萎缩或双侧肾脏长轴相差 >1.5cm	Ⅰ	B
其他原因难以解释的 CKD，包括开始肾替代治疗的患者（透析或移植）	Ⅱa	B
心血管方面特点		
其他原因难以解释的肺水肿	Ⅰ	B
冠脉多支病变或周围血管病	Ⅱb	B
其他原因难以解释的 CHF 或顽固性心绞痛	Ⅱb	C

表 2-8-4 ACA/AHA 对于 RAS 筛查手段的指南

筛查手段	等级	证据水平
DUS, MRA, CTA	Ⅰ	B
无创影像学检查不能确定时，介入血管造影	Ⅰ	B
卡托普利核素肾动态	Ⅲ	C
选择性肾静脉采血，血浆肾素活性测定，或卡托普利刺激肾素分泌试验	Ⅲ	B

DUS 是目前性价比最高的筛查手段。DUS可提供解剖和生理双重信息，并且不需造影剂。但 DUS 受操作者经验水平影响较大，使检查结果的准确性和可重复性受到一定限制，同时还受到患者肥胖及肠气影响。据报道，在某些肾内科超声中心 DUS 检出 RAS 的敏感性为 97%，特异性为 98%。DUS 可以测得肾动脉血流速度，对狭窄程度及其血流动力学意义进行评价。

MRA 可以很好地显示肾动脉及周围组织的解剖结构。使用造影剂可以更好进一步提高图像质量及诊断 RAS 的敏感性和特异性（分别为97% 和 93%）。MRA 禁用于体内有铁磁性金属植入物（脑血管瘤金属夹、起搏器）患者，以及肾功能不全［eGFR<30ml/（min·1.73m^2）］的患者。对于肾动脉支架治疗后患者的随访，由于存在金属伪影，MRA 也不适合。

CTA 也可以很好地显示肾动脉及周围组织的解剖结构，检出 RAS 的敏感性（89%~100%）和特异性（82%~100%）很高。由于不受血流运动伪影影响，CTA 的空间分辨率更高，并且可以更好地显示血管壁钙化和支架情况。但对于血管壁严重钙化的患者，其可能会高估 RAS 的严重程度。CTA 的缺点还包括电离辐射及造影剂肾毒性等。

（二）血管造影

肾动脉造影是肾动脉狭窄病变诊断的"金标准"，可以直接准确显示肾动脉病变。进行有创的肾动脉造影检查的指征包括：临床怀疑 RAS 的患者，无创检查结果不能确定，或因其他原因行动脉插管周围动脉或冠状动脉造影检查的患者同时行肾动脉造影。不推荐对行周围动脉或冠状动脉造影的患者常规行肾动脉造影。非选择性肾动脉造影（腹主动脉造影）是安全的，可以清晰显示主动脉及双肾动脉，其安全性要优于选择性肾动脉造影，因为选择性肾动脉造影可能会遗漏副肾动脉或异位肾动脉，并增加肾动脉损伤及粥样栓子脱落的风险。但是腹主动脉造影对于病变肾动脉造影的准确程度要低于选择性肾动脉造影。

通过动脉造影可以获取肾动脉狭窄的直接影像，从而判断狭窄程度。此外动脉造影还可以较清晰地观察肾动脉狭窄的具体形态。不同病因所致的肾动脉狭窄，其造影表现也各不相同。具体情况如下：

动脉粥样硬化：从病变本身来看，动脉硬化斑块主要位于内膜和内膜下。典型病变累及肾动脉主干开口及近段 1/3。伴有不同程度的动脉粥样斑块形成及钙化，狭窄病变多呈偏心性，病变局部轮廓欠光整、毛糙，部分患者狭窄后方可有动脉的扩张。由于动脉粥样硬化是不同程度累及全身动脉血管的疾病，所以在肾动脉相邻水平的腹主动脉、腹腔动脉及肠系膜动脉等可以观察到沿动脉管壁的斑块、狭窄、闭塞以及动脉瘤样病变。部分患者可以出现明显的动脉走行迂曲。

纤维肌发育不良（FMD）：病理特点为血管壁的增生性纤维结构不良，造成血管的局限性狭窄。临床分为三型：外膜型：相对少见，病变没有特殊性；中膜型：可占全部病例的 90%，肾动脉狭窄呈现"串珠样"改变，病变边缘光整，通常累及肾动脉主干中远段及一级分支，这也是被最多论述和广泛认知的典型"纤维肌发育不良"病变特点；内膜型：在全部病例中不足 10%，病变表现为局限性狭窄。

动脉炎（Takayasu's arteritis，TA）：从主动脉近端（包括冠状动脉）至髂动脉及其分支均可受累。其受累动脉的好发部位依次为：锁骨下动脉、降主动脉、肾动脉、颈动脉、升主动脉等。造影形态变化较多，可见节段性动脉管腔狭窄后扩张，狭窄段管壁相对较光滑，向心性狭窄相对较多见。病变累及范围较广泛、多发为动脉炎性病变特点。

除前述对于狭窄病变形态和程度的影像学检查外，还需补充其他一些检查方法。

（三）肾动态核素扫描

核素扫描是利用放射性核素作为示踪剂，通过显像仪器显示和拍摄进入人体内的放射性核素的分布、代谢，以分析机体相应功能或诊断某些疾病的一种同位素检查方法。被广泛用于中枢神经、心血管、消化系统、泌尿系统等许多脏器的检查。在肾脏功能评估中，肾小球滤过率是衡量肾功能的重要指标，定义为单位时间内肾小球滤过的血浆量。临床上目前并不能直接测得肾小球滤过率，大多是通过检测肾小球特定滤过的标志物（如肌酐等）来计算。比较常用的是肌酐清除率，操作方法简便，干扰因素少，敏感性高。但是此类方法不能为临床提供患者单独一侧肾脏的肾小球滤过率。核素扫描可以弥补这一不足,也是临床中最为广泛使用的评估分肾肾小球滤过率的检查方法。

肾脏核素扫描除可以为临床提供肾脏灌注显像和肾脏动脉显像外,还可以提供单侧肾脏功能信息,是临床工作中最为广泛使用的一种评估分肾功能的检查方式,对于肾动脉血运重建有着重要的参考意义。患者患侧肾脏功能基本正常,肾影大小正常,肾动态显像各时段基本正常,说明肾动脉狭窄尚未造成患侧肾脏功能受损,肾脏功能尚处于稳定状态。患侧肾脏功能明显低于健侧肾脏功能,肾影大小正常,但显影浅淡,说明肾动脉狭窄已经造成肾脏功能受损,如及时接受血运重建治疗,可以较好地延缓肾脏功能进一步下降,甚至肾脏功能有所恢复。如果患者肾脏功能明显减低,而肾影明显减小,显影浅淡,说明肾脏功能受损明显,肾脏萎缩。此时接受血运重建治疗,患者肾脏功能恢复可能性相对较低,但可能在一定程度上延缓患侧肾脏功能的进一步下降。当患侧肾脏不显影,肾图各段无法区分而呈近似低平直线时,说明肾脏近似无功能,从改善肾脏功能角度考虑,患者接受血运重建治疗获益不明显。

核素扫描检查所使用的显影剂具有一定放射性,对于儿童、孕妇等特殊患者相对禁忌。而显影剂的运输、保存以及患者排泄物的管理,也必须符合相关法规和操作规范。

此外,临床中还使用如:肾素测定,包括周围循环肾素活性的测定及分侧肾静脉肾素测定;血管紧张素阻滞剂试验(angiotesinbloc blockade test);转化酶抑制剂试验(converting enzymeinhibitor test)等方法对于高血压病因进行鉴别,并非本书讲解重点,在此不进行详述。

第五节　肾血管性高血压的治疗

肾动脉狭窄性高血压的治疗包括针对病因的防治、控制血压和肾脏血运重建治疗。

一、病因防治

1. **动脉粥样硬化** 《中国高血压防治指南》对于动脉硬化性高血压患者的综合治疗分为非药物治疗和药物治疗。

非药物治疗:主要指生活方式干预,即去除不利于身体和心理健康的行为和习惯。不仅可以预防或延迟高血压的发生,对延缓和控制动脉硬化进展也有很大帮助。包括:

(1)控制体重:超重和肥胖是动脉粥样硬化的重要危险因素,而以腹部脂肪堆积为典型特征的中心性肥胖还会进一步增加高血压等心血管与代谢性疾病的风险,适当降低升高的体重,减少体内脂肪含量,可显著降低血压。

(2)戒烟:吸烟是心血管疾病和癌症的主要危险因素之一。被动吸烟也会显著增加心血管疾病危险。吸烟可导致血管内皮损害,显著增加高血压患者发生动脉粥样硬化性疾病的风险。

(3)限制饮酒:长期大量饮酒可导致血压升高,限制饮酒量则可显著降低高血压的发病风险。不提倡高血压患者饮酒,如饮酒,应注意控制总量。

(4)体育锻炼:一般的体力活动可增加能量消耗,对健康十分有益。而定期的体育锻炼则可产生重要的治疗作用,可降低血压、改善糖代谢等。因此,建议每天应进行适当的体力活动(每天30min左右);而每周则应有3次以上的有氧体育锻炼。

(5)减轻精神压力,保持心理平衡:心理或精神压力引起心理应激(反应),即人体对环境中心理和生理因素的刺激做出的反应。长期、过度的心理反应,尤其是负性的心理反应会显著增加心血管风险。

药物治疗:主要是指对于动脉粥样硬化高危因素、疾病的药物控制和治疗,是肾动脉狭窄性高血压治疗的基石。

(1)血糖控制:高血压伴糖尿病患者心血管疾病发生危险更高。高于正常的空腹血糖或糖化血红蛋白(HbAlc)与心血管危险增高具有相关性。UKPDS研究提示强化血糖控制与常规血糖控制比较,预防大血管事件的效果并不显著,但可明显降低微血管并发症。

(2)调脂治疗:血脂异常是动脉粥样硬化性疾病的重要危险因素,高血压伴有血脂异常显著增加心血管病危险,高血压对我国人群的致病作用明显强于其他心血管疾病危险因素。中国成人血脂异常防治指南强调了在中国人群中高血压对血脂异常患者心血管综合危险分层的重要性。他汀类药物调脂治疗对高血压或非高血压者预防心脑血管事件的效果相似,均能有效降低心脑血管事件;小剂量他汀用于高血压合并血脂异常患者的一级预防安全有效。对高血压合并血脂异常的患者,应同时采取积极的降压治疗以及适度的调脂治疗。首先应强调治疗性生活方式改变。当严格实施治疗性生活方式3~4个月后,血脂水平不能达到目标值,则考虑药物治疗,首选他汀类药物。他汀类药物应用过程中应注意肝功能异常和肌肉疼痛等不良反应,需定期检测血常规、转氨酶(ALT和AST)和肌酸激酶(CK)。

(3)抗血小板治疗:阿司匹林在心脑血管疾病二级预防中的作用有大量临床研究证据支持,且已得到广泛认可,可有效降低严重心血管事件风险19%~25%,其中非致死性心肌梗死下降1/3,非致死性脑卒中下降1/4,致死性血管事件下降1/6。

高血压患者长期应用阿司匹林应注意:需在血压控制稳定(<150/90mmHg)后开始应用,未达良好控制的高血压患者,阿司匹林可能增加脑出血风险;服用前应筛查有无发生消化道出血的高危因素,如消化道疾病(溃疡病及其并发症史),65岁以上、同时服用皮质类固醇、其他抗凝药或非甾体抗炎药等

(4)降低同型半胱氨酸:高同型半胱氨酸血症是指血浆或血清中游离及与蛋白结合的同型半胱氨酸和混硫化物含量增高,由甲硫氨酸代谢障碍引起。同型半胱氨酸(HCY)是心血管疾病发病的一个重要危险因素。血液中增高的HCY因为刺激血管壁引起动脉血管的损伤,导致炎症和管壁的斑块形成,最终引起心脏血流受阻。因此,对伴有血同型半胱氨酸升高的高血压人群,降压同时补充叶酸也是综合干预的措施之一。

2. 大动脉炎 部分大动脉炎呈自限性,这一比例约20%。对于这类患者,在发现时动脉炎已相对稳定,无合并症可随访观察。部分患者发病早期有上呼吸道、肺部或其他脏器感染因素,对于此类患者有效地控制感染,对防止病情的发展可能有一定的意义。另外,扩血管、抗血小板药物亦可在一定程度上改善大动脉炎患者的器官缺血,减少缺血事件的发生。

(1)糖皮质激素是目前控制大动脉炎活动期的一线药物,是大动脉炎治疗的核心药物,及时用药可有效改善症状,缓解病情。糖皮质激素常见的不良反包括库欣综合征、诱发和加重感染、继发高血压、糖尿病、精神症状和胃肠道出血等。另外,长期使用亦可引起糖皮质激素性骨质疏松症,故长期或大剂量应用糖皮质激素者应定期进行放射学检查,一旦发现有骨质疏松即应停药或配合补钙、维生素D等治疗。

(2)免疫抑制剂:有研究表明,29%~73%的大动脉炎患者需联合应用免疫抑制剂和糖皮质激素来诱导和维持炎症的缓解。大动脉炎患者应考虑应用免疫抑制剂作为辅佐治疗。虽然免疫抑制剂对大动脉炎患者的炎症控制有一定效果,但是病情复发亦很常见。在免疫抑制剂使用过程中应定期监测血、尿常规和肝肾功能,以防止不良反应的发生。

(3)扩血管、抗血小板药物:并没有充足证据显示使用此类药物可以控制炎症活动。但使用扩血管、抗血小板药物治疗,可以部分改善血管狭窄引起的临床症状。常用药物包括:阿司匹林、氯吡格雷、双嘧达莫等。有研究表明机体高凝状态可能是大动脉炎患者受累血管狭窄或闭塞的重要原因,长期抗血小板治疗可以减少患者器官缺血事件的发生。

3. 纤维肌发育不良 由于纤维肌发育不良的具体病因尚不明确,目前没有针对该疾病的病因治疗。鲜有研究或者指南提出对纤维肌发育不良规范的治疗方式。一些研究提及的抗血小板和/或抗凝治疗也更多的是借鉴于动脉粥样硬化的治疗。2013年美国对于颅外颈动脉、椎动脉治疗的指南中提及对于累及颈部动脉的纤维肌发育不良给予抗血小板治疗,推荐证据等级为Ⅱa。但并未明确给出抗血小板药物选择和剂量推荐方案。

二、控制血压

作为肾动脉狭窄最重要的临床表现,高血压的治疗是肾动脉狭窄性高血压疾病治疗的核心。在治疗原则、控制血压的目标和降压药物使用方面,肾动脉狭窄性高血压总体上与其他高血压疾病大致相仿。药物选用尽可能遵循以下四个原

则：小剂量起始，优先使用长效制剂药物，联合用药及个体化治疗。

1. **小剂量起始**　初始治疗时通常应采用较小的有效治疗剂量，并根据血压控制实际情况与目标血压差距，逐步增加药物剂量。

2. **优先使用长效制剂药物**　为减少血压波动，维持血压相对平稳。选择降压药物时尽可能使用每日服用一次，而有持续 24h 降压作用的长效药物，以有效控制夜间血压与晨起血压，更有效预防心脑血管并发症发生。如使用中、短效制剂，则需具体剂型每天 2~3 次给药，以达到平稳控制血压。

3. **联合用药**　在低剂量单药治疗血压控制不满意时，在可增加降压效果又不明显增加不良反应前提下，可以采用 2 种或多种降压药物联合治疗。实际工作中，2 级以上高血压为达到目标血压常需联合治疗。对血压≥160/100mmHg，高于目标血压 20/10mmHg 或高危及以上患者，起始即可采用小剂量 2 种药物联合治疗，或用固定配比复方制剂。

4. **个体化治疗**　根据患者具体情况和耐受性及个人意愿或长期承受能力，选择适合患者的降压药物。

治疗药物的选择：常用降压药物包括钙离子拮抗剂（calcium channel blocker，CCB），血管紧张素转化酶抑制剂（angiotensin converting enzyme inhibitors，ACEI），血管紧张素Ⅱ受体拮抗剂（angiotensin Ⅱ receptor antagonist，ARB）、利尿剂和 β 受体阻滞剂五类，以及由上述药物组成的固定配比复方制剂。五类降压药物均可作为初始和维持用药，应根据患者的危险因素、亚临床靶器官损害以及合并临床疾病情况，合理使用药物。

（1）钙离子拮抗剂：主要通过阻断血管平滑肌细胞上的钙离子通道发挥扩张血管降低血压的作用。包括二氢吡啶类 CCB 和非二氢吡啶类 CCB。此类药物可与其他四类药联合应用，尤其适用于老年高血压、单纯收缩期高血压、伴稳定型心绞痛、冠状动脉或颈动脉粥样硬化及周围血管病患者。常见不良反应包括反射性交感神经激活导致心跳加快、面部潮红、脚踝部水肿、牙龈增生等。二氢吡啶类 CCB 没有绝对禁忌证，但心动过速与心力衰竭患者应慎用。急性冠状动脉综合征

患者一般不推荐使用短效 CCB。临床上常用的非二氢吡啶类 CCB，也可用于降压治疗，常见不良反应包括抑制心脏收缩功能和传导功能，有时也会出现牙龈增生。二至三度房室传导阻滞、心力衰竭患者，禁忌使用。

（2）血管紧张素转化酶抑制剂（ACEI）：该类药物作用机制是抑制血管紧张素转换酶阻断肾素–血管紧张素系统发挥降压作用。在此前针对欧美国家人群大规模临床试验的结果显示此类药物对于高血压患者具有良好的靶器官保护和心血管终点事件预防作用。血管紧张素转化酶抑制剂降压作用明确，对糖、脂代谢无不良影响。限制盐类摄入或加用利尿药物可增加血管紧张素转化酶抑制剂的降压效应。尤其适用于伴慢性心力衰竭、心肌梗死后伴心功能不全、心房颤动预防、糖尿病肾病、非糖尿病肾病、代谢综合征、蛋白尿或微量白蛋白尿患者。最常见不良反应为持续性干咳，多见于用药初期，症状较轻者可坚持服药，不能耐受者可改用血管紧张素Ⅱ受体拮抗剂。其他不良反应有低血压、皮疹，偶见血管神经性水肿及味觉障碍。双肾动脉狭窄、孤立肾动脉狭窄是此类药物使用的相对禁忌，应定期监测血钾和血肌酐水平。

（3）血管紧张素Ⅱ受体拮抗剂（ARB）：作用机制是阻断血管紧张素Ⅱ1 型受体发挥降压作用。此前欧美国家进行的大规模的临床试验研究显示血管紧张素Ⅱ受体拮抗剂可降低有心血管病史（冠心病、脑卒中、外周动脉病）的患者心血管并发症的发生率和高血压患者心血管事件危险。并有助于降低糖尿病或肾病患者的蛋白尿及微量白蛋白尿。尤其适用于伴左心室肥厚、心力衰竭、心房颤动预防、糖尿病肾病、冠心病、代谢综合征、微量白蛋白尿或蛋白尿患者，以及不能耐受 ACEI 的患者。不良反应少见，偶有腹泻。同 ACEI 类药物相仿，对双肾动脉狭窄、孤立肾动脉狭窄相对禁忌。

（4）利尿剂：主要通过利钠排尿、降低高血容量负荷发挥降压作用。用于控制血压的利尿剂主要是噻嗪类利尿剂。在我国，常用的噻嗪类利尿剂主要是氢氯噻嗪和吲达帕胺。小剂量噻嗪类利尿剂（如氢氯噻嗪 6.25~25mg）对代谢影响很小，并且与其他降压药（尤其是 ACEI 或 ARB）合

用可显著增加后者的降压作用。此类药物尤其适用于老年和高龄老年高血压、单纯收缩期高血压或伴心力衰竭患者,也是治疗难治性高血压的基础药物之一。其不良反应与剂量密切相关,所以严格控制药物剂量至关重要。噻嗪类利尿剂可引起低血钾,长期应用者应定期监测血钾,并适量补钾,痛风者禁用。对高尿酸血症,以及明显肾功能不全者慎用,后者如需使用利尿剂,应使用袢利尿剂,如呋塞米等。保钾利尿剂如阿米洛利、醛固酮受体拮抗剂如螺内酯等,也可用于控制血压。在利钠排尿的同时不增加钾的排出,所以临床有时与前述的排钾利尿剂合并使用。需要指出的是,这类药物在与其他具有保钾作用的降压药如 ACEI 或 ARB 合用时应注意发生高钾血症的危险。此外螺内酯长期应用有可能导致男性乳房发育等不良反应。

(5)β 受体阻滞剂:主要通过抑制过度激活的交感神经活性、抑制心肌收缩力、减慢心率发挥降压作用。高选择性 $β_1$ 受体阻滞剂对 $β_1$ 受体有较高选择性,因而对于阻断 $β_2$ 受体而产生的不良反应较少,既可降低血压,也可保护靶器官、降低心血管事件风险。β 受体阻滞剂尤其适用于伴快速性心律失常、冠心病、慢性心力衰竭、交感神经活性增高以及高动力状态的高血压患者。常见的不良反应有疲乏、肢体冷感、激动不安、胃肠不适等,还可能影响糖、脂代谢。二、三度心脏传导阻滞、哮喘患者禁用。慢性阻塞型肺病、运动员、周围血管病或糖耐量异常者慎用。糖脂代谢异常时一般不首选 β 受体阻滞剂,必要时也可慎重选用高选择性 β 受体阻滞剂。长期应用者突然停药可发生反跳现象,即原有的症状加重或出现新的表现,较常见有血压反跳性升高,伴头痛、焦虑等,称之为撤药综合征。因而在调整药物剂量时应注意采取渐进的方式,避免突然停药。

(6)其他降压药物:除了前述五类经典、常用降压药物以外,临床还有一些药物可选择性应用于控制血压。α 受体阻滞剂适用于高血压伴前列腺增生患者,也用于难治性高血压患者的治疗,在老年男性患者中部分使用。由于该类药物可能造成直立性低血压,因此开始给药应在入睡前,以预防直立性低血压发生,使用中注意测量坐、立位血压,最好使用控释制剂。直立性低血压

者禁用,心力衰竭者慎用。近年来,肾素抑制剂(renin inhibitor, RI)是高血压药物的研究热点。肾素为肾素 - 血管紧张素 - 醛固酮系统中一级频率限制酶,仅对底物血管紧张素原(Ang G)有显著的特异性,其主要作用为控制血压和血容量。抑制肾素的病理生理结果为血浆肾素活性、血管紧张素 I、血管紧张素 II 和醛固酮水平下降,而对 Ang G、血管紧张素转化酶活性、血管紧张素受体 I、II、缓激肽和 P 物质没有明显影响,抑制肾素将不会产生 ACEI 和 ARB 类药物的诸多不良反应。因此,抑制肾素理论上可能具有超过 ACEI 或 ARB 的潜在获益。肾素抑制剂与 ACEI 或 ARB 的主要生化差别为前者显著抑制肾素活性而不改变 Ang G 表达,使血管紧张素 I 和血管紧张素 II 均明显减少,已被认为系另一类新的抗高血压药物。目前研究较多并被美国食品药品监督管理局(Food and Drug Administration, FDA)批准上市的此类药物为阿利吉仑(Aliskiren)。研究表明轻至中度高血压短期临床试验单剂口服阿利吉仑 150~300mg 明显降低收缩压和舒张压,类似于 ACEI 和 ARB。主要不良反应包括疲乏、衰弱、胃肠道不适或头痛。耐受性与安慰剂相等,没有心率增快和耐受性差的证据,似乎可作为轻至中度高血压患者有效的治疗选择。但是要在传统标准治疗基础上增加新类型治疗药物选择,需要对发病率和死亡率获益的证据。此外,特殊患病人群,如肾功能不全高危患者、高龄人群均需长期的评价。

联合用药:临床工作中,出于控制血压的需要,达到目标血压水平,许多高血压患者需要应用两种或两种以上降压药物。联合应用降压药物已成为降压治疗的基本方法。

对于 2 级高血压、高于目标血压 20/10mmHg 和 / 或伴有多种危险因素、靶器官损害或临床疾患的高危人群,往往初始治疗即需要应用两种小剂量降压药物。如仍不能达到目标血压,可在原剂量药物基础上加量或必要时继续增加药物种类。两种降压药物联合使用时,降压作用机制应具有互补性,同时具有相加的降压作用,并可互相抵消、减轻或至少不明显增加不良反应。例如,在应用 ACEI 或 ARB 基础上加用小剂量噻嗪类利尿剂,降压效果可以达到甚至超过将原有的

ACEI 或 ARB 剂量倍增的降压幅度。同样加用二氢吡啶类 CCB 也有相似效果。常见的联合降压药物方案包括：A：ACEI 或 ARB+ 噻嗪类利尿剂：ACEI 和 ARB 可使血钾水平略有上升，能拮抗噻嗪类利尿剂长期应用所致的低血钾等不良反应。ACEI 或 ARB+ 噻嗪类利尿剂合用有协同作用，有利于改善降压效果。B：二氢吡啶类 CCB+ACEI 或 ARB：CCB 具有直接扩张动脉的作用，ACEI 或 ARB 既扩张动脉、又扩张静脉，故两药合用有协同降压作用。二氢吡啶类 CCB 常见的不良反应为踝部水肿，可被 ACEI 或 ARB 抵消。CHIEF 研究显示：小剂量长效二氢吡啶类 CCB+ARB 初始治疗高血压患者，可明显提高血压控制率。此外，ACEI 或 ARB 也可部分阻断 CCB 所致反射性交感神经张力增加和心率加快的不良反应。C：CCB+ 噻嗪类利尿剂：FEVER 研究证实：二氢吡啶类 CCB+ 噻嗪类利尿剂治疗，可降低高血压患者脑卒中发生的风险。D：二氢吡啶类 CCB+β 受体阻滞剂：CCB 具有的扩张血管和轻度增加心率的作用，恰好抵消 β 受体阻滞剂的缩血管及减慢心率的作用。两药联合可使不良反应减轻。

我国临床主要推荐应用优化联合治疗方案是：二氢吡啶类 CCB+ARB；二氢吡啶类 CCB+ACEI；ARB+ 噻嗪类利尿剂；ACEI+ 噻嗪类利尿剂；二氢吡啶类 CCB+ 噻嗪类利尿剂；二氢吡啶类 CCB+β 受体阻滞剂。次要推荐使用的联合治疗方案是：利尿剂 +β 受体阻滞剂；α 受体阻滞剂 +β 受体阻滞剂；二氢吡啶类 CCB+ 保钾利尿剂；噻嗪类利尿剂 + 保钾利尿剂。不常规推荐的但必要时可慎用的联合治疗方案是：ACEI+β 受体阻滞剂；ARB+β 受体阻滞剂；ACEI+ARB；中枢作用药 +β 受体阻滞剂。

肾动脉狭窄可以造成患者血压升高及缺血性肾损伤，而高血压又可以加剧肾脏功能受损。高血压患者如出现肾功能损害的早期表现，如微量白蛋白尿或肌酐水平轻度升高，应积极控制血压。可在患者能够耐受情况下，将血压降至 <130/80mmHg，必要时可联合应用 2~3 种降压药物，其中应包括一种 RAS 阻滞剂（ACEI 或 ARB）。对于高血压伴慢性肾脏病的患者，饮食及血压控制最为重要。严格控制血压，是延缓肾脏病变的进展，预防心血管事件发生风险的关键。目标血压可控制在 130/80mmHg 以下。ACEI 或 ARB 既有降压，又有降低蛋白尿的作用。因此，对于高血压伴肾脏病患者，尤其有蛋白尿患者，应作为首选；而这两类药物联合对于减少蛋白尿可能有益，但尚缺乏足够循证依据。如使用 ACEI 或 ARB 类药物，患者血压不能达标，可加用长效 CCB 和 / 或利尿剂。若肾功能显著受损，如血肌酐 >3mg/dl，或肾小球滤过率低于 30ml/（min·1.73m^2）或有大量蛋白尿，此时宜首先用二氢吡啶类 CCB；噻嗪类利尿剂可改用袢利尿剂（如呋塞米）。对于终末期慢性肾脏病患者，未透析者一般不用 ACEI 或 ARB 及噻嗪类利尿剂；可用 CCB、袢利尿剂等降压治疗。对肾脏透析患者，应密切监测血钾和肌酐水平，降压目标 <140/90mmHg。

三、肾动脉腔内治疗

血管重建治疗的合理性：肾动脉重建治疗可以恢复正常肾动脉血流、改善肾脏缺血、减轻肾素 – 血管紧张素 – 醛固酮系统激活及其所产生的连锁反应。肾动脉重建治疗的目的是改善血压控制、维持肾功能稳定或延缓肾功能下降、防治心功能紊乱综合征并且在药物治疗的基础上进一步降低心血管事件的风险。对于哪些患者可以从血管重建治疗中获益，有以下几点需要考虑：首先，必须评价解剖学上的狭窄是否具有血流动力学意义，即是否会影响肾脏灌注；其次，肾动脉狭窄患者的高血压可能还有其他原因，并且肾脏病变也可能由非血管因素引起。最后，肾动脉狭窄导致高血压和肾脏病变的情况在不同患者之间有较大差异。即使肾动脉狭窄是引起肾脏病变的主要原因，在血运重建治疗后，不同患者肾脏病变的改善情况也不尽相同。因此，在术前需要对肾动脉狭窄患者进行仔细评估，选出最有可能获益的患者进行血运重建治疗。

2009 年，Safian 和 Madder 根据肾脏病变和肾缺血的有无及其程度提出了一种新的分类系统来帮助医生选择合适的病例进行血运重建治疗。其理论基础为肾脏病变表明已经出现了严重肾损害，这类患者可能不会获益；而存在肾缺血的患者则有行血运重建治疗的必要性。这一分类直观的表明无肾脏缺血的患者（1A 和 2A）不应接受血管重建治疗；那些存在肾脏缺血且没有肾脏病变或病变较轻的患者（1B）最有可能获益；而那些肾脏病变较重的患者（2B）获益的可能性较小。

提出肾缺血可以通过评价肾血流来间接获得（表2-8-5），这些方法可以确定狭窄病变是否具有血流动力学意义或肾脏血流灌注是否正常。

表 2-8-5　肾脏缺血的生理学评价方法

评价方法
无创方法
彩超（评价阻力指数）
核素肾动态（^{99m}Tc-DTPA）
有创方法
静息和应用扩血管药物后跨狭窄病变的压力差 >20mmHg
肾血流储备分数（<0.8）和静息跨狭窄病变压力比值（P_d/P_a<0.9）
肾动脉造影帧数和肾染色评分

肾缺血还可以通过有创的血流动力学测算来进行评价，指南推荐静息收缩期压力差≥20mmHg（或平均压力梯度≥10mmHg）可以证明该狭窄病变具有血流动力学意义。最好使用 0.014-inch 的测压导丝，因为使用导管测压会阻塞本已狭窄的血管腔，从而高估了狭窄程度。Leesar 进行一项的 62 例前瞻性研究表明，向肾动脉内注入罂粟碱，人为造成肾动脉扩张充血后测得的收缩期压力差（HSG）≥21mmHg 对于预测支架术后血压改善的准确性最高，其要高于静息收缩期压力差、血管内超声及血管造影预测的准确性。在 12 个月的随访中，HSG≥21mmHg 的患者（36 例），84% 血压得到改善；而 HSG<21mmHg 的患者（26 例）只有 36% 血压得到改善（p<0.01）。RAS 病变近远端的充血压力差还可以通过肾血流储备分数（FFR）来测定。Mitchell 等人进行的一项研究（17 例 RAS 患者）表明，FFR<0.8 的患者支架术后血压明显改善。de Bruyne 等人在 15 名患者的肾动脉支架内使用球囊造成肾动脉不同程度的狭窄，在狭窄远端使用压力导丝测量静息压（P_d），在主动脉内使用导管测量主动脉压（P_a）。当 P_d/P_a<0.9 时，肾素分泌（肾血流灌注减低的最早期病理生理反应）明显增加。这就意味着当 P_d/P_a<0.9 时，肾动脉狭窄具有血流动力学意义。

尽管根据肾缺血和肾脏病变来选择治疗的患者的设想是合理的，但尚缺乏广泛的研究和客观的数据来肯定目前用于评价肾缺血和肾脏病变指标的预测价值。这些指标需要进一步改进，并在前瞻性研究中得到验证。

肾动脉腔内成形术：1978 年 Grüntzig 首先创用经皮腔内血管成形术（percutaneous transluminal renal angioplasty，PTRA）扩张肾动脉狭窄获得成功，为肾血管性高血压治疗开辟了新的途径。此后 PTA 在临床上迅速推广应用。1980 年 Dotter 估计在欧美做 PTA 例数已超过 15 000 人次。PTA 系应用同轴扩张血管的原理，从已插入通过肾动脉狭窄处一根带有囊袋的导管将囊袋膨胀至一适度压力（约 5~10 个大气压）从而增大肾动脉管腔直径。早期的报道（20 世纪 80 年代）疗效满意：Martin 综合 5 组 111 例 PTRA 治疗结果，技术成功者 93%，血压正常 42%，改善 42%，其中纤维肌肉增生疗效优于动脉粥样硬化。Isles 等总结自 1991—1997 年 10 篇公开发表的报告显示：肾动脉支架增加技术成功率和远期血管通畅率。手术成功率 96%~100%，随访 6~12 个月，再狭窄率 16%。

从上述情况可以看到这样一个事实：肾动脉病变的治疗由于血管腔内技术的出现完全被改变了。肾动脉血管重建手术在 20 世纪 80 年代以前被认为是肾动脉狭窄外科治疗的"金标准"，而今天实施血管重建手术不足 5%。肾动脉腔内成形术已经普遍应用于临床，外科肾动脉血运重建手术越来越少。之前的研究表明，肾动脉球囊扩张术与外科手术具有相似的血管通畅率、血压和肾功能改善率，并且肾动脉球囊扩张术的并发症更少，费用更低。

越来越多的肾动脉狭窄患者接受肾动脉腔内成形术，但预后却有所不同。部分患者血压改善、部分患者肾功能改善，也有部分患者获益不明显，甚至少部分患者接受腔内治疗后肾功能有所下降。由此也引发了医学学术界的困惑和争议。

20 世纪 90 年代的 3 个随机对照研究（RCT）比较了 RAS 患者的单纯药物治疗与药物联合球囊扩张治疗对患者血压和肾功能的疗效。在 Plouin 等研究中 49 名舒张压 >95mmHg、肌酐清除率（CCR）>50ml/min 且单侧 RAS>60% 的患者被随机分为单纯药物治疗组和药物联合球囊扩张治疗组。6个月后,两组患者的血压和CrCl没有统计学差异。然而,药物联合球囊扩张治疗组患者的降压药物为单纯药物治疗组的一半。此外,有27%的原本被分到单纯药物治疗组的患者由于顽固性高血压而接受了球囊扩张治疗。在Webster等研究中55名舒张压>95mmHg(服用2种及以上的降压药)且RAS>50%的患者(单侧RAS27例,双侧RAS 28例)被随机分为单纯药物治疗组和药物联合球囊扩张治疗组。6个月后随访发现,从双侧RAS患者的血压来看,药物联合球囊扩张治疗组的下降程度大于单纯药物治疗组。对于全体患者而言,两组间的血压及血肌酐则无统计学差异。荷兰肾动脉狭窄介入治疗合作试验(DRASTIC)将106名舒张压>95mmHg(服用2种及以上的降压药)、轻度肾功能不全(CCr 200μmol/L)且RAS>50%的患者随机分为单纯药物治疗组和药物联合球囊扩张治疗组。术后3个月和12个月随访,两组患者的收缩压和舒张压以及CrCl无统计学差异,但药物联合球囊扩张治疗组的降压药物减少。单纯药物治疗组中,16%的患者RAS进展为完全闭塞。在此试验中,44%的原本被分到单纯药物治疗组的患者由于高血压难以控制或肾功能持续恶化而接受了球囊扩张治疗。DRASTIC试验的数据是根据最终接受的治疗方案来进行分析的,因此这种跨组治疗的影响并未排除在外。

由于药物治疗和介入技术(包括支架)都在不断发展进步,这些试验已不能完全反映当前的最新进展。这些试验还存在着严重的局限性,如:病例数少,试验时间跨度过长,非盲分析,以及只考虑了RAS的解剖因素而没有评价其血流动力学意义。这些试验中30%的患者RAS<70%,这就使许多患者的获益预期降低。此外,由于存在很高的跨组治疗情况(从单纯药物治疗组到药物联合球囊扩张治疗组),使得球囊扩张治疗获益的可能性大大降低。三个试验的结果也因此受到广泛质疑。尽管如此,这3个试验的荟萃分析结果表明,对于降低患者血压,药物联合球囊扩张治疗比单纯药物治疗更有效(尽管有29%的患者跨组治疗)。

2009—2014年,共发表了3项大型多中心随机对照研究结果,包括:STAR、ASTRAL和CORAL试验。

2009年发表的"粥样硬化性肾动脉开口狭窄(STAR)"试验是一项前瞻性、非盲、随机、多中心研究。这项研究纳入了140例患者,这些患者的RAS>50%,CrCl<80ml/(min·1.73m²),血压控制在<140/90mmHg。患有肺水肿、恶性高血压或3个月内有心肌缺血病史的患者被排除。所有的患者都接受了药物治疗(降压药、阿司匹林、他汀类药物),64例患者被随机分入支架治疗组。然而,这64例患者中只有46例接受了支架治疗。试验结果根据患者最终所接受的治疗方案进行分析。在支架治疗组,有10例患者(16%)CrCl下降程度>20%;在单纯药物治疗组有16例患者(22%)CrCl下降程度>20%(危险比0.73,95%可信区间0.33~1.61)。2例患者(3%)死于手术相关并发症。1例患者死于血肿感染,1例患者因胆固醇结晶栓塞而需要透析治疗。两组间心血管终点事件无显著差异。该研究得出的结论是:与单纯药物治疗相比,药物联合支架治疗并无更多的获益。然而,由于此研究明显的局限性,其结论的有效性受到驳斥。在支架联合药物治疗组中,有近2/3的患者在术前就被认为获益期望比较低。其中18例患者未行支架治疗(12例患者狭窄程度<50%),22例患者的狭窄程度仅有50%~70%(可能并无血流动力学意义)。此外,病例入选标准要求控制血压<140/90mmHg,将最有可能从支架治疗中获益的抵抗性高血压患者排除在外。同样,单纯药物治疗组中患者的肾功能也不会快速恶化。因此,大部分医生认为,该试验纳入的部分患者在实际临床工作中可能根本就不会考虑行肾动脉支架治疗。手术并发症也高于目前标准(4.7%死亡率,3%肾穿孔),使得术者的技术水平受到质疑。因此STAR试验的结论也值得商榷。

同年发表于《新英格兰医学杂志》的"肾动脉狭窄的血管腔内成形和支架术(ASTRAL)"研究中,共选入806例动脉硬化性肾动脉狭窄患者,受试者随机分为单纯药物治疗和药物治疗加肾动脉支架植入治疗2组。入选标准为:动脉粥样硬化所致的至少1条肾动脉明显狭窄的患者,以及医生不确定是否会从支架治疗中获益的患者。药物治疗包括:阿司匹林、他汀类药物、降压药。试验终点为血肌酐的倒数(与CrCl具有线性关系）。在5年的随访中,支架联合药物治疗组患者的肾功能恶化速度（ $-0.07 \times 10^{-3} L/\mu mol/$ 年）低于单纯药物治疗组（ $-0.13 \times 10^{-3} L/\mu mol/$ 年; $p=0.06$ ）。两组间在血压及肾脏、心血管事件发生时间的获益方面没有差异。随机分入单纯药物治疗组的患者中,有6%进行了支架治疗。这是当时最大规模的评价肾动脉支架疗效的随机试验。然而,这一试验的设计同样存在问题,使得其结论的有效性降低。首先,病例入组的患者为医生不能够确定其是否会从支架治疗中获益,而那些确定能够从支架治疗中获益的患者（如:肺水肿、肾功能快速进行性恶化或血压控制不佳）则被排除在外。其次,与STAR研究类似,此试验并没有评价狭窄病变的血流动力学意义。仅有59%的患者肾动脉狭窄>70%,41%的患者肾动脉狭窄<70%,还有6例患者的肾动脉狭窄<50%,可能只有一半的患者RAS病变具有血流动力学意义。此外,40%的患者血肌酐<150 $\mu mol/L$,25%的患者GFR>50ml/（min·1.72m²）。这些患者肾功能不全的进展速度本身就比以往试验预计的要低,这也会使本试验的肾功能获益率降低。还需要强调的一点是在随机分入支架联合药物治疗组的403例患者中,有68例并未行支架术,其中包括血管造影示轻度狭窄的33例患者。最后,403例肾动脉腔内成形术由58个医学中心花6年时间完成,且支架组只有76%的病例完成支架置入术,平均每个中心每年施行的肾动脉支架置入术不足1例。此试验总体技术成功率低（82%）,并发症率高（9%）。暴露出该研究中部分中心明显缺乏介入治疗经验,使此试验中术者的技术水平受到质疑。鉴于以上原因,对ASTRAL试验的结果需要谨慎考虑。

STAR和ASTRAL研究尽管存在不足,但也极大地说明了非选择的RAS患者（狭窄程度<70%,血压控制好,肾功能正常）不会从支架治疗中获益。这两个试验将具有高风险的患者（血管重建治疗的I级和IIa级指征）排除在外,因此其结果并不适用于此类患者,这些患者是可以从支架治疗中获益的。

2014年发表的"肾动脉粥样硬化病变的心血管事件结果研究（CORAL）"在ASTRAL研究的基础上进行了完善,入选标准也更为严格。共

入选了947名ARAS患者,其中459例患者行肾动脉支架植入术,472例单纯药物治疗作为对照组。中位随访时间为43个月。结果显示,支架治疗组收缩压较单纯药物治疗组下降了2.3mmHg,但其主要终点:心血管及肾脏不良事件的发生率两组间无统计学差异。当然该研究也有一定的局限性:首先,在研究的医疗机构中,符合研究入选条件的患者最终是否入选都是由主治医生来判断的。也就是说符合入选条件的患者因为医生认为需要直接行支架治疗就没有进入随机研究。此研究中有一部分符合人选标准的患者最终并未纳入研究,其中有210例因为医生意愿被剔除,而这些患者可能是医生确信支架术可以为其带来临床获益而直接接受了肾动脉支架治疗。医生根据现有的指南和经验判断患者接受支架治疗是必要的,就不可能违反伦理让患者进入研究随机治疗。而这一部分患者是以往被认为最有可能从支架治疗中获益的。最终使得支架术在该研究中获益降低。其次,患侧肾动脉狭窄导致肾小球滤过率下降时,健侧GFR会代偿性升高,血肌酐和肾小球滤过率估计值（estimated glomerular filtration rate, eGFR）不会有显著变化。介入治疗后,患侧肾脏GFR可以上升,健侧肾脏结束或减少超负荷,GFR下降,而血肌酐和eGFR也没有显著变化。所以单纯通过血肌酐和eGFR评估肾脏功能有无改善是欠妥当的。此外,入选患者已有严重的动脉粥样硬化,有过多的临床合并症:心梗、心衰、慢性肾脏病3期以上的患者。以至于3~5年内心血管事件及死亡率过高等也受到质疑。

所以,依据目前几个临床试验的结果不能否定肾动脉介入治疗的临床意义。关键问题是如何筛选出哪类患者更可能从介入治疗中获益。这也是2014年以后肾动脉治疗研究的方向和讨论的重点。

根据肾动脉狭窄患者不同的临床状态,可以分为两类:一类是单纯药物或无需使用药物即可控制症状且肾功能稳定的普危患者;另一类是通过药物无法控制症状和/或肾功能进行性下降的高危患者。其中第一类患者药物治疗包括:药物治疗包括:严格血压控制、降脂、控制血糖和抗血小板治疗。

2014年发表的一篇回顾性研究总结了总计8

个 RCT 研究的总计 2 222 例肾动脉狭窄患者的资料,对肾动脉腔内成形术(包括球囊扩张和支架植入)和单纯药物治疗效果进行比较。患者肾动脉狭窄程度超过 50%,随访时间超过 6 个月。其中 4 个 RCT 研究显示患者术后收缩压有轻度下降(MD:−2.00mmHg;95%CI:−3.72~0.27),其他研究结果显示收缩压改善无统计学差异。而患者肾功能获益不明确(MD:−7.99mmol/L;95%CI:−22.6~6.62)。3 个 RCT 研究结果显示接受腔内治疗组的患者术后降压药物有所减少(MD:−0.18;95%CI:−0.34~−0.03)。7 个 RCT 研究提出腔内成形术和单纯物治疗组比较心血管事件和肾功能恶化无显著差异。研究结论是基于目前的临床证据,对于动脉硬化性肾动脉狭窄患者,腔内治疗并不明显优于单纯药物治疗。

这说明对于相当比例的肾动脉狭窄患者,接受腔内成形术获益不明显。此类患者应当首选药物治疗的方式,并定期复查肾动脉及肾功能情况,密切随访。另一方面,临床工作中通过腔内成形术获益的患者是现实存在的。这就需要更严格的把握腔内成形术的适应证,筛选出高危患者,进行手术前后的评估、比较。

Ritchie 等在回顾性研究中对肾动脉狭窄高危患者进行分析。肾动脉狭窄高危患者是指患者 ≥50%,临床伴有肺水肿、肾功能进行性下降和难以控制的高血压。总计 467 例患者中,其中高危患者 237 例,包括肺水肿 37 例(7.8%),难以控制的高血压 116 例(24.3%),肾功能快速下降 46 例(9.7%)。而低危患者总计 230 例(49%),即不存在前述三种临床情况。对腔内成形术和单纯药物治疗效果进行比较。平均随访时间 3.8 年,55% 患者死亡,33% 出现心血管事件,18% 达到终末期肾脏疾病诊断标准。对于肺水肿患者,同单纯药物治疗组相比较,腔内治疗可以减少患者死亡率(HR,0.4;95%CI:0.2~0.9;p=0.01)。对于肾功能快速下降合并难以控制的高血压患者,同单纯药物治疗组相比较,腔内治疗可以减少患者死亡率(HR 0.15,95%CI 0.02~0.9;p=0.04)和心血管事件(HR 0.23;95%CI 0.1~0.6;p=0.02)。其结论是肺水肿、肾功能快速下降合并难以控制的高血压这两类肾动脉狭窄患者更可能从腔内治疗中获益。

Davies 等进行的回顾性研究中,对于血压控制不佳(3 种口服降压药物舒张压仍高于 90mmHg)和 / 或血肌酐升高(Cr≥1.5mg/dl)的 73 例孤立肾动脉狭窄患者与 242 例单侧肾动脉狭窄、对侧肾脏和肾动脉均正常的患者进行对比分析。长期生存率两组相仿,孤立肾动脉狭窄组腔内成形术后 82% 患者肾功能稳定或改善。这也在一定程度上说明孤立肾动脉狭窄患者更可能通过腔内治疗获益。

目前基于“高危”肾动脉狭窄的研究仍以单中心、回顾性为主,并且病例数较少。对于此类患者接受腔内治疗的优势还缺乏大规模多中心的 RCT 研究结果支持。但就已有的研究来看,在严格掌握适应证的前提下,腔内成形术使“高危”患者在减少心血管事件方面获益概率更大。对于孤立肾动脉狭窄患者,同对侧肾脏和肾动脉均正常的患者比较,缺乏对侧代偿。当此类患者孤立肾脏功能受影响时,对整个机体的影响也相应更大。因而孤立肾动脉狭窄的潜在风险威胁更高。在选择治疗方式时,或许应选择更加积极的治疗措施。这也需要更多的临床证据支持。

腔内成形术操作:

1. 术前准备 术前常规检查,充分评估患者基本情况。如果患者没有明确禁忌,术前三天开始口服双联抗血小板药物,通常为阿司匹林 100mg 每天 1 次,氯吡格雷 75mg 每天 1 次。如果患者无法术前三天口服抗血小板药物。可以术前一天给予患者负荷剂量抗血小板药物,即 300mg 阿司匹林及 300mg 氯吡格雷。术日再口服阿司匹林 100mg 每天 1 次,氯吡格雷 75mg 每天 1 次。术前 4h 禁食水,腹股沟区备皮。

2. 术中操作 双侧腹股沟区消毒铺巾,穿刺点 2% 利多卡因局部麻醉后使用改良 Seldinger 法穿刺股动脉(常规选择右侧股动脉。动脉走行迂曲时,多数情况选择同侧股动脉入路)。

动脉造影:按前述行腹主动脉和肾动脉造影,明确肾动脉狭窄程度,具有腔内治疗指征后行腔内治疗。

腔内治疗:明确手术指征后,给予静脉 3 000~5 000U 肝素。条件允许时,查活化凝血时间(activated clotting time,ACT),根据手术时长补充肝素剂量,ACT 维持于 200~300s。交换并引入 7F 动脉鞘及导引导管（或直接使用 6F 动脉长鞘），选至患侧肾动脉开口，使用 0.014inch 导丝通过肾动脉狭窄病变至远端分支。造影确认位置无误，引入 3~4mm 直径球囊导管，对病变行预扩张。之后根据狭窄近远端直径、病变长度选择支架规格，常用直径 5~7mm，长度 15~19mm，以充分覆盖病变为原则。

3. 术后处理 术后常规进行心电监护，继续前述双联抗血小板治疗 6 个月，此后根据复查情况，酌情调整为单联抗血小板治疗。术后 1、3、6 个月定期复查肾动脉彩超、肾动态、肾功能等检查。

4. 注意事项

（1）长鞘或导引导管的使用需要根据腹主动脉及髂动脉迂曲程度、肾动脉开口角度等综合考虑。

（2）入路选择：多数情况下，狭窄肾动脉的患侧股动脉入路优先考虑。动脉走行重度迂曲的情况下，可考虑肱动脉入路。

（3）尽管临床工作中可选用自膨式支架和球囊扩张式支架，但由于后者具有定位准确的特点，而更为广泛的应用于临床工作中。

（4）1999 年，Feldman 曾提出避免导引导管或长鞘触碰腹主动脉壁，以减少内膜损伤及胆固醇结晶栓塞。近年来，no-touch 技术被重新提起。但目前尚缺乏更多的临床研究证实这一技术的优势。

本节讲述了肾血管性高血压相关的流行病学、病理生理、症状、诊断及治疗等方面的相关内容。最后谈几点肾动脉狭窄治疗中可能出现的疑问、顾虑及误区。

（1）对合并肾功能不全患者开展腔内治疗过于谨慎：合并肾功能不全特别是肾功能严重受损的患者，如慢性肾脏病（chronic kidney disease, CKD3 期以上）接受肾动脉腔内治疗是否可能从中获益，目前仍存在争议。很多医师担心肾动脉腔内治疗的风险，特别是肾功能恶化的风险，而不愿对这些患者进行手术。这种肾功能的恶化可能的原因包括：造影剂肾损伤、斑块脱落所致肾实质栓塞等。通过术前给予患者充分水化可以减少患者造影剂肾损伤的概率。选择恰当的导管、导管以 no-touch 技术谨慎通过病变可以较少斑块脱落所致肾实质栓塞。我们的临床经验表明，CKD3 期以上的肾动脉狭窄患者大部分仍可以安全地耐受肾动脉腔内治疗，且符合上述适应证的重度狭窄患者仍可能从腔内手术中获益。国外的相关研究也表明，CKD4~5 期患者仍可能从肾动脉成形术中获益。因此，我们主张对重度肾动脉狭窄患者，即便存在重度肾功能不全，在适应证明确的情况下，仍可行肾动脉腔内成形术。但要严格规范围手术期管理，包括水化、造影剂的选择、短期肾脏替代治疗等相关措施。

（2）腔内治疗操作

1）只选择股动脉入路。同多数腔内治疗一样，股动脉入路是肾动脉腔内成形术中最常用的入路选择，也是目前并发症较少、安全可靠的选择。特别是右侧股动脉入路，由于右侧股动脉穿刺点更接近术者，操作上存在便利性，因而被临床作为首选入路。但对于部分肾动脉狭窄合并肾动脉水平以下腹主动脉重度迂曲者，导引导管或长鞘常常不能稳定选择或无法选择至患侧肾动脉开口，进而导致手术失败。部分情况可尝试使用肱动脉入路甚至桡动脉入路，来避开迂曲的腹主动脉。同时要注意常规的 RDC 导引导管并不适用于上肢入路的肾动脉支架手术，主要原因一是长度不够（只有 55cm），二是头端形状不适用。

建议使用 100cm 长的 MPA 形状的导引导管（神经介入常用），或考虑 100cm 长的冠状动脉 JR 导引导管，也可使用 100cm 长鞘。此外，还要注意各种器材的配合，因肱动脉入路时使用的导引导管多数为 6F，要查阅不同品牌产品的内径和拟植入支架的最小适配内径，必须匹配才能使用。值得指出的是，部分品牌 7mm 直径的支架并不适用于 6F 的导引导管，临床需加以注意。

2）一味追求减少造影剂使用而省略部分造影。对于术前检查提示肾功能不佳的患者，特别是 CKD3 期及以上的患者，临床医师多忌讳对其使用多量造影剂。这种初衷本身是正确的，但应该在保证诊断的前提下，而不是为了减少造影剂用量而盲目减少造影。有些术者甚至主张省略腹主动脉造影，而直接选择肾动脉造影。笔者并不同意这种做法，除非术前有 CTA 或 MRA 等较为详尽的影像资料可充分显示肾动脉解剖，否则不应省略腹主动脉造影。这主要是因肾动脉变异较为常见,其中一侧两支肾动脉的变异也很多见,而且两支肾动脉可以距离较远,不进行腹主动脉造影难以及时发现变异。进而在腔内治疗过程中选取肾动脉时造成不便,需要不断手推造影剂寻找肾动脉开口,既没有达到节省造影剂的目的,也增加了斑块脱落的风险。

3)支架规格选择不当。肾动脉狭窄目前一般选择球囊扩张式支架,但在支架规格选择上应注意所选择支架的长度应大于肾动脉斑块的长度,宽度应不小于远端正常肾动脉的宽度。支架植入时定位应该充分覆盖斑块,开口病变近端支架应进入主动脉腔内2mm。部分医师喜欢在植入肾动脉支架时追求支架不突出肾动脉开口,正好平齐。其实多数肾动脉开口部的斑块常常累及肾动脉开口部相邻的腹主动脉壁,少量突出的支架可防止主动脉壁的斑块移位,减少再狭窄的发生。支架长度的选择应以覆盖斑块越短越好,因肾动脉球囊扩张式支架柔顺性较差,远端易与肾动脉自然弯曲部形成夹角,加大对内膜的刺激,从而增加再狭窄的风险。

(3)围手术期预防造影剂肾病治疗误区。造影剂肾病目前已得到多数医师的重视,特别是常见的导致造影剂肾病的危险因素(如糖尿病、基础肾功能不全、造影剂用量等)已被广为认知,但围手术期预防造影剂肾病的治疗措施仍然存在一些误区。目前公认的预防造影剂肾病的有效措施仍然是水化治疗,通过水化的作用加速造影剂的排泄,从而减少造影剂对肾脏的损伤。但仍有部分医师临床上应用利尿剂增加尿量以加速造影剂排泄。早期的研究已证实,无论是何种利尿剂均不能减少造影剂肾病的发生,甚至可能导致肾损害。分析原因可能是由于利尿剂减少细胞外液容量后,反而减少了肾脏的灌注,因此并不能起到预防造影剂肾病的作用。新近的一些研究则通过改良利尿剂的应用方法取得了一定疗效,但多数缺乏更大规模的研究支持,目前还不能得到临床推广。对此笔者建议临床上应尽量避免使用利尿剂来预防造影剂肾病。

综上所述,肾动脉狭窄性高血压是以药物治疗为基础的综合性治疗。腔内成形术从技术上来讲已经十分成熟。尽管此前一些随机对照研究显示的结果不让人满意。但如果严格把握适应证,选择出最可能获益的患者,肾动脉腔内成形术的治疗效果是积极的。这也是目前和今后一段时间研究的重点。从临床医师的角度,除把握适应证外,细化腔内技术操作及避免围手术期用药等方面常见的误区,尽可能减少并发症,提高手术安全性和疗效,使更多肾动脉狭窄患者通过腔内治疗获益。

四、肾动脉性高血压的外科治疗

虽然介入治疗已应用在大部分肾血管性高血压患者中,但对于某些患者,仍考虑选择外科治疗。这些患者主要包括发育不全的儿童和发育不良的成人。对动脉粥样硬化的患者行开放性手术治疗,患者年龄应小于65岁,并证实有弥漫性的肾缺血、肾动脉严重狭窄或闭塞,尤其是严重的高血压与肾功能不全或迅速恶化的患者。

外科治疗中有三项基本操作是最常用的:主动脉肾动脉旁路术、肾动脉内膜切除术和肾动脉再植。没有单独某一种方法能对所有患者达到最佳的修复。采用大隐静脉主动脉肾动脉旁路术是最通用的技术;肾动脉内膜切除术对涉及多处肾动脉的动脉粥样硬化更有益;儿童发育不良的肾动脉病变,如果肾动脉足够长,特别适合切断再植。

1. 术前准备及围手术期药物 在围手术期要减少抗高血压药物用量,使血压控制的药物用量降到最低限度。通常情况下,需要大剂量服用多种药物控制血压的患者,须在卧床休息的同时,减少药物用量。如果需要继续治疗,血管扩张剂(如氨氯地平)和选择性β受体阻断剂(如阿替洛尔、美托洛尔)是非常有用的。全身麻醉联合使用这些药物时,对血流动力学几乎无不良影响。如果一个成年人的舒张压超过120mmHg,应推迟手术,直到血压在控制范围内。在这种情况下,应采用静脉注射艾司洛尔和尼卡地平联合治疗,并在重症监护室连续监测动脉内血压。同样,如果患者有严重的心脏病,应对肺动脉楔压和心脏指数进行监测,在手术前后保持最佳的心脏功能。

某些措施被用于几乎所有的开放性肾动脉操作。在主动脉和肾动脉切开的早期,应静脉注射

12.5g 甘露醇。在肾缺血治疗前、后重复应用,直至总剂量为每千克体重 1g。在阻断肾动脉前,每千克体重静脉注射 100U 肝素,并且应用活化凝血时间监测全身抗凝。除非需要止血,鱼精蛋白并不常规在手术完成时注射以逆转肝素的作用。

2. 显露与解剖

(1)正中显露:当计划行双侧肾动脉及主动脉与肾动脉合并修复时,可以取腹部正中切口。患者取仰卧位,于脐水平中断,手术台弯曲 10°~15°。为了使上腹部主动脉和肾动脉充分显露,近端切口的最后 1cm 或 2cm 走向剑突的一侧很重要(图 2-8-1)。一些固定器械很有利,尤其是当主动脉与肾动脉联合操作时是必需的。此外,旁正中切口和肋缘下切口可用于单侧肾动脉病变旁路术。

以进入胰腺后面的无血管区(图 2-8-1),并显露整个左侧肾门。这对于远端肾动脉病变的治疗特别重要(图 2-8-2A)。左侧肾动脉位于左肾静脉的后方。在某些病例中,向头侧牵拉静脉可以显露动脉;在其他情况下,向尾侧牵拉静脉可提供较好的入路。通常,性腺静脉和肾上腺静脉进入左肾静脉,必须结扎和分离,以便显露远端动脉。通常有腰静脉进入左肾静脉后壁,它很容易受到损伤,除非采取特别的保护措施(图 2-8-2B)。通过肠系膜的根部,向头侧、右侧拉开左肾静脉和腔静脉,可以显露右肾动脉近端部分(图 2-8-2C)。右肾动脉远端最容易显露,拉开十二指肠和右结肠中部、拉开右肾静脉,并向头侧收紧可以显露右肾动脉中远段。

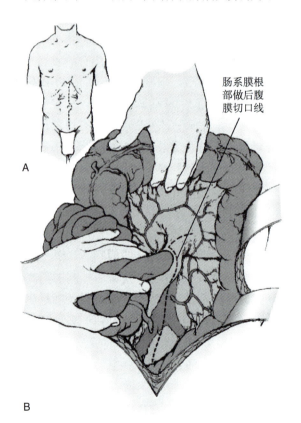

图 2-8-1 通过肠系膜根部显露主动脉和左肾门。延长后腹膜切口沿胰腺下缘至左侧,可提供一个胰腺后无血管区。这很好地显露了整个左肾静脉和肾门以及肾动脉近端

肠系膜根部做后腹膜切口线

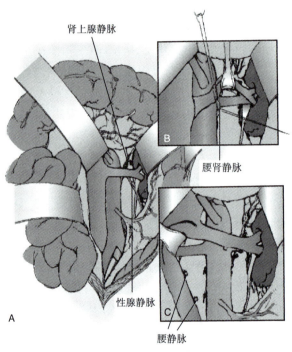

肾上腺静脉
腰肾静脉
性腺静脉
腰静脉

图 2-8-2 肾动脉的暴露
A. 通过肠系膜根部显露右侧肾动脉近端;B. 结扎,松解和分离肾上腺、性腺、肾静脉和腰静脉,显露左侧肾静脉及左侧肾动脉和肾门;C. 有时候需要结扎和离断腰静脉,以便向右侧拉动腔静脉。通常不需要这种操作,近端肾动脉也可以充分显露

当使用中线剑突至耻骨联合切口时,将覆盖主动脉的后腹膜纵向切开,十二指肠被屈氏韧带固定。在这个操作中识别和理清此平面的结构非常重要。将十二指肠返折到患者的右侧,以便显露左肾静脉。通过扩展沿胰腺的后腹膜切口,可

(2)侧腹显露:当需要修复肾动脉分支时,尤其是当应用腹膜外入路或行上腹部来源的主动脉肾动脉旁路术时,侧切口是有用的。架高同侧腰部,从对侧半月线延伸切口至腰部,将肋缘和髂嵴腹壁一分为二。游离内脏可以显露肾血管和主动脉小分支。离断主动脉小分支,并于胸膜外

显露胸降主动脉 T9~T10 水平，用于近端控制和吻合。无论是显露左肾还是右肾动脉，关键是在肠系膜后方和肾筋膜前方之间选择正确的解剖平面。肾静脉肯定是从下腔静脉至肾门处。在右侧，需要结扎与腔静脉交界处的小静脉分支。左侧肾上腺、性腺和腰静脉分支可以离断以方便显露。通过游离结肠和十二指肠可以显露右侧肾动脉。首先，拉开腹膜反折处的肝曲结肠（图2-8-3）。使用 Kocher 切口游离十二指肠和胰头以显露下腔静脉及右肾静脉（图2-8-4）。通常，右肾动脉刚好位于静脉的下方，向上拉右肾静脉可以获得最佳的显露。尽管在不同的水平一些分支血管起自于主动脉和髂动脉，但所有这些分支动脉均走行于腔静脉的前面，对于这些动脉分支应考虑是否有些属于右肾动脉的分支，需要小心保护（图2-8-5）。

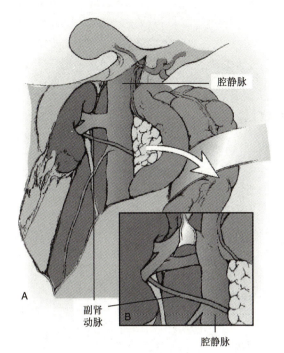

图 2-8-5 肾动脉分支

A. 腔静脉前面的动脉分支需要考虑是否是肾动脉的分支并予以保护；B. 通常向上方拉动右侧肾静脉以显露右肾动脉远端

当双侧肾动脉重建、右侧肾动脉重建或双侧肾动脉联合主动脉重建时，这些显露技术可加以改良。扩大主动脉的显露范围可以通过游离小肠系膜的根部，甚至可允许移开整个小肠、右结肠及横结肠。对这些扩大的显露，腹膜后切口起至屈氏韧带，然后延伸至肠系膜远端到盲肠，再沿着外侧结肠旁沟至温斯洛孔（图2-8-6A）。充分游离胰腺下界以进入胰腺后平面，以便提供肠系膜上动脉上的主动脉显露点。通过这个改良的显露，双侧肾切除、主肾动脉血管旁路或者肾动脉主动脉移植物吻合可以在直视情况下进行。另一个有用的肾上主动脉显露技术是部分分离双侧膈肌脚，因为它们从肾动脉的后方通过，进而附着于椎旁。这种对膈脚的部分分离可以使肠系膜上动脉上方的主动脉很容易被观察到，并可施行肾上阻断（图2-8-6B）。

3. 主肾动脉旁路术 三种材料可用于主肾动脉旁路：自体大隐静脉、自体动脉以及人造血管。应用何种移植物取决于很多因素。通常情况下，对于老年人，我们更倾向于使用自体大隐静脉。但是如果大隐静脉太小（直径小于4mm）或发生硬化，自体动脉或者人造移植物或许更合适。

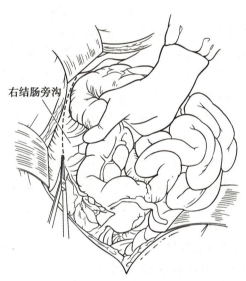

图 2-8-3 拉开升结肠和肝曲
显露右侧肾动脉远端

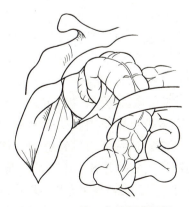

图 2-8-4 拉开右结肠中间部，
应用 Kocher 切口显露右肾门处

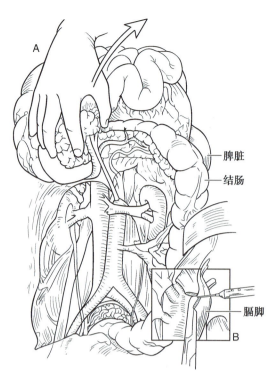

图 2-8-6 主动脉及肠系膜血管的暴露
A. 对双肾动脉联合主动脉重建,可以通过游离盲肠及升结肠获得更广泛的显露,整个小肠及右半结肠游离至右上方;B. 对膈脚的部分分离可以显露肠系膜血管的根部

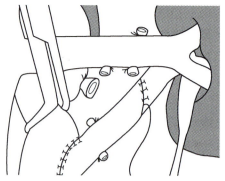

图 2-8-7 动脉切口的长度必须至少是动脉直径的 3 倍才能阻止吻合口狭窄的复发。对吻合术来说,应在放大镜下应用 6-0 或者 7-0 单丝聚丙烯缝线来进行连续组合。如果顶端缝合过深或者过多,将会导致狭窄,并有造成后期移植物血栓形成的风险

另外,静脉扩张可发生在所有的年轻成人。当大隐静脉应用于儿童的肾动脉重建时,尽管静脉结构不成熟被认为是导致扩张和瘤样改变的原因,但应该记住年轻人的正常肾动脉血流就像拥有持续血流的动静脉瘘。这一事实足以引起年轻患者移植静脉的扩张。当远端肾动脉直径大于 4mm 时,直径为 6mm 的薄壁聚四氟乙烯(PTFE)完全可作为自体静脉的替代物。对于不能行再次旁路的儿童,我们更倾向于使用自体动脉进行主肾动脉旁路手术。

偶尔,端-侧吻合应用于保留肾极动脉。在这种情况下,施行的是肾极动脉及移植物间的端-侧吻合,并且是在近端主动脉吻合完毕后进行的。当端-侧吻合完毕后,主要的远端主肾动脉重建是采用端-端吻合的方式(图 2-8-7)。

在进行远端吻合时,动脉切开的长度必须至少是较小的动脉直径的 3 倍才能预防后期的吻合口狭窄。吻合术应在放大镜下应用 7-0 单丝聚丙烯缝线进行连续缝合。在完成肾动脉吻合术之前,要松开血管夹进行排气和清除小的

碎屑。当肾动脉旁路在不使用冷灌注液保存的情况下进行时,应先进行主动脉吻合。在主动脉的前外侧壁做椭圆形切口,这对于因动脉硬化导致的弹性相对较差的主动脉来说非常重要。在大多数情况下,连续 2 次或 3 次应用 5mm 的主动脉打孔器就可以造就一个满意的椭圆形。在同时进行主、肾动脉重建时,首先应用主动脉移植物进行近端吻合。之后应用 6mm 的薄壁聚丙烯移植物,采用端-侧吻合的方式进行肾动脉旁路近端吻合口缝合。远端的主动脉重建完毕后,最后进行肾动脉远端吻合口的缝合。

4. 动脉内膜切除术 对于双侧肾动脉起始部位的动脉硬化,内膜切除术或许是最合适的治疗方法。内膜切除术可以在主动脉和肾动脉做横切口。横行切开主动脉直至肾动脉粥样硬化的最远点(图 2-8-8A、B)通过这个方法,可进行远端的内膜切除并在必要的情况下在直视下行褥式缝合。完成内膜切除术后可缝合动脉切口。大部分患者使用人造的 PTFE 或涤纶补片以保证近端的肾动脉有足够的血流量(图 2-8-8C)。

对于大多数肾动脉内膜切除术通常采用主动脉横行切口。这种切口尤其适用于伴有多个肾动脉起始处病变的患者。在这种情况下,可视的和可触的肾动脉粥样硬化斑块一般在距离主动脉开口处 1cm 以内。主动脉纵行切口可对主动脉内膜进行切除,并对肾动脉内膜进行外翻剥脱

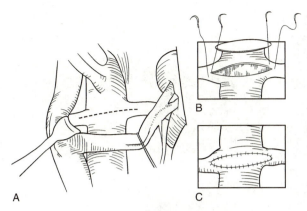

图 2-8-8　肾动脉内膜切除术

A. 显露主动脉及肾动脉起始段以进行肾动脉内膜切除术；B. 当肾动脉硬化范围超过距离主动脉起始处 1cm 时，延长主动脉横切口直至到达肾动脉狭窄处；C. 内膜切除术完成后，动脉切口通常需要使用涤纶补片在超出内膜切除的远端进行成形

（图 2-8-9）。主动脉切口使用 5-0 聚丙烯缝线行连续缝合。如果计划同时进行主动脉置换，主动脉的切口要纵贯拟切除的主动脉。是否进行主动脉纵行切开以及内膜切除取决于能否在主动脉内对肾动脉进行充分的外翻剥脱。充分的显露可以使我们在直视下对主动脉远端的病变进行彻底的处理。

动脉内膜切除可在任何部位进行，其禁忌证为内膜切除部位存在主动脉瘤样退行性变或者存在跨血管壁的钙化。后者的情况比较隐蔽，除非对主动脉进行仔细的触摸。伴有跨壁钙化的主动脉硬化触诊就像高档的砂纸。在这种情况下进行内膜切除时，血流重新开放后会出现点状出血。

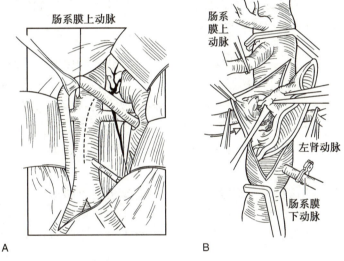

图 2-8-9　主动脉纵行切开内膜切除术的显露是通过标准的经腹途径。十二指肠以标准方式推移到 Treitz 韧带处，或者将降结肠及小肠移向右侧以进行更加充分的显露

A. 虚线代表主动脉切开的定位；B. 斑块被锐利分离，同时进行肾动脉内膜的外翻剥脱，每侧肾动脉开口的动脉粥样硬化斑块均被切除。动脉切口的缝合利用 4-0 或者 5-0 聚丙烯缝线

5. 肾动脉再植术　当肾动脉从四周的腹膜后周围组织中暴露出来后，血管或多或少会有些冗长。如果肾动脉狭窄为开口处狭窄并且有足够长的血管，可以切除局部肾动脉，然后在较低的位置与主动脉吻合重建。肾动脉残端必须是楔形的，并且必须切除一块主动脉壁以进行肾动脉旁路术（图 2-8-10）。这种技术尤其适用于肾动脉开口处病变的儿童，因可避免使用移植材料，但是，这种技术不适用于某些动脉粥样硬化病变。

不像同时进行主动脉置换的成人肾动脉旁路，这种肾动脉 - 移植物吻合通常在近端主动脉吻合完成后立即进行，随后再进行远端主动脉重建。

6. 其他手术技术

（1）内脏 - 肾动脉旁路术：内脏 - 肾动脉旁路术及其他间接的血管重建方法作为肾血管重建的新方法受到越来越多的关注。不认为这些方法与直接的主肾动脉重建具有同样的耐久性，但对于经过严格选择的高危患者非常有用。

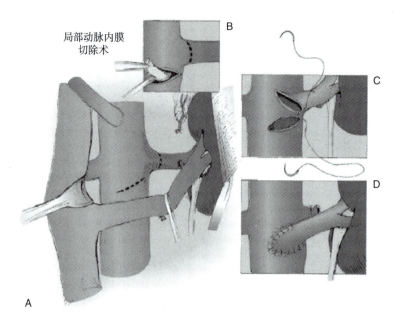

图 2-8-10 当肾动脉冗长时,可在稍低的主动脉位置对肾动脉进行重建

A. 局部内膜切除;B. 可以在主动脉壁进行单纯缝合;C. 原来的肾动脉被结扎;D. 远端修剪后进行重建

(2)肝肾旁路术:右侧肋下切口用于实施肝肾旁路术。切开小网膜以显露胃十二指肠动脉近端及远端的肝动脉(图 2-8-11)。采用 Kocher 切口移动十二指肠降部,找到下腔静脉,然后可找到右肾静脉,这样在肾静脉的头侧及尾侧可找到右肾动脉。

大隐静脉通常作为移植材料来实施旁路术。肝动脉吻合口可选在胃十二指肠动脉残端;然而,

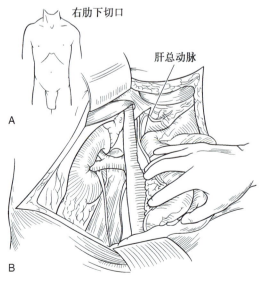

图 2-8-11 对右肾动脉进行解剖外重建时,在肝十二指肠韧带中显露肝总动脉及近端的胃十二指肠动脉。显露通常是通过右侧肋缘下切口(A)

胃十二指肠动脉可能是肠道灌注的非常重要的侧支。因此,常需要保留该动脉,通常在肝总动脉近端做吻合,移植物从温斯洛孔中通过,然后肾动脉被离断到下腔静脉的前方,与移植物行端 – 端吻合术(图 2-8-12)。

(3)脾肾旁路术:脾肾旁路术可以通过正中切口或者左侧肋缘下切口进行。经胰腺下缘分离并向上牵拉,经胰通路建立。脾动脉从左侧胃网膜动脉及其分支之间暴露出来。左肾动脉在分离出肾上腺静脉后从左肾静脉的头侧显露出来。肾动脉暴露出来后,继续向近端分离、离断。将脾动脉近心断端与肾动脉进行端 – 端吻合(图 2-8-13)。另外,隐静脉可以用作旁路移植材料。

(4)分支肾动脉重建术:由于主肾动脉病变介入技术的广泛应用,有相当一部分开放肾动脉的重建是需要分支暴露及重建的。这些手术可能需要复杂的操作,最终目的是延缓肾缺血。有关数据显示,大于 40min 肾热缺血时间在肾动脉重建时是需要的,保护肾功能的方法有待研究几种药物治疗曾经被推荐用于保护肾缺血时的肾功能,但是直到今天,对于肾缺血超过 1h 的肾功能的保护,没有一种药物治疗效果能超过低温。表面降温及低温灌注曾经被推荐,但是它们的优点一直未被明确。肾对缺血的耐受性与缺血时间、

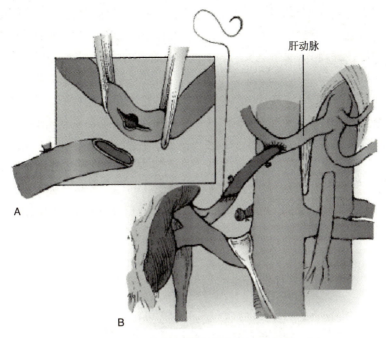

肝动脉

图 2-8-12 这种重建术是将隐静脉置于肝总动脉（A）及位于
下腔静脉前方的肾动脉远端断端之间进行血管重建（B）

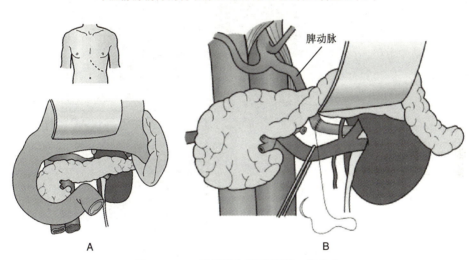

脾动脉

图 2-8-13 脾动脉与肾动脉端 – 端吻合
A. 显露左侧肾门为脾肾旁路术作准备。B. 沿着胰腺的下缘进行分离并向上方进行牵拉。
离断的脾动脉可以端 – 端吻合于左肾动脉。通常并不进行脾切除术

侧支循环及血管的控制方法有关。未被保护的肾
热缺血在肾动脉被控制的情况下是最能耐受缺
血的。

很多肾降温及低温的方法在肾分支血管重建
的过程中得到应用，但是我们更倾向于应用低温
灌注及局部冰敷。一些步骤在肾分支动脉重建的
过程中是相通的。为了促进肾皮质的血流灌注，
在肾动脉暴露及灌注的整个过程中可腔内应用
小剂量甘露醇。在肾动脉切开前，腔内应用肝素
（100U/kg）并监测，这在前文已有描述。低温比

灌注液的成分更为重要，但是，倾向于使用由细胞
内成分组成的电解质灌注液。这些成分从理论上
讲将会限制离子交换以及细胞内容量的转移，这
种交换和转移将会引起由膜结合的钠钾 ATP 酶
活性减低，进而导致细胞器的功能紊乱。无论有
无肾静脉的离断和再植，应用低温灌注保护的肾
分支动脉的修复是原位模式，肾回复至肾窝而非
自体移植到盆腔。有几种低温下分支肾动脉重建
的显露方法可供选择。当对分支肾动脉进行修复
和原位置换时，切口应足够大，从肋下缘一直到腋

后线。我们较常选择的方法是间接重建。输尿管被移到骨盆缘并带有大量的周围软组织。然后用弹力带放在输尿管周围以控制输尿管侧支,进而预防继发的肾复温。

Gerota 筋膜通过一个交叉切口打开,整体移出肾,同时分离肾血管(图 2-8-14)。肾被放在弹性吊具中,同时被冷藏的肾贮存液灌注。在整个肾缺血过程中,持续性灌注可以通过泵灌注系统进行,而且对于延长肾保存时间有利。但是,简易的应用冷藏保存液行间断性灌注对于需要短时间(2~3h)的体内解剖及分支肾动脉重建来说具

有等同的肾保护作用。对于这项技术,我们冷藏保存液一整夜,并且在使用前加入附加成分配成 1L 的溶液,并且将冷藏液(5~10℃)至少悬挂 2m 高。在肾移出肾窝后立即灌注 300~500ml 的溶液通过肾,直至静脉流出的液体清亮并且肾所有的部分均变得苍白。每完成一处吻合,就要对肾灌注 100~200ml 的冷藏液。除了能维持满意的低温状态,周期性的灌注可以帮助我们发现缝线渗漏以便在回植之前进行修补。应用这一技术可以使肾的核心温度在整个重建过程中保持在 10℃ 或以下。

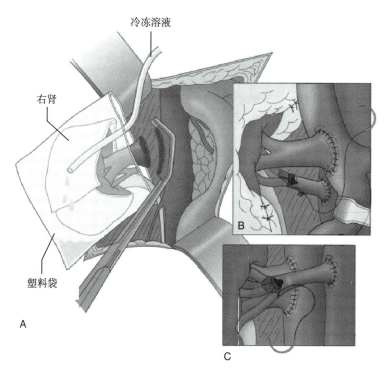

图 2-8-14　肾血管的离断和吻合
A. 用大阻断钳部分控制包含肾静脉起始处的腔静脉并进行椭圆形切除;
B. 在间接体内分支修复完成后,肾静脉重新吻合于腔静脉;C. 肾在间接体内修复完成后亦重新移回到肾床;Gerota 筋膜重新归位使修复的肾更为稳定;动脉重建在远端分支重建完成后可以应用端 – 端吻合的方式或同时进行端 – 侧吻合

(5)自体肾移植:自体肾移植至髂窝虽然是间接肾动脉重建可以接受的方法,但通常是不必要的。这项技术是采用肾移植的方法。将移植的肾置于受体的髂窝可以减小切口范围,能人工触及移植的肾,并且在移植排斥反应发生后可以轻而易举地将其移除。但是对于自体间接肾动脉重建的患者,这些优点均不能发挥出来。因为许多需要进行间接重建的患者均为相对年轻的患者,

手术的耐久性必须是以数十年计。所以,如果将肾连接在髂动脉或者更低的位置,继发的血管动脉粥样硬化将威胁到修复血管的长期通畅率。另外,自体移植肾的存在将会使外周血管疾病的处理更加复杂。最后,如果肾放在肾窝,肾动脉移植物将会直接吻合在肾下的主动脉上,结果将等同于标准的主肾旁路术,并且具有更高的技术成功率及更好的长期耐久性。

7. 术中评估 如果选择最佳的方法重建肾动脉,则以简洁操作、高血流率为特征的直接肾动脉重建有利于肾动脉的通畅。因此,修复技术上的完美无缺是决定术后成功的关键。

(1)血管造影术:绝大多数动脉重建的术中评估是通过血管造影来进行的。然而,对于主动脉弓以上血管和主动脉分支的重建,这种方法就存在明显的局限性。血管造影术只能提供静态的图像来评估解剖结构。此外,因注射造影剂引起的小动脉痉挛可能会造成远端血管堵塞的假象。最后,75% 的肾动脉粥样硬化疾病的患者中会同时出现肾功能不全,这增加了术后发生对比剂肾病的风险。

(2)多普勒超声扫描:由于血管造影的风险和其固有的局限性,故不适于术中检查多普勒超声扫描,因为超声探头能置于非常贴近血管修复的部位,而其较高的传输频率造就其对 1mm 病变的敏感性,因此可用 B 超扫描细节。一次成像,病变能在连续、脉冲式血流状态下的多个投影中观察到。除了提供良好的解剖细节,超声还可从已成像的病变近、远段多普勒频移信号频谱分析中提供重要的血流动力学信息。由于多普勒超声扫描是动态成像,且使肾免受造影剂损害以及通过多普勒频谱分析获得的血流动力学数据,使多普勒超声扫描可作为术中评估肾血管和肠系膜血管修复效果的有效方法。

为了将术中多普勒超声的优势体现出来,需要血管外科医生和技术人员的密切配合来进行准确的术中评估。尽管外科医生负责操控超声探头,以获得最佳的血管修复部位 B 超图像,但合适的力量和时间增益调节最好由有经验的技术人员来进行。要获得与异常 B 超图像匹配的完整脉冲多普勒取样,同样需要密切配合。当外科医生在最佳的超声波成像角度进行采样时,超声技术人员需设置多普勒取样深度和容量并依据多普勒频谱估计血流速度。结果,血管超声技术人员参与术中评估的过程使他们在随访期间获取符合要求的多普勒超声图像的能力得到提升。由于血管超声技术人员常规参与术中多普勒评估,最终扫描时间仅需 5~10min,检查完成率达 98%。

目前,我们使用专为术中评估而设计的彩色多普勒,10/5.0MHz 袖珍线阵探头,这种探头被放在一个有乳胶头的无菌套内,乳胶头内有无菌凝胶。先在操作区域充满温盐水,然后在纵向投影中获取 B 超图像。注意要扫描整个上段腹主动脉,并自肾动脉起始处沿着整个修复段扫描以获取图像。在纵向投影中看到的所有病变再在横向投影上成像,以确定它们的解剖学表现并估计相关的管腔狭窄。然后在纵向投影上获取病变节段近、远端的多普勒样本,决定它们对血流分布的潜在促进作用。对于 B 超表现为管腔狭窄超过 60% 甚至闭塞类的病变,其诊断标准已经在肾动脉分级狭窄的犬模型中得到确认。一项对比术前放射资料与术中多普勒图像的回顾性研究也充分证实了这一标准。

依据多普勒速度标准定义的 B 超病变为指导术中修复的校正提供了精确信息。然而,有一些特殊情况值得讨论。由于体表多普勒超声取样容积明显大于肾动脉直径,小的多普勒探头能够在血流中心区准确定位。尽管术中多普勒探头小、取样居中,但证实了肾动脉修复谱宽稳定。经主动脉动脉内膜切除术的多普勒信号以振荡为特点、可转为可听信号,这是正常表现,与解剖无关。此外,一项少见的术中研究证实收缩期峰速超过临界狭窄的标准,但不存在异常解剖病变。在这些情况下,整个修复过程中,收缩期峰速得到整体提升,因此没有局部的速度改变,也没有远端的乱流波形。这种情况最常出现在非动脉粥样硬化性肾血管病变的肾动脉重建后。此外,对于孤立肾的肾血管修复术,速度增加在全程都有体现。还有,在肾动脉分支重建后,收缩期峰速增加还可以在肾动脉主干向段级肾动脉分支移行过程中观察到。不过,没有观察到远端的乱流波形。

除了这些收缩期异常频谱外,在没有技术失误的情况下也能观察到舒张期多普勒频谱异常变化。在慢性肾缺血的血管再形成后,可观察到异常的舒张频谱图像。再灌注后引发反射性血管阻力增加,这一系列频谱表现为收缩期流量减少,收缩期加速度时间缩短和舒张期血流减少。这张图像类似远端突发的栓塞性变化;然而,不同于经动脉给予罂粟碱后观察到的血流频谱变化。在血管痉挛的情况下,肾动脉多普勒频谱信号的特征性频谱变化会在 5min 内出现。

最后,在与肾动脉内膜切除相邻血管壁观察

到的异常 B 超图像值得讨论。在完成重建后进行 B 超扫描过程中,偶尔会出现毫无规律的异常图像,这可能与速度峰值的增加或降低(变钝)有关,但却表明动脉内有血栓形成。与急性静脉血栓不同,急性动脉血栓通常是半透明的,而急性动脉血小板血栓的特征是不均质回声。无论局部流速如何,动脉内膜切除的位置应该立即重新开通和再修复。经速度标准认定的 B 超病变应根据其位置和外形进行修改。动脉内膜切除远端长于2mm 的活动性内膜可导致夹层或血栓形成,所以此处常需要重建。

8. 开放手术处理的结果

(1)高血压反应:基于术后血压测定和药物需求至少维持 1 个月的标准,85% 的手术幸存者高血压被治愈或好转,15% 因肾动脉粥样硬化性疾病在术后血压控制失败。当根据高血压反应和无透析生存对动脉粥样硬化患者进行分层时,只有血压下降与预期生存改善密切相关。

(2)肾功能反应:以所有因肾动脉粥样硬化疾病而接受治疗的患者来评估,肾功能有明显改善。以术前血肌酐超过 1.8mg/dl(159μmol/L)的肾动脉粥样硬化疾病和缺血性肾病患者来评估,58% 的患者显示重建术后 3 周肾功能好转。以45 名被认为需永远依赖于透析的患者来评估,70% 的患者在术后永远解除了对透析的依赖。尽管其他作者认为肾功能的恢复受限于升高的血肌酐,但当基于重症高血压和肾功能迅速恶化来选择患者时,肾功能好转患者的比例将随着术前肾功能不全的严重程度增加而增加。这种术前血肌酐升高与术后肾功能改善之间的关系是独立的和高度显著的($p<0.000\ 1$)。

(3)血液功能和肾功能优势:临床结果。

在肾动脉粥样硬化疾病患者中,死亡或透析的发生与术前因素和术后血压及肾功能反应密切相关。已证实与死亡或透析显著相关的术前因素包括糖尿病、严重的主动脉阻塞性疾病及肾功能减退。术后"血压恢复正常"与"血压好转"或"血压无改善"相比,死亡与透析发生率明显不同。而且,得到改善的术后肾功能证实和无透析生存率增加与肾功能无变化相比显著相关。肾功能反应分级和无透析生存之间的关系表明与术前肾功能有密切关系。对于肾功能无变化的患者,

术前肾功能低下的患者死亡或透析的风险增加。对于肾功能恶化的患者,在术前肾功能评价肾小球滤过率不小于中等值的患者中,死亡或透析的风险明显增加。

(4)开放肾动脉重建失败的结果:早期失败者均需行肾切除。后期重建失败者可再次重建或肾切除,也可行球囊扩张血管成形术加腔内支架植入术。

开放肾动脉重建术失败的经验再次强化了两种处理措施。第一,开放肾动脉修复术失败后观察到肾排泄功能不可逆性丧失,这支持肾血管重建需要有明确指征方可实施的观点,而不能作为一种无高血压或无肾功能不全做的预防性手术。第二,在大多数患者中应用的主动脉肾重建作用是持久的。这种以长度短和血流量高为特点的主动脉肾重建术有利于保持长期的通畅。

(邹英华 陆清声)

参 考 文 献

[1] Rundback JH, Sacks D, Kent KC, et al. Guidelines for the reporting of renal artery revascularization in clinical trials. American Heart Association. Circulation, 2002, 106(12): 1572-1585.

[2] de Mast Q, Beutler JJ. The prevalence of atherosclerotic renal artery stenosis in risk groups: a systematic literature review. J Hypertens, 2009, 27(7): 1333-1340.

[3] Hirsch AT, Haskal ZJ, Hertzer NR, et al. ACC/AHA 2005 guidelines for the management of patients with peripheral arterial disease (lower extremity, renal, mesenteric, and abdominal aortic): executive summary a collaborative report from the American Association for Vascular Surgery/Society for Vascular Surgery, Society for Cardiovascular Angiography and Interventions, Society for Vascular Medicine and Biology, Society of Interventional Radiology, and the ACC/AHA Task Force on Practice Guidelines (Writing Committee to Develop Guidelines for the Management of Patients With Peripheral Arterial Disease) endorsed by the American Association of Cardiovascular and Pulmonary Rehabilitation; National Heart, Lung, and Blood Institute; Society for Vascular Nursing; TransAtlantic Inter-Society Consensus; and Vascular Disease Foundation. J Am Coll Cardiol, 2006, 47(6): 1239-1312.

[4] Prisant LM, Szerlip HM, Mulloy LL. Fibromuscular

dysplasia: an uncommon cause of secondary hypertension. J Clin Hypertens (Greenwich), 2006, 8 (12): 894-898.

[5] Chaudhry MA, Latif F. Takayasu's arteritis and its role in causing renal artery stenosis. Am J Med Sci, 2013, 346 (4): 314-318.

[6] DeForrest JM, Knappenberger RC, Antonaccio MJ, et al. Angiotensin II is a necessary component for the development of hypertension in the two kidney, one clip rat. Am J Cardiol, 1982, 49 (6): 1515-1517.

[7] Murphy TP, Rundback JH, Cooper C, et al. Chronic renal ischemia: implications for cardiovascular disease risk. J Vasc Interv Radiol, 2002, 13 (12): 1187-1198.

[8] Dendorfer A, Thornagel A, Raasch W, et al. Angiotensin II induces catecholamine release by direct ganglionic excitation. Hypertension, 2002, 40 (3): 348-354.

[9] Missouris CG, Belli AM, MacGregor GA. "Apparent" heart failure: a syndrome caused by renal artery stenoses. Heart, 2000, 83 (2): 152-155.

[10] Rocha-Singh KJ, Eisenhauer AC, Textor SC, et al. Atherosclerotic Peripheral Vascular Disease Symposium II: intervention for renal artery disease. Circulation, 2008, 118 (25): 2873-2878.

[11] Hirsch AT, Haskal ZJ, Hertzer NR, et al. ACC/ AHA 2005 Practice Guidelines for the management of patients with peripheral arterial disease (lower extremity, renal, mesenteric, and abdominal aortic): a collaborative report from the American Association for Vascular Surgery/Society for Vascular Surgery, Society for Cardiovascular Angiography and Interventions, Society for Vascular Medicine and Biology, Society of Interventional Radiology, and the ACC/AHA Task Force on Practice Guidelines (Writing Committee to Develop Guidelines for the Management of Patients With Peripheral Arterial Disease): endorsed by the American Association of Cardiovascular and Pulmonary Rehabilitation; National Heart, Lung, and Blood Institute; Society for Vascular Nursing; TransAtlantic Inter-Society Consensus; and Vascular Disease Foundation. Circulation, 2006, 113 (11): e463-654.

[12] Williams GJ, Macaskill P, Chan SF, et al. Comparative accuracy of renal duplex sonographic parameters in the diagnosis of renal artery stenosis: paired and unpaired analysis. AJR Am J Roentgenol, 2007, 188 (3): 798-811.

[13] Vasbinder GB, Nelemans PJ, Kessels AG, et al. Accuracy of computed tomographic angiography and magnetic resonance angiography for diagnosing renal artery stenosis. Ann Intern Med, 2004, 141 (9): 674-

682; discussion 82.

[14] Willmann JK, Wildermuth S, Pfammatter T, et al. Aortoiliac and renal arteries: prospective intraindividual comparison of contrast-enhanced three-dimensional MR angiography and multi-detector row CT angiography. Radiology, 2003, 226 (3): 798-811.

[15] Textor SC, Glockner JF, Lerman LO, et al. The use of magnetic resonance to evaluate tissue oxygenation in renal artery stenosis. J Am Soc Nephrol, 2008, 19 (4): 780-788.

[16] Garnier P. Fibromuscular dysplasia of arteries. Rev Prat, 2013, 63 (7): 941-942.

[17] Mousa AY, Gill G. Renal fibromuscular dysplasia. Semin Vasc Surg, 2013, 26 (4): 213-218.

[18] Kelle S, Teller DC, Fleck E, et al. Renal denervation in fibromuscular dysplasia. BMJ Case Rep, 2013: 2013.

[19] Alibaz-Oner F, Aydin SZ, Direskeneli H. Advances in the diagnosis, assessment and outcome of Takayasu's arteritis. Clin Rheumatol, 2013, 32 (5): 541-546.

[20] Mason JC. Takayasu arteritis--advances in diagnosis and management. Nat Rev Rheumatol, 2010, 6 (7): 406-415.

[21] Numano F. Contribution of Japanese researchers to progress in the study of allergy and collagen disease in the last 100 years: Takayasu's arteritis. Nihon Naika Gakkai Zasshi, 2002, 91 (9): 2616-2620.

[22] Adler AI, Stratton IM, Neil HA, et al. Association of systolic blood pressure with macrovascular and microvascular complications of type 2 diabetes (UKPDS 36): prospective observational study. BMJ, 2000, 321 (7258): 412-419.

[23] Sever PS, Dahlof B, Poulter NR, et al. Prevention of coronary and stroke events with atorvastatin in hypertensive patients who have average or lower-than-average cholesterol concentrations, in the Anglo-Scandinavian Cardiac Outcomes Trial--Lipid Lowering Arm (ASCOT-LLA): a multicentre randomised controlled trial. Lancet, 2003, 361 (9364): 1149-1158.

[24] Antithrombotic Trialists C, Baigent C, Blackwell L, et al. Aspirin in the primary and secondary prevention of vascular disease: collaborative meta-analysis of individual participant data from randomised trials. Lancet, 2009, 373 (9678): 1849-1860.

[25] Borg FA, Dasgupta B. Treatment and outcomes of large vessel arteritis. Best Pract Res Clin Rheumatol, 2009, 23 (3): 325-337.

[26] Mukhtyar C, Guillevin L, Cid MC, et al. EULAR

recommendations for the management of large vessel vasculitis. Ann Rheum Dis, 2009, 68 (3): 318–323.

[27] Wald DS, Law M, Morris JK, et al. Combination therapy versus monotherapy in reducing blood pressure: meta-analysis on 11,000 participants from 42 trials. Am J Med, 2009, 122 (3): 290–300.

[28] Brown MJ, McInnes GT, Papst CC, et al. Aliskiren and the calcium channel blocker amlodipine combination as an initial treatment strategy for hypertension control (ACCELERATE): a randomised, parallel-group trial. Lancet, 2011, 377 (9762): 312–320.

[29] Fox KM, Investigators EUtOrocewPiscAd. Efficacy of perindopril in reduction of cardiovascular events among patients with stable coronary artery disease: randomised, double-blind, placebo-controlled, multicentre trial (the EUROPA study). Lancet, 2003, 362 (9386): 782–788.

[30] Investigators O, Yusuf S, Teo KK, et al. Telmisartan, ramipril, or both in patients at high risk for vascular events. N Engl J Med, 2008, 358 (15): 1547–1559.

[31] Bramlage P, Hasford J. Blood pressure reduction, persistence and costs in the evaluation of antihypertensive drug treatment--a review. Cardiovasc Diabetol, 2009, 8: 18.

[32] Coyle D, Rodby R, Soroka S, et al. Cost-effectiveness of irbesartan 300 mg given early versus late in patients with hypertension and a history of type 2 diabetes and renal disease: a Canadian perspective. Clin Ther, 2007, 29 (7): 1508–1523.

[33] Group NS, McMurray JJ, Holman RR, et al. Effect of valsartan on the incidence of diabetes and cardiovascular events. N Engl J Med, 2010, 362 (16): 1477–1490.

[34] Al Badarin FJ, Abuannadi MA, Lavie CJ, et al. Evidence-based diuretic therapy for improving cardiovascular prognosis in systemic hypertension. Am J Cardiol, 2011, 107 (8): 1178–1184.

[35] Bangalore S, Sawhney S, Messerli FH. Relation of beta-blocker-induced heart rate lowering and cardioprotection in hypertension. J Am Coll Cardiol, 2008, 52 (18): 1482–1489.

[36] Castagno D, Jhund PS, McMurray JJ, et al. Improved survival with bisoprolol in patients with heart failure and renal impairment: an analysis of the cardiac insufficiency bisoprolol study II (CIBIS–II) trial. Eur J Heart Fail, 2010, 12 (6): 607–616.

[37] Cheng H, Harris RC. Potential side effects of renin inhibitors--mechanisms based on comparison with other renin–angiotensin blockers. Expert Opin Drug Saf, 2006, 5 (5): 631–641.

[38] Van Tassell BW, Munger MA. Aliskiren for renin inhibition: a new class of antihypertensives. Ann Pharmacother, 2007, 41 (3): 456–464.

[39] Liu L, Zhang Y, Liu G, et al. The Felodipine Event Reduction (FEVER) Study: a randomized long-term placebo-controlled trial in Chinese hypertensive patients. J Hypertens, 2005, 23 (12): 2157–2172.

[40] Ma L, Wang W, Zhao Y, et al. Combination of amlodipine plus angiotensin receptor blocker or diuretics in high-risk hypertensive patients: a 96-week efficacy and safety study. Am J Cardiovasc Drugs, 2012, 12 (2): 137–142.

[41] Safian RD, Madder RD. Refining the approach to renal artery revascularization. JACC Cardiovasc Interv, 2009, 2 (3): 161–174.

[42] Colyer WR Jr, Cooper CJ, Burket MW, et al. Utility of a 0.014" pressure-sensing guidewire to assess renal artery translesional systolic pressure gradients. Catheter Cardiovasc Interv, 2003, 59 (3): 372–377.

[43] Leesar MA. Baseline fractional flow reserve and stent diameter predict event rates after stenting: a further step, but still much to learn. JACC Cardiovasc Interv, 2009, 2 (4): 364–365.

[44] Mitchell JA, Subramanian R, White CJ, et al. Predicting blood pressure improvement in hypertensive patients after renal artery stent placement: renal fractional flow reserve. Catheter Cardiovasc Interv, 2007, 69 (5): 685–689.

[45] De Bruyne B, Manoharan G, Pijls NH, et al. Assessment of renal artery stenosis severity by pressure gradient measurements. J Am Coll Cardiol, 2006, 48 (9): 1851–1855.

[46] Weibull H, Bergqvist D, Bergentz SE, et al. Percutaneous transluminal renal angioplasty versus surgical reconstruction of atherosclerotic renal artery stenosis: a prospective randomized study. J Vasc Surg, 1993, 18 (5): 841–850; discussion 50–52.

[47] Xue F, Bettmann MA, Langdon DR, et al. Outcome and cost comparison of percutaneous transluminal renal angioplasty, renal arterial stent placement, and renal arterial bypass grafting. Radiology, 1999, 212 (2): 378–384.

[48] Plouin PF, Chatellier G, Darne B, et al. Blood pressure outcome of angioplasty in atherosclerotic renal artery stenosis: a randomized trial. Essai Multicentrique Medicaments vs Angioplastie (EMMA) Study Group. Hypertension, 1998, 31 (3): 823–829.

[49] Webster J, Marshall F, Abdalla M, et al. Randomised

comparison of percutaneous angioplasty vs continued medical therapy for hypertensive patients with atheromatous renal artery stenosis. Scottish and Newcastle Renal Artery Stenosis Collaborative Group. J Hum Hypertens, 1998, 12（5）: 329–335.

[50] van Jaarsveld BC, Krijnen P, Pieterman H, et al. The effect of balloon angioplasty on hypertension in atherosclerotic renal-artery stenosis. Dutch Renal Artery Stenosis Intervention Cooperative Study Group. N Engl J Med, 2000, 342（14）: 1007–1014.

[51] Nordmann AJ, Woo K, Parkes R, et al. Balloon angioplasty or medical therapy for hypertensive patients with atherosclerotic renal artery stenosis? A meta-analysis of randomized controlled trials. Am J Med, 2003, 114（1）: 44–50.

[52] Bax L, Woittiez AJ, Kouwenberg HJ, et al. Stent placement in patients with atherosclerotic renal artery stenosis and impaired renal function: a randomized trial. Ann Intern Med, 2009, 150（12）: 840–848, W150–151.

[53] Investigators A, Wheatley K, Ives N, et al. Revascularization versus medical therapy for renal-artery stenosis. N Engl J Med, 2009, 361（20）: 1953–1962.

[54] Cooper CJ, Murphy TP, Cutlip DE, et al. Stenting and medical therapy for atherosclerotic renal-artery stenosis. N Engl J Med, 2014, 370（1）: 13–22.

[55] Jenks S, Yeoh SE, Conway BR. Balloon angioplasty, with and without stenting, versus medical therapy for hypertensive patients with renal artery stenosis. The Cochrane database of systematic reviews, 2014（12）: CD002944.

[56] Ritchie J, Green D, Chrysochou C, et al. High-risk clinical presentations in atherosclerotic renovascular disease: prognosis and response to renal artery revascularization. Am J Kidney Dis, 2014, 63（2）: 186–197.

[57] Davies MG, Saad WE, Bismuth JX, et al. Endovascular revascularization of renal artery stenosis in the solitary functioning kidney. J Vasc Surg, 2009, 49（4）: 953–960.

[58] Feldman RL, Wargovich TJ, Bittl JA. No-touch technique for reducing aortic wall trauma during renal artery stenting. Catheter Cardiovasc Interv, 1999, 46（2）: 245–248.

[59] Kalra PA, Chrysochou C, Green D, et al. The benefit of renal artery stenting in patients with atheromatous renovascular disease and advanced chronic kidney disease. Catheter Cardiovasc Interv, 2010, 75（1）: 1–10.

[60] Marenzi G, Ferrari C, Marana I, et al. Prevention of contrast nephropathy by furosemide with matched hydration: the MYTHOS（Induced Diuresis With Matched Hydration Compared to Standard Hydration for Contrast Induced Nephropathy Prevention）trial. JACC Cardiovasc Interv, 2012, 5（1）: 90–97.

[61] Jack L Cronenwett, K Wayne Johnston. Rutherford's Vascular Surgery. 7th ed. Singapore: Elsevier Inc, 2013.

[62] Cherr GS, Hansen KJ, Craven TE, et al. Surgical management of atherosclerotic renovascular disease. 7 Vasc Surg, 2002, 35: 236–245.

[63] Dzau VJ, Re R. Tissue angiotensin system in cardiovascular medicine. A paradigm shift? Circulation, 1994, 89: 493–498.

[64] Hansen KI, Cherr GS, Craven TE, et al. Management o ischemic nephropathy: dialysis-free survival after surgical repair. Vasc Surg, 2000, 32: 472–481.

[65] Rimmer JM, Gennari FJ. Atherosclerotic renovascular disease and pro-gressive renal failure. Ann Intern Med, 1993, 118: 712–719.

[66] Stanley JC, Criado E, Upchurch GR Jr, et al. Pediatric renovascular hypertension: 132 primary and 30 secondary operation in 97 children. Vasc Surg, 2006, 44: 1219–1229.

第六节 大动脉炎导致的肾动脉性高血压

一、流行病学及病因

大动脉炎（Takayasu arteritis, TA）是一种少见的、特发性、慢性非特异性炎症性血管疾病，病变常累及主动脉及其主要分支如颈总动脉、锁骨下动脉及肾动脉等，导致动脉狭窄甚至闭塞。本病发病年龄多在5~45岁，90%发生在30岁之前，罕见于婴幼儿。女性多见，男女发病率之比约为1:8。本病的种族特性非常明显，主要见于亚洲国家如日本、韩国、印度以及中东国家如土耳其等，西欧及美洲相对少见，国内也有不少报道。

大动脉炎导致的肾动脉狭窄（renal artery stenosis, RAS）可见于50%~60%的TA患者，常可引起肾血管性高血压，心功能不全、肾功能不全，致残、致死率高。

多发性大动脉炎主要病变在主动脉，病理表

现为以动脉中膜层为主的全层动脉炎。中层呈弥散性肉芽肿组织增生，伴有淋巴细胞和浆细胞浸润，弹力纤维明显破坏或断裂，被胶原所代替。血管外膜增厚，有细胞浸润与周围组织紧密粘连。内膜纤维增殖，表面肿胀、粗糙和血栓形成，导致动脉开口的狭窄和闭塞，会严重影响主动脉主要分支的血液供应。大动脉炎导致的肾动脉狭窄主要累及肾动脉开口，肾内小动脉一般没有肥大或退行性变化，内膜无增生。这些病理变化提示为原发性主动脉炎而无粥样硬化改变。

TA 的病因尚不完全清楚，目前大多数学者认为是自身免疫性疾病。感染可能是一种关键的触发机制，遗传因素及内分泌异常亦与本病相关。本病临床上可分三期：①急性活动期；②慢性炎症期；③瘢痕狭窄期。急性活动期临床表现往往不明显，缺乏特异性，可出现乏力、发热、盗汗等，常常被忽视，因而不能及时得到诊断和治疗。其后由于继发过敏免疫反应导致大动脉及其主要分支炎性病变。累及肾动脉开口时可引起继发性高血压和缺血性肾病、肾萎缩。

大动脉炎是肾动脉狭窄、继发性高血压的重要原因，尤其在年轻患者。20 多年前 TA 是我国RAS 的主要病因，而现今病因谱中发病率仅次于肾动脉粥样硬化。因 TA 起病隐匿常被临床医师所忽略，因此，临床实践中误诊、漏诊情况时有发生。Sharma 等报道一组 135 例恶性高血压患者，其中 20 例是肾血管性高血压，而这 20 例患者中有 15 例患有大动脉炎。墨西哥的一组大规模回顾性分析显示：75% 的大动脉炎患者因肾动脉狭窄而出现继发性高血压。韩国一组对 204 例大动脉炎患者的回顾性研究显示：其中 141 例患者伴有继发性高血压。我国首都医科大学宣武医院董宗俊教授等 20 世纪 80 年代初报道，在其团队介入治疗的 30 例肾动脉狭窄引起的继发性高血压患者中，大动脉炎占 73%，肌纤维发育不良占17%，而动脉粥样硬化只占 10%。说明当时大动脉炎也是中国年轻患者肾动脉狭窄引起继发性高血压的最常见原因。

二、临床表现和诊断

继发性高血压是大动脉炎累及肾动脉时最常见的症状，但由于受累血管情况不同，大动脉炎患者的临床表现差异很大，需要加以鉴别。大动脉炎单纯累及肾动脉时，临床常常表现为血压升高，以舒张压升高明显。当大动脉炎同时累及胸、降主动脉，造成严重狭窄时会引起主动脉缩窄性高血压。此时高血压的发生可因机械阻力增加所致，也可能与肾脏缺血后释放肾素增多有关。心排出血液大部分流向上肢可引起上肢血压高，下肢血压低或测不到。临床表现为上肢高血压、下肢低血压或无血压、间歇跛行、腹主动脉以下搏动减弱或消失、胸背部可闻及血管杂音。当大动脉炎同时累及头臂动脉时，会引起双上肢无脉，尽管四肢测得的血压不高甚至低于正常，但患者核心血压常常明显升高，出现高血压导致的心脏增大、心肌肥厚和早期心衰。此外，接受糖皮质激素治疗的活动期患者也可能因较重的水钠潴留引起或加重高血压。

由于继发的高血压会加重大动脉炎血管损害，而血管损害又进一步加重高血压，因此临床上会表现病情进展加速、加重。而多发血管受累的大动脉炎，由于合并的其他周围血管病变，如锁骨下动脉狭窄、颈动脉狭窄等，给诊断、降压治疗、血压评估和监测都带来很大难度。

临床上对于年轻患者，尤其年轻女性患者，在出现明显升高的血压或难治性高血压时，常伴随双侧上肢血压差大于肾动脉狭窄 10mmHg，体格检查发现无脉或血管杂音，此时应需要警惕大动脉炎造成的继发性高血压的可能。对于拟诊的大动脉炎患者，综合临床表现、体格检查、影像学检查结果，按照大动脉炎的诊断标准，临床诊断一般并不困难。根据 1990 年美国风湿病学会（ACR）提出的大动脉炎的诊断标准，包括 6 项：①发病年龄≤40 岁；②患肢间歇性运动乏力；③一侧或双侧肱动脉搏动减弱；④双上肢收缩压差 >10mmHg；⑤锁骨下动脉或主动脉杂音；⑥造影提示主动脉及一级分支或上下肢近端的大动脉狭窄或闭塞，病变常为局灶或节段性，且不是由动脉粥样硬化、纤维肌性发育不良或其他原因引起。符合上述 6 项中的 3 项者可诊断大动脉炎。我国2011 年中华医学会风湿病学分会关于大动脉炎诊断及治疗指南中也是据此标准进行诊断。

对疑诊的大动脉炎肾动脉狭窄患者均需要进行详细的影像学检查来确诊。

双功超声检查肾动脉无辐射损伤,简便而经济。但是超声检查过程对操作者技术依赖性较高,肥胖患者或者肠管胀气者对结果干扰较大,评估受累主动脉及分支近端病变有局限性,影响其在临床的广泛应用。

主肾动脉CT血管造影(CTA)可观察到肾动脉管壁增厚、钙化以及管腔改变诸如狭窄、闭塞、扩张及动脉瘤形成。同时,CTA动脉期动脉管壁增强程度有助于疾病活动性预测。与DSA相比,CTA可以看到血管壁附壁血栓,近些年迅速发展的图像后处理技术如多平面重建(multiplanar reformation, MPR)、最大密度投影(maximum intensity projection, MIP)、三维重建对疾病诊断发挥越来越重要的作用。但是,CTA对TA的早期诊断仍有较大的局限性。

磁共振成像检查(magnetic resonance imaging, MRI)可准确评价血管壁增厚、水肿、变性等,同时无辐射损伤,亦无需使用碘对比剂,在TA性RAS诊断中应用越来越广泛。MRI诊断大血管病变与常规造影相当,但是对小血管病变的敏感性较低,同时高昂的花费也使其难以在临床全面普及。

选择性肾动脉数字减影血管造影术(DSA),仍是诊断RAS的"金标准"。DSA术中可见到肾动脉及其他受累动脉对称性分布狭窄、动脉瘤形成等。但由于该方法为侵入性、有创性操作,且有辐射暴露的风险,不能观察到动脉管壁病变而逐渐少用,目前仅在需要同时施行肾动脉介入治疗时应用。

总之,双功超声可用于RAS的筛查,CTA、MRA等无创检查基本可以明确病变的范围和程度,以及相关的详细解剖学信息,对治疗方案的制订非常重要。DSA仅在临床高度怀疑而其他影像学检查不能确诊时或需要同时施行肾动脉介入治疗时应用。

三、治疗及预后

对于大动脉炎肾动脉狭窄导致的继发性高血压,应给予积极的综合治疗。

(一)内科治疗

包括针对大动脉炎的病因治疗和降压治疗。

大动脉炎的活动期,疾病会持续进展,必须积极应用激素、免疫抑制剂控制大动脉炎活动性,

酌情给予抗栓等综合性治疗措施。严重的高血压常常导致患者出现心脏增大、心肌肥厚和心衰等严重并发症,必须积极控制血压。对需要手术干预的患者,围手术期及术后仍需要密切观察疾病的活动性和血压控制情况,给予必要的药物治疗。对身体条件差不适合外科干预的患者,内科治疗可以控制症状,改善生活质量。

对可以外科干预的患者,选择合适的介入或手术时机是影响远期疗效的关键。一般在内科治疗病情控制稳定3~6个月后施行介入或手术治疗,术后仍须继续监测和控制疾病的活动性。患者术后常需减少降压药种类和用量,如术后血压重新升高,常提示病情复发。

1. **控制大动脉炎的病情活动性**　常规控制大动脉炎活动性的药物包括:激素、免疫抑制剂及二者联合应用,临床上最常用的为糖皮质激素,根据患者的反应,炎性指标正常后逐渐递减剂量维持,直至病情稳定控制。近年来,生物制剂的出现使得大动脉炎的治疗出现转机,应用较多的是肿瘤坏死因子(TNF)-α和IL-6受体拮抗剂。Hoffman等报道了TNF-α拮抗剂治疗大动脉炎长达4年的临床试验,在15例激素治疗后复发的大动脉炎患者中,加用英夫利西单抗或依那西普后,10例患者达到无激素治疗完全缓解并持续1年以上。Clifford等研究表明,TNF-α拮抗剂可使70%~90%难治性大动脉炎患者得到缓解。IL-6在大动脉炎发病中的机制研究使IL-6受体拮抗剂开始应用于大动脉炎治疗,目前有少数关于妥珠单抗治疗大动脉炎的案例,表明IL-6单抗对于复发、难治性或未使用过激素治疗的大动脉炎患者有效,不良反应较少。此外,个别研究对IL-12单抗、CD20单抗在大动脉炎中的应用也进行了初步探索。

2. **血压控制**　血压控制水平须兼顾全身血管病变情况,大动脉炎继发高血压一般较难控制,常需联合用药,降压药物的选择应考虑血管累及部位、引起高血压的原因、药源性影响等因素。如双侧肾动脉重度狭窄患者不宜选择肾素-血管紧张素系统抑制剂(ACEI)和ARB类药物,激素致水钠潴留者须联用适量利尿剂。对肾动脉狭窄同时多条脑血管受累的患者,要注意控制血压的范围,避免出现脑缺血加重。

（二）外科治疗

多发性大动脉炎引起的肾动脉狭窄甚至闭塞会引起肾血管性高血压，肾萎缩，肾功能不全。对于肾动脉狭窄程度达到或超过 60%，尤其有严重顽固性高血压药物治疗无效甚至出现心功能不全、一过性肺水肿者，应积极外科治疗。大约 70% 以上的 TA 性 RAS 患者有行肾动脉重建术指征。一般应在肾功能尚未严重损害时行外科治疗，主要目的是重建狭窄或闭塞的肾动脉血运，改善肾功能，改善高血压症状。

1. 开放手术 开放手术治疗是解除患者脏器缺血以及改善患者症状的主要方法，由于大动脉炎累及的范围不同，大动脉炎性肾动脉狭窄有多种动脉重建手术方法具体手术方式需要根据患者受累动脉的部位、范围和程度以及术者的手术技术等因素个体化选择。主要方法如下：

（1）主动脉 - 肾动脉旁路术：适用于单纯肾动脉近端狭窄者。旁路血管多采用自体大隐静脉。

（2）脾动脉 - 肾动脉转流术：适用于单纯左肾动脉狭窄者，自远端切断脾动脉，行近端脾动脉 - 左肾动脉吻合术。

（3）肝动脉 - 肾动脉旁路术：适用于单纯右肾动脉狭窄者。

（4）自体肾移植术等：适用于多发性大动脉炎在肾动脉近端和邻近肾动脉开口的腹主动脉有较多病变，无法直接进行肾动脉重建术者。一般用于单侧肾动脉狭窄者，将患侧肾移植至同侧髂窝，将移植肾动、静脉分别与髂内动、静脉进行吻合。

（5）肾移植术：双肾功能严重受损时只能考虑行异体肾移植术。

（6）肾切除术：包括部分肾切除术和全肾切除术。后者适用于患侧肾脏因长期缺血萎缩已无功能，而另一侧肾正常者。患肾切除后可使继发性高血压迅速恢复正常。

Kinjo 等比较了外科手术、单纯 PTA 以及肾动脉支架植入术治疗 TA 性 RAS 的效果，发现外科手术组及单纯 PTA 组术后第 1、3 和 5 年的靶血管通畅率明显高于支架植入组，3 种方式肾动脉再发狭窄的发生率亦有显著差异（18.2% vs. 9% vs. 62.5%，$p<0.05$），但高血压的控制率方面 3 种术式无显著差异。刁永鹏等比较了外科手术和经皮腔内治疗的效果，得出相似的结论，同时统计出外科手术组和腔内治疗组第 1、3、5、10 年的累积生存率无明显差异，认为外科手术和腔内治疗 TA 性 RAS 均安全、有效。

Feng 等回顾 33 例 TA 性 RAS 行主 - 肾动脉自体大隐静脉旁路移植术患者，证实与术前相比，患者术后平均血压水平（$p<0.01$）、平均肾小球滤过率标准化（eGFR）（$p<0.01$）及降压药平均用量（$p<0.05$）均有明显改善。但由于 TA 患者往往并发其他内脏动脉病变，不推荐行其他内脏动脉 - 肾动脉旁路移植术，因此自体大隐静脉主 - 肾动脉旁路移植术可能是目前最佳手术方式。

尽管诸多研究证实外科手术治疗 TA 性 RAS 疗效确切、安全，但开放手术有难以避免的缺陷：创伤较大，且术后可能发生再狭窄、移植物闭塞和吻合口假性动脉瘤等并发症。此外，如果首次外科手术后肾动脉发生再狭窄或者闭塞，前次手术所造成的腹腔粘连可能给再次行外科手术治疗造成困难。而腹腔镜联合外科手术可能会使上述情况有所改善。

2. 腔内治疗 腔内治疗的主要方法是经皮肾动脉球囊成形术（percutaneous transluminal renal angioplasty，PTRA），而肾动脉支架成形术（percutaneous transluminal renal angioplasty and stenting，PTRAS）仅作为 PTRA 失败后的补救措施，这是因为：①大动脉炎的患者一般青少年居多，病变血管的直径和长度可能随年龄的增长而发生变化。②大动脉炎病程一般迁延多年，并反复发作，活动期和缓解期交替，因此再狭窄的发生率较高。PTRA 后的再狭窄相对于支架置入术后的再狭窄来说更容易做二次介入处理。③坚硬僵直的肾动脉支架通常要从肾动脉开口部略微突入主动脉管腔内，而大动脉炎患者主动脉很可能已经存在潜在病变，或在以后的病程发展中出现主动脉病变，如主动脉狭窄或闭塞，植入的肾动脉支架对进一步的主动脉病变的治疗无疑会造成一定负面影响。主动脉球囊扩张时会挤压和扭曲肾动脉及支架从而减少肾动脉血流，而肾动脉支架也会给主动脉支架的植入造成一定困难。

大动脉炎所致肾动脉狭窄的介入治疗效果

显著,文献报道总的技术成功率为81%~96.2%。Sharma等对大动脉炎所致肾动脉狭窄血管内介入治疗的随访结果显示,再狭窄及高血压复发的发生率为16%。Tyagi等报道一组54例大动脉炎所致RAS患者进行了肾动脉介入治疗,随访14个月,技术成功率89%,再狭窄的发生率为14%。

钟红珊等报道一组26例RAS患者,术前患者均诊断为肾动脉性高血压(服用抗高血压药物后,平均血压178/102mmHg)。非透析状态下平均肾小球滤过率(GFR)81ml/min。经过肾动脉介入治疗后,1年和5年的I期通畅率分别为76%和64%,患者血压水平下降至145/83mmHg($p<0.001$),平均GFR上升为90ml/min($p<0.05$)。血压水平得到了显著控制,肾功能也得到改善。

对大动脉炎所致RAS患者生存率的长期随访报道极少。一组来自土耳其的报道显示腔内治疗大动脉炎导致肾动脉狭窄15例(19条肾动脉)的平均8年的随访资料,I期和II期通畅率分别为58%和94%,总体1年和8年的无再狭窄生存率分别为74%和57%。

Lee等报道PTA技术成功率在81%~100%,但是术后约2/3患者出现再狭窄,这也是PTA目前的主要问题之一,推测可能机制为手术操作损伤动脉内膜引起炎症修复反应,以及疾病进展所致。

单纯PTA与肾动脉支架植入术两者手术指征无明确界定。Peng等发现单纯PTA与肾动脉支架植入术在2年随访时,高血压治愈率、改善率、无效率等方面无明显差异,但是单纯PTA一期通畅率组明显优于支架植入组(90.1% *vs.* 75.6%,$p<0.01$)。术后再狭窄患者中出现肾动脉完全闭塞的比率,单纯PTA组明显低于支架植入组(8.3% *vs.* 53.3%,$p<0.05$)。支架植入组需再次行介入治疗的比率明显高于单纯PTA组(20.6% *vs.* 6.4%,$p<0.01$)。Park等的研究亦有相似的结论。由于支架术后的再处理将非常困难,因此除非单纯PTA失败,否则一般不通过肾动脉支架植入术来改善患者症状。

Tanaka等对比了单纯PTA与切割球囊PTA在非动脉粥样硬化性RAS中的应用,但是研究所纳入样本量较小,只能提示切割球囊术后即时成功率较高,但是远期通畅率还有争议。

由上可见,肾动脉腔内介入技术治疗大动脉炎所致肾动脉狭窄技术成功率高,并发症少,安全性好。可以有效控制血压,改善肾功能,从而获得良好的中远期临床疗效。

四、思考

(一)大动脉炎的诊断标准

由于缺乏特异性实验室检查,血管组织活检通常较困难并且损伤较大,因此,TA的诊断主要依据临床症状和影像学检查。国际上Ishikawa等于1988年发表了TA的首个诊断标准;1990年美国风湿病学会(ACR)提出了诊断标准,是目前主要仍沿用的标准;1995年,Sharma等对Ishikawa的诊断标准进行了修改:去除了争议较多的年龄限制(年龄≤40岁);将TA特征性的症状和体征作为主要标准;将无危险因素年龄<30岁患者的冠状动脉病变作为次要标准;同时不剔除无主动脉-髂动脉病变的腹主动脉病变。修改后该诊断标准敏感性及特异性分别达到了92.5%和95.0%。此外,美国国立卫生研究院于1994年亦提出一诊断标准,具体包括4个方面:①发病时并发全身症状如发热、肌痛、血管痛等(无明确原因);②血沉升高;③受累血管有炎性或缺血性表现,如患肢动脉搏动减弱或消失、血管杂音、上肢或下肢血压不对称及肢体间歇性活动后疲劳等;④造影可见典型的血管损害。上述标准具备≥2项初发或加重即可判断为疾病活动期,进而据此决定治疗策略。尽管如此,上述标准在临床实践中依然有其局限性。因此,仍然需要一个更加完善更具有临床指导意义的诊断标准。目前国际上正在组织大规模的临床协作研究,拟更新或者提出新的大动脉炎诊断与分型标准,从而克服已有诊断标准的不足,有效减少误诊或者漏诊等情况,并有利于指导临床诊疗。另外目前尚无规范有效的大动脉炎治疗方案,多数大动脉炎患者的治疗是基于临床观察性研究或专家的建议。

(二)手术时机的选择

多数学者认为,应避免在大动脉炎病变活动期行外科手术,先积极内科治疗,待病变稳定半年至一年后再考虑手术。但有时由于过长的内科治疗时间,致使肾缺血加重而成为不可逆的状况,部分患者会丧失外科治疗的机会。故目前有学者认为应采用积极的外科治疗方法。所谓积极的外科治疗是指：在供应重要脏器（如肾、脑或眼底等）的动脉出现较严重的狭窄时，尽管大动脉炎尚处在活动期，仍应该在围手术期类固醇激素的应用下，早期手术重建血运，以阻止重要脏器的进一步缺血，避免出现不可逆的损害。但目前尚无有效的判断标准确定狭窄至何种程度必须尽快外科干预。另外，由于大动脉炎的原发疾病进展等原因，可能会导致邻近病变部位很快出现再狭窄和闭塞。因此，此时血运重建术的原则是手术操作或吻合应尽量远离血管病变部位。

（三）开放手术还是腔内治疗？

开放手术的创伤大，恢复慢，住院时间长，而腔内治疗正好克服了这些缺点，微创，恢复快，但其不同于开放旁路手术将血管吻合口位于跨越病变血管的近端和远端正常血管，腔内治疗的狭窄部位正是炎症累及的病变部位。机械扩张刺激后的病变部位是否会更容易增生和再狭窄，以及未很好控制的炎症部位在扩张或支架等腔内治疗时是否容易破裂、出现夹层和出现瘤样扩张等，均需要密切观察和随访，因此，积极的内科治疗对腔内治疗后的远期疗效可能更加重要。

（郭连瑞）

参 考 文 献

［1］汪忠镐.血管淋巴管外科学.2版.北京:人民卫生出版社,2014.

［2］董宗俊,李世华,陆训澄.经皮经腔动脉成型术治疗大动脉炎23例报告.北京医学,1986.

［3］Takayasu M. Case with unusual changes of the central vessels in the retina. Acta Soc Ophthalmol Jpn, 1908, 12:554.

［4］刘力生,黄宛.缩窄性大动脉炎.中华内科杂志,1963,11（4）:293-300.

［5］中华医学会风湿病学分会.大动脉炎诊断及治疗指南.中华风湿病学杂志,2011,15（2）:119-120.

［6］张瑞雪,延峰.大动脉炎致继发性高血压研究进展.山西医科大学学报,2017,48（12）:1301-1304.

［7］杨丽睿,张慧敏,蒋雄京,等.566例大动脉炎患者的临床特点及预后.中国循环杂志,2015,30（9）:849-853.

［8］Sharma BK, Singh G, Sagar S. Malignant hypertension in north west India. A hospital based study. Jpn Heart J, 1994, 35（5）:601-609.

［9］Soto ME, Espinola N, Flores-Suarez LF, et al. Takayasu arteritis: clinical features in 110 Mexican Mestizo patients and cardiovascular impact on survival and prognosis. Clin Exp Rheumatol, 2008, 26（3 Suppl 49）:S9-15.

［10］Lee GY, Jang SY, Ko SM, et al. Cardiovascular manifestations of Takayasu arteritis and their relationship to the disease activity: analysis of 204 Korean patients at a single center. Int J Cardiol, 2012, 159（1）:14-20.

［11］党爱民,吕纳强.大动脉炎与继发性高血压.医学与哲学（临床决策论坛版）,2011,32（7）:17-18.

［12］冯睿,魏小龙,赵志青,等.采用单条大隐静脉行腹主动脉-双侧肾动脉旁路术治疗大动脉炎性肾动脉狭窄.外科理论与实践,2011（2）:151-154.

［13］何景良,崔进国.大动脉炎肾动脉狭窄/闭塞的介入治疗及临床观察.医学综述,2013,19（18）:3422-3424.

［14］Clinical evaluation of endovascular interventions for renal artery stenosis/occlusion due to Takayasu arteritis. Chinese Journal of Medical Imaging Technology, 2007.

［15］赵峰.大动脉炎肾动脉狭窄或闭塞介入治疗临床效果观察.检验医学与临床,2014（13）:1758-1760.

［16］邹玉宝,宋雷,蒋雄京.肾血管性高血压的诊断和治疗.中国分子心脏病学杂志,2017,17（3）:2132-2136.

［17］许晓明,李超,程康.大动脉炎性肾动脉狭窄诊治进展.心脏杂志,2018,30（05）:123-127.

［18］张瑞雪,延峰.大动脉炎致继发性高血压研究进展.山西医科大学学报,2017（48）:1304.

［19］刁永鹏,陈跃鑫,闫盛,等.大动脉炎116例外科手术及腔内治疗效果及安全性分析.中华医学杂志,2016,96（6）:447-450.

［20］Kalangos A, Christenson J T, Cikirikcioglu M, et al. Long-term outcome after surgical intervention and interventional procedures for the management of Takayasu's arteritis in children. J Thorac Cardiovasc Surg, 2006, 132（3）:656-664.

［21］Park H S, Do Y S, Park K B, et al. Long term results of endovascular treatment in renal arterial stenosis from Takayasu arteritis: Angioplasty versus stent placement. European Journal of Radiology, 2013, 82（11）:1913-1918.

［22］Pang N, Xie C, Yang M, et al. Clinical Efficacy of Percutaneous Transluminal Renal Artery Stenting for the Treatment of Renovascular Hypertension Associated with Takayasu Arteritis. Annals of Vascular Surgery, 2015, 29（4）: 816–821.

［23］Ladapo TA, Gajjar P, McCulloch M, et al. Impact of revascularization on hypertension in children with Takayasu's arteritis–induced renal artery stenosis: a 21–year review. Pediatr Nephrol, 2015, 30（8）: 1289–1295.

［24］Tullus K. Management of the renovascular disease in children with Takayasu arteritis. Pediatr Nephrol, 2015, 30（8）: 1213–1216.

［25］Kinjo H, Kafa A. The results of treatment in renal artery stenosis due to Takayasu disease: comparison between surgery, angioplasty, and stenting. A monocentrique retrospective study. G Chir, 2015, 36（4）: 161–167.

［26］Gülcü A, Gezer NS, Akar S, et al. Long–Term Follow–Up of Endovascular Repair in the Management of Arterial Stenosis Caused by Takayasu's Arteritis. Ann Vasc Surg, 2017.

［27］Feng R, Wei X, Zhao Z, et al. Aortorenal bypass with autologous saphenous vein in Takayasu arteritis–induced renal artery stenosis. Eur J Vasc Endovasc Surg, 2011, 42（1）: 47–53.

［28］Hong S, Ghang B, Kim YG, et al. Long term Outcomes of Renal Artery Involvement in Takayasu Arteritis. J Rheumatol, 2017, 44（4）: 466–472.

［29］Peng M, Ji W, Jiang X, et al. Selective stent placement versus balloon angioplasty for renovascular hypertension caused by Takayasu arteritis: Two–year results. Int J Cardiol, 2016.

［30］Hu H, Chen X, Wu Z, et al. Aneurysmal Degeneration of an Aortorenal Bypass for Takayasu Renal Artery Stenosis: A Novel Endovascular Intervention. Ann Vasc Surg, 2018.

［31］Jeong HS, Jung JH, Song GG, et al. Endovascular balloon angioplasty versus stenting in patients with Takayasu arteritis: a meta–analysis. Medicine（Baltimore）, 2017, 96（29）: e7558.

［32］Chen Z, Li J, Yang Y, et al. The renal artery is involved in Chinese Takayasu's arteritis patients. Kidney Int, 2018, 93（1）: 245–251.

［33］Vijayvergiya R, Jindal AK, Pilania RK, et al. Complex interventions of abdominal aorta and its branches in children with Takayasu arteritis: Clinical experience from a tertiary care center in north–west India. Int J Rheum Dis, 2019, 22（1）: 140–151.

［34］Kinjo H, Kafa A. The results of treatment in renal artery stenosis due to Takayasu disease: comparison between surgery, angioplasty, and stenting. A monocentrique retrospective study. G Chir, 2015, 36（4）: 161–167.

［35］Lee B, Laredo J, Neville R, et al. Endovascular management of Takayasu arteritis: is it a durable option? Vascular, 2009, 17（3）: 138–146.

［36］Tanaka R, Higashi M, Naito H. Angioplasty for non–arteriosclerotic renal artery stenosis: the efficacy of cutting balloon angioplasty versus conventional angioplasty. Cardiovasc Intervent Radiol, 2007, 30（4）: 601–606.

第九章　多发性大动脉炎

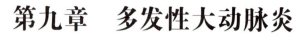

第一节　多发性大动脉炎概述、流行病学与发病率

一、概述

多发性大动脉炎（Takayasu arteritis，TA）是一种主动脉及其主要分支以及肺动脉的慢性非特异性炎症，可引起血管的狭窄、堵塞或扩张，并引起一系列相应的临床表现。

此病的发病原因不太明确，1827年Adams首先记载了主动脉炎和其主要分支动脉炎综合征，1830年由日本人Yamamoto在 *Kitsuoidan* 一书中描述了此病，直至1905年日本Kanazawa大学眼科学教授Takayasu在第十二届日本眼科协会年会上报道了一名21岁女性患者具有特殊的眼底表现之后，并首次做出了科学的描述，故得以命名为Takayasu病。直到1939年，日本学者Shinmi报道了一个28岁的女性患者并首次使用了"Takayasu arteritis"这个名称，该患者因精神错乱入院，有多次昏厥病史，体检发现双侧桡动脉和颈动脉搏动不能触及，入院后一周因为充血性心力衰竭死亡。随后Okabayashi对其进行了尸体解剖，尸检中发现该患者有主动脉、双侧颈总动脉、颈内动脉、颈外动脉、锁骨下动脉、和腋动脉的全层动脉炎，患者死于脑软化和肺充血。1940年日本学者Oohta重新系统地分析了该病例并指出多发性大动脉炎的动脉炎症不仅仅累及动脉中层，也累及动脉的内层和外层，这是首次准确地描述多发性大动脉炎是由主动脉及其主要分支炎症病变所引起的。1951年日本学者春水综述此病，由于上肢动脉没有脉搏搏动，故又将此病称之为无脉病，而且特别强调此病的眼部和脑部症状。

1963年我国学者黄宛和刘力生结合血管造影和尸检病理，首先在国际上提出"缩窄性大动脉炎"这一概念，此后有多位学者进行深入的研究，发现受累部位动脉除了狭窄外，少数也可呈扩张性或动脉瘤样改变，故统称为大动脉炎。同时许多学者并从不同的角度对此病进行了命名，因而本病可有不同的名称。如病变累及主动脉弓和其分支者，又称之为主动脉弓综合征或慢性锁骨下动脉、颈动脉梗阻综合征，病变侵犯胸、腹主动脉者，则称之为不典型胸部腹主动脉狭窄、中段主动脉综合征、Martorell综合征或逆转性主动脉狭窄。此外，还有女性青年动脉炎、动脉–主动脉炎、增生性闭塞性动脉干等名称。由于本病多见于青壮年女性，发病的高峰年龄在15~30岁，老人起病者少见，且多被报道于亚洲地区，故又有年轻东方女性病之称。由于大动脉炎在未出现局部组织或器官供血不足的症状之前，往往缺乏特异性的表现，所以临床容易误诊。

另外，虽然许多患者的病变正在进展，血管腔缓慢地进行性狭窄，但临床却缺乏疾病的活动性表现，对于这些患者该如何治疗也是一个实际的临床问题。

大动脉炎系少见病，有报道称人群患病率4/10万。本病的特点为：①为一种免疫复合物炎症。血管壁呈全层炎症、中层弹力纤维破坏。病理学分三期，即变质渗出期、增生进展期、炎症硬化期。②大动脉多部位受累，两支以上动脉受累占84%。多脏器受累，既可源于脏器供血障碍和窃血，又来自免疫炎症。临床分为急性期、迁延期和稳定期。③在血管壁炎症早期诊断有一定困难。

二、流行病学与发病率

据一些国家对大动脉炎流行病学调查研究，

多发性大动脉炎好发于亚洲及中东地区,包括中国、日本、印度、韩国、泰国、以色列等,欧美诸国则少见。初期有关大动脉炎的报道,只刊载在日本、我国和其他亚洲国家的文献,因而被认为是东方人的疾病。以后欧洲、美洲、非洲等地虽陆续有病例报道,但为数不多。1978 年苏联 Pokrovsky 报道 235 例,并指出这些患者多来自欧洲地区,而且 80% 是白色人种。由此看来,本病的发病率与种族无关。尽管如此,根据近年来的文献发现,由日本、中国、韩国及印度等东方国家的作者所报道的患者数仍占绝大多数,而由欧美、非洲及中东等国家作者所报道的文章多为个案或小样本的病例报告。

本病的受累性别女多于男,但具体比例各国又有较大差异,譬如日本为 9.4:1,韩国 6.6:1,中国 2.9:1,泰国为 1.9:1,以色列 1.8:1。主动脉及主支的受累也有相当差异,譬如主动脉弓及头臂动脉受累日本为 99%,韩国 83%,印度 50%;腹主动脉受累分别是 34%,76% 和 92%;而中国则以腹主动脉 - 肾动脉受累者最常见,后者占 66.7%。在主动脉弓和头臂动脉受累的患者中,以锁骨下动脉病变最常见。肺动脉病变作为大动脉炎的重要组成部分近年受到普遍重视,发病率一般为 30%~50%,中国肺动脉受累为 33.8%;日本尸检资料为 45%;并有个别以肺动脉受累为首要临床表现的病例报道。日本报道 113 例大动脉炎中,动脉瘤形成者占 31%,以升主动脉瘤最为常见;印度则以腹主动脉瘤为主。此外,大动脉炎动脉明显扩张致动脉瘤形成者为 13.9%,以降胸主动脉下段和腹主动脉受累常见。冠脉造影证明冠状动脉受累者,日本占 9%。

多发性大动脉炎的平均发病率根据 1969 年 Restrepo 调查统计 14 个国家 22 000 例尸体解剖结果为 0.61%,但需指出,此调查报告的病例都属于较严重者,而且尸体解剖的范围仅限于胸、腹主动脉,因此实际的发病率估计可能高于此数字。

1929 年在我国首先由 Brown 报道第一例大动脉炎。20 世纪 50 年代有不少零星病例的报道。1973 年郑德裕报道 200 病例的临床分析。1979 年吴肇汉等报道 100 病例。近年来国内对此病的报道不断增加,病例数也大大增加。如:1997 年汪忠镐对 85 例大动脉炎的外科治疗进行

了报道,2001 年肖占祥报道了多发性大动脉炎 366 例的治疗,2002 年姜淑英报道了 200 例大动脉炎的眼部表现,2004 年刘永民总结了 236 例大动脉炎的外科治疗经验,2006 年邓小虎报道了大动脉炎 159 例回顾性临床分析等,2015 年杨丽睿等报道 566 例患者的临床特点及预后,这说明大动脉炎在我国并非少见。

第二节　对多发性大动脉炎病因和发病机制的认识以及临床分期、分型及特点

一、对病因和发病机制的认识

本病的发病原因至今不明,过去曾认为是由结核或其他细菌直接引起的动脉炎,但在病变的动脉组织内并未找到过病原菌,各项实验室检查(如结核菌素试验、华康试验及细菌、真菌培养等)也未得到充分的证据,最近有许多学者认为本病属于自体免疫性疾病,在实验研究的资料中发现患者免疫球蛋白升高,血中抗动脉抗体试验阳性。

目前有如下学说:

(一)自身免疫学说

研究发现,多发性大动脉炎的血管损伤可能与细胞及体液免疫机制有关。多发性大动脉炎患者 T 细胞免疫调节缺陷,CD4 细胞增多,CD8 细胞减少。患者的主动脉组织中有天然杀伤细胞释放的穿孔素,可导致细胞溶解,提示多发性大动脉炎中存在细胞介导细胞毒性免疫反应,通过热休克蛋白诱导,使 T 淋巴细胞参与多发性大动脉炎血管损伤。在主动脉组织中的炎症部位,MHC Ⅰ类分子和Ⅱ类分子、细胞间黏附分子 1(ICAM 1)表达增强。用佛波醇肉豆蔻或植物血凝素刺激多发性大动脉炎患者的 T 细胞,前者使细胞增殖反应显著增强,后者使细胞内肌醇三磷酸增高,cAMP 降低,cGMP 增高,有利于激活蛋白激酶 C 信号传导途径,影响细胞周期,导致细胞分裂。多发性大动脉炎患者白细胞介素 2(IL 2)水平升高,而 IL 2 是促使 T 细胞从 G1 期转至 S 期的关键因子,表明在多发性大动脉炎信号传导中,T 细胞反应性提高。

在多发性大动脉炎患者的体液免疫介导机制中发现γ球蛋白升高，循环免疫复合物增加及类风湿因子阳性等，采用补体和血细胞凝集技术测定多发性大动脉炎患者抗主动脉抗体水平增高。有实验显示将多发性大动脉炎患者主动脉壁提取物重复注射家兔，可诱发主动脉炎，但亦有否定的研究结果。

也有的学者认为多发性大动脉炎可能由链球菌、结核菌、病毒或立克次体等感染后的体内免疫反应所致，或由未知的蛋白片段或超抗原所致，但迄今缺乏令人信服的直接证据。

其可能因素是：上述微生物感染后，诱发主动脉壁和/或其主要分支动脉壁的抗原性，产生抗主动脉壁的自身抗体，发生抗原抗体反应引起主动脉和/或主要分支管壁的炎症反应。理论依据：①动物实验发现长期给兔补含高效价抗主动脉壁抗原的患者血清，可产生类似动物炎症改变；②临床发现多发性大动脉炎患者可有血沉、黏蛋白增高，α、γ球蛋白及IgG、IgM的不同程度增高，服用肾上腺皮质激素有效；③本病患者血中有抗主动脉壁抗体，同时发现主动脉壁抗原主要存在于动脉中层组织；④在急性期患者血中可发现Coomb抗体合并类风湿因子阳性。鉴于Coomb抗体多见于自身免疫性疾病，这种自身抗体出现提示自身免疫机制紊乱在多发性大动脉炎的病因学研究中占有重要地位。

（二）血管内皮损伤学说

近来有研究发现，多发性大动脉炎的发病可能与主动脉系统的血管内皮细胞损伤有关。内皮素−1是血管内皮细胞产生的强大的血管收缩肽和促血管平滑肌细胞分裂因子。内皮素−1通过内皮素A受体促进生物活性因子如血小板生长因子的促增殖作用，并可直接促进血管平滑肌细胞的增殖，参与各种心血管疾病如缺血性心脏病、原发性高血压和动脉粥样硬化等的发病机制。循环内皮细胞是血管内皮损伤的标志。研究发现伴有血管病理损害的疾病如高血压、外周血管病、川崎病等血管性疾病中血循环内皮细胞增加。

此外，还有研究发现，多发性大动脉炎患者在活动期血浆内皮素−1和循环内皮细胞数量显著高于非活动期，提示大动脉炎的炎症过程中内皮素−1和循环内皮细胞的增高在该疾病进展中起

重要作用。内皮素−1是由血管内皮细胞产生的强大的血管收缩剂和促血管平滑肌细胞分裂素。血浆内皮素−1不但在大动脉炎活动期患者比非活动期患者显著增高，而且与血沉的增高呈显著的正相关，它可能在大动脉炎动脉损伤的发病机制中起一定的作用。内皮素−1的合成受多种激素或生物活性因子的影响，如在肾上腺素、血管紧张素Ⅱ、白介素−1、肿瘤坏死因子−α、转移生长因子β等刺激后内皮素−1合成增加。因此，我们推测在大动脉炎活动期侵入血管外膜和中膜的炎性细胞引起上述激活因子的释放，进一步刺激内皮细胞产生过量的内皮素−1。大量的内皮素−1又引起血管收缩和血管平滑肌细胞增殖导致受累动脉管腔的狭窄。

循环内皮细胞数量与内皮损伤有关，循环内皮细胞大量增加提示体内血管严重损伤。有报道在某些病理情况下循环内皮细胞增加。目前的研究已经表明大动脉炎存在血管内皮的改变，大动脉炎患者循环内皮细胞的数量明显高于正常人范围，且循环内皮细胞的数量在大动脉炎患者活动期显著高于非活动期，并且循环内皮细胞和血沉呈正相关，可能与非特异性炎症导致的血管内皮损伤有关。内皮细胞可能是参与大动脉炎炎症和免疫反应的关键细胞之一，而炎症和免疫反应有可能导致内皮细胞死亡并从血管壁脱落。总之，大动脉炎患者存在血管内皮的损伤，后者在大动脉炎发病机制中可能起着重要作用。

（三）遗传学说

在某些相同的外因作用下，不同个体对多发性大动脉炎的易感性各异，这在很大程度上是由遗传因素所决定。基于多发性大动脉炎的种族、地理分布等特点，有人提出了多发性大动脉炎的遗传易感性理论，并设想可能与HLA基因有关。20世纪70年代以来，在对HLA的研究中发现大动脉炎与HLA关联。1978年，Naito报道多发性大动脉炎患者与HLA2B5抗原密切相关，Isohisa也证实HLA2B5抗原频率及HLA2B39抗原频率在患者中显著高于正常人。20世纪90年代后，随着分子生物学技术的发展，DNA分型法用于HLA的研究，Dong等用PCR/SSOP法对大动脉炎患者的HLA2DR、DQ、DP位点进行研究，发现大动脉炎患者 *HLA2DRB121502、DRB520102*，

DQA120103、*DQB120601* 及 *DPB120901* 等位基因频率明显升高，而 *DRB120405*、*DRB420101*、*DQA120301*、*DQB120401* 等位基因频率明显降低。应用分子生物学方法进一步证实，与大动脉炎患者相关联的 HLA2B 位点是 2B52 及 2B3902 亚型。

研究还发现，多发性大动脉炎与 HLA 基因的关联似乎因地而异，在印度血清学与分子技术研究，显示本病与 HLA B5 关联；而日本的多发性大动脉炎患者中 HLA 基因 *2B5*、*2B39*、*MB1* 和 *DR2* 的频率显著增加；在美国则与 HLA *DR4*、*MB3* 关联。有人对中国多发性大动脉炎患者的 HLA2 类基因的 DQA1 位点及 DQB1 位点进行了等位基因及两位点单倍性的分析，结果显示，中国大动脉炎患者中 *HLA2DQB120601* 基因频率明显升高，*HLA2DQA120301* 基因频率显著降低。

研究显示 *2B39* 是一个与多发性大动脉炎关联独立而有意义的基因，而 *2B5* 和 *2B39* 基因在肽结合区附近，二者结构相似。然而仅有 59.4% 的患者携带 *2B5* 或 *2B39* 基因，较其他疾病相关基因病的患者数少得多，因此有人认为 *2B5* 和 *2B39* 可能不是多发性大动脉炎真正的疾病易感性基因。HLA 在多发性大动脉炎发病中的作用可能涉及分子模拟、受体、免疫应答或连锁不平衡机制。上述研究虽然提示 HLA 与大动脉炎的发病有一定的关系，但 HLA 在本病发病机制中的作用也只能是以下几种假说：①与大动脉炎相关的 HLA 基因与真正的大动脉炎致病基因呈连锁不平衡；②HLA 分子本身可能在大动脉炎的发病机制中起重要作用。对于前者现有的研究资料尚不能证实；③HLA 基因上游调控区核苷酸变异可能参与大动脉炎的发病。

（四）内分泌学说

多发性大动脉炎多发生于女性，起病年龄大都在青少年或成年早期，即内分泌不平衡最显著时期，因此对于多发性大动脉炎与雌激素相关性的研究也受到了相当的重视。大动脉炎与雌激素的相关性在临床上主要表现在下列两方面：首先是本病患者中有雌激素的高分泌现象。有人对本病女性患者尿中的雌激素水平做了测定，结果发现在卵泡期仍保持雌激素的高水平状态。另外还有人观察了受孕的大动脉炎患者，分别测定了患者孕前 1 年、妊娠期间以及分娩 1 年后 C 反应蛋白的水平（CRP）。结果发现这些大动脉炎患者 3 个时期 CRP 水平均显著上升。研究结果提示了大动脉炎的发生、发展可能与女性内分泌失衡有内在联系。流行病学调查表明，多发性大动脉炎中女性占优势，可高达 90% 以上；且好发于内分泌不平衡最显著的青少年和步入成年早期的女性。多发性大动脉炎患者 24h 尿总雌激素缺乏正常生理情况下的双时相分泌规律，当这类患者妊娠后，由于雌激素水平下降，孕激素水平升高，C 反应蛋白转阴，血流动力学改善。动物实验表明，长期给家兔喂饲雌激素，可诱发与多发性大动脉炎相似的大中动脉病理改变，说明雌激素过多是重要发病因素之一。

研究还发现，正常人血管平滑肌细胞具有低水平的功能性雌激素受体。大量的研究证实，雌激素可通过雌激素受体介导机制调控心血管系统功能，在正常代谢情况，发挥保护作用；代谢异常，则产生损伤作用。雌激素受体分 α 型和 β 型，二者在 DNA 连结区有 96% 的序列相同，在激素结合区有 60% 相同，激素结合区与雌二醇连接的亲和力相似。雌激素不仅可以通过经典的雌激素受体 α 影响血管基因表达，而且也可通过新近发现的雌激素受体 β 影响血管基因表达，从而改变细胞蛋白质的类型和表达水平。

综上所述，多发性大动脉炎好发于青少年女性，主要侵犯富含平滑肌及弹性纤维的主动脉及其分支，临床资料显示本病患者有雌激素的高分泌现象，而实验研究也提示长期应用雌激素能在动物模型上复制与多发性大动脉炎极其相似的动脉组织病理学变化，结合孕期大动脉炎患者有症状好转的迹象，学者们认为雌激素有可能参与多发性大动脉炎的发病过程。由此研究人员也尝试使用孕激素等来拮抗雌激素作用以治疗大动脉炎，并取得了初步成效。尽管如此，目前的研究仍有一定的局限性。譬如雌激素引起动脉壁损伤，参与大动脉炎形成的具体机制尚不清楚，雌激素与动脉壁平滑肌细胞雌激素功能性受体所起的作用也尚待进一步研究。至于在此基础上的大动脉炎内分泌治疗相信也将是今后的一个主要发展方向。

最近学者推测本病的发生与遗传因子、雌激

素和自体免疫紊乱共同作用有关。大剂量雌激素可造成主动脉肌层萎缩、坏死和钙化,主要发生于主动脉及其分支,即承受动脉血流和搏动最大的机械应力部位,从而推测在内分泌不平衡最显著时期,雌激素过多和任何营养不良因素(如结核病)相结合,导致主动脉平滑肌萎缩,抗张力下降,成为致病因素之一。总之,综合致病因素在不同的环境下作用于主动脉和/或其主要分支,产生多发非特异性动脉炎。

二、血流动力学、好发部位与多发性大动脉炎的病理

多发性大动脉炎病变多侵犯主动脉及其主要分支,并可累及肺动脉和冠状动脉。病变的好发部位包括主动脉弓和弓上分支,胸腹主动脉与其分支如肾动脉,肠系膜上动脉和腹腔动脉等。这说明血流动力学因素发挥了重要的作用。动脉的基本功能是血流通道和维持血压。实验证明,动脉作为一个非均质、非线性系统,应力集中分布于主干血管的分支开口附近,而且由于动脉血压产生的周向应变和纵向应力作用,应力在血管分支开口的近唇端和远唇端大为增加,近唇端引起低切应力,远唇端引起高切应力,高切应力使平滑肌细胞释放有丝分裂原,通过旁分泌作用刺激低切应力区平滑肌增生。

本病所累的都是含弹性纤维的大、中动脉。最多发生于主动脉弓及其分支,例如无名动脉、锁骨下动脉或颈总动脉等。其次发生于胸、腹主动脉及其分支,如肾动脉、腹腔动脉或肠系膜动脉等。肢体的中、小动脉不发生病变。发病后同时或先后累及数处血管,受累的部位大多局限在动脉的起始部,但也有病变十分广泛,甚至累及整个胸、腹主动脉或颈动脉者。病变的血管呈灰白色,管壁僵硬、钙化、萎缩,与周围组织有粘连,管腔狭窄或闭塞。在少数情况下,病变血管壁破坏广泛,而结缔组织修复不足,可能引起动脉扩张,甚至动脉瘤形成。极少数病人因主动脉明显扩张而导致主动脉瓣关闭不全。上述病变的发展均较缓慢,在逐渐引起动脉狭窄、闭塞的同时,常在周围产生侧支血管。

颅外血管严重狭窄或闭塞可致远离病变部位的颅内动脉血流速度明显减低。主动脉弓及其各大分支的不同程度的狭窄、闭塞,造成颅内严重供血不足,这在无丰富侧支循环的大脑中动脉表现突出。由于大脑中动脉的血液占大脑半球血流量的80%左右,因而,患者可出现头昏、晕厥、行走不稳,以及偏瘫及偏身感觉障碍。颅内动脉的经颅多普勒表现为频谱波型衰减、波峰变钝、峰值后移,呈几乎无搏动的波浪式频谱形态。

显微镜下所见早期是动脉周围炎及动脉外膜炎,以后向血管中层及内膜发展。有不同程度的浆细胞及淋巴细胞浸润,弹性纤维断裂,肌层破坏,纤维结缔组织增生。内膜增生,水肿,滋养血管增生、肉芽肿形成,血管腔变细,到后期则全层血管壁均被破坏,管腔内可有血栓形成,以致全部闭塞。在病变处偶可见到吞噬细胞。病程长达5年以上者,可能有血管壁的钙化。

三、多发性大动脉炎的临床分期及特点

多发性大动脉炎在临床上可分为三期:第一期(无脉前期):表现为非特异性全身症状,如发热、关节痛和体重下降,还可出现结节红斑、皮下结节等,许多患者常被误诊为病毒感染。第二期(血管炎期):因血管管腔狭窄、闭塞,表现为血管走行区域疼痛和压痛。第三期(纤维化期):主要为缺血表现和颈部、腹部及腹股沟等部位的异常血管杂音。由于大动脉炎呈慢性、复发性,各期表现可重叠存在。也有部分患者并不出现初始的各种症状,常于无意中或查体时发现肢体两侧脉搏或血压不等、血管杂音以及高血压等而确诊。少数患者的首发症状却是致命的,如突然出现的脑卒中、充血性心力衰竭甚至动脉瘤破裂。

本病各种症状主要因主动脉及其分支狭窄所引起,其中以主动脉弓和腹主动脉最常受累,上肢和胸部血管如锁骨下动脉、颈动脉和椎动脉较髂动脉易受累。早期并不引人注意的血管症状逐渐显现,如一个或多个肢体发凉、头痛、眩晕、黑和复视等。主动脉远端和髂动脉狭窄将导致间歇性跛行,而持续运动上肢则可导致上肢疼痛,这一现象也称上肢间歇性跛行。血管狭窄多缓慢进展,最终可导致侧支循环形成。由此看来,症状的严重程度与侧支循环的形成情况有关。虽然肠系膜血管受累在本病非常多见,但患者很少出现腹痛、恶心、腹泻等胃肠道症状。

几乎所有的患者出现非对称性四肢脉搏减弱或消失，双上肢血压差别超过 30mmHg；下肢血压低于上肢 20mmHg。定期测量血压有助于判断血管狭窄和肢体缺血的进展情况。40% 的患者因肾血管狭窄、周围血管堵塞或受累大血管僵硬而出现继发性高血压。由于存在血管狭窄，肢体血压往往并不能很好地反映高血压治疗后的机体真实反应，血管造影时的测压表明患者的肢体血压与中心血压并不相称。6%~16% 的患者可因血管狭窄或阻塞而引起心脏受累，表现为心绞痛、心肌梗死、心力衰竭甚至猝死。由于主动脉根部的扩张，7%~55% 的患者有主动脉瓣关闭不全。不伴有冠状动脉狭窄或主动脉炎的弥漫性心肌血管炎可引起充血性、扩张性心肌病。

多发性大动脉炎的神经系统损害取决于从主动脉弓发出的 4 条进入颅内的分支动脉的受累程度。颈动脉远较椎动脉易受累，症状包括眩晕、昏厥、头痛、短暂性脑缺血发作和脑卒中。33% 的患者可出现颈动脉区疼痛和压痛，个别患者可出现视物异常甚至一过性失明或眼底受累。

约 20% 的患者可出现轻度滑膜炎。大动脉炎最常见的皮肤表现是下肢结节红斑和坏疽性脓皮病，约 8%~14% 的患者可有雷诺现象。但这些表现因地域和病程而异，结节红斑多见于欧美，而坏疽性脓皮病多见于日本；结节性病变似乎更多见于急性炎症期，而在纤维化期易出现坏疽性脓皮病。

四、对多发性大动脉炎分型的一些看法

多发性大动脉炎的分型主要是根据局部的临床表现。在局部症状或体征出现前数周，少数患者可有全身的不适、易疲劳、发热、食欲缺乏、恶心、出汗、体重下降和月经不调等症状；当局部症状和体征出现后，全身症状多逐渐减轻或消失，多数患者则无上述症状。根据临床表现可将大动脉炎分为头臂动脉型、主 - 肾动脉型、混合型、肺动脉、冠状动脉型、动脉瘤型。

（一）头臂动脉型

颈动脉、锁骨下动脉和椎动脉狭窄和闭塞，可引起脑部的短暂性脑缺血发作（TIA）至卒中的不同程度的缺血，可有头昏、眩晕、头痛、黑矇、记忆力减退、视力减退、视野缩小、甚至失明，少数患

者因局部缺血导致鼻中隔穿孔，上腭及耳壳溃疡，牙齿脱落及面肌萎缩。脑缺血严重者可有反复晕厥、抽搐、失语、偏瘫和昏迷。直立位、走动或进食时脑缺血症状更易发作。少数患者由于局部血压或氧分压低或颈动脉与周围组织发生粘连，颈动脉窦较为敏感，当头部急剧位置改变或起立时，可产生颈动脉窦性晕厥。单或双侧上肢无脉和无力，发凉、酸痛、麻木为较常见表现。少数患者可发生锁骨下动脉窃血综合征，由于一侧锁骨下动脉或无名动脉狭窄 50% 以上或闭塞时，可使同侧椎动脉的压力降低，故对侧椎动脉的血流逆流入狭窄或闭塞侧的椎动脉和锁骨下动脉，当患侧上肢活动时，血流可增加 50%~100%，加重脑部缺血而发生一过性头晕或晕厥。

大动脉炎头臂动脉型最主要的病变之一是眼部的病变。眼部的病变表现因动脉受累部位不同而异。主要包括缺血性综合征和高血压眼底改变两方面。由于头臂动脉的狭窄或阻塞，引起脑部不同程度的缺血，可出现头疼、头晕、一过性黑矇、视力减退等眼部缺血性综合征，并出现较明显的慢性缺血性眼底改变，严重者出现各种不同的并发症，导致失明；视力障碍多半由于血压下降，进入视网膜中央动脉的血液减少，视网膜组织缺氧所致，视力障碍的发生与体位的改变有关，当低头或平卧时视力较佳，由卧位转到直立时视力较差。缺血性眼底改变按眼综合征分四期，即一期（血管扩张期）：视网膜静脉扩张，管径不均，色调发暗，毛细血管扩张，视网膜动脉压低；第二期（视网膜小血管瘤期）：视网膜出血及棉絮状渗出斑，视网膜毛细血管扩张并有念珠状、葡萄状的小血管瘤，视网膜色调显著变暗，血流缓慢呈颗粒状，其动脉压极度低下，眼压也随之降低；第三期（视网膜血管吻合期）：主要见于视盘周围的血管发生吻合和新生，伴有球结膜血管扩张，眼球下陷；第四期（合并症期）：瞳孔散大，虹膜萎缩，虹膜红变症，并发性白内障，继发性青光眼，增殖性视网膜炎等。此外，还可以出现高血压眼底改变。眼底病变与大动脉炎病程和程度也有一定的关系。大动脉炎病程越长，眼底病变发生率越高。动脉受累部位的程度越重，在短时间内则出现重症眼底改变。

体检：颈动脉、桡动脉、肱动脉搏动减弱或消

失,两侧上肢收缩压差 >30mmHg。约半数患者于颈部或锁骨上部可听到二级以上的血管收缩期杂音,少数伴有震颤。

(二)主-肾动脉型

由于肾动脉受累而出现顽固性高血压,从而导致头痛、头晕、心慌。有部分患者主动脉狭窄或闭塞而出现下肢缺血,从而导致下肢乏力、发凉、酸痛和间歇性跛行等症状。

体检:①高血压:为本病的一种重要的临床表现,尤以舒张压升高明显。肾动脉狭窄越严重,舒张压越高,其发生原理可能为降主动脉严重狭窄,大动脉炎患者上下肢血压差≥20mmHg 时提示主动脉有狭窄;但更多的还是由肾动脉狭窄引起的肾性高血压。主动脉瓣关闭不全可引起收缩期高血压。在单纯肾血管性高血压中,下肢血压较上肢高。单纯降主动脉狭窄,上肢血压高而下肢血压低或测不出,中医称为下阴上阳。若上述两者合并存在,则上下肢血压相差更大。②血管杂音:约80%的患者可于脐上部闻及高调的收缩期或收缩和舒张期双期血管杂音,无论单或双侧肾动脉狭窄,半数以上的腹部血管杂音为Ⅰ~Ⅱ级,可向左或右传导。研究发现狗的腹主动脉狭窄达 60% 时才出现血管杂音,狭窄达了 3% 时杂音最响,若达到 78% 以上时杂音减弱或听不到。一般认为当管腔狭窄 >60%,狭窄远近端收缩压差 >30mmHg)时才产生肾性高血压。

(三)混合型

具有上述两种类型的特征,属多发性病变,多数患者病情较重。

(四)肺动脉型

本病合并肺动脉受累并不少见,约占 50%,上述 2 种类型均可以累及肺动脉,而在各类型中合并或不合并肺动脉受累者无明显差异。尚未发现单纯肺动脉受累者。肺动脉高压为一种晚期的并发症,占 1/4 左右,多为轻度或中度,而重度者少见。临床上出现心悸、气短较多,但症状均较轻,肺动脉瓣区可闻及收缩期杂音和肺动脉瓣第二音亢进,肺动脉狭窄较重的一侧呼吸音减弱,应与其他肺血管性疾病,如肺动脉血栓栓塞症或原发性肺动脉高压等进行鉴别。

(五)冠状动脉和主动脉关闭不全型

大动脉炎累及冠状动脉和主动脉瓣,正如炎症侵及主动脉和其他分支一样,临床上并非罕见。大多数患者以心肌缺血或急性心肌梗死就诊,部分患者是以高血压、其他脏器缺血或心力衰竭等症状检查时发现,也有个别患者在手术探查时才发现冠状动脉开口受累,而临床上并无明显的心肌缺血症状。因此,有人建议在大动脉炎患者行主动脉造影时,常规行冠状动脉造影。临床上发现,大动脉炎常侵及冠状动脉开口或主干,而很少累及其远端。可能的机制是炎症造成升主动脉壁增厚,从而累及冠状动脉口;也可能是炎症直接侵及冠状动脉近端,导致冠状动脉开口和主干狭窄或闭塞。

(六)动脉瘤型

报道有 4%~13% 病例有此种表现。其好发部位有锁骨下动脉、降主动脉、腹主动脉等,肺动脉和冠状动脉亦可受累;动脉瘤病变常与阻塞性病变并存,往往在出现多发性大动脉炎症状体征数年后才发现动脉瘤,而且确诊大动脉炎后多接受过皮质激素治疗。激素的使用对控制炎症、改善临床症状及实验室指标虽可起到积极作用,但长期大量应用激素带来的副作用正愈来愈受到关注。术后病理检查结果显示激素对动脉壁炎症病变无改善,动脉瘤破裂可能是激素作用的结果。因此,多发性大动脉炎动脉瘤的产生除与其病理特点有关外,激素的应用可能是促成动脉瘤形成的原因之一,而且激素还可加速动脉瘤的发展和破裂。对多发性大动脉炎患者使用激素治疗尤其长期大量应用时,应权衡利弊,同时定期做影像学检查,监测有无动脉瘤形成;已发生动脉瘤的不应继续使用激素,以减少动脉瘤破裂及术后吻合口假性动脉瘤发生的机会。

除上述分型外,还有其他分型方法。譬如:脑缺血型、高血压型、肢体缺血型、动脉瘤型和心肺血管型和内脏血管型。也有人将大动脉炎分成五型,如:头臂型、胸腹主动脉型、肾动脉型、混合型或者肺动脉型或头臂动脉型(主动脉弓综合征)、胸腹主动脉型、广泛型及肺动脉型。根据病变部位,还有另一种分型方法:Ⅰ型:病变位于主动脉弓及其分支;Ⅱ型:病变累及腹主动脉及其分支;Ⅲ型:病变范围包括Ⅰ型和Ⅱ型,可同时有上述两型的临床表现;Ⅳ型:累及肺动脉。1996 年由 Numano 组制订了一种分类方法,将多发性大动脉炎分为六类:①Ⅰ型:病变只累及主动脉的分支;②Ⅱa型:病变只累及升主动脉和/或主动脉弓,主动脉弓分支可同时受累,主动脉的其余部分没有受累;③Ⅱb型:病变累及降主动脉,升主动脉、主动脉弓及主动脉分支可同时受累,但腹主动脉没有受累;④Ⅲ型:病变累及降主动脉、腹主动脉和/或肾动脉,但升主动脉、主动脉弓及主动脉分支没有受累;⑤Ⅳ型:病变只累及腹主动脉和/或肾动脉;⑥Ⅴ型:混合型,具有上述两种或多种病变特征。上述方法是根据血管造影结果来分类的。还有人根据临床表现将多发性大动脉炎分为五类,具有一定的实用价值:①Ⅰ型:脑缺血型;②Ⅱ型:高血压型;③Ⅲ型:肢体缺血型;④Ⅳ型:动脉瘤型;⑤Ⅴ型:心肺血管和内脏血管受累型。

此外,多发性大动脉炎累及心脏瓣膜并非罕见,文献报道大动脉炎主动脉瓣关闭不全的发生率为14.5%~20%。大动脉炎主动脉瓣关闭不全的发生机制尚完全清楚,有人认为升主动脉或动脉瓣环的炎症可引起主动脉根部扩张而产生主动脉瓣反流。有作者对大动脉炎患者的脏瓣膜研究发现,主动脉瓣关闭不全与大动脉炎累及主动脉根部密切相关,也可能伴随直接侵犯瓣叶进而影响瓣膜的功能。他们甚至主张把动脉炎所致升主动脉扩张形成动脉瘤单列为一型。

实际上,无论应用哪种分类方法,均是依据其解剖部位、临床表现或病理类型来分的。

随着科学技术的不断发展,各种新型检测手段的不断提高,可能还会有新的分型方法或新的分型出现。但是不管是应用哪一种分型方法,对多发性大动脉炎的诊断和治疗原则的影响是不会太大的(图2-9-1)。

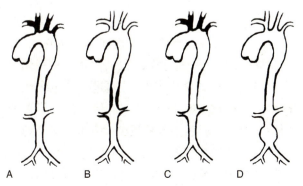

图2-9-1 多发性大动脉炎的分型

第三节 大动脉炎临床表现、诊断标准及鉴别诊断

一、临床表现

大动脉炎发病大多较缓慢,偶有自行缓解者。因受累血管的部位、程度和范围不同,症状轻重不一,主要有全身症状和局部症状两方面。

(一)全身症状

在发病早期少数大动脉炎患者(约30%)有全身不适、发热、出汗、肌痛、严重胸痛或颈部疼痛(血管性疼痛,类似于急性动脉夹层)、关节炎和结节红斑等症状,可急性发作,也可隐匿起病,当局部症状和体征出现后,全身症状逐渐减轻或消失,多数患者无上述症状。对大多数患者来说,早期的一些症状由于缺乏特异性的表现,诊断较为困难。

(二)局部症状和体征

大动脉炎病变多见于主动脉弓及分支,其次为降主动脉、腹主动脉和肾动脉,肺动脉、冠状动脉也可受累。按受累血管不同,有不同器官缺血的症状与体征。临床上一般根据病变部位分为6种类型:

1. **头臂动脉型** 颈动脉、锁骨下动脉、椎动脉狭窄和闭塞。可有不同程度的脑缺血,以及头晕、头痛、记忆力减退、视力减退等症状;脑缺血严重者可有反复晕厥,抽搐,失语,偏瘫或昏迷。上肢缺血可出现单侧或双侧上肢无力、发凉、酸痛、麻木甚至肌肉萎缩。颈动脉、桡动脉和肱动脉可出现搏动减弱或消失(无脉征),约半数患者于颈部或锁骨上部可听到二级以上收缩期血管杂音。

2. **主-肾动脉型** 炎症主要累及主动脉、肾动脉。高血压为重要的临床表现,尤以舒张压升高明显。表现为头晕、心慌,因下肢缺血而有肢体乏力、发凉、间歇性跛行表现。患者上下肢血压相差>20mmHg时提示主动脉有狭窄。大部分患者可于脐上部位闻及高调的收缩期杂音。

3. **混合型** 具有上述两种类型的特征,属多发性病变,多数患者病情较重。

4. **肺动脉型** 本病合并肺动脉受累并不少

见，约占 50%，上述 2 种类型均可以累及肺动脉，肺动脉高压为一种晚期的并发症，多为轻度或中度。临床上出现心悸、气短较多，但症状均较轻，肺动脉瓣区可闻及收缩期杂音和肺动脉瓣第二音亢进，肺动脉狭窄较重的一侧呼吸音减弱。

5. **冠状动脉和主动脉关闭不全型** 大多数患者以心肌缺血或急性心肌梗死就诊，可出现心前区疼痛、心悸、气短。肺动脉瓣区可闻及收缩期杂音，肺动脉狭窄重的一侧呼吸音减弱。部分患者是以高血压、其他脏器缺血或心力衰竭等症状检查时发现，也有个别患者在手术探查时才发现冠状动脉开口受累，而临床上并无明显的心肌缺血症状。

6. **动脉瘤型** 多发性大动脉炎主要以受累动脉狭窄为主，据报道，约有 4%~13% 病例可发生动脉瘤。其好发部位有锁骨下动脉、降主动脉、腹主动脉等，肺动脉和冠状动脉亦可受累；动脉瘤病变常与阻塞性病变并存。

临床上根据动脉瘤发生的部位在相应的部位可以出现搏动性肿块、疼痛等，但大多数的动脉瘤没有症状，均是在做其他检查时被发现。

二、对大动脉炎诊断标准的看法

多发性大动脉炎病因未明确，且其临床表现缺乏特异性，一般早期诊断比较困难，容易使患者延误了治疗的最佳时机，严重地影响了患者的预后效果。

有关本病的诊断标准甚多，有 1988 年日本的诊断标准、1994 年东京大动脉炎国际会议制定的诊断标准和 1995 年印度标准基础上提出的修正标准等，上述诊断标准虽也结合了临床表现，但主要是以血管造影所见为基础，尚难在广大基层医院实施和推广。而 1990 年美国风湿病协会所制定的本病分类诊断标准则有所不同，它虽也提到动脉造影，但仅作为诊断条件之一，而更多的诊断项目为临床表现，故适合我国国情，现已被国内医学界普遍接受和采用。其诊断条件为以下 6 项：①发病年龄在 40 岁以下；②间歇性跛行；③上肢(桡、肱)动脉搏动减弱或消失；④两上肢收缩压差大于 30mmHg，下肢血压低于上肢 20mmHg；⑤锁骨下动脉与主动脉连接区有血管杂音；⑥动脉造影异常。凡符合上述 6 条中 3 条者，即可诊

断为大动脉炎。这一分类诊断标准简单、实用，可操作性强，值得广泛推广。

北京中国医学科学院阜外医院结合国外文献提出了他们所制定的中国人自订的诊断标准，共 7 条：①发病年龄一般在 40 岁以下；②锁骨下动脉(主要是左锁骨下动脉)狭窄或闭塞；③Takayasu 病的眼底改变；④胸、腹主动脉狭窄致上腹或背部闻及血管杂音或用相同袖带测下肢血压较上肢低 30mmHg；⑤肾动脉狭窄致短期血压增高或上腹部闻及血管杂音；⑥病变造成肺动脉分支狭窄或冠状动脉狭窄或主动脉瓣关闭不全；⑦ESR 升高伴动脉局部有压痛。在上述 7 条中，除第 1 条必须具备外，还必须具备其他 6 条中至少 2 条才可确诊为大动脉炎。对可疑患者，可行数字减影血管造影或三维超高速 CT 血管造影或磁共振血管造影检查以助确诊。若欲具体判定动脉受累的部位、范围和程度，则数字减影血管造影检查更为可靠。

应该说中国医学科学院阜外医院自订的国人诊断标准较 1990 年美国风湿病协会标准更全面、丰富和完善，有助减少漏诊率，值得广泛推荐试用。

三、早期诊断的意义

(一)早期诊断的意义

本病的早期诊断意义重大，关系到患者的治疗前景和预后。临床实践表明，若在血管病变未进入第 3 期纤维化期前就得到早诊断和早治疗，则血管炎病变可逆转或静止而不致狭窄和闭塞。因此，我们所说的早期诊断是指当病理上还处于第 1 期血管炎前期或第 2 期血管炎渗出期时就能及时做出准确的诊断。

在血管炎前期，患者仅有发热、皮疹和关节、肌肉疼痛等非特异的血管外症状；而在血管炎渗出期，可能出现有待识别的血管痛和 / 或触痛。在这两阶段，要想做到早期诊断，除了要重视体表大血管的系统物理检查外，还须进行彩色多普勒超声、数字减影血管造影及 CT 和磁共振等多种影像学检查。彩色多普勒超声检查可以清楚地显示血管受累范围、病变程度及血流改变情况。动脉造影被视为确诊本病的"金标准"，但其属创伤性检查，尚难为所有患者接受。近年来开始应用

于临床的 CT 血管造影和磁共振血管造影可显示主、肺动脉和全身动脉及其分支内腔，有助于观察管壁结构的变化，对病变程度、活动性及预后判断有帮助。

（二）辅助检查特点

1. 实验室检查 多发性大动脉炎在实验室检查方面没有特异的指标。在急性炎症期可出现贫血、红细胞沉降率（ERS）增快、C 反应蛋白（CRP）和血小板增多，偶可出现高球蛋白血症。

（1）红细胞沉降率（ERS）：约有 43% 的患者ERS 增快。

（2）C 反应蛋白（CRP）：经常呈阳性结果。

（3）抗链球菌溶血素 O：这种抗体的增加仅说明患者近期曾有链球菌感染，本病约半数患者出现阳性或可疑阳性。

（4）血常规：少数有白细胞增高，但中性粒细胞无明显变化。1/3 患者出现贫血，可能由于长期病变活动或女性雌激素影响造血功能所致。血小板可能升高，原因不明。

（5）血清蛋白电泳：偶有球蛋白增高，白蛋白降低。

（6）血清抗主动脉抗体测定：血清抗主动脉抗体滴度≥1：32 为阳性，≤1：16 为阴性。大动脉炎患者阳性率达 91.5%，滴度≥1：64 者占65%，假阳性占 8.5%。

（7）心电图：心电图可提示心肌缺血。约半数患者有左心室肥厚和劳损征象，少数表现为冠状动脉供血不足或心肌梗死。

2. 其他特殊检查

（1）X 线片：胸部 X 线片可发现不同程度的心脏扩大和主动脉的改变。心脏改变多为轻度左心室扩大。原因为高血压致后负荷增加，主动脉瓣关闭不全或冠状动脉受累致心肌损害。主动脉的改变常为升主动脉或弓降部的膨隆、凸出、瘤样扩张。也可能与高血压有关。降主动脉尤以中下段变细的内收及搏动减弱等提示降主动脉有广泛狭窄。

（2）动脉造影（DSA）：可以对头臂动脉、胸、腹主动脉、肾动脉、髂动脉及肺动脉进行全面检查。选择性肾动脉造影可观察肾动脉狭窄的部位、范围、程度、远端分支、血流消失的快慢和侧支循环情况。所以说 DSA 是目前确诊大动脉炎的

"金标准"。它不仅能确定血管受累的程度和性质，还能在操作过程中测定狭窄部分的动脉压，对怀疑本病者均需全身多部位的选择性动脉造影。大动脉炎时的血管损害表现为大动脉及内脏动脉的起始处很长一段血管及其近端分支逐渐狭窄（鼠尾样狭窄）或阻塞，偶尔在大动脉主干发现动脉瘤的形成，呈囊袋状或纺锤状。因血管造影并不能反映血管壁的炎症程度，因此造影时见到管腔无狭窄并不能说明处于发病初期抑或活动期；在愈合阶段，纤维可导致管腔进行性狭窄，这并不一定表明处于活动期。因此，应用血管造影所得的结果评价大动脉炎的病情活动度和进展情况时必须参照患者的临床表现。

（3）经颅多普勒（TCD）：检查头部血流量，测定动脉管腔的大小，对诊断和了解病情变化或术后随访有价值。颅内动脉的 TCD 表现为频谱波型衰减、波峰变钝、峰值后移，呈几乎无搏动的波浪式频谱形态，颅内动脉舒张期血流速度升高且脉动指数明显降低，频谱显示颅内循环几乎处于无搏动状态，波型衰减、波峰变钝；锁骨下动脉狭窄、腋动脉频谱波动性减弱等，是本症特征性表现。TCD 具有无创性、价格低廉、快捷有效等优点，结合临床资料及影像学检查，可为大动脉炎的诊断提供帮助。颅脑血管炎可用超声多普勒技术探查到大脑 Willis 环动脉血管及视网膜中央动脉内的血流信号变化，通过测量血流速度来判断病变的程度。

（4）脑血流图：在头臂型，当颈动脉和 / 或无名动脉受累时，脑血供减少。因此脑血流图检查可间接提示上述动脉的病变。

（5）磁共振血管成像（MRA）：MRA 是诊断大动脉炎病变较先进的检查方法，可清晰地显示动脉走行及血管壁结构，MRA 能够早期发现病变血管增厚及血管水肿情况，并与血沉、C 反应蛋白的水平呈正相关。病变早期 MRA 可显示病变血管管壁及内膜信号增强，并可以精确地显示病变血管的长度及狭窄程度，尤其对降主动脉段病变特别有帮助。

（6）CT 及血管造影（CTA）：16 层以上的快速螺旋 CT 已广泛应用于全身血管疾病的检查中，该检查方法可使扫描层厚达 1mm 以下。CT血管造影是在 SCT 的基础上发展起来的一种非

损伤性血管造影技术,能够将血管内的血流信息完全显示,既显示病变血管的狭窄长度及狭窄的程度,以及血管闭塞的情况,又能够显示侧支血管形成情况。缺点是对早期血管病变无特异性发现,对诊断大动脉炎中晚期病变血管的改变具有重要的临床价值。

(7)眼底检查:大动脉炎眼底为本病的一种特异性改变,发生率约为14%。可分为3期。第1期,血管扩张期:视盘发红,动静脉扩张,淤血,静脉管腔不均,毛细血管新生。第2期,吻合期:瞳孔散大,反应消失,虹膜萎缩,视网膜动静脉吻合形成,周边血管减少。第3期,并发症期:表现为白内障,视网膜出血和剥离。

(8)肺功能检查:肺功能改变与肺动脉狭窄和肺血流受损有关,通气功能下降及双肺血流减少者多,而弥散功能障碍少见。肺顺应性降低。

(9)肺扫描:在肺动脉型,同位素^{113m}铟聚合大分子白蛋白扫描,可见肺野放射性分布明确缺陷。

(10)彩色多普勒超声检查:彩色多普勒超声已广泛应用于血管病变的诊断,它可以显示全身各段病变血管的组织解剖结构改变,特别是腹腔血管和四肢血管病变的诊断;清晰地显示血管壁增厚的程度、病变血管长度,确定血管狭窄的程度及血管腔闭塞的情况,分辨病变血管与周围组织结构粘连的情况;用于观察疾病治疗后的疗效,评估治疗效果。彩色多普勒超声技术则能够显示病变血管血流改变图像,频谱多普勒技术能够测量狭窄前、狭窄后及狭窄处的血流速度,并计算局部血流量的改变,对颈动脉及肾动脉病变血管,诊断率高达90%。颈动脉病变的双侧颈动脉血管壁呈同心圆性增厚,血管壁正常结构消失,整个血管壁呈均一增强回声,主要以内膜增厚为主,病变血管的肌层明显变薄,病变血管腔内径变窄,但血管内膜仍保持光滑,重者血管腔局部可闭塞,其内有时可见血栓形成,彩色多普勒血流显像示血管腔内血流信号变细。锁骨下动脉病变的患者狭窄侧锁骨下动脉内血流信号大部分呈充盈缺损样改变,病变侧颈部椎动脉窃血程度可经彩色多普勒及频谱多普勒准确地显示。胸腹主动脉病变主动脉呈波浪样狭窄或闭塞,累及肾动脉时病变大多局限于肾动脉起始处,以累及主干血管为主,上述

两种病变可引起左心室肥厚及心室腔增大。另外,超声还可鉴别大动脉炎所致的狭窄与闭塞和动脉血管粥样硬化、外伤所致的狭窄或闭塞。

(11)节段性肢体血压测定和脉波描记:采用应变容积描记仪(SPG)、光电容积描记仪(PPG)测定动脉收缩压并可以在指、趾描记动脉波形,了解肢体各个平面的动脉血供情况。多发性大动脉炎患者若同侧肢体相邻段血压或两侧肢体对称部位血压差 >20mmHg 提示压力降低的近端动脉狭窄或阻塞。由于此法简单、方便、无痛苦,乐于被患者接受,可作为本病客观指标之一广泛应用于临床,并可便于随访病变进展。

(12)排泄性尿路造影:肾动脉阻塞,静脉肾盂造影可有四大改变:①两肾大小差异。目前认为两肾长度相差1.5cm左右有重要意义。②两肾肾盂显影时间差异。肾动脉阻塞引起肾小球滤过率降低,尿经过时间延长,从而延缓显影剂在收集小管出现的时间。③两肾肾盂显影剂浓度差异。患侧肾小管水和钠再吸收高于健侧,可利用尿素使健肾更快地排出显影剂,加强两侧肾盂显影的差异。④输尿管压迹。由侧支循环所致。

近年大多数学者认为此检查阳性率不高且在双侧病变时更难判别。然而最近有人指出阳性率不高,但可以显示双肾形成以摒除其他肾病,且操作简单、方便,仍可作为本病初步筛选方法之一。

(13)同位素肾图:是一种安全、简单、敏感、迅速的分肾功能测定方法,可作为肾动脉病变的辅助检查。肾动脉受累影响肾功能,肾图可表现为低功能或无功能,血管段及分泌段降低,若已形成丰富侧支循环,肾图可完全正常。其缺点是只能反映肾功能改变,不能显示病理结构改变,若动脉狭窄尚未影响肾功能,肾图可正常,肾图无特异性,不能对本病做出确诊。

(14)肾素活性测定:在本病肾动脉型肾素 - 血管紧张素体系的升压作用已被公认,若患侧肾素活性较健侧增高50%时可认为肾动脉狭窄。肾素活性测定也已被广泛应用,它有助于诊断、确定手术适应证和预测疗效。测定两侧静脉肾素活性比值(患侧肾素 / 对侧肾素)以及周围循环肾素的水平或对侧肾静脉肾素与周围血肾素的比值,不仅有助于证实血管病变对肾功能的影响程度借以明确手术指征,对术后预后有较明确的估

价。周围血肾素活性高,两侧肾静脉肾素活性差大于两倍,外科疗效良好;周围血肾素活性差大于两倍,外科疗效良好;周围血肾素活性正常或对侧肾静脉肾素与周围血肾素比值低于1.3,两侧肾静脉肾素活性差大于1.4倍,术后血压亦都恢复正常或明显下降;两侧静脉肾素活性比值小于1.4,手术效果不佳。两肾静脉肾素活性比值对于鉴别肾血管性高血压与原发性高血压亦有价值,在后者比值基本小于1.4或相等。静脉注射对肾素分泌有立即刺激作用的药物如呋塞米(速尿)0.33~0.36mg/kg,在肾动脉狭窄可使原血液肾素活性差更为显著。有别于肾实质性病变的肾素活性增高。

(15)冠状动脉造影:大动脉炎病变有时累及冠状动脉,根据其病理特征可分为3型。①Ⅰ型:冠状动脉口及其近段狭窄或闭塞,此型最为多见;②Ⅱ型:弥漫型,其病变可波及心外膜分支;③Ⅲ型:冠状动脉瘤。后两种类型很少见。

(16)活组织检查:本病呈节段性改变、分布不均匀,活检阳性率仅35%。由于标本本来源困难,且有一定痛苦及危险性,实用价值不大。

四、多发性大动脉炎影像学诊断的探讨

(一)超声

超声检查操作简单,无痛苦、费用较低且无需使用造影剂,有利于多发性大动脉炎病变的检出、测量、分型等。特别是彩色多普勒超声还可显示血管腔内血流情况,是临床常用的方法。

多发性大动脉炎超声主要表现有:受累动脉管壁呈不规则向心性增厚,局部管壁层次结构不清,管腔轮廓尚规整,但有不同程度狭窄。病变多为局限性,远端动脉结构正常。

多普勒超声主要表现有:病变区血流变细,部分出现偏心血流,脉冲多普勒于狭窄区取样,测得高速湍流血流,狭窄远端为低速、低阻血流信号,严重者可无血流显示。

在做超声检查时,常发现一些血管的合并征象,譬如:合并锁骨下动脉盗血综合征时,于椎动脉探及反向血流;合并高血压时,可出现高血压性心脏改变或肾脏萎缩等。

超声检查虽然简单易行,但它无法为临床医生提供直观、全面的血管形态学改变,在检测某些部位的血管病变方面还存在困难,如:锁骨下动脉远端病变位置较深,难以显示清楚;对肺动脉、胸主动脉、肾动脉以及肠系膜上动脉的评价受到很大的限制。由此可见,超声检查受技术限制,不直观且容易遗漏病变,也不适合作为多发性大动脉炎早期诊断的首选检查方法。但由于超声检查操作简单、无创、费用低廉,比较适合多发性大动脉炎长期随访复查。

(二)CT血管成像(CTA)

CTA是一种无创的、操作方便的检查方法,它对血管的形态及管腔的畸形的评价很有优势。它具有强大的后处理功能;能够旋转进行多方位、多角度观察病变;能比较客观地显示血管的分支及走行;能观察主动脉本身管腔狭窄和扩张的范围、数目和程度;能评价狭窄和扩张病变与主要主分支血管的几何关系及受累器官的情况,为治疗方案的选择提供全面、客观、准确而又有价值的信息。CTA影像表现为:

1. 血管壁增厚　多发性大动脉炎的急性期或早期表现,此时动脉管腔一般较光滑。正常主动脉及其一级分支管壁常显示不清或厚度<1.0mm。主动脉管壁厚度>1.5mm,分支血管管壁>1.0mm应视为异常增厚。

2. 血管腔狭窄与闭塞　可累及主动脉及其分支的多支血管,表现为节段性、跳跃性狭窄,范围一般较长。

3. 动脉瘤样扩张　多数病变表现为管腔轻度扩张和局部的小囊状膨出,少数可见病变血管明显扩张,呈梭状动脉瘤样表现。

4. 狭窄和扩张交替　有时血管腔狭窄和扩张交替出现,呈串珠样改变。

由于CTA是无创性检查,全面、准确、直观,且不受病变位置及是否处于活动期的限制,所以当临床怀疑多发性大动脉炎时,可首选CTA检查,而且它也可以作为监控病变进展的有效方法。

(三)磁共振血管成像(MRA)

MRA是诊断和评价多发性大动脉炎的优良影像方法之一,可准确显示主动脉受累的部位、范围和性质,尤其是能清晰显示血管壁的改变,目前基本上可用MRA代替创伤性的血管造影检查,并且可以多次重复使用,对本病的诊断和治疗前后随访有重要意义。

大动脉炎血管壁的 MRA 表现特点为：受累动脉管壁的向心性增厚及其信号改变。后期导致管腔不同程度的狭窄或闭塞，部分伴有狭窄后扩张。早期患者的血管腔可无明显变化，但 MRA 血管壁成像则显示出管壁不同程度的增厚。

此外，MRA 的检查方法可清楚显示动脉壁的轮廓的光整与否，以及有无血栓。尤其是胸主动脉的斜矢状位、腹主动脉的冠状位，可显示胸、腹主动脉的全貌。少数多发性大动脉炎伴发夹层动脉瘤时，SE 序列尤其是横断面扫描，可显示内膜片。SE 序列横断位、斜矢状位或冠状位扫描是诊断大动脉炎的基本检查方法。

（四）数字剪影血管造影（DSA）

DSA 能准确地反映血管管腔的变化，在 CTA 出现以前，一直被公认为是诊断多发性大动脉炎的"金标准"。但 DSA 为有创检查，且仅能评价管腔情况，很难显示血管壁的病变。研究显示，管壁的变化对多发性大动脉炎的早期诊断及其是否为活动期病变有重要诊断价值。一般来说，主动脉壁厚度与病情活动性正相关，动脉管壁强化和主动脉壁内侧环形低密度影可提示早期病情活动。此外，由于多发性大动脉炎患者的血液凝固性较高，DSA 的操作过程可使患者脏器发生缺血性病变的可能性增高。因此，DSA 在多发性大动脉炎的早期诊断及病变分期方面存在着一定的缺陷且具有风险，不适合作为多发性大动脉炎的首选检查方法，只有在需要行血管腔内介入治疗时选择 DSA 比较恰当。

五、鉴别诊断问题

多发性大动脉炎的发病早期存在鉴别诊断的问题，到了疾病的中晚期，已经出现明显的缺血症状时，鉴别诊断已不成问题。早期常需与以下疾病鉴别：

（一）血栓闭塞性脉管炎

该病亦多见于 40 岁以下的青年男性，多有吸烟史。在发病前，有的曾发生过游走性血栓性浅静脉炎和血管痉挛症状。病变主要累及四肢中、小动脉和静脉，以下肢多发。表现为肢体缺血、剧痛、间歇性跛行，足背动脉搏动减弱或消失，重者可出现肢端溃疡或坏死；部分患者形成血栓可波及腹主动脉及肾动脉，引起肾性高血压。出现上

述情况时不易与多发性大动脉炎鉴别，但本病全身炎症改变较轻，很少出现长时间发热及炎症指标的异常。

（二）结缔组织疾病

结缔组织疾病常在发病初期、未得到正确治疗或病情复发时出现高热。成人斯蒂尔病可表现为反复高热，自行降温，热退时一般情况较好，但该病以高热、皮疹、关节疼痛三联征为突出特点，可伴有咽痛，血白细胞明显升高。

（三）结节性多动脉炎

有发热、血沉快和脉管炎等表现，与本病鉴别有一定困难，一般均需经过详细检查及皮肤和肌肉的活组织检查，才能做出正确诊断。

（四）恶性肿瘤

肿瘤性发热多为弛张热或不规则热，通常无畏寒与寒战，早期全身症状可不明显。血液系统疾病如恶性淋巴瘤、急性白血病、恶性网状细胞增多症等也是引起长期发热的常见原因，多伴有肝脾、淋巴结大。

（五）感染性疾病

感染是长期发热最常见的原因，腹部 X 线、B 超、CT 等各种影像学检查及血细菌培养，可能有阳性发现，白细胞总数高，中性粒细胞比例升高。结核感染患者可出现发热呈弛张热型，伴乏力、食欲缺乏、多汗、贫血、体重减轻、ESR 明显增快等情况。

（六）先天性主动脉缩窄

为主动脉的局部狭窄，婴儿型位于主动脉峡部，成人型位于动脉相接处形成局限性缩窄，多见于男性。上肢血压高，脉压大，而下肢血压显著低于上肢血压，脉压也小。血管杂音局限于胸骨旁或背部脊椎旁。无全身炎症活动表现（无发热，血沉正常，C 反应蛋白阴性等），选择性胸主动脉造影可以确诊。

（七）动脉粥样硬化

主要发生在 40 岁以上，动脉粥样硬化所致四肢动脉的狭窄和闭塞，下肢较上肢多见，男性较女性更易产生。有糖尿病、高脂血症和吸烟等危险因素存在，并常同时伴有冠状动脉及脑动脉硬化的临床特点，血清抗主动脉抗体测定阴性。

（八）胸廓出口综合征

由于胸廓出口解剖结构异常压迫锁骨下动、静脉及臂丛神经引起患侧上肢发凉无力，桡动脉

搏动减弱同时有明显臂丛神经受压表现,如臂及手部放射痛、感觉异常等。还可因锁骨下静脉受压出现颈部和上肢静脉怒张。体检发现桡动脉搏动弱可随头颈和上肢的转动改变。X线摄片有时可显示颈肋畸形。

（九）误诊原因分析

多发性大动脉炎是一种不太常见的血管炎性疾病,基层医务人员应对此病比较陌生,如果在病程早期无大动脉炎典型的脉搏搏动改变时,在一定程度上可误导医生的诊断思维。如患者出现发热等非特异性表现时也可被误导。另外,查体不仔细,未发现血管狭窄处的异常血管杂音这一重要体征,也可能是误诊的主要原因之一。

第四节 治 疗

一、多发性大动脉炎内科综合治疗的重要意义

内科综合治疗多发性大动脉炎有着非常重要的作用,内科综合治疗的主要目的:控制炎症和感染,抑制病情的进展使活动性病变逐渐稳定,尽量改善脑、肾等主要脏器缺血症状,控制顽固性高血压。一般来说多发性大动脉炎的稳定期应作手术治疗,但在某些情况下仍可行内科综合治疗,其治疗的基本原则为早期诊断、综合治疗、联合用药、个体化治疗。内科综合治疗用于手术前准备、手术后巩固、暂不手术、需手术又不能耐受、慢性维持治疗者。只要血运障碍危及脏器血运都可以选择手术治疗,但以下特殊情况可用内科治疗:①初发者6个月以内;②复发者3个月以内;③病情变化或加重1个月以内;④病情活动指标控制之前;⑤合并感染控制之前;⑥病变较轻无明显血流动力学变化;⑦血管病变严重、阻塞范围广泛,全身情况较差不能耐受手术;⑧单纯上肢无脉症。内科综合治疗主张中西医结合,除药物治疗之外,还要结合精神治疗和理疗。多发大动脉炎的主要内科综合治疗措施包括如下几方面。

（一）抗感染治疗

部分多发大动脉炎患者的发病可能与感染有关,相关的感染包括分枝杆菌、链球菌、金黄色葡萄球菌、病毒等,如果证实患者体内存在上述感染

可给予相对应的抗感染治疗。有文献认为,年轻、初发患者在除外梅毒感染后,均应进行抗结核治疗。对初发的发热患者,还可进行抗病毒治疗。

此外,有部分患者于发病早期常有上呼吸道、肺部或其他脏器感染,有效控制感染有利于阻止病情发展。

（二）激素治疗

1. 糖皮质激素 是治疗多发大动脉炎的首选主要药物,及时用药可有效改善症状,能使血管炎的渗出病变得到有效的控制而使大多数患者获得缓解,5年和10年生存率均可达到90%以上。糖皮质激素可单独应用也可和细胞毒药物联合应用。疾病活动期一般使用大剂量泼尼松0.5~1mg/（kg·d）,持续1~3个月;疾病活动控制后,缓慢减量至10~15mg/d,维持3~36个月。病情复发时,可重新应用糖皮质激素。糖皮质激素不能阻止多发大动脉炎的血管壁慢性纤维化及狭窄和闭塞进程,因此临床处于活动期的多发大动脉炎患者可加用免疫抑制剂。如用常规剂量泼尼松无效,可改用其他剂型,危重者可大剂量泼尼松静脉冲击治疗。但要注意激素引起的库欣综合征、易感染、继发高血压、糖尿病、精神症状和胃肠道出血等不良反应,长期使用要防止骨质疏松。另外,有激素抗性、减量反跳及激素副作用太大者应及时停药。

如患者就诊时已属非活动期,则不用激素。如血沉低于40mm/h也可不用激素治疗。

2. 性激素替代治疗 多发大动脉炎多发生于年轻女性,与雌激素分泌水平相关。有学者建议使用拮抗雌激素类药物,又称激素替代疗法。国外有报道使用雄性激素治疗,如:他莫昔芬10mg,每日1次。

（三）免疫抑制剂治疗

免疫抑制剂与糖皮质激素合用,能增强疗效。常用的免疫抑制剂包括抗肿瘤药物和生物制剂。抗肿瘤药物包括氨甲蝶呤、环磷酰胺、硫唑嘌呤、环孢素A、骁悉、来氟米特等。生物制剂包括抗淋巴细胞球蛋白（ALG）、TNF-A拮抗剂等。

抗肿瘤药

（1）氨甲蝶呤:有效率50%~81%。其剂量为0.3mg/（kg·周）,也可为10~15mg/周,最大不超过25mg/周。

（2）环磷酰胺:治疗大动脉炎的适应证:

a. 大动脉炎活动期，为尽快控制病情进展，可与泼尼松并用；b. 活动期用激素难以控制或激素减量时复发或加重者；c. 本病的脑动脉炎致脑缺血严重者，可用大剂量冲击。用法：环磷酰胺 50~100mg/d 口服；环磷酰胺 200mg 静脉注射，隔日 1 次；0.5~1.0g 静脉滴注，2~4 周 1 次。

（3）硫唑嘌呤：对于激素减量困难的患者，加用硫唑嘌呤，有助于减少疾病反跳。每日剂量 50~150mg。

（4）环孢素 A：口服环孢素 A 可被吸收，但不完全，其毒性反应主要在肝、肾，应用过程中宜监测肝、肾功能。用法每日 100~150mg，分 2~3 次服用。

（5）骁悉：脱酯化合形成具有免疫抑制活性的代谢物——霉酚酸（MPA）。MPA 选择性地作用于 T、B 淋巴细胞，抑制其增殖。用法：每日 1.5g，分 3 次服用。

（6）来氟米特：是抗增殖活性的异唑类免疫调节剂，推荐用量为每日 10~20mg。

（四）生物制剂

包括抗淋巴细胞球蛋白（ALG）和 TNF-A 拮抗剂。抗淋巴细胞球蛋白是直接抗淋巴细胞的抗体，它可以与淋巴细胞结合，在补体的共同作用下使淋巴细胞裂解，此药多在其他免疫抑制药无效时应用。治疗剂量每日 10~15mg。国外报道应用 TNF-A 拮抗剂有一定疗效。

使用免疫抑制剂后如果患者病情未改善，或激素不能减量，则认为免疫抑制剂治疗无效，需停止用药。在免疫抑制剂使用过程中应注意查血、尿常规和肝肾功能。以防止不良反应出现。

（五）改善循环、抗凝治疗

扩张血管及改善微循环药物可使血液黏稠度下降，红细胞聚集减低，凝血时间延长，能部分改善因血管狭窄较明显所致的一些临床症状。地巴唑 20mg，每日 3 次；妥拉唑林 25~50mg 每日一次；706 代血浆 250~500ml，每日 1 次。抗血小板聚集药物阿司匹林 50mg，每日 1 次；潘生丁 25mg，每日 3 次。降纤酶主要成分为类凝血酶样酶，能使血液纤维蛋白原高效消除，血栓形成和增长受到抑制；还具有抗血小板及舒张血管的作用，改善纤溶系统整体功能，溶解血栓；疏通大血管的滋养动脉，改善动脉功能，因而治疗大动脉炎疗效迅速。

（六）降压及保护血管内皮治疗

1. 降压治疗 多发大动脉炎患者出现高血压主要由于肾动脉受累、管腔狭窄引起。按治疗目的分为一般降压、术前降压和术后降压。本病对一般的降压药物反应不佳，常需两种以上药物合并应用。降压治疗为口服药物治疗，包括：①钙离子拮抗剂：常用硝苯地平、维拉帕米、氨氯地平等。②血管紧张素转换酶抑制剂：常用卡托普利、依那普利、贝那普利等。但该类药可使肾小球滤过率降低，长期应用可影响肾功能，故须监测肾功能变化。③血管紧张素 II 受体阻滞剂：常用氯沙坦、缬沙坦、伊贝沙坦等。④β 受体阻滞剂：包括普萘洛尔、倍他洛尔等。用于术前降压可联合使用硝普钠、压宁定等起效快、作用强的药物。

在进行肾动脉重建手术治疗后，患者的血压一般不用降压药即可恢复正常。有少数血压不稳定者，应尽可能使其血压稳定，持续在正常水平。

2. 保护动脉内皮药物 这类物质具有大量阴性电荷，结合在血管内皮表面，能防止白细胞、血小板以及有害因子的黏附，因而有保护作用，对平滑肌细胞增生有抑制作用，对血管再造术后再狭窄有预防作用。这类药物包括硫酸多糖、肝素、硫酸类肝素、硫酸软骨素 A、硫酸葡聚糖、考来替泊、烟酸、吉非贝齐胶囊剂、苯扎贝特、乐伐他汀、普伐他汀等，但疗效尚不确定。

（七）中医中药

具有免疫抑制作用的药物包括雷公藤多苷、火把花根等，活血化瘀的药物包括川芎嗪、丹参等。

（八）妊娠期治疗

多发大动脉炎患者妊娠期血容量的增加可使循环负荷加重，加重主动脉反流、高血压和心力衰竭。当患者病变广泛或有并发症时，母亲和胎儿的发病率和死亡率均升高。在疾病缓解期妊娠，可不需治疗。病情活动中妊娠时，用中剂量糖皮质激素治疗对胎儿比较安全。

在使用药物治疗时，应注意以下几种情况：

1. 糖皮质激素 在多发性大动脉炎的活动期应给予大剂量糖皮质激素治疗，在症状缓解和实验室指标改善后方可逐渐减少用量。目前仍然主要通过观察血沉来判断大动脉炎的活动情况，但也不能过分依赖于此,而应结合其他各项实验室检查结果、临床症状及血管造影情况综合分析。很多患者在病程中出现病情反复或对糖皮质激素反应差,需加用细胞毒药物。

2. 氨甲蝶呤　应用氨甲蝶呤可使 80% 患者获得临床缓解。该药同各种烷化剂相比毒性要小得多,易于为医生和患者所接受。

3. 其他　其他内科治疗手段还有降血压、降血小板、补钙及降低血脂等。β 受体阻滞剂和血管紧张素转化酶抑制剂(ACEI)均可用于控制血压,但有肾动脉狭窄者应慎用血管紧张素转化酶抑制剂类降压药。

出现充血性心力衰竭时可给予血管扩张剂。

二、多发性大动脉炎外科治疗方法的选择

多发性大动脉炎动脉管腔狭窄甚至闭塞,产生严重脑、肾、上下肢等不同部位缺血影响功能的患者,以及有严重顽固性高血压药物治疗无效者,应外科手术治疗。

(一)手术适应证

一般应在脏器功能尚未消失时行外科手术。外科手术治疗的主要目的是重建狭窄或阻塞血管的血运,从而改善症状,保护重要脏器的功能。早先有许多作者认为,应避免在病变活动期行外科手术,先积极内科治疗,待病变稳定半年至一年后再考虑手术。但有时由于过长的内科治疗时间,致使缺血加重而成为不可逆的状况,失去了外科治疗的意义。故目前有作者认为应用积极的外科治疗方法是可取的。所谓积极的外科治疗是指:在供应重要脏器(如肾缺血、脑缺血或眼底缺血等)的动脉出现较严重的缺血时,尽管大动脉炎尚处在活动期,仍应该在术前、术后类固醇激素的应用下,早期手术重建血运,以阻止重要脏器的进一步缺血甚至出现不可逆的状况。由于大动脉炎的进展等原因,可能出现再狭窄和闭塞。因此,此时的血运重建术的原则是手术操作或吻合应尽量远离血管病变部位。

血管重建的手术方法众多,如病变段内膜切除术、狭窄部位补片成形术、切除病变段解剖位血管移植术、保留病变段行近远程人工血管旁路搭桥术(转流术)等(图 2-9-2)。

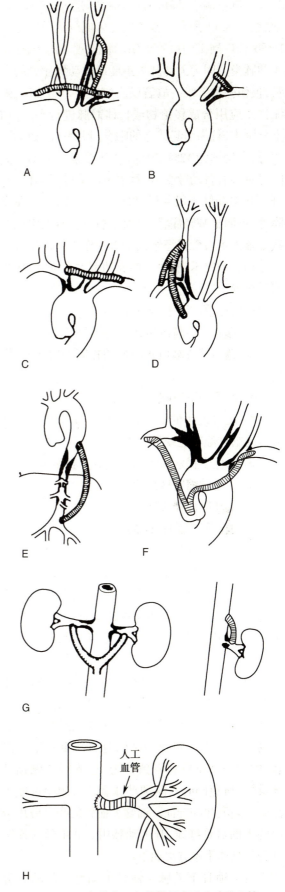

图 2-9-2　各种人工血管搭桥术重建动脉血管

血管重建手术是外科的难题,有证据表明,在动脉血管造影形态正常的血管区域行动脉吻合术后,吻合口周围的血管组织活检发现44%仍存在大动脉炎。因为大动脉炎主要影响动脉血管的中膜,损伤弹力纤维。故若以病变血管为吻合口,则无论是应用合成移植物或自体静脉进行手术,均十分困难,且易引起严重的吻合口并发症,如动脉瘤等,发生率为12%~20%。由于多发性大动脉炎的患者多有肾动脉受累,且膈下的动脉不易使用,可行胸主动脉下段-髂动脉吻合术,该手术在腹膜外,可明显减轻症状,且简单易行。有人用聚四氟乙烯人工血管或涤纶人工血管作为替代物行解剖外动脉旁路术,使手术的成功率大大增加,症状明显改善。

目前推荐的手术适应证为:

1. 肾血管性高血压,经造影证实病灶。

2. 有心脏或脑血管缺血的临床表现,经造影证实病灶。

3. 严重的下肢间歇性跛行。

4. 反复发生的短暂性缺血性发作和可复性缺血性脑神经功能缺失。

5. 影像学提示主动脉及其分支狭窄或闭塞。

6. 主动脉缩窄性高血压。

7. 主动脉瘤样改变。

8. 主动脉瓣关闭不全。

(二)手术方法

根据分型所采取的手术方法:

1. 头臂动脉型 头臂动脉型的大动脉炎应行升主动脉-颈动脉转流重建血管,这样更接近生理,流入道压力高、流量大,远期效果好。但也有学者认为,血管重建的最佳吻合部位应在非病变区域。而升主动脉是较常见的受累部位,病变的发生率为59%,作为吻合点显然不太安全。髂外动脉很少有病变,可选择作为流入道来进行血管吻合。对于双侧颈动脉同时有严重狭窄的患者,国内外文献资料一致认为:应先行一侧颈动脉重建,避免同时双侧颈动脉重建后颅内过度灌注或称高灌注综合征。通常大血管的吻合应用带垫的大的血管缝线,升主动脉用2-0单丝线连续缝合。具体手术方法如下:

(1)锁骨下动脉-锁骨下动脉-颈动脉旁路术:适用于左锁骨下动脉和左颈总动脉起始处狭窄和闭塞,而无名动脉通畅者;无名动脉分叉处狭窄、闭塞使右锁骨下动脉和右颈总动脉血流发生严重障碍,而左锁骨下动脉通畅者。

(2)锁骨下动脉-颈动脉旁路术:适用于:a. 颈总动脉起始处狭窄、闭塞者;b. 锁骨下动脉起始处狭窄、闭塞者。

(3)锁骨下动脉-颈动脉-颈动脉旁路术:适用于无名动脉和左颈总动脉起始处狭窄、闭塞,而左锁骨下动脉通畅者。

(4)升主动脉-无名动脉-锁骨下动脉旁路术:适用于主动脉的分支有多发性病变者,如无名动脉和左锁骨下动脉起始处狭窄、闭塞者;两侧颈总动脉和锁骨下动脉均有狭窄、闭塞者。

(5)升主动脉-右颈总动脉、右锁骨下动脉旁路移植术:适用于右颈总动脉和右锁骨下动脉开口处狭窄者。

(6)升主动脉-左颈总动脉、左锁骨下动脉旁路移植术:适用于左颈总动脉和左锁骨下动脉开口处狭窄者。

(7)升主动脉-双侧锁骨下动脉旁路移植术:适用于双侧锁骨下动脉开口处狭窄。

(8)升主动脉-双侧颈总动脉旁路移植术:适用于双侧颈总动脉开口处狭窄者。

(9)髂外动脉-颈动脉旁路术:适用于升主动脉有病变,不宜用于作为流入道者。

2. 胸、腹主动脉型 有两种手术方法:

(1)降主动脉狭窄阻塞段短小者,可以局部切除,植入人造血管。

(2)主动脉狭窄段较长,尤其在累及腹主动脉及其内脏动脉支者,以施行胸主动脉-腹主动脉旁路术为宜,因为病变动脉周围组织炎症粘连紧密,不易分离,容易引起出血、渗血,应特别注意。

上述病例如心肺功能欠佳,不能耐受剖胸、剖腹手术者,可改行一侧腋动脉-股动脉旁路术,腋窝和腹股沟下作切口,分别显露腋动脉和股动脉。两切口间做一通过胸壁和腹壁皮下组织的隧道,将一长条直径人造血管引入皮下隧道。其上下两端分别与腋动脉和股动脉做端-侧吻合。

3. 肾动脉型 肾动脉型有8种手术方法,具体手术方法如下:

(1)肾动脉内膜剥除术:适用于单纯肾动脉

狭窄者。由于多发性大动脉炎的肾动脉狭窄多为血管纤维化性狭窄，此手术方法多半难以奏效。

（2）腹主动脉-肾动脉旁路术：适用于单纯肾动脉狭窄者。

（3）脾动脉-肾动脉吻合术：适用于单纯左肾动脉狭窄者，自远端切断脾动脉，行脾动脉-左肾动脉吻合术。

（4）肝动脉-肾动脉架桥术：适用于单纯右肾动脉狭窄者。

（5）脾-肾动脉转流术。

（6）自体肾移植术等：适用于多发性在动脉炎肾动脉近端和腹主动脉的肾动脉开口上下有较多病变，无法进行肾动脉重建术者。一般用于单侧肾动脉狭窄者，将患侧肾移植至同侧髂窝，行肾动静脉-髂内动静脉吻合。

（7）肾移植术：双肾功能严重受损时只能考虑行肾移植术。

（8）肾切除术：包括部分肾切除术和全肾切除术。后者适用于一侧肾正常，一侧肾脏病变严重者。病肾切除后可使血压迅速下降。

4. 肺动脉型　肺动脉多与其他动脉共同受累。对于肺动脉受累的病灶的治疗，目前认为无灌注的肺可行肺叶切除而无不良影响，尤其是对有药物抵抗细菌的肺感染和免疫学异常而需行免疫抑制治疗的患者。

5. 冠状动脉型　冠状动脉旁路移植术是治疗大动脉炎累及冠状动脉的有效方法，但移植材料的选择尤为重要。由于大动脉炎常同时侵及头臂动脉，从而累及乳内动脉；即使现阶段未累及，将来亦有可能累及。如不恰当地采用全动脉化冠状动脉旁路移植术（左乳动脉-前降支，右乳动脉-右冠主干，桡动脉-回旋支-第一对角支），可能会导致患者出现围手术期心肌梗死和低心排综合征。因此，与动脉粥样硬化性冠心病的冠状动脉旁路移植术不同，大动脉炎不适宜使用乳内动脉或其他有可能受累的动脉，而尽可能应用全静脉化。如果错误地采用乳内动脉，甚至全动脉化冠状动脉旁路移植，可能会造成严重的后果。

大动脉炎累及冠状动脉的同时，常合并主动脉及其他分支血管狭窄，或合并升主动脉瘤和主动脉瓣关闭不全等，明显增加了同期手术的难度；升主动脉壁增厚和钙化，又增加了近端吻合口的操作难度。所以，在升主动脉-腹主动脉人工血管转流或主动脉根部替换的人工血管与冠状动脉之间行大隐静脉旁路移植术，近端吻合口因主动脉壁增厚和钙化而手术困难时，可先用自体心包行升主动脉补片成形或人工血管升主动脉替换，再将大隐静脉与心包片或人工血管吻合；应用Cabrol主动脉根部替换术时，可直接扩大冠状动脉口，从而避免了冠状动脉旁路移植术，简化了手术操作。

6. 主动脉瓣关闭不全型　主动脉瓣关闭不全的处理：多发性大动脉炎合并主动脉瓣关闭不全者可行换瓣术。但大动脉炎患者行心脏瓣膜替换术后瓣周漏的发生率极高，可达13.3%~58.33%。其发生原因可能是扩大的瓣环置入人工瓣膜后所受的张力较大，机械瓣叶在启闭时对自然瓣环产生一定的张力，加上炎性瓣环的脆弱，人工瓣与自瓣环不易愈合，易造成瓣周漏甚至瓣撕脱。而主动脉根部置换术切除了有病的主动脉窦部和部分升主动脉，机械瓣叶启闭时产生的张力分散在人工血管上，自瓣环所受的张力相应减少，术后发生瓣周漏的概率减小。因此，对于大动脉炎累及升主动脉扩张所致的主动脉瓣关闭不全，首选带瓣人工血管组件或同种带瓣（肺）动脉行主动脉根部置换术。

7. 动脉瘤型　动脉瘤的处理：因为多发性大动脉炎出现动脉瘤破裂的可能性远小于因动脉硬化引起的动脉瘤，所以对于继发于多发性大动脉炎的动脉瘤，最大的问题是是否需要行腹主动脉切除移植。必须明确，继发于多发性大动脉炎的动脉瘤多发于年轻患者，多数患者正常生存年龄>70岁，随着年龄的增长，破裂的危险性越来越大，所以一旦腹主动脉下段受累，则为手术指征，而除此之外的其他部位的动脉瘤则按不同情况分别对待。

继发于多发性大动脉炎的主动脉瘤中，胸主动脉瘤破裂是多发性大动脉炎死亡的主要原因。所以，胸主动脉瘤的患者应以手术为主，姑息性手术不能防止动脉瘤的再形成，也不能降低再手术的风险，所以根治性手术是最佳的选择。胸主动脉瘤的手术方式根据动脉瘤的部位、范围及感染程度决定。术中应注意缺血脏器的保护，可提高手术效果。多发性大动脉炎引起的主动脉瘤的介入治疗文献报道很少见。如为降主动脉瘤样扩张,可应用覆膜支架行腔内隔绝术。有时多发性大动脉炎可导致主动脉夹层,此时更有腔内隔绝术的指征。

8. 在多发性大动脉炎血管重建的手术中注意事项

（1）保留原有侧支:尽量保留原有侧支循环至为重要,术后造影证实移植失败中,若有较丰富的侧支循环,可以维持肾功能而长期存活。

（2）选择恰当的旁路移植材料:小血管旁路移植后早期是否通畅与移植物的顺应性密切有关。一般小血管首选自体静脉移植,大、中动脉采用 PTFE 人造血管。

（3）精细的血管缝合技术:选用 PTFE 无创针线,但要防止吻合口因缝线过滑而收紧致吻合口狭窄。此外,旁路血管放置要适当,防止成角、扭曲及吻合口张力过大。这些都是保证手术成功的因素。

（4）合适的移植血管口径:移植血管口径与宿主动脉口径不匹配,是失败原因之一。

（5）选择正常宿主血管:选择相对正常的宿主血管作吻合,减少术后血栓形成的机会。

总之随着血管外科技术的迅速发展,对本病所致动脉狭窄采用血管重建术的早期疗效较为理想。

9. 腔内微创疗法

对多发性大动脉炎的腔内微创疗法最早是 1978 年 Gruntzig 首先用于肾动脉扩张的治疗。多发性大动脉炎肾动脉的受累多为双侧起始部,常导致肾缺血,激活肾素 – 血管紧张素 – 醛固酮系统,引起顽固性高血压,长期高血压可引起左心肥厚、充血性心力衰竭和心搏骤停。目前肾动脉起始部狭窄的病例多首先采用经皮腔内血管成形术（PTA）,但是因该病累及动脉壁全层且动脉僵硬,所以球囊扩张无法清除狭窄处的多余部分,对该方法的长期疗效尚无更多的证据,并且有报道发现 PTA 后动脉壁有部分损伤,可使动脉壁产生新的问题。现逐渐将 PTA+支架作为替代方法。无论如何,球囊扩张早期的成功率为 85%~95%,尤其是首次行成形术的患者,其狭窄段有可能得到根除。若 PTA 失败,则建议采用自体静脉移植旁路手术,通常流入道选择在腹腔干或其分支（如肝动脉）。目前推荐对

狭窄段较小的血管行 PTA,而对狭窄段较长、慢性完全性狭窄和动脉开口处病灶的血管加用支架,可提高成功率,增大腔内直径和减少再狭窄率。

动脉内低频高能超声波血管内溶栓治疗也是一种有效的腔内微创治疗方法。动脉腔内超声溶栓的直接生物效应是空穴作用,即超声波在组织和细胞中传播时,探头尖端爆聚产生气泡充盈腔,微泡快速破裂,产生 1~3 个大气压的压力,引起局部液体的振动。在声波处于负声原时,压迫性释放气体导致血栓区域局部高压性震荡而形成空穴,在声波处于正声原时,把形成的空穴压紧而崩溃,产生强大的涡流场,这种涡流产生的强力可冲断高分子化学键,使各种聚合体解聚,破坏纤维骨架而引起血栓溶解。超声溶栓的优点在于操作简单、创伤小、并发症少,对血栓与管壁斑块均起作用,与药物溶栓相比可明显缩短治疗时间,血管扩张后亦有利于 PTA 和内支架置入等进一步治疗（图 2-9-3）。

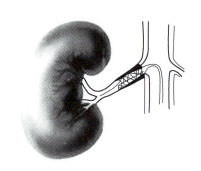

图 2-9-3 肾动脉球囊扩张及支架植入术

腔内微创疗法的适应证和禁忌证:

（1）适应证:①主动脉及肢体动脉狭窄性病变:包括各种原因引起的胸、腹主动脉、髂动脉、股动脉、锁骨下动脉及无名动脉狭窄,以大、中血管内单发的局限性狭窄为最佳适应证;②肾动脉狭窄:PTA 已经被认为是治疗多发性大动脉炎肾动脉狭窄所致的肾血管性高血压的首选方法;③动脉瘤样病变:多发性大动脉炎合并动脉瘤样病变时可考虑应用微创带膜支架腔内隔绝术。

（2）禁忌证:①造影剂过敏;②重要脏器功能衰竭;③凝血机制明显障碍;④大动脉炎活动期;⑤新鲜血栓形成。

（3）术前准备:包括认真制订手术方案,严格掌握适应证做好患者的思想工作,以得到积极配合;询问患者有无过敏史,用 30% 泛影葡胺静

脉注射做碘过敏试验；穿刺部位的皮肤准备；术前用药；手术当天禁食。

（4）特殊检查准备：出凝血时间和凝血酶原时间测定；肝、肾功能，肝炎六项；大动脉炎患者应检查血沉和血液各项免疫指标以严格掌握适应证；非创伤性血流动力学检查，患者踝/肱指数；术前行血管超声或血管造影检查，对病变部位准确定位。

（5）麻醉方式：常规应用局麻。不能配合手术的患者以及小儿需全身麻醉。如有主动脉瘤需行带膜支架腔内隔绝术时，可应用全身麻醉，有助于术中呼吸和血压的控制。

（6）主要手术步骤：动脉狭窄的手术：

1）选定穿刺置管部位：根据血管病变的部位、范围、程度，决定穿刺插管部位，常用股动脉的逆行或顺行穿刺插管法，少数情况下可采用左侧腋动脉入路。

2）局麻、穿刺血管，送入导管鞘，经导管给予肝素 3 000U。

3）用导丝引导造影导管，如为动脉将导管送入至狭窄段的近心侧，静脉侧送入远心侧，行血管造影和测压，了解狭窄的部位、范围程度和血流动力学情况明确 PTA 指征和选择球囊。

4）将导丝送过狭窄段，保留导丝撤出造影导管，认真检查球囊导管有无损坏，确定球囊无损坏后，沿导丝送入球囊导管至狭窄段。

5）尽力推注造影剂使球囊扩张，直至狭窄段造成的球囊切迹消失，维持压力 15~20s 抽回造影剂，使球囊减压，间隔 1~2min，再重复。共 3~5次。如狭窄段较长，可自上而下分次扩张。

6）扩张完毕，可根据术中具体情况行血管支架置入术。

7）测压后重复造影，满意后撤出导管，压迫止血，加压包扎。

（7）疗效：早期成功率一般可达 94%，晚期疗效欠佳。治疗欠佳的原因与紧密粘连的全动脉炎妨碍动脉扩张，以及扩张后易于重新形成狭窄有关。近来有医院在球囊扩张的基础上应用纤维血管镜血管腔内外结合手术，取得更满意的效果。

动脉瘤的手术：一般行动脉瘤腔内隔绝术，手术在 DSA 监视下完成。

1）患者全麻，平卧位。

2）一般取右腹股沟直切口长约 5cm，显露右股动脉，用 Seldinger 方法穿刺置管后行主动脉 DSA，在监视屏上测出主动脉瘤的大小和位置后，选择所需带膜支架的尺寸。

3）肝素 50mg 静脉推注，沿导丝置入带膜支架，当在监视屏上看到输送器导管头端的金属标记于动脉瘤颈上部 2cm 以上时，固定导管。

4）控制性降压至收缩压 100mmHg，退出导管鞘，人工血管自动张开，当导管鞘退至人工血管 1/2 处时，再次确认位置，完全退出输送器。

5）置入球囊导管，并用造影剂扩张球囊，使人工血管与动脉瘤近端正常主动脉壁完全敷贴，退出导管鞘至人工血管完全释放张开，再以球囊扩张人工血管远端。

6）再次行主动脉造影，提示动脉瘤完全封闭，动脉瘤不再显影，移植物入出口通畅。

7）退出导管，以 5-0 无损伤缝线缝合股动脉切开部位，恢复动脉血流，逐层缝合切口。

多发性大动脉炎的外科手术治疗，应采用"综合治疗"的手段，微创腔内治疗可作为一种首选措施。在微创腔内治疗不成功时可及时改为手术治疗。而在手术治疗上，应以动脉重建、改善远端血供为主要目的。

第五节　目前存在的问题及思考

一、大动脉炎病变的活动性判断标准

多发性大动脉炎诊治中目前还存在的问题主要还是对疾病活动度的准确评估，这已经是多年来就存在的一个问题。传统的大动脉炎活动期生物学指标是血沉和 C 反应蛋白，但难以准确反映血管炎症的情况，与病理所见并非完全一致，肿瘤坏死因子 -α（TNF-α）、白细胞介素 -6、RANTES 等生物学指标可能更敏感。

目前临床上尚无判断大动脉炎活动性的公认指标，一般多采用美国国立卫生研究院提出的标准：①部分患者发病时可有全身症状，如发热、肌痛；②血沉升高；③受累血管有缺血与炎症表现，如患肢间歇性活动疲劳、动脉搏动减弱或消失、血管杂音、血管痛、上肢或下肢血压不对称；④造影可见典型的血管损害。具备 2 项或 2 项以上初发或加重即可判断为病变有活动性。

以上的标准在临床上可以起到一定的作用，但是大动脉炎的炎症活动性在不同个体表现差异很大，部分患者（约 20%~30%）的炎症具有自限性，并不需要长期抗感染治疗，但另有部分患者的炎症可能持续几年甚至终生，需要长期正规的抗感染治疗，不适当的减药或停药可引起病情复发或加重。对该病活动性的评估，是临床上决定是否用激素或者免疫抑制剂的主要依据。传统的诊断多发性大动脉炎活动度主要依靠全身表现、典型缺血症状、急性期实验室指标升高、血管壁影像特征。然而，在大多数情况下，本病活动期并不是一个急性过程，而是慢性的、无痛的过程，而且在整个过程中还缺乏特征性实验室和影像学检查结果。所以一般认为，目前的评估体系对本疾病活动期以及所带来的机体损害的评估是不够的。

（一）肿瘤坏死因子 -α（TNF-α）

肿瘤坏死因子 -α（TNF-α）也可能成为体现本疾病活动度的一项指标。TNF-α 作用于血管内皮细胞，损伤内皮细胞或导致血管功能紊乱，使血管损伤和血栓形成。因此 TNF-α 是免疫性疾病重要的细胞因子。TNF-α 血浆水平在大动脉炎患者活动期有显著升高，并且与传统的血沉及 CRP 存在差异性，TNF-α 可能是反映大动脉炎活动性的一个新的较好的血清学指标。但是本研究发现，尽管血浆 TNF-α 水平在活动期有升高的趋势，但由于 TNF-α 受许多因素的影响，如个体内分泌水平、体内其他细胞因子调节、体内免疫应答程度、药物影响、检测试剂盒及实验室条件不同等，导致了血浆 TNF-α 水平在不同个体存在较大差异，无法确定一个相对固定的界值。所以，它目前仅仅对于同一个体前后比较价值较高。因此，血浆 TNF-α 检测对于大动脉炎活动度判断的临床应用尚需进一步深入的研究。

（二）评判的间隔时间

基于多发性大动脉炎的临床诊断需要进一步及时评估疾病活动性、规则复查随访，以正确评价治疗效果、及时调整治疗方案、适时选择手术时机等。目前对于评估随访的频率没有规范，中国专家认为活动期多发性大动脉炎患者应当每个月进

行临床症状、体征、实验室检查的全面评估，稳定期可延长至每 3 个月评估，且每 12 个月复查随访 CTA、MRA、PET 来评估血管病变的进展或是否改善。血管超声由于无创性、安全性、可重复性而推荐每 3 个月评估 1 次。

（三）血管炎活动度评分

近年来，有学者推出多系统临床评估工具，对评估本病活动度以及所带来的机体损害可能有一定的帮助。目前主要使用的评分工具有：Kerr 评分、BVAS 评分、DEI. Tak 评分以及 ITAS2010 评分。

1. Kerr 评分 Kerr 评分是应用最广泛的评估体系，条目简单清晰、易于操作，但设定最初时仅 6 位亚洲患者被纳入考量，因此在亚洲人群中使用需要进一步验证。由于 Kerr 评分中纳入有创性检查 DSA 的结果，因此目前临床医师实际应用 Kerr 评分时，常常采用 CTA、MRA 或者 PET 等结果进行评分参考。

2. 伯明翰血管炎活动度评分（BVAS） BVAS 专门阐述了血管炎活动期证据。虽然设计用于所有血管炎，但是 BVAS 还是主要用于 ANCA（抗中性粒细胞胞浆抗体）相关性血管炎的治疗性试验，尤其适用于小血管及中等血管性血管炎。BVAS 涉及大血管的血管炎缺乏敏感性，很少用于临床研究，但其用于评估预后具有较大价值，可预测疾病病死率。

3. DEI. Tak（多发性大动脉炎活动指数） DEI. Tak（disease extent index for Takayasu's arteritis）作为一种新近发明的疾病评估工具，对于大动脉疾病的评估明显优于其他疾病。其本质在于前 3 个月体格检查的变化。在一项来自土耳其的多发性大动脉炎患者研究中，大部分疾病缓慢进展的患者在 DEI. Tak 评分中没有变化。由于 DEI. Tak 本质上还是起源于 BVAS，其大部分内容是针对小血管炎的，并没有涉及多发性大动脉炎患者，在多发性大动脉炎患者这些内容也不会改变。所以，这些标准的判别能力并不高；按照"内科医师综合评估"，在 DEI. Tak 阴性组 31% 的患者被认为有活动性疾病，而 DEI. Tak 评分 >1 的患者中 18% 的患者被 PGA 认为处于非活动期。尽管活动期或进展期患者同非活动期患者相比有更高的 DEI. Tak 评分，但是 PGA 和 DEI. Tak 能够达成一

致的也只有 68%。这些研究增加了 DEI. Tak 变化的敏感性。

4. ITAS2010（印度多发性大动脉炎评分 2010 版） ITAS2010 评分实际上是 DEI. Tak 的一个新版本，该 ITAS2010 是用来评估多发性大动脉炎活动期一个新的综合指标，主要评估心血管系统，并联合 ESR 和 CRP，即 ITAS-A（ITAS-ESR and ITAS-CRP），对疾病状况提供更全面的评估。其标准是 ITAS2010 得分≥2，或 ITAS-A（ITAS-ESR and ITAS-CRP）。

除了上述几种评分工具外，有人发现血小板 / 淋巴细胞比值（PLR）和中性粒细胞 / 淋巴细胞比值（NLR）与大动脉炎疾病活动性有密切的关系。研究发现，PLR 判断大动脉炎疾病活动性的最佳界值为 176.709；NLR 判断大动脉炎疾病活动性的最佳界值为 2.128。

二、神经系统病变的评估

脑缺血发作、脑梗死、脑出血等神经系统病变是多发性大动脉炎导致患者死亡的原因之一。多发性大动脉炎合并神经系统病变有不同的病情分期，对其分期的评估相当重要，但也极具挑战性，因为缺少活检标本使活动期评估相当复杂和困难。对多发性大动脉炎患者定期检查 MRA 可能有助于评估动脉解剖和疾病进展情况，但 MRA 又并非疾病活动期的可信性指标，所以患者应长期监测和随访。

当年轻多发性大动脉炎合并神经系统病变患者出现发热、乏力、头晕及肢体无力等非特异性系统性症状时应高度怀疑并检查相关指标排除多发性大动脉炎是否为活动期。譬如可早期化验血沉以判断疾病是否进入活动性，但其特异性差。因此，应行动态的血管 CTA 及 MRA 来明确动脉狭窄程度和进展情况。PET-CT 可以明确疾病活动性及局部代谢情况，可能对鉴别是否进入活动期有一定的帮助。

血管组织病检若提示血管活动性炎症反应即可确诊。尽早对大动脉炎合并脑梗死患者进行诊断，可有效降低青年脑梗死死亡率同时提高患者生活质量。因大动脉炎非特异性症状、对大动脉炎认识程度不够及多种因素限制，从症状出现到明确诊断大动脉炎有时需要 1~10 年。这就给早期实施标准治疗方案带来了困难。因此，一旦明确诊断，就应采取优化管理将疾病控制在活动期。早期免疫抑制剂主要针对控制炎症和降低动脉损伤，相较于普通脑梗死患者治疗手段，多发性大动脉炎脑梗死更应该慎重选择精准治疗方案。

三、腔内治疗的复发问题

近年来，血管腔内治疗手段越来越多地应用于临床，为多发性大动脉炎的治疗开辟了一条新的途径。腔内治疗的主要特点是微创、简单、易行并可多次反复进行，有一定的前景。目前在临床上主要用于治疗腹主动脉狭窄、肾动脉狭窄、锁骨下动脉狭窄以及颈动脉狭窄等。主要方法为经皮血管腔内成形术（PTA）和支架植入术。

尽管腔内治疗有微创、简单、易行的特点，但有人发现多发性大动脉炎患者行 PTA 治疗时可能出现手术失败和术后发生再狭窄和闭塞的比例很高。国外有相关研究报道指出，采用了 PTA 加上支架植入术治疗的患者，即便是血沉降到正常水平，经长期随访发现，总体再狭率为仍然达到 31.7%。国内也有学者进行同样的研究，对稳定期患者采用血管内支架植入术进行治疗，总体再狭率为 34.5%，与国外报道基本符合。

发生手术失败和术后再狭窄或闭塞的主要原因可能是：①闭塞的动脉血管腔内充满了机化的血栓或已经完全纤维化，导丝往往很难通过；②闭塞的动脉管壁纤维瘢痕组织增生，与周围组织粘连，球囊扩张过程中导致动脉夹层和动脉壁撕裂；③由于动脉壁全层纤维化或钙化，使用普通球囊根本无法扩开或扩开后弹性回缩；④患者的血管为炎性病变，而植入的支架为一种金属异物，会加重血管的异物反应。

有学者对各种影响因素综合分析发现，手术失败的结果难以避免；而为了避免术后出现狭窄和闭塞，术中尽量少植入支架减少异物反应；尽量使用药物涂层球囊；手术后继续进行规律的激素治疗是保持通畅率的主要措施。

四、儿童多发性大动脉炎

多发性大动脉炎的小儿病例较少，占总病例数的 6%，乳幼儿均可能患病。儿童的大动脉炎发病率在各种血管炎中仅次于过敏性紫癜川崎病。和成人的多发性大动脉炎一样,儿童患病也认为是一种自身免疫性疾病,可能由结核分枝杆菌或链球菌、立克次体等在体内的感染,诱发主动脉壁和其主要分支动脉壁的抗原性,从而产生抗主动脉壁的自身抗体,发生抗原抗体反应引起主动脉和主要分支管壁的炎性反应。虽然多发性大动脉炎在儿童中发病率不高,但预后不良,多数患儿会出现严重并发症,文献报道病死亡率可达到35~40%,值得重视。

儿童患者起病隐匿,临床表现没有成人典型早期症状特异性差,极易误诊。临床上经常诊断为其他疾病收住入院,特别是结核、高血压、心脏扩大、心衰等,在住院期间诊疗过程中偶然发现方才确诊。此外,与成人的多发性大动脉炎发病以女性多见有所不同的是,儿童多发性大动脉炎男童发病率要高于女童值得我们重视。所以在临床上如发现儿童无论男女,如有结核感染密切相关或有结核感染证据、高血压、心脏扩大患儿应特别注意。

2010年欧洲抗风湿联盟/国际儿科风湿病临床试验组织通过比较87例儿童多发性大动脉炎和1 096例其他类型儿童血管炎的临床与影像特征,提出了儿童多发性大动脉炎的诊断标准:

(1)必要标准:血管影像学检查提示主动脉及其主要分支或者肺动脉扩张/动脉瘤、狭窄/闭塞或者管壁增厚,而非由纤维肌性结构发育不良导致。

(2)次要标准:①肢体动脉脉搏减弱、消失,或间歇性跛行;②血压不对称;③大动脉处闻及杂音;④诊断为儿童高血压;⑤血沉或者C反应蛋白升高。符合必要标准及1条次要标准即可诊断儿童多发性大动脉炎。

从以上诊断标准可以看出,在诊断多发性大动脉炎时,放射影像学检查对于明确诊断具有不可替代的作用。CT动脉造影及其数字减影血管造影(DSA)被认为是诊断多发性大动脉炎的"金标准",但由于这些检查存在有创性、病变活动期不宜进行、无法显示管壁改变及检查危险性高等缺点,部分患儿的家属不愿接受,而使得明确诊断更加困难。所以在必要时,血管超声可以作为一种常规检查,以期早期明确诊断、早期治疗。

(金 毕 刘建勇)

参 考 文 献

[1] 刘力生,黄宛. 缩窄性大动脉炎. 中华内科杂志, 1963, 4: 293-300.

[2] TOSHIHIKO N. Current status of large and small vessel vasculitis in Japan. Int J Cardiol, 1996, 54(Suppl): S91-98.

[3] ENDO M, TOMIZAWA Y, NISHIDA H, et al. Angiographic finding and surgical treatments of coronary artery involvement in Takayasu arteritis. Thorac Cardiovasc Surg, 2003, 125: 570-577.

[4] BOTTIO T, CARDIOLI P, OSSI E, et al. Left main trunk ostial stenosis and aortic in competence in Takayasu's arteritis. Cardiovasc Pathol, 2002, 11: 291-295.

[5] SHARMA BK, JAIN S, BALI HK, et al. A follow up study of balloon angioplasty and denovostenting in Takayasu arteritis. Int Cardiol, 2000, 75(Suppll): 147-152.

[6] CHRISTIANSEN ME, O'CARROLL CB, KUMAR G, et al. Transcranial Doppler Evaluation in Takayasu Arteritis With Oculo-Cerebrovascular Complications. Neurologist, 2019, 24(1): 17-21.

[7] WATANABE Y, DOHKE M, OKUMURA A, et al. Dynamic subtraction contrast-enhanced MR angiography: clinical applications, and pitfalls. Radiographics, 2000, 20: 135-152.

[8] NUMANO F, OKAWARA M, INNOMATA H, et al. Takayasu areritis. Lancet, 2000, 356: 1023-1025.

[9] KESER G, DIRESKENELI H, AKSU K. Management of Takayasu arteritis: a systematic review. Rheumatology, 2014, 53(5): 793-801.

[10] HATA A, NODA M, MORIWAKI R, et al. Angiographic findings of Takayasu arteritis: new classification. Int J Cardiol, 1996, 54(Suppl): S 155.

[11] FAVA MP, FORADORI GB, GARCIA CB, et al. Percutaneous transluminal angioplasty in patients with Takayasu arteritis: five-year experience. J Vasc Int Radiol, 1993, 4(5): 649.

[12] PONTE C, ÁGUEDA AF, LUQMANI RA. Clinical features and structured clinical evaluation of vasculitis. Best Pract Res Clin Rheumatol, 2018, 32(1): 31-51.

[13] 戴晓敏,董智慧,陈盛,等. 大动脉炎诊断及活动性

评价中国专家调查. 复旦学报 (医学版), 2017, 44 (2): 127–133.

[14] KERR GS, HALLAHAN CW, GIORDANO J, et al. Takaysu's arteritis. Ann Intern Med, 1994, 120 (11): 919–929.

[15] LUQMANI RA, BACON PA, MOOTS RJ, et al. Birmingham vasculitis activity score (BVAS) in systemic necrotizing vasculitis. QJM, 1994, 87 (11): 671–678.

[16] DIRESKENELI H, AYDIN SZ, MERKEL PA. Assessment of disease sctivity and progression in Takayasu's arteritis. Clin Exp Rheumatol, 2011, 29 (Suppl 64): 86–91.

[17] 李治琴, 郑朝晖, 杜望磊, 等. 血小板 / 淋巴细胞比值和粒细胞 / 淋巴细胞比值与大动脉炎疾病活动性的关系. 中华心血管病杂志, 2018, 46 (9): 713–718.

[18] YAMAOKA K, SAITO K, NAKAYAMADA S, et al. Clinical Images: Takayasu's arteritis diagnosed by positron emission tomography. Arthritis Rheum, 2007, 56 (7): 2466.

[19] YOSHIKAI M, OHNISHI H, FUMOTO H, et al. Aneurysm of the right sinus of valsalva after aortic valve replacement in Takayasu arteritis. J Card Surg, 2007, 22 (2): 162–164.

[20] SUNDT TM. J Clinical-pathologic conference in thoracic surgery: proximal pulmonary artery obstruction secondary to Takayasu arteritis. Thorac Cardiovasc Surg, 2001, 121 (1): 163–175.

[21] CASO V, PACIARONI M, PARNETTI L, et al. Stroke related to carotid artery dissection in a young patient with Takayasu arteritis, systemic lupus erythematosus and antiphospholipid antibody syndrome. Cerebrovasc Dis, 2002, 13 (1): 67–69.

[22] NAITO S, ARAKAWA K, SAITO S, et al. Takayasu's disease: association with HLA–B5. Tissue Antigens, 1978, 129 (2): 143–145.

[23] YOSHIDA M, KIMURA A, KATSURAGI K, et al. DNA typing of HLA–B gene in Takayasu's arteritis. Tissue Antigens, 1993, 42 (1): 87–90.

[24] KIMURA A, KITAMURA 11, DATE Y, et al. Comprehensive analysis of HLA genes in Takayasu arteritis in Japan. lnt J Cardiol, 1996, 54 (Suppl): 561–569.

[25] YAMATO M, LECKV, J, HIRAMATSU K, et al. Takayasu arteritis: radiographic and angiographic findings in 59 patients. Radiology, 1986, 161 (2): 329–334.

[26] YAMADA I, NAKAGAWA T, HIMENO Y, et al. Takayasu arteritis: evaluation of the thoracic aorta with CT angiography. Radiology, 1998, 209 (1): 103–109.

[27] HIROSHI A, UICHI I, TOSHIO K, et al. Plasma endothelin–1 levels in Takayasu's arteritis. Cardiology, 1996, 87 (3): 303–305.

[28] 党爱民. 大动脉炎易感性与 HLA–DRB 基因相关性研究. 中华心血管病杂志, 2000, 28 (5): 374–376.

[29] LI CAVOLI G, MULÈG, VALLONE MG, et al. Takayasu's disease effects on the kidneys: current perspectives. Int J Nephrol Renovasc Dis, 2018, 11 (8): 225–233.

[30] 洪志鹏. 大动脉炎的基础研究进展. 中华胸心血管外科杂志, 2000, 16 (1): 60–61.

[31] 党爱民. 大动脉炎与血管内皮损伤. 高血压杂志, 2004, 12 (4): 323–325.

[32] YOSHIFUJI H. Pathophysiology of large vessel vasculitis and utility of interleukin-6 inhibition therapy. Mod Rheumatol, 2018, 14 (11): 1–17.

[33] 曾彩虹. 大动脉炎的诊断. 肾脏病与透析肾移植杂志, 2002, 11 (5): 475–479.

[34] 史新平. 大动脉炎的多层螺旋 CT 诊断. 放射学实践, 2005, 20 (1): 37–39.

[35] MASON JC. Surgical intervention and its role in Takayasu arteritis. Best Pract Res Clin Rheumatol, 2018, 32 (1): 112–124.

[36] 汪忠镐. 大动脉炎的外科治疗. 中华胸心血管外科杂志, 1989, 5 (1): 74–76.

[37] CHEN ZG, CHEN YX, DIAO YP, et al. Simultaneous Multi–Supra–Aortic Artery Bypass Successfully Implemented in 17 Patients with Type I Takayasu Arteritis. Eur J Vasc Endovasc Surg, 2018, 56 (6): 903–909.

[38] 戚跃勇. 大动脉炎的血管内介入诊疗. 介入放射学杂志, 2004, 13 (6): 517–520.

[39] 汪忠镐. 大动脉炎的外科治疗 (附 85 例报告). 中国实用外科杂志, 1997, 17 (1): 39–41.

[40] MIROUSE A, BIARD L, COMARMOND C, et al. Overall survival and mortality risk factors in Takayasu's arteritis: a multicenter study of 318 patients. J Autoimmun, 2019, 96 (1): 35–39.

[41] 肖占祥. 多发性大动脉炎 366 例的治疗. 中华普通外科杂志, 2001, 16 (5): 261–263.

[42] 刘永民. 大动脉炎外科治疗的经验和新进展 (附 236 例报告). 中国医刊, 2004, 39 (8): 27–29.

[43] 杨丽睿, 张慧敏, 蒋雄京, 等. 566 例大动脉炎患者的临床特点及预后. 中国循环杂志, 2015, 30 (9): 849–853.

[44] 中华医学会风湿病学分会. 大动脉炎诊治指南 (草案). 中华风湿病学杂志, 2004, 8 (8): 502–504.

[45] 刘暴. 多发性大动脉炎外科治疗的进展. 国外医学: 外科学分册, 2002, 29 (4): 229–232.

[46] 高谨. 妊娠合并大动脉炎. 国外医学: 妇幼保健分

册, 2003, 14（2）: 96–97.

[47] SCHMIDT J, KERMANI TA, BACANI AK, et al. Diagnostic Features, Treatment, and Outcomes of Takayasu Arteritis in a US Cohort of 126 Patients. Mayo Clin Proc, 2013, 88（8）: 822–830.

[48] FLECK M, HELLMICH B. Vasculitis. Dtsch Med Wochenschr, 2013, 138（23）: 1236–1239.

[49] Kallappa Parameshwarappa S, Mandjiny N, Kavumkal Rajagopalan B, et al. Intact giant abdominal aortic aneurysm due to takayasu arteritis. Ann Vasc Surg, 2013, 27（5）: 671. e11–14.

[50] RALLS PW. Takayasu arteritis. Ultrasound Q, 2010, 26（3）: 133–134.

[51] PARK MC, LEE SW, PARK YB, et al. Post-interventional immunosuppressive treatment and vascular restennosis in Takayasu'arteitis. Circulation, 2003, 108（12）: 1469–1473.

[52] ANGLE JF, NIDA BA, MATSUMOTO AH. Endovascular treatment of large vessel arteritis . Tech Vasc Interv Radiol, 2014, 17（4）: 252–257.

[53] TÖPEL I, ZORGER N, STEINBAUER M. Inflammatory diseases of the aorta: Part 1: Non-infectious aortitis. Gefasschirurgie, 2016, 21（Suppl 2）: 80–86.

[54] 周超飞, 钱赓, 张燕, 等. 多发性大动脉炎临床特征与治疗分析. 军区进修学院学报, 2012, 33（7）: 715–718.

[55] LADAPO TA, GAJJAR P, MCCULLOCH M, et al. Impact of revascularization on hypertension in children with Takayasu's arteritis-induced renal artery stenosis: a 21-year review. Pediatr Nephrol, 2015, 30（8）: 1289–1295.

[56] CILLIERS AM, ADAMS PE, NTSINJANA H, et al. Review of children with Takayasu's arteritis at a Southern African tertiary care centre. Cardiol Young, 2018, 28（9）: 1129–1135.

[57] 范泸韵, 张慧敏, 马文君, 等. 儿童大动脉炎误诊为扩张型心肌病一例. 中国循环杂志, 2018, 33（7）: 719.

[58] AGARWAL A, JINDAL AK, GULERIA S, et al. Fever with multiple large vessel neurysms: an unusual presentation of Takayasu arteritis in a child. Eur J Rheumatol, 2018, 5（4）: 287–288.

第十章　急性肢体缺血

第一节　急性肢体缺血

急性肢体缺血是血管外科常见的急重症，它是指各种原因引起的肢体动脉血供突然减少或中断，导致组织血液灌注减少或缺失，从而危及肢体的存活甚至危及生命。

急性下肢缺血的并发症发生率和死亡率都较高，尽管及时采用了溶栓治疗或者动脉取栓术，住院期间截肢率仍高达 10%~15%，约 15%~20% 的患者在一年内死于心脑血管意外等伴发疾病。文献报道的动脉取栓术死亡率高达 7.5%~35%，在血管外科疾病中仅次于破裂动脉瘤手术。

一、历史回顾

急性下肢缺血是一个古老的疾病，最初的治疗方式只是消极地等待肢体坏死和截肢手术，直到尝试保肢的动脉取栓术的出现。1895 年有外科医生试图动脉取栓，但未获成功。1911 年 Georges Labeg 等完成了取栓手术，并提出动脉本身无病变和及时手术是治疗成功的关键。在以后的 20 年间里，动脉取栓术逐渐被认可，手术范围和临床应用不断扩大，但手术失败概率很高。1963 年 Fogarty 导管的发明极大地简化了取栓手术，Fogarty 当时是一名青年学生，在手术室看到取栓手术取出远端血栓很困难，设计了前端带有气囊的导管，沿血管腔置入到血管远端，打起导管远端的气囊后拉出血栓，通过一个血管切口即可取出整条血管的血栓，大大简化了手术过程，避免了长段血管切口对血管壁的破坏，大大提高了手术成功率，挽救了很多肢体和生命，因此这个发明也被认为是血管外科发展史的一项里程碑。近年来，双腔取栓导管和溶栓导管在急性下肢缺血的治疗中应用广泛，进一步提升了取栓手术的效率和安全性。近些年，随着血管腔内技术的飞速发展，多种血管腔内血栓碎解和取出器械应用于急性下肢缺血的治疗中，并取得良好的效果，这些方法可以通过更小的创伤达到治疗目的，为一些高龄、有严重合并疾病的高危患者提供了治疗机会。肝素、尿激酶、重组组织型纤溶酶原激活物、氯吡格雷、前列腺素制剂、低分子肝素及口服抗凝药物的发明和应用对控制术中和术后血栓的蔓延，减少术后复发起到了重要作用。

二、病因

下肢急性缺血的原因主要为动脉栓塞和下肢动脉血栓形成，其他少见的原因如动脉外伤、医源性栓塞等，详见表 2-10-1。

1. 栓子栓塞　心脏或上游动脉的栓子随血流到达栓塞部位引起的肢体血流急剧减少或突然中断，是下肢急性缺血的常见原因。心源性栓子约占所有栓塞病例的 80%~90%，栓子的其他来源包括羊水、空气、脂肪、肿瘤等。随着疾病谱的变化，风湿性心脏病引起的动脉栓塞在逐渐减少，冠心病成为心源性栓子的主要来源。栓子主要形成于运动功能减退的心室壁表面和心肌梗死后形成的室壁瘤内，心梗后的心律失常也促进了血栓的形成，在未经抗凝治疗的慢性房颤患者中，每年血栓栓塞发生的概率为 3%~6%。栓子形成可以发生在急性心肌梗死后的几个小时到数周内，有些隐性心肌梗死患者也可直接表现为下肢的急性缺血。感染性心内膜炎、先天性心脏病、心脏换瓣术后也是潜在血栓形成的危险因素。排除了其他血栓来源的深静脉血栓患者发生的动脉栓塞被称为"反常栓塞"，应注意患者是否存在卵圆孔未闭、房间隔缺损、动脉导管未闭等情况。

表 2-10-1 急性缺血的常见病因

动脉栓塞	动脉血栓形成
动脉粥样硬化性心脏病	动脉粥样硬化管腔狭窄
急性心肌梗死	低血流状态
室壁瘤	充血性心力衰竭
心律失常	低血容量
	低血压
心脏瓣膜病	高凝状态
风湿性心脏瓣膜病	糖尿病酮症
细菌性心内膜炎	血液疾病
心脏换瓣手术术后	高半胱氨酸血症
动脉来源栓子	动脉搭桥血管血栓形成
近端动脉动脉瘤	内膜增生
动脉硬化斑块脱落	动脉硬化病变进展
医源性栓塞	动脉硬化斑块破裂
导管、导丝、支架、封堵器	主动脉夹层
等材料折断或脱落引起栓塞	
反常栓塞	血管损伤
动脉导管未闭	血管受压
卵圆孔未闭	
房间隔室间隔缺损	
创伤因素	
其他栓塞因素	
空气、羊水、脂肪、肿瘤	

动脉栓子的另一个主要来源是近端动脉的动脉瘤，尤其多见于腹主动脉瘤、股动脉瘤和腘动脉瘤，约25%的腘动脉瘤会出现远端动脉的栓塞症状。局部扩张的血管壁引起血流涡流，促进附壁血栓的形成，为动脉瘤瘤壁表面动脉硬化斑块的碎裂和脱落也可造成远端动脉栓塞。

随着血管腔内治疗技术的广泛应用，医源性栓子引起的下肢缺血在临床上越来越多见。折断的导管、导丝，血管腔内植入物如支架、栓塞钢圈、封堵器等均有脱落造成动脉栓塞的报道。大口径的多孔导管长时间放置于动脉内，表面有形成血栓的风险，在回撤导管时，血栓发生脱落并随血流流动可以引起动脉栓塞。

2. 动脉血栓形成　肢体动脉急性血栓形成是下肢急性缺血的另一个常见原因。急性血栓形成常常在原有动脉硬化病变基础上发生，动脉狭窄部位的硬化斑块突然破裂继而诱发血栓形成，使得下肢血流量急剧减少引起症状，在临床上表现为原有的间歇性跛行或静息痛症状突然加重。

由于患者先前有较好的侧支循环形成，缺血症状发生的速度和程度多没有急性动脉栓塞那样严重和急剧。血流灌注和血液黏稠也可以促进血栓形成，尤其在人工血管动脉搭桥术后的患者，出现如充血性心力衰竭、低血容量、低血压，糖尿病高渗状态等情况下，极易在人工血管内或自体血管内形成血栓，出现急性缺血症状。

3. 其他原因　引起急性缺血的其他原因还有主动脉夹层、肢体动脉夹层、血管的锐性或钝性损伤、血管外在压迫、骨筋膜综合征等。

三、临床特点和诊断

急性下肢缺血可以发生在任何年龄，以50岁以上占多数。冠心病引发的动脉栓塞、肢体动脉硬化合并的急性血栓形成时患者年龄较大。症状的轻重与血管阻塞的部位、范围、程度、侧支循环是否发挥作用等有关。

急性肢体缺血表现为特征性的"5P"征，即疼痛（pain）、麻痹（paralysis）、感觉异常（paresthesia）、无脉（pulselessness）和苍白（pallor）。需要注意的是当患者突然出现肢体剧烈疼痛、苍白伴有肢体动脉搏动减弱或消失时，已经基本可以诊断为急性缺血，应立即进行治疗挽救肢体，而不应等待所有5P症状出现再作出诊断。

疼痛是最早出现的症状，通常表现为患侧下肢的弥漫性剧烈疼痛，与之区别的慢性缺血性疼痛常常局限在肢体最远端的足部。但存在一种特殊情况，即在腹主动脉血栓形成时，肢体麻痹往往成为首发症状而不是疼痛，因此相当多的患者首次就诊来到了神经内科而不是血管外科。Batz和Bruckner报道的临床资料中，84%的腹主动脉急性闭塞表现为突然的下肢运动障碍，仅14%出现下肢疼痛，有55%的患者首次就诊科室为神经科。临床工作中应警惕这种情况，避免误诊。

感觉异常和麻痹是肢体缺血进展和加重的表现。负责本体感觉的神经纤维是比较纤细的有髓神经纤维，它们耐受缺血能力较差，因此首先发生缺血。缺血持续存在则会出现温度、压力、疼痛等粗大感觉神经纤维的损伤。麻痹（paralysis）是指下肢运动功能障碍，首先出现于肢体最远端的足趾关节，逐渐向近侧的踝关节和膝关节进展，麻痹是肢体缺血加重的表现。完全性的肢体缺血超过8h，肌肉开始僵硬和水肿，表明肢体已经失去活力，此时缺血肌肉和神经的变性和坏死无法逆转，无法保肢。一些情况下，由于侧支循环的代偿作用，下肢表现为不完全性缺血，肌肉组织在低氧供和低血供状态下可长时间存活，症状仅表现为严重的间歇性跛行，肢体缺血虽经历数天、数月仍能够得到存活，血栓虽然已经机化，仍可通过取栓术顺利开通血管。

动脉主干堵塞后，肢体皮肤表现为蜡样苍白、大片状紫斑，远端肢体厥冷，浅静脉瘪陷。动脉搏动情况的检查是急性缺血体格检查的重要部分，可以提示栓塞的位置，应注意"健侧"肢体的对比检查，如对侧肢体各部位动脉搏动良好说明动脉栓塞的可能性大，如对侧动脉搏动减弱或消失提示可能动脉硬化合并急性血栓形成可能大，如在腘窝内触及增宽的腘动脉提示过动脉瘤血栓脱落引起的栓塞。

四、辅助检查对肢体急性缺血的意义

急性下肢缺血发病急骤，病情进展快，一旦诊断应尽快重建下肢血运避免肢体坏死，因此主张不过多的完成检查，以免延误治疗时机。近年来随着血管影像学的发展和复合手术室的广泛应用，可以在短时间内或手术中获得肢体动脉的影像资料，术前不做影像学检查的观点逐渐发生转变。在对患者的诊断存在疑问、病情允许且具备条件的情况下，应及时行动脉的CTA或MRA检查，一方面有利于排除夹层等少见的引起肢体缺血的情况，另一方面有助于病因判断、了解血管流出道和流入道情况，以上情况对制订手术计划十分重要。对于具备复合手术室条件的医疗单位，手术应安排在复合手术室内进行，可以随时判断血栓的取出情况，残留的动脉狭窄性病变亦可同时得到处理。

五、肢体活力状态的评价和判断

肢体的缺血程度和活力判断对选择治疗方法和判断预后十分重要，然而目前仍没有任何生化学或影像学指标可以准确地反映出肢体的生机状态。因此在发生急性缺血时，主要凭借医生的临床经验，通过对临床指标的观察来判断肌肉组织的活力和生机。美国血管外科协会和国际心血管外科协会在1986年提出了肢体缺血程度分级方法并在1997年进行了修订，它是依据肢体感觉、运动功能的缺失情况和多普勒检查结果对肢体活力做出判断，能够指导临床（表2-10-2）。

表2-10-2　急性肢体缺血活力状态分级

分级	活力状态	临床指标		超声多普勒信号	
		感觉缺失	运动缺失	动脉	静脉
Ⅰ（可存活肢体）	无即刻坏死风险	无	无	可听到	可听到
Ⅱ（有坏死风险肢体）					
Ⅱa（边缘状态）	即刻治疗可保肢	无或轻微	无	不能闻及	可听到
Ⅱb（即刻坏死风险）	即刻开通血管可保肢	有/伴有静息痛	轻中度	不能闻及	可听到
Ⅲ（无活力肢体）	神经和肌肉组织不可逆性坏死	重度感觉缺失	麻痹/肌肉僵硬	不能闻及	不能闻及

肢体急性缺血是一个连续变化的过程，肢体缺血状态多依靠临床医生的经验进行判断。据调查，临床实践中多采用简化的判断方式，对于急性发病，感觉正常或减退，运动功能正常的病例，行抗凝治疗同时进行无创伤性影像学检查；对于存在感觉缺失伴有运动功能减退的病例急诊治疗开通闭塞血管；已经发生完全运动障碍、肌肉肿胀僵硬时肢体已经无存活希望，行截肢治疗。

六、疾病鉴别

急性肢体缺血应当同严重肢体缺血相鉴别，后者通常由慢性肢体缺血（chronic limb ischemia，CLI）演变而来，是CLI的最后阶段，通常病程超过2周或持续更长时间，有明确的间歇性跛行病史等。另外ALI应当同血栓闭塞性脉管炎、大动脉炎、结缔组织病引起的血管炎等相区别。其他可能引起类似症状的疾病还有血管痉挛、骨筋膜室综合征、股青肿、痛风和肢体神经病变引起的非缺血性肢体疼痛等。一般来讲，根据临床表现和病史，诊断并不困难，彩超和造影检查对可疑病例的确诊有重要帮助。

七、治疗

急性下肢缺血的治疗目的是在最短时间内恢复肢体血流，避免截肢和全身性并发症。

恢复肢体血运的方法有两种：开放性外科手术和以溶栓为主要手段的血管腔内治疗。两种方法选择的主要依据包括：①肢体的缺血程度和缺血持续时间；②血管阻塞的原因（动脉栓塞或动脉血栓形成）；③血栓阻塞的部位；④患者的全身状态及合并疾病情况。单纯抗凝治疗仅适用于轻症下肢缺血，短时间内无肢体坏死风险、允许观察的病例。

1. **导管溶栓治疗（catheter-direct thrombolysis，CDT）** 导管溶栓治疗是通过经皮穿刺的方式将溶栓导管预置于血栓内，溶栓药物经溶栓导管注入从而达到接触性溶栓的目的。目前认可的适应证包括：轻中度的肢体急性缺血；合并严重的全身性疾病，不能耐受麻醉和开放性手术；曾多次行开放手术或血管腔内治疗的病例。动脉硬化基础上的急性动脉血栓形成、人工血管旁路术后的血栓性阻塞、支架内的急性血栓形成，此三种情况下的急性缺血 CDT 的治疗效果更好，而在急性动脉栓塞同样有效。通常情况下，溶栓治疗需要24~72h，是一种缓和的开通血管的方法，降低了肢体缺血再灌注损伤程度，从而减少骨筋膜室切开的机会，但在观察和治疗期间可能发生更多组织变性和坏死，因此，对于严重的急性下肢缺血，不宜将 CDT 作为首选治疗方式。血栓完全溶解后可能发现动脉狭窄等基础性病变，需要采用球囊扩张等方法进一步治疗。

CDT 可在局麻下完成，通常选择无病变侧动脉作为穿刺入路，如上肢病变可选择股动脉作为入路，一侧下肢病变可选择对侧股动脉逆行穿刺作为入路，导管翻过主动脉分叉后置入血栓中，可以根据血栓的长度选择不同的溶栓导管，将导管尾端固定于体表，通过微量泵持续注入药物。选择对侧入路的优点是可以最小程度地干扰病变侧肢体，逆行穿刺有利于导管的固定，减少穿刺点出血。也可选择病变侧下肢股动脉顺行穿刺，上肢病变经腋动脉或肱动脉穿刺，但应注意血管痉挛、穿刺点出血等并发症。

尿激酶和重组组织型纤溶酶原激活物（rt-PA）是常用的溶栓药物。所使用的药物剂量、用药时间和给药方法没有统一标准。文献报道的给药方法有持续性注药、团注给药、脉冲式给药、阶梯式给药等。溶栓过程中需要观察患肢的血运状态和动脉搏动，一旦血流复通立即停止溶栓。具备造影条件时，定时返回造影室，进行动脉造影观察溶栓效果以便调整导管位置、用药剂量和方法。

出血是经导管溶栓治疗的主要并发症，文献报道的颅内出血发生率为 0%~2%；需要输血或外科干预的大出血发生率 1%~20%；骨筋膜室综合征 1%~10%，远端动脉栓塞发生率 1%~5%。并发症的出现与患者合并内科疾病情况、溶栓药物的剂量、给药方法、辅助用药等因素相关。

（1）溶栓治疗的禁忌证：肢体急性缺血患者在开始系统性抗凝和溶栓治疗前应该仔细评估可能的出血风险。肢体缺血溶栓治疗工作组（Working Party on Thrombolysis in the Management of Limb Ischemia）把溶栓治疗的禁忌证分类为绝对禁忌证、主要禁忌证和次要禁忌证，详见表 2-10-3。对于存在非绝对禁忌证的患者应个体化地评估出血风险和肢体坏死风险从而做出判断。

（2）溶栓治疗与动脉取栓术的比较：肢体动脉取栓术在临床中的应用已经有数十年的历史，其方法、作用、局限性和相关并发症等已被广大血管外科医生熟知，目前临床上仍广泛应用。然而也有相当多的资料支持经导管溶栓治疗作为首选治疗。在一项包含了 5 个随机对照试验的旨在比较 CDT 和取栓术治疗效果的荟萃分析中，得出了如下结论：两者保肢率接近，但溶栓治疗有更高的卒中发生概率和出血发生概率。Rochester 研究、STILE 研究（surgery versus thrombolysis for ischemia of the lower extremity）和 TOPAS 研究（thrombolysis or peripheral arterial surgery）是 20 世纪 90 年代完成的三项多中心随机对照试验，目的是对比外科取栓手术和导管溶栓术在治疗急性下肢缺血中的作用。研究结论认为，在某些选择

表2-10-3 溶栓治疗禁忌证分类

绝对禁忌证：
1. 近期发生的脑血管意外（2个月内）
2. 出血体质
3. 近期发生的消化道出血（10d以内）
4. 近期神经外科手术史（3个月内的颅内或脊柱手术史）
5. 近期颅内创伤史（3个月内）

主要禁忌证：
1. 近期内心肺复苏史（10d以内）
2. 近期严重创伤史或大手术史（10d以内）
3. 难以控制的高血压（收缩压>180mmHg或舒张压>110mmHg）
4. 颅内肿瘤
5. 近期的眼科手术
6. 穿刺点无法压迫

次要禁忌证：
1. 肝功能衰竭，尤其合并凝血障碍
2. 细菌性心内膜炎
3. 妊娠
4. 糖尿病视网膜病变

性病例中，可以把CDT作为一线治疗方式，这些临床病例包括：①肢体缺血症状小于14d；②无溶栓禁忌证；③预计血流再通时间内不会发生肢体坏死。溶栓治疗围手术期并发症发生率和死亡率与取栓术接近。

2. 经皮血栓消除设备的应用 近年来血管腔内技术在慢性肢体缺血性疾病的治疗中被广泛应用并快速发展，但在急性肢体缺血的治疗中应用相对较少。目前有多种经皮血栓治疗仪器和设备应用于临床，主要原理为血栓抽吸、机械性血栓碎裂、超声辅助溶栓等，这些方法可能缩短治疗时间，更快地开通阻塞的血管，可以单独应用，也可联合CDT使用。这些方法可以有效地减少血栓负荷，碎解血栓，增加血栓和溶栓药物的接触面积，可以缩短治疗时间，较多的国外文献也证实了这些方法的有效性。但这些方法也存在一定的局限性，如无法清除陈旧的机化血栓，在小口径血管的应用也受到限制。因此多数专家主张在高危的手术耐受力差的病人中可以选择应用这些方法，对于耐受力较好的患者仍首选切开Fogarty导管取栓手术。随着血管腔内技术的快速发展，这些方法在急性下肢缺血的治疗中会发挥越来越大的作用。

3. 开放手术治疗 包括动脉取栓术、动脉旁路搭桥术、截肢术、骨筋膜室切开减压术等术式。

动脉取栓术被认为是急性动脉栓塞的首选治疗方法。在1963年Fogarty导管发明前，动脉取栓主要采取广泛血管显露、器械取栓和血栓抽吸的方法，这些方法效率低而且对血管的损伤较大。Fogarty导管的应用允许在远隔血管阻塞的部位进行操作，可以根据情况选择更为表浅、方便的部位进行血管显露（如股动脉、肱动脉等），从而大大简化了手术，提高了血栓取出的概率和效率。

动脉取栓术的适应证包括：①急性重度肢体缺血，尤其以动脉栓塞为病因的急性肢体缺血效果好；②肢体未发生坏疽；③已经出现肌肉坏死，为降低截肢平面行动脉取栓术。患者全身状态差，难以耐受手术是主要的手术禁忌证。

以经股动脉取栓为例，肢体动脉取栓的主要过程：取患侧腹股沟中点纵行切口显露股动脉分叉部，术中注意避免损伤大隐静脉、股静脉和股神经，软组织应结扎切断，避免术后出现淋巴漏。股总动脉、股浅动脉、股深动脉显露后分别绕过橡皮条控制血流，全身肝素化后纵行或横行切开股总动脉前壁。根据血管口径选择不同型号的Fogarty导管。放松股动脉近端橡皮条，向近端插入导管使其进入腹主动脉，向导管内注入生理盐水1~2ml充盈球囊，然后缓慢持续用力向外拉出导管，将血栓经动脉切开部位取出。术中应注意调整球囊充盈的大小，避免损伤血管壁，助手注意配合取栓导管的行进，可减少出血，反复重复取栓操作直到无血栓取出，近端恢复搏动性喷血为止。然后向远心端取栓，以Fogarty导管向远端插入，尽量使导管能够到达肢体动脉远端，病变广泛时要反复多次取栓，直到恢复返血。双腔取栓导管是在造影指引下先将导丝通过血栓段，沿导丝引入取栓导管，在小腿等存在多支血管部位取栓时有较大优势。血栓取出后可经动脉切口注入尿激酶或rt-PA溶解残留血栓。对于合并动脉硬化的急性下肢缺血，有时需要同时应用内膜剥脱术或补片扩大成形术，解除股动脉分叉部位的狭窄病变。对于取栓手术不成功者，如果经动脉造影证实存在远端流出道，可急诊行动脉旁路术抢救患肢。

（姜维良 马 军）

第二节 代谢性肌肾综合征

代谢性肌肾综合征（myonephropathic-metabolic syndrome，MMS）主要是各种原因导致肢体严重缺血，最终出现广泛骨骼肌溶解，引起以肌红蛋白尿、代谢性酸中毒、高钾血症、急性肾衰竭为临床综合征的代谢并发症。这一综合征由 Haimovici 在 1960 年最早报道并在 1979 年命名。

一、病因

凡能引起急性肢体缺血原因均能导致 MMS。常见的有以下几种：

1. 急性肢体动脉栓塞或血栓形成 这是 MMS 最为常见的病因。

（1）急性动脉栓塞：80% 以上的栓子为心源性，并且下肢远较上肢多见。其余近 20% 的栓子来源于动脉瘤或动脉硬化附壁血栓等。典型的栓塞部位通常为动脉分叉处，如股总、髂总及腘动脉分叉处，Abott 等报道股、腘、主－髂及腘动脉栓塞的概率分别为 28%、20%、18%、17%。动脉栓塞引起血流突然中断，可在较短时间内导致肢体严重缺血，从而增加 MMS 的风险。

（2）急性动脉血栓形成：动脉血栓可见于各类人群。在中老年患者中，急性血栓常在动脉粥样硬化（arteriosclerosis，AS）基础上发生，其主要机制是：①AS 自身的进展加重了动脉管腔狭窄，从而使血流流速减慢易于淤滞；②粥样斑块内破裂出血继发局部血栓。继发于 AS 的急性血栓形成，起病及进展均较栓塞慢，原因是这一类患者在 AS 进展过程中，常常已建立了丰富的侧支循环，通常只有在血栓完全堵塞管腔时才出现明显肢体缺血症状，即"慢性肢体缺血急性加重"。在中青年患者中，则很大一部分存在易栓因素，从而导致全身高凝状态，如抗心磷脂抗体综合征、高同型半胱氨酸血症等。

2. 肢体动脉损伤 包括直接的动脉外伤损毁和医源性动脉损伤。直接的动脉外伤，分为穿透性损伤和钝性损伤。随着血管腔内治疗的发展，股、髂、桡、肱动脉作为常用的腔内诊断治疗入路或路径，常可伴发一定程度的医源性损伤。腔内治疗所导致的肢体缺血损伤主要是内膜片漂浮、夹层形成、支架释放后残余狭窄继发血栓、动脉鞘管鞘移除后管周血栓脱落等。轻度动脉损伤很少伴有骨骼肌溶解和 MMS，但当以下因素存在时，则有可能增加 MMS 风险：①动脉延迟修复；②多发性损伤；③骨折及脱位；④软组织损伤；⑤静脉损伤；⑥神经损伤；⑦损伤性休克。

3. 胸、腹主动脉手术时长时间阻断血流 血管重建过程中阻断主要动脉会导致代谢变化和肾功能损害，特别是在行腹主动脉瘤切除及置换手术时。关于"松钳性休克"的机制已有很多探讨，其原因包括：①钳夹水平以下血容量再分配；②心排血量减少；③腹主动脉阻断期间低氧组织释放的血管扩张物质等。Marsberger 等研究 15 例进行腹主动脉瘤手术患者的代谢变化，发现所有患者松钳后都有酸中毒，表现为 pH 下降，乳酸、丙酮酸绝对值升高，静脉血氧分压和饱和度下降。而腹主动脉瘤破裂患者的代谢障碍及肾脏损害的表现更是多种多样，特别是伴有严重休克，延长腹主动脉钳夹时间及大量输血的患者。在各种并发症中，急性肾衰竭是最主要的致死原因，死亡率约 50%~90%。McCombs 及 Robest 报道了一组 398 例腹主动脉瘤手术病例中，17 例急性肾衰竭，其中择期手术 9 例，发生率为 2.5%，瘤体破裂急诊手术 8 例，发生率为 21%。需要强调的是，除主－肾动脉反射造成肾血管衰竭、低血容量造成肾脏低灌注以外，阻断血流平面以下肌组织缺血所致的 MMS 是不可忽视的重要原因。

4. 挤压综合征 肢体受暴力挤压数小时后即可出现挤压综合征，在战争、和平年代均可发生，第二次世界大战中首次注意到某些伤员出现类似休克的症状，后又发现休克仅是该综合征的一个组成部分。Bywater 等认为，肌肉受挤压发生坏死溶解是该综合征的主要原因，可以由挤压肌肉造成，也可由于主要动脉血供障碍（如动脉血栓、破裂或痉挛）引起。

5. 剧烈运动 多见于青壮年男性，均有剧烈运动史，早期最突出的表现是剧烈运动后，患肢不敢活动，肌肉疼痛，肌张力增高，典型者尿呈棕色或酱油样。致病机制为：因为患者平日较少运动锻炼，骨骼肌细胞对缺氧的耐受力差，突然超负荷的剧烈运动使肌细胞对缺氧的耐受超过其极限，从而出现肌细胞缺血缺氧性损伤。此种病因少见,但是容易漏诊、误诊。

不同条件下骨骼肌对缺血的耐受能力,一直以来都是诸多学者探索的方向。目前公认的是,骨骼肌缺血时间超过6h,将开始出现不同程度的损伤(变性、坏死),血供中断越突然,供血动脉阻断平面越高,缺血范围越广,缺血时间越长,出现MMS的风险越大。急性腹主动脉骑跨栓,发生MMS的概率在30%~40%,这也正是致死的主要原因。

二、病理解剖与病理生理

(一)病理解剖

骨骼肌占人体体重的42%左右,这种肌组织对缺氧极度敏感。一般来说,急性肢体缺血6~8h内行血管重建的患者,再灌注后骨骼肌呈中度肿胀、苍白,肌肉活力可能恢复;8~24h重建再灌注后病变更加明显,肌肉中重度肿胀,外观呈鱼肉状,肌肉活力较难恢复;24~48h重建再灌注后,肉眼常可见肌肉重度肿胀,颜色青紫、质硬,肌肉从筋膜处疝出,进入筋膜室压力增加→静脉回流及动脉供血障碍→筋膜室压力增加的恶性循环,肌肉活力难以恢复,可出现不同程度的坏死,可以为局灶性,也可呈广泛性。

Cullen等在显微镜下观察到缺血早期一些骨骼肌纤维形态良好,而另一些肌细胞核消失,胞质轻度凝固并形成小颗粒;缺血24h内,部分肌纤维呈水肿及玻璃样变;缺血48~72h,病理改变为局灶性骨骼肌横纹消失及细胞核消失,提示细胞坏死。截肢标本的病理改变为变性、坏死伴有轻到中度肌细胞再生。

(二)病理生理

1.(缺血期)肌组织损伤　骨骼肌缺血时间超过6h,肌细胞内腺苷三磷酸(ATP)显著减少,钠钾泵功能将不能维持,继而出现细胞膜破裂(肌溶解),细胞内生化物质包括钾离子、磷酸、乳酸、肌红蛋白、肌酸激酶(creatine phosphokinase, CPK)等进入血液循环,导致高钾血症、代谢性酸中毒、肌红蛋白尿的发生。

2.(再灌注时期)氧自由基的损伤　在血运重建及再灌注期,缺氧组织产生大量氧自由基,主要包括O_2^-、H_2O_2和OH^-。氧自由基性质不稳定,但却有很强的反应性和细胞毒性。现已证明氧自由基产生于肌组织缺血再灌注损伤时,其来源途径有三个:

(1)黄嘌呤氧化酶系统:组织细胞缺血时,ATP逐级降解,最终成为次黄嘌呤,而黄嘌呤脱氢酶被钙依赖性蛋白酶转变为黄嘌呤氧化酶。在组织缺血在灌注时期,在黄嘌呤氧化镁存在的条件下,次黄嘌呤与分子氧反应生成黄嘌呤,后者经黄嘌呤氧化酶的作用形成尿酸。这一反应过程产生O^{2-}。在F^{3+}存在的条件下,O_2与H_2O_2生成OH^-,被称为Habeweiss反应。

(2)中性粒细胞:缺氧时中性粒细胞被补体及花生四烯酸代谢产物激活进入缺血组织,产生O^{2-}、H_2O_2和OH^-。再灌注时表现更加明显,此点已为体外及活体实验所证实。

(3)线粒体内电子传递系统电子漏出,以及来自花生四烯酸代谢途径的环氧化酶。此外,缺血时机体清除氧自由基的酶系统活力减退,再灌注时,这些为数不多的酶又被冲走,从而损害了机体防御氧自由基的能力。氧自由基容易与巯基酶、蛋白质、脂质和DNA等发生反应,破坏肌细胞的化学结构,干扰其功能,造成多种损害。其中,肌细胞膜和亚细胞器的多不饱和脂肪酸最易与氧自由基发生脂质过氧化反应,导致细胞膜通透性改变(生化物质入血)甚至肌细胞坏死(肌溶解)。

3."无复流"现象("no reflow" phenomenon)　肌组织长时间缺血,即使血流再通后,并非所有部位的微血管都能获得或保持持久、有效的再灌注,这种现象称为"无复流"现象。可能的机制是:①微血管收缩。包括间质水肿压迫微血管和微血管的自发痉挛。②内皮细胞缺血损伤。毛细血管内皮肿胀阻塞管腔导致区域性血流灌注减少。③微血栓形成。在内皮损伤和炎症因子释放的基础上,红细胞、白细胞、血小板极易于局部黏附、堵塞形成微血栓。缺血肌组织的"无复流"现象可能是以上多因素共同作用的结果。缺血时间越长,再灌注后无复流的区域越广泛,程度越重。

再灌注过程中氧自由基、炎性因子使缺血肌组织遭到持续性损伤,各种因素导致的无复流现象则进一步加重肌组织缺血,最终导致肌细胞坏死及生化物质入血。

4. 酶学变化 见实验室检查。

5. 急性肾功能损伤

（1）肾前性因素：缺血缺氧和／或再灌注损伤导致肌细胞膜破裂，致使大量细胞内液丢失，释放炎症因子和自由基，同时毛细血管通透性改变，渗出液增多，最终导致机体血容量不足及血流动力学紊乱。血容量迅速减少激活肾素 - 血管紧张素 - 醛固酮系统（renin-angiotensin-aldosterone system, RAAS），此外，内皮素和肾上腺素合成及释放增加，一氧化氮释放减少，以上因素均能引起肾入球动脉痉挛和肾间质水肿，导致肾脏血灌注不足、肾小球滤过率下降，甚至进展为肾衰竭。

（2）肾性因素：主要是缺血缺氧条件下，骨骼肌坏死溶解后释放大量产物（肌红蛋白、乳酸等）进入血液循环，大量肌红蛋白易于在代谢性酸性环境中形成棕色管型堵塞肾小管，引发肾小管内压力增高，肾小球滤过率下降。此外，来源于肌红蛋白的亚铁血红素可诱发自由基形成，引起肾小管上皮损伤，甚至导致急性肾小管坏死。

6. 内环境紊乱

（1）代谢性酸中毒：肌组织缺血缺氧时有氧代谢减少和无氧酵解增强，产生大量乳酸和丙酮酸。大量的固定酸产生，超过血液缓冲能力（碳酸氢根、磷酸盐、血红蛋白与血浆蛋白）及肺、肾的代偿能力时则出现明显的代谢性酸中毒。

（2）电解质的变化：肌细胞溶解后导致大量的钾离子入血导致高钾血症；肌细胞膜通透性变化导致钙磷比值失调，钙离子由胞外向胞内流，磷离子反之，直到胞内外浓度平衡，导致高磷血症和低钙血症。

三、临床表现

（一）肌组织缺血相关

1. 急性缺血期 表现为患肢 5P 征：无脉（pulselessness）、疼痛（pain）、苍白（pallor）、感觉异常（paresthesia）和运动障碍（paralysis）。肢体僵硬、肌肉痉挛，关节强直为 MMS 典型的临床表现，其中，最明显的表现是肢体僵硬，踝、膝关节可呈冻僵状态，除缺血原因外，可能与低钙血症相关。此外，患者常会出现暴躁、易怒、定向障碍，可

能与氮质血症以及其他代谢产物在体内大量积聚作用于神经系统所引起。随病情进展，患肢皮肤发绀或出现花斑，最终导致不同平面的坏疽。

2. 再灌注时期 骨筋膜室综合征较多见于前臂和小腿。这一时期大量液体进入组织间隙，筋膜室内压力增高，肢体肿胀加重。再灌注早期出现可凹性肿胀，之后肢体淋巴及静脉回流阻力增大，渗出更为明显，出现非可凹性水肿，随着肢体周径增加，皮肤可出现散在的张力性水疱，这也是骨筋膜室重度高压的表现。以上的筋膜室压力增加→静脉回流及动脉供血障碍→筋膜室压力增加的恶性循环一旦形成，将会加重肢体肿胀及组织缺血，肢体坏死速度、范围可能较缺血期明显。

（二）肾损伤相关

骨骼肌大量溶解后肌红蛋白释放入血，形成肌红蛋白尿（樱红色或酱油色尿），如大量肌红蛋白阻塞肾小管，则出现少尿甚至无尿，致急性肾衰竭。在此基础上还容易继发肺损伤（acute lung injury, ALI），最终导致多器官功能衰竭。

（三）内环境紊乱相关

代谢性酸中毒失代偿期，患者可出现皮肤黏膜干燥、颜面潮红，头痛、疲乏，呼吸深快（典型者称 Kussmaul 呼吸）；重者恶心呕吐，伴心功能不全症状，严重者甚至嗜睡、昏迷；高钾血症可诱发室颤甚至心搏骤停；低钙血症致神经肌肉兴奋性增高，肌肉痉挛与关节强直较为常见。

四、诊断

凡有 MMS 病因存在者均应警惕 MMS 的可能，诊断主要依靠病史、临床表现及辅助检查。

（一）临床表现

缺血肢体肌肉痉挛、肢体麻木、非凹陷性水肿、关节僵直、少尿或无尿、樱红色或酱油色尿以及出现神经精神症状时应高度怀疑 MMS。并非每位患者均具备上述所有典型症状，如有肢体缺血和尿量、性状改变应进一步行实验室检查。

（二）辅助检查

1. 实验室检查

（1）血液检查：外周静脉血检查可发现血钾、血磷、肌红蛋白升高（血肌红蛋白升高比肌红蛋

白尿出现早），血钙降低；CPK、血清天门冬氨酸氨基转移酶（serum glutamic-oxaloacetic transaminase，SGOT）及乳酸脱氢酶（lactatedehydrogenase，LDH）升高的程度与骨骼肌坏死的程度和范围呈正相关。一般认为，CPK 超过正常峰值 5 倍以上对骨骼肌溶解有诊断意义。

其中，同工酶 CPK-MM 和 LDH5 升高是肌肉损害的直接证据，CPK-MM 是反映肌细胞损伤最敏感的指标，不仅用于诊断，还可反映预后。一般 CPK-MM 在肌肉损伤后 12h 内开始升高，1~3d 达到高峰，3~5d 后开始下降，如下降缓慢提示可能存在进行性肌损伤；患者 SGOT 与肌细胞坏死的程度成正比，升高不下表明肌肉发生了不可逆转的病理损害。

肾功能指标（肌酐、尿素氮、尿酸）上升，其中以血肌酐增高为主。血尿素氮 >14.3mmol/L，血清肌酐 >176.8μmol/L，血尿酸 >475.8μmol/L 是肾功能损伤的表现。正常情况下血尿素氮与肌酐的比例约为 10：1，发生 MMS 时会降至 6：1 或更低。

动脉血气分析常见血 pH、碳酸氢根下降，乳酸升高，需要重视的是，在血运重建后，pH 进一步下降提示预后不佳。

（2）尿量监测及尿液检查：急性肾衰竭少尿期，患者出现少尿（少于 400ml/d），或无尿（少于 100ml/d）。尿液从樱红色加深到酱油色，尿愈创木酚联苯胺反应阳性而镜检可无明显红细胞，尿沉渣可见棕色管型，尿相对密度大于 1.025，以上结果提示尿中含有大量肌红蛋白。需要提出的是，肌红蛋白尿有时易和血红蛋白尿混淆。Bermam 曾提出肉眼鉴别法，即红色血浆 + 红色尿液应考虑血红蛋白尿，清亮血浆 + 红色尿液应考虑肌红蛋白尿。师天雄等认为血和红色尿离心后色泽相近而尿中无红细胞为肌红蛋白尿特点。

（3）氧自由基检测：氧自由基化学性质不稳定及半衰期很短，故直接检测较为困难。目前主要是通过测定内源性自由基清除物超氧化物歧化酶（superoxide dismutase，SOD）以及与脂质过氧化氢作用成比例增加的丙二醛（malonicdialdehyde，MDA）的含量间接测定氧自由基含量。SOD 减少和 / 或 MDA 含量增加反映氧自由基的增加，反之则否。总氧自由基清除能力（total oxyradical scavenging capacity，TOSC）检测法是近年来出现的直接检测分子或组织对氧自由基的清除或吸收能力的方法之一。TOSC 检测法的主要优点是对检测水溶性和脂溶性物质的自由基清除能力都十分有效，还能区分快速作用的抗氧化剂和缓冲剂，评价生物组织的抗氧化能力。

2. 影像学检查

（1）肢体超声检查：显示缺血部位肌纹理模糊不清，回声增强，呈云雾状或毛玻璃样；肌组织间隙或肌肉与骨表面之间出现液性暗区，回声减低，提示骨骼肌溶解。

（2）磁共振成像（magnetic resonance imaging，MRI）：MRI 对于肌肉疾病的诊断较其他影像学手段有无可比拟的优点。不仅可以从多角度了解所检查肌肉的形态学改变，还可以定量对比观察，了解疾病的进展。大片肌肉梗死在普通 MRI 上可明显表现为 T2 信号增强。

加用 31 磷谱 - 磁共振（31phosphorus-magnetic resonance spectroscopy，31P-MRS），可了解所查肌肉的代谢情况。31P-MRS 主要反映人体组织细胞的能量代谢改变，磷化物的浓度与能量代谢密切相关，测定磷代谢产物的浓度和分布可确定细胞的能量状态。因此，磷谱能探测高能磷酸物质和磷脂的含量，对研究活体组织的能量代谢具有不可替代的作用，是研究肌肉病变的重要工具。动态磷谱能够测量肌肉在静息状态、收缩期和恢复过程中细胞内高能磷酸化合物的变化，评价骨骼肌做功时能量转换的效率，是研究肌肉功能的有利工具。另外，由于动态磷谱可以在体探测细胞内糖原分解代谢和氧化磷酸化的异常，使其对线粒体功能的研究具有独特的价值。MMS 时较为特异的表现为坏死肌肉区域低代谢或者无代谢情况。

（3）计算机断层扫描（computer tomography，CT）：CT 检查可见筋膜增厚，患肢增粗，受损肌肉肿胀明显。

彩色多普勒、CT 血管造影（CT angiography，CTA）、磁共振血管造影（magnetic resonance angiography，MRA）、数字减影血管造影（digital subtraction angiography，DSA）有助于针对肢体缺血病因的查找（见急性肢体缺血）。

3. 其他

（1）骨筋膜室内压力监测：使用 Wick 导管及 Slit 导管可以进行筋膜室内测压。Slit 导管测压装置包括穿刺针、压力传导器及压力记录仪，测压原理。正常的筋膜室内压力为（4±4）mmHg，≥30mmHg 是高压的预警标志，此种条件之下，达到 8h 将出现神经损伤，持续 4~12h 将导致永久性肌损伤。

（2）肌肉电生理检查：通过神经肌电图，可获得神经、肌肉损伤的信息，如缺血状态下神经肌肉电传导减弱或消失等。

需强调的是，MMS 的诊断应尽早，有时甚至是预估其可能性而采取预防措施；即时的辅助检查不一定支持 MMS，但对于缺血持续时间 >6h，或既往存在肾功能损害的患者应严密动态观察。

五、临床过程及预后

MMS 的临床过程主要分为两个阶段和两个方面。所谓两个阶段指的是急性缺血期和再灌注期。两个方面主要包括：肌组织损伤和肾功能损伤。两个主要方面的损伤可贯穿于两个阶段中。在急性缺血期，致肌组织和肾功能损伤因素较为单一，即肌细胞不同程度坏死，肌红蛋白为主的生化物质入血造成肾功能损伤；再灌注期致肌组织和肾功能损伤因素则错综复杂，除原本缺血性损伤外（因还可能同时存在无灌注区域和无复流区域，如前述），加上大量氧自由基的产生，导致肌组织和肾功能损伤较缺血期更严重。

轻至中度缺血或早期得到血管重建的患者，代谢方面的变化包括高钾血症、肌红蛋白尿、CPK 为可逆性变化，严重缺血或延迟血管重建者，代谢及组织结构的变化不可逆，高钾血症和肌红蛋白尿可进行性加重。

因此治疗的关键在于：缩短急性缺血期，在再灌注时期进行严密持续的监测，努力逆转肌组织损伤，预防肾功能损伤。

影响 MMS 预后的主要因素：①闭塞血管的数量、范围；②闭塞持续时间；③MMS 的早期诊断；④针对肌组织缺血和肾损伤、内环境紊乱的及时治疗措施等。虽然血运重建的拖延会对预后产生不良影响，但影响预后的决定因素主要是缺血的过程，而不仅是缺血的时间。

MMS 截肢的发生率为 30%~50%，病死率为 30%~80%，高病死率主要原因是高钾血症、难以控制的酸中毒和急性肾衰竭。及时的血供重建、液体复苏及肾功能保护治疗是改善预后的关键。

六、治疗

（一）手术治疗

1. 病因去除，血供重建　应及时有效地去除病因并进行血供重建，尽可能地缩短缺血时间，减少骨骼肌缺血损伤的程度和范围。血流中断越突然，平面越高，肢体坏死的风险越大。

对于急性肢体动脉栓塞，因其所导致的是血流突然中断，所以这一类患者常常在较短时间内就出现 5P 征，因此从起病到就诊时间间隔较短，相应的，对于以上人群应首选手术切开取栓，以期能在最短的时间内恢复血供，达到保肢或降低截肢平面、防治 MMS 的目的。特别需要提出的是急性腹主动脉骑跨栓，其导致的是突然、高位、大面积的血流中断，在各种栓塞性疾病中致 MMS 的风险最高，而 MMS 又可致约 40% 的骑跨栓患者死亡。治疗要点在于：及时双侧股动脉 Fogarty 导管取栓，取栓成功以后开放动脉血流之前，双侧股静脉分别放出静脉血 200~300ml，以防毒素吸收入血，从而减低 MMS 风险。

对于急性肢体动脉血栓形成，主要治疗方式有手术取栓或置管溶栓，治疗方式选择的关键在于缺血时间窗的把握和肢体状态的评估。基于 TOPAS 和 STILE 试验研究基础上，2004 年 ACCP 指南明确提出，在对于病程 ≤14d 急性动脉血栓形成且神经肌肉缺血坏死风险较小的病例，推荐使用局部置管溶栓，而对于神经肌肉缺血坏死风险较大的病例，推荐外科手术。2005 年 ACC/AHA 亦指出：对于病程 ≤14d 的急性动脉血栓形成，置管溶栓是一种有效、安全、可获益的治疗手段。

对于医源性动脉损伤，重在预防。介入操作时重视术前入路评估，对入路较细、扭曲明显、有凸起硬化斑障碍的，应术前设计预案，操作手法要轻柔，置管经验欠缺的医师可考虑在超声引导下穿刺置管，置管过程仍需严格遵循"导丝先行，鞘管后进"的原则。如果出现内膜片漂浮、夹层形成，需及时行内膜固定、球囊扩张及支架植入等附加手术。

此外，主动脉手术应由有经验的医师进行，减少主动脉阻断时间。有效扩容、充分水化及碱化尿液治疗应于术前 0.5~1h 就开始实施［详见（三）肾功能的保护］。

2. 防治骨筋膜室综合征　术后观察肢体肿胀情况，有条件的单位可辅助骨筋膜室测压，否则则根据临床表现。当骨筋膜室压力 >30mmHg，肢体肿胀加剧、压痛明显、皮肤表面出现张力性水疱等，应尽早行骨筋膜切开减压术。目的有二：①打破肢体缺血－再灌注－肿胀加剧－缺血加重的恶性循环；②切开减压同时清除坏死组织，能减少坏死物质进入全身循环，能有效减轻机体损害。

甘露醇既能减轻细胞水肿，还有保护心肌和骨骼肌的作用，但是脱水治疗过程中易导致脏器低灌注，因此脱水治疗应在有效的液体复苏前提下进行。

3. 截肢治疗　需要明确的是：对于无法逆转的肢体缺血，截肢也是一种有效治疗。尤其是出现广泛肢体坏疽且取栓术后若肢体仍具有明显缺血表现者，均应果断截肢，对防止坏死扩散至全身加重病情。截肢治疗的难点在于截肢平面的判定。截肢平面过高，可加重患者的残疾等级，截肢平面过低，能导致截肢残端延迟愈合或不愈合，甚至需要反复截肢。一般来说，截肢原则上应尽量保留关节，以增加患者佩戴义肢的可能性；此外，高龄患者日常活动需求较小，伤口愈合能力差，应以能促进伤口一期愈合为目的，截肢平面可适当提高，年轻患者则应做到最大限度的尽量降低截肢平面。

（二）应用氧自由基清除物，增加细胞膜稳定性

1. 自由基清除剂　维生素 C、维生素 E、谷胱甘肽、SOD、过氧化氢酶（catalase，CAT）、过氧化物酶（peroxide dismutase，POD）等自由基清除剂，其中 SOD 和 CAT 可分别清除各种来源的 O_2^- 和 H_2O_2，联合应用效果更好；POD 能将 H_2O_2 转化为水，从而避免 OH^- 的产生。

2. 依达拉奉（edaravone）　依达拉奉主要作用是：能与 OH^- 反应形成稳定的氧化产物 2-氧 -3- 苯腙丁酸（2-oxygen-3-phenylhydrazone buty-rate，OPB），抑制脂质过氧化反应，使 CK-MB 水平上升幅度减小，LDH 含量降低，有利于保存 SOD 活力，抑制 MDA 含量；此外，依达拉奉能使内皮型一氧化氮合酶（endothelial nitric-oxide synthase，eNOS）表达上调，而神经型（neuronal nitric-oxide synthase，nNOS）和诱生型一氧化氮合酶（inducible nitric-oxide synthase，iNOS）表达下调，从而促进内皮源性的 NO 产生，使微循环血管舒张，抑制无复流现象。

3. 中药治疗　主要有丹参、红景天、血栓通等。临床实践证实应用以上药物可抑制细胞脂质过氧化反应，应用后可使 SOD 含量上升，MDA 含量下降，有良好的抗氧自由基作用。

（三）肾功能的保护

1. 有效扩容，充分水化　胶体液具有良好的扩容特性，能有效改善微循环和脏器灌注，降低肾前性肾损伤的危险性；而早期应用足量晶体液，除能保证血容量、增加肾脏灌注外，还能稀释、冲刷肾小管内肌红蛋白，降低肾性肾损伤的危险性。开始以等渗的盐水为主，容量不足的患者可以 500~1 000ml/h 的速度输入，液体复苏后给予一定量的低渗葡萄糖盐水，保持足够的尿量，成人目标值 1~2ml/（kg·h）。

2. 碱化尿液　使用 5% 的碳酸氢钠碱化尿液，使尿 pH 达 7.0~8.0。这样既可纠正代谢性酸中毒，治疗高钾血症，又可增加尿中肌红蛋白的溶解度，起到溶质性利尿的作用，减少肌红蛋白管型形成。

此外，早期持续应用 0.1μg/（kg·min）心房利钠肽（human atrial natriuretic peptide，h-ANP）可防治肌红蛋白在肾小管的沉积，同时起到心、肾功能的保护作用。需要强调的是，碱化尿液需尽早配合水化、扩容进行（应在血管重建术前、术中就开始应用），此外，必须严密监测血、尿 pH，以保证达到目标值的同时，防止矫枉过正。

3. 血液净化　血液净化治疗不仅是肾损伤的替代治疗，同时也是心、肺的支持治疗。血液净化主要措施包括：血液透析、腹膜透析、血浆交换和血液滤过。

肌红蛋白的相对分子质量为16 800Da,如果仅靠单纯的血液透析,很难将其清除,同时一些大分子炎症介质如:肿瘤坏死因子(tumor necrosis factor,TNF)、白细胞介素–1、白细胞介素–6,难以依靠血液透析完全清除。此外,常规血液透析过程中血容量变化急剧,易导致血流动力学不稳定、肾脏灌注压下降,不利于受损肾小管细胞的修复,因而使用受到了限制。

腹膜透析单纯依靠渗透压梯度作为动力,清除能力有限,主要用于不宜搬动、有出血倾向或无其他血液净化条件的病例。

血浆置换具有清除肌红蛋白作用,由于各种凝血因子丢失易引发出血等严重并发症,而且血浆价格较贵,临床应用受到限制。

持续性的血液滤过,不仅可以清除尿素、肌酐等代谢废物和钾离子,还可以清除肌红蛋白、炎症因子,有助机体内环境的稳定。目前连续性肾脏替代治疗(continuous renal replacement therapy,CRRT),尤其是高通量血液滤过技术越来越多地应用骨骼肌溶解所致的急性肾衰竭,优势包括:①通透性强,能有效地清除肌红蛋白,吸附体内异常增高的中、大分子炎症介质和细胞因子;②血液滤过膜生物相容性好,在溶质转运方面模拟了肾小球的滤过作用和肾小管的重吸收功能;③提供少尿期急性肾衰竭所需的全静脉营养支持治疗,纠正骨骼肌溶解时发生的高分解代谢状态,改善细胞生存微环境及摄氧能力,为肾小管上皮细胞的修复创造条件;④具有血流动力学及机体内环境稳定的特点,即使在低血压的条件下也能应用,同时持续稳定地控制氮质血症、电解质及水盐代谢。

(四)纠正内环境紊乱

主要是监测动脉血气、血生化指标,及时进行代谢性酸中毒及高钾、低钙血症的纠正。需要强调的是,对于低钙血症,除非伴有心律失常、癫痫发作等严重的心脏及神经系统并发症,骨骼肌溶解早期一般不给予补钙治疗,防止出现肌组织异位钙化及再灌注期高钙血症。

(金 辉 张承磊)

参 考 文 献

[1] Haimovici H. Arterial embolism with acute massive ischemic myopathy and myoglobinuria: evaluation of a hit herto unreported syndrome with report of two cases. Surgery, 1960, 47: 739.

[2] Haimovici H. Muscular renal and metabolic complications of acute arterial occlusions: Myonephropathic metabolic syndrome. Surgery, 1979, 85: 461–468.

[3] 汪忠镐. 汪忠镐血管外科学. 杭州: 浙江科学技术出版社, 2010.

[4] 段志泉, 张强. 实用血管外科学. 沈阳: 辽宁科学技术出版社, 1999.

[5] 张承磊, 金辉. 急性肢体缺血的治疗进展. 中国血管外科杂志, 2012, 4(2): 122–123.

[6] Thorsten Reffelmann, Robert A Kloner. The "no–reflow" phenomenon: basic science and clinical correlates. Heart, 2002, 87: 162–168.

[7] Ambrosio G, Weisman HF, Mannisi JA, et al. Progressive impairment ofregional myocardial perfusion after initial restoration of postischemicblood flow. Circulation, 1989, 80: 1846–1861.

[8] Hickey MJ, Hurley JV, Morrison WA. Temporal and spatial relationshipbetween no–reflow phenomenon and postischemic necrosis in skeletalmuscle. Am J Physiol, 1996, 271: H1277–H1286.

[9] Kloner RA. Does reperfusion injury exist in humans. J Am CollCardiol, 1993, 21: 537–545.

[10] 师天雄, 郭建军, 汪忠镐. 代谢性肌肾综合征. 国外医学: 外科学分册, 1995, 22(5): 258.

[11] Huerta–Alardin AL, Varon J, Marik PE. Bench–to–bedside review: Rhabdomyolysis–an overview for clinicians. Crit Care, 2005, 9: 158–169.

[12] Harper J. Rhabdomyolysis and acute renal failure. Crit Care Nurse, 1990, 10: 32–36.

[13] Vaillancourt C, Shrier I, Falk M, et al. Quantifying delays in the recognition and management of acute compartment syndrome. CJEM, 2001, 3(1): 26–30.

[14] Dickson KF, Sullivan MJ, Steinberg B, et al. Noninvasive measurement of compartment syndrome. Orthopedics,

2003, 26 (12): 1215–1218.

[15] 慈红波, 戈小虎. 急性动脉阻塞致肌病肾病代谢综合征诊断与治疗. 国际外科学杂志, 2009, 36 (10): 655–657.

[16] 慈红波, 戈小虎. 急性动脉阻塞致肌病肾病代谢综合征诊治的进展. 中华急诊医学杂志, 2008, 17 (3): 330–331.

[17] Altizer L. Compartment syndrome. Orthop Nurs, 2004,

23 (6): 391–396.

[18] Akira Sezai, Mitsumasa Hata, Tesuya Niino, et al. New treatment with human atrial natriuretic peptide for postoperative myonephropathic metabolic syndrome. Ann Thorac Surg, 2009, 88: 1333–1335.

[19] 季大玺, 龚德华. 连续性肾脏替代治疗技术的特点及发展趋势. 中国血液净化, 2006, 5 (9): 647–649.

第十一章 动脉瘤疾病的基础研究及热点

第一节 动脉瘤的流行病及病因学研究

临床上动脉瘤包括胸主动脉瘤、腹主动脉瘤、外周动脉瘤及内脏动脉瘤等。病因虽有相似之处，但流行病学数据不尽相同。因相关章节针对不同动脉瘤分别阐述，本章主要针对胸主动脉瘤及腹主动脉瘤的流行病学及病因学进行介绍。

一、动脉瘤的流行病学

（一）胸主动脉瘤的流行病学

胸主动脉瘤（thoracic aortic aneurysms，TAA）有较高的病死率却很少产生症状。TAA多见于男性，但女性患者预后更差；即便TAA较小，女性TAA患者也更容易发生夹层或破裂。

TAA较AAA少见，与AAA不同的是约有20%的TAA患者具有家族史。这些患者确诊年龄更低，TAA增长速度也比散发病例更快。一项2018年发表的针对加拿大人群的研究显示TAA患病率约为0.16%~0.34%，发病率约为每年7.6/10万，诊断时患者平均年龄为67.3±14.8岁；美国一项研究报道TAA发病率为每年5.9/10万，平均年龄59~69岁，男女比例为（2~4）∶1；欧洲近20年的研究报告发现，TAA发病率随着年龄的增长而增加，以40~70岁多见，其中1998年报道的发病率为每年10.4/10万，男女比例约为1∶1。

（二）腹主动脉瘤的流行病学

在过去的20年间，腹主动脉瘤（abdominal aortic aneurysm，AAA）的流行病学和治疗方式发生了巨大变化。2002年发布的一项多中心随机对照研究显示：AAA主要发生在老年男性群体中，患病率为4%~7%；在65~74岁老年男性群中AAA发病率为每年55/10万，而在75~85岁

及85岁以上男性群体中，这一数字增长至每年112/10万和298/10万。在65~80岁的女性群体中，AAA的患病率为1.3%，仅为男性的1/6。

在英国和丹麦开展了针对男性人群AAA的早期筛查，以评价其是否可以降低AAA破裂造成的死亡；在英国和瑞典，AAA筛查项目已证实可以显著降低AAA破裂造成的死亡。需要注意的是，在上述这些国家中AAA的患病率也呈下降趋势。AAA在发生破裂之前，在疾病发展过程中可能无任何症状。因此，预防AAA造成死亡的最佳方式是早期诊断以及在发生破裂前适时进行干预。两项分别在英国和丹麦进行的大型随机筛查试验显示，在老年人群中进行AAA筛查可有效降低因AAA造成的死亡，且具有社会经济学效益。尽管针对AAA的大规模人群筛查已经被证实有效且兼具社会经济学效益，目前仅有英国和瑞典两国施行了该项筛查。在美国，AAA筛查仅针对60~85岁人群中的吸烟者。

发达国家在过去的二十年AAA的患病率呈下降趋势。在瑞典，AAA患病率从1980年的3.5%下降至2010年的1.7%；在英国，AAA患病率由1997—1999年间的4.9%下降至2016年的1.1%。患病率下降的原因尚不完全清楚，但是吸烟人群的减少已证实对此有巨大作用。如瑞典成年男性的吸烟率由20世纪80年代的35%下降至2015年的10.6%。由于AAA患病率的降低，大规模人口筛查的社会经济学效益需要适时重新评估，但至少目前看来仍然值得推广。

在亚洲范围内，日本一项针对1591名农村地区居民的AAA筛查项目提示患病率为0.3%，4名被证实的AAA患者均为60岁以上老年男性；在中国香港地区，一项研究提示AAA的发病率为每年13.7/10万，而在65岁以上人群中则上升至每年105/10万；在韩国，一项针对1300名冠心病患者的AAA筛查项目提示患病率为2.2%，

其中 82% 为 65 岁以上老年患者；马来西亚一项人群 AAA 筛查项目提示，50 岁以上男性且具有相关危险因素人群的发病率为每年 25.6/10 万、70 岁以上者则达到每年 78.3/10 万，而女性人群中的相应数据仅为每年 7.6/10 万及 18.7/10 万。在中国东北地区，一项针对 60 岁以上老年人群的 AAA 筛查项目提示患病率为 0.9%，且随年龄增长患病率亦呈上升趋势。而在中国中部地区针对 40 岁以上人群进行的 AAA 流行病学筛查提示：患病率为 0.33%，且在 55~75 岁年龄阶段患病率最高。

西方国家近年来 AAA 相关死亡率呈下降趋势，但在全球范围内则不尽然。一项基于世界卫生组织数据库的研究囊括了全球范围内 19 个国家在内的相关数据，该项研究提示：在 1994—2010 年间，美国和英国 AAA 相关死亡率呈下降趋势，而在匈牙利、罗马尼亚、奥地利和丹麦则呈上升趋势；全球范围内男性及 75 岁以下患者 AAA 相关死亡率总体呈下降趋势；AAA 的死亡率与血压、血清胆固醇和吸烟这些因素呈正相关，但与性别无关。

二、动脉瘤的病因学研究

动脉瘤的发病机制仍未完全阐明，缺乏有效的非手术治疗手段。越来越多的证据表明：动脉瘤的形成与遗传、动脉硬化、感染、炎症、创伤等诸多因素相关，具有复杂的发病机制。

（一）遗传性结缔组织病与动脉瘤

数种遗传性结缔组织疾病与动脉瘤关系密切，包括马方综合征、Ehlers-Danlos 综合征、Loeys-Dietz 综合征等；目前已证实的与动脉瘤发生相关的基因包括 FBN1、TGFBR1/2、COL3A1、SMAD3、TGFB2/3、MYH11、ACTA2、SLC2A10 及 MYLK 等。

马方综合征（Marfan syndrome, MFS）：马方综合征是一种常染色体显性遗传病，可累及全身多个器官系统的结缔组织，最常见于心血管系统、骨骼系统和眼球。超过 90% 的死亡病例由心血管系统受累所致。在主动脉根部置换术开展以前，马方综合征患者的平均寿命较正常人缩短了约 2/3。马方综合征患者受累的心血管系统早期表现为主动脉中层的囊性坏死，晚期则表现为弹力纤维断裂消失、瘢痕形成以及平滑肌细胞的过度增生，进而导致主动脉管壁脆弱、扩张，表现为主动脉根部及升主动脉动脉瘤或夹层。FBN1 基因编码蛋白构成细胞外基质和动脉壁成分，被认为是马方综合征的致病基因，迄今已有超过 1 850 种 FBN1 基因突变得到证实。FBN1 基因突变除可以影响细胞外基质成分外，还可对 TGF-β 结合蛋白复合体造成影响，导致不受控制的 TGFβ 释放，促进动脉瘤的形成。

Ehlers-Danlos 综合征（Ehlers-Danlos syndrome, EDS）：E-D 综合征多为常染色体显性遗传，也有常染色体隐性遗传，以男性多见。其以结缔组织胶原纤维发育异常为临床病理基础，根据病理特征分为十多个临床亚型。E-D 综合征Ⅳ型，也称为血管型，该型患者关节活动度大，皮肤极度松弛，常伴发自发性结肠穿孔；血管脆弱易破，周围动脉常自发破裂出血，即使轻微创伤亦可造成内脏血管损伤并出血。此型血管病变多累及胸或腹主动脉，也可累及头颈及四肢动脉，可形成真性、夹层动脉瘤（图 2-11-1）。多数文献认为 COL3A1 基因及其编码的Ⅲ型胶原蛋白异常与血管型 E-D 综合征有密切关系。

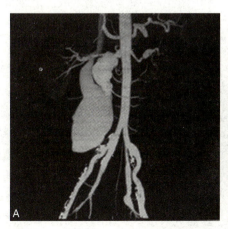
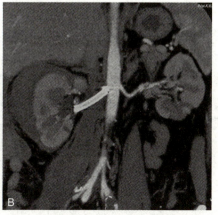

图 2-11-1　一例 E-D 综合征Ⅳ型患者发生自发性肾动脉破裂（A）；覆膜支架封堵破口（B）

Loeys-Dietz 综合征（Loeys-Dietz syndrome, LDS）：是一种以血管、骨骼病变为特征的常染色体显性遗传结缔组织病。Loeys-Dietz 综合征因与其他知晓度更高的基因综合征（如马方综合征、Ehlers-Danlos 综合征）存在较多表型重合而极易误诊。该病特征性表现为儿童时期发生的主动脉瘤或夹层，是造成患者死亡的主要原因。Loeys-Dietz 综合征分为 I-V 型，分别由 *TGFBR1*、*TGFBR2*、*SMAD3*、*TGFB2* 及 *TGFB3* 突变造成。

动脉迂曲综合征（arterial tortuosity syndrome, ATS）：是一种罕见的先天性结缔组织疾病，其以迂曲延长的大动脉为特征。该病为常染色体显性遗传病，致病基因为 *SLC2A10*，编码 GLUT10 蛋白。除特征性大动脉迂曲表现外，患者同时表现出皮肤弹性过高以及关节活动度增加。该病患者易发生家族性胸主动脉瘤或夹层。

动脉瘤-骨关节炎综合征（aneurysms-osteoarthritis syndrome, AOS）：是一种最近报道的常染色体显性遗传病，以动脉瘤形成以及早发骨关节炎为特征。AOS 患者动脉系统表现为动脉瘤形成，具有较高的早期破裂风险；同时，几乎所有的 AOS 患者早期即表现出关节病变，如骨关节炎、椎间盘退行性病变、剥脱性骨软骨炎和半月板异常。这些骨关节炎表现在 LDS、MFS 和 ATS 患者中少见，为 AOS 的特征性表现。AOS 的病因为 *SMAD3* 基因突变，其编码的 SMAD3 是 TGFβ 通路中的关键蛋白。

（二）动脉粥样硬化与动脉瘤

动脉粥样硬化与动脉瘤常并存，早期研究认为动脉粥样硬化可使动脉壁退化、薄弱，是动脉瘤的主要病因。流行病学研究提示，动脉粥样硬化的危险因素与动脉瘤的发生有很大相关性。动脉粥样硬化和动脉瘤均主要发生于老年男性吸烟群体；低密度脂蛋白增高、高密度脂蛋白下降等因素与动脉瘤的发生密切相关。研究表明有临床症状的冠心病患者群体比正常人群 AAA 发病率升高；存在踝/肱指数下降、颈动脉内/中膜增厚的患者中，动脉瘤的发病率也高于正常人群。而行动脉瘤手术的患者中约 44% 同时患有动脉粥样硬化性疾病。

尽管动脉粥样硬化对动脉瘤的形成有一定作用，但其更多导致动脉阻塞性疾病，而非动脉瘤样改变。动脉粥样硬化之所以产生两种不同的结果，有学者认为动脉中膜对动脉粥样硬化损伤的局部反应决定了动脉粥样硬化的最终结局。如果中膜修复完全，则形成阻塞性疾病；相反，如果中膜修复不完全，发生变性坏死，管壁将在血流的作用下发生动脉瘤样改变。

一些研究提示动脉粥样硬化可能并非 AAA 发病的唯一始动因素，它很可能是一种与 AAA 相并存的疾病，在其形成和发展过程中发挥驱动作用。弹力蛋白、胶原蛋白及其代谢有关的基因变异；弹力蛋白酶、胶原蛋白酶和基质金属蛋白酶对血管壁中基质成分的降解；动脉壁中炎性反应中的炎性细胞及炎性因子对各种基质酶类的调控（见本章第三节）；年龄增长对动脉壁的弱化作用等诸多因素均参与动脉瘤的形成过程。蛋白酶系统失衡介导的弹力纤维的降解破坏及继发平滑肌细胞的凋亡是其形成的始动因素，而胶原蛋白的代谢异常、耗竭是瘤体增长以至破裂的主要原因。

（三）感染与动脉瘤

感染性动脉瘤是一种少见疾病。以感染性主动脉瘤为例，仅占全部主动脉瘤的 2.6%，但其病情凶险，如未能及时诊断并予以治疗，可迅速导致主动脉破裂和不可控制的脓毒血症，死亡率极高。

感染性动脉瘤的常见病原体包括葡萄球菌、链球菌、沙门菌等；除常见致病菌外，弯曲杆菌、布氏杆菌、白色念珠菌等亦可致病；另有一部分患者的病原体不明。感染性动脉瘤与动脉硬化性动脉瘤相比，瘤体增长迅速，易破裂但诊断困难。无论细菌源自何处，最终的病理过程是血管壁结构的破坏，导致动脉瘤形成。由于抗生素的使用，细菌性心内膜炎的发病率不断下降，由此引起的感染性动脉瘤也逐渐减少。先天性心脏病、穿透伤、免疫力下降和血管附近的散在脓肿在感染性动脉瘤中起重要作用。

研究显示感染性动脉瘤的细菌谱发生了一定变化。早期报道中由细菌导致的感染性动脉瘤的致病菌多为革兰氏阳性细菌，如肺炎球菌，溶血性链球菌等；现在继发于穿透性创伤形成的感染性动脉瘤中葡萄球菌所占比例不断上升。此外，目前研究表明革兰氏阴性细菌和厌氧菌感染亦有所上升。一组感染性动脉瘤细菌学研究表明，葡萄球菌约占40%，沙门菌约占20%，另有约25%的病原菌不明，多考虑为厌氧菌感染。此外，因免疫功能低下，弯曲菌属、分枝菌属、真菌所致的感染性动脉瘤也有报道。

正常动脉壁对感染有一定抵抗力，只有在动脉壁发生急性穿透性创伤或慢性动脉硬化样病变或形成动脉瘤的情况下，细菌才能感染动脉壁。但沙门菌对正常动脉壁亦有感染倾向。因此目前的研究认为大约半数的动脉感染是由此细菌引起。Bardin等人强调，沙门菌对正常动脉壁的感染可引起动脉壁薄弱，即使未形成动脉瘤也可能发生动脉破裂。

以下是几种特殊致病菌所致的感染性动脉瘤：

1. **梅毒性主动脉瘤**　我国梅毒感染人群近年来呈上升趋势。66%患有慢性梅毒者于第三期可出现梅毒性主动脉炎（syphilitic aortitis，SA）并形成主动脉瘤，往往在原发感染后十余年出现。病变特点是主动脉滋养血管周围有淋巴细胞、浆细胞和单核细胞浸润；中膜有粟粒状树胶样肿形成，并可见灶状坏死及弹力板破坏，晚期形成小瘢痕；内膜则见高度纤维化。动脉壁因炎症导致弹力纤维破坏、动脉壁薄弱，易形成囊状动脉瘤。

2. **结核性动脉瘤**　我国结核感染人群近年来呈上升趋势。结核分枝杆菌累及动脉可导致真性动脉瘤或假性动脉瘤以及狭窄性主动脉炎。动脉瘤样扩张和动脉狭窄性病变可以同时存在。胸主动脉、腹主动脉均可受累。本病近年来发病率低，及时治疗效果很好。

3. **肺炎衣原体性动脉瘤**　5岁以下儿童中少见，发病年龄常在8到16岁之间。该型动脉瘤少见，并存衣原体感染及搏动性包块的儿童应疑及此病。

（四）炎症与动脉瘤

在人动脉瘤标本中可以见到多种炎症细胞浸润，其中巨噬细胞是动脉中膜和外膜中最多见的炎症细胞类型。CXCR4和SDF-1在巨噬细胞浸润过程中发挥重要作用。应用CXCR4的选择性抑制剂AMD300可在AAA动物模型中降低炎症程度、抑制动脉瘤的形成和进展。另一项研究进一步证实在血管紧张素Ⅱ诱导的动脉瘤模型中，动脉瘤壁浸润的巨噬细胞来自脾脏释放的单核细胞，而非局部增殖。

淋巴细胞同样见于人AAA与动物模型中，其中大部分为T淋巴细胞。在血管紧张素Ⅱ诱导的AAA模型与通过弹力蛋白酶灌注得到的AAA模型中，均证实CD4$^+$细胞浸润程度与动脉瘤进展呈正相关。然而，T淋巴细胞浸润并非完全为促瘤作用，调节性T细胞（regulatory T lymphocytes，Treg）最近被证实在AAA中起保护作用：有研究观察到AAA患者外周血中存在Treg功能障碍，表现为FOXP3的表达降低，而SIRT-1抑制剂EX-527可以通过上调FOXP3乙酰化水平并恢复AAA患者Treg数量及功能；在动物模型中，通过各种途径选择性消除Treg均被证实可以促进AAA的发展和破裂可能；除此之外，利用IL-2复合物增强内源性CD4$^+$CD25$^+$Foxp3$^+$产生可以抑制AAA的进展。以上最新的研究结果说明淋巴细胞在AAA的形成过程中发挥作用，而不同类型的淋巴细胞亚型之间有复杂的相互作用关系，仍需进一步研究。

炎性腹主动脉瘤（inflammatory abdominal aortic aneurysm，IAAA）约占所有AAA的5%~10%。IAAA与动脉硬化性AAA有显著区别，患者通常更年轻且具有腹痛、腰痛症状。除此之外，IAAA患者通常表现出血沉与其他血清炎症指标的异常升高。IAAA病理特征表现为动脉瘤壁显著增厚、外膜增厚、周围腹膜后组织纤维化和广泛粘连。与动脉硬化性AAA相比，IAAA破裂风险较低，必要时需应用激素及免疫抑制剂治疗。IgG4相关性IAAA是最近被提出的一种IAAA亚型，被认为是IgG4相关性疾病的一种表现。诊断要点主要依赖于患者血清IgG4水平异常升高及动脉瘤壁外膜大量IgG4阳性浆细胞浸润。

（五）创伤与动脉瘤

创伤性动脉瘤是致伤因子作用于动脉壁，并使其挫伤、穿透或撕裂后形成的动脉瘤。血管损伤后周围有较厚的软组织压迫包裹，导致创道走行曲折，破裂口细小，血液不易流出，形成与动脉相通的血肿。血肿外壁组织在4~6周后逐渐纤维化，内面为动脉内膜延伸而来的内皮细胞，构成瘤壁。动脉瘤壁不具有动脉壁完整的三层结构，而是由动脉内膜和血管邻近的结缔组织构成，因此称之为假性动脉瘤，是创伤性动脉瘤的常见形式。

创伤性动脉瘤以胸主动脉瘤多见，可能与近年交通方式发生变化有关。

（辛世杰）

参 考 文 献

[1] Olsson C, Thelin S, Stahle E, et al. Thoracic aortic aneurysm and dissection. Circulation, 2006, 114（24）: 2611-2618.

[2] Cheung K, Boodhwani M, Chan KL, et al. Thoracic aortic aneurysm growth: role of sex and aneurysm etiology. Journal of the American Heart Association, 2017, 6（2）: e003792.

[3] McClure RS, Brogly SB, Lajkosz K, et al. Epidemiology and management of thoracic aortic dissections and thoracic aortic aneurysms in Ontario, Canada: a population-based study. The Journal of thoracic and cardiovascular surgery, 2018, 155（6）: 2254-2264.

[4] Piffaretti G, Bacuzzi A, Gattuso A, et al. Outcomes Following Non-operative Management of Thoracic and Thoracoabdominal Aneurysms. World journal of surgery, 2019, 43（1）: 273-281.

[5] Scott RAP. Multicentre Aneurysm Screening Study Group. The Multicentre Aneurysm Screening Study（MASS）into the effect of abdominal aortic aneurysm screening on mortality in men: a randomised controlled trial. The Lancet, 2002, 360（9345）: 1531-1539.

[6] Lindholt JS, Juul S, Fasting H, et al. Hospital costs and benefits of screening for abdominal aortic aneurysms. Results from a randomised population screening trial. European journal of vascular and endovascular surgery, 2002, 23（1）: 55-60.

[7] Wanhainen A, Hultgren R, Linné A, et al. Outcome of the Swedish nationwide abdominal aortic aneurysm screening program. Circulation, 2016, 134（16）: 1141-1148.

[8] Anjum A, von Allmen R, Greenhalgh R, et al. Explaining the decrease in mortality from abdominal aortic aneurysm rupture. British journal of surgery, 2012, 99（5）: 637-645.

[9] Svensjö S, Björck M, Gürtelschmid M, et al. Low prevalence of abdominal aortic aneurysm among 65-year-old Swedish men indicates a change in the epidemiology of the disease. Circulation, 2011, 124（10）: 1118-1123.

[10] Stather P W, Dattani N, Bown MJ, et al. International variations in AAA screening. European Journal of Vascular and Endovascular Surgery, 2013, 45（3）: 231-234.

[11] Singh K, Bønaa K H, Jacobsen BK, et al. Prevalence of and risk factors for abdominal aortic aneurysms in a population-based study: The Tromsø Study. American journal of epidemiology, 2001, 154（3）: 236-244.

[12] Wanhainen A, Bergqvist D, Boman K, et al. Risk factors associated with abdominal aortic aneurysm: a population-based study with historical and current data. Journal of Vascular surgery, 2005, 41（3）: 390-396.

[13] Adachi K, Iwasawa T, Ono T. Screening for abdominal aortic aneurysms during a basic medical checkup in residents of a Japanese rural community. Surg Today, 2000, 30（7）: 594-599.

[14] Cheng SW, Ting AC, Tsang SH. Epidemiology and outcome of aortic aneurysms in Hong Kong. World J Surg, 2003, 27（2）: 241-245.

[15] Oh SH, Chang SA, Jang SY, et al. Routine screening for abdominal aortic aneurysm during clinical transthoracic echocardiography in a Korean population. Echocardiography, 2010, 27（10）: 1182-1187.

[16] Yii MK. Epidemiology of abdominal aortic aneurysm in an Asian population. ANZ J Surg, 2003, 73（6）: 393-395.

[17] 姜波, 李馨桐, 张东明, 等. 中国东北地区腹主动脉瘤超声筛查初步结果. 中华血管外科杂志, 2019, （4）1: 20-24.

[18] Li K, Zhang K, Li T, et al. Primary results of abdominal aortic aneurysm screening in the at-risk residents in middle China. BMC cardiovascular disorders, 2018, 18（1）: 60.

[19] Sidloff D, Stather P, Dattani N, et al. Aneurysm global epidemiology study: public health measures can further reduce abdominal aortic aneurysm mortality. Circulation, 2014, 129（7）: 747-753.

[20] Jiang H, Xin S, Yan Y, et al. Abnormal acetylation of FOXP3 regulated by SIRT-1 induces Treg functional deficiency in patients with abdominal aortic aneurysms. Atherosclerosis, 2018, 271（1）: 182-192.

[21] Stone JH, Zen Y, Deshpande V. IgG4-related disease. N Engl J Med, 2012, 366（6）: 539-551.

第二节　动脉瘤的遗传学及分子生物学研究

在过去的20多年里，动脉瘤的基因学和分子生物学研究取得了长足的进步，标志性的发现莫过于1991年确认了马方综合征（Marfan syndrome）是由 *FBN1* 基因变异导致的，以及于

20世纪90年代后期发现了动脉瘤的家族性发病特征。目前的研究已经确认了超过20多个基因与动脉瘤的发生发展密切相关。这些基础研究的进展,除了为动脉瘤的诊断提供了新的分子生物学手段以外,还极大地加深了对动脉瘤发病机制的认识,为临床医生判断动脉瘤的病程和预后提供了极为珍贵的资料。

一、胸主动脉瘤的遗传学及分子生物学特征

胸主动脉瘤具有显著的遗传学倾向,约有20%的胸主动脉瘤患者有明确的家族史。按照胸主动脉瘤的发病特征,可以分为两类:综合征型(除了主动脉以外还具有其他器官及组织的特殊表现)和非综合征型(疾病仅局限于主动脉)。

(一)综合征型动脉瘤

1. 马方综合征 马方综合征是到目前为止研究最为深入的一种以动脉瘤为主要表现的综合征,其本质是结缔组织异常所导致的全身性综合征,临床表现包括骨关节异常(蜘蛛指、扁平胸、关节过伸和韧带松弛等)、眼部征象(晶状体脱位和视网膜剥离等)、心脏疾病(二尖瓣和/或主动脉瓣关闭不全)以及主动脉疾病(主动脉瘤和主动脉夹层)等。DNA序列检测已经明确了接近95%的马方综合征是由位于15号染色体q21.1位点的 *FBN1* 基因突变导致的。*FBN1* 基因编码的是一种名叫fibrillin-1的细胞外基质蛋白,该蛋白是形成弹性蛋白微丝的必要组分,而弹性蛋白微丝则是维持组织弹性和结构完整性所必需的。到目前为止,已经发现了超过1 850种不同的 *FBN1* 基因突变形式。目前已知的最严重的马方综合征类型是由位于24~32号外显子之间的突变造成的。

2. Loeys-Dietz 综合征 虽然Loeys-Dietz综合征在临床表现上与马方综合征有很多相似之处,但其也有很多独特而典型的临床特征,主要表现为宽眼距、悬雍垂裂或腭裂、主动脉迂曲和主动脉瘤/夹层。到目前为止,已经发现了6个与Loeys-Dietz综合征有关的基因,分别为 *TGFBR1*、*TGFBR2*、*SMAD2*、*SMAD3*、*TGFB2* 和 *TGFB3*。这些基因对于维持TGFβ信号通路的完整性和正常功能至关重要,分别编码了调控该通路的表面受体、胞内效应分子以及细胞因子。*SMAD3*、*TGFBR1* 和 *TGFBR2* 基因的突变往往导致严重的血管表型,典型的自然特征表现为主动脉瘤的自发性破裂(平均死亡年龄26.1岁),而另外三个基因所导致的血管疾病的严重程度则相对较轻。

在2016年,科研人员首次确认了一种临床表现与Loeys-Dietz综合征和马方综合征都很类似的特殊临床综合征,该疾病是由X染色体上的 *BGN* 基因突变导致的。该疾病除了表现为青少年时期发病的动脉瘤以外,该基因突变的男性患者还表现为宽眼距、漏斗胸畸形、关节运动过度和轻度的骨骼发育不良,而女性患者的严重程度则差异很大。*BGN* 基因编码一种富含亮氨酸的双链蛋白聚糖Biglycan,该蛋白聚糖通过调节胶原蛋白微丝的形成而对细胞外基质的组装和维持发挥着重要的调控作用。该蛋白聚糖除了本身的结构性功能以外,还能与TGFβ等多种生长因子和细胞因子相互作用,调节这些因子的活性。

实际上,到目前为止仍然有一部分患者具有Loeys-Dietz综合征的典型临床特征,但却没有已知的与Loeys-Dietz综合征相关的基因突变,说明还有很多与Loeys-Dietz综合征相关的未知基因还有待于进一步的探索和发现。

3. Shprintzen-Goldberg 综合征 与Loeys-Dietz综合征复杂的基因源性不同,Shprintzen-Goldberg综合征的基因源性单一,绝大部分是由于 *SKI* 基因的突变引起的。*SKI* 基因编码的SKI蛋白是TGFβ信号通路的负性调节因子,能够抑制该通路的活性。*SKI* 基因的突变导致了TGFβ信号通路的过度激活,从而诱发一系列的临床表现。Shprintzen-Goldberg综合征的临床表现除了动脉瘤和主动脉夹层等血管表型之外,主要包括由于颅缝早闭所导致的宽眼距、眼睛外凸、短小下颌等面部特征、脐疝以及发育迟缓和轻到中度的智力障碍。

4. Ehlers-Danlos 综合征 Ehlers-Danlos综合征的临床特征包括皮肤弹性过强、组织脆性增加、关节活动过度及关节脱位。Ehlers-Danlos综合征IV型,也称为血管型,是 *COL3A1* 基因突变导致的常染色体显性遗传病。患者除了具有其他Ehlers-Danlos综合征的皮肤和关节等的临床表现以外,最显著的特点就是动脉瘤和/或夹层的形

成以及自发性胃肠穿孔。基因 COL1A 和 COL5A1 突变所导致的其他 Ehlers-Danlos 综合征亚型也可以偶发血管表型。上述三个基因能够编码三种不同的胶原蛋白,而胶原蛋白是重要的细胞外基质组分,能够为内脏器官以及皮肤等提供必要的张力支持。

近些年来,对于 Ehlers-Danlos 综合征的研究又取得了新的突破。脊柱侧凸型 Ehlers-Danlos 综合征和脑室周围结节状灰质异位型 Ehlers-Danlos 综合征均可以出现自发性的血管破裂。这两种疾病分别是 PLOD1 基因和 X 染色体上的 FLNA 基因突变导致的。PLOD1 基因编码一种胶原合成酶,该酶能够调节胶原纤维的组装。而 FLNA 基因则编码细丝蛋白,该蛋白能够介导血管平滑肌细胞胞浆内的收缩蛋白与细胞膜和细胞外基质的连接。

(二)非综合征型胸主动脉瘤

非综合征型胸主动脉瘤又分为家族性胸主动脉瘤(familial thoracic aortic aneurysms, FTAA)和自发性胸主动脉瘤。家族性胸主动脉瘤是指在家族中有两名及以上的成员罹患胸主动脉瘤,而自发性胸主动脉瘤是指家族中只有一名成员罹患该疾病。虽然家族性胸主动脉瘤只占非综合征型胸主动脉瘤的 20%,但与自发性动脉瘤相比,具有发病时间更早,动脉瘤增大更为迅速的特点。

1. 虽然动脉瘤的基因学研究在近些年来取得了长足的进步,发现了超过 10 种不同的基因与家族性动脉瘤密切相关,但仍有 75%~80% 的家族性动脉瘤无法用已知的基因变异来解释,这说明家族性动脉瘤的病因具有显著的基因多元性,还有待于科研及临床工作人员的进一步研究。

2. ACTA2 基因 在已知的家族性胸主动脉瘤的致病基因中,ACTA2 基因是最常见的,约占全部家族性胸主动脉瘤的 20%,而其余所有已知的家族性胸主动脉瘤相关基因仅占全部家族性胸主动脉瘤的不到 1%。ACTA2 基因编码平滑肌细胞肌动蛋白,该蛋白对于维持血管平滑肌细胞的收缩功能至关重要。值得注意的是,除了胸主动脉瘤及夹层以外,脑卒中、冠脉疾病、腹主动脉瘤和动脉导管未闭等疾病也常见于 ACTA2 基因突变的患者。

3. MYH11 基因 MYH11 基因编码肌球蛋白 11,该蛋白也被称为平滑肌细胞肌球蛋白重链,是平滑肌细胞中粗收缩纤维的重要构成部分,也是平滑肌细胞维持收缩功能的必要组分,通常被认为是收缩型平滑肌细胞的特异性指标。MYH11 基因的突变可以导致胸主动脉瘤的发生,此外该基因的突变也可以导致先天性动脉导管未闭。值得注意的是,该基因的表型外显率不高,即有很多携带有该基因突变的人并没有任何血管症状。

4. MYLK 基因 MYLK 基因编码平滑肌细胞肌球蛋白轻链激酶,该激酶能够诱导平滑肌细胞收缩。到目前为止,仅确诊了 3 例家族性动脉瘤是由于有该基因的无义突变。尽管发生率很低,但需要引起重视的是,该基因的突变显著增加了主动脉的疾病易感性,表现为大部分携带有该基因突变的患者在主动脉没有显著扩张时就突发了主动脉夹层。

5. PRKG1 基因 与 MYLK 基因相反的是,PRKG1 基因编码的蛋白激酶能够解除平滑肌细胞的收缩,诱导平滑肌细胞的松弛,正因为其对平滑肌细胞收缩功能的负性调节,所以该基因的功能获得性突变常常导致家族性动脉瘤的发生。携带有该基因突变的患者往往同时合并有主动脉迂曲和高血压的表现。

家族性胸主动脉瘤除了与上述较为常见的基因突变相关联外,近年来也有关于 MFAP5、MAT2A、FOXE3 和 LOX 基因突变导致家族性胸主动脉瘤的报道。

二、腹主动脉瘤的遗传学及分子生物学特征

腹主动脉瘤的遗传学特性和分子生物学特征与胸主动脉疾病是有显著不同的。不可否认的是遗传学因素是腹主动脉瘤病因中的一环,支持该观点的是一项关于双胞胎的大型研究,该研究表明,在腹主动脉瘤的发生与发展中基因的贡献占 77%,而吸烟、感染等环境因素的贡献仅占 23%。即便如此,遗传学因素对腹主动脉瘤的影响远没有在胸主动脉瘤中那么显著。虽然腹主动脉瘤可以发生于前面提到的综合征型动脉瘤疾病中,如 Ehlers-Danlos 综合征Ⅳ型、马方综合征和 Loeys-Dietz 综合征,但绝大部分的腹主动脉瘤患者却没

有任何遗传学疾病。

由于腹主动脉瘤的发病年龄晚，症状隐秘，家族性特征不够显著，其基因学研究并不像胸主动脉疾病那么深入。到目前为止最大的一项关于腹主动脉瘤的基因组学研究，共入组了 10 204 名腹主动脉瘤患者和 107 766 名健康对照人群，该研究确认了 9 个与腹主动脉瘤相关的基因座（表 2-11-1），后续的进一步分析提示这些基因座与细胞外基质的重构、免疫功能的调节以及脂质的代谢相关联。虽然这些基因座与腹主动脉瘤高度相关，但这 9 个基因座仅仅能解释很小的一部分腹主动脉瘤的发生。这说明腹主动脉瘤的基因学和分子生物学研究急切需要新的突破。

表 2-11-1　与腹主动脉瘤相关的基因座

名称	相关的基因、RNA 或蛋白	可能的功能
rs602633	Sortilin 1	脂质和糖的代谢
rs4129267	IL-6 受体	免疫功能
rs10757274	长链非编码 RNA ANRIL	血管平滑肌细胞增殖、凋亡和功能调节
rs10985349	Disabled homolog 2-interacting protein	血管平滑肌细胞增殖、凋亡和功能调节
rs6511720	LDL 受体	脂质的代谢
rs1795061	SMYD3	干细胞功能
rs9316871	长链非编码 RNA LINC00540	调控 FGF9 的产生
rs3827066	MMP9	细胞外基质的重塑
rs2836411	红细胞特异性分化相关基因	血管新生、主动脉的发育和细胞外基质的重塑

另外还有研究发现 DNA 的甲基化水平异常和端粒酶的长短也与腹主动脉瘤的发病相关联。

总之，腹主动脉瘤的遗传特征与胸主动脉瘤和夹层有很大不同，这提示该两种动脉瘤的病理生理学特征也有显著区别。例如，已经发现的与腹主动脉瘤最为密切相关的 9 个基因座却没有一个是与胸主动脉疾病相关联的。此外，需要引起注意的是，腹主动脉平滑肌细胞的胚胎来源是中胚层，而胸主动脉平滑肌细胞的胚胎来源是神经嵴。而不同胚胎来源的血管平滑肌细胞对细胞因子和生长因子等生理学刺激的反应是不同的，这也是腹主动脉瘤和胸主动脉瘤的疾病特性所不同的重要原因之一。

（辛世杰）

参 考 文 献

[1] Dietz HC, Cutting GR, Pyeritz RE, et al. Marfan syndrome caused by a recurrent de novo missense mutation in the fibrillin gene. Naure, 1991: 337-339.

[2] Brownstein AJ, Kostiuk V, Ziganshin BA, et al. Genes Associated with Thoracic Aortic Aneurysm and Dissection: 2018 Update and Clinical Implications. Aorta (Stamford), 2018: 13-20.

[3] Kim HW1, Stansfield BK. Genetic and Epigenetic Regulation of Aortic Aneurysms. Biomed Res Int, 2017: 1-12.

[4] Joergensen TM, Christensen K, Lindholt JS, et al. High heritability of liability to abdominal aortic aneurysms: a population based twin study. Eur J Vasc Endovasc Surg, 2016: 41-46.

[5] Jones GT, Tromp G, Kuivaniemi H, et al. Meta-analysis of genome-wide association studies for abdominal aortic aneurysm identifies four new disease-specific risk loci. Circ Res, 2017: 341-353.

[6] Toghill BJ, Saratzis A, Freeman PJ, et al. SMYD2 promoter DNA methylation is associated with abdominal aortic aneurysm (AAA) and SMYD2 expression in vascular smooth muscle cells. Clin Epigenet, 2018: 1-15.

[7] Kuivaniemi H, Ryer EJ, Elmore JR, et al. Understanding the pathogenesis of abdominal aortic aneurysms. Expert Rev Cardiovasc Ther, 2015: 975-987.

[8] Golledge J. Abdominal aortic aneurysm: update on pathogenesis and medical treatments. Nat Rev Cardiol, 2018.

[9] Meester JA, Vandeweyer G, Pintelon I, et al. Loss-of-function mutations in the X-linked biglycan gene cause

a severe syndromic form of thoracic aortic aneurysms and dissections. Genet Med, 2017: 386-395.

[10] Guo DC, Pannu H, Tran-Fadulu V, et al. Mutations in smooth muscle alpha-actin (ACTA2) lead to thoracic aortic aneurysms and dissections. Nat Genet, 2007, 1488-1493.

[11] Regalado ES, Guo DC, Santos-Cortez RL, et al. Pathogenic FBN1 variants in familial thoracic aortic aneurysms and dissections. Clin Genet, 2016: 719-723.

第三节　动脉瘤的炎症与免疫学研究

一、概述

动脉瘤的病因学研究,从最开始的病理现象观察及描述,到之后的酶学/生物化学研究,以及当今的炎性/免疫学研究历经20余年。应该说免疫学/自身免疫学研究成果是对动脉瘤病因学从现象到本质的更高层次的认识。尽管多数学者认为动脉瘤的形成是多种因素共同作用的结果,但从免疫学/自身免疫学角度出发同样能够解释动脉瘤发病过程中的多种病理生理变化。本章主要讨论在腹主动脉瘤发生发展过程中的炎症反应及自身免疫相关内容。

慢性炎性细胞浸润贯穿于动脉瘤的形成和发展过程中,是动脉瘤的显著病理特征,是其发病机制中一个重要的方面。主要病理改变包括动脉壁外膜多种炎症细胞如NK细胞、巨噬细胞、$CD4^+T$淋巴细胞、中性粒细胞、肥大细胞等浸润,其中促炎性的$CD4^+T$淋巴细胞和活化的巨噬细胞是炎性浸润最主要的细胞组分。腹主动脉瘤壁组织慢性炎症反应,表现为炎性细胞浸润以及炎症因子表达上升。一方面,这些炎症细胞可以分泌多种炎症因子,例如IL-1β、IL-6、TNF-α、MCP-1等,加重管壁炎症反应,并损伤血管壁;另一方面,这些炎症细胞可以分泌多种酶类,其中起主要作用的为MMP-2和MMP-9和半胱氨酸蛋白水解酶以及丝氨酸蛋白酶等。MMPs可以降解血管管壁中层弹力纤维,使弹力纤维断裂,血管壁顺应性降低,在血流的冲击作用下管腔逐渐增大,加剧瘤体扩张。此外,弹力蛋白和细胞外基质(ECM)碎片会招募炎性细胞至动脉壁进而引起先天性免疫应答。同时,适应性免疫应答也与动脉瘤进展过程中的抗原特异性抗体的产生有关。综合大量之前的研究结果,AAA可被认为是一种自身免疫性疾病,多种炎症相关因素与腹主动脉瘤的发病密切相关,本节将对AAA发生发展过程中存在的炎性细胞浸润及自身免疫调节异常进行初步叙述。

二、AAA中的炎性细胞

动脉瘤中的全层炎症浸润包含多种类型的细胞,其中最主要的是巨噬细胞和淋巴细胞,此外还有较少的肥大细胞和中性粒细胞。Ocana等人的研究证实,T淋巴细胞和B淋巴细胞存在于动脉瘤组织中,且最主要的细胞组分就是$CD4^+T$淋巴细胞。同时,动脉瘤组织中也存在NK细胞,且动脉瘤患者外周血中的NK细胞比例也明显高于正常人群。B淋巴细胞和T淋巴细胞的存在,提示抗体介导的体液免疫和自身免疫过程可以促进动脉瘤形成和进展。既往的动物模型研究证明,在去除$CD4^+T$淋巴细胞后,AAA将不会形成。此外,炎性动脉瘤的形成可受到促炎性$CD4^+T$淋巴细胞产生的细胞因子白介素(IL)-17的调控。这些促炎性$CD4^+T$淋巴细胞可加重动脉瘤疾病进展并且在慢性炎症损伤动脉壁的过程中具有重要作用。巨噬细胞在动脉瘤进展过程中的炎症反应过程中也具有重要作用。肿瘤坏死因子(TNF)-α、IL-6、IL-8以及干扰素(IFN)-γ是促炎性巨噬细胞相关细胞因子,已被证实是AAA进展过程中的重要生物标志物。细胞外基质崩解产物和多种趋化因子也可以招募巨噬细胞进而攻击动脉壁。这些趋化因子包括单核细胞趋化蛋白(MCP)-1、IL-8以及TNF-α,上述细胞因子可以与AAA瘤壁中浸润的巨噬细胞共存。巨噬细胞和T淋巴细胞一样具有一定的可塑性同时具有分化成不同表型的潜能,包括激活型(M1)和选择性激活型(M2)。AAA中存在M1型和M2型细胞比例失衡,针对促进M2型细胞的应答可提供一种潜在的治疗方法以减轻AAA中的慢性炎症反应。

(一)T淋巴细胞及其表型

T细胞是由多种细胞亚群组成的淋巴细胞,具有不同的分类系统和多种生理功能。其最基本的分类标准是基于细胞表面表达的 CD4 和 CD8 分子。CD4$^+$T 淋巴细胞主要识别通过 Ⅱ 型组织相容性复合体（MCH）递呈的抗原，而 CD8$^+$T 淋巴细胞主要识别通过 Ⅰ 型组织相容性复合体递呈的抗原，具有细胞毒性作用。大多数具有调节作用的 T 细胞表达 CD4 分子，而大多数具有细胞毒性作用的 T 细胞表达 CD8 分子。CD4$^+$T 淋巴细胞是 AAA 组织中最常见的浸润细胞。通过分泌细胞因子，CD4$^+$T 淋巴细胞可以通过募集巨噬细胞、调控 ECM 和蛋白酶分泌间接控制基质代谢。根据产生细胞因子所需刺激不同和分泌产物以及生理功能的不同，CD4$^+$T 淋巴细胞可进一步细分为辅助性（Th）和效应性（Teff）T 淋巴细胞亚群。辅助性 CD4$^+$T 细胞主要由 Th1,Th2,Th17 和调节性 T 淋巴细胞（Treg）组成，Th1 和 Th2 亚群分别可以促进细胞和体液免疫，二者在建立自身免疫的过程中均可能产生致病性作用。

1. Th1 细胞 Th1 细胞与多种慢性自身免疫疾病有关，包括风湿性关节炎、系统性红斑狼疮等。细胞因子 IL-12 可以特异性激活 Th1 细胞，信号转导和转录激活因子（STAT）4 和 T-bet 通路的活化可以产生 IFN-γ、TNF-α 和 TNF-β。Th1 细胞产生的 IFN-γ 可以激活巨噬细胞并通过上调细胞因子、趋化因子和黏附分子的表达增强炎性细胞的聚集，同时已活化的巨噬细胞继续产生 IL-12 并促进其他 Th1 细胞活化。Th1 细胞的活化及其产生的多种细胞因子可以破坏基质并促进 AAA 的形成。Galle 等人发现，在人动脉瘤组织中 IFN-γ 表达水平很高，而 Th2 细胞的特异性标志物 IL-4 表达却无任何改变。T-bet 是一种促进 Th1 应答的转录因子，与正常动脉组织相比，AAA 中的 IFN-γ 和 T-bet mRNA 水平明显增高。Juvonen 等人的研究证明 AAA 患者的血清 IFN-γ 水平与动脉瘤的增长率存在相关性。动物模型研究也显示，缺乏 CD4$^+$T 淋巴细胞的小鼠 MMP 表达下降，较少形成 AAA,此外 IFN-γ 及其下游转录因子 STAT1 在 ApoE$^{-/-}$ 小鼠模型中对 AAA 形成也有重要作用。

2. Th2 细胞 Th2 细胞及其分泌的细胞因子主要发挥抗炎作用。Th2 细胞同时也与 IgE 调控的抗体反应、过敏和哮喘等炎性病变有关。Th2 相关细胞因子包括 IL-4、IL-5 以及 IL-10,在

AAA 组织中上述因子均有较高表达,而在动脉粥样硬化病变及正常动脉壁中并无相关发现。经典的 Th1 细胞因子 IFN-γ 在 AAA 及动脉粥样硬化组织中均存在高表达,其受体 IFN-R 仅仅在动脉粥样硬化损伤组织中表达。Th2 细胞相关因子 IL-4 可以介导 CD4$^+$T 淋巴细胞分化成为 Th2 表型。通过激活 STAT5 和 GATA-3 通路,Th2 细胞可以分泌 IL-4,IL-5,IL-10 和 IL-13。IL-4 和 IL-10 可以抑制巨噬细胞的细胞毒性作用同时下调促炎性因子和 MMPs 的表达。IL-13 可以促进抗炎性 M2 型巨噬细胞的发生发展但却会上调 MMPs 的表达。综上所述,CD4$^+$T 淋巴细胞中的 Th1 及 Th2 细胞比例失衡对于 AAA 发生发展过程中的免疫调控异常和慢性炎症浸润具有重要意义。

3. Th17 细胞 在 AAA 发生发展的整个病理生理过程中还存在一种辅助性 T 细胞亚型 -Th17。其产生的最主要的细胞因子为 IL-17A。IL-17A 具有促炎性作用可促进多种自身免疫性疾病的发生发展,其在 AAA 病理过程中的潜在作用已成为目前的研究热点。这种细胞与 Th1 和 Th2 细胞的不同之处主要体现在其特有的相关细胞因子和分化途径。Th17 细胞可被 IL-23、IL-1 和 IL-6 激活进而介导 RORγt 和 STAT3 分泌 IL-17。目前已知 IL-17 存在六种亚型（A-F）,其中 Th17 细胞分泌 IL-17A 和 F 两种亚型。IL-17A 是发挥作用最主要的细胞因子,参与调节多种免疫和炎性疾病。小鼠模型中的研究结果表明,Th17 细胞可以促进血管壁上的巨噬细胞聚集。若缺乏 IL-17,动脉壁中的巨噬细胞就会减少。Madhur 等人发现与 IL-17 敲除鼠相比,ApoE$^{-/-}$ 小鼠模型中的动脉瘤形成率并没有明显差异。这说明在小鼠模型中,IL-17 的表达并未直接起到关键作用。但是,Sharma 等人的研究发现,在人类 AAA 中 IL-23 和 IL-17 的表达明显上调。在使用弹力蛋白酶灌注法制备的动脉瘤小鼠模型中,敲除 IL-17 或者 IL-23 可减少促炎性细胞因子的分泌同时显著降低动脉瘤形成率。此外,间充质干细胞治疗可以减少 IL-17 的产生并减缓主动脉扩张。这些研究结果表明通过下调 IL-17 表达,减少其细胞因子的分泌可降低 ApoE$^{-/-}$ 和弹力蛋白酶灌注小鼠模型中的 AAA 发

生率。上述结论都说明,在促进炎性反应和动脉瘤疾病的进展中,Th17 细胞可能发挥了重要作用。

4. 调节性 T 淋巴细胞 调节性 T 淋巴细胞(regulatory T cell,Treg)是 CD4⁺T 淋巴细胞中一种特殊的亚群,其主要的功能是对抗效应性 T 细胞的促炎性作用并在免疫耐受过程中具有重要作用。IL-2 和转化生长因子(TGF)-β 都可以激活 Treg 细胞,活化的 Treg 细胞可以通过 STAT5 和 FOXP3 通路产生 IL-10 和 TGF-β。Treg 细胞在抑制炎症反应过程中具有重要作用,其可以限制并修复炎症反应附带的各种损伤。Treg 细胞的功能主要包括阻断效应性 T 淋巴细胞(Teff cells)的增殖,通过阻断效应性细胞和巨噬细胞产生的 TNF-α 和 IFN-γ 引起的炎性级联反应。此外 Treg 细胞还可以减少基质降解产物介导的自身反应性 T 淋巴细胞的增殖。自身反应性 T 淋巴细胞的异常增殖意味着炎性反应失控,Treg 细胞最重要的功能就是抑制自身反应性 T 淋巴细胞的增殖。已有研究结果证实,在动脉瘤患者中存在 Treg 细胞抑制功能缺失。通过注入其他供体小鼠的脾来源 Treg 细胞可以提升 ApoE⁻ᐟ⁻ 小鼠体内的 Treg 细胞数量进而减缓动脉瘤形成。多种慢性炎症反应疾病如 COPD、炎性肠病、狼疮之中都存在 Treg 细胞比例异常和 Treg 细胞抑制功能失调。功能正常的 Treg 细胞可以通过抑制 T 淋巴细胞增殖,阻断 TNF-α 和 IFN-γ 分泌以及抑制自身反应性 T 细胞的增殖来抑制基质损伤和炎症反应。总之,大多数的 CD4⁺T 淋巴细胞是效应性 T 淋巴细胞,其主要功能就是通过适应性免疫系统来参与急性炎症反应应答。在急性炎症损伤中,这些细胞对于正常的宿主防御尤其重要。在炎症反应的起始和进展阶段,效应性 T 淋巴细胞分泌并诱导蛋白酶的产生进而促使炎症细胞迁移至组织内产生损害作用。在正常情况下,Treg 细胞可以减轻上述的炎症损伤。而在慢性炎症反应过程中,比如 AAA,Treg 相关抗炎性机制缺陷/调控异常而无法减轻各种炎性反应,最终的结果就是显著的 ECM 损伤及降解。

(二)B 淋巴细胞

与 T 淋巴细胞相比,关于 B 淋巴细胞在 AAA 形成中具有的作用报道较少。B 淋巴细胞具备产生抗体的能力,产生的抗体在自身免疫性疾病中具有破坏性致病作用,而消除抗体后致病性作用会消失。有研究证明,B 淋巴细胞缺乏的小鼠经过弹力蛋白酶灌注后,AAA 发生率会明显下降。然而,并没有直接证据表明 B 淋巴细胞参与了 AAA 的发生和进展,只有关于其产生的抗体以及抗原作用的相关报道。

(三)巨噬细胞及其表型

巨噬细胞在多种疾病的先天性和适应性免疫应答过程中均具有重要作用。与其他免疫细胞一样,在炎性微环境中,巨噬细胞会对多种刺激产生应答。这些细胞在炎症的发生和消除过程中会发挥重要作用。巨噬细胞主要由两种表型构成,M1 和 M2。M1 型巨噬细胞在受到刺激后,持续产生蛋白水解酶和炎性介质进而维持甚至加重炎性反应。动脉损伤早期后会引起 M1 型巨噬细胞的积聚。正常情况下,浸润的巨噬细胞在经过一段时间后会转换成 M2 型巨噬细胞促进组织修复和愈合。M1 和 M2 型细胞的比例平衡对于组织损伤修复和应对炎性反应具有重要作用。如果 M1 型细胞比例持续增加就会引起慢性炎症。相反,若 M2 型细胞比例增加就会导致伤口持续感染或愈合不良。AAA 组织中存在明显的炎性细胞浸润,其中 M1/M2 型细胞比例严重失衡参与了 AAA 的形成和扩张。

1. M1 型巨噬细胞 M1 型巨噬细胞会对外界环境的刺激产生应答,产生蛋白水解酶和促炎性因子来维持炎症反应。体外研究证实,很多炎性细胞因子如 IFN-γ 和 TNF-α 可以活化经典的 M1 型巨噬细胞。M1 型巨噬细胞的极化需要 IFN-γ 和 TNF-α 同时存在,二者激活 TLR4 以后才可以进一步激活巨噬细胞。M1 型巨噬细胞再活化后会产生多种 M1 型细胞标志物如诱导型一氧化氮合酶(iNOS)、TNF-α、IL-1β 以及多种促炎性因子。目前 M1 型巨噬细胞的特异性细胞表面标志物有 CD80 和 CD86,其产生的多种细胞因子可导致慢性炎症和组织损伤。在人类动脉瘤中针对巨噬细胞的研究一直由于病变组织处于终末期或者只能获取外周血单个核细胞而有所局限。前人研究证明,动脉瘤患者外周血单个核细胞针对血管内皮细胞的黏附性增加同时会产生大量 MMP-9。虽然在这些单核细胞中并未深入检测 M1 或者 M2 细胞的标志物,但是这些细胞会参与系统性炎症免疫应答并产生大量 MMP-9 引起组织损伤和崩解。Hance 等人的研究证明,动脉瘤组织中的单核细胞具有趋化性,其可以直接损伤弹力蛋白和 ECM。多种细胞表面标志物与 M1 型巨噬细胞极化有关。CD14 与 TLR4 是一种共同受体,其通过 IFN-γ 和 LPS 通路活化参与 M1 细胞极化。已有研究证明,AAA 患者与正常人群相比,其 CD14$^+$CD16$^+$ 单核细胞的比例会明显增高,这说明单核细胞与 AAA 中的慢性炎症浸润有关。与 Th1 细胞相似,促炎性巨噬细胞表型 M1 可以被 IFN-γ 活化进而产生促炎性调控因子如 IL-6,TNF-β 以及 IL-1。AAA 动物模型进行的研究发现,CD14 缺失可以减少炎性细胞浸润进而减缓动脉瘤的发生与进展,消除单核细胞可以减轻 AAA 的症状。关于 AAA 中各种促炎性细胞因子的研究已经越发广泛和深入,目前多种治疗策略主要集中于拮抗相关细胞因子。M1 型细胞相关促炎性细胞因子 TNF-α、IL-6、IL-1β 和 IFN-γ 在人类动脉瘤组织和血清中都会显著增高。IFN-γ 可以激活 M1 型巨噬细胞,下调 IFN-γ 表达可以抑制动脉瘤形成和巨噬细胞浸润。另一个 M1 细胞相关细胞因子 TNF-α 也可刺激 M1 巨噬细胞极化,活化后的 M1 细胞可进一步产生更多的 TNF-α。在动物模型中的研究发现基因敲除 TNF-α 可以减少巨噬细胞浸润并减缓动脉瘤的形成,与此相似的一些敲除 M1 细胞相关因子 IL-6 和 IL-1β 的研究也得到了类似结果。若没有这些 M1 细胞极化细胞因子,AAA 的形成和进展以及巨噬细胞浸润程度会大幅度降低。

2. M2 型巨噬细胞 与 M1 型巨噬细胞相反,选择性激活的 M2 型巨噬细胞与组织损伤修复和炎症反应减退有关。M2 型细胞的活化主要是通过 IL-4 或者 IL-13 介导的,活化后的 M2 型细胞可以对抗 IFN-γ 引起的促炎性作用。IL-4 和 IL-13 可以与 IL-4 受体结合并通过 STAT6 通路使 M2 型细胞极化。巨噬细胞极化后形成的抗炎性 M2 型细胞可以产生多种抗炎性细胞因子包括 IL-10 和 TGF-β。M2 型巨噬细胞的主要标志物有甘露醇受体(CD206)、精氨酸酶 I 以及 CD163。在许多慢性炎症疾病中,M2 型细胞应答的增强可以限制持续的炎症反应。近来,关于最

常见的 M2 型细胞标志物 CD206 的研究越发增多。CD206 可以在炎症反应发生后调控并释放多种糖蛋白协助组织损伤修复。目前,在人类动脉瘤组织中关于 CD206 的研究结果有一定争议。Boytard 等人的研究发现在动脉瘤损伤中 CD206$^+$ 巨噬细胞主要存在于附壁血栓(ILT)中,而损伤更为严重的动脉外膜中存在较少。相反,Dutertre 等人的研究发现 CD206$^+$ 巨噬细胞存在于受损的动脉中发挥组织损伤修复作用。上述结论说明,关于 M2 型巨噬细胞以及其他 M2 型细胞标志物的研究还需进一步深入。此外,针对 M1 与 M2 型细胞的比例失衡的研究可能为研究动脉瘤疾病的治疗提供新的方向。

3. 中性粒细胞和肥大细胞 一旦组织出现损伤,中性粒细胞可迅速地在损伤部位积聚并引起严重的炎症反应,其是 AAA 附壁血栓中最常见的炎性细胞。附壁血栓是人类动脉瘤中很常见的一种病理改变,但在动物模型中很难复制出动脉瘤损伤同时伴有附壁血栓这一病理特征。在弹力蛋白酶灌注的 AAA 动物模型中,通过减少中性粒细胞的数量可以减缓动脉瘤扩张。肥大细胞是一种与速发型超敏反应和慢性过敏反应有关的炎性细胞,在人类动脉瘤组织中肥大细胞主要位于中膜和外膜。在弹力蛋白酶灌注和氯化钙小鼠模型中,通过减少肥大细胞的数量和相关因子的表达可以减缓动脉瘤的形成。MMP-2、MMP-9 以及其他细胞外基质降解酶可以被肥大细胞分泌的蛋白酶激活进而促进动脉瘤形成和进展。虽然在动脉瘤形成中发挥最主要作用的炎性细胞是 T 淋巴细胞和巨噬细胞,大部分研究也是着眼于上述两种细胞。但是,T 细胞与巨噬细胞和其他炎症细胞之间的关联也会参与动脉瘤的形成和发展,也应予以关注和重视。

三、AAA 的自身免疫特性

最近有关 AAA 炎性细胞浸润及免疫反应的大量研究显示 AAA 的病理过程实质上代表的是一种自身免疫疾病。主要证据包括:人体衰老等因素使得腹主动脉中层弹力纤维发退行性变性,导致自身抗原的暴露,人体主动脉弹力纤维的半衰期约为 70 年,恰与 AAA 的发病高峰年龄相吻合;在 AAA 组织中已经发现并提纯了相关的自身

抗原物质；AAA 组织中浸润的细胞成分主要为 T 淋巴细胞（CD3⁺）及部分 B 淋巴细胞和少量巨噬细胞、浆细胞；抗原呈递细胞与 T 细胞同时出现，提示 AAA 细胞免疫和体液免疫的特点；T、B 淋巴细胞的表型分析显示大量活化的记忆细胞的出现及 T-B 淋巴细胞协同刺激（co-stimulation）的特征；AAA 组织中免疫球蛋白的大量沉积，并能与正常的腹主动脉发生免疫反应；以及 HLA-DR 在 T 淋巴细胞等的阳性表达等，均提示 AAA 的自身免疫特征。

四、总结

目前，AAA 的发病机制尚未完全明了。大量研究证明，在动脉瘤的病理过程中存在自身免疫及适应性免疫应答异常。促炎性因子、细胞外基质崩解以及 Fas 调控的 T 淋巴细胞凋亡障碍都会引起和加重动脉壁损伤。此外，自身抗体以及未被发现的自身抗原在 AAA 的形成过程中也具有一定作用。AAA 中多种类型的炎症细胞表型和数量失衡都会加重病变部位的慢性炎症反应。AAA 组织中已发现多种表型的 CD4⁺T 淋巴细胞，很多学者将研究重点放在将 T 淋巴细胞从促炎性表型转换为抗炎性表型，比如上调 Treg 细胞的数量和功能进而减缓 AAA 的形成和进展。此外，老龄化在 AAA 的病理进程中也发挥一定作用。免疫细胞随着宿主的年龄增高会逐渐失去其免疫效能，衰老会引起免疫耐受功能缺失进而更容易发生自身免疫性疾病，同时 AAA 的发生率与年龄增长也存在正相关性。鉴于在高龄人群中自身免疫性疾病的发生更加普遍，我们可以假设此因素可能引起 Treg 的数量和功能缺失，进而导致免疫耐受能力下降和对自身抗原的敏感性增加。此外，在小鼠模型中的研究已经证实，虽然在高龄小鼠的外周血中 CD4⁺CD25⁺Treg 的比例存在一定升高，但是其调控及抑制功能却明显降低。上述结果均说明年龄因素在 AAA 的自身免疫调节异常过程中发挥了重要作用。巨噬细胞表型极化目前也是针对 AAA 炎症改变的研究热点，其可能在 AAA 慢性炎症反应的调节过程中具有重要作用。在 AAA 组织中究竟是 M1 还是 M2 表型的巨噬细胞数量占优，M1 与 M2 型细胞的比例具体有何变化，目前正在研究与探索中。深入探究与 AAA 有

关的免疫系统失衡可以为治疗疾病提供新的方向和策略，针对相关研究结果未来有望研发出控制免疫失衡及炎性细胞浸润的特异性药物，最终为减缓 AAA 进展，同时也为手术条件不佳的患者创造有利的治疗机会。

（张 健 姜 晗）

参 考 文 献

[1] Luca Piacentini, José Pablo Werba, Elisa Bono, et al. Genome-wide expression profling unveils autoimmune response signatures in the perivascular adipose tissue of abdominal aortic aneurysm. Arteriosclerosis, Thrombosis, and Vascular Biology, 2019, 39: 237-249.

[2] Fontaine V, Jacob MP, Houard X, et al. Involvement of the mural thrombus as a site of protease release and activation in human aortic aneurysms. The American Journal of Pathology, 2002, 161 (5): 1701-1710.

[3] Shimizu K, Mitchell RN, Libby P. Inflammation and cellular immune responses in abdominal aortic aneurysms. Arteriosclerosis, Thrombosis, and Vascular Biology, 2006, 26 (5): 987-994.

[4] Duftner C, Seiler R, Dejaco C, et al. Antiphospholipid antibodies predict progression of abdominal aortic aneurysms. PloS One, 2014, 9 (6): e99302.

[5] Jagadesham VP, Scott DJ, Carding SR. Abdominal aortic aneurysms: an autoimmune disease? Trends in Molecular Medicine, 2008, 14 (12): 522-529.

[6] Tsuruda T, Kato J, Hatakeyama K, et al. Adventitial mast cells contribute to pathogenesis in the progression of abdominal aortic aneurysm. Circ Res, 2008, 102 (11): 1368-1377.

[7] Ocana E, Bohorquez JC, Perez-Requena J, et al. Characterisation of T and B lymphocytes infiltrating abdominal aortic aneurysms. Atherosclerosis, 2003, 170 (1): 39-48.

[8] Forester ND, Cruickshank SM, Scott DJ, et al. Increased natural killer cell activity in patients with an abdominal aortic aneurysm. The British Journal of Surgery, 2006, 93 (1): 46-54.

[9] Sharma AK, Lu G, Jester A, et al. Experimental abdominal aortic aneurysm formation is mediated by IL-17 and attenuated by mesenchymal stem cell treatment. Circulation, 2012, 126 (11 Suppl 1): S38-45.

[10] Karlsson L, Bergqvist D, Lindback J, et al. Expansion of small-diameter abdominal aortic aneurysms is not

reflected by the release of inflammatory mediators IL-6, MMP-9 and CRP in plasma. European journal of vascular and endovascular surgery: the official journal of the European Society for Vascular Surgery, 2009, 37 (4): 420-424.

[11] Koch AE, Kunkel SL, Pearce WH, et al. Enhanced production of the chemotactic cytokines interleukin-8 and monocyte chemoattractant protein-1 in human abdominal aortic aneurysms. The American Journal of Pathology, 1993, 142 (5): 1423-1431.

[12] Wijdeven RH, Bakker JM, Paul P, et al. Exploring genome-wide datasets of MHC class II antigen presentation. Molecular Immunology, 2013, 55 (2): 172-174.

[13] Singh VK, Mehrotra S, Agarwal SS. The paradigm of Th1 and Th2 cytokines: its relevance to autoimmunity and allergy. Immunologic Research, 1999, 20 (2): 147-161.

[14] Blair PA, Chavez-Rueda KA, Evans JG, et al. Selective targeting of B cells with agonistic anti-CD40 is an efficacious strategy for the generation of induced regulatory T2-like B cells and for the suppression of lupus in MRL/lpr mice. Journal of Immunology (Baltimore, Md: 1950), 2009, 182 (6): 3492-3502.

[15] Abbas AK, Murphy KM, Sher A. Functional diversity of helper T lymphocytes. Nature, 1996, 383 (6603): 787-793.

[16] Schonbeck U, Sukhova GK, Gerdes N, et al. T(H) 2 predominant immune responses prevail in human abdominal aortic aneurysm. The American Journal of Pathology, 2002, 161 (2): 499-506.

[17] Chan WL, Pejnovic N, Liew TV, et al. Predominance of Th2 response in human abdominal aortic aneurysm: mistaken identity for IL-4-producing NK and NKT cells?. Cellular Immunology, 2005, 233 (2): 109-114.

[18] Harrington LE, Hatton RD, Mangan PR, et al. Interleukin 17-producing CD4+ effector T cells develop via a lineage distinct from the T helper type 1 and 2 lineages. Nature Immunology, 2005, 6 (11): 1123-1132.

[19] Zhu J, Paul WE. CD4 T cells: fates, functions, and faults. Blood, 2008, 112 (5): 1557-1569.

[20] Wan YY, Flavell RA. How diverse--CD4 effector T cells and their functions. Journal of Molecular Cell Biology, 2009, 1 (1): 20-36.

[21] Galle C, Schandene L, Stordeur P, et al. Predominance of type 1 CD4+ T cells in human abdominal aortic aneurysm. Clinical and Experimental Immunology, 2005, 142 (3): 519-527.

[22] Fietta P, Delsante G. The effector T helper cell triade. Rivista Di Biologia, 2009, 102 (1): 61-74.

[23] Juvonen J, Surcel HM, Satta J, et al. Elevated circulating levels of inflammatory cytokines in patients with abdominal aortic aneurysm. Arteriosclerosis, Thrombosis, and Vascular Biology, 1997, 17 (11): 2843-2847.

[24] King VL, Lin AY, Kristo F, et al. Interferon-gamma and the interferon-inducible chemokine CXCL10 protect against aneurysm formation and rupture. Circulation, 2009, 119 (3): 426-435.

[25] Eagleton MJ, Xu J, Liao M, et al. Loss of STAT1 is associated with increased aortic rupture in an experimental model of aortic dissection and aneurysm formation. Journal of Vascular Surgery, 2010, 51 (4): 951-961; discussion 961.

[26] Madhur MS, Funt SA, Li L, et al. Role of interleukin 17 in inflammation, atherosclerosis, and vascular function in apolipoprotein e-deficient mice. Arteriosclerosis, Thrombosis, and Vascular Biology, 2011, 31 (7): 1565-1572.

[27] Wei Z, Wang Y, Zhang K, et al. Inhibiting the Th17/IL-17A-related inflammatory responses with digoxin confers protection against experimental abdominal aortic aneurysm. Arteriosclerosis, Thrombosis, and Vascular Biology, 2014, 34 (11): 2429-2438.

[28] Shafiani S, Tucker-Heard G, Kariyone A, et al. Pathogen-specific regulatory T cells delay the arrival of effector T cells in the lung during early tuberculosis. The Journal of Experimental Medicine, 2010, 207 (7): 1409-1420.

[29] Yin M, Zhang J, Wang Y, et al. Deficient CD4+CD25+ T regulatory cell function in patients with abdominal aortic aneurysms. Arteriosclerosis, Thrombosis, and Vascular Biology, 2010, 30 (9): 1825-1831.

[30] Zhou Y, Wu W, Lindholt JS, et al. Regulatory T cells in human and angiotensin II-induced mouse abdominal aortic aneurysms. Cardiovascular Research, 2015, 107 (1): 98-107.

[31] Wan S, Xia C, Morel L. IL-6 produced by dendritic cells from lupus-prone mice inhibits CD4+CD25+ T cell regulatory functions. Journal of Immunology (Baltimore, Md: 1950), 2007, 178 (1): 271-279.

[32] Zhou HF, Yan H, Cannon JL, et al. CD43-mediated IFN-gamma production by CD8+ T cells promotes abdominal aortic aneurysm in mice. Journal of Immunology (Baltimore, Md: 1950), 2013, 190 (10): 5078-5085.

[33] Samadzadeh KM, Chun KC, Nguyen AT, et al.

Monocyte activity is linked with abdominal aortic aneurysm diameter. The Journal of Surgical Research, 2014, 190(1): 328-334.

[34] Hance KA, Tataria M, Ziporin SJ, et al. Monocyte chemotactic activity in human abdominal aortic aneurysms: role of elastin degradation peptides and the 67-kD cell surface elastin receptor. Journal of vascular surgery, 2002, 35(2): 254-261.

[35] Ghigliotti G, Barisione C, Garibaldi S, et al. CD16+ monocyte subsets are increased in large abdominal aortic aneurysms and are differentially related with circulating and cell-associated biochemical and inflammatory biomarkers. Disease Markers, 2013, 34(2): 131-142.

[36] Hirose K, Iwabuchi K, Shimada K, et al. Different responses to oxidized low-density lipoproteins in human polarized macrophages. Lipids in Health and Disease, 2011, 10: 1.

[37] Wang Y, Ait-Oufella H, Herbin O, et al. TGF-beta activity protects against inflammatory aortic aneurysm progression and complications in angiotensin II-infused mice. The Journal of Clinical Investigation, 2010, 120(2): 422-432.

[38] Johnston WF, Salmon M, Pope NH, et al. Inhibition of interleukin-1beta decreases aneurysm formation and progression in a novel model of thoracic aortic aneurysms. Circulation, 2014, 130(11 Suppl 1): S51-59.

[39] Brunn A, Mihelcic M, Carstov M, et al. IL-10, IL-4, and STAT6 promote an M2 milieu required for termination of P0(106-125)-induced murine experimental autoimmune neuritis. The American Journal of Pathology, 2014, 184(10): 2627-2640.

[40] Gazi U, Martinez-Pomares L. Influence of the mannose receptor in host immune responses. Immunobiology, 2009, 214(7): 554-561.

[41] Boytard L, Spear R, Chinetti-Gbaguidi G, et al. Role of proinflammatory CD68+ mannose receptor (-) macrophages in peroxiredoxin-1 expression and in abdominal aortic aneurysms in humans. Arteriosclerosis, Thrombosis, and Vascular Biology, 2013, 33(2): 431-438.

[42] Folkesson M, Kazi M, Zhu C, et al. Presence of NGAL/MMP-9 complexes in human abdominal aortic aneurysms. Thrombosis and Haemostasis, 2007, 98(2): 427-433.

[43] Eliason JL, Hannawa KK, Ailawadi G, et al. Neutrophil depletion inhibits experimental abdominal aortic aneurysm formation. Circulation, 2005, 112(2): 232-240.

[44] Ihara M, Urata H, Kinoshita A, et al. Increased chymase-dependent angiotensin II formation in human atherosclerotic aorta. Hypertension, 1999, 33(6): 1399-1405.

[45] Sun J, Sukhova GK, Yang M, et al. Mast cells modulate the pathogenesis of elastase-induced abdominal aortic aneurysms in mice. The Journal of Clinical Investigation, 2007, 117(11): 3359-3368.

[46] Tchougounova E, Lundequist A, Fajardo I, et al. A key role for mast cell chymase in the activation of pro-matrix metalloprotease-9 and pro-matrix metalloprotease-2. The Journal of Biological Chemistry, 2005, 280(10): 9291-9296.

[47] Furubayashi K, Takai S, Jin D, et al. Chymase activates promatrix metalloproteinase-9 in human abdominal aortic aneurysm. Clinica chimica acta. international journal of clinical chemistry, 2008, 388(1-2): 214-216.

[48] Pearce WH, Shively VP. Abdominal aortic aneurysm as a complex multifactorial disease: interactions of polymorphisms of inflammatory genes, features of autoimmunity, and current status of MMPs. Annals of the New York Academy of Sciences, 2006, 1085: 117-132.

[49] Savji N, Rockman CB, Skolnick AH, et al. Association between advanced age and vascular disease in different arterial territories: a population database of over 3.6 million subjects. Journal of the American College of Cardiology, 2013, 61(16): 1736-1743.

第四节 动脉瘤的生物力学与血流动力学研究

动脉血管在扩张成瘤后,血管壁的生物力学及血管内血流动力学将发生显著改变。尽管病理学、病理生理学及生物化学研究在过去20年中对于动脉瘤的发生发展已经取得重要认识,但都无法涵盖动脉瘤的生物力学及血流动力学改变。其中,生物力学是在生物组织活体条件下,从物理角度分析研究组织/细胞的力学强度改变;血流动力学则是从流体力学的角度,分析不同病理条件下动脉管腔内流动的血液对于血管壁的影响。

一、腹主动脉瘤的生物力学

腹主动脉的生物力学特性主要决定于血管壁

的组成,其主要的成分是弹力蛋白、胶原蛋白和平滑肌细胞。弹力、胶原蛋白决定血管的被动机械性能,而平滑肌细胞有收缩和舒张功能,对血管的力学性能具有调节作用。可扩张的弹力蛋白是低应力下承载的主力,比其硬 100~1 000 倍的胶原蛋白是高应力下承载负荷的主力。胶原蛋白与弹力蛋白的比例基本决定了血管壁的力学特性。在动脉管道系统的不同的部位,这一比例也不尽相同,越到周围动脉比例越高,但可扩张性下降。此外血管的厚度和内部的纤维的结构也决定其机械性能。

腹主动脉瘤的力学特性与动脉瘤的生长、破裂有关。腹主动脉瘤的形成是腹主动脉疲劳的结果。造成疲劳的因素有腹主动脉的超负荷、腹主动脉的应力过大,或兼而有之。当脉冲从主动脉根部向股动脉传导时,肾下腹主动脉所承受的脉压增高而且压力上升迅速。

我们通常引用 Laplaces 定律来讨论动脉瘤破裂的风险。直径大的动脉瘤比小的动脉瘤容易破裂。高血压的患者破裂的危险性加大。动脉瘤破裂大多数发生在动脉瘤壁薄弱处。虽然多数动脉瘤的壁比正常动脉的壁厚,但是其维持张力的胶原蛋白成分却相对减少,也就是说动脉瘤壁的功能性厚度比正常动脉小。

二、腹主动脉瘤的血流动力学

"血流动力"是指血液通过动脉和静脉产生的动能。血管内皮细胞和平滑肌细胞不断暴露于流动血液产生的动态影响。细胞对这些物理刺激的反应会影响血管壁的稳态。与 AAA 发病相关的血流动力可以分解为三个部分:①壁切应力(WSS),沿着流动轴移动血液所施加的切应力;②静水压力,垂直力作用于血管壁;③管壁张力,由血管压力变化和所产生的拉应力施加于容器壁的周向延伸力。

1. 血流　在血管内的血流主要包括层流、逆流,涡流及湍流。层流的产生是由于管壁与血液之间的摩擦而造成血流流速由血管中心最快区域向管壁逐渐递减状态。逆流是指反向流动。涡流是指血流在局部形成旋转。湍流则是指血流随机运动。湍流的发生与流速,血管直径及血液黏度有关。如果雷诺值 $Re=Vd/\mu$（V 为平均血流速度,cm/s;d 为血管直径,cm;μ 为血液黏度,泊poise）超过了临界标准,则会发生湍流。

在动物实验模型中,AAA 直径随主动脉血流的变化呈反向变化:通过手术在远端造瘘或增加日常运动量使血流加速,有助于降低动脉瘤大小。而且主动脉血流减速可以是动脉瘤增大,但是不对血压产生可测量的变化。

正常腹主动脉血管相对平直,血流为层流。在 AAA 中,当瘤直径较小时(≤3cm)血流以层流为主,当瘤体直径增大(>3cm)则常有湍流出现,湍流血流情况异常复杂,可观察到界限较明显的低流速区及涡流的产生和出现于心脏收缩晚期的逆流。近端瘤颈内主要为层流;进入瘤体后,由于管腔迅速增大,由于血液的黏性阻力和动脉瘤内壁的复杂形态。湍流主要在瘤体周边部位,血管中轴部多为层流;瘤体末端部位,由于管径缩小,血流受阻,出现部分逆流,尤其在舒张早期。逆向血流、正向血流和血液黏性阻力的共同作用,导致瘤体中部靠近血管壁的区域,局部血流几乎停滞。

AAA 形状复杂,并非理想的球形或椭球形模型。临床观察表明还包括瘤体与腹主动脉间的纵屈、横屈及瘤体形状的不规则等。形状复杂使得 AAA 血流复杂多变,血流动力学引起的应力与 AAA 的几何形状有着高度依赖性。当血管形状发生突然变化,如远端严重狭窄,边缘突起等都可引起湍流。湍流在某些低流速区的出现,使管腔内易形成血栓,进一步加重湍流,而湍流又可造成血管壁受力不均,进而加重 AAA 的发展并增加 AAA 破裂的危险性。

当主动脉发生涡流时,涡流区域的血管内皮较易发生病变,促进 AAA 形成和发展,原因为:①局部涡流使红细胞、血小板滞留,易形成附壁血栓的核心体。②涡流区红细胞易发生聚集,导致凝血,诱发血栓形成。高血压患者 AAA 的发生率高于正常,因为血浆中脂蛋白向动脉内膜弥散与动脉血压相关,当平均动脉压升高时,脂蛋白渗透率也随之升高。

2. 张力和平均应力　张力(tension)是指受到拉力作用时,物体内部任一截面的两侧所存在的相互牵引力。血管管壁在血流的冲击下受到的张力,可分为轴向张力、径向张力和周向张力。轴向张力方向与管轴平行,作用于动脉壁任意轴向截面;径向张力作用方向为指向管腔的中心;周向张力作用于和管轴垂直的动脉壁截面血管壁上任意一点,是作用方向与所处动脉半径相垂直的一种切向力,使血管壁在内压和外压的作用下保持平衡状态。

周向张力比轴向和径向张力大几个数量级,为动脉壁张力的主要部分,是主动脉病理性扩张形成动脉瘤的主要原因。根据 Laplace 定律,主动脉瘤的周向张力值(Tc)与动脉压和血管内径呈正相关。

动脉壁平均应力 =(Tc/动脉管壁厚度),平均应力能更好地反映当血管壁变薄时,血管壁周向张力呈几何级增大的薄层受力情况。壁应力与主动脉直径呈正相关。大多数有限元分析(FEA)中,峰值壁应力(peak wall stress, PWS)在破裂的 AAAs 中也高于完整的 AAA。

正常人肾下腹主动脉 Tc 值要大于主动脉的其他部位以及髂动脉。AAA 内的张力值显著升高,同时弹力蛋白分布减少,动脉壁抵抗能力减弱,导致动脉成瘤倾向。在 AAA 形成过程中,随着瘤体增大,其所受 Tc 越大;Tc 在瘤体内和远端瘤颈处最大,加速了瘤体增长;髂总动脉内动脉壁平均应力明显大于 AAA 以外的其他部位的主动脉。从而导致 AAA 易向其远端发展,累及髂动脉。动脉压造成了动脉管壁的张力。正常情况下管壁张力应低于管壁所能承受之力。当张力升高或承受能力下降时,这种平衡被打破,就会发生动脉管腔的膨胀而形成动脉瘤,并进一步发展导致破裂。

由于 AAA 复杂的解剖形态与其研究中通常采用的简化 AAA 模型的结构有显著差异;同时,血管壁张力还受到瘤腔内附壁血栓、瘤壁结构等多因素影响,因而 AAA 内实际的张力分布比较复杂,仅采用 Laplace 定律计算难以获得准确的血管壁张力分布情况(有限元分析是目前分析 AAA 张力分布的主要方法,对分析瘤体发展、评估破裂风险有重要意义。但在 AAA 血流动力学的有限元分析中,血管壁和血栓的结构力学,血流的相关参数,以及有限元分析中边界条件的设定对最终的分析结果影响较大)。

3. **动脉压** 动脉压指的是血液对动脉壁的侧压力,包括收缩压、舒张压和平均压。动脉压通过血液循环使血液克服阻力供应各组织器官所需,以维持人体正常代谢。

动脉压的升高可能是造成 AAA 发生的直接动力。高血压病患者 AAA 的发病率明显高于正常人,经统计学发现 90%AAA 患者同时伴有高血压病史。高血压患者发生 AAA 时,病情发展的速度也快于正常人。肾下段腹主动脉易发生 AAA,与肾下段的血管结构所致动脉压的特殊性有关:①主动脉上宽下窄的椎形结构,导致动脉压由上至下逐渐地增加。②主动脉在穿过膈肌进入腹段后,胶原含量与弹力蛋白的比值下降,主动脉的顺应性由近心端逐渐变小,血管僵硬度逐渐升高,动脉壁抗压能力下降,血管弹性和活动能力减弱。③动脉系统中的脉冲波沿动脉传播,在当传入腹主动脉是被反射性放大,在近端动脉分叉处尤为明显,大小由主干与分支血管之间的角度以及动脉分叉前后血管口径的比例决定(当两个髂总动脉口径的总和是腹主动脉口径的 1.15 倍时,反射性的压力波最小。在人类的婴儿期,这个比例为 1.1,随着年龄增长,该比值逐渐缩小,到 50 岁时就降到 0.75,由于 50 岁以上的患者往往伴有动脉硬化,尤其当动脉硬化患者粥样硬化斑块及其附壁血栓形成时,分叉处的两个髂总动脉的口径变小,使肾下段腹主动脉承受更大的反射波,从而导致动脉瘤的发病率明显升高)。下肢高位截肢后人群 AAA 的发病率升高,也与髂动脉反射波的增加有关。

McDonald 等发现,从升主动脉、降主动脉到股动脉的压力波峰值与离心距离呈正相关,即肾下段腹主动脉压高于肾上段,如前所述,动脉压与周向张力成正比,因此肾下段周向张力大于肾上段,一旦肾下段腹主动脉局部扩张后,扩张部位的直径会持续增加,呈区域性病变并逐渐累及两端的正常动脉段。

4. **切应力** 壁面剪切力(wall shear stress, WSS)或称切应力是流动的血液作用到血管壁上的摩擦力,取决于局部流动状态(层流或湍流)。相比于主动脉的其他部位,肾下腹主动脉内的剪切力小,震荡指数高,其前壁最大切应力与平均切应力高于后壁,震荡指数低于后壁。生理状态下大动脉血管壁切应力平均为 $10\sim20dyn/cm^2$,外周动脉平均为 20~40dyn/cm^2，血管分叉处平均为 30~100dyn/cm^2，当超过 400dyn/cm^2 时，导致血管内皮细胞的破坏，损伤内膜，造成白细胞和血小板沉积，促进纤维组织增生，甚至诱发动脉粥样硬化斑块的形成。肾下段腹主动脉和动脉分叉处是切应力平均值较高、切应力方向变化显著的区域，这些部位也是内膜增生和粥样硬化高发区。

AAA 瘤壁局部与正常腹主动脉管壁之间的切应力大小、方向差异显著，因此认为切应力作用于 AAA 的形成。AAA 中，以层流为主的直径较小的 AAA，其壁剪切力小于正常主动脉壁；发生湍流的较大主动脉瘤内，湍流处的血管壁剪切力明显升高；在主动脉瘤近远端，剪切力减小，呈双向曲线，瘤体中段贴近瘤壁的剪切力最小。但其对血管内皮细胞的结构和功能有很大影响。研究显示，峰值壁切应力可用于独立预测 AAA 体积增长。

剪切力影响 AAA 的机制包括血流对主动脉血管平滑肌构成的影响，活性氧的生成，循环单核炎症细胞定植和激活，循环血管祖细胞定植和分化。

剪切力减小、震荡指数升高能改变血管平滑肌细胞表型。低切应力破坏内皮细胞结构，失去抗氧化剂和抗炎症介质调节功能，导致动脉壁重建，对动脉瘤生长其主要作用血流通过狭窄的瘤颈进入扩张的瘤体。主动脉截面的突然变化会导致瘤壁低切应力分布。近端瘤颈的高切应力可能导致血小板的激活，并在下游的低切应力区域形成血栓，进而破坏动脉壁内皮层，形成恶性循环。

高剪切力能刺激内皮细胞和平滑肌细胞增生，增加血管壁的稳定性，同时刺激血液中抗氧化因子、抗细胞凋亡基因的表达，抑制动脉瘤样扩张。在高剪切力的湍流区域，血管内皮脱落导致血管壁营养障碍，促进附壁血栓形成，加重受力不均，可能是动脉瘤壁破裂的促使因素。但是近年也有研究发现，AAA 破裂不是发生在高压和高 WSS 区，而是在预测的低 WSS 和血栓沉积占主导地位血流循环区域。

人体中较低水平的下肢运动已被证明可以增加流速和壁面剪切应力，以及减少肾下腹主动脉血流的振荡。即使是短暂的运动也可能导致动脉生物学变化，即使在停止体力活动后，血流量

增加和剪切应力升高也能调节心血管健康。来自 MRA 和 PC-MRI 数据集的受试者特定的几何模型表明，与休息相比，运动有效地消除了动脉瘤内低湍流和增加湍流的区域。在 AAA 中静止时观察到的低湍流，振荡和停滞流动在运动期间基本消除。

剪切力相关的基因，如环氧化酶 -2、Smad6、铜锌超氧化物歧化酶（SOD2）、内皮型一氧化氮合酶、转化生长因子 -B、血栓调节蛋白、血红素氧化酶等，其表达能缓解蛋白质水解和炎症反应，使主动脉瘤风险降低。AAA 内各部位的剪切力差异导致的血管壁结构和功能改变，可能是促使 AAA 增长、血栓形成、瘤体破裂的重要因素。

随着磁共振技术的发展，目前可以通过磁共振自由衰减获得性回波方法，对紧靠管壁的血流梯度及管壁边界进行精确测量，从而求得管壁切应力，其优点在于高分辨率、准确性及无创检查。

三、附壁血栓与血流动力学

多数动脉瘤腔内都有血栓形成，附壁血栓的形成与 AAA 的形态、血管壁的病理改变以及血流动力学因素（血流方向变化、血流速度减慢）密切相关：其存在和发展，对 AAA 的发展、破裂有重要影响。同样大小 AAA 在不同个体中的血栓的体积和密度各不相同。这些差异可能反映出血流状态、剪切力、管壁炎症进展和退变的局部变化。

血栓对腹主动脉的作用尚存争议，有研究认为，血栓的形成是减小瘤壁张力的主动性保护反应，使得腹主动脉瘤腔相对变小，雷诺数降低，导致血流通道的改建，从而使现有的管腔内血流恢复至层流状态，使瘤壁张力下降，降低 AAA 破裂风险。但近年来也有研究发现，腔内血栓厚度与 AAA 最大直径，AAA 扩张速率呈正相关，并可能导致更高的组织剥离倾向和动脉瘤破裂。血栓也能通过纤溶酶激活有蛋白水解作用的 MMP 而干预动脉瘤的进展；而且，血栓的积聚可能妨碍氧气向瘤壁弥散，导致缺氧和 SMC 凋亡和坏死；层状血栓也可能改变 AAA 的管壁应变峰值，加剧腹主动脉瘤的膨胀速率及破裂。

AAA 内的血流动力学特点能使进入瘤体的血液内细胞成分通过独特的运行轨迹，促进为血

小板聚集和激活,进而促进血栓形成。在 AAA 中,血流分离和再循环与正常主动脉相比显著升高。出现涡流和湍流,使细胞成分在瘤体内的停留时间延长,促进血小板向动脉瘤壁运动,大量血细胞沉积。进入瘤体内的血流在瘤体远端运行受阻滞,在特定的区域,血流缓慢,停滞时间较长,血管壁剪切力低,活化的细胞成分与血管壁或局部的血栓接触,形成新的血栓。因而,AAA 的附壁血栓形态不规则,且多存在于瘤体远端的前壁。AAA 内,附壁血栓局部血小板的凝血活性升高,血栓表面的凝血时间缩短,更加剧其内血栓的形成。

通过建立计算机模拟模型,使 AAA 血管病变和血流动力学 3D 可视化,来解释患者的 AAA 血流动力学与患者特异性腔内血栓形成间的关系,预测复杂 AAA 中血栓形成,用以辅助 AAA 治疗的技术的日益发展。

四、腹主动脉瘤的偏心性与应力

在许多动脉瘤中,直径扩大是不对称的,主要是前突。后部区域通常受到相邻脊柱的径向扩张的约束。在对 15 名 AAA 患者的研究中,Doyle 及其同事证明,后壁应力随前中心线不对称性增加,因此,评估动脉瘤的凸出程度和不对称性可能有助于手术决策。与改良的对称动脉瘤相比,不对称性的引入使峰值壁应力增加了 48%,并且两种模型之间的后壁应力增加了 38%。

统计研究表明,AAA 的不对称形态与血管壁的最高应力值的高度相关,因而,在评估 AAA 疾病发展和破裂风险时具有重要临床意义,可以作为 AAA 手术治疗时机选择的重要参考。

五、AAA 破裂风险评估

AAA 破裂的风险评估,对手术时机的选择至关重要。评估 AAA 破裂风险的标准以 AAA 的最大直径(大于 5.5cm)的标准使用最为广泛。然而,直径较小的 AAA 同样有破裂风险,直径较大者也可以相对稳定。其他的标准包括 AAA 增大速率,管腔内血栓增长情况等。然而,这些经验性的标准都存在明显的局限性。

生物力学指标是评估 AAA 破裂风险的有效工具,通过将血流和生物力学研究应用于 AAA 破裂风险预测,有助于减少误诊、漏诊。

AAA 破裂是血管壁应力血管壁强度相互作用的结果。局部区域血管壁应力超过血管壁强度将导致 AAA 破裂。随着更准确的成像技术和重建能力的出现以确定体内壁应力和强度模式,生物力学方法已经在确定动脉瘤风险概况方面产生了实用的早期结果。个体化的 AAA 血流动力学研究,通过计算机有限元分析的方法,将 AAA 的解剖学形态、血流、血管壁生物力学性能、瘤腔内血栓分布、瘤体的偏心性生长和血管壁的钙化等的相关数据导入有限元模型,量化血管壁应力强度和分布情况。

研究发现,即使是直径相当的 AAA,有破裂前兆或已经破裂的 AAA 的血管壁最高应力亦明显高于相对稳定的 AAA。同时,结合血管壁结构力学方法,通过综合分析,从而做出对 AAA 破裂比较准确的评估。

(张 健 贺宇辰)

参 考 文 献

[1] 汪忠镐. 血管淋巴管外科学. 北京: 人民卫生出版社, 2014.

[2] Hsiai T K. Mechanosignal transduction coupling between endothelial and smooth muscle cells: role of hemodynamic forces. Am J Physiol Cell Physiol, 2008, 294(3): C659-661.

[3] Sho E. Hemodynamic regulation of CD34$^+$ cell localization and differentiation in experimental aneurysms. Arteriosclerosis, Thrombosis, and Vascular Biology,

2004, 24(10): 1916-1921.

[4] 舒畅, 王暾. 腹主动脉瘤的血流动力学特点和对策. 中国实用外科杂志, 2012, 4(12): 248-250.

[5] Vilalta G, Soudah E, Vilalta JA, et al. Hemodynamic features associated with abdominal aortic aneurysm (AAA) geometry. Journal of Biomechanics, 2012, 45 (supp-S1): S37.

[6] Dobrin P B, Mrkvicka R. Failure of elastin or collagen as possible critical connective tissue alterations underlying

aneurysmal dilatation. Cardiovasc Surg, 1994, 2（4）: 484-488.

［7］Gemignani T, Matossouza J R, Coelho O R, et al. Postural changes may influence popliteal atherosclerosis by modifying local circumferential wall tension. Hypertension Research Official Journal of the Japanese Society of Hypertension, 2008, 31（11）: 2059-2064.

［8］贾庆帅. 腹主动脉瘤及腔内血栓生物力学特点的超声研究［D］. 第二军医大学, 2010.

［9］Vorp D A. Biomechanics of abdominal aortic aneurysm. Journal of Biomechanics, 2006, 40（9）: 1887-1902.

［10］Lawrence A R, Gooch K J. Differences in transmural pressure and axial loading ex vivo affect arterial remodeling and material properties. Journal of Biomechanical Engineering, 2009, 131（10）: 101009.

［11］Newman D L, Gosling R G, Bowden N L R, et al. Pressure amplitude increase on unmatching the aortic-iliac junction of the dog. Cardiovascular Research, 1973, 7（1）: 6-13.

［12］Tang B T. Abdominal aortic hemodynamics in young healthy adults at rest and during lower limb exercise: quantification using image-based computer modeling. Am J Physiol Heart Circ Physiol, 2006, 291（2）: H668.

［13］Stenbaek J, Kalin B, Swedenborg J. Growth of thrombus may be a better predictor of rupture than diameter in patients with abdominal aortic aneurysms. European Journal of Vascular & Endovascular Surgery, 2000, 20（5）: 466-469.

［14］VandeGeest J P, Martino E S D, Bohra A, et al. A Biomechanics-based rupture potential index for abdominal aortic aneurysm risk assessment. Annals of the New York Academy of Sciences, 2010, 1085（1）: 11-21.

［15］Hahn C, Schwartz M. Mechanotransduction in vascular physiology and atherogenesis. Nature Reviews Molecular Cell Biology, 2009, 10（1）: 53-62.

［16］陆清声. 腹主动脉瘤形成机制中血液动力学作用［D］. 第二军医大学, 2005.

［17］Niezen R A, Doornbos J, Ee V D W, et al. Measurement of aortic and pulmonary flow with MRI at rest and during physical exercise. Journal of Computer Assisted Tomography, 1998, 22（2）: 194-201.

［18］Pedersen E M, Kozerke S, Ringgaard S, et al. Quantitative abdominal aortic flow measurements at controlled levels of ergometer exercise. Magnetic Resonance Imaging, 1999, 17（4）: 489-494.

［19］Taylor C A, Cheng C P, Espinosa L A, et al. In vivo quantification of blood flow and wall shear stress in the human abdominal aorta during lower limb exercise. Annals of Biomedical Engineering, 2002, 30（3）: 402-408.

［20］Green D J, Maiorana A, O'Driscoll G, et al. Effect of exercise training on endothelium-derived nitric oxide function in humans. The Journal of Physiology, 2004.

［21］Tsao G U S, Dalman R L, Norman P E. Circulating markers of abdominal aortic aneurysm presence and progression. Circulation, 2008, 118（23）: 2382-2392.

［22］Chen X L, Varner S E, Rao A S, et al. Laminar flow induction of antioxidant response element-mediated genes in endothelial cells. A novel anti-inflammatory mechanism. Journal of Biological Chemistry, 2003, 278（2）: 703-711.

［23］Jr M A G, Anderson K R, Topper J N. The critical role of mechanical forces in blood vessel development, physiology and pathology. Journal of Vascular Surgery, 1999, 29（6）: 1104-1151.

［24］Vorp D A, Wang D H, Webster M W, et al. Effect of intraluminal thrombus thickness and bulge diameter on the oxygen diffusion in abdominal aortic aneurysm. J BiomechEng, 1998, 120（5）: 579-583.

［25］Hans S S, Jareunpoon O, Balasubramaniam M, et al. Size and location of thrombus in intact and ruptured abdominal aortic aneurysms. Journal of Vascular Surgery, 2005, 41（4）: 584-588.

［26］Touat Z, Ollivier V, Dai J, et al. Renewal of Mural Thrombus Releases Plasma Markers and Is Involved in Aortic Abdominal Aneurysm Evolution. American Journal of Pathology, 2006, 168（3）: 1022-1030.

［27］Basciano C, Kleinstreuer C, Hyun S, et al. A Relation Between Near-Wall Particle-Hemodynamics and Onset of Thrombus Formation in Abdominal Aortic Aneurysms. Annals of Biomedical Engineering, 2011, 39（7）: 2010-2026.

［28］Chen C Y, Antón R, Hung M Y, et al. Effects of intraluminal thrombus on patient-specific abdominal aortic aneurysm hemodynamics via stereoscopic particle image velocity and computational fluid dynamics modeling. Journal of Biomechanical Engineering, 2014, 136（3）: 031001.

［29］Doyle B J, Callanan A, Burke P E, et al. Vessel asymmetry as an additional diagnostic tool in the assessment of abdominal aortic aneurysms. Journal of Vascular Surgery, 2009, 49（2）: 443-454.

［30］Brown P M, Zelt D T, Sobolev B. The risk of rupture in untreated aneurysms: The impact of size, gender, and expansion rate. Journal of Vascular Surgery, 2003, 37（2）: 280-284.

第十二章　胸主动脉瘤

第一节　胸主动脉瘤的概论

一、胸主动脉瘤诊断治疗历史回顾及现状

因先天性或后天性疾患造成主动脉壁正常结构的损害，特别是承受压力和维持大动脉功能的主动脉中层弹性纤维的破坏和变弱，使得主动脉在血流压力的作用下发生局限性或多节段性永久异常扩张及膨出，而形成主动脉瘤（aortic aneurysm）。发生在升主脉、主动脉弓和降主动脉各部的主动脉瘤统称为胸主动脉瘤（thoracic aortic aneurysm）。

胸主动脉瘤好发于50~70岁男性，研究显示，在男性中，胸主动脉瘤年发病率约为16.3/10万，在女性中约为9.1/10万。随着人口的老龄化和生活方式的改变，其发病率有逐年升高的趋势；其自然病程险恶，自然死亡率高，预后不良。胸主动脉瘤需要外科治疗，传统的外科手术治疗方法复杂，技术难度高，创伤大，手术风险大；但近二十年来，随着主动脉外科治疗的快速发展，特别是血管腔内修复技术的发展，显著地改善了本病的不良预后。

二、胸主动脉瘤病因、病理和临床特征

1. **病因**　胸主动脉瘤常见的病因是动脉硬化、主动脉中层囊性坏死、创伤、感染和先天性主动脉壁发育障碍等。

动脉硬化：动脉粥样硬化时主动脉壁内皮细胞变性或脱落，胆固醇和脂质浸润沉着于主动脉壁的内膜下形成粥样硬化斑块，致使动脉壁营养血管闭塞，中层弹力纤维变性断裂；或老年性动脉硬化，发生弹力纤维层退行性变，均可使主动脉壁受到破坏，逐渐膨出扩张形成动脉瘤。此类病因约占胸主动脉瘤的50%，病变多见于降主动脉，常呈梭形，好发年龄在60岁以上。

主动脉中层囊性坏死：某些先天性疾病和遗传性疾病致使动脉壁弹力纤维发育缺陷，发生主动脉壁中层囊性坏死，弹力纤维发生断裂、减少甚至消失，同时黏液性变；平滑肌细胞也发生变性、坏死、消失。主动脉壁变薄变弱，形成主动脉瘤，好发生于升主动脉，呈梭形或梨形；有时还形成夹层动脉瘤，多见于青中年患者。此类疾病包括马方综合征（Marfan syndrome）、巨索塔综合征（Mega aorta syndrome）、埃–当综合征（Ehlers-Danlos syndrome）等。马方综合征是一种全身性结缔组织疾病，为常染色体显性遗传，是最为多见和重要的主动脉中层囊性坏死疾病，其主动脉瘤样扩张病变常发生在主动脉根部及升主动脉，多数累及主动脉窦部及瓣环结构，造成主动脉瓣关闭不全；由于同时有全身结缔组织缺陷，临床上常同时伴有眼部征象（高度近视、严重屈光不正、晶状体脱位、视网膜剥离、虹膜震颤等）和骨关节异常征象（蜘蛛指、扁平胸、高颚弓、关节过伸、韧带松弛等）。

创伤：多因胸部挤压伤、高处坠下以及胸部高速撞击减速伤等造成胸主动脉钝挫伤，胸主动脉壁发生不同程度的破裂或撕裂。严重创伤致使胸主动脉全层破裂的患者多数在短时间内即因大量失血而迅速死亡；仅有15%~20%的胸主动脉钝挫伤患者能生存下来，形成胸主动脉创伤性假性动脉瘤、真性动脉瘤、夹层动脉瘤。破裂部位常发生在较固定的主动脉弓与活动度较大的降主动脉近端之间。由于此处主动脉壁在高速外力的作用下可产生巨大的剪切力而造成胸主动脉壁的破裂或撕裂。如汽车在高速行驶过程中突然刹车，方向盘撞击挤压胸部引起主动脉峡部创伤性胸主

动脉瘤。

感染：各种病原体感染侵犯及损害主动脉壁也可形成胸主动脉瘤。梅毒曾经是胸主动脉瘤的最常见的病因，现已少见。Ⅲ期梅毒易发生梅毒性主动脉炎的后期并发症，主动脉壁弹性纤维被梅毒螺旋体破坏，形成主动脉瘤，多见于升主动脉和主动脉弓，呈梭形。梅毒侵入人体后，往往经历10~20年才产生主动脉瘤；主动脉壁中层受损害，局部形成动脉瘤，大多呈囊性。感染性胸主动脉瘤常在细菌性心内膜炎或败血症的基础上发生，感染性栓子阻塞胸主动脉壁的营养小血管，破坏主动脉壁，形成胸主动脉瘤，真菌性胸主动脉瘤多继发于全身性真菌感染或心脏大血管术后真菌感染。

先天性胸主动脉瘤：先天性胸主动脉瘤多为峡部动脉瘤，常合并主动脉瓣狭窄、主动脉狭窄、动脉导管未闭等先天性畸形，动脉瘤的发生发展与上述畸形有一定关系；动脉瘤多为囊性，瘤壁菲薄，中层发育不良。

2. 病理　胸主动脉各段动脉瘤的发病率为：主动脉根部及升主动脉瘤约占45%，主动脉弓部动脉瘤约占10%，降主动脉瘤约占35%，胸腹主动脉瘤约占10%。

按照主动脉壁病变层次和范围可分为：①真性动脉瘤（true aneurysm），即全层瘤变和扩大；②假性动脉瘤（pseudoaneurysm），瘤壁为主动脉壁周围组织，无主动脉壁的全层结构，仅有内膜面覆盖的纤维结缔组织；③主动脉夹层动脉瘤（aortic dissecting aneurysm）。

按照病理形态可将胸主动脉瘤分为三类：

（1）囊性动脉瘤：病变仅累及局部主动脉壁，表现为主动脉一侧壁呈囊袋状突出，与主动脉腔相连的颈部较窄。

（2）梭形动脉瘤：病变累及主动脉壁全周，为中心向四周扩张，两端为正常主动脉；病变长度不一，瘤壁厚薄不均匀；动脉瘤壁及邻近主动脉可有钙化，动脉瘤内壁可附有血栓。马方综合征合并升主动脉瘤时，主动脉根部及升主动脉瘤样扩张，而近主动脉弓部直径趋于正常，瘤体形态多为梨形。

（3）夹层动脉瘤：病变因主动脉壁发生中层坏死或退行病变，在主动脉异常压力作用下内膜出现裂口时，血液在主动脉中膜层继续向远端撕裂延伸形成夹层动脉瘤。

3. 临床表现　胸主动脉瘤仅在压迫或侵犯邻近器官和组织后才出现临床症状，常见的症状为胸痛。肋骨、胸骨、脊椎受侵蚀以及脊椎神经受压迫的病例，胸痛更为明显。主动脉弓部动脉瘤压迫气管、支气管可引起刺激性咳嗽和上呼吸道部分梗阻，致呼吸困难；喉返神经受压时，产生声音嘶哑；交感神经受压时可引起 Horner 综合征；膈神经受压时则产生膈肌麻痹；左无名静脉受压时则可使左上肢静脉压高于右上肢，产生左上肢肿胀。升主动脉根部动脉瘤长大后，可使主动脉瓣瓣环扩大，产生主动脉瓣关闭不全的症状和体征。动脉瘤长大后，可延伸到颈部胸骨切迹上方或侵蚀破坏胸部骨骼，胸壁呈现搏动性肿块。

胸主动脉瘤破裂时可出现急性胸痛、休克、血胸、心脏压塞等，短时间内即可死亡。急性主动脉夹层动脉瘤常发生在高血压、动脉硬化和中层囊性坏死的患者。症状为剧烈的胸骨后或胸背疼痛。随着夹层假腔的扩大，压迫和阻塞主动脉的分支而产生复杂多样的症状，如呼吸困难、昏迷、偏瘫（颈动脉压迫）、截瘫（脊髓神经缺血）、急腹症（肠系膜动脉受压）、无尿（肾动脉受压）、肢体疼痛（髂、股动脉受压）等。若夹层动脉瘤发生破裂，患者多很快死亡。

4. 诊断　动脉瘤较小，临床上尚无症状的病例，往往在胸部 X 线检查时，偶然发现纵隔增宽或肿块影。透视或超声检查可能见到肿块有扩张性搏动。怀疑患有胸主动脉瘤的患者有许多影像学检查方法，不但可明确胸主动脉瘤的诊断和与纵隔肿瘤及其他疾病相鉴别，且可清楚地了解主动脉瘤的部位、范围、大小、与周围器官的关系，特别是胸主动脉的分支受累情况、动脉瘤腔内有无血栓形成和有无破裂征象等，为治疗提供可靠的信息。这些检查包括：胸部增强 CT、主动脉 CTA、主动脉 MRI，胸主动脉造影和彩色多普勒超声等。

CT 诊断胸主动脉真性瘤的主要征象有：胸主动脉呈梭形、囊状形膨出，是否偏心性发展；可测量瘤体的直径及长度，瘤壁的厚度，主动脉钙化及严重程度，是否合并有附壁血栓形成；显示胸主动脉与动脉分支的情况；显示瘤体与周围脏器的关系；CT 增强或 CT 血管成像时如显示有造影剂外露征象则提示胸主动脉瘤已破裂。

胸主动脉真性动脉瘤、假性动脉瘤、夹层动脉瘤三种疾病均有其不同的临床症状特点,各自的治疗方法不尽相同,临床上必须通过其病史、症状、体征、X线、胸部增强CT,主动脉CTA,主动脉MRI或胸主动脉造影等严格予以鉴别。有时主动脉夹层动脉瘤是在原有胸主动脉瘤的基础上发生的;胸主动脉瘤若发生小的裂口也可以同时存在假性动脉瘤。胸主动脉真性动脉瘤发病缓慢,逐渐出现疼痛和压迫症状,疼痛多呈隐痛,程度较轻,缓慢加重,CT成像、MRI成像、血管造影成像可显示胸主动脉瘤的形状。主动脉夹层动脉瘤多为突然发病,出现急性剧烈胸痛,呈撕裂样或刀绞样,常伴有休克,若不及时处理,病情迅速恶化,CT成像、MRI成像可显示夹层真假腔形成,多普勒超声可探查到主动脉夹层裂口和真假腔内血流信号。胸主动脉假性动脉瘤常有胸部挤压伤或撞击伤的病史,伤后胸痛明显,其后症状逐渐缓解;X线所见的肿块影多位于胸主动脉的一侧;CT成像、MRI成像可见胸主动脉存在一异常通道与瘤体相连接;行胸主动脉造影时可清楚地看到造影剂由主动脉溢入到假性动脉瘤内。另外,急性主动脉夹层瘤症状明显,疼痛剧烈,临床表现复杂,应注意与心绞痛、急性心肌梗死、急腹症等作鉴别诊断。

第二节 胸主动脉瘤治疗

一、胸主动脉瘤切除重建手术的现状

主动脉瘤是一种局限性不可复原的病变,其自然病程预后很差,若不予治疗,绝大多数患者可因动脉瘤破裂而突然死亡。所以,如果患者症状持续存在,影像上显示主动脉瘤进行性发展,或瘤体较大(动脉瘤直径大于5cm),如无手术禁忌证,均应及时手术。另外需注意的是,对于有明确结缔组织异常的患者,直径标准应予降低,因为即使是小直径的动脉瘤亦有可能发生破裂。如果有胸壁搏动性肿块、颈静脉怒张、呼吸音异常、血痰、吞咽困难、声音嘶哑等症状,提示主动脉瘤已经或即将破裂;或压迫重要器官,需尽快手术。

胸主动脉瘤患者以中老年人多见,术前应对心、肺、肝、肾、脑等重要器官的功能作充分的检查和评估。长期吸烟、高血压、冠心病、糖尿病等虽不是手术的禁忌证,但必须有充分的术前准备和适当的术后处理。

若患者合并严重的心、肺、脑、肝肾功能不全,经内科积极治疗无显著改善,以及全身情况极差者为手术禁忌证,对于这些患者行保守治疗。

动脉瘤切除、人工血管置换是目前治疗胸主动脉瘤最有效的方法之一。根据瘤体的部位、范围、大小、病因类型不同,有不同的手术治疗方法。

1. **体积较小的囊性胸主动脉瘤** 主动脉壁病变比较局限者,将主动脉瘤游离后,钳夹其颈部,切除动脉瘤,妥善缝合切口或用织片缝补主动脉切口(图2-12-1)。

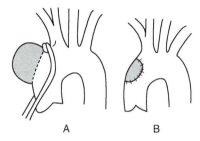

图 2-12-1 小体积囊形主动脉瘤切除术
A. 放置钳夹,切除动脉瘤;B. 切除动脉瘤后用补片缝补

2. **梭形主动脉瘤或夹层动脉瘤** 如病变位于降主动脉且比较局限,切除病变主动脉后,用人工血管重建血流通道(图2-12-2)。对于夹层动脉瘤,亦可环状切开主动脉,分别连续缝合近、远段主动脉壁,使分离的内层与外层相闭合,再缝合主动脉切口或间置一段人工血管。

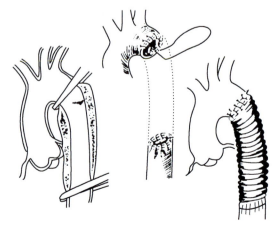

图 2-12-2 降主动脉夹层动脉瘤切除后,
用人工血管重建通道

由于手术中必须阻断动脉瘤近心端和远心端的主动脉，阻断动脉瘤近心端时引起近段血压升高，可能引起心脏排血严重障碍；阻断动脉瘤远心端时引起远段脊髓、腹腔脏器缺血性损害。因此必须应用低温或人工心肺机做左心转流（从左心房引出血流，经血泵输入股动脉）或应用体外循环技术。在某些情况下，也可做临时性外分流术，即在拟予切除的病变主动脉近、远端之间暂时连接一段管道，以便在阻断主动脉时，能保证重要脏器和组织得到充足的血液供应。

3. 升主动脉瘤或升主动脉瘤合并主动脉瓣关闭不全　对于升主动脉瘤或升主动脉瘤合并主动脉瓣关闭不全的患者，在体外循环下进行升主动脉瘤切除、人工血管重建术，或应用带人工瓣的复合人工血管替换升主动脉，并进行冠状动脉口移植术（Bentall 手术）。

4. 主动脉弓部动脉瘤或多段胸主动脉瘤　主动脉弓部动脉瘤或多段胸主动脉瘤的手术方法更为复杂。目前应用体外循环合并深低温停止循环，经上腔或右锁骨下动脉进行脑灌注，做主动脉弓切除、人工血管重建术或广泛的人工血管替换术。

胸主动脉瘤手术方法复杂，对全身及主要脏器如心、脑、脊髓、肾及肝及腹腔器官功能影响较大，术后应严密监护，防止出血、感染，并积极维护重要器官功能的恢复，才能取得良好治疗效果。

近年来腔内血管外科技术的应用使得胸主动脉瘤的治疗有了很大的发展，可应用带膜金属支架对某些胸主动脉瘤或夹层动脉瘤进行腔内修复治疗，从而避免了开放手术。此方法损伤小，如病例选择适当可取得良好的近中期效果，远期效果有待进一步总结。

二、胸主动脉瘤腔内治疗现状及进展

1. 发展简史　自 1992 年开始，Dake 探索了以腔内支架移植物治疗胸主动脉瘤，避免开胸和体外循环下施行手术的风险，腔内技术的演变已然改变了胸主动脉瘤单一开放手术的治疗。众多的血管外科和心脏大血管外科的医生均掌握了这一技术。胸主动脉腔内修复术（thoracic endovascular aortic repair，TEVAR）已发展为一项

成熟的治疗方法。大宗病例报道及注册登记研究的数据显示：腔内修复胸主动脉瘤的并发症发生率及死亡率明显低于开放手术。

2. 检查方法　施行血管腔内手术治疗者，术前应行胸部 X 线检查，全主动脉 CTA 和数字减影血管造影（digital substraction angiography，DSA），了解病变类型，病变长度，是否扭曲及移植物近、远端锚定区情况，胸主动脉瘤瘤颈与左侧锁骨下动脉、腹腔干的关系，肋间动脉和腰动脉的通畅情况，以及髂动脉、股动脉的直径，是否扭曲（入路问题），必要时可行 MRI、血管腔内超声检查。

3. 移植物选择　支架移植物的长度、直径应依据个体情况决定，一般以自膨式镍钛合金或不锈钢支架为支柱，包裹材料为薄层聚乙烯、PTFE 或涤纶，以 5-0 不吸收线缝合在支架上，经环氧乙烯消毒后备用。支架移植物直径选择上一般比正常主动脉直径放大 10%~15%。支架移植物近端分为带裸支架或不带裸支架两种。

4. 拓展锚定区的主要技术　TEVAR 的成功，常规要求近端锚定区的距离 ≥15mm。当病变紧靠或累及左锁骨下动脉甚至左颈总动脉时，或即使病变距离左锁骨下动脉的距离 >15mm 但合并弓降部巨大夹层破口或巨大瘤体时，为获得充分的锚定，覆膜支架近端势必需覆盖部分或全部弓上分支血管开口。如果锚定区长度不足，可以通过拓展锚定区的方法来完成，一些腔内治疗的新技术新器材相继出现：

（1）杂交技术（Hybrid，辅助性动脉旁路手术）：即结合外科旁路手术的主动脉腔内修复术，主要用于无法行传统外科手术或 TEVAR 治疗的患者，特别是合并严重心肺肾等多脏器基础疾病的高龄患者。"复合"手术的出现使得该类患者重新获得了治疗的机会，大大改善了该类患者的预后。外科旁路术实现主动脉弓去分支，从而提供有效的锚定区，这被称为"弓上杂交手术"（图 2-12-3）。外科旁路术式包括升主动脉至无名动脉和左颈总动脉旁路、左右颈动脉旁路以及左颈动脉 – 左锁骨下动脉旁路等。

（2）烟囱技术（chimney）：烟囱技术是指在主动脉腔内移植物植入过程中，因手术需要必须覆盖重要分支时，在被覆盖的分支血管和近端主

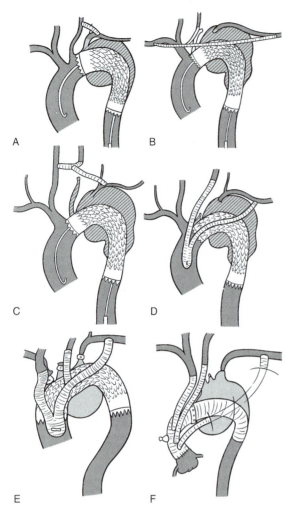

图 2-12-3 弓上杂交手术

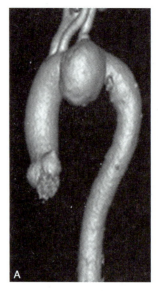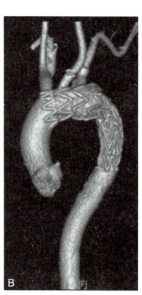

图 2-12-4 弓部动脉瘤,"烟囱"技术行左颈总动脉及左锁骨下动脉重建

动脉之间应用裸支架或覆膜支架与主动脉移植物并排锚定,从而达到保全被覆盖分支血供的目的,因分支血管内支架的释放位置形似烟囱而得名(图 2-12-4)。它是目前应用较广的主动脉弓部腔内治疗技术,其通过与现有血管腔内治疗器械的有机结合,无须定制支架,有效缩短了治疗周期,特别适用于危重的、近端锚定区不足的胸主动脉瘤患者。

(3)开窗技术(fenestration):包括术中直视下开窗技术和体内原位开窗技术等,同样可以用于弓部分支动脉的重建,尤其对于左锁骨下动脉的重建,具有良好的效果。但开窗技术对于主动脉弓部病变的解剖学结构需严格筛选。

(4)带分支的一体式主动脉覆膜支架:以Castor 为代表,作为一种新的商业化产品,在我国已经投入临床使用,目前主要用于左锁骨下动脉的重建。

5. 胸主动脉瘤腔内手术治疗要点

(1)手术在介入治疗 DSA 室或杂交手术室进行,最好有转外科常规手术的准备。患者取平卧位,大多采用全麻插管的方式进行麻醉,也可在局麻下进行。

(2)手术入径选择:手术入径一般取股动脉,入径动脉直径 8mm 或以上为合适。解剖出一侧股动脉约 3~5cm 后,两端血管套带,若估计从股动脉置入支架输送系统困难,可延长切口,选择髂外动脉或髂总动脉入径,甚至可经腹膜外切口选择腹主动脉或人工血管搭桥入径。如果已为其他手术开胸,则可取开胸入径。

(3)胸主动脉造影:穿刺针穿刺股总动脉,置鞘后,于鞘内置入泥鳅导丝及黄金标记导管,在透视下将导丝导管送至主动脉弓处,撤出导丝,肝素盐水充管后连接高压注射器,取左前斜位造影,明确动脉瘤大小,动脉瘤瘤颈确切部位,与弓部分支血管关系等,如果有经食管超声,可以进一步帮助观察、定位。结合术前的 CTA 影像学结果,核实制订的手术方案,确定主动脉覆膜支架的释放位置及其型号。

(4)移植物主体植入:行静脉全身肝素化后,于导管内送入 Lundquester 超硬导丝至升主动脉后,退出导管,横行或纵行切开股总动脉,插入装有支架移植物的导送装置(18~24F 外径),沿Lundquester 建立的血管内通路徐徐到达预定的、可完全旷置瘤体的位置后，握定导送装置的主体，将管鞘徐徐撤出，裸支架便缓缓张开，此时还可以进一步调整位置，肯定确认无误后，将管鞘完全退出，使支架移植物完全释放，主动脉支架释放完毕球囊后扩一定要谨慎，谨防主动脉破裂，所以很少后扩。在移植物释放过程中为了防止血流对移植物的冲击而发生移位，在释放前可暂时性控制性降低血压，使收缩压控制在 90mmHg 左右。

（5）再次行胸主动脉造影，评估动脉瘤瘤体被隔绝的情况，如果在瘤体近、远端或内移植物某处有内漏的形成，则用事先准备好的附加延长移植物，以同法置于内漏部位，移植物之间应至少重叠 4~5cm，重复造影直至内漏消失。后撤出导送装置和导鞘，修复股动脉，缝合切口。

6. **治疗结果**　在优秀的心血管外科中心，胸主动脉瘤开放手术的结果很好，其各种类型胸主动脉瘤 30d 死亡率低于 12%，截瘫率低于 4%。一些资料报道了胸主动脉瘤 EVR 的结果。一项针对 TAAs 的回顾性队列研究对比了应用 Gore TAG 支架进行腔内治疗的患者与 94 例行开放手术患者的结果，显示腔内治疗组在围手术期死亡率（2.1% *vs.* 11.7%）、截瘫率（3% *vs.* 14%）及免于重大不良事件发生率（48% *vs.* 20%）方面均优于开放手术组。同样，欧洲 Talent 注册研究报道腔内治疗技术成功率为 98%，院内死亡率为 5%，截瘫率为 1.7%，脑卒中为 3.7%。笔者单位自 2006 年 7 月至 2016 年 6 月共应用腔内技术治疗胸主动脉瘤 226 例，植入支架移植物的技术成功率为 100%。每例应用内移植物 1~3 枚。围手术期死亡率为 1.3%（3/226），术后较多见并发症为内漏，发生率为 3.1%（7/226），但大部分内漏经控制血压保守治疗一段时间，或在内漏侧增加一短段覆膜支架，或球囊扩张后可消失。

7. **并发症及其处理**

（1）内漏：内漏是腔内手术最常见的并发症。是与腔内血管移植物相关的，在移植物腔外与动脉瘤腔存在持续性血流的现象。主要分为五种类型：

Ⅰ型内漏：主动脉覆膜支架和主动脉锚定不严密，导致的连接部漏。又分为发生在近端连接部的Ⅰa型内漏和发生在远端连接部的Ⅰb型内漏。

Ⅱ型内漏：被主动脉覆膜支架覆盖的分支动脉返血导致的内漏，特别是左侧锁骨下动脉、肋间动脉或支气管动脉。

Ⅲ型内漏：由于支架移植物结构失效所致，包括移植物缺损以及组件断裂或连接处分离，或使用多节覆膜支架重叠式，重叠不够严密导致内漏。

Ⅳ型内漏：由于支架移植物本身的孔隙过大使血流持续性流入动脉瘤囊内导致内漏。

Ⅴ型内漏：又称为内张力（endotension），即腔内术后瘤腔内出现持续性或复发性压力。

对于Ⅰ型内漏的处理主要是在内移植物的两端予以球囊扩张，若仍有内漏，可用一枚与主动脉血管管径匹配的较短的延长段覆膜支架，封堵内漏。

Ⅱ型内漏一般不严重，保守治疗一段时间后，内漏大多可自行消失，故通常可保守观察。对于一些严重的或不能自行消失的Ⅱ型内漏，应采取积极的手术治疗，可采用弹簧圈、PDA 封堵器或血管塞封堵左锁骨下动脉，或开放手术将其近心端结扎。

Ⅲ型内漏一旦发生，通常难以自行愈合，一般可在发生内漏的部位再植入一枚主动脉覆膜支架，封堵漏口。

Ⅳ型内漏是人工血管的材质决定的，一般保守治疗后可自行停止。

如果内张力导致的Ⅴ型内漏是由覆膜支架本身所致，解决方案是置入另一种渗透性较小的支架。

（2）支架移位：支架移位是指移植物支架固定不牢、人造血管膜与内支架缝合不紧以及宿主血管继续膨胀增大，使支架的一部分离开原来的位置而形成。移位可产生内漏使瘤腔持续增大，最终破裂。一般可通过腔内技术如在瘤体近端或远端再加用一枚与主动脉血管管径匹配的覆膜支架覆盖修复。

（3）动脉瘤破裂：胸主动脉瘤腔内修复术后发生破裂是一种严重并发症，其主要原因为瘤体近端或远端巨大内漏。一旦发生应尽快就诊手术，根据具体情况决定手术方式，部分患者仍可通过腔内技术来治疗。

（4）动脉栓塞或微栓塞：支架植入过程中或

者植入后有栓塞的危险，有些是致命的。与常规手术比较，植入腔内移植物时发生附壁血栓，或者斑块内膜碎裂脱落，导致栓塞的危险性明显增加。

（5）支架植入后综合征：其原因被认为是全身非特异性炎症反应，表现为持续发热、皮疹、背痛、C反应蛋白增高，常无白细胞升高及感染，用NSAIDs药物常有效。

（6）截瘫：截瘫是腔内修复术后严重的并发症，是由于支架移植物覆膜部分覆盖脊髓重要供血动脉或脊髓动脉内血栓形成而造成的脊髓缺血，导致神经元细胞损害和延迟性死亡、神经纤维变性等，从而发生截瘫。

支配脊髓前动脉可致截瘫的动脉是脊髓根大动脉，被Adamkiewicz于1882年首先报道，一般位于T9~T12水平。Kudy于1886年报道该动脉位于T9~L3水平，Suh于1939报道该动脉位于T8~L1水平，Djindjan于1967年报道该动脉位于T9~L1水平占75%，Svensson于1993年报道该动脉位于T5~T8水平占15%，T9~T12水平占75%，L1~L2水平占10%，L3水平占1.4%，L4~L5水平占0.2%。胸主动脉瘤腔内移植物的一个棘手问题就是阻断脊髓根大动脉导致的截瘫。故术前造影时需明确脊髓根大动脉的位置，治疗时必须尽量减少内移植物对其形成的覆盖，移植物长度应选择能覆盖病变的相对最短长度，支架移植物的远端尽量不超过T8水平。

影响脊髓血流（spinal cord blood flow，SCBF）的因素与灌注压（perfusion pressure，PP）及平均动脉压（mean arterial pressure，MAP）有关，PP=MAP−CSFP（脑脊液压力）。因此，术中术后引流脑脊液可减轻脑脊液压力，增加脊髓灌注压从而增加脊髓血供。

截瘫一旦发生应及时处理，应尽快通过脑脊液穿刺引流来降低CSF压力（目标为10~12mmHg），提高围手术期平均动脉压（一般收缩压需维持在110mmHg以上），早期应用激素及抗凝、扩血管、神经营养药物均有助于截瘫患者的恢复。

在胸主动脉瘤腔内治疗中，围绕左锁骨下动脉的处理一直存在争议。早期经验认为，覆盖左锁骨下动脉开口对于上肢灌注仍是安全合理的。然而，越来越多循证医学证据表明保留左锁骨下动脉灌注的卒中及截瘫率更低，这可能是由于椎动脉对脊髓前动脉存在供血。

对于大多数计划覆盖左锁骨下动脉的病例，笔者建议常规重建左锁骨下动脉（体内外开窗或"烟囱"技术重建）。

主动脉瘤腔内修复术还有一些其他的并发症。如支架断裂、移植物血栓形成和感染、局部动脉损伤破裂、伤口感染、动脉吻合口假性动脉瘤形成、造影剂肾病等。

8. 预后 胸主动脉瘤传统手术死亡率为5%~20%，局限性胸主动脉瘤切除术的死亡率最低，弥漫性胸主动脉瘤，尤其是主动脉夹层，不仅手术死亡率高，还有发生截瘫的风险。弓部主动脉瘤的手术死亡率最高，手术死亡的主要原因是出血、休克、心肺功能障碍、脑血管和肾衰竭。

目前研究表明，大部分胸降主动脉瘤者实施腔内修复治疗术后的治疗效果比较满意，大多术后可恢复日常生活和工作。相较于传统手术，其具有较低的围手术期死亡率和术后并发症率，而中期疗效与传统手术相当。因此，接受腔内治疗的患者预后具有显著优势，但远期疗效仍有待进一步随访观察。

（舒畅 何昊）

参 考 文 献

[1] Olsson C, Thelin S, Stahle E, et al. Thoracic aortic aneurysm and dissection: increasing prevalence and improved outcomes reported in a nationwide population-based study of more than 14, 000 cases from 1987 to 2002. Circulation, 2006, 114(24): 2611-2618.

[2] Stelzmueller ME, Nolz R, Mahr S, et al. Thoracic endovascular repair for acute complicated type B aortic dissections. J Vasc Surg, 2019, 69(2): 318-326.

[3] 汪忠镐. 血管外科新进展——微创外科在大动脉外科中的作用. 中国微创外科杂志, 2001, 1(06): 326-329.

[4] Cooley DA. Aortic aneurysm operations: past, present, and future. Ann Thorac Surg, 1999, 67(6): 1959-1962.

[5] Leurs LJ, Bell R, Degrieck Y, et al. Endovascular treatment of thoracic aortic diseases: combined experience from the EUROSTAR and United Kingdom Thoracic Endograft registries. J Vasc Surg, 2004, 40(4): 670-679; discussion 679-680.

[6] 舒畅, 王暾, 李全明, 等. 腔内修复联合辅助技术治疗累及主动脉弓的Stanford B型夹层动脉瘤. 中华普通外科杂志, 2011, 26(11): 899-903.

[7] Hogendoorn W, Schlosser FJ, Moll FL, et al. Thoracic endovascular aortic repair with the chimney graft technique. J Vasc Surg, 2013, 58(2): 502-511.

[8] Xiong J, Guo W, Liu X, et al. Novel temporary endovascular shunt technique to assist in situ fenestration for endovascular reconstruction of the distal aortic arch. J Vasc Surg, 2015, 62(1): 226-228.

[9] Estrera AL, Miller CC, Azizzadeh A, et al. Thoracic aortic aneurysms. Acta Chir Belg, 2006, 106(3): 307-316.

[10] Bavaria JE, Appoo JJ, Makaroun MS, et al. Endovascular stent grafting versus open surgical repair of descending thoracic aortic aneurysms in low-risk patients: a multicenter comparative trial. J Thorac Cardiovasc Surg, 2007, 133(2): 369-377.

[11] Fattori R, Nienaber CA, Rousseau H, et al. Results of endovascular repair of the thoracic aorta with the Talent Thoracic stent graft: the Talent Thoracic Retrospective Registry. J Thorac Cardiovasc Surg, 2006, 132(2): 332-339.

[12] 郭伟, 张宏鹏. 截瘫并发症的研究现状. 中国血管外科杂志(电子版), 2012, 4(4): 206-208.

[13] Buth J, Harris PL, Hobo R, et al. Neurologic complications associated with endovascular repair of thoracic aortic pathology: Incidence and risk factors. a study from the European Collaborators on Stent/Graft Techniques for Aortic Aneurysm Repair (EUROSTAR) registry. J Vasc Surg, 2007, 46(6): 1103-1110; discussion 1110-1111.

[14] Wang T, Shu C, Li M, et al. Thoracic endovascular aortic repair with single/double chimney technique for aortic arch pathologies. J Endovasc Ther, 2017, 24(3): 383-393.

[15] Chiu P, Goldstone AB, Schaffer JM, et al. Endovascular versus open repair of intact descending thoracic aortic aneurysms. J Am Coll Cardiol, 2019, 73(6): 643-651.

第三节　主动脉弓部动脉瘤

一、弓部动脉瘤概述

(一)定义

由于各种疾病导致主动脉壁正常结构,特别是承受压力较大和维持大动脉功能的弹力纤维层的削弱和破坏,主动脉在血流压力的作用下发生局限性或节段性扩张及膨大,形成主动脉瘤(aortic aneurysm),发生在胸主动脉的称为胸主动脉瘤(thoracic aortic aneurysm)。若病变累及主动脉弓部和/或升主动脉,称为主动脉弓部动脉瘤(aortic arch aneurysm)和/或升主动脉瘤(ascending aortic aneurysm)。

(二)病因学

1. 动脉硬化　主动脉弓部动脉瘤的首位病因。①动脉粥样硬化:主动脉壁由于胆固醇和脂质沉积,形成粥样硬化斑块;②退行性变:老年患者动脉壁中层发生退行性变,弹力纤维变性。以上两者可使主动脉壁结构受损,逐渐膨大,形成动脉瘤。此类主动脉瘤多累及降主动脉,常呈梭形。患者年龄多在65岁以上,男性较多见。

2. 主动脉中层囊性坏死　某些先天性疾病或遗传性疾病使主动脉中层发生囊性坏死,弹力纤维不同程度受损,甚至消失,伴有黏液样变,主动脉壁失去弹性,在血流的冲击下形成动脉瘤,常见于升主动脉,多呈梭形或梨形。部分患者会形成夹层动脉瘤。马方综合征(Marfan syndrome)患者由于全身结缔组织缺陷,弹力纤维功能不全,平滑肌细胞凋亡增多,临床上常同时伴有眼部病变(屈光不正、晶状体脱位)和骨关节异常,如蜘蛛指、关节过伸、韧带松弛等。有报道称,国内青壮年患者多为主动脉中层囊性坏死所致。其他先天性或遗传性疾病,如Turner综合征、Ehlers-Danlos综合征等,均可有不同程度的大动脉中层囊性坏死。

3. 感染　以梅毒多见,梅毒螺旋体破坏主动脉壁弹性纤维,使动脉壁变薄,形成主动脉瘤,多见于升主动脉及主动脉弓部,呈梭形,发病常于感染梅毒的10~20年后。细菌性感染较少见,多发生在感染性动脉内膜炎的基础上,多伴感染性心内膜炎、脓毒血症等病史,细菌使主动脉中层受损,局部膨出形成动脉瘤,多呈囊性。致病菌以葡萄球菌、链球菌为主。

4. 外伤　直接损伤,如胸部贯通伤可于任何部位直接损伤主动脉造成局部主动脉破裂;而间接损伤则多因胸部受到高速冲撞或严重挤压等,破裂部位常位于位置较固定的主动脉弓与活动度较大的降主动脉近端之间,或主动脉根部。若主动脉全层破裂,患者在短时间内因大量失血死亡;如果主动脉内膜和中膜破裂,但外膜尚完整,或主动脉全层破裂但周围组织对破裂口形成包裹作用,可在破裂口局部形成夹层动脉瘤或假性动脉瘤。

5. 先天性动脉瘤　常见于先天性主动脉窦瘤。主动脉窦壁缺乏正常的弹力纤维和平滑肌细胞,在高压血流的持续冲击下局部动脉壁膨出形成囊状动脉瘤,可导致破裂,危及生命。其他还可见于主动脉缩窄、动脉导管未闭等。

6. 其他　包括巨细胞性主动脉炎、白塞病、多发性大动脉炎等。

(三)流行病学

胸主动脉瘤的发病率目前尚无准确的统计。美国 Bickerstaff 报道的发病率为每年 5.9/10 万,平均年龄在 59~69 岁,男女比例为(2~4):1。欧洲近 20 年的研究报告显示,发病率随着年龄的增长而增加,40~70 岁比较多见,其中 1998 年报道的发病率为每年 10.4/10 万,男女比例约为 1:1。来自瑞典的尸检研究发现,男性患病率为 489/10 万,女性为 437/10 万,因此,胸主动脉瘤并非少见。国内尚缺乏这方面的统计资料。

(四)自然病程和预后

同发生于其他位置的主动脉瘤一样,未经治疗的弓部动脉瘤预后较差。当瘤体最大径达到 5cm 后,瘤体的扩张速度明显加快,如不加以手术干预,一年内动脉瘤破裂的发生率为 42%~70%,平均生存时间不到 3 年。不同病因导致的弓部动脉瘤其预后也不尽相同。梅毒性动脉瘤和马方氏综合征所致的动脉瘤发展较快,预后最差。患者死亡的主要原因包括瘤体破裂引发的失血性休克、主动脉夹层形成导致的心脑血供减少、心脏压塞、压迫气管引起的窒息等。

二、弓部动脉瘤诊断与鉴别诊断

(一)症状和体征

主动脉弓部动脉瘤患者早期常无症状,随着瘤体不断扩张,逐渐压迫邻近组织、器官,如上腔静脉、肺动脉、气管、食管、膈神经、喉返神经和迷走神经等,从而引起相应症状,出现头面部淤血肿胀、咳嗽、气短、吞咽或呼吸困难、声音沙哑等。动脉瘤长期压迫气管、食管、上腔静脉、肺动静脉还可能形成瘤体与上述组织器官之间的瘘管。动脉瘤亦可以破入心包、胸膜腔、气管等引起心脏压塞、血胸及致死性咯血等。

(二)影像学检查

患者常因压迫症状来医院就诊,胸部 X 线检查常伴纵隔增宽、或主动脉弓影增大。心脏彩色多普勒超声可以了解升主动脉是否受累,主动脉瓣有无反流及心功能状态。主动脉增强 CT 检查可以清楚地显示动脉瘤的范围,大小及与弓部主要分支血管(无名动脉,左颈总动脉及左锁骨下动脉)的关系。近年来,多层螺旋 CT 的普及使得弓部动脉瘤的发现率有了很大的提高。螺旋 CT 不仅能准确显示瘤体的形态以及与邻近组织的关系,还可以通过三维图像的重建更加直观、全面地展示动脉瘤的解剖结构,为治疗方案的制定提供帮助。磁共振血管造影(MRA)可以利用多体位、多平面成像技术提供准确的图像,清楚显示动脉瘤体的解剖学信息,但是检查时间长、分辨率不及增强 CT。DSA 属于有创性检查,因具有潜在引起动脉瘤破裂的风险,通常不会被用做弓部动脉瘤首选的检查方法,但 DSA 除了能够清晰显示动脉瘤的累及范围及与弓部分支血管的关系外,还能够显示病变节段动脉血流的动态图像,因此可被用做确定腔内手术方案的最佳评估方法。

(三)诊断

主动脉弓部动脉瘤的诊断主要依赖影像学检查,需要特别留意弓部动脉瘤是否同时伴有升主动脉病变,有无累及冠状窦,需探明临床症状和体征的病因,这对下一步制订治疗方案至关重要。

(四)鉴别诊断

弓部动脉瘤需要注意与纵隔肿瘤、中心型肺肿瘤等相鉴别。

三、弓部动脉瘤治疗方式的演变及思考

主动脉弓部动脉瘤的治疗方法包括外科手术及血管腔内修复两种方式,虽然外科手术仍是弓部动脉瘤主要治疗手段,但是近十几年来发展起来的血管腔内修复技术使弓部动脉瘤的治疗进入到一个新的阶段。

(一)手术适应证及禁忌证

1. 手术适应证

(1)有症状的升主动脉、主动脉弓部动脉瘤。

(2)动脉瘤体直径 >5.5cm。

(3)瘤体增长较快,直径增长 >1cm/ 年。

(4)易破裂的升主动脉和主动脉弓部假性动脉瘤,囊状或偏心性动脉瘤。

(5)同时累及升主动脉和主动脉弓部的动脉

瘤、合并主动脉瓣疾病或降主动脉瘤。

如果患者出现胸壁搏动性肿物、颈静脉怒张、呼吸音突然减低甚至消失、咯血痰、吞咽困难、声音嘶哑等症状，提示主动脉瘤已经或即将破裂，是绝对的手术指征；另外，Stanford A 型主动脉夹层动脉瘤假腔内未血栓化的患者，也应积极手术治疗。

2. 手术禁忌证　重要器官（脑、肝、肾）功能衰竭，不能耐受手术治疗。

（二）开放手术

单纯弓部动脉瘤比较少见，多数同时伴有升主动脉瘤或降主动脉病变，因此术前应详细了解瘤体的位置及累及范围，制订周密的治疗方案。自从 Bentall 于 1968 年首次采用带瓣主动脉根部置换术（Betall 手术）治疗主动脉根部病变以来（图 2-12-5），开放手术的成功率不断升高，已成为治疗升主动脉、主动脉弓部病变的标准治疗方法。临床上常见的动脉瘤是升主动脉瘤累及弓部，绝大多数仅需行半弓置换术；对于累及全弓的患者，则需行全弓置换术；如合并降主动脉瘤，则可行全胸主动脉置换术。

手术基本方法：患者仰卧位，全麻成功后，取胸骨正中切口劈开胸骨，切开心包，初步检查病变的范围及程度；全身肝素化（2~3mg/kg）后，在右股动脉或右腋动脉插入供血管，右心房插入引血导管，分别连接人工心肺机，并将体温降至 25℃，心包腔内注入冰生理盐水做心脏局部深降温，左心房放入减压导管，建立体外循环。可以在深低温停循环时，阻断无名动脉及左颈总动脉根部，经右腋动脉行选择性脑灌注，或者经股动脉、上下腔静脉分别插管，在深低温停循环时阻断上腔静脉行上腔静脉逆行灌注。具体方法应根据具体情况灵活选择，目前前者应用较多。在心室纤颤时，于无名动脉近端阻断升主动脉，纵行切开升主动脉，经左右冠状动脉开口灌注心脏停搏液，心脏停搏。探查病变程度和累及范围，选择合适的术式。术后人造血管充分排气，开放主动脉阻断钳，应用鱼精蛋白中和肝素，检查各吻合口，严格止血，注意冠状动脉供血情况。

1. 较小的囊性动脉瘤　主动脉壁病变比较局限者，游离主动脉瘤，钳夹其瘤颈部分，切除动脉瘤瘤体，直接缝合切口或采用补片修补主动脉切口。

2. 升主动脉瘤

（1）升主动脉瘤累及主动脉根部，合并主动脉瓣病变，或升主动脉夹层动脉瘤累及左右冠状动脉开口，常见于马方综合征，可采用经典的 Bentall 手术（图 2-12-5），或局部技术改良的 Wheat 手术、Cabrol 手术。

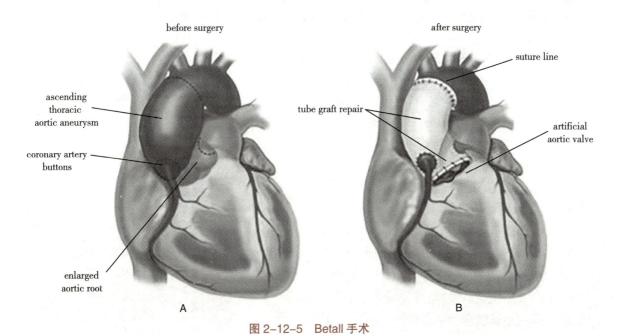

图 2-12-5　Betall 手术

A. before surgery- 术前，ascending thoracic aortic aneurysm- 升主动脉瘤，coronary artery buttons- 冠状动脉纽扣，enlarged aortic root- 扩张主动脉根部；B. after surgery- 术后，tube graft repair- 人工血管置换，suture line- 吻合处，artificial aortic valve- 人工主动脉瓣膜

（2）单纯升主动脉瘤未累及主动脉瓣及主动脉弓，可采用升主动脉置换术。

（3）升主动脉瘤累及右半弓，可视主动脉瓣累及情况行 Bentall 术、Wheat 术或升主动脉置换加右半弓置换术。

3. 主动脉弓部动脉瘤 单纯巨大主动脉弓部动脉瘤或 Sanford A 型主动脉夹层动脉瘤，或升主动脉和弓部真性动脉瘤，可行全弓置换术（图 2-12-6）。根据弓上分支是否受累，可采用下列不同方法：

（1）弓上分支受累：应用四分支人工血管分别与弓上分支血管吻合。

（2）弓上分支正常：应用单根人造血管，与弓上分支血管采用大片状吻合。

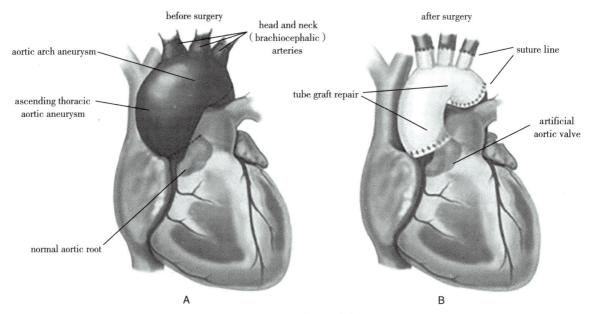

图 2-12-6 全弓置换术

A. before surgery- 术前, head and neck（brachiocephalic）arteries- 头和颈部（头臂）动脉, aortic arch aneurysm- 主动脉弓部动脉瘤, ascending thoracic aortic aneurysm- 升主动脉瘤, normal aortic root- 正常主动脉根部；B. after surgery- 术后, tube graft repair- 人工血管置换, suture line- 吻合处, artificial aortic valve- 人工主动脉瓣膜

4. 升主动脉瘤合并主动脉弓部动脉瘤

（1）升主动脉及主动脉弓受累，弓上分支受累，则可选用四分支人工血管进行升主动脉置换加全弓置换术（图 2-12-6）。

（2）升主动脉及主动脉弓受累但弓上分支未受累，根据主动脉根部及主动脉瓣病变情况选择 Bentall、Wheat 手术及升主动脉置换术合并次全弓置换术（图 2-12-7）。

5. 升主动脉、主动脉弓和降主动脉均有瘤样病变 对于广泛累及升主动脉、主动脉弓、降主动脉的动脉瘤，或升主动脉、主动脉弓动脉瘤合并 Stanford B 型主动脉夹层，可应用升主动脉、主动脉弓、降主动脉联合置换术或传统的升主动脉、主动脉弓置换术加"象鼻"手术治疗。1983年，Borst 等首次报道采用"象鼻"技术治疗累及主动脉升、弓、降部动脉瘤，该技术的主要目的是

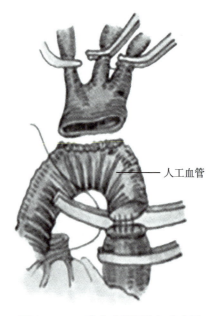

人工血管

图 2-12-7 升主动脉置换加次全弓置换术，弓上分支血管大片状吻合

为后期行降主动脉瘤手术时,提供可供使用的旷置在降主动脉腔内的人造血管,以便于降主动脉近端的吻合;或者起到隔绝位于降主动脉的内膜破口的作用。然而,术后随访发现,"象鼻"血管周围形成的血栓以及"象鼻"随血流摆动,可导致重要脏器栓塞甚至截瘫等严重并发症。

(三)杂交手术

近十年来,血管腔内修复术已经广泛应用于腹主动脉和胸降主动脉的动脉瘤和动脉夹层等病变,获得了良好的短中期效果。而主动脉弓部病变常累及弓部三大动脉分支的一支或数支,限制了血管腔内修复术的应用。为此,学者们进行了一系列的探索,逐步将血管腔内修复技术与传统外科手术结合起来,即"杂交手术"。1995年,Fann等首次报道分期"象鼻术联合血管腔内修复术"治疗累及胸降主动脉的弓部动脉瘤。1996年,Suto和Kato等分别报道同期"象鼻术联合血管腔内修复术"治疗主动脉弓部动脉瘤。1998年,Buth等首次报道解剖外旁路术联合血管腔内修复术治疗累及弓部的动脉瘤1例。2005年,作者首次报道联合解剖外旁路术和血管腔内修复术治疗2例Debakey Ⅰ型夹层动脉瘤。现在,杂交手术已经越来越多地应用于主动脉弓部病变的外科治疗,该术式创伤较小,手术病死率和并发症发生率较低,短中期效果良好。下面将目前两种主要的杂交手术的应用情况总结如下。

1. 象鼻术联合血管腔内修复术(支架象鼻手术或Ⅰ型杂交手术)

(1)分期完成:分期象鼻术联合血管腔内修复术是在完成传统的一期象鼻术后,二期利用血管腔内技术在象鼻干内植入覆膜支架,完成整个手术。这种方法避免了传统的二期手术所需的侧开胸,手术创伤明显减小,其病死率和神经系统并发症发生率较低。然而,一期置入的象鼻干远端在降主动脉内可自由漂浮,当真腔被压迫缩小时,可能导致主动脉远端闭塞缺血。此外,在等待二期手术过程中,病变可能快速进展而导致破裂等致死并发症。目前认为这种手术方法较适用于难以耐受传统手术两次开胸的高危患者和短期内动脉破裂风险较小的患者。

(2)一期完成:一期象鼻术联合血管腔内修复术的手术步骤是:正中切开胸骨,暴露升主动脉和主动脉弓,建立心肺旁路,在左锁骨下动脉稍远横断主动脉,先于降主动脉植入覆膜支架,然后将支架近端与主动脉断端环缝吻合,再行传统的主动脉弓部和/或升主动脉置换。此手术方式开展较多,手术成功率较高,病死率较低。然而,神经系统并发症发生率较高,具体原因尚未明。Usui等发现截瘫可能与梭形动脉瘤有关,并提出顺行灌注双侧腋动脉可预防截瘫发生。Flores等发现支架覆盖节段越长,脊髓损伤发生率越高,若远端锚定区水平超过第7腰椎平面(L7)且有腹主动脉瘤修复手术史,则极可能发生脊髓损伤。因此,术中需要密切监测中枢神经系统,同时可采取脑脊液引流、顺行灌注腋动脉等方法降低截瘫风险。与分期象鼻术联合血管腔内支架植入术相比,同期手术可一次完成,消除了等待第二期手术时主动脉破裂的风险,病死率较低。目前,此术式正在逐步取代传统象鼻术,成为治疗广泛弓部病变的标准术式(图2-12-8,图2-12-9)。

2. 解剖外旁路术联合血管腔内修复术(Ⅱ型杂交手术)

解剖外旁路术的目的是通过重建弓部重要分支血管,从而尽可能延长锚定区以植入支架封堵病变。按照Mitchell等提出的分区方法,可将主动脉弓部划分为Z0、Z1、Z2和Z3四个区(图2-12-10)。以下分别讲述各个区域的杂交手术策略。

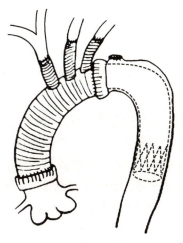

图2-12-8 支架象鼻术示意图

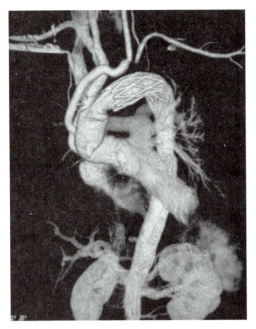

图 2-12-9　弓部动脉瘤支架象鼻术后 CTA 复查显示弓上血管通畅,瘤体被完全隔绝

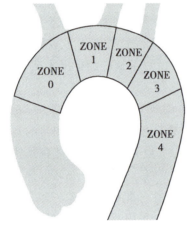

图 2-12-10　主动脉弓部分区
ZONE 0:0 区,ZONE 1:1 区,ZONE 2: 2 区,ZONE 3:3 区,ZONE 4:4 区

（1）Z3 区:一般观点认为在腔内修复时,动脉瘤距离左锁骨下动脉远端至少 2cm,才有足够的锚定区,若动脉瘤靠近或累及左锁骨下动脉,则涉及左锁骨下动脉的重建问题,而能否直接封堵左锁骨下动脉以拓展锚定区,目前仍存在争议。比较统一的意见是若左椎动脉为优势动脉,则需要重建左锁骨下动脉,防止脑卒中。最常用的重建方式是在左颈总动脉与左锁骨下动脉之间搭建一条人造血管旁路,重建完成后再一期或分期通过股动脉入路行动脉瘤腔内修复术。

（2）Z2 区:若动脉瘤靠近或累及左颈总动脉,则需要同时重建左颈总动脉和左锁骨下动脉,以便在左锁骨下动脉和左颈总动脉被封堵时大脑和上肢有足够的血液供应。常用的重建方式为右颈总动脉 – 左颈总动脉 – 左锁骨下动脉人造血管旁路移植。重建完毕后可一期或分期行动脉瘤腔内修复术。

（3）Z1 区:若动脉瘤靠近或累及无名动脉,则需要同时重建无名动脉、左颈总动脉及左锁骨下动脉,常用的重建方式为升主动脉 – 无名动脉 – 左颈总动脉 – 左锁骨下动脉人造血管旁路移植术。手术步骤是:正中切开胸骨,将分叉型人工血管近端与升主动脉行端 – 侧吻合,再将远端分支分别与无名动脉、左颈总动脉及左锁骨下动脉行端 – 侧或端 – 端吻合。重建手术完成后再一期或分期通过股动脉入路导入覆膜支架修复弓部动脉瘤（图 2-12-11~ 图 2-12-14）。

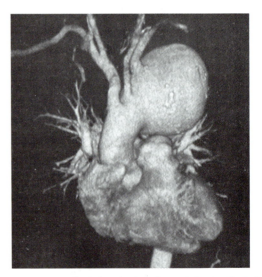

图 2-12-11　主动脉弓部动脉瘤,近端靠近无名动脉

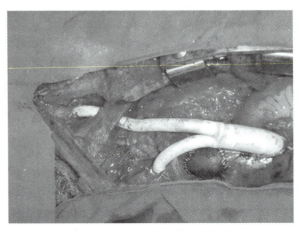

图 2-12-12　一期行升主动脉 – 无名动脉 – 左颈总动脉人造血管旁路移植

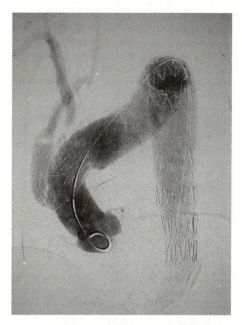

图 2-12-13　二期行腔内修复术，
植入 2 枚覆膜支架隔绝动脉瘤

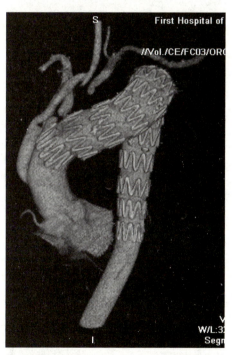

图 2-12-14　术后 CTA 显示旁路
人造血管通畅，瘤体已隔绝

旁路术联合血管腔内修复术治疗弓部病变仍有较高的临床应用价值，虽然该术式的手术病死率和并发症发生率也不低，但考虑到纳入的患者大多为心肺功能较差或合并其他严重疾病而无法耐受传统手术的患者，在主动脉弓部动脉瘤的开放手术仍具有重要地位。

（四）完全腔内修复术

1999 年，Inoue K 首次报道以完全腔内修复术治疗主动脉弓部动脉瘤和主动脉夹层 15 例，其中 14 例植入单分支覆膜支架重建左锁骨下动脉并封闭主动脉弓部动脉瘤和主动脉夹层，1 例 Stanford A 型主动脉夹层植入 3 分支覆膜支架分别重建了无名动脉、左颈总动脉和左锁骨下动脉，术后 11 例（73%）瘤腔内完全性血栓形成；植入 3 分支覆膜支架封闭 Stanford A 型夹层后植入无名动脉的覆膜支架远端发生内漏，再次植入一个短的覆膜支架跨越覆盖原分支后内漏消失。2012 年，作者首次报道利用封堵器封堵左锁骨下动脉联合颈动脉烟囱支架腔内治疗 1 例主动脉弓假性动脉瘤。近十年来，烟囱技术的开展使得一些瘤体近端锚定区不良或仅累及无名动脉的弓部动脉瘤得到了有效的治疗。近年来，国内一些学者尝试利用原位开窗或者体外开窗等方法重建弓部分支血管，取得不错的疗效。国产 Castor® 单分支型支架于 2017 年 6 月获得国家食品药品监督管理总局（CFDA）颁发的注册证，已开始应用于主动脉弓部疾病的腔内治疗。由于主动脉弓解剖结构的特殊性，到目前为止仍没有一款多分支支架能够真正用于治疗累及多分支血管的主动脉弓部动脉瘤，可喜的是目前已有多个临床试验正在世界各地进行，目的在于验证各种修复弓部动脉瘤和夹层的多分支支架的临床效果（图 2-12-15~图 2-12-22）。

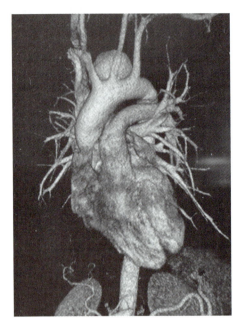

图 2-12-15　主动脉弓假性动脉瘤

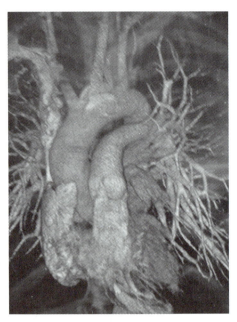

图 2-12-17　术后 CTA 显示主动脉弓
血流通畅，假性动脉瘤已被隔绝

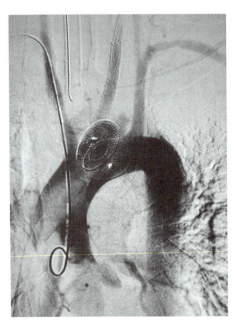

图 2-12-16　DSA 下植入封堵器及
烟囱支架修复假性动脉瘤

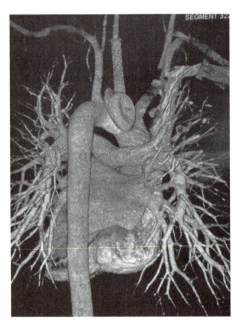

图 2-12-18　CTA 后面观显示封堵器的位置

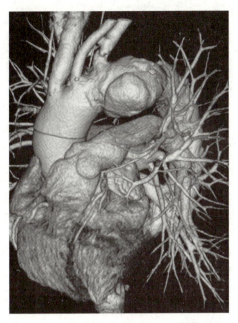

图 2-12-19 CTA 显示主动脉
弓部动脉瘤（三维）

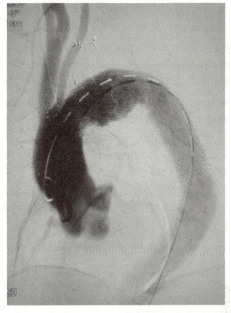

图 2-12-21 DSA 下从股动脉植入覆膜支
架隔绝弓部动脉瘤，同时从无名及左颈总动
脉分别植入烟囱支架，左锁骨下动脉植入血
管塞防止内漏

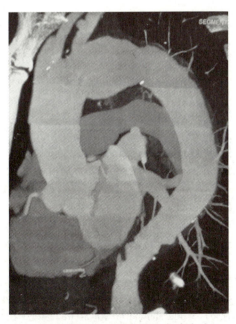

图 2-12-20 CTA 显示主动脉
弓部动脉瘤（矢状面）

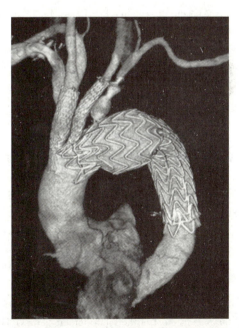

图 2-12-22 术后 CTA 显示动脉瘤被完全
隔绝，无名动脉及左颈总动脉烟囱支架血流
通畅

（常光其）

参 考 文 献

[1] Nataatmadja M, West M, West J, et al. Abnormal extracellular matrix protein transport associated with increased apoptosis of vascular smooth muscle cells in marfan syndrome and bicuspid aortic valve thoracic aortic aneurysm. Circulation, 2003, 108 Suppl 1: II329-334.

[2] Guo D C, Pannu H, Tran-Fadulu V, et al. Mutations in smooth muscle alpha-actin (ACTA2) lead to thoracic aortic aneurysms and dissections. Nat Genet, 2007, 39 (12): 1488-1493.

[3] 常光其, 李晓曦, 李松奇, 等. 腔内修复联合旁路手术治疗 DeBakey I 型升主动脉夹层. 中国实用外科杂志, 2005, 25(12): 741-742.

[4] Greenberg R K, Haddad F, Svensson L, et al. Hybrid ApproachesTo thoracic aortic aneurysms: the role of endovascular elephant trunkcompletion. Circulation, 2005, 112(17): 2619-2626.

[5] Noor N, Sadat U, Hayes P D, et al. Management of the leftsubclavian artery during endovascular repair of the thoracic aorta. J Endovasc Ther, 2008, 15(2): 168-176.

[6] Bergemn P, Mangialardi N, Costa P, et al. Great vessel management for endovascular exclusion of aortic arch aneurysmsand dissections. Eur J Vasc Endovasc Surg, 2006, 32(1): 38-45.

[7] Melissano G, Civilini E, Bertoglio L, et al. Results of endograftingof the aortic arch in different landing zones. Eur J Vasc Endovasc surg, 2007, 33(5): 561-566.

[8] Bentall H, De Bono A. A technique for complete replacement of the ascending aorta. Thorax, 1968, 23 (4): 338-339.

[9] Wiedemann D, Kocher A, Dorfmeister M, et al. Effect of cerebral protection strategy on outcome of patients with Stanford type A aortic dissection. J Thorac Cardiovasc Surg, 2013, 146(3): 647-655.

[10] Sonesson B, Resch T, Allers M, et al. Endovascular total aortic arch replacement by in situ stent graft fenestration technique. J Vasc Surg, 2009, 49(6): 1589-1591.

[11] Kim T, Martin T D, Lee W A, et al. Evolution in the management of the total thoracic aorta. J Thorac Cardiovasc Surg, 2009, 137(3): 627-634.

[12] Chen L W, Dai X F, Lu L, et al. Extensive primary repair of the thoracic aorta in acute type A aortic dissection by means of ascending aorta replacement combined with open placement of triple-branched stent graft: early results. Circulation, 2010, 122(14): 1373-1378.

[13] Da R M, Miranda S, Adriani D, et al. Hybrid procedures for complex aortic pathology: initial experience at a single center. Rev Esp Cardiol, 2009, 62(8): 896-902.

[14] Younes H K, Davies M G, Bismuth J, et al. Hybrid thoracic endovascular aortic repair: pushing the envelope. J Vasc Surg, 2010, 51(1): 259-266.

[15] Desai N D, Burtch K, Moser W, et al. Long-term comparison of thoracic endovascular aortic repair (TEVAR) to open surgery for the treatment of thoracic aortic aneurysms. J Thorac Cardiovasc Surg, 2012, 144 (3): 604-609.

[16] Rylski B, Siepe M, Blanke P, et al. Modified Perfusion Strategy and Aortic Arch Debranching in Complicated Acute Aortic Dissection Type A: A Bridge to Definitive Endovascular Therapy. Ann Thorac Cardiovasc Surg, 2014, 20(6): 1038-1041.

[17] Uchida N, Shibamura H, Katayama A, et al. Operative strategy for acute type A aortic dissection: ascending aortic or hemiarch versus total arch replacement with frozen elephant trunk. Ann Thorac Surg, 2009, 87(3): 773-777.

[18] Okada K, Omura A, Kano H, et al. Recent advancements of total aortic arch replacement. J Thorac Cardiovasc Surg, 2012, 144(1): 139-145.

[19] Tolenaar J L, van Keulen J W, Trimarchi S, et al. The chimney graft, a systematic review. Ann Vasc Surg, 2012, 26(7): 1030-1038.

[20] Shahverdyan R, Gawenda M, Brunkwall J. Triple-barrel graft as a novel strategy to preserve supra-aortic branches in arch-TEVAR procedures: clinical study and systematic review. Eur J Vasc Endovasc Surg, 2013, 45(1): 28-35.

[21] Guangqi C, Wei C, Henghui Y, et al. Endovascular repair of an aortic arch pseudoaneurysm by an atrial septal defect occluder combined with a chimney stent. J Vasc Surg, 2013, 57(6): 1657-1660.

[22] Qin J, Zhao Z, Wang R, et al. In Situ Laser Fenestration Is a Feasible Method for Revascularization of Aortic Arch During Thoracic Endovascular Aortic Repair. J Am Heart Assoc, 2017, 6(4): e004542.

[23] Zhu J, Dai X, Noiniyom P, et al. Fenestrated Thoracic Endovascular Aortic Repair Using Physician-Modified Stent Grafts (PMSGs) in Zone 0 and Zone 1 for Aortic Arch Diseases. Cardiovasc Intervent Radiol, 2019, 42 (1): 19-27.

第十三章　腹主动脉瘤

第一节　腹主动脉瘤的病因、病理和临床特征以及影像学选择

一、腹主动脉瘤的病因及病理

腹主动脉瘤（abdominal aortic aneurysm，AAA）危险因素分析显示：年龄、性别和吸烟是 AAA 的主要危险因素。4cm 以上的 AAA 中吸烟者是不吸烟者的 5.6 倍，而且随着吸烟史的长度和数量的增加而明显增加。男性（4.5 倍），白人（2 倍），家族史（2 倍），而糖尿病会降低 AAA 的危险（0.5 倍）。次要的危险因素包括年龄、身高、冠心病、其他的动脉硬化、高脂血和高血压。尽管高血压可以增加动脉瘤破裂的危险但高血压是否会提高 AAA 的发病仍存在争议。最近的人口调查研究提示：动脉硬化可提高 AAA 的发病；吸烟是 AAA 的独立的危险因素；但舒张压升高不增加 AAA 发病的危险。然而，在吸烟人群中，AAA 的发病不仅与吸烟的数量和深度有关，而且与平均动脉压的升高有关。

动脉瘤发生的生物学机制很复杂，遗传易感性、动脉粥样硬化及各种蛋白酶等都被证明与其发生直接相关。各种病因最终都表现为主动脉中层的退行性变，继而在血流压力下扩张形成动脉瘤。

多项研究表明，动脉瘤的发生与遗传密切相关。国外一项针对 AAA 患者长达 9 年的随访发现，15%AAA 患者直系亲属中也发生各部位动脉瘤，而对照组里只有 2%，p<0.001。其他研究则表明，家族性 AAA 发病年龄一般比散发性 AAA 更早，但没有证据表明前者比后者更容易破裂；AAA 发生和多囊肾密切相关，而后者已被证实为常染色体显性遗传疾病。家族史对 AAA 发病的影响也有很多研究：在接受治疗的 AAA 中 15%~25% 的患者其一代亲属存在 AAA 表现；而在女性患者 35% 有阳性家族史，14% 明确没有家族史。这说明尽管女性 AAA 发病率较男性低，但女性 AAA 具有更明显的遗传倾向。

动脉硬化是动脉瘤的发病原因。AAA 和周围动脉硬化闭塞性疾病虽然表现形式不同，但二者常常是伴发的，而且拥有共同的比如吸烟、高血压、高脂血症、糖尿病和心脑血管疾病的高危因素。这都有力证明了动脉粥样硬化与动脉瘤的发生密不可分。

各种蛋白酶在 AAA 中发挥了重要作用。AAA 的一个显著组织学表现为中层弹力膜的退行性变，组织中胶原蛋白和弹性蛋白被相应的蛋白酶破坏；局部金属蛋白酶（MMP）增高，促使平滑肌细胞易位，导致血管中层结构破坏；局部巨噬细胞和细胞因子浓度升高，提示存在炎症反应。以上三点都可能导致动脉瘤壁破坏与扩张和动脉瘤形成。

先天性疾病是 AAA 的原因之一。一些先天性疾病常伴发主动脉中层囊性变，从而导致先天性动脉瘤形成。其中最多见的是马方综合征（Marfan syndrome）。这是一种常染色体显性遗传疾病，临床表现为骨骼畸形、韧带松弛、晶状体脱垂、主动脉扩张及心脏瓣膜功能不全等。其他少见的先天性疾病还有 Ehlers-Danlos 综合征等。尽管部分先天性疾病被证明是由单基因病变造成，但是大多数还是由多基因病变共同作用形成的。

炎性 AAA 是一种特殊类型动脉瘤，外观上动脉瘤壁特别厚，呈发亮的白色，质硬，极易与腹腔内脏器（如输尿管、十二指肠）纤维化粘连。炎性 AAA 最早在 1972 年由 Walker 等描述。进一步

的研究发现,与普通 AAA 相比,炎性动脉瘤瘤壁内巨噬细胞和细胞因子分布异常增多。因此目前普遍认为,炎性 AAA 是动脉瘤炎症的一种极端表现。流行病学研究表明,炎性 AAA 发病率占全部 AAA 的 5% 左右。在危险因素、治疗方案选择和预后等诸方面,炎性 AAA 和普通 AAA 均无明显差异。在临床表现上,炎性 AAA 更容易出现腰部或腹部疼痛等症状,而且一般伴有血沉增快。慢性腹痛、体重减轻、血沉增快是诊断炎性 AAA 的三联症。

因感染引起 AAA 比较少见。近年来,随着抗生素的不断发展,其发生率更是不断降低。主动脉壁原发感染导致的动脉瘤较少见,大部分感染性 AAA 是由继发感染引起。葡萄球菌和沙门氏菌是最常见的感染性 AAA 致病菌,而结核分枝杆菌、真菌和梅毒也可以导致主动脉瘤发生。

总体上讲,有 4 个导致腹主动脉瘤形成的主要发病机制:主动脉壁结缔组织蛋白降解作用、炎症和免疫反应、分子遗传、管壁的生物力学应力。

二、临床特征

大多数腹主动脉瘤患者缺乏明确症状,往往是于体格检查、B 型超声波或 CT 检查时偶然发现。也可出现动脉瘤破裂、远端动脉栓塞、压迫邻近器官等严重症状。偶尔亦有以全身症状为首发症状的。有症状者可表现为:

1. **腹部搏动性肿块** 可在腹部扪及膨胀性搏动性肿物,肿块常位于脐周或脐上方偏左,搏动与心跳节律一致,有时可扪及震颤或闻及血管杂音。肋缘下二横指可扪及动脉瘤顶部,为肾下腹主动脉瘤。要注意与主动脉前肿块相鉴别,后者搏动为传导性搏动。

2. **疼痛** 主要为腹部、腰背部疼痛,疼痛性质不一,多为胀痛或刀割样痛。背痛,系动脉外膜和后腹膜受牵引,压迫神经所致,巨大动脉瘤可压迫侵蚀脊柱,引起脊神经根痛。突发性剧烈疼痛提示有破裂、感染或瘤内夹层的可能。炎性或感染性腹主动脉瘤还出现慢性的腹部或者腰部的隐痛或钝痛。

3. **远端栓塞** 瘤腔内附壁血栓或硬化斑块在动脉血流冲击下脱落,栓塞下肢动脉,产生肢体急性缺血症状。

4. **腹主动脉瘤破裂** 是腹主动脉瘤最严重的并发症,破裂时出现剧烈的腹痛或背痛和严重的低血压,破裂后一般先形成腹膜后血肿,继而破向腹腔,患者常因失血性休克而死亡。因此早期破裂尚未发生休克时及早明确诊断,对于挽救生命十分重要。通过询问病史,细致查体,常规实验室检查,诊断性腹腔穿刺等会有助于腹主动脉瘤破裂的诊断,CTA、MRA 检查可以确定破裂严重程度、出血量、破裂部位等。

5. **动脉瘤压迫** 胃肠道压迫症状最常见,压迫肠道轻者表现为上腹胀满不适,食欲缺乏等,重则致高位肠梗阻。压迫尿道,可致输尿管梗阻,肾盂积水。压迫下腔静脉,可引起下肢肿胀等症状。

三、腹主动脉瘤诊断的影像学选择

腹主动脉瘤可通过体格检查扪及腹部搏动性肿块做出初步诊断。80% 以上患者的腹部肿块位于平脐或脐上水平。肿块偏向腹中线左侧或右侧均有可能。患者较瘦时通过腹部扪诊可大致了解腹主动脉瘤的大小,而在肥胖的患者则比较困难。如果腹主动脉瘤累及髂内动脉,有时可以在直肠指检时扪及搏动性肿块。腹主动脉瘤患者多无明显临床症状,大部分是在体检时发现。因此影像学检查作为诊断腹主动脉瘤的主要手段显得尤为重要。现将几种主要的影像学检查简单归纳:

1. **X 线** 可见主动脉壁钙化者占 90%,但该征象仅提示动脉壁存在粥样硬化斑块,并不能诊断或除外腹主动脉瘤,更不能提供腹主动脉瘤的形态学信息。

2. **超声波检查** B 型超声波及彩色多普勒超声检查有助于腹主动脉瘤的诊断。超声检查其图像直观,可观测血管形态,管壁有否受损,管径以及管腔内有否异常声像,尤其可探测血流分布状态,血流频谱,方向及速度,甚至破裂口之异常血流。超声检查以价格低廉、可以测量血流速度为其优点。因为超声检查为无损伤的检查,可以对手术或非手术患者进行追踪观察,了解手术效果或瘤体增长程度。缺点是诊断的准确性依赖于操作者的经验与诊断水平,而且管径的测量如选择切面方向不好,则误差很大。此外在肾动脉和腹主动脉之间关系方面超声所提供的信息仍有欠缺。

根据扫描图像可以了解下列问题：①有无腹主动脉瘤；②腹主动脉瘤的直径大小；③动脉瘤腔内有无血栓形成，血栓部位、大小、范围以及动脉瘤腔内通道的口径大小；④进一步了解腹主动脉上下端腹主动脉的腔径大小、是否规则及钙化程度；⑤动脉瘤壁搏动的幅度；⑥了解肾动脉上腹主动脉上端与膈肌的关系。

3. 磁共振血管成像检查（MRA） MRA是一种利用血液的流空效应来显示血管的新技术。成像的基本原理是流动相关增强效应和相位效应。MRA的两种主要成像方法为时间飞跃法（time of flight），简称TOF，和相位对比法（phase contrast），简称PC。可以在横断面、冠状面或矢状面上采集一系列连续薄层的断面图像资料，然后进行后处理重建，最常见的重建方式为最大信号强度投影法（maximum intensity projection），简称MIP。重建的血管图像不仅类似于血管造影图，并可进行三维显示，即显示任意角度的血管投影图像。TOF可分为2D TOF和3D TOF。两种方法各有其优缺点。2D TOF MRA对慢血流敏感，血流/组织对比度大，成像快，成像范围较大，适合于检查与成像平面相垂直的血管，可广泛应用于头颈部血管、胸腹主动脉及四肢血管检查。3D TOF MRA对快速流动的弯曲的血管敏感，但成像层块厚度受限，多用于颅内血管检查。目前又发展了多层部分重叠法MRA技术（multiple overlapping thin-slab 3D acquisition）简称MOTSA，具备了2D TOF和3D TOF的优点。PC分为2D PC及3D PC。2D PC空间分辨率高，但成像时间长。可用于颅内血管或肾动脉的检查。3D PC多应用于颅内血管以及腹部血管，特别是肾动脉和门静脉MRA。此外3DPC还可用于确定血流方向以及进行血流流速的定量分析。

在腹主动脉瘤的影像学诊断中，MRA是先进的无创影像学检查方法，通过计算机成像，能清晰显示主动脉瘤的形态，除横断面和矢状面的图像外，还可三维血管成像，对诊断动脉瘤极有帮助。目前国内已比较广泛地应用这一无创诊断技术。缺点是不适合有幽闭恐怖症的患者、安装心脏起搏器的患者、颅内有外科手术用的银夹和有外来的金属物体的患者，此外腹主动脉瘤的附壁血栓、钙化和瘤腔的成像不如增强CT清楚。

4. 计算机断层扫描血管成像技术（CTA） 应用高速螺旋CT进行1mm层厚的断层扫描，再经过三维重建，可得到动脉的立体成像。这种方法称为螺旋CT血管成像，即SCTA。值得提出的是，利用SCTA对腹主动脉瘤显影，是血管腔内治疗术前评估的重要依据。SCTA能立体显示动脉瘤及瘤体远近端动脉的形态，特别是能明确动脉瘤与肾动脉的关系。目前因其无创性、血管显影清晰等优点已逐渐成为腹主动脉瘤术前准备最常用的检查方法。

造影剂用量及注射速率：SCTA扫描速度快，可减少对比剂的使用量，但为增加动脉瘤与周围组织的对比仍需要有足够剂量，其用量最好为1.5ml/kg。腹部大血管扫描时，需要有足够剂量的造影剂迅速进入大血管，因此必须采用高压注射器，其速率应为3.0~3.5ml/s。注射造影剂扫描时间：在3.0~3.5ml/s速率时，腹主动脉血管扫描时间大致为20~25s。

综上所述，CTA检查也是一种微创检查技术，对肾上腹主动脉瘤、胸腹主动脉瘤以及累及髂总动脉的腹主动脉瘤在诊断和测量上有明显的优越性，从影像学上它可得到胸腹段的各个横切面和多排CT合成的三维立体图像，质量很高，为介入和手术治疗提供了正确的形态学资料，是目前临床主要的检查方法。缺点是对比剂有一定的肾损害可能，约10%~25%的患者会出现不同程度的对比剂肾病，故对于已经存在慢性肾功能不全的患者，使用此方法需慎重。

5. 腹主动脉造影 腹主动脉造影是一种有创检查，有一定危险性和并发症，不作为腹主动脉瘤的术前常规检查。只有在上述检查不能做出明确诊断、需要了解主动脉重要分支情况以及在行动脉瘤腔内修复术中，才行腹主动脉造影。

动脉造影无疑可提供动脉瘤最直接的影像。过去列为常规检查，但现在认为只有必要时才进行造影。因为腹主动脉瘤腔内常有附壁血栓，对比剂只能通过动脉瘤腔的中央部分，不能反映出动脉瘤的全貌以及与周围脏器的关系，因此动脉造影有其局限性。此外高压注射对比剂有造成附壁血栓脱落栓塞的风险。

第二节 腹主动脉瘤外科治疗历史及现状

有关腹主动脉瘤的描述,公元前 1600 年的 Ebers 羊皮纸书即有记载。公元 16 世纪的 Andreas Vesalius 是首先描述腹主动脉瘤的学者之一,AstleyPaston Cooper 于 1817 年采取腹主动脉结扎术治疗破裂性动脉瘤,但患者于术后 40h 死亡。19 世纪,动脉结扎术成为动脉瘤的主流疗法,很多部位的动脉结扎术均有报道。1804 年,Antonio Scarpa 首次系统论述了动脉瘤的分型与诊断。1910 年,Carrel 通过动物实验提出一些主动脉瘤可于切除后用补片修补或动静脉移植物替代,这是最早的血管移植概念。1940 年 Blgger 包裹腹主动脉瘤获相对成功。1948 年,著名物理学家爱因斯坦因患腹主动脉瘤行包裹术,但于 1955 年仍死于腹主动脉瘤破裂。1951 年 3 月 29 日,法国医生 Dubost 成功实施了腹主动脉瘤切除术,患者术后 8 年死于心肌梗死。但实际上在 1951 年 3 月 2 日,美国医生 Schafer 和 Dardin 已经完成了同样的手术,但其患者在术后 29 天死亡,距传统意义的术后存活 30d 以上定义为成功仅差一天,也同时成全了 Dubost 之名。Dubost 的成功是动脉瘤外科治疗的重要里程碑,DeBakey、Cooley 及 Kirklin 于 1953 年亦成功完成此项手术。1954 年,Voorhees 和 Blakemore 首次报道了使用尼龙人工血管治疗 16 例 AAA 的病例,并获得了 56% 的术后生存率,从而开创了使用人工血管治疗 AAA 的时代。北京协和医院曾宪九等在 20 世纪 50 年代后期即开展腹主动脉瘤手术治疗,为国内首例。

腹主动脉瘤腔内修复技术开始较晚。1987 年,苏联医生 Nicholas Volodos 首次完成了自制的支架型人工血管行腹主动脉瘤腔内修复手术,但由于某种原因,未被人所熟知。直至 1991 年,阿根廷血管外科医生 Parodi 率先报道了支架 - 人造血管复合体治疗腹主动脉瘤的临床应用,成为腔内血管外科治疗史上的里程碑。同年,美国医生 Michael Dake 等也完成了胸主动脉瘤的腔内修复手术。Parodi 的成功经验报道之后,在国际血管外科界引起了巨大波动,促进了动脉扩张性疾病

腔内修复术在国际范围内的迅速推广。一般认为腹主动脉瘤腔内手术较开放手术风险相对较小,但操作环节技术要求较高,如定位、支架对接、防止内漏等。在此后 10 余年中,腔内技术的发展使主动脉疾病的治疗模式发生了巨大的变化。腹主动脉瘤腔内修复(endovascular aneurysm repair or endovascular aortic repair, EVAR)取得迅速发展。由于 EVAR 避免了传统开放手术创伤大和出血多的缺点,使高龄或伴有心、肺、肝、肾功能不全的患者能够得到积极有效的治疗。

随着覆膜支架制作工艺和手术技术的不断进步,EVAR 的安全性和成功率不断提高。越来越多的随访结果证实,EVAR 具有操作简单、效果确切、创伤更小的特点。但 EVAR 成功与否明显会受到动脉瘤解剖特点的影响,如近端瘤颈的长度、瘤颈角度、瘤颈的直径和的钙化程度、有无附壁血栓和重要分支动脉供血,以及双侧髂动脉受累情况等解剖条件的制约,不少病例只能采用开放手术方法来完成。随着腔内技术的不断提高,挑战难度又成为腹主动脉瘤腔内修复中新的热点,如开窗支架和分支支架,正是对于瘤颈过短,甚至没有瘤颈动脉瘤(如胸腹主动脉瘤)新的治疗方法。尽管腔内治疗创伤较小,但远期并发症相对较多,二次干预率显著高于传统开放手术,尤其内漏、支架移位等并发症是导致治疗失败的重要因素,因此 EVAR 术后需要密切随访,一旦发现问题应积极处理。

综上所述,腹主动脉瘤开放手术和腔内修复都是治疗腹主动脉瘤的重要方法,而后者更是发展迅速,为高危患者提供了新的治疗途径。目前两种治疗方法各有特点和适应证,仍将长期共存,取长补短。

第三节 腹主动脉瘤切除人工血管重建的技术及腔内治疗的技术要点

一、腹主动脉瘤切除人工血管重建的技术

随着术前诊断评估、麻醉、手术器械、血管替代品、术后监护等一系列技术的完善和发展,腹主

动脉瘤的择期手术的死亡率已从早期的 9%~39%下降至近年来的 5% 以下。腹主动脉瘤切除术后5 年生存率已从早年的 50% 上升至 70% 以上。手术不仅安全，而且改善了患者的生活质量，腹主动脉瘤切除人工血管移植术患者基本上享有同年龄人的寿命。

腹主动脉瘤患者手术死亡，与疾病本身的严重性有关。在处理动脉硬化性动脉瘤时，切记动脉硬化是全身性病变，在术前了解动脉瘤的大小、范围等因素的同时，必须明确是否存在颈动脉、冠状动脉、肾动脉的狭窄或闭塞性疾病，了解各重要脏器功能情况，术后心、脑、肾、肺的并发症是主动脉围手术期死亡的主要原因。术前腹主动脉瘤患者可用 APACHE 或者 APACHEⅡ评分系统做预后和死亡概率判断。

（一）手术指征

不能绝对以瘤体直径大小作为手术指征，手术指征需因人而异。患者的年龄和伴随疾病不是手术的绝对禁忌证。

国内较多学者认为，国人直径小于 4cm 的腹主动脉瘤可定期随访，如果增长较快，每半年瘤体最大直径增长超过 0.5cm，应考虑手术。直径大于 5cm 的腹主动脉瘤破裂机会显著增加，应尽早手术。患者有较剧烈的腰腹疼痛等动脉瘤趋于破裂的征象时应立即手术。已证实为腹主动脉瘤破裂者必须急诊手术以挽救生命。如果发生远端肢体动脉栓塞，无论瘤体大小均应手术治疗。

2012 年的 SVS 和 ESVS 指南认为直径大于等于 5.5cm 的肾下或肾周腹主动脉瘤患者应行手术治疗，以消除破裂风险。直径 4.0~5.4cm 的肾下或肾周腹主动脉瘤患者，每 6~12 个月应行超声或 CT 检查监测有无扩张（实证医学等级：A）。

（二）腹主动脉瘤术前准备

手术前要详细了解病史，并进行相关检查以对脏器功能进行评估，围手术期的监护和全身整体治疗尤为重要。重视对患者重要脏器功能的评估和处理。心梗、心功能不全、心律失常、阻塞性肺疾病、肾功能不全和高龄是影响腹主动脉瘤手术的主要危险因素。

如果腹主动脉瘤患者伴有较为严重的冠状动脉粥样硬化性心脏病、严重的心律失常和严重高血压等心血管疾病，患者对手术的耐受力差，死亡率高。为此，术前除一般实验室和心电图检查外，心脏超声检查、动态心电图以及放射性核素心肌血池扫描对了解心脏的状况有重要价值，必要时还可以进行冠状动脉造影来评估心脏供血情况。如果检查发现患者有严重的冠状动脉病变，应该先施行冠脉支架成形或冠脉搭桥术，待心脏供血改善后再进行腹主动脉瘤手术。如果动脉瘤濒临破裂或破裂抢救时，应同时注意心血管活性药物的应有，密切注意和处理心脏事件。

对于可能合并脑血管病的患者，要注意询问相关病史或表现，术前根据情况行颈动脉、椎动脉多普勒超声检查，了解颅外颈、椎动脉有无狭窄或闭塞；必要时还可以进行 CT 或核磁检查。

在动脉瘤手术麻醉时，应建立血流动力学监测，监护仪连续示波检测心率、心律、血压以及血氧饱和度；中心静脉置管用于输液和中心静脉压（CVP）监测；桡动脉插管，监测动脉血压；留置导尿管等。术中尽可能减少出血，维持血压和有效血容量，尽量缩短手术时间，减少副损伤。充分的术前评估和准备、熟练的手术技术以及严格的术后管理，是保证手术成功的关键要素。

（三）腹主动脉瘤开腹手术治疗要点

腹主动脉瘤切除并非真正意义上的完全切除，实际上是在阻断动脉瘤近远端血流后，打开瘤壁缝合返血的腰动脉后，在腔内做人工血管移植或跨过病变部位做旁路移植以恢复动脉血流的通畅，最后再把原有瘤壁修整后包裹在移植血管外。常用人工血管主要有涤纶（Dacron）和聚四氟乙烯膨体（ePTFE）两种。人工血管通常为分叉形，即人工血管近端与腹主动脉作吻合，远端与双侧髂或股动脉作吻合，少数患者仅需要直形人工血管。

腹主动脉瘤手术有两种入路：腹部正中切口经腹入路及左侧腹膜外切口的腹膜外入路。近年来，使用腹腔镜行腹主动脉瘤切除也有报道，但对于较大的腹主动脉瘤，或累及双侧髂动脉的病例，腹腔镜手术有一定的难度，目前不作为临床主要方法。

1. 腹主动脉瘤切除术中要点

（1）防止松钳休克（declamping shock）：人工血管重建完成后缓慢松开或部分松开主动脉阻断钳。术者与麻醉师紧密配合以减少各脏器的损害和术中松钳性休克的发生,在缓慢松放腹主动脉阻断钳前,通知麻醉师输血补液、提升血压、纠酸扩容和维持血流动力学稳定。应当注意的是,腹主动脉瘤破裂患者发生的再灌注损伤也与主动脉夹闭后休克程度、主动脉阻断时间、松钳速度以及心血管反应有关。因此,术中血容量的补充极为重要。

（2）减少在十二指肠部位的游离：必要时可结扎肠系膜下静脉以利显露,如左肾静脉影响瘤颈显露,可自腔静脉分出部位切断。

（3）解剖髂总动脉时注意避免损伤并行的髂静脉；尽量不在髂总动脉起始部做过多游离,因盆腔神经丛损伤可致勃起障碍；在解剖髂动脉时,须注意避免损伤输尿管。

（4）肾动脉一般位于左肾静脉水平或稍低：在这个水平阻断主动脉,有可能同时钳闭肾动脉而不被察觉进而导致急性肾衰竭。

（5）注意肠道及内脏血运：在内脏动脉重建方面,肠系膜下动脉一般可以结扎或缝扎,但要注意结肠的血运情况,必要时需要行肠系膜下动脉重建。尤其患者术前伴有肠系膜上动脉狭窄或闭塞时,术中必须重建肠系膜下动脉,以防肠缺血。如果两侧髂内动脉同时受累,至少应当重建一侧髂内动脉。重建髂内动脉可以避免盆腔及臀部缺血,减少男性勃起功能障碍等并发症。

2. 腹主动脉瘤破裂的急诊手术处理要点　腹主动脉瘤破裂急诊手术成功的关键,首先是迅速止血,在维持有效的血容量的同时,适度低血压有利于减少出血。

（1）近端主动脉的阻断：时控制动脉瘤破裂口近端的主动脉。腹主动脉瘤破裂患者腹膜后或腹腔巨大血肿常使腹主动脉的显露变得极为困难,应在近端主动脉阻断后再游离动脉瘤,以避免难以控制的大出血。如术前估计破口较高或位于肾动脉以上,腹腔内难以阻断主动脉,也可考虑先经胸控制胸主动脉,再行腹主动脉瘤切除术。如果具有复合手术室,也可先行介入实现近端主动脉球囊阻断,然后再开腹行腹主动脉瘤切除。另外,也可应用带膜支架(stent-graft)做破裂腹主动脉瘤的腔内修复术,在技术成熟、条件具备的医院甚至可作为破裂腹主动脉瘤的首选治疗。目前国外大宗病例行 Meta 分析发现破裂腹主动脉瘤

腔内手术与开放手术相比,具有出血少,抢救成功率高、围手术期死亡率低等显著优势,腔内修复已经成为动脉瘤治疗的主要方法。

（2）远端出血的控制：动脉硬化和瘤样变常使双侧髂动脉纡曲变形,有时术中操作困难。如手术室有血管造影、DSA 等设备,可经皮从股动脉插入球囊导管阻断双侧髂总动脉。有经验的外科医师也可以纵行切开动脉瘤,经血管腔内向远端髂总动脉插入 Foley 导尿管以控制出血。切开动脉瘤前应尽可能补充全血和晶、胶体,手术台上需准备大量纱垫以备压迫止血用,应用血液回输(cell saver)可部分解决术中大量失血的问题。应当强调的是,球囊导管或 Foley 导尿管应当阻断双髂总动脉,如果置于髂外动脉,仍将有大量难于控制的髂内动脉的回血。

（四）腹主动脉瘤开腹手术并发症

腹主动脉瘤开腹手术后并发症发生率较高,应通过准确术前评价、细致手术操作和围手术期处理,尽量减少并发症的发生。一般常见并发症有心脏意外、肺功能异常、肾衰、继发出血、严重感染、下肢缺血和多器官功能衰竭等。术后应将患者置于 ICU,严密监测心功能、肺功能、肾功能、凝血状态和移植血管的通畅情况。

1. 腹主动脉瘤术后最常见的并发症和死亡原因来源于心脏　包括急性心肌梗死、心衰、严重心律失常等。因此术前应完善心脏功能检查,及时改善心肌缺血,控制高血压等危险因素。术中术后心电监护有助于及时发现和处理心脏异常情况。

2. 术后肠粘连和肾盂积水　术后肠粘连和肾盂积水是常见并发症术中仔细操作,避免损伤输尿管和肠管等,移植血管要避免造成输尿管受压。

3. 吻合口假性动脉瘤　常是由于血管吻合不完全或吻合处薄弱、移植物张力过高造成吻合口撕裂、吻合口出血、吻合口感染等。吻合口部分或全部裂开后的急性出血常需要二次开腹手术,而血液外渗,逐渐被周围纤维组织包裹形成的假性动脉瘤,再手术时常常因为粘连等分离困难,术中需要再行补片或人工血管移植,手术危险较大。近年来,对于吻合口假性动脉瘤,多首先考虑是否可以行腔内介入治疗,避免二次手术创伤。主要

视患者的具体情况而定,准确的判断和恰当的处理是救治的关键。

4. 移植物血栓形成和闭塞　近期常与吻合口狭窄、人工血管髂支折扭、动脉瘤附壁血栓脱落栓塞、血液高凝状态等因素有关,而移植物远期阻塞则常与吻合口新生内膜增生致再狭窄、动脉硬化进展等因素有关。处理上需要取栓或动脉旁路手术,如选用耻骨上股动脉-股动脉人工血管转流术等。

5. 腹主动脉瘤术后人工血管感染　是一种少见的灾难性并发症,处理起来非常困难,因人工血管感染造成吻合口破裂大出血而危及生命。因此,人工血管发生感染后的处理方法主要围绕控制感染,挽救生命来进行。由于人工血管是异物,感染后常规应用抗生素难以控制,一般处理原则是切除感染的血管和组织,采用解剖外的腋股旁路做血管重建。除以上处理外,应全身使用抗生素以防止感染扩散。

6. 主动脉肠瘘　发生率低,常累及主动脉与人工血管吻合口附近的十二指肠,小肠和结肠则很少被累及。术中避免损伤十二指肠、避免人工血管吻合口与十二指肠直接接触、避免假性动脉瘤和局部感染等可减少此并发症。明确诊断有一定的难度,高度可疑者可做十二指肠镜或直接手术探查。

7. 急性肾衰竭　择期腹主动脉瘤切除术后急性肾衰竭发生率约2.5%,其中部分急性肾衰竭患者需要血液透析。

8. 腹腔内出血最常见　出血部位主要来自主动脉近端吻合口和周围创面的渗血。患者术后若出现大出血征象,应立即剖腹探查,找出原因并予以纠正。

9. 男性性功能不全　由于术中解剖分离主动脉分叉周围的神经丛所致。术中尽量避免分离影响到主动脉分叉周围的神经丛,注意对盆腔主要神经的保护,以及在重建手术时保留髂内动脉和盆腔的血液供应,可减少ED的发生率。

二、腹主动脉瘤腔内治疗的技术要点

腔内血管外科是指在放射影像设备的监视下,利用特殊的介入器械,经皮或小切口进入血管腔内对血管疾病进行诊断和治疗的微创治疗技术。腔内血管外科的成熟与发展有赖于放射影像或超声影像的判断技术、腔内导管诊断和治疗技术、介入材料和产品、血管外科手术技巧和对介入治疗并发症的外科处理能力等综合技术的发展。

腹主动脉瘤的腔内修复(EVAR)是腹主动脉瘤外科治疗具有里程碑意义的技术,近年来发展迅速,成为腹主动脉瘤外科治疗的主要方法。随着腔内治疗材料的更新和发展,已经可以实现“全腔内”概念,不需要任何手术切口,直接经皮穿刺来实现主动脉瘤的腔内修复术。

腹主动脉瘤腔内修复术成功的关键,除了术者的操作技术以外,最重要的是解剖形态的评估和移植物的选择。EVAR常用的移植物主要是分叉型移植物,有组合式和一体式两种,其中组合式覆膜支架是临床较为普遍使用的移植物产品。此外还有直型和腹主-单髂支型,其中直管型由于适应证较为狭窄和继发内漏较多,目前应用逐渐减少,而腹主-单支髂动脉型(单边型)移植物需要加做股-股动脉耻骨上转流,一般仅用于一侧髂动脉有严重狭窄或闭塞的患者,或者在腹主动脉瘤破裂救急时选用,单边型支架操作简便,可以迅速止血和缩短手术时间。主动脉覆膜支架的生产厂家很多,有进口和国产产品。虽然产品各具特点,但是基本结构是由金属支架和人工血管材料所构成。多个厂家的产品已经在近几年内发展到第三、第四代产品,在支架的柔顺性、通过性、外径尺寸以及锚定方式等均有显著进步。国产腹主动脉覆膜支架也已经广泛应用于临床。

不同的覆膜支架(也称支架型人工血管)的设计各有特点,如:Zenith支架采用不锈钢支架体系,有较好的支撑性,同时在近端裸区使用倒钩设计,可以减少远期移位的发生;Excluder支架采用拉线式释放,定位准确,不易移位,Excluder支架也有倒钩,有利于贴合和锚定,没有裸区设计,避免了对肾动脉的干扰;Endurant支架结合了多种支架的先进理念,比如裸区、倒钩、后释放等。另外Aegis一体分叉型支架,避免了瘤腔内连接的问题,可以用于实际管腔较小的动脉瘤、假性动脉瘤等。

EVAR产品和型号的选择主要依赖于瘤体形态学,近端瘤颈的长度、角度、形态和钙化等因素最为重要。一般认为,近端瘤颈长度应当至少

15mm 以上，随着新产品的出现，近端瘤颈长度 <15mm 不是 EVAR 绝对禁忌，如开窗支架，可以要求近端瘤颈 0.4mm。近端瘤颈钙化和附壁血栓与 EVAR 的疗效及术后内漏、支架移位等并发症密切相关。但是，对于近端瘤颈钙化和附壁血栓严重程度的评估只能依靠医生的临床经验来判断，目前还缺少公认的客观评估指标。近端瘤颈与腹主动脉瘤体的夹角一般应 <60°，但并非绝对手术禁忌。有时夹角 >90°，结合各种技术也可完成腔内修复，角度过大会增加手术的难度及术后内漏、支架移位的发生率。对于行腔内治疗经验不足者，还应该从严掌握 EVAR 适应证，以减少手术并发症及意外情况。

准确测量腹主动脉瘤各项解剖学数据是 EVAR 成功的必要条件。目前最常用的术前测量依据是 CTA。如果测量有误，则可能发生内漏、支架移位或覆膜支架无法通过髂股动脉等并发症，从而导致腔内手术失败。瘤体解剖数据的测量主要包括：近端瘤颈长度、角度和直径、瘤体长度、肾动脉至腹主动脉分叉的距离、以及髂动脉锚定区的直径、长度和扭曲程度、髂内动脉开口位置和受累情况、髂股动脉入路情况等，这些数据对于选择合适的腔内移植物至关重要。

关于 EVAR 的临床研究报道很多，包括前瞻性研究和注册研究等（如：EVAR-1、EVAR-2、DREAM、EuroSTAR 等），总的研究结果是，EVAR 的临床治疗效果肯定，系统并发症和死亡率低，但是二次再干预率较传统手术明显增加。再干预的原因主要是因为 EVAR 术后的内漏，偶有支架移位的报道。

三、腹主动脉瘤腔内修复术的技术要点

成功的 EVAR 治疗主要包括以下几个环节：

1. 术前合理的评估

（1）解剖形态的评估：一般情况下，适合行 EVAR 的理想解剖条件：近段瘤颈长度大于 1.5cm；瘤颈没有严重的钙化和附壁血栓；瘤颈成角不大，一般建议小于 60°；瘤体内有足够的瘤腔以利于支架的主体展开，一般要求大于 20mm；髂动脉没有严重的狭窄、扭曲性病变，适宜输送系统通过；双侧髂内动脉至少有一侧未受累及；完全满足上述条件的腹主动脉瘤可能不足 70%。

无法满足理想解剖形态的病例并非一定不能行 EVAR，但需要结合一些其他技术来进行改进和完成。

（2）患者全身情况的评估：因腹主动脉瘤患者大多为高龄患者，合并有全身性动脉硬化，甚至伴有较为严重的心、脑、肺、肾等重要脏器并发症，因此，EVAR 术前的全身情况评价需要按照全麻的血管外科手术的要求来进行，尤其要注意评价心脏功能情况，对于有明显合并有明显心肌缺血、不稳定型心绞痛患者，应进行冠脉的影像学评价，必要时先行冠脉重建；对于心律失常患者，尤其是重度房室传导阻滞者，应给予起搏器治疗；由于 EVAR 术中需要使用对比剂，故对于术前存在肾功能不全的病例应注意围手术期的充分水化，同时做好术后血滤的准备。肺部感染或 ARDS 在全麻后并不罕见，故对于 COPD 患者或长期吸烟者，应给予常规术前雾化、戒烟，并进行血气分析检查，注意肺部并发症。动脉硬化常常合并有多血管病变，因此术前要注意全身血管伴随疾病的检查，对于合并重度症状性颈动脉狭窄患者，在 EVAR 之前先行相应处理，对于无症状性颈动脉狭窄性病变可以考虑在 EVAR 术后再处理，但要注意围手术期预防低血压。

2. 手术材料的准备

EVAR 所需要的治疗条件，无论是造影机设备还是造影器材均较一般的外周介入手术要求更高，另外 EVAR 所需要的覆膜支架系统也大多需要在术前经过仔细测量后选择。

（1）介入室的硬件设备：需要有路图功能的大型平板 DSA 设备，配备有高压注射器。同时介入室的清洁程度也需要高于一般的导管室，多要求百级手术室，故目前在手术室系统内建立有介入条件的复合手术室逐渐成为趋势。

（2）介入器材的准备：除了常用的导丝和导管等造影介入器材外，EVAR 有一些特殊的器材需要准备：Lunderquist 超硬导丝可以保证支架系统更好的通过；带刻度的标记造影导管可以使得术中测量更加准确方便；血管缝合器使得完全经皮 EVAR 成为可能；各种角度的造影短导管可以方便髂支的选择；有时还需要备一些弹簧圈用以栓塞髂内动脉或内漏的栓塞补救等。总之，充分的器材准备，是 EVAR 手术成功率的必备条件。

（3）覆膜支架的准备：术前多根据 CTA 的影像结果来制订手术方案和选备覆膜支架基本的原则是：根据近端瘤颈的直径增加 10%~20% 作为支架的直径要求；根据髂总动脉或髂外动脉的直径增加 10% 作为支架髂支的直径要求；根据肾动脉至腹主动脉分叉的长度和髂动脉长度来决定支架的主体和髂支的长度等。究竟何种支架系统更好，主要取决于解剖形态和术者的经验，因为各种支架有各自的特点，只有术者充分地掌握各型支架的特点后才能最大限度地保证手术的成功。

3. 术前和术中各种预案准备　良好的解剖条件是 EVAR 成功的一个重要条件，但对于解剖条件不佳、预期 EVAR 较为困难的特殊病例，需要准备一些预案来保证手术成功。

（1）近端瘤颈较短：近端瘤颈的长度是一个重要条件。如果近端瘤颈长度不足 1mm，通常需要采取开窗技术或采用烟囱支架技术的方法，以确保手术成功。术中有时需要备主动脉延长支（CUFF）以备急需；如果近端瘤颈长度可以烟囱技术、开窗支架技术来解决具体见后文述。

（2）瘤颈成角过大：可以采用加硬导丝拉直瘤颈角，同时准备好主体延长支（CUFF）作为内漏后补救手段，也有使用球扩裸支架（Palmaz）来改善瘤颈成角和增强近端锚钉。一般认为近端瘤颈角度应当小于 60°，但这不是一个绝对指标，有时近 90° 左右仍然可以很好地完成 EVAR，有时瘤颈的长度、角度等也是一个相对的条件，有赖于术者的经验和技术水平。

（3）髂动脉严重扭曲、狭窄或闭塞：髂动脉严重扭曲、狭窄或闭塞，都会导致输送系统的导入困难。一般可以采用超硬导丝拉伸、髂动脉球囊扩张等，通常可以得到解决。而对于髂外动脉入路严重钙化狭窄或闭塞性病变，上述方法难以成功，可以先经覆膜后行人工血管髂动脉端 – 侧吻合，建立一条通路，再通过人工血管插入支架输送系统完成 EVAR 操作，或行主 – 单髂动脉单边支架植入 + 股股动脉人工血管旁路术等。

（4）合并髂动脉瘤：双侧髂动脉瘤是早年 EVAR 的禁忌证。但近年来，随着材料的进步和技术的提高，即使合并双侧髂总动脉瘤也是可以进行 EVAR 的，基本的原则是：至少保留或重建一侧髂内动脉，可以采用带分支的髂支（IBD）进行一侧或双侧髂内动脉重建，或采用双支架并行的"三明治"法，或术中直接行腹膜后入路的髂内动脉重建。如果动脉瘤同时累及双侧髂内动脉。

4. 腹主动脉瘤腔内修复术后管理

（1）首先应当密切监测生命体征情况，术前有心血管合并症的患者，通常需要心率、血压和心电监测等。

（2）呼吸管理，全麻后的老年患者，需要密切注意呼吸道通畅情况，尤其在麻醉恢复早期要特别注意排痰，保持呼吸道通畅，避免误吸。

（3）注意肾功能情况，因术中使用对比剂，对肾功能有一定影响，术后要注意监测肾功能变化情况。术前充分水化可以降低对比剂肾病的发生率。

（4）注意观察腹部动脉瘤的搏动情况和临床症状，一般 EVAR 术后，腹部触诊可以发现原动脉瘤的搏动会减弱或消失。如果动脉瘤仍然有较强的搏动，或伴有腹部疼痛症状，应考虑有 I 型或 III 型内漏的可能，必要时应急诊彩超或 CTA 检查。

（5）注意肢体血运，检查股动脉、足背动脉和胫后动脉的搏动情况，有助于判断覆膜支架髂支的通畅情况、是否有肢体动脉栓塞等。

（6）EVAR 术后凝血功能障碍（DIC）：很少见，可能与瘤腔内血栓形成消耗了血小板和凝血因子有关。目前认为，主要是因为有少量内漏存在，导致持续不断的血小板和凝血因子的消耗，甚至可以导致 DIC。术后观察血小板和凝血功能变化，有助于及早发现和处理这一严重并发症。

5. 腹主动脉瘤腔内治疗术后并发症的防治 腹主动脉瘤腔内修复术后同样会引起与传统手术相类似的全身并发症，但发生率较低。

（1）内漏（endoleak）：内漏是 EVAR 术后的常见并发症，临床根据内漏发生的不同分为四种类型：

I 型内漏：血液经支架两端锚定部位直接进入瘤腔的内漏，往往比较危险、需要及时处理。发生 I 型内漏往往预示着 EVAR 手术没有成功；I 型内漏常常术中造影发现，或者随访中通过 CTA 可以诊断。I 型内漏可以导致瘤腔内压力持续增大，有导致动脉瘤增大甚至破裂的危险，因此需要及时处理。近段 I 型内漏（Ia 型）的主要处理方法是：①术中大球囊扩张贴合，需要防止球囊扩张是导致大支架移位；②大的球扩裸支架支撑贴合，但国内市场尚缺少该类球扩裸支架；③覆膜支架延长支（CUFF）贴合；④连接 CUFF+肾动脉（或肠系膜上动脉）"烟囱"技术；⑤栓塞技术等。支架远端反流的Ⅰ型内漏（Ⅰb 型）的处理方法，除了以上方法外，远端连接延长髂支或球扩支架等可以帮助解决。避免发生近端Ⅰ型内漏的关键是掌握好解剖适应证，目前大多数覆膜支架的要求是近端瘤颈的角度应当小于 60°，长度应当至少 1.5cm，若瘤颈长度小于 1.5cm 的病例，可以考虑选择开窗支架。

Ⅱ型内漏：是肠系膜下动脉或腰动脉反流入瘤腔的内漏，通常可以观察，随访中如果瘤腔没有增大，可以不需要处理。二型内漏不代表手术失败。一般Ⅱ型内漏不需要处理，大多数可以自行愈合。只有很少的Ⅱ型内漏会引起瘤腔内压力增高，在随访时会发现瘤体增大，多是由于肠系膜下动脉或粗大腰动脉反流血引起，可以采用微导管栓塞技术，或者经皮 CT 或超声引导穿刺注射凝血酶等技术，多数可以解决。也有采用腔镜技术夹闭反流血管的报道。

Ⅲ型内漏：通常是通过支架连接处或支架覆膜破损直接漏入瘤腔，与Ⅰ型内漏一样，很容易造成瘤腔高压，是一种较为危险的并发症，发生Ⅲ型内漏同样标志手术失败，需要及时处理。主要处理方法是：球囊扩张贴合、裸支架支撑、延长覆膜支架髂支等。

Ⅳ型内漏：通过支架覆膜的弥散性渗漏，通常压力不高，常可以在一个月或数月内自愈。

Ⅴ型内漏：是在临床上发现 EVAR 后瘤腔仍然逐渐增大但没有内漏存在。事实上可能是因为目前的各种检查方法还很难发现的小内漏的存在，或者是经覆膜的渗出造成，此型可能与Ⅳ型内漏有关。

总之，内漏的处理主要是根据类型和严重程度、血管解剖条件、患者具体情况等采取观察、再次腔内修复和外科手术等。随着腔内技术的不断提高，内漏的处理更多地采用全腔内技术，很少需要再开腹手术。

目前，在 EVAR 治疗领域，具有挑战性的技术应当是利用开窗支架、分支支架进行动脉瘤腔内修复。这一技术目前在国内也只有少数临床中心可以开展，尚属初期阶段，临床经验和并发症、远期效果等都有待观察和随访。

（2）移位（migration）：支架移位是由于支架固定不牢固、支架脱离、支架倒钩断开、脱落，以及支架锚定区血管口径增大使支架的一部分离开原来位置。移位的后果是产生内漏，使瘤腔持续扩大，最终破裂，一般通过腔内技术可以治疗，必要时需要开腹手术。

（3）肢体远端动脉栓塞：多是由于瘤腔内附壁血栓或动脉粥样硬化斑块脱落造成，轻度可以引起远端小动脉栓塞，形成蓝趾综合征，严重则造成下肢股、腘、胫动脉栓塞，可以引起肢体严重缺血，甚至坏死。预防的关键是 EVAR 术中要操作轻柔，对于动脉壁粥样硬化或附壁血栓严重，尤其动脉瘤伴有肢体远端栓塞病史患者，在导管、导丝超选时要防止发生血栓的脱落，术中动脉造影可以及时发现动脉栓塞。

（4）移植物血栓：形成多是由于髂动脉过于扭曲或成角，导致 EVAR 后髂支血流不畅，或者由于髂动脉硬化严重，术中髂股动脉内膜夹层，影响了髂支血流，导致术后髂支内血栓形成。可以是急性发病造成急性下肢缺血，也可以术后一段时间继发血栓形成。术中评估髂支扭曲成角情况，判断血流情况有助于预防，对于流出道条件不好的，要适当抗凝或抗血小板治疗，术后注意随访。

（5）慢性缺血性肠病：常见于左结肠动脉、乙状结肠动脉供血不足引起，常发生于同时封闭了左髂内动脉的患者。因为 EVAR 术后肠系膜下动脉封闭，加之肠系膜血管或左髂内动脉的交通不好，导致肠缺血，严重可以引起肠黏膜坏死、肠麻痹、肠梗阻等。术中注意评价肠血流或髂内动脉血流情况，术后及时发现肠道症状。术后抗凝有助于缓解肠缺血，必要需要手术治疗。

（6）肾动脉闭塞：临床比较少见，一般多与动脉硬化疾病进展、动脉炎性疾病等导致肾动脉开口闭塞。主动脉覆膜支架的裸区往往覆盖于肾动脉水平，但是裸区不会影响肾动脉血流，当动脉硬化严重、伴有动脉炎性疾病时，裸区的间接的刺激会加速疾病的进程，术后容易发生肾动脉狭窄或闭塞。因此，对于合并有炎性或免疫性疾病患者,尽量选用不带裸区的肾下锚定的覆膜支架,尽量避免肾动脉受到刺激。但是肾下锚定的支架往往对瘤颈长度的要求较高,至少1.5cm。目前临床上,多数覆膜支架是带有裸区的。同时的免疫治疗和密切随访有助于预防这一并发症。

（7）对比剂:肾病对比剂具有肾毒性,如果患者术前合并糖尿病伴有蛋白尿、肾功能不全,高龄、心功能不全、高胆固醇血症等,或者术中造影剂需用量较大,就有可能发生对比肾病,严重会发生急性肾功能不全。术前充分水化、应有预防性药物、应用他汀类药物等,可以减少这一并发症的发生概率,必要时需要预防性血滤或透析。

除上述几种并发症外,腹主动脉瘤介入治疗还有一些其他并发症,如局部动脉损伤破裂、伤口血肿感染、导管导丝相关并发症、术后发热、术后血小板降低、DIC 等,极少数患者可能并发截瘫。

6. 近肾腹主动脉瘤的治疗 近肾腹主动脉瘤是指瘤颈长度小于1.5cm的肾下腹主动脉瘤,由于瘤颈长度不够导致覆膜支架锚定长度不够,从而导致近远期内漏及远期移位的风险大大增加。尤其近端瘤颈短同时又伴有成角时,治疗难度会更大,往往需要结合特殊技术手段。目前临床主要应用的最新技术包括:烟囱支架、开窗支架、分支支架、杂交手术等。

（1）烟囱支架(chimeny/snorkel):最早在2003年由 Greenberg 首先提出,主要理念是指在主动脉支架外放置小的支架于腹主动脉分支(多为肾动脉)中,从而形成2个或3个平行的支架系统。此技术可以用于近肾或平肾的腹主动脉瘤,也可以用于传统 EVAR 术后出现Ⅰ型内漏的病例,尤其在一些情况下无法获得开窗或分支支架时使用,比如急诊或开窗支架尚未上市的地区。烟囱支架最常用于双侧肾动脉或单侧肾动脉的重建,但也有用于肾动脉联合肠系膜上动脉重建的病例。烟囱支架技术对于主动脉支架系统的要求不多,各种品牌均有报道,尽管其中 Excluder 和 Zenith 支架报道最多,应该与这两款支架临床应用较为广泛、时间较长有关。对于分支动脉的支架选择则有一定争议:自膨支架或球扩支架,裸支架或覆膜支架,均有使用,究竟何种支架更好尚无定论。但文献中球扩覆膜支架报道最多,因为大多数术者认为这种支架可以提供足够的支撑

力,而且释放时定位准确。烟囱支架在技术上并不复杂,一般通过上肢动脉(多为肱动脉或腋动脉)预置导丝或长鞘于靶血管中,然后通过股动脉入路完成主动脉支架主体的释放,再通过上肢导丝完成分支动脉的支架植入,也可以先释放烟囱支架,再释放主动脉大支架。有时为了保证分支动脉的支架不出现扭曲或被主动脉支架压迫,可能需要植入两枚支架(多为球扩支架在外,自膨支架在内)以增加靶血管支架的支撑力。

烟囱支架作为 EVAR 的改良,延长了近端的锚定区,但可能存在的问题有二:一是主动脉支架和分支动脉支架之间形成的沟(Gutter)会增加内漏的风险;二是各支架由于径向支撑力不同,会导致靶血管支架被压迫后影响其远期通畅率。目前,由于烟囱支架多用于应急等特殊病例,没有大规模的临床数据来证明上述问题。一些文献报道的临床结果也有不同,总体治疗结果是满意的。例如有荟萃分析15篇文章报道的93例、134条靶血管使用的烟囱支架。技术成功率100%,Ⅰ型内漏14%(13例),其中术中发现3例得到及时解决。术后发现10例Ⅰ型内漏,4例需要Ⅱ期干预。内漏的发生率与靶血管的数量直接相关。平均随访9月,靶血管的通畅率为97.8%(131/134)。术后有11.8%的患者出现肾功能受损,围手术期死亡率4.3%,考虑到其多为急诊患者,上述死亡率尚可接受。

烟囱支架作为破裂复杂腹主动脉瘤治疗的应急措施,或者在无法耐受开放手术的近肾/平肾腹主动脉瘤又无法获得开窗支架的情况下是一个可以选择的较好的治疗方案。其近期效果与开窗支架基本相当,但其远期效果还有待观察,完全推广此技术目前并不适合。

（2）开窗支架(fenestration):此技术是在1996年由 Park 首次在文献中描述,用于治疗瘤颈小于1cm的腹主动脉瘤,最早是由术者在手术台上自制开窗支架。其后,澳大利亚的几位术者进行了有限的尝试后,在欧洲、澳大利亚和美国迅速获得了推广和开展。2012年开窗支架在中国获得了上市许可,并已经在一些中心获得开展。

目前临床应用的开窗支架是指通过 CTA 精确测量后单独定制的覆膜支架,一般要求瘤颈长度在4~10mm,瘤颈角小于45°。目前正在开

发的两款新型的开窗支架包括 Vantana 支架和 P-Branch 支架系统,这两款支架无需提前定制从而缩短患者的等待时间,尤其对破裂腹主动脉瘤有很大的意义。在一些开窗支架尚未上市的地区,或者因为急诊条件无法获得开窗支架时,也有术者在手术台上自己制作开窗支架。

开窗支架的制作是指在一个短段的直型支架上面预先开出完整的窗(fenestrate)或半窗(scallop),窗的数量根据事先设计的锚定区与内脏动脉的部位来定,一般为 1~2 个开窗,3 个开窗相对少见,4 开窗支架更为罕见。需要注意的是,应用开窗支架治疗的动脉瘤,一般要求内脏动脉起源于正常的动脉壁,也就是说,支架壁与主动脉壁间是无缝隙的;如果内脏动脉起源于动脉瘤壁上,则需要使用分支支架。支架上面开窗的角度也是在事先测量好后制作的,并有显影标记来引导定位释放。开窗支架的释放技术要求较高,术前的测量、定制,术中的影响定位和释放技术、动脉分支的选取和分支支架的植入等每个环节都是非常关键的,需要具备一定的腔内治疗技术后才可实施该手术。

开窗支架的主要评价指标包括:围手术期死亡率,手术成功率,远期肾功能损害情况,以及靶血管通畅率。Wisellink 荟萃分析了 9 篇大宗的开窗支架的文献,共 629 例患者、1 622 条靶血管。技术成功率为 90.4%,围手术期死亡率为 2.1%,远期全因死亡率为 16%。随访 15~25 个月,靶血管累计通畅率为 93.2%,肾功能损害率为 22.2%,远期二期干预率为 17.8%。Nordon 在进行的一项关于近肾/平肾动脉瘤的开窗支架和手术对照研究的荟萃分析中,共纳入 8 篇开窗支架文献的 386 例患者和 12 篇手术文献的 1 164 例患者。发现手术治疗的围手术期死亡率高于开窗支架(危险比 RR=1.03,95%CI: 1.01~1.04),远期肾功能损害导致透析比例两者相当(RR=1.00,95%CI: 0.99~1.01),但手术治疗的患者一过性肾功能损害比例更高(RR=1.06,95%CI: 1.01~1.12),手术治疗组的早期再干预率显著低于开窗支架(RR=0.87,95%CI: 0.93~0.92)。其他的对照研究结果也基本类似。

总之,开窗支架是治疗近肾/平肾腹主动脉瘤的重要方法,尤其对于无法耐受开放手术的病

例不失为一种重要手段。其近期结果与传统手术相当,但死亡率有所下降,是其微创的意义所在。但与所有的主动脉腔内治疗方式一样,其远期再干预率仍相对较高。一方面提醒术者对于接受此类手术的患者应加强远期随访,另一方面也提示支架材料还需要进一步改进。

(3)分支支架(branched):主要应用于内脏动脉起源于动脉瘤壁的病变,且支架主体与动脉瘤壁的间隙在 1cm 以上,所以分支支架主要适用于肾上腹主动脉瘤或称Ⅳ型胸腹主动脉瘤的腔内修复,也有术者将此支架用于其他类型胸腹主动脉瘤的腔内修复。分支支架的产品思想主要来自于 Chuter 教授的创意,其后做出了商品化的开发。如同开窗支架一样,也需要在精确的 CTA 测量下后个体化定制。分支支架的大宗病例报道主要来自于 UCSF 的 Chuter 教授的团队和 Cleveland 的 Greenberg 教授的团队。Chuter 在一篇汇报其 81 例 TAAA 使用分支支架的文献中,围手术期死亡率 3.7%,远期全因死亡率 6.2%,永久型截瘫 3.7%,一过性截瘫高达 19.8%(所幸大多在出院时缓解),11.2% 的患者在术后需要透析,一过性肾功能损害比例也达到了 25.9%,远期靶血管的通畅率为 95%。上述数据与 TAAA 的传统手术最好结果基本相当。

总的来说,烟囱支架、开窗支架和分支支架主要适用于复杂短瘤颈的腹主动脉瘤而又无法耐受传统开放手术的。烟囱支架操作相对简便,对设备要求不高。开窗支架需要一定的时间定制,但其操作更加可靠。分支支架应用相对较少。三种术式的远期结果还有待更多的大宗病例报道来证实。

第四节　腹主动脉瘤治疗的未来展望及思考

20 世纪 90 年代,人类完成了第一例 EVAR 术,相较于外科根治术,EVAR 手术用极微小的损伤解决了临床重大难题,该术式不仅大大减小手术创伤,缩短治疗周期,同时使一些高龄、高危及不耐受外科手术的患者得到了治疗的机会。但是任何一项新技术的诞生,总会伴随着争议,EVAR

手术也不例外。检验一项新技术是否真正值得信任，最好的方法是实践和时间。EVAR 技术在临床应用二十余年后，其手术量逐渐超越外科开放手术，已成为腹主动脉瘤的首选治疗方案。与此同时，大量的临床研究也用翔实可信的数据证实，EVAR 手术在治疗效果、安全性、手术损伤及医疗资源的使用上均具有优势。

AAA 解剖条件对 EVAR 技术的限制主要包括三部分，即：近端锚定区、远端锚定区和入路血管。不良近端锚定区条件包括：宽瘤颈、短瘤颈、成角及钙化和血栓。各类新型材料、器械、支架渐次革新，同时能够促使医生设计出许新的术式，如"烟囱"技术、"三明治"技术及"八爪鱼"等技术，新型支架如开窗支架缩短了对瘤颈长度的要求，新型柔顺性和帖服性良好的支架降低了不良因素对内漏的影响。远端锚定区主要是涉及髂内动脉的处理，远端喇叭口设计及重建髂内动脉分叉支架（iliacbranch device，IBD）等的应用很大程度上避免了外科旁路重建髂内动脉造成的创伤，这点对于高龄、高危患者非常重要。新型输送系统直径更细、更顺滑，降低了对入路血管的解剖要求和减少并发症。完全穿刺技术在 EVAR 中的应用逐步增多，随着输送系统直径越来越小，该技术的应用将更为广泛和安全，不远的未来局部麻醉下完全穿刺技术可能成为 EVAR 常规的操作技术，这对于高龄和多并发疾病患者而言是非常重要的进步。

腹主动脉瘤诊疗的未来会更加微创、便捷。首先，我们应将全身动脉视作一个整体的器官，而不是人为地将其割裂为胸主动脉和腹主动脉或者其他动脉，在为这一器官疾病进行诊疗时，需要多学科知识的融合，内科、外科、介入科、影像科及基础学科应该深入融汇在一起，才能真正提高血管疾病的诊治水平；其次，新技术和新器材的研发和应用大大推动了 EVAR 技术的进步，使得 EVAR 技术对患者的创伤不断减小，适应证范围不断扩大，手术的安全性不断提高，未来会有更多的 AAA 患者将从 EVAR 这种微创技术中获益。

（郭　伟　马晓辉　赵纪春）

参 考 文 献

[1] Parodi JC, Palmaz JC, Barone FID. Transfemoral intraluminal graft implantation for abdominal aortic aneurysms. Ann Vasc Surg, 1991, 5(6): 491-499.

[2] 张宏鹏, 彭晓晖, 郭伟. 腹主动脉瘤腔内修复术在高龄患者中应用的研究进展. 中华临床医师杂志（电子版）, 2013(5): 2107-2108.

[3] 国家心血管病专业质控中心专家委员会血管外科专家工作组. 腹主动脉腔内修复手术质量评价指标体系的中国专家共识. 中国普通外科杂志, 2018, 27(6): 669-673.

[4] 景在平, 冯翔. 主动脉疾病腔内治疗的进展与前景. 中国普外基础与临床杂志, 2003, 10(3): 215-217.

[5] Lederle FA, Johnson GR, Wilson SE, et al. The aneurysm detection and management study screening program: Validation cohort and final results. Aneurysm Detection and Management Veterans Affairs Cooperative Study Investigators. Arch Intern Med, 2000, 160(10): 1425-1430.

[6] Blankensteijn JD, de Jong SE, Prinssen M, et al. Two-year outcomes after conve-ntional or endovascular repair of abdominal aortic aneurysms. N Engl J Med, 2005, 352

(23): 2398-2405.

[7] Crawford CM, Hurtgen-Grace K, Talarico E, et al. Abdominal aortic aneurysm: an illustrated narrative review. J Manipulative PhysiolTher, 2003, 26(3): 184-195.

[8] Kazmers A, Perkins AJ, Jacobs LA. Aneurysm rupture is independently associated with increased late mortality inthose surviving abdominal aortic aneurysm repair. J Surg Res, 2001, 95(1): 50-53.

[9] Bush RL, JajibiS, LinPH, et al. Conservatism and new technology: the impact on abdominal aortic aneurysm repair. Am Surg, 2002, 68(1): 57-60.

[10] Harris PL, Vallabhaneni SR, Desgranges P, et al. Incidence and risk factors of late rupture, conversion, and death after endovascular repair of infrarenal aortic aneurysms: the EUROSTAR experience. J Vasc Surg, 2000, 32(4): 739-749.

[11] Chung TK, da Silva ES, Raghavan SML. Does elevated wall tension cause aortic aneurysm rupture? Investigation using a subjectspecific heterogeneous model. J Biomech, 2017, 64: 164-171.

[12] Towne JB. Endovascular treatment of abdominal aortic aneurysms. Am J Surg, 2005, 189(2): 140-149.

[13] Johnston KW, Rutherford RB, Tilson MD, et al. Suggested standards for reporting on arterial aneurysms. Subcommittee on Reporting Standards for Arterial Aneurysms, Ad Hoc Committee on Reporting Standards, Society for Vascular Surgery and North American Chapter, International Society for Cardiovascular Surgery. J VascSurg, 1991, 13(3): 452-458.

[14] Anderson JL, Berce M, Hartley DE. Endoluminal aortic grafting with renal and superior mesenteric artery incorporation by graft fenestration. J Endovasc Ther, 2001, 890(1): 3-15.

[15] Stanley BM, Semmens JB, Lawrence-Brown MM, et al. Fenestration in endovascular grafts for aortic aneurysm repair: new horizons for preserving blood flow in branch vessels. J Endovasc Ther, 2001, 8(1): 16-24.

[16] Browne TF, Hartley D, Purchas S, et al. A fenestrated covered suprarenal aortic stent. EurJ Vasc Endovasc Surg, 1999, 18(5): 445-449.

[17] Linsen MA, Jongkind V, Nio D, et al. Pararenal aortic aneurysm repair using fenestrated endografts. J VascSurg, 2012, 56(1): 238-246.

[18] Nordon IM, Hinchliffe RJ, Holt PJ, et al. Modern treatment of juxtarenal abdominal aortic aneurysms with fenestrated endografting and open repair-asystemic review. Euro J Vasc Endovasc Surg, 2009, 38(1): 35-41.

[19] Reilly LM, Rapp JH, Grenon SM, et al. Efficacy and durability of endovascular thoracoabdominal aortic aneurysm repair using the caudally directed cuff technique. J Vasc Surg, 2012, 56(1): 53-64.

[20] Anderson PL, Arons RR, Moskowitz AJ, et al. A statewide experience with endovascular abdominal aortic aneurysm repair: rapid diffusion with excellent early results. J VascSurg, 2004, 39(1): 10-19.

[21] Carpenter JP, Baum RA, Barker CF, et al. Durability of benefits of endovascular versus conventional abdominal aortic aneurysm repair. J VascSurg, 2002, 35(2): 222-228.

[22] Sakalihasan N, Michel J, Katsargyris A, et al. Abdominal aortic aneurysms. Nat Rev Dis Primers, 2018, 18(1): 35.

[23] Dahl M, Frost L, Sgaard R, et al. A population-based screening study for cardiovascular diseases and diabetes in Danish postmenopausal: Acceptability and prevalence. BMC Cardiovasc Disord, 2018, 18(1): 20.

[24] Luebke T, Brunkwall J. Risk adjusted meta-analysis of 30-day mortality of endovascular versus open repair for ruptured abdominal aortic aneurysms. Ann Vasc Surg, 2015, 29(4): 845-863.

第十四章　主动脉夹层和夹层动脉瘤

第一节　主动脉夹层和夹层动脉瘤历史回顾

胸主动脉夹层最早由 Nichools 在 1760 年尸检英格兰汉诺威王朝的乔治二世时描述。1761年, Morgagni 提出主动脉外膜下血肿的概念。1822 年, Shekelton 叙述了伴有远侧主动脉再入口的主动脉"双筒"现象。1933 年, Kellogg 报道65% 病例发病时立即死于瘤体破裂, 15% 死于数天内。1935 年, Gurin 完成了经右髂动脉的"开窗术"以降低假腔内的压力。1949 年 Abbott 及同事尝试类似于治疗腹主动脉瘤的"包裹术", 以限制夹层动脉瘤的破裂。而 1955 年 Shaw 完成经腹主动脉的"开窗术"。同年, DeBakey 及同事对一例Ⅲ型慢性夹层动脉瘤患者实施了一项革命性手术方式, 包括了内膜的切除、假腔闭合、人工血管植入远端重建。Bahnson 于 1958 年行升主动脉部慢性夹层动脉瘤的切除和置换术。Hufnagel于 1961 年升主动脉急性夹层和主动脉瓣关闭不全手术。1965 年 DeBakey 进一步完成涉及胸和腹主动脉的夹层动脉瘤的手术治疗。1968 年Bental 施行包括冠脉在内的升主动脉重建术。Carpentier 于 1981 年施行旷置主动脉夹层和将降主动脉血流逆转的血栓旷置术。Crawford 于1982 年完成分期主动脉置换术; Massimo 于 1993年报道了一期全主动脉置换术治疗此病。然而,开放性手术治疗症状性的主动脉夹层,死亡率可达 20%~80%,尤其是对于合并有肠道缺血的患者。因而, 为降低死亡率, 微创技术应运而生, 如微创开窗和腔内支架修复。1999 年, Dake 及同事首次报道了采用腔内支架技术修复 B 型主动脉夹层。

第二节　主动脉夹层和夹层动脉瘤的流行病学及分型

一、流行病学

确切的发病率尚为未知数。在美国,尸检发现的夹层动脉瘤约占 0.2%~0.8%, 每年有急性病例约 9 000 人; 美国梅奥心血管病研究中心基于人群的研究显示, 急性主动脉夹层的年发病率为2.9~3.5/10 万。The International Registry of Acute Aortic Dissection(IRAD)采集了全球 12 个主要的血管外科中心详细的主动脉夹层数据进行前瞻性研究, 结果显示, 男性多于女性, 男女比例约4:1, 在统计的 1 417 例患者中, Stanford A 型夹层的比例为 62.5%, Stanford A 型夹层的高发年龄为50~60 岁, 而 Stanford B 型夹层多见于 60~70 岁。但在中国, 主动脉夹层的发病年龄明显早于欧美国家, 以 40~60 岁发病居多。

二、夹层的危险因素

（一）心血管因素

主动脉夹层中 70%~80% 的患者合并不同程度的高血压病; 急性主动脉夹层的发病呈现一定的生物钟规律和季节性, 多数发生在早上 6 点至 12 点之间, 以寒冷的冬季发病(28%)高于春季(20%)。研究显示, 主动脉壁的结构异常以及二叶式主动脉瓣伴或不伴主动脉根部扩张与升主动脉夹层有显著的相关性, 事实上, 二叶式主动脉瓣约占全部夹层的 7%~14%。其他主动脉疾病, 如主动脉缩窄、主动脉环扩张、染色体异常(Turner 综合征, Noonan 综合征)、主动脉弓发育不良(aortic arch hypoplasia)以及一些遗传性疾病

（Marfan 综合征，Ehlers-Danlos 综合征）都是主动脉夹层常见的危险因素。小于 40 岁的主动脉夹层患者中有 50% 是 Marfan 综合征。

（二）妊娠

与非妊娠的育龄妇女相比，妊娠可增加四倍的主动脉夹层以及破裂的风险。尽管如此，妊娠合并夹层的风险仍非常低，仅为 5.5/ 百万妊娠妇女。先兆子痫合并高血压是围产期主动脉夹层的最常见原因。女性合并 Marfan 综合征也是妊娠期和产褥期发生主动脉夹层的主要原因。对于确诊有 Marfan 综合征的女性患者，主动脉窦部直径大于 4cm，其在妊娠前后发生主动脉夹层的风险急剧升高；此种情况下发生的主动脉夹层通常起自升主动脉，75% 的患者原发破口在距离主动脉瓣 2cm 以内的升主动脉或窦管交界处；而对于年龄较大的 A 型主动脉夹层患者来说，破口的位置更高。妊娠后期和分娩过程中，可突然发生主动脉破裂。

（三）可卡因诱发

在健康人群中，吸食可卡因是一种较为罕见的导致主动脉夹层的危险因素。美国的研究数据显示，此类患者多为年轻的非洲后裔，伴有长期的高血压病史。典型的可卡因诱发夹层病例特征为年轻（平均 47 岁）、男性（86%）以及吸烟（92%），合并有高血压史（82%），夹层类型没有区别（A 型 52% *vs.* B 型 48%）。其病因目前尚不清楚，可能与长期高血压导致主动脉中膜损伤，同时强烈的交感神经兴奋导致强烈的心室收缩，心输出量增加，主动脉壁承受的血流应力突然升高而诱发夹层等因素有关。

三、分期与分型

（一）分期

初发症状 2 周以内的主动脉夹层为急性主动脉夹层。尸检发现，夹层猝死的 74% 病例发生在该期。发病 2 周到 90d 内为亚急性期。亚急性期内的死亡率下降，内膜瓣片仍有一定的柔韧性，因此该期被认为是择期 TEVAR 手术覆盖原发内膜破口的最佳时机。病程大于 90d 考虑为慢性主动脉夹层，此时内膜瓣片因纤维化而变得坚硬，主动脉开始重塑（正性或负性）。实际上，这种考虑破口解剖学的分期方法是用以决定治疗时机。

（二）解剖分型

解剖学来看，主动脉夹层的分型是基于内膜破口的位置和受累的主动脉范围来定。最常用的是两种分型（图 2-14-1）。

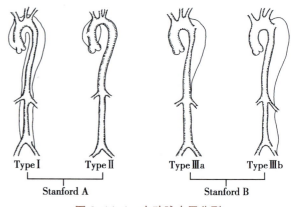

图 2-14-1　主动脉夹层分型

1. DeBakey 分型　1965 年，Debakey 根据主动脉夹层累及的范围，建立了 DeBakey 分型法。这是目前最经典的主动脉夹层分型。

Ⅰ型：主动脉夹层病变范围自升主动脉至远侧腹主动脉，以至更远。

Ⅱ型：夹层病变起自并限于升主动脉。

Ⅲa 型：夹层病变起自并限于降主动脉。

Ⅲb 型：夹层病变起自降主动脉，远端可达腹主动脉。

2. Stanford 分型　Dailey 等于 1970 年简化了 Debakey 分型，建立了 Stanford 分型方法。

凡涉及升主动脉者均为 Stanford A 型，包括 Debakey Ⅰ型和Ⅱ型；仅涉及左锁骨下动脉开口以远的降主动脉为 Stanford B 型，即 Debakey Ⅲa 和Ⅲb 型。

原发破口的起始部位是早期结果的重要预测因素，因此绝大多数患者在发病初期即被诊断 Stanford A 或 B 可获得及时的治疗。然而，无论是 Stanford 或 DeBakey 分型，均未涉及破口起自无名动脉和左锁骨下动脉之间的主动脉弓部的夹层。经典的 Stanford A 型夹层概念是限于升主动脉，因此大多数心外科医师认为破口在无名动脉以远的夹层应归为 Stanford B 型。这主要也是因为对于大多数的 A 型夹层可通过及时的升主动脉置换术降低致死性的心脏 - 主动脉并发症（通常为主动脉破裂或者是夹层累及冠脉引起的心肌缺血）。然而，经典的 Stanford B 型夹层是累及降主动脉,因而血管外科医师认为任何破口在左锁骨下动脉以前的夹层应归为 A 型,属于心外科的范畴。这主要是由于对于该部位的开放性手术需要体外循环。随着腔内技术和器具的进一步提高和革新,血管外科医师也可在不需要体外循环的支持下,通过外科旁路、烟囱技术以及开窗技术等方法来完成累及该部位夹层的腔内修复(以后章节将详细叙述)。

第三节　主动脉夹层和夹层动脉瘤发病机制和病理学改变

一、病理学变化

主动脉内膜和中膜的破裂导致主动脉夹层发病。其发病是一个动态过程,可以发生在主动脉的任何部位,累及到分支动脉而出现一系列各异的临床表现。主动脉内膜的破裂,使血管内壁上出现了一个直达中膜的撕裂口(图 2-14-2)。此撕裂口导致血流冲入主动脉内膜和中膜之间,导致内膜撕裂和中膜分离,在血流的持续作用下,病变分离不断向主动脉远心端(顺行)或近心端(逆行,取决于血流动力学梯度)撕裂,导致广泛

的主动脉损伤。血液冲入内膜和中膜之间,形成了主动脉夹层典型的假腔。在血流动力学的持续作用下,由于假腔的管壁较薄,假腔可持续增大,并压迫真腔,使真腔受压塌陷;血流在冲击主动脉夹层向近端或远端发展时,可导致受累及部位的主动脉内膜出现再发破口,称为"fenestration"或"reentry",通常位于分支动脉开口的位置,沟通远端主动脉夹层的真腔和假腔,其存在能使假腔保持通畅,并缓解真腔受压的程度。主动脉中漂浮的内膜片(intimal flap)和内膜破口(intimal tear)是主动脉夹层最典型的病理学改变。原发的内膜破口有 65% 位于升主动脉,25% 位于降主动脉,余 10% 位于主动脉弓部和腹主动脉内。典型的夹层破口为横向断裂,一般不会累及整个管壁圆周方向,因此主动脉内膜完全断裂的情况非常罕见。由于左锁骨下动脉以远数厘米的降主动脉上承受的血流压力波动最大,因此,降主动脉内的主动脉内膜破口通常位于此区域。对于典型的 Stanford B 型主动脉夹层,主动脉撕裂导致的假腔约 80% 向主动脉远端左后外侧方向发展,因此腹腔干、肠系膜上动脉和右肾动脉常从真腔发出,而左肾动脉通常从假腔发出。但主动脉夹层导致的远端动脉撕裂情况变化较多,分支动脉的受累情况时常会发生变异。

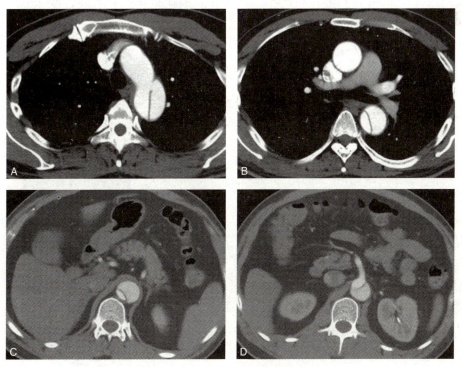

图 2-14-2　主动脉夹层 CTA

二、发病机制

（一）血流动力学

主动脉夹层发病的原发破口的位置多位于主动脉承受心室收缩力和血流的冲击力最强的部位。在心动周期中，心脏收缩会对弯曲的主动脉产生强大的切应力，最强的作用点位于升主动脉和降主动脉的起始部，即血管弯曲度最大的部位。由于主动脉的弹性收缩，收缩期血流的作用力将被蓄积作为舒张期的血流动力，形成对近端主动脉壁强大的轴向张力。这两种强大的作用力协同重叠，同时综合考虑胸主动脉的弹性和有限的活动度，多因素综合，当作用力和主动脉的适应性达到某一峰值时，即表现出在主动脉夹层的原发破口位置，主动脉内膜无法承受巨大的作用力而撕裂，能量通过内膜的破口释放，迅速向主动脉的近端和远端撕裂，导致急性主动脉夹层的发生。

（二）中膜囊性坏死

除去血流动力学因素这一导致主动脉夹层的主要因素外，主动脉中膜退行性改变导致主动脉各层结构的整体性受损，也是导致主动脉夹层发生的重要因素。研究强调，主动脉壁中的血管平滑肌细胞（vascular smooth muscle cells，VSMCs）减少和中膜的弹力纤维降解将导致血管的防御能力降低。原纤维蛋白-1基因（FBN-1）缺乏的小鼠研究证实，中膜断裂是导致主动脉扩张的始动因素，进而导致主动脉夹层分裂，这与Marfan综合征患者发生夹层的机制类似，其主要的病理改变包括中层胶原纤维和弹力纤维的退行性改变，这在很多主动脉夹层的病理标本中都能得到证实，尤其是很多遗传性血管疾病都表现出典型的中层纤维单板囊性退行性变，如Marfan综合征，Ehlers-Danlos综合征等。因此，相关的结缔组织病变约占所有主动脉夹层患者的10%~15%。然而，需要指出，即使之前没有确诊任何相关结缔组织病变的夹层患者，其主动脉标本中，中层的退行性改变也较同龄的正常人群严重。这种严重的退行性改变的原因尚不十分明了，可能与个体差异性、年龄和长期的高血压病史等相关。

（三）动脉粥样硬化

虽然动脉粥样硬化长期以来一直不被认为是主动脉夹层的主要致病因素，然而近期有研究显示，83%的主动脉夹层患者合并有不同程度的动脉粥样硬化。实际上动脉粥样硬化也可能具有一定的保护作用，其产生的主动脉全层炎症可导致主动脉壁各层的粘连，对主动脉夹层的进行性撕裂有一定的抑制作用。主动脉夹层同时合并动脉粥样硬化导致的主动脉瘤的并不多见，约占总数的2%~12%。这可能与这两种疾病不同的发病机制和病理学基础有关，而且对于两种疾病都存在的主动脉（常见于肾下腹主动脉）应该优先考虑给予初始外科治疗。

以DeBakey Ⅲ型夹层为例，详述主动脉夹层发病和向近远端进行性发展的过程：如图2-14-3为弓降部撕裂（红色箭头）致降主动脉外壁形成夹层病变。当假腔在外侧（大多数情况如此），而又无远侧再入口时，也即假腔缺乏远侧流出道时，假腔内膜和包括部分中膜受更多的高压血流的离心性冲击和灌流的影响，在夹层与主动脉外壁间形成广泛的撕裂，当撕裂过多时，撕裂的夹层被压向真腔，可致不同程度以至完全性真腔受压或萎陷（collapse）（图2-14-3，黄色箭头）。此时，下半身躯体灌注不足，可致截瘫和肝、肾、肠缺血。除非在远侧假腔形成自假腔向真腔的穿破，也即较大的再入口时（图2-14-3，白色箭头），才能使假腔减压而使真腔受压有所缓解。这就是远侧开窗术有效的原因。图2-14-4示夹层破口在弓降部，病变向近侧延伸累及升主动脉；图2-14-5显示夹层病变形成3个腔隙，进一步说明了本病的复杂性。

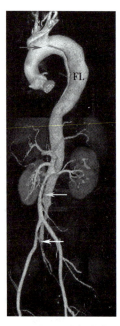

图2-14-3　DeBakey Ⅲ型主动脉CTA三维重建

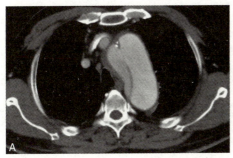 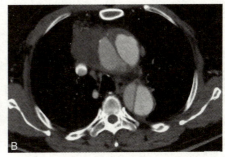

图 2-14-4　破口在弓降部的 DeBakey I 型主动脉夹层 CTA

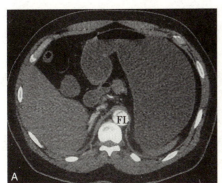 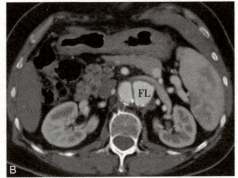

图 2-14-5　CTA 区别急性和慢性主动脉夹层的内膜片形态
A. 急性主动脉夹层，假腔将内膜片压成弧形；B. 慢性主动脉夹层，内膜片平直

第四节　主动脉夹层和夹层动脉瘤的临床表现、诊断和鉴别诊断

一、临床表现

（一）疼痛

急性主动脉夹层的临床表现多样，最常见的临床表现是疼痛，约93%的患者发生，其中85%的患者将其描述成突发的剧烈疼痛。通常，Stanford A 型夹层的胸痛主要发生在前胸，Stanford B 型夹层胸痛以后背较常见。研究发现在肩胛间区的疼痛主要与降主动脉夹层相关，而严重的前胸痛，或者疼痛放射到上臂、颈部、下颌则夹层累及升主动脉的可能性较大。腹部疼痛可见于21%的 A 型夹层和43%的 B 型夹层患者。对这些患者，需要警惕肠系膜动脉缺血的可能。主动脉夹层导致的疼痛性质常被描述成：剧烈的（68%）、撕裂样（50%）和游走性的（19%）。绝大多数患者将其描述成"从未有过的"剧烈疼痛。早期迅速控制血压是抑制疼痛最重要的手段，同

时辅助止痛治疗，反复发生的剧烈疼痛，可能是血压未得到良好的控制，药物治疗未完全发挥作用所致。有研究指出，在 B 型夹层的患者中，发病后2周内，约半数以上患者疼痛反复发作，疼痛的部位与发病初期的部位不完全一致，影像学复查主动脉病变情况，与发病时无明显区别，但其中多数患者为对降压药物不敏感的持续性高血压患者。

（二）晕厥

晕厥可发生于5%~10%的主动脉夹层急性期患者，其发生通常提示主动脉夹层累及头臂干，或发生了急性心脏压塞。在 IRAD 的数据中，出现晕厥的患者诊断为 A 型夹层的可能性高于 B 型夹层（19% vs.3%，p<0.001）；而发生晕厥的 A 型夹层患者更可能出现心脏压塞（28% vs. 8%，p<0.001）同样的，这些患者发生脑卒中的比例为18%，发生院内死亡的比例为34%，远高于 B 型夹层患者发生上述两种并发症时4% 和23%的比例。虽然晕厥的发生与心脏压塞、脑卒中等的发生关系密切，但仍有半数以上的晕厥患者无这些严重并发症发生。因此，其发生应该存在其他病理生理学机制，如：血管迷走神经性因素，或者主

动脉夹层对主动脉弓部压力感受器的直接损伤或牵拉等。

（三）神经系统症状

肋间动脉受损导致的脊髓缺血（spinal cord ischemia，SCI）在 B 型夹层中的发生率较高，约占 2%~10%。夹层导致直接的神经损伤的发生较少见，有报道的包括：损伤骶丛神经导致感觉异常，损伤喉返神经导致声音嘶哑，以及累及交感神经节导致 Horner 综合征。

（四）高血压

在 B 型主动脉夹层中，高血压患者的比例约为 70%，这一比例在 A 型夹层中仅为 25%~35%。B 型主动脉夹层很少因高血压而使得病变复杂；而 A 型夹层中，约 25% 患者却因为高血压而加重病情，这可能与 A 型夹层导致主动脉瓣反流，或者心包积液，影响心脏功能相关。B 型夹层中，约 64% 患者的高血压难以控制，研究指出，只要夹层未导致肾动脉狭窄或主动脉严重扩张，一定程度上可继续采用药物治疗。

（五）灌注不良综合征

主动脉夹层破入胸腔、心包和纵隔可导致患者猝死。急性主动脉瓣关闭不全可导致急性肺水肿。分支动脉受压或被夹层撕裂，导致的冠状动脉、颈动脉、腹腔干、肠系膜上动脉、肾动脉等重要动脉的血液供应障碍，可引起灌注不良综合征，是主动脉夹层病变引起的另一严重后果（详见第五节）。

此外动脉搏动缺失可发生在 30%~50% 的累及主动脉弓或胸腹主动脉均受累的患者中。IRAD 数据显示，主动脉夹层患者中，14.5% 的患者无名动脉受累及，6% 的患者左颈总动脉受累及，14.5% 的患者左锁骨下动脉受累，13%~14% 的患者股动脉受累。伴有动脉搏动缺失的患者，多数合并有神经系统功能障碍、昏迷或者低血压。颈动脉搏动消失与致死性的脑卒中密切相关。动脉搏动消失将增加患者的死亡率。发病 24h 内观察数据显示，动脉搏动均存在的患者死亡率为 9.4%，有 1 到 2 根动脉搏动消失患者死亡率为 15.8%，3 根以上动脉搏动消失者死亡率为 35.3%。对于单独的下肢动脉搏动消失的患者，下肢急性缺血及其并发症所导致的死亡较少。周围动脉缺血的临床表现差异较大，三分之一的患者症状可以逐渐恢复。

二、诊断和鉴别诊断

主动脉夹层是极其严重的灾难性主动脉疾病，一旦漏诊，后果非常严重。然而其临床表现多种多样，除胸痛外，缺乏典型的临床表现，而胸痛本身在很多急诊疾病中都会发生，缺乏典型的特异性，这给临床上早期诊断主动脉夹层带来不少困惑。详细询问病史，和严格的体格检查对初筛主动脉夹层非常重要。然而有研究显示：首诊医生根据临床表现考虑主动脉夹层的患者，其最终通过影像学检查确诊主动脉夹层的概率仅为 15%~43%。同时，有相当多的主动脉夹层是在考虑其他疾病时，偶然被发现的，其实际漏诊率较高。

早期确诊主动脉夹层对制订其准确的治疗措施非常重要，与患者的预后密切相关。诊断主动脉夹层首先要确定是否存在主动脉夹层，其次要明确主动脉夹层累及的范围，明确有无分支动脉受累以及受累及的程度，以及是否发生了严重的危及生命的并发症，如心脏压塞等。目前，用于主动脉夹层的主要诊断方法包括胸部 X 线、主动脉造影、增强 CT 扫描、磁共振、经胸或经食管彩超。

主动脉夹层在胸部 X 线上的表现缺少特异性，难以确诊，假阳性和假阴性都较高。其在 X 线上的主要表现包括：心脏或主动脉影增宽，主动脉钙化点的位置从主动脉壁移到血管腔内，或者胸腔积液等，均属于间接表现。

主动脉造影过去曾是诊断主动脉夹层的"金标准"。其诊断胸主动脉夹层的敏感性为 86%~88%，特异性为 75%~94%。造影中，87% 患者能发现假腔，70% 的患者能发现漂浮的内膜片，56% 的患者能通过动脉造影明确主动脉夹层原发破口的位置。假阴性的发生主要是由于部分夹层假腔内血栓形成，或者等量的血流流入真腔和假腔，使造影的影像学表现较模糊。主动脉造影中，出现主动脉血流分离，血流方向转变或者血流停滞，重要的分支动脉出现血流供应障碍，主动脉瓣反流等都对主动脉夹层的诊断具有重要意义。目前主动脉造影主要在腔内治疗主动脉夹层时使用。

经胸壁超声（transthoracic echocardiography，TTE）

和经食管超声(transesophageal echocardiography, TEE)都能诊断主动脉夹层。TTE 的敏感性和特异性分别为 35%~80% 和 40%~95%。TTE 的主要局限性在于肋间隙较窄的难以分辨，受患者肥胖和肺内气体等影响明显。TEE 克服了 TTE 的缺陷，其敏感性达到 98%，特异性也较 TTE 显著提高，达到 63%~96%。TEE 的主要优势在于视野宽阔，便于使用，而且能够在床旁诊断。TEE 还可用于确定原发破口的位置，明确假腔内血流和血栓形成情况，判断是否累及主动脉瓣和冠状动脉开口，评估主动脉瓣反流的程度以及心包积液的程度。联合超声多普勒，可准确判断真腔和假腔内的血流，显著降低假阳性的发生。TEE 的主要缺陷在于探测范围的存在解剖学死角，对于升主动脉和主动脉弓的部分区域，由于气管影，难以探测清楚，膈肌以下的主动脉无法检测，因此不能全程观测主动脉。虽然存在一定的缺陷，但由于使用方便，在临床上使用 TEE 诊断主动脉夹层的频率仍较高，仅次于增强 CT。但对危重的夹层患者，行 TEE 检查的风险大。

磁共振(MRI)检查诊断主动脉夹层的敏感性和特异性达到 95% 和 100%。MRI 可以明确主动脉夹层破口位置，主动脉受累及的全程区域，分支动脉受累及情况，并测量夹层真腔和假腔内的血流。尤其其对分支动脉受累的诊断敏感性和特异性达到 90% 和 96%。其主要局限性在于难以迅速实施检查，检查时间较长，危重患者难以耐受等。此外，患者如装有心脏起搏器或身上有其他金属物质时，无法实施 MRI 检查。

增强 CT 是诊断主动脉夹层最常用，最主要的影像学检查方法。IRAD 数据中，63% 的患者通过 CT 获得诊断。CT 检查使用方便，创伤小，其对急性主动脉夹层诊断的敏感性和特异性均较高，分别达到 83%~95% 和 87%~100%，尤其是螺旋 CT，实施 1.5~2.5mm 的薄层扫描时，基本能完整获得全主动脉清晰的影像学资料。在 CT 中，判断真腔主要是其与未发生夹层的区域相连；假腔内的血栓形成是判断假腔的有力标志，但当同时合并有主动脉瘤时，真腔内也可形成部分血栓；降主动脉内，约 90% 的主动脉夹层具有典型的影像学表现，真腔明显受压，假腔扩大。CT 检查由于是主动脉瞬间的影像学形成，对于动态的分

支动脉缺血的诊断价值有限。在急性主动脉夹层中，63% 内膜片是弧形的，主要由于其在主动脉内摆动(图 2-14-5A)，而慢性主动脉夹层中，75% 的内膜片是平直的，主要是内膜片的纤维化形成(图 2-14-5B)。

需要指出，在主动脉夹层的诊治过程中，无论之前是否有通过其他手段确诊主动脉夹层，目前的标准要求所有的患者最终必须通过全主动脉薄层增强 CT 明确诊断。主动脉三维重建有助于手术方案的制订，但断层扫描获得的影像学数据是评估夹层真、假腔和分支动脉受累及最重要的数据。

本病需要与急性心肌梗死、肺动脉栓塞、Valsava 窦破裂、脑和脊髓血管意外和急腹症等需鉴别。

第五节 主动脉夹层和夹层动脉瘤分支动脉灌注不良综合征

在主动脉夹层中，分支动脉受压导致远端脏器缺血较常见，约占所有主动脉夹层的 31%，是主动脉夹层导致早期死亡的主要原因之一，称为灌注不良综合征(malperfusion syndrome)。其发生可以是单个分支动脉，也可多个分支动脉同时受累及。需要强调，这种分支动脉受累，通常并非是分支动脉完全闭塞，而是间歇性的，或随着疾病的发展，在发病数小时至数周后逐渐加重。通过患者的影像学资料推测分支动脉受累及的情况通常较难，由于分支动脉的受累情况复杂，在很小的解剖学区域内可能出现多种复杂的情况，目前的影像学结果难以对其进行明确区分。不同的分支动脉受累，可以导致脏器缺血，而出现完全不同的一系列临床表现，颈动脉受累发生脑卒中的风险显著升高，而锁骨下动脉或下肢动脉受累，患者往往可以逐渐耐受和代偿。目前，由于对灌注不良综合征的认识不断深入，同时对其足够重视，其治疗和预后已经较早期有明显改善。

既往基于主动脉夹层尸体解剖，或术中阻断主动脉血流的直视下静态观察认为，分支动脉缺血是由于主动脉夹层不断进展或夹层撕裂到分支动脉内所致。近来基于实时影像学研究显示，血

管腔内血流和血压的动态周期性改变,漂浮的内膜和部分中膜形成的隔膜随血流活动,导致部分情况下在主动脉内,分支动脉的开口被间断性地完全阻塞,由于分支动脉能够有间断性的血流灌注,尽管真腔塌陷也可导致分支动脉开口被覆盖,但其导致的分支动脉缺血通常也是动态改变的。明确分支动脉缺血的解剖学原因,对制订准确的治疗策略非常重要。因此,在明确分支动脉受累的具体解剖学条件时,需要明确以下几点:①在分支动脉开口平面,主动脉的圆周上,多少区域受到主动脉夹层累及;②在周围区域是否有主动脉内膜的再破口,能够建立夹层真腔和假腔的有效沟通;③受累的分支动脉是发自真腔还是假腔。

在主动脉夹层开始的短时间内,真腔发生不同程度的塌陷,假腔显著扩张导致主动脉的整体直径增加。在主动脉的不同平面,不同的真腔和假腔的形态,以及其导致真、假腔内的血流量差异,主要与夹层累及的主动脉圆周的区域性相关。在主动脉夹层中,漂浮的内膜片包括内膜和部分中膜,假腔的外膜则包括残存的中膜和主动脉外膜。在正常主动脉,在心脏收缩期,为了适应瞬间搏出的血流和收缩压力,根据 LaPlace 定律,主动

脉的周径将扩大。在主动脉夹层时,血管壁的结构改变导致了假腔横截面积在心脏收缩期明显扩大。由于外侧管壁更薄,以及弹力纤维的丧失,为了适应强大的收缩压,夹层主动脉的管径较正常主动脉扩大更加严重。而此时的真腔,由于管壁的结构较厚,扩张的顺应性较差,其在心脏的收缩期通常是被压缩甚至塌陷的。这种在心脏收缩期的假腔扩大,真腔缩小的程度,主要与主动脉周径上夹层累及的范围相关。如图 2-14-6 所示,主动脉夹层假腔扩大,真腔受压,以及分支动脉被夹层累及的具体解剖学情况,也就决定了灌注不良综合征的实际原因。

在讨论分支动脉灌注不良综合征时,真腔塌陷是其重要的继发因素。在分支动脉动态阻塞的过程中,真腔难以保证分支动脉足够的血流量,或者完整的内膜片直接突入分支动脉开口内,如图 2-14-7A、B,这是最常见的分支动脉灌注不良的解剖学形成,约占所有灌注不良的80%左右。而真腔塌陷的程度,很大程度上取决于主动脉周径上夹层撕裂的程度、心搏出量、血压、心率以及周围血管阻力。有研究者在体外模拟主动脉进行试验证实,在相同的血流量时,主动脉破口从

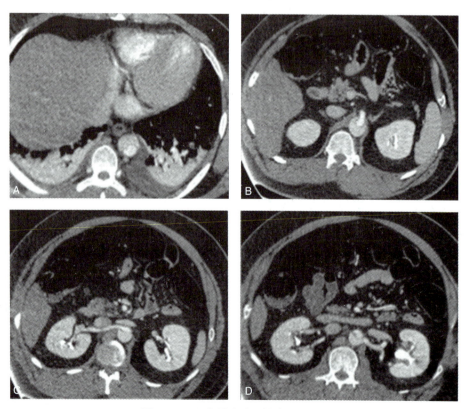

图 2-14-6 急性主动脉夹层的 CTA

10mm 增加到 30mm,其主动脉塌陷的程度显著加重。根据这一结果,研究者认为,改变分支动脉动态灌注不良的方法在于缩小破口大小,减少假腔内血流,减少周围动脉阻力以增加真腔内血流。

除了真腔塌陷,假腔向主动脉的远端和圆周方向不断进展与分支动脉灌注不良综合征也密切相关。首先,在急性主动脉夹层中,假腔内由于外膜和中膜的暴露,有很强的形成血栓的倾向,其主要发生在血流相对静止的盲端。如果假腔撕裂到分支动脉形成盲端或撕裂压迫分支

动脉开口,这种灌注不良综合征成为静态阻塞(图 2-14-7C),这意味着除非血流从其他途径供应,或者形成周围区域的新发内膜破口,使假腔内压力缓解,否则阻塞的分支动脉难以恢复血流供应。这种静态阻塞会导致两种不同的结局。一种情况即如图 2-14-7D 所示,夹层撕裂到分支动脉内,导致其血管不同程度的闭塞;另一种情况如图 2-14-7E,假腔对分支动脉的压迫,分支动脉内将形成血栓导致远端脏器持续性缺血或灌注不良。

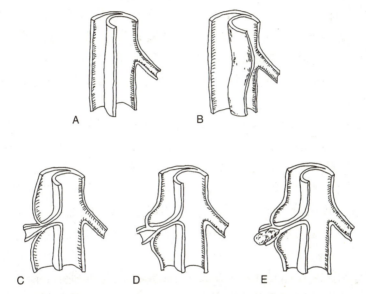

图 2-14-7　急性主动脉夹层分支梗阻的机制

第六节　主动脉夹层和夹层动脉瘤治疗演变

主动脉夹层理想的治疗有赖于对其快速和全面的诊断,明确主动脉夹层的原发部位,累及的范围和分支动脉受累情况,以及有无严重并发症发生。迅速采用药物治疗控制血压和心率,预防其继续撕裂蔓延,减少内膜活动度,缓解分支动脉缺血,降低主动脉夹层破裂的风险,是所有急性主动脉夹层首要的治疗。A 型主动脉夹层原发于升主动脉,可局限于主动脉弓部以前,也可向胸腹主动脉全程撕裂。发病早期由于心脏和主动脉的严重并发症,如心脏压塞,主动脉破裂,主动脉瓣反流等,其死亡率可以达到1% 每小时。迅速实

施手术,行主动脉人工血管置换,同时实施主动脉瓣修复或替换,适合于多数的 A 型夹层患者。对于 B 型主动脉夹层,其急性期发生破裂的风险相对 A 型夹层要小,其疾病进展可导致主动脉进行性扩大,远期形成主动脉夹层动脉瘤,破裂风险较高。传统上采用开胸人工血管置换手术治疗,目前覆膜支架腔内修复技术(thoracic endovascular aortic repair, TEVAR)已经基本取代传统开放手术,成为 B 型主动脉夹层首选的治疗方法。而原发于主动脉弓部,或原发于降主动脉而逆向累及主动脉弓部分支动脉的主动脉夹层,是目前腔内治疗技术攻关的焦点。除传统开胸人工血管替换术外,在 TEVAR 基础上的烟囱技术、分支支架技术,覆膜支架开窗技术以及解剖外途径搭桥手术等都有使用,并且随着腔内技术的提高和器械的改进,正逐步扩大手术适应证。

一、内科治疗

内科治疗是 1960 年由 Wheat 和 Palmer 首次提倡将其作为极危重而不能手术治疗患者的替代治疗。急性主动脉夹层的及时处理就是降低收缩压和 dp/dt max（等容收缩期指标），从而降低主动脉破裂或血管所受的冲击力。对于所有怀疑急性主动脉夹层的患者，除了低血压患者外，都应立即予以静脉降压。而对于伴有低血压患者，必须评估是否出现心脏压塞，但不建议心包穿刺，因为后者往往加重夹层出血或引发休克甚至夹层的破裂。

（一）内科治疗的指征

病情稳定的 B 型主动脉夹层急性期；病情已不可能实施手术者；慢性主动脉夹层而无夹层动脉瘤形成者，无器官和肢体血运障碍者；慢性病例在随访中无再扩大者。

（二）内科治疗的方法

对急性病例需在监护病房进行抢救，给予积极的药物治疗，β 受体阻滞剂和血管扩张剂的联合应用是标准的药物治疗，且在血管扩张剂应用之前，就应开始应用 β 受体阻滞剂。否则，直接应该血管扩张剂后反射性引起交感神经兴奋会刺激儿茶酚胺释放，从而导致 dp/dt 升高，与预想的效果正好相反。在心电监护仪监测下，迅速控制并维持血压和心率，达到目标血压 100~120/60~80mmHg，目标心率 60~70 次 /min。然后根据患者病情，在严格控制血压、心率前提下，逐渐减少药物的用量。必要时可采取冬眠疗法，对部分危重的急性期患者具有相当重要的作用。同时密切观察患者各项生命体征的变化。避免应用过多的液体引起血流动力学紊乱或心衰及肺水肿等严重后果。

内科治疗目的在于维持患者的生命体征，为手术赢得宝贵的时间和较好的手术条件，部分患者保守治疗后，可诱导假腔内的血流停滞、形成血栓而自愈。内科治疗改善患者全身状况后，除非患者主动脉夹层自愈，否则应力争采取手术治疗，封堵主动脉夹层破口，降低其发生急性期严重并发症的风险，同时预防远期主动脉夹层瘤样扩张、远期破裂风险。

二、手术治疗

对于无并发症的稳定性慢性 B 型夹层患者，可在严密随访下进行保守治疗；而对于 A 型夹层、复杂 B 型夹层应予以急诊开放或者 TEVAR 手术；对于非复杂的 B 型夹层，在急性期及亚急性期内进行 TEVAR，则具有较好的主动脉重塑结果。

（一）手术治疗的发展

早年对主动脉夹层的认识程度肤浅，此病生前难以诊断，故治疗问题更无人问津。由于主动脉夹层瘤的病理改变较其他主动脉病变更为复杂，病变范围更广泛，其外科治疗更为困难，并经常无法行完全或根治性手术治疗。在急性期，炎症弥漫、组织脆弱，以致血管壁缝合困难，主动脉长段的受累，患者又极其危重，此时欲完全切除病变和重建血管难以实现。手术所涉及的不可逆并发症，如截瘫，内脏缺血等更增加了手术的危险性。

1935 年 Gurin 为一例主动脉夹层延伸到右髂动脉引起右下肢急性缺血的 43 岁男性患者，经右髂动脉切除夹层动脉内侧壁，即所谓"开窗术"。使主动脉夹层远侧形成再入口，假腔血流得以进入真腔从而缓解了右下肢缺血。1954 年，DeBakey 为一例患Ⅲ型慢性夹层动脉瘤的患者施行降主动脉部夹层动脉瘤切除，以缝合法闭合远侧假道后，行对端吻合术。

Shaw 于 1955 年报道一例 51 岁男性患者，突发胸骨后和上背部剧痛，大汗和虚脱，双下肢发凉、苍白、动脉搏动不可触及和瘫痪。诊断为夹层动脉瘤，开腹发现在腹腔动脉平面以下所有动脉均无搏动，切开远侧腹主动脉，自膈平面的腹主动脉自上而下地反复挤压、驱出血块后，夹层动脉瘤才有出血。将其内壁切除 2cm×5cm，见真腔只是受压而无血块，此时才确定切开者为假腔，清除其内血栓后有活跃喷血，此为首例经腹主动脉的夹层动脉瘤"开窗术"，缓解了灌注不良综合征。

Bahnson 于 1958 年 5 月首次完成升主动脉慢性夹层动脉瘤的切除和置换术。Hufnagel 于 1961 年首次完成急性升主动脉夹层和主动脉瓣关闭不全的手术治疗。DeBakey 于 1965 年首先完成涉及胸和腹主动脉的夹层动脉瘤的治疗。Griepp 于 1975 年首先在深低温停循环下为慢性夹层动脉瘤患者完成主动脉弓置换术。

Carpentier 于 1981 年报道了旷置主动脉夹

层和将降主动脉血流逆转的方法治疗 DeBakeyⅢ型夹层动脉瘤 5 例,术后发生 3 次一过性的并发症:低心输出量、偏瘫和肾功能不全。造影证明夹层病变被旷置。1982 年由 Crawford 以分期手术法首先完成包括主动脉瓣在内的全主动脉分期置换术。1983 年,Borst 进一步提出了象鼻式手术(elephant trunk procedure),对Ⅰ型病变施行分期手术。1993 年 Massimo 报道了一期施术治疗Ⅰ型病变。Cooley 于 1995 年提出了逆行一期胸主动脉病变切除术。2011 年,孙立忠报道了全主动脉弓替换联合支架象鼻手术治疗累及弓部的Ⅰ型主动脉夹层(孙氏手术),取得了满意的临床效果。

(二)目前的治疗方法

1. Ⅰ和Ⅱ型涉及升主动脉和主动脉弓,在体外循环下,经胸正中切口,需要时采用脑保护措施,具体方法包括深低温停循环、选择性前向性脑灌注和逆向性经上腔静脉灌注。近侧病变在采用上述措施后,纵切升主动脉,明确撕裂部位。如主动脉瓣正常,以预凝涤纶人工血管施行主动脉置换术。如断面为夹层,吻合前需加垫片预先缝合或置 GRF 胶。

2. 在Ⅰ、Ⅱ型急性主动脉夹层,约 50%~70% 的患者伴主动脉瓣反流,但其中约 60%~75% 的病变可用主动脉瓣交界悬吊修复法,先用 4-0 prolene 线双头针带毡片悬吊撕脱的主动脉瓣交界,再用"三明治"法在主动脉内外垫毡片后进行主动脉根部和人工血管的端-端吻合(图 2-14-8)。

3. 主动脉根部扩张或直径在 36mm 以上,需行以复合带瓣人工血管施行换瓣和人工血管置换

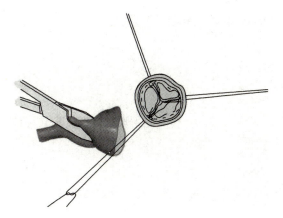

图 2-14-8 主动脉瓣交界悬吊修复

术。然后在靠近冠脉开口的人工血管上作相应的开口,将两侧施行吻合术,称 Bentall 法(图 2-14-9)。如位置不佳,则可用 8~10mm 涤纶人工血管行冠脉和人工血管间的架桥术,此为 Cabrol 法(图 2-14-10)。

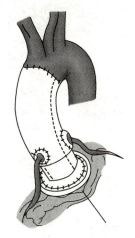

图 2-14-9 Bentall 法

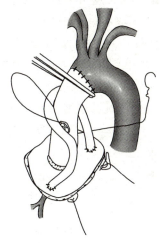

图 2-14-10 Cabrol 法

4. 撕裂涉及主动脉弓,传统方法需自正中切口在深低温停循环下施行开放式的主动脉弓置换术,人工血管上部做相应与含头臂干开口的横弓顶部的裁减后行对端吻合术(此时必须取头低位),远侧与降主动脉吻合(图 2-14-11)。当升主动脉病变涉及降主动脉以至胸、腹主动脉时,可采用分期切除手术。先切除和重建升主动脉和弓部病变,远侧采用象鼻手术法,在完成远侧吻合后,部分人工血管保留在左锁骨下动脉以远的主动脉内,以利于分期手术或腔内治疗。二期手术一般在 4~6 周后施行。但如远侧病变和症状更为严重时,则可先施行远侧手术。

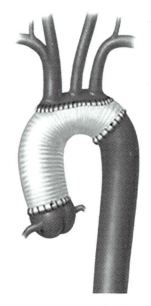

图 2-14-11 升主动脉及主动脉弓置换

孙氏手术是在传统的象鼻手术基础上，应用支架血管手术替代象鼻，进一步简化手术过程，在提高远端假腔闭合的等方面具有较好的效果。主要的手术过程采取仰卧位，左侧上下肢同时穿刺测压，右侧腋动脉插管后开胸游离头臂血管后肝素化，常规选用单泵双管，一根经腋动脉插管建立体外循环，另一根用做股动脉插管或人工血管灌注插管。降温停心跳后根据主动脉病理做相应的近端处理，当鼻温降至 20℃时暂停近端操作，转向主动脉弓和降主动脉处理。右腋动脉脑灌注后选择适当的血管支架经主动脉弓远端植入降主动脉，另选择四分叉人工血管与带支架血管的降主动脉吻合后开放下半身循环。将头臂血管分支先与左颈总动脉吻合后复温，人工血管近端与主动脉近端吻合，恢复心脏循环，再吻合左锁骨下动脉和无名动脉（图 2-14-12）。

5. Ⅲ型夹层病变目前基本以 TEVAR 手术为主，详见下文叙述。

6. 急性灌注不良综合征同样需紧急解决，一是采用上述有关手术，如升主动脉病变的置换可解决冠状动脉或无名动脉灌注不良。二是在夹层上开窗。腔内疗法对夹层施开窗术（穿破夹层并加以扩张）对灌注不良综合征可起到良好的作用，尤其是在年老高危患者。

（三）术后并发症

以上手术方法风险高，易导致严重的并发症，包括：截瘫、急性心力衰竭、术后在出血、脑血管意外、肾衰竭、肺不张、迷走神经麻痹、胸腔积液和凝血机制异常等。

1. Ⅱ型夹层患者手术死亡的主要原因是脑卒中和心衰。与死亡有关的因素包括：高龄、高血压、冠心病、糖尿病和术后并发症，如心脏压塞、脑卒中、肾功能障碍、主动脉分支灌注不良等。

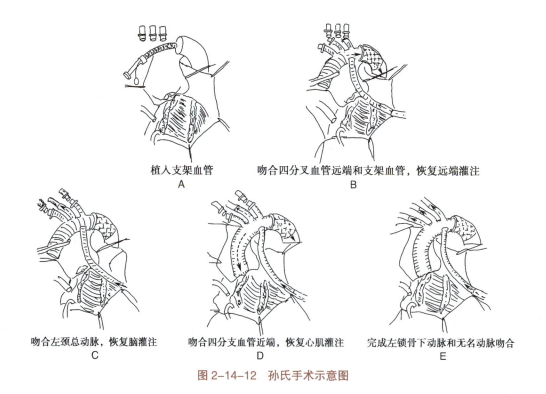

植入支架血管
A

吻合四分叉血管远端和支架血管，恢复远端灌注
B

吻合左颈总动脉，恢复脑灌注
C

吻合四分支血管近端，恢复心肌灌注
D

完成左锁骨下动脉和无名动脉吻合
E

图 2-14-12 孙氏手术示意图

2. Ⅱ型夹层术后早期并发症包括呼吸衰竭、肺不张、胸腔积液、心律失常、肾功能障碍和凝血机制异常等。在主动脉重建中脑血管意外约占3%~7%。因早期出血的再手术率达4%~8%。Ⅲ型患者术后偏瘫和截瘫的发生率可占5%~8%。急性和慢性期手术的偏瘫、截瘫发生率分别为19%和2.9%，主要与主动脉的阻断或缺血时间长短和病变范围有关。Ⅲ型患者后期死亡主要由于残余主动脉病变的进展、心源性疾病和猝死。

（四）随访

由于主动脉夹层为进展性的疾病，故需终身随访。病变修复后仍处于发生并发症的危险之中，而手术常仅消除经撕裂口及其邻近的假腔发生破裂可能，还有约15%~30%的患者死于所治病变以外部位的破裂。DeBakeyⅠ和Ⅱ型死亡率是在5%~27%，1、5和10年的存活率分别为91%、75%和32%；急性Ⅲ型主动脉夹层手术死亡率为6%~50%，1、5和10年的存活率分别为93%、80%~90%和18%；慢性的Ⅲ型主动脉夹层手术死亡率为4%~17%，1、5和10年的存活率分别为90%~93%、70%~78%和32%。

三、腔内治疗

（一）历史回顾

1996年，Mitchell报道44例胸动脉瘤以微创法用支架型人工血管进行治疗，其中仅包括Debakey Ⅲ型慢性夹层动脉瘤1例，以该法成功地治愈了弓降部夹层动脉瘤，但3个月后因持续性胸痛而需行全降主动脉置换术。Koul叙述了手术和微创腔内联合法治疗降主动脉瘤。常规手术取胸腹联合切口和在体外循环支持下切除和重建胸主动脉，故无法取胸骨正中切口施术。而经此切口不仅可自降主动脉近侧放置支架型血管，同时还能实行必要的冠状动脉架桥、瓣膜置换术和升主动脉以至主动脉弓部修复重建等手术。1999年5月2日，Nienaber和Dake同时在NEJM上发表连续性文章，首次报道了通过腔内支架修复B型主动脉夹层，从而开启了主动脉夹层腔内治疗的时代。1999年3月至2018年12月，复旦大学附属中山医院血管外科采用腔内技术治疗主动脉夹层2 500余例，积累了部分治疗经验。

（二）TEVAR 技术的适应证

目前认为，只要主动脉夹层原发破口持续存在，同时具备腔内手术条件的患者，可以采用TEVAR技术，TEVAR技术无绝对禁忌证，特别适用于：①老年人；②心、肺、肾功能不全，无法耐受传统手术者；③先前已经接受过胸腹主动脉手术的患者。

主动脉覆膜支架腔内修复技术（thoracic endovascular aortic repair, TEVAR）的基本原理是采取血管腔内治疗技术，从股动脉入路建立血管内通路，将带有金属支撑结构的主动脉覆膜支架沿股动脉从主动脉真腔送入胸主动脉，并在主动脉夹层原发破口的区域释放，封堵主动脉夹层破口，引导血流流入真腔内，从而达到封堵主动脉夹层的原发破口，扩张真腔，诱导假腔内血栓形成，恢复分支动脉血流，并诱导主动脉重塑，降低远期主动脉瘤样扩张、主动脉破裂等并发症的发生率，延长患者的生存率，提高生活质量。目前，TEVAR技术主要用于Stanford B型主动脉夹层的治疗，其有效性和安全性已经得到充分的证实，基本取代传统开胸手术，成为Stanford B型主动脉夹层首要的治疗方法。

（三）手术方法

根据患者术前的CTA或MRI影像学结果，确认主动脉夹层破口位置，主动脉夹层累及的范围，所有内脏动脉和下肢动脉受主动脉夹层累及的情况以及入路血管的形态和直径大小。根据主动脉夹层具体的解剖学形态，制订具体的手术方案：确定主动脉覆膜支架近、远端锚定区域，尤其是近端锚定区的位置要明确，测定近端锚定区主动脉直径，根据主动脉夹层的形态，选择直筒型或锥形的主动脉覆膜支架。

手术在DSA透视引导下进行。全身麻醉能保持患者固定的体位，有助于手术的精确实施，当患者身体条件较差，难以耐受全身麻醉时，如患者能够充分配合，血管入路区域的局部麻醉也能完成手术。

对夹层真假腔在CT上已分辨清楚的病例，不必先做左肱动脉穿刺，直接选择真腔所在侧的股动脉或被主动脉夹层累及较轻的一侧股动脉作为腔内治疗的手术入路。分离出股动脉，套带备用。腹股沟的切口可选择纵行或横行。纵行切口便于股动脉的暴露和必要时的切口延长；横行切口恢复较快，瘢痕较小。在有条件的单位，可以采用经皮穿刺技术，预置两把 proglide，避免股动脉切开术。

穿刺股动脉后，在泥鳅导丝的引导下，将导管导丝沿主动脉夹层的真腔送入升主动脉内。导管导丝在主动脉内前进时，必须确定其始终保持在真腔内，判断其在真腔内的方法包括：①根据术前 CTA 的主动脉影像，确定主动脉夹层真腔的空间走行，在导丝导管前进的过程中，始终沿真腔的走行前进；②导丝导管一边前进，一边造影，真腔内的血流较快，为顺行性血流，假腔内的血流相对缓慢，血流可形成湍流或涡流，方向非完全的顺行向下，偶尔会有血流瘀滞，造影剂滞留的表现；③根据术前的 CTA 结果，明确分支动脉与真腔还是与假腔相连，导管内造影，如发自真腔的分支动脉同时迅速显影，可认定其在真腔内。主动脉夹层真腔多塌陷，但完全被假腔压迫导致闭塞并不多见，如从股动脉入路无法通过真腔进入升主动脉，可通过穿刺的肱动脉入路，将导丝导管沿主动脉弓顺行导入股动脉内，建立股动脉和升主动脉的血管通路。

对于典型的 Stanford B 型主动脉夹层，手术过程中透视一般取左前斜 45°，或者根据术前 CTA 三维重建的结果选择角度，以保证主动脉弓能在透视下完全展开，达到最佳的透视效果。主动脉覆膜支架的近端锚定区应该紧贴左锁骨下动脉起始端的后方，确保覆膜支架释放完成后，不会导致左锁骨下动脉起始端狭窄。通常，主动脉覆膜支架的设计要求其支架的最前端要超过主动脉夹层破口前方 1.5~2.0cm，以确保覆膜支架能够完全封堵主动脉夹层的破口，而无内漏的发生。降主动脉的起始端，即其弯曲弧度最大的区域，是将主动脉全程中承受血管应力最大的区域，是最常见的 B 型主动脉夹层原发破口的位置，因此，即便患者的原发破口距离左锁骨下动脉起始端较远，依然建议将主动脉覆膜支架尽可能靠近左锁骨下动脉释放，以防止再发夹层的可能。

近来的研究认为，大脑基底动脉环健全通畅，左侧椎动脉非优势椎动脉、左胸廓内动脉非冠脉搭桥血管等情况下，可用主动脉覆膜支架部分或

完全覆盖左锁骨下动脉起始端。其术后发生左上肢缺血、锁骨下动脉盗血综合征的概率小于 5%，且多数患者可以自身逐渐代偿适应。但有部分学者通过研究发现对左锁骨下动脉的封堵可能增高术后脑梗发生率。因此对于少数不能耐受或者需重建左锁骨下动脉的患者可采用颈部血管解剖外途径搭桥手术，或者采用原位开窗联合平行支架技术（见下文），二期重建左锁骨下动脉血流，预后较好。

部分患者由于封堵左锁骨下动脉返血严重，可能导致 II 型内漏。对于轻度的 II 型内漏，可采用保守治疗，一般内漏能逐渐形成血栓，自行消失。对于严重的或未能自行闭合的 II 型内漏，可逆行穿刺左侧肱动脉，在左锁骨下动脉的起始端放置弹簧圈、PDA 封堵器或血管塞，封堵左锁骨下动脉。

采用腔内技术治疗 Stanford B 型主动脉夹层，有以下几点需要注意：

1. 主动脉覆膜支架释放时，需要控制性降压，使收缩压控制在 90~100mmHg 左右，以防止支架释放困难，或支架移位。

2. **手术时机的选择** 目前认为，稳定的 B 型夹层可在保守治疗，平稳地度过急性期后，再实施腔内手术治疗，当患者在保守治疗期间出现：①破裂，胸膜后破裂；②难以可控制的高血压；③难以控制的剧烈胸背痛；④分支动脉或下肢急性缺血；⑤进行性加重的胸腔积液，导致呼吸困难；⑥突发截瘫时，主动脉夹层破裂的风险升高，需采取急诊手术。

（四）辅助技术下的 TEVAR

对于破口弓降部但逆向累及主动脉弓和升主动脉的主动脉夹层，TEVAR 技术目前还处于发展阶段，需要在其他的辅助技术参与下进行治疗，具体的治疗方案包括：

1. **弓部分支动脉解剖外途径搭桥/转流手术** 当主动脉夹层破口位于主动脉弓部，或者主动脉覆膜支架的近端锚定区需要覆盖左锁骨下动脉和左颈总动脉，实施 TEVAR 技术之前可采用颈部动脉解剖外途径搭桥手术预先建立左颈总动脉或左锁骨下动脉的血流通路。

此搭桥手术的目标血管主要是左颈总动脉，也可包括左锁骨下动脉，其起始端血管可以选择右锁骨下动脉或右颈总动脉。具体方法如下：

常规消毒颈部手术区域，依次解剖搭桥的

起始和终末端动脉，分别套带备用。根据起始端和终末端动脉的直径，选择合适大小（一般为6~8mm）的带支撑环的人工血管移植物。静脉给予 0.5mg/kg 的肝素，实现全身部分肝素化。用血管阻断钳阻断搭桥起始端的动脉近、远端血流，将人工血管与其行端 - 侧吻合。人工血管走行方向要顺应血流方向。如果选择右侧颈总

动脉搭桥，术中先预阻断颈总动脉，确定无不良反应发生后迅速行血管吻合术。常温下，单侧颈总动脉阻断时间不宜超过 20min。完成搭桥近端吻合后，用隧道器在颈前皮下组织内做隧道（图 2-14-13A），或建立食管后椎前间隙的人工血管隧道（图 2-14-13B），将人工血管从中穿过。术后予以抗凝治疗。

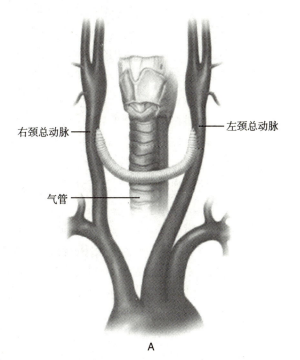
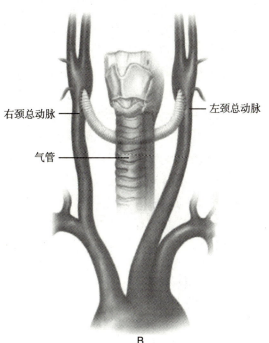

图 2-14-13　颈 - 颈搭桥示意图

如果同时行左锁骨下动脉搭桥术，需要选择"Y"形人工血管；或在行搭桥术之前，将两段直行人工血管先行端 - 侧吻合，设计成"Y"形血管备用。"Y"形血管的近心端与右锁骨下动脉（或颈总动脉）行端 - 侧吻合，远心端分别与左颈总脉和左锁骨下动脉行端 - 端吻合（图 2-14-14）。

2. "烟囱"支架技术　"烟囱"技术是 TEVAR 技术的补充。采用血管腔内技术，在被主动脉覆膜支架封堵的分支动脉内放入分支动脉支架，使支架近端在主动脉内释放，远端在分支动脉内开放，重建被主动脉覆膜支架覆盖的分支动脉的血流。"烟囱"技术主要用于主动脉夹层破口位于主动脉弓部，主动脉覆膜支架的近端锚定区覆盖左锁骨下动脉、左颈总动脉甚至无名动脉时。但烟囱技术具有先天性缺陷，就是在于分支支架与主动脉覆膜支架之间的缝隙，因此术后或多或少会存在 I 型内漏。目前，有条件的医院可依据自

身实际情况来选取"烟囱"技术和颈部动脉解剖外途径搭桥手术重建弓部分支血管。烟囱技术具体实施方法如下：

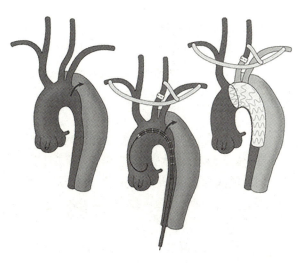

图 2-14-14　右锁骨下 - 左颈总 - 左锁骨下搭桥 +TEVAR 示意图

采用"烟囱"技术重建左颈总动脉,采用左侧胸锁乳突肌前沿切口,解剖并游离左颈总动脉套带。穿刺左颈总动脉,通过 Seldinger 技术将 Amplatz 硬导丝预置于升主动脉内,再次通过升主动脉内的标记导管造影,测定胸主动脉各部位及分支动脉直径,选择合适型号的主动脉和分支动脉覆膜支架。将 Lunderquist 超硬导丝沿标记导管送入升主动脉内。将分支动脉覆膜支架沿 Amplatz 硬导丝从颈动脉穿刺部位送入主动脉弓部,其前端进入主动脉管腔内,末端留在颈总动脉内;将主动脉覆膜支架从远端的股动脉沿 Lunderquist 超硬导丝的引导下送入胸主动脉内预定位置释放;最后调整分支动脉覆膜支架的位置,将其释放。退出分支动脉覆膜支架导送系统,更换合适的球囊导管,沿 Amplatz 导丝导入分支动脉覆膜支架内,扩张分支动脉覆膜支架,使其完全张开。再次造影,确定主动脉夹层被完全封堵,分支动脉通过"烟囱"技术得以重建,血液供应良好(图 2-14-15)。

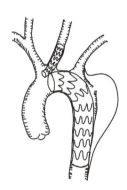

图 2-14-15 左颈总烟囱 +TEVAR 示意图

当左侧椎动脉优势,夹层的破口邻近左锁骨下动脉起始端需要封堵左锁骨下动脉时,也可采用"烟囱"技术重建左锁骨下动脉。患者术后需抗凝治疗至少 1 周,术后用抗血小板治疗 3~6 个月以上。

在"烟囱"技术的技术上,少数血管外科中心采用两个分支动脉覆膜支架的"双烟囱"技术,分别重建左颈总动脉和无名动脉,用于治疗累及无名动脉的主动脉夹层,获得了较好的短期效果。

3. 原位开窗技术 由于"烟囱"技术存在无法克服的内漏,因此,针对主动脉覆膜支架进行术中原位开窗应运而生。原位开窗概念首先由

McWillian 等在 2003 年提出,在动物实验中采用了冠脉导丝的硬头在 Cook 支架表面进行破膜,开通了肾动脉和髂动脉。2004 年,McWilliams 等首次应用于人体,在修复弓部动脉瘤时用于保留左锁骨下动脉。原位开窗技术可通过激光和射频等热能烧灼,或者是采用 RUPS100 穿刺针(原用于巴德-吉亚利综合征破膜)或导丝尾端硬头以锐性穿刺的方式来完成。但这些方法都存在一些自身的缺点,比如激光烧灼的过程中可能产生碎屑,有导致远端脑血管栓塞的风险;RUPS100 穿刺针和导丝尾端的穿刺分支动脉和主动脉弓接近垂直角度时成功率较高(Ⅰ型弓),而对于Ⅱ或Ⅲ型弓时无法有效传递机械力,穿刺成功率低,即使穿刺成功,往往也穿刺在分支动脉的边缘,甚至引发二次医源性损伤。针对上述开窗方法的问题,复旦大学附属中山医院血管外科自主研发了可调弯原位开窗穿刺系统,具有以下特点:①中空的穿刺针,有利于穿刺破膜后 0.018 导丝的顺利通过;②可调节的穿刺深度,避免穿刺过深损伤对侧的支架覆膜及主动脉血管;③可调弯的 FuStar 鞘穿刺角度和球囊,保证穿刺时垂直进针,大大提高了穿刺的成功率(图 2-14-16)。图 2-14-17 为原位开窗的示意过程。中山医院血管外科的经验是,开窗过程中需要在主动脉弓切线位和平行位两个角度上保持可调弯鞘,尽量垂直于人工血管,从而确保穿刺力量的有效传递,因而需要多次旋转 C 臂确认,同时还需要调整可调弯鞘的角度,充分保证理想的垂直角度。有效的破膜影像学表现为,透视下可见覆膜凹陷伴随穿刺针进入主动脉内,在后续利用球囊扩张时可见明显的"哑铃征"(图 2-14-18)。

分支支架的选择推荐使用球扩式覆膜支架,但由于国内渠道的限制,目前予以自膨式覆膜支架联合球扩式裸支架来保证分支动脉的通畅性。与烟囱技术相仿,患者术后至少抗凝 1 周,抗血小板治疗 3~6 个月以上避免分支支架的狭窄甚至闭塞。

治疗累及主动脉弓部的技术还有很多,如主动脉覆膜支架开槽技术、一体式分支支架技术、定制的分体式分支支架技术、升主动脉至主动脉弓部分支动脉的搭桥手术联合 TEVAR 技术等,但目前均处于探索阶段,虽取得了一定的疗效,长期疗效还有待进一步观察。

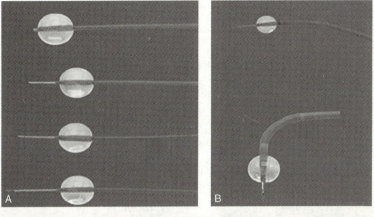

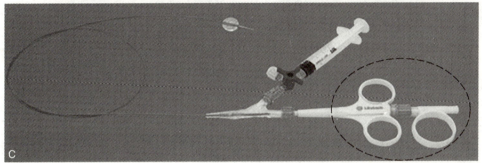

图 2-14-16　自主研发的可调弯原位开窗系统

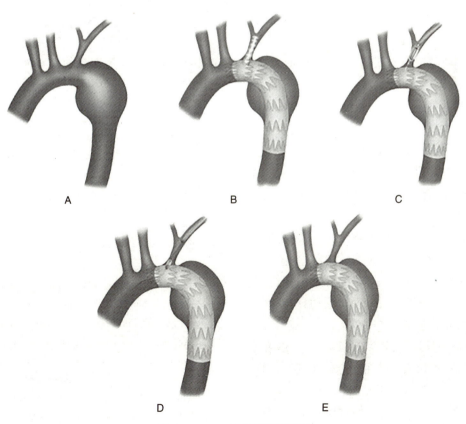

A　　　　　　　　　B　　　　　　　　　C

D　　　　　　　　　E

图 2-14-17　原位开窗示意图

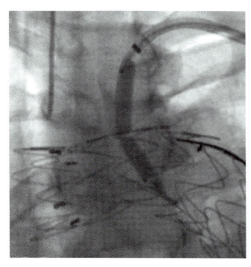

图 2-14-18 原位开窗球囊穿刺处"哑铃征"

4. 并发症及其处理

（1）内漏：TEVAR 技术最主要的并发症，主要分为 4 型。

Ⅰ型：主动脉覆膜支架和主动脉锚定不严密，导致的连接部漏。又分为发生在近端连接部的Ⅰa 型内漏和发生在远端连接部的Ⅰb 型内漏。

Ⅱ型：被主动脉覆膜支架覆盖的分支动脉返血导致的内漏，主要是左锁骨下动脉导致。

Ⅲ型：主动脉覆膜支架的人工血管上有破口，或使用多节覆膜支架重叠式，重叠不够严密导致内漏。

Ⅳ型：主动脉覆膜支架的人工血管的多孔性导致的膜漏。

Ⅰ型内漏的处理主要可发生内漏的主动脉覆膜支架和主动脉的连接部位的主动脉覆膜支架内，用主动脉顺应性球囊适当扩张主动脉覆膜支架，使其完全张开，封堵内漏，或再置一枚与主动脉血管管径匹配的较短的延长段覆膜支架，封堵内漏。

Ⅱ型内漏通常不严重，保守治疗一段时间后，内漏自然消失。对于严重的或不能自行消失的Ⅱ型内漏，应采取积极的手术治疗，可采用弹簧圈、PDA 封堵器或血管塞封堵左锁骨下动脉，或开放手术将其近心端结扎。

Ⅲ型内漏一旦发生，难以自行愈合，一般在发生内漏的部位，再植入一枚主动脉覆膜支架，封堵漏口。

Ⅳ型内漏是由人工血管的材质决定的，在主动脉夹层的破口位置，如血压梯度较大，都有可能发生，一般保守治疗后自行愈合。

（2）介入通路动脉损伤：当髂动脉严重扭曲、狭窄或钙化，直径较粗的导管通过时，可导致血管壁损伤。术前充分评估血管通路的可用性，测量器管径，选择管径尽可能小，带有亲水涂层，通过性好的导送系统，或者使用血管扩张器，预扩张狭窄的髂动脉，有利于避免其损伤。若已经发生损伤，可用髂动脉覆膜支架迅速封堵损伤部位，或立即开腹行髂动脉置换术，避免髂动脉破裂导致的灾难性后果。

（3）支架植入术后综合征：一般出现在支架植入术后 7d，发生率高达 50%。患者常感觉背部疼痛，伴有发热，但无白细胞计数显著升高等感染表现，可能与假腔内血栓形成等有关。

5. 预后

目前研究表明，Stanford B 型主动脉夹层实施 TEVAR 治疗术后，患者的生活质量明显提高，只要平时规律服用降压药物控制血压，即能达到理想的生活状态，无需再入院治疗。相比传统手术较高的死亡率和术后并发症率，接受腔内治疗的患者预后具有显著优势。

（符伟国 司 逸）

参 考 文 献

[1] Dake MD, Kato N, Mitchell RS, et al. Endovascular stent-graft placement for the treatment of acute aortic dissection. N Engl J Med, 1999, 340（20）: 1546-1552.

[2] Anton N Sidawy, Bruce A Perler. Rutherford's vascular surgery and endovascular therapy. 9th ed. Elsevier, 2019.

[3] Elliot L Chaikof, Richard P Cambria. Atlas of Vascular Surgery and Endovascular Therapy: Anatomy and Technique. Elsevier, 2014.

[4] 汪忠镐. 汪忠镐血管外科学. 杭州: 浙江科学技术出版社, 2010.

[5] 孙立忠. 主动脉外科学. 北京: 人民卫生出版社, 2012.

[6] Franco KL, Verrier ED. Advanced therapy in cardiac surgery. London: W. B. Saunders, 2001.

[7] Si Y, Fu W, Liu Z, et al. Coverage of the left subclavian artery without revascularization during thoracic endovascular repair is feasible: a prospective study. Annals of vascular surgery, 2014, 28（4）: 850-859.

[8] 常光其, 王深明, 李晓曦, 等. 主动脉弓部病变杂交手术后并发症的原因分析及处理. 中华外科杂志, 2009, 47（9）: 645-648.

[9] Dong ZH, Fu WG, Wang YQ, et al. Retrograde type A aortic dissection after endovascular stent graft placement for treatment of type B dissection. Circulation, 2009, 119 (5): 735-741.

[10] Zhao Y, Shi Y, Wang M, et al. Chimney Technique in Supra-Aortic Branch Reconstruction in China: A Systematic and Critical Review of Chinese Published Experience. Vasc Endovascular Surg, 2017, 51 (6): 429-435.

[11] Vallabhaneni R, Sanchez LA. Open techniques for arch vessel reconstruction during thoracic endovascular aneurysm repair (TEVAR). J Vasc Surg, 2010, 52 (4 Suppl): 71S-76S.

[12] Erbel R, Oelert H, Meyer J, et al. Effect of medical and surgical therapy on aortic dissection evaluated by transesophageal echocardiography: implications for prognosis and therapy. The European Cooperative Study Group on Echocardiography. Circulation, 1993, 87 (5): 1604-1615.

[13] Christoph A Nienaber, Rachel E Clough. Management of acute aortic dissection. Lancet, 2015, 385 (9970): 800-811.

[14] 王深明, 常光其, 李晓曦, 等. 血管腔内治疗主动脉夹层和夹层动脉瘤. 中华外科杂志, 2003, 41 (7): 487-490.

[15] Zhu T, Si Y, Fang Y, et al. Early outcomes of the conformable stent graft for acute complicated and uncomplicated type B aortic dissection. Journal of vascular surgery, 2017, 66 (6): 1644-1652.

[16] Harky A, Chan JSK, Wong CHM, et al. Systematic review and meta-analysis of acute type B thoracic aortic dissection, open, or endovascular repair. J Vasc Surg, 2019, 69 (5): 1599-1609.

[17] Wang L, Zhou X, Guo D, et al. A new adjustable puncture device for in situ fenestration during thoracic endovascular aortic repair. Journal of endovascular therapy, 2018, 25 (4): 474-479.

第七节　A型主动脉夹层和夹层动脉瘤

Stanford A型主动脉夹层（Stanford type A aortic dissection, TAAD）是指夹层累及升主动脉，其内膜裂口可位于升主动脉、主动脉弓或降主动脉，裂口位于主动脉弓远端或降主动脉的A型夹层也被称为逆撕A型夹层（retrograde type A aortic dissection, RAAD）。当夹层部位的主动脉直径等于或者大于正常主动脉直径的1.5倍时，称为夹层动脉瘤，常见于慢性期。A型主动脉夹层是血管外科极其凶险的疾病，发病后，若不及时进行手术治疗，6h内死亡率超过22.7%，24h死亡率超过50%，7d的死亡率达到68%。

一、临床表现及诊断

（一）临床表现

1. 症状　主要包括由主动脉夹层本身和继发于主动脉或内脏动脉受压所引起的症状。剧烈的胸背部疼痛为本病最突出的症状，约见于85%的患者。绝大多数患者起病突然，疼痛来势凶猛、持续而剧烈，急性发作者疼痛开始即为撕裂样或刀割样疼痛，可伴有濒死窒息感、大汗淋漓、面色苍白、四肢湿冷、恶心呕吐和晕厥等。根据夹层累及的范围不同，症状的表现可能不同，如夹层累及颈动脉，可能表现为头晕、偏瘫等；累及锁骨下动脉可能出现上肢麻木、疼痛，压迫迷走神经、气管、食管可能出现声音嘶哑、咳嗽甚至咯血、呕血；累及内脏动脉时可能表现为腹痛、腹胀、黑便、少尿或无尿等，累及髂动脉导致下肢灌注不足时可能表现为下肢麻木、疼痛和乏力等。此外还可表现为脑血管意外、截瘫、甚至猝死等。要特别警惕没有疼痛症状的患者，此类患者可能以晕厥、心衰或脑卒中为最初的症状。

2. 体征　主要有以下特点：①高血压：大多数患者急诊入院后监测血压为升高状态，收缩压往往高于160mmHg，部分患者收缩压可达到200mmHg以上。②休克：在急性发病期约有1/3~1/2的患者有休克表现，但与血压不呈平行关系，血压可降低，也可仅稍有降低，甚至不降低或反而升高。③心律失常或心肌梗死：当夹层累及冠状动脉开口可导致心律失常、心肌梗死或者左心功能衰竭，若夹层破入心包，可导致心脏压塞。④神经体征：当夹层累及颈动脉影响颅内供血时，可以表现出相应的神经体征，比如意识障碍、偏瘫等。⑤双上肢血压不等：提示锁骨下动脉受累，影响到锁骨下动脉的血供。⑥胸部体征：夹层血肿压迫气管、食管时，可出现呼吸困难、吞咽困难等。⑦腹部体征：当夹层影响腹部器官的供血时，可出现急腹症表现。特别是病变影响肠系膜上动脉时可导致肠坏死和便血。⑧泌尿系统体征：病变累及肾动脉可出现少尿或无尿，肌酐明显升高，甚至出现急性肾功能衰竭。⑨下肢缺血：当夹层累及髂动脉或以远动脉，影响下肢血供时，可能出现下肢缺血的体征，包括动脉搏动消失、皮温下降、皮肤花斑样变等，严重时可出现下肢坏死。

（二）诊断

胸背部突发剧烈撕裂样的疼痛首先应考虑到本病，可先做心电图检查和抽血查心酶和心梗指标，若上述检查结果都正常基本上可排除心肌梗死，须进一步行 CTA 等影像学检查，通过这些检查，可明确有无夹层、夹层的破口位置和累及范围、主要分支血管受累情况、主动脉瓣累及情况以及其他一些危急情况（如心包、纵隔或胸腔出血）等。常用的影像诊断方法有 CTA、经胸部超声（transthoracic echocardiography，TTE）、经食管超声（transesophageal echocardiography，TEE）、MRA 和主动脉造影。

1. 螺旋增强 CT 血管成像（CT angiography，CTA） 是诊断主动脉夹层最常用的检查方法，诊断快速且无创。可以确定夹层内膜裂口的位置及夹层累及范围，以及弓上三分支血管和腹腔内脏血管被夹层累及的情况，可给外科医生制定手术方案和随访提供有效的参考资料。其敏感性超过 95%，特异性达 87%~100%。

2. 经胸部超声（TTE） TTE 最大的优点是便携和快捷，可以对病情较重或血流动力学不稳定的可疑急性主动脉夹层患者进行检查，能同时评价心脏及瓣膜功能，也能显示升主动脉真假腔的情况及冠状动脉是否受累，但不能显示主动脉弓和降主动脉，对 A 型主动脉夹层诊断的敏感度是 78%~100%。TTE 仅作为主动脉夹层的筛查手段，一旦发现异常或者临床上不能除外主动脉夹层，应立即行其他影像学检查。

3. 经食管超声（TEE） 对主动脉夹层诊断的敏感度和特异度可达 95%，它能清晰地显示主动脉夹层的真假腔和内膜裂口，可以准确地显示主动脉瓣反流、心包积液或心脏压塞和受累冠状动脉开口。局限性是超声探头需要插入食管进行检查，临床应用相对受限，对急危患者有一定的危险性，需严格掌握检查的适应证和禁忌证。

4. MRA 能准确显示主动脉夹层的部位及累及范围、主动脉分支是否受累，其分支是发自真

腔还是假腔等，为治疗方案的选择提供有价值的信息。此外，MRA 能很好显示血栓的新旧程度，可用于监测主动脉夹层假腔内血栓的变化情况以及是否有新的血栓继续形成。

5. 主动脉造影 是主动脉夹层诊断的"金标准"，可以显示真假腔的位置、夹层的累及范围、破口的具体位置，弓上分支和内脏动脉开口于真假腔的情况，同时也能了解冠状动脉开口于真假腔的情况。

二、治疗的演变

A 型夹层一旦发生，大多数患者会死于急性期，很少迁延至慢性期，因此对于 A 型夹层应该积极采取手术治疗。传统的治疗方法是开放手术，比如 Bentall 手术、Wheat 手术、Cabrol 手术、升主动脉置换术、"象鼻"技术等，传统开放手术须在深低温麻醉、体外循环及选择性脑灌注等技术下辅助，操作复杂，创伤巨大，并发生发生率和死亡率较高，这些年来随着麻醉和手术技术的改进，手术死亡率明显降低；另外随着近些年来腔内介入技术的发展，开窗以及分支支架技术的应用，使得完全腔内技术治疗 A 型夹层成为可能。

（一）开放手术

1. Bentall 手术 适合于 Marfan 综合征合并 Stanford A 型主动脉夹层，并有主动脉瓣病变者。手术时找到内膜裂口，切除病变部分，用 Teflon 垫片以"三明治"法关闭假腔，再用带瓣涤纶血管行主动脉瓣替换、升主动脉移植及左右冠状动脉移植（图 2-14-19）。

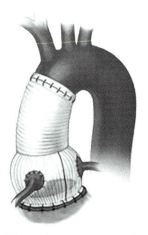

图 2-14-19 Bentall 手术

2. Wheat 手术　适合于高血压或动脉硬化所致的 Stanford A 型主动脉夹层,并有主动脉瓣病变者。该方法与 Bentall 手术类似,但手术时仅需切除病变主动脉瓣,行常规主动脉瓣替换,然后于左右冠状动脉开口上方,用涤纶血管在升主动脉作间置移植(图 2-14-20)。

3. Cabrol 手术　适合整个主动脉根部受累,或存在主动脉瓣环扩大,或夹层累及室间隔,需行带瓣的人工血管置换术者。于主动脉瓣环上方环状切除升主动脉,切除受累的主动脉瓣,升主动脉远切端位于无名动脉起点前,选择合适人工血管与主动脉远切端吻合,将 10mm 涤纶人工血管吻合在左主动脉窦周围,选择合适的带瓣人工血管缝合固定于主动脉瓣环上。将 10mm 人工血管轻绕于带瓣人工血管周围,然后与人工血管之间行侧 - 侧吻合(图 2-14-21)。

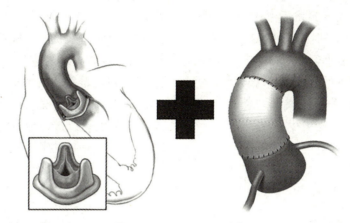

图 2-14-20　Wheat 手术

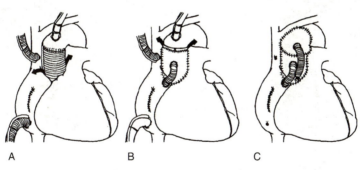

图 2-14-21　Cabrol 手术

4. 升主动脉替换术　适合于 Stanford A 型主动脉夹层主动脉瓣正常者。将升主动脉游离后于主动脉瓣膜连接处及右主动脉窦上方 1cm 处切断升主动脉,远切端位于无名动脉起点前。将升主动脉远切端间断或连续缝合以闭锁假腔,注意结扎时不要撕裂脆弱的内膜。选用合适口径的涤纶人工血管与升主动脉远切端连续端 - 端吻合,同样方法处理人工血管与升主动脉的近切端,术中注意在吻合右冠状动脉附近时,勿缝到其实部(图 2-14-22)。

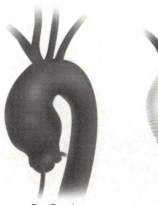

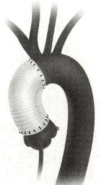

Pre-Repair　　　　　Post-Repair

图 2-14-22　升主动脉替换术

Pre-Repair:修复前,Post-Repair:修复后

5. **"象鼻"技术** 升主动脉和主动脉弓置换虽然可以成功治疗升主动脉和弓部病变，但由于远端夹层假腔仍未封闭，可能进一步扩张甚至破裂。1983年Borst首次提出先行升主动脉和主动脉弓置换，并在降主动脉内植入一段游离的人工血管，在二期胸降主动脉手术时即可在左锁骨下动脉以远完成操作，不再需要深低温停循环，他将这一技术称为象鼻手术（图2-14-23）。然而传统的象鼻手术因手术视野有限、进针出针困难容易导致主动脉壁撕裂，可导致术后致命的主动脉破裂，同时由于术中停循环时间长，明显增加术后脑并发症的发生率。20世纪90年代初Crawford和Svensson等提出改良的象鼻手术技术，即使用三分叉血管的象鼻手术。该术式使人工血管植入更容易，出血并发症更少，降低了手术死亡率。

6. **全弓替换加支架象鼻术** 1996年，Kato等首先采用支架"象鼻"手术治疗胸降主动脉瘤和夹层，后来Sueda等和Mizunoa等将这一技术应用于A型主动脉夹层的治疗中。目前最常见的手术方法是正中切开胸骨，暴露升主动脉和主动脉弓，建立心肺旁路，在左锁骨下动脉稍远横断主动脉，先于降主动脉植入覆膜支架，然后将支架近端与主动脉断端环缝吻合，再行传统的主动脉弓部和/或升主动脉置换（图2-14-24）。支架象鼻术进一步简化了传统象鼻术的手术过程，在减少术后出血，提高远端假腔闭合率等方面效果更好。随着技术的进步，支架象鼻术也在逐步地发展，目前最新的技术称为冰冻支架象鼻技术（Frozen Elephant Trunk，FET），比如Thoraflex复合支架移植物，可以进一步简化手术操作，缩短手术时间，减少术后并发症（图2-14-25）。

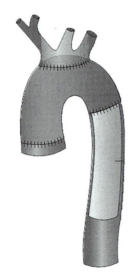

图2-14-23 "象鼻"手术

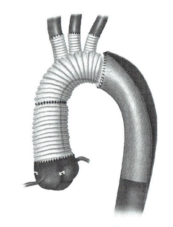

图2-14-24 全弓替换加支架象鼻术

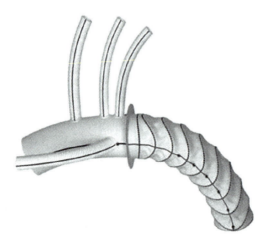

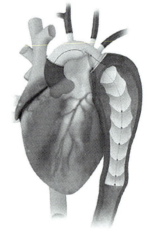

图2-14-25 冷冻支架象鼻术

（二）完全腔内修复术

1999 年 Inoue K 首次报道以完全腔内修复术治疗主动脉弓部动脉瘤和主动脉夹层 15 例，其中 14 例植入单分支覆膜支架重建左锁骨下动脉并封闭主动脉弓部动脉瘤和主动脉夹层，1 例 Stanford A 型主动脉夹层植入 3 分支覆膜支架分别重建了无名动脉、左颈总动脉和左锁骨下动脉（图 2-14-26）。笔者也报道过通过腔内修复治疗破口位于升主动脉和主动脉弓的经验（图 2-14-27）。近年来，随着腔内技术的快速发展，采用激光或针刺等技术进行原位开窗的方法使得在隔绝夹层的同时腔内重建主动脉弓上三分支动脉成为可能。

但这些腔内治疗方法仍处于探索阶段，还需要更多经验的积累。

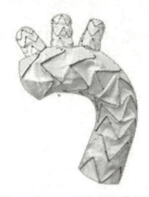

图 2-14-26 三分支覆膜支架

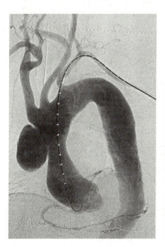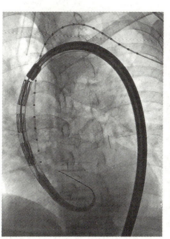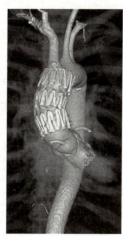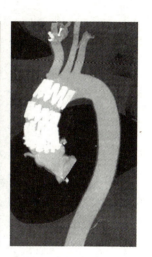

图 2-14-27 直筒覆膜支架腔内修复升主动脉病变

三、从治疗的演变中我们应当吸取哪些经验和教训

Stanford A 型主动脉夹层是非常凶险的血管外科疾病，进展迅速，死亡率高，经过几十年来手术方式的演变，目前国际上标准的治疗方案是全弓替换加支架象鼻手术，这种手术方法能大大降低死亡率和并发症的发生率。腔内治疗目前仍只是在探索阶段，仍需要更多临床病例的随访，还有器材和方法的改进。医生应该根据患者的具体情况以及所在中心的技术实力选择使患者最大获益的治疗方案。另外做腔内治疗的同时必须有备选开放手术方案，在腔内治疗失败或出现严重并发症时能够及时进行开放手术，以挽救患者的生命。

（常光其）

参 考 文 献

[1] 汪忠镐. 汪忠镐血管外科学. 杭州: 浙江出版联合集团, 2010.

[2] 王深明. 血管外科学. 北京: 人民卫生出版社, 2011.

[3] 孙立忠. 主动脉外科学. 北京: 人民卫生出版社, 2012.

[4] Shrestha M, Kaufeld T, Beckmann E, et al. Total aortic arch replacement with a novel 4-branched frozen elephant trunk prosthesis: Single-center results of the first 100 patients. J Thorac Cardiovasc Surg, 2016, 152 (1): 148-159. e1.

［5］ Li B, Pan XD, Ma WG, et al. Stented elephant trunk technique for retrograde type A aortic dissection after endovascular stent graft repair. Ann Thorac Surg, 2014, 97（2）: 596-602.

［6］ 常光其, 李梓伦. Stanford A 型主动脉夹层的血管腔内治疗前景. 外科理论与实践, 2011, 16（2）: 122-125.

［7］ Elsayed RS, Cohen RG, Fleischman F, et al. Acute type A aortic dissection. Cardiol Clin, 2017, 35（3）: 331-345.

［8］ Feier H, Cozma D, Sintean M, et al. How much malperfusion is too much in acute type A aortic dissections? J Clin Med, 2019, 8（3）: 304.

［9］ Kurimoto Y, Maruyama R, Ujihira K, et al. Thoracic endovascular aortic repair for challenging aortic arch diseases using fenestrated stent grafts from zone 0. Ann Thorac Surg, 2015, 100（1）: 24-32; discussion 32-33.

［10］ Lu Q, Liu L, Chang G, et al. Mid-term outcomes from a multicenter study: Is TEVAR safe for ascending aortic dissection? Int J Cardiol, 2018, 265: 218-222.

［11］ 常光其, 王冕. 升主动脉夹层腔内修复术干预的时机和技术要点. 中国血管外科杂志（电子版）, 2016, 8（1）: 10-13.

［12］ Di Marco L, Leone A, Murana G, et al. Acute type A aortic dissection: Rationale and outcomes of extensive repair of the arch and distal aorta. Int J Cardiol, 2018, 267: 145-149.

第十五章 胸腹主动脉瘤

第一节 胸腹主动脉瘤概述

一、胸腹主动脉瘤外科治疗历史、演进、现状和展望

1. 开放修复术 胸腹主动脉瘤（thoracoabdominal aortic aneurysma，TAAAs）的治疗目的是防止与主动脉破裂相关的高死亡率。Lam 和 Aram 首先应用同种异体主动脉血管移植物治疗胸主动脉，这开创了现代胸主动脉外科的时代。两年后人工血管被用于 TAAAs 修复术。1955 年，Etheredge 及其同事首次报道了应用内脏血管成功修复内脏动脉受累的腹主动脉瘤（abdominal aortic aneurysm，AAA）病例。Creech 及其同事应用多侧支涤纶血管移植物与内脏动脉和肾动脉分别吻合，以此来修复 TAAAs。在之后的 30 年里，Crawford 改进了很多外科技术，至今仍被广泛应用。过去 50 年中，包括在修复术中应用远端主动脉灌注及脑脊液引流、改进的重症监护、更好的血库等技术进步，使 TAAAs 的诊断和开放手术治疗取得了进展，并改善了手术的结局。然而，尽管有了这些改进，择期 TAAAs 开放修复术的死亡率仍然高达 22%。TAAAs 择期修复术非常困难，而破裂 TAAAs 修复术的死亡率甚至高达 54%，并且随时间的推移没有改善。在所有开展的手术中，也许没有其他的术式可与 TAAAs 修复术相比，术者的专业化和手术量会如此强烈地影响结局。Cowan 等人报道高手术量的外科医生和高床位量的医院，其择期和急诊开放 TAAA 修复术的死亡率显著降低。鉴于开放 TAAA 修复术的围手术期死亡率很高，应考虑由高手术量医院负责一个地区的治疗，这与术后低死亡率相关。

2. 腔内修复术 作为孤立性 TAAAs 替代治疗技术的支架移植物出现于 20 世纪 90 年代。Volodos 及其同事是第一个应用支架移植物腔内修复胸主动脉瘤的团队。在过去 10 年中腔内修复术（Thoracic Endovascular Aneurysm Repair，TEVAR）得到了迅猛的发展，并用于治疗很多的胸主动脉病变，包括择期和破裂动脉瘤、夹层及横断伤。与开放手术相比，TEVAR 显然可以减轻患者的生理压力、减少输血、减少住院日和重症监护病房日，并且降低住院死亡率。虽然美国食品与药品管理局只批准 TEVAR 用于治疗孤立性退行性胸降主动脉瘤，但 TEVAR 已被用作开放手术的替代方法，来治疗破裂 TAAAs、主动脉夹层、感染性动脉瘤和主动脉横断伤。TAAA 腔内修复术最初仅用于治疗伴发严重心、肺、肾疾病的老年患者，TEVAR 也与之类似，但现在腔内治疗被认为是治疗很多 TAAAs 患者的首选方案。这也就是说，新技术的引入使得 TAA 修复术得到很大的发展。

到目前为止，开窗型和分支型腔内移植物等先进的血管腔内技术正逐渐开展，虽然没有进行前瞻性随机试验以与 TAAA 开放修复术比较，其在开放手术高风险患者中的死亡率为 5%~9%。杂交手术先行解剖外旁路术来重建头臂干、内脏动脉或肾动脉，之后再进行腔内修复也被作为一种 TAAA 开放修复术的替代方案。

二、胸腹主动脉瘤病因、病理和临床特征

1. 危险因素 与腹主动脉瘤相似，TAAAs 的常见危险因素包括高血压、吸烟和动脉粥样硬化。虽然 TAAAs 常常被认为是退行性疾病，但是多达 20% 患者的 TAAAs 是慢性主动脉夹层的后遗症。无论早期选择药物还是手术治疗，其中有 40% 患者由于假腔外壁瘤样扩张而需要后期修复。已经发现系统性的血压，特别是舒张压超过 100mmHg 的高血压，与主动脉增长和破裂

有关。

由于多数 TAAAs 患者并无症状,治疗目的是预防破裂。对 TAAAs 自然病史的研究比孤立肾下腹主动脉瘤更少,可能与它的发病率较低有关。此外,TAAAs 的研究通常还包括急性和慢性主动脉夹层,这使其自然病史更加复杂。从 20 世纪 70 年代起,Pressler 和 McNamara 的初步研究发现未接受手术修复的患者中约 40% 死于 TAAA 破裂,而 32% 死于其他心血管疾病,平均存活时间不足 3 年。在长时间的观察中,超过 90% 的患者经历了主动脉破裂,其中 68% 的破裂发生于诊断 1 个月以后。直径为 6.0cm 的 TAAAs 患者的 5 年生存率是 54%,破裂的风险为 3.7%/ 年,死亡风险为 12%/ 年。未经治疗 TAAAs 患者的中位生存期仅为 3.3 年。Crawford 和 DeNatale 研究了不适合进行手术治疗患者的自然病史,2 年存活率只有 24%,并且有超过一半的死亡与动脉瘤破裂有关。慢性阻塞性肺病(COPD)在破裂亚组中的发生率达到 80%。对肾下腹主动脉瘤患者的相似研究证实,COPD 是动脉瘤破裂的显著危险因素。Cambria 等随访了不适宜手术的 57 例 TAAAs 患者。除 COPD 外,他们发现瘤体破裂与慢性肾功能不全有关。Griepp 及其同事研究 165 例 TAAAs 不适宜手术的患者,其中 20% 患者最终出现破裂。破裂的重要危险因素包括高龄、COPD、不典型的持续疼痛、主动脉直径。与非夹层退行性动脉瘤相比,主动脉夹层患者发生破裂时,主动脉直径较小。

2. 动脉瘤直径是破裂最重要的危险因素。Dapunt 及其同事报道大于 8cm 的 TAAAs 在诊断 1 年之内的破裂风险为 80%。但是 TAAAs 在什么直径时发生破裂是不可预测的。与腹主动脉瘤相似,动脉瘤增长率似乎也发挥作用。TAAAs 的平均增长率为 0.10~0.42cm/y。Coady 及其同事建议 TAAAs 增长率超过 1cm/ 年是即将破裂的信号。Juvonen 及其同事详细检查了 114 例 TAAAs 患者,多因素分析显示动脉瘤破裂的预测因素包括:年龄增长、疼痛、COPD、胸降主动脉直径和腹主动脉直径。

3. 病因　80% 的 TAAAs 继发于中层退行性变,而由主动脉夹层引起的占 15%~20%。主动脉夹层导致的 TAAAs 患者通常较年轻,并且比血管退行性变引起的动脉瘤累及的范围更广泛。马方综合征患者的主动脉特别容易出现主动脉夹层,并随后形成 TAAAs。大动脉炎等系统性自身免疫性疾病,以及慢性非特异性主动脉炎都能破坏主动脉中层,进而逐步形成主动脉瘤。与退行性动脉瘤相比,动脉炎相关动脉瘤在女性中更为普遍。上段胸主动脉动脉瘤也继发于先天性主动脉缩窄,而无论缩窄是否得到修复。

4. TAAAs 也可能继发于感染。虽然囊状动脉瘤被描述为真菌性,但是这些动脉瘤通常是细菌性的,常为血行播散的载菌栓子引起的。感染性 TAAAs 通常以致病菌在主动脉粥样硬化斑块处定植而起病,然后在主动脉壁内局灶的炎性过程不断发展,最终形成假性动脉瘤。感染性 TAAAs 存在许多具有挑战性的难题。治疗目的是去除感染并重建动脉的连续性。其中的原位修复术在生存期内都存在再感染的风险。最近关于腔内假体修复术用于治疗感染性 TAAAs 方面的报道在不断增加。

5. 发病机制　TAAAs 的进展是一个多因素的事件,涉及遗传因素、细胞失衡以及异常血流动力学因素的复杂相互作用。TAAAs 在马方综合征和其他结缔组织病患者中的发病率增高,而这些疾病是以孟德尔方式进行遗传的。非综合征 TAAAs 和夹层患者通常以常染色体显性遗传方式在家族中遗传,其发病年龄多变、外显率较低,这提示遗传因素在主动脉不同节段起的作用并不一致。较新的研究则提示细胞外基质(ECM)中肌动蛋白和肌球蛋白的基因变异可能导致 TAAAs 进展。Wang、Elefteriades 及其同事检测了 TAAAs 患者(n=58)和对照组(n=36)外周血的遗传标志物(genetic signatures)。这项研究证明在这两组中,有一些基因家族存在差异,包括涉及细胞周期、DNA 代谢、糖酵解、干扰素 γ 的信号转导和转录因子的基因。作者认为分析外周血以确定基因表达印记,可能有助于准确地鉴别 TAAAs 患者。

与其他动脉瘤类似,TAAAs 形成也是一个复杂的动态过程,涉及细胞外和细胞过程。一旦上述因素开始起作用,细胞外基质(extracellular matrix,ECM)就出现了炎症和病理性重构。大量证据表明,基质金属蛋白酶(matrix metalloproteinase,MMP)

引起的细胞外基质降解超过了基质产生和修复的平均水平。Andreoni 及其同事报道升主动脉比降主动脉的弹性蛋白浓度更高,因而具有更好的顺应性。这种弹性蛋白浓度的变化使得从升主动脉到腹主动脉的弹性蛋白 - 胶原蛋白比例逐步下降。从主动脉近端至远端,动脉中层也变得越来越薄。

6. 最近一些研究已经证明在 TAAAs 患者中,多种 ECM 蛋白酶,特别是 MMP 存在过度表达和活性增加。这些蛋白水解酶,在腹主动脉瘤中已得到更为广泛的研究,显然在 TAAAs 形成中也起至关重要的作用。Sinha 及其同事报道在不断扩张的 TAAAs 壁内有 MMP-9 的不对称生成,这对应着巨噬细胞数的增加。相反,在 TAAAs 维持稳定的血管壁中 MMP-2 增高,尤其是在平滑肌细胞更丰富而且血管壁维持稳定的部位。lkonomidis 及其间事研究了 MMP 在小鼠 TAAAs 模型中的作用,这些作者报道 MMP-9 的基因敲除和 MMP-2 活性增加延缓了 TAAAs 形成,他们认为 MMP-9 和 MMP-2 间的相互作用是促进 TAAAs 进展所必需的。

7. 病理 TAAAs 组织学与血管中层退化关系最密切,以前称为囊性中层坏死。中层退化的特点是弹性纤维的断裂和丢失、平滑肌细胞的丢失,间质胶原组织、嗜碱性基质和蛋白聚糖的堆积。尽管中层退化被认为是正常老化过程的一部分,但在高血压和动脉粥样硬化等特定临床情况下,这种退化会加速。由于胸主动脉较广泛地存在退行性改变,中层退化与梭形动脉瘤发展的关系最为密切。马方综合征等基因异常也会加速主动脉中层退化。虽然 TAAAs 最初并未被看做是炎性的,但最近的研究表白细胞浸润有助于 TAAAs 的形成和发展。TAAAs 和 AAAs 在流行病学和组织学方面的显著差异提示它们的原因不同。

8. 临床分型 对 TAAAs 患者,以及对开放手术或腔内修复技术效果的评估,通常都与 Crawford 分型密切相关。TAAAs 分型对手术操作,以及特定并发症的风险都具有重要的提示作用。I 型 TAAAs 约占所有 TAAAs 的 25%,它们累及整个胸降主动脉并只延伸到腹主动脉上部。II 型 TAAAs(约占 30%)累及整个胸降主动脉以及腹

主动脉的大部分或全程。>型 TAAAs(<25%)累及不同长度的胸降主动脉并延伸到腹主动脉。IV 型 TAAAs(<25%)局限于腹主动脉的大部分或全程,但包括内脏动脉和肾动脉。

第二节 胸腹主动脉瘤临床表现、诊断及鉴别诊断

1. 临床表现 大多数患者在诊断 TAAAs 时没有此疾病引起的症状。因此,常在对其他无关情况进行评估时意外发现 TAAAs。虽然大多数 TAAAs 患者通常无症状,但是在破裂前大多数动脉瘤会出现症状。Panncton 及 Hollier 报道 57% 的退行性 TAAAs 患者在破裂前出现症状。

TAAAs 最常见的首发症状是隐痛,可发生在胸、背、腰或腹部。需与症状性 TAAAs 进行鉴别诊断的疾病包括:心绞痛、主动脉夹层和脊柱退行性疾病。在诊断 TAAAs 前,与 TAAAs 相关的慢性疼痛可能很容易被忽略。典型的情况是,大多数动脉瘤在扩大时,疼痛程度可能大大增加。Juovenen 及其同事提出,TAAAs 患者的背痛的确可以是慢性疼痛,与 AAA 有着不同的方式和意义,因为对于后者,背痛常是急性的而且预示即将破裂。当胸腔结构受到胸主动脉压迫时,患者也可以出现相应症状。TAAAs 牵拉或压迫左侧喉返神经可导致声音嘶哑。也可能发生气管移位、持续咳嗽或其他呼吸道症状。吞咽困难是一种少见的非特异性的主诉,与 TAAAs 压迫食管有关,当 TAAAs 侵蚀支气管、肺或食管时,可以突发灾难性的咯血或呕血。TAAAs 患者少见截瘫等神经症状,这在主动脉夹层患者中则更为常见。有内脏动脉、肾动脉和下肢动脉栓塞的报道。TAAAs 动脉瘤的腹部部分可以导致消化道出血、主动脉肠瘘或继发于十二指肠受压的功能性肠梗阻。对于大多数有症状的患者,其 TAAAs 直径已超过 5cm。

2. 在胸部,除非发生气管移位,TAAAs 患者通常没有明显的体征。TAAAs 腹部部分可能有类似单纯腹主动脉瘤的搏动性包块。

3. 诊断评估 TAAAs 患者经常伴发其他疾病,包括高血压、冠心病、COPD、充血性心力

衰竭、脑血管闭塞性疾病以及外周血管闭塞性疾病。计算机断层扫描（computed tomography，CT）是主要的断层成像技术，可以直观显示胸腹主动脉，并测量动脉瘤直径和范围。TAAAs 被发现时大多数都较小，因此需要定期影像学检查随访，但是现在还缺乏监测时间表的 A 级和 B 级证据。影像学随访的间隔通常为 6 个月或 12 个月，但还取决于动脉瘤最初的直径和范围，故而有所不同。

现在，螺旋 CT 扫描及三维重建是评估 TAAAs 患者主动脉的"金标准"。螺旋 CT 使用 360° 旋转的 X 射线束源，可以明确主动脉瘤范围并提供准确的动脉瘤直径测量值。计算机程序可以生成矢状位、冠状位、斜位图像以及三维立体图像，从而可用于确定患者是否适合使用支架移植物。另外，CT 还可以总体评估胸、腹和盆腔的其他器官，可以检查是否存在包括癌症的其他病变，这些病变可能会影响患者管理和手术计划。当患者存在肾功能不全时，平扫 CT 有助于明确 TAAAs 的大小和范围，但不能提供分支血管粥样硬化病变负荷或出现夹层的精确数据。我们的总体印象是：使用低渗、小剂量对比剂进行标准化的 CTA 扫描，对比剂相关的急性肾衰竭事实上很少见，即使发生，其病情也较轻，而这也获得了研究支持。

CTA 对于获得其他必要的信息也很重要，包括对分支血管闭塞性病变的评估。此外，CTA 可显示重要肋间动脉的通畅性，以便在考虑进行广泛的开放修复术时，将其再植到主动脉移植物上。CTA 还能显示血栓、炎性改变、夹层和腹膜后出血，后者提示动脉瘤破裂。与磁共振成像（MRI）相比，CT 扫描的相对优势包括：较为便宜，扫描快速从而较少诱导幽闭恐惧症的发生，可用于既往植入磁铁性装置的患者，以及应用广泛。

还需要注意的是 CTA 和 TAAAs 修复术的时机。由于碘对比剂具有肾毒性，择期手术和血管腔内治疗最好在 CTA 扫描 24h 后进行，特别是对慢性肾功能不全患者。应用 N- 乙酰半胱氨酸和静脉水化是目前减少造影剂诱导肾病发生的方法。如果发生造影剂诱导肾病，应推迟择期手术直到肾功能恢复到基线。

第三节　胸腹主动脉瘤的治疗

一、内科治疗

需要明确的是，目前没有对 TAAA 的现代药物治疗（阿司匹林、β 受体阻滞剂、他汀类药物、血管紧张素转换酶抑制剂、戒烟药物）与开放或腔内修复术进行比较的 A 级或 B 级证据。一般来说，非手术治疗包括使用 β 受体阻滞剂严格控制血压，戒烟、定期影像学检查监测 TAAAs 的大小。目前已有 AAA 的管理与术前准备的指南，但并非特异针对 TAAAs 患者而制订的。此外，很少有关药物限制或减缓 TAAAs 生长的报道。

1. 抗高血压药物

（1）β 受体阻滞剂：Wheat 和 Palmer 证明降低心肌收缩力可以减缓主动脉增长，并可能预防继发于主动脉夹层的 TAAAs 破裂，但并不适用于退行性 TAAAs。这一结论是在 TAAAs 患者中应用 β- 肾上腺素能受体阻滞剂作为一线降压药物的基础。Shores 及其同事对马方综合征患者使用美托洛尔长达 10 年，发现主动脉根部增长、主动脉事件和死亡率均显著降低。在 AAA 动物模型中的获益结果并不能在减缓人类 AAA 生长方面得到重复。因此，尚不清楚 β 受体阻滞剂能否减缓退行性 TAAAs 患者的 AAA 增长。但是，在预防继发于心肌梗死的死亡方面，β 受体阻滞剂的安全性和有效性已得到充分证明，因此应该应用此类药物，特别是在术前。

（2）血管紧张素转换酶抑制剂或受体阻滞剂：越来越多的证据表明，氧化应激作用在退行性 TAAAs 的发展中起重要作用。Ejiri 及其同事报道了肾素 - 血管紧张素系统在 TAAAs 发病机制中的作用。人类动脉瘤性（40 例）和非动脉瘤性（对照组，n=39）胸主动脉切片检查显示整个 TAAA 血管壁的原位活性氧化产物显阳增加。多元回归分析发现，血管紧张素 TI-I 型受体阻滞剂治疗可抑制 TAAAs 血管壁活性氧化物的表达。这项研究表明血管紧张素转换酶抑制剂或受体阻滞剂可能使伴发 TAAAs 的高血压患者获益，特别是在术前。

2. 他汀类药物 3-羟基-3甲基戊二酰辅酶A（HMG-CoA）还原酶抑制剂是一类经充分研究的降胆固醇药物。HMG-CoA还原酶抑制剂（也称为他汀类药物）除降低胆固醇外，也有抑制炎性反应等多种作用。最近有关人类TAAAs的研究已经显示：基于p22phox的还原型烟酰胺腺嘌呤二核苷酸（NADH）/还原型烟酰胺腺嘌呤二核苷酸磷酸（NADPH）氧化酶在TAAAs发病机制中的作用。这项研究提示，他汀类药物可能通过抑制NADH/NADPH氧化酶而起到抑制TAAAs形成的作用。尽管缺乏人类TAAAs增长的数据，Schouten及其同事的研究表明他汀类药物可抑制AAA增长。最近一项研究提示他汀类药物可有效降低AAA腔内修复术后的死亡率，但在TAAAs修复术后则并非如此。这些作者得出结论，他汀类药物的不同反应间接支持了AAAs和TAAAs的发病机制不同的概念。然而，大多数TAAAs患者有使用他汀类药物治疗的适应证，并且这可能会降低动脉瘤的增长速度。

3. 戒烟 吸烟者或COPD患者出现TAAAs的风险增高，吸烟者TAAAs的增长速度更快而且更易破裂，一般认为这继发于弹性纤维裂解活性的增加。根据AAA的文献，很少有人会对吸烟者有患TAAAs的风险提出争议。这些研究提示，在TAAAs患者的随访中，主动寻求戒烟是重要的辅助治疗手段。

二、TAAAs切除人工血管重建

TAAAs行开放手术治疗时，主动脉阻断时间是预测末梢脏器缺血损伤及截瘫的最重要因素。此外，一些新的辅助措施逐步得以应用、延长主动脉阻断时间并改善手术效果，其中包括：深低温、神经保护药物、硬膜外冷灌注以及脑脊液引流。各种增加主动脉远端灌注的技术进一步改进了TAAAs术后的死亡率和并发症发生率。TAAAs术后并发症与动脉瘤累及的范围密切相关。Crawford医生将胸腹主动脉瘤进行分类，使我们能够根据不同病变类型的相关并发症，对手术策略进行调整。在TAAAs治疗中，尽管胸主动脉人工血管内支架腔内技术已广泛应用，但血管重建技术依然在不断改进，而且这样的格局在未来十年甚至更久都不会改变。因此，对于多数TAAAs患者，开放手术依然是最好或者是唯一的治疗方法。另外，目前对于体外循环、脊髓保护措施、内脏灌注等辅助手术措施的应用尚没有达成一致的意见。

由于最大范围的主动脉病变需要胸腹联合切口，TAAAs的死亡率和并发症发生率比孤立的胸降主动脉瘤（descending thoracic aortic aneurysm，DTAA）高。上文中所提到的保护措施可以改善外科治疗结果，但是，术后并发症发生率仍很高。世界上仅有少数中心能够熟练地进行这项复杂的手术，因为这需要很过硬的基础条件、设备以及临床经验。目前主要的报道均来自一些专科中心，并不能代表普通中心治疗这些复杂动脉瘤的结果。

目前可以看到开放手术治疗TAAAs的结果是非常令人失望的。在一项根据年龄分层的研究中，Rigberg和其同事分析加利福尼亚797例选择性TAAAs开放手术患者30d和1年的死亡率，其30d死亡率不能反映术后真实的状况：30d为19%，1年为31%。他们发现随着年龄的增长，死亡率也会明显增高，例如，在80~90岁的患者中，1年死亡率为40%。个别的大规模临床研究结果好一些，死亡率为6%~10%，但是很难评估死亡率与瘤体范围、术前并发症和术后并发症的关系。Cowan和其同事提出了患者数量对开放手术治疗TAAAs结果的影响，强调了医院和外科医生每年治疗患者的数量和临床结果之间的关系。他们分析了从1988年至1998年间收治的1 542名患者，数据来自国家住院样本部门，代表了美国20%的医院。非破裂性动脉瘤患者总体手术死亡率为22%，且在不断改进。收治患者例数少的医院死亡率明显高，手术例数少的医生经治的患者死亡率高。这位作者因此建议将这些手术集中于几个中心完成。这些临床数据可能并不能代表实际情况，因为数据多来源于10年前，但是目前已经取得很大的进步。然而，医院和医生收治患者的数量与结果之间仍有相关性。需要注意的是治疗的结果并不是完全取决于术者，而是要依赖一个团队的努力，包括麻醉医生、体外循环支持、神经保护、神经监测、ICU管理以及心肺辅助。

只有近来的少数研究报道了TAAA外科手

术后的远期效果。总体来说,只有一些研究病例数较多的中心应用正确的统计学方法报道了术后的远期生存率。关于 TAAAs 的外科手术结果,Coselli 和其同事有最多的经验,他们报道了Ⅱ型病变 5 年的生存率为 66%,明显较其他类型的病变(75.4%)低。其他的研究例数较多的中心报道的 TAAAs 术后 5 年生存率为 53%,还有报道 5 年、10 年、15 年生存率分别为 54%、29%、21%。Miller 和其同事分析了 1 004 例 DTAA 和 TAAA 手术后患者,将他们的生存率与 Bickerstaff 和其同事公布的人口流行病学调查资料进行对比。这项流行病学调查对胸主动脉瘤患者的发病率和生存率持续监测了 30 年。不接受手术治疗的这部分人群其 5 年生存率为 13%,而 Miller 等报道接受手术治疗的患者其生存率为 61%,相差 48%,根据这项研究结果,我们可以得出结论:为了提高 5 年生存率,这类患者应该接受手术治疗。

TAAAs 患者术后进行终生影像学随访检查是非常必要的,以了解原先正常的主动脉部分是否会形成动脉瘤以及重建的分支动脉情况。特别是对于结缔组织病患者,自体血管一直有扩张的倾向。另外,人工血管与自体血管吻合的部位出现并发症可能需要通过外科手术或腔内方式予以处理。目前,对 TAAAs 的评估可以应用 CT 或 MRI 血管成像,建议对病情稳定的患者每年进行复查,病情不稳定的患者复查次数应更频繁。

三、TAAAs 腔内修复

腔内技术治疗 TAAAs 依然不成熟,一些有限的文献报道支持两种治疗方法:内脏动脉去分支的杂交技术或分支支架技术,目前这两种都应用于高风险的患者。尽管现有的人工血管内支架产品能够应用在杂交技术中,但是分支人工血管内支架只能由专门的中心评估后才能采用。

1. 内脏动脉去分支化(杂交技术) 患者如果没有足够的远端锚定区或者动脉瘤累及内脏动脉,可将内脏动脉移植重建后再采用 TEVAR 技术修复瘤体。一般采用髂总动脉或肾下腹主动脉作为供血动脉。TEVAR 技术可以同期进行也可以分期手术。这种混合了开放和腔内技术的手术

方法在理论上有一定的优势、因为只需要开腹而不需要行胸腹联合切口,避免了切断膈肌和阻断主动脉,以及减少了内脏动脉的缺血时间。预计并发症发生率会比单纯开放技术低。

术前计划主要集中在动脉旁路上,决定重建哪支动脉以及供血动脉的选择,要根据患者的具体解剖条件、既往腹主动脉手术史以及动脉瘤的累及范围来决定。肠系膜上动脉和双侧肾动脉的开口如果要被覆盖都需要进行重建。腹腔干是否需要重建要看肠系膜上动脉和腹腔干之间交通的胃十二指肠动脉或肝右动脉是否代偿良好。既往曾行肾下腹主动脉修复或Ⅳ型 TAAAs 修复有一定好处,因为之前的支架不仅可提供一个良好的锚定区,而且去分支化手术时能够安全地阻断和吻合。对于肾下主动脉瘤的病例,远端主动脉至少应该有 2cm 的人工血管内支架的锚定区。如果动脉瘤累及主动脉分叉,主动脉内没有锚定区,那么更远的髂动脉就要作为内脏供血的血管,然后要使用分叉的人工血管内支架。如果解剖条件允许,孤立的肾下腹主动脉瘤修复时可以先缝合直筒型或分叉型人工血管,作为内脏动脉逆向供血旁路血管,然后放置人工血管内支架。如果选择髂动脉作为内脏动脉的供血血管,那么放置人工血管内支架时就需要经过对侧的髂股动脉,以避免影响内脏动脉的血供。还有一种选择是将一个侧支缝合于旁路人工血管上,经过它放置人工血管内支架,释放支架后将其切除或结扎。

2. 带分支的人工血管内支架 对于无法耐受开放手术的 TAAAs 患者,完全应用腔内技术完成修复术,可避免主动脉阻断和脊髓缺血,将内脏和肾脏缺血时间限制在最短,这些都有很大的优势。使用分支/开窗支架能够完成这样的目标,尽管目前仍在研究阶段.但提供了一种治疗 TAAAs 的创伤最小的方法。

目前分支支架只能在极少中心开展,这种手术主要应用于高外科风险的患者。管有很多设计方面的问题,如分支支架和桥支架的结构还没有完全解决,但这些支架的应用逐年增多。尽管这种手术目前主要用于无法耐受开放手术的患者,但随着这项技术的成熟和长期结果的报道,适应证将会逐步放宽。如果患者选择开放手术

治疗的死亡率预期会超过 20% 和患者的预期寿命超过 2 年就可以采取这种手术。发生脊髓缺血风险高（Ⅰ、Ⅱ型 TAAAs 病变）或既往曾行肾下或胸主动脉外科治疗的患者将会从这项技术中获益。

不适合的解剖条件包括：缺乏近远端锚定区、内脏动脉明显成角或狭窄无法通过支架是完成腔内技术治疗 TAAAs 的禁忌证。有症状的或破裂性动脉瘤目前不适合应用这种技术，因为术前要有较长一段时间进行手术计划和产品定制，术中操作时间也长。其他的禁忌证还包括无法暴露于射线和对造影剂过敏。

四、胸腹主动脉瘤腔内修复术的技术要点

1. 解剖特点　胸腹主动脉瘤完全腔内修复，除了标准的锚定区外，分支支架的展开需要在远端胸主动脉 / 近端腹主动脉和内脏动脉内有足够的空间。另外，还需要考虑内脏动脉选择操作和分支支架释放的控制。

手术入路一般需要同时使用包括肱动脉和股动脉入路。胸腹主动脉瘤瘤体或入路血管如果迂曲明显将会大大增加超选内脏动脉的难度，甚至导致手术失败。另外，内脏动脉分支支架的送入常要求肱动脉入路能送入较粗的输送鞘；有中心使用腋动脉切开入路进行胸腹主动脉瘤完全腔内重建，但患者创伤大于肱动脉入路。

2. 手术计划和决策　术前良好的计划是保证胸腹主动脉瘤分支支架完全腔内重建的关键。精细地计划每一个分支开口、内脏动脉位置以及支架选择非常重要。由于内脏动脉桥支架需要在有限动脉瘤瘤体空间内释放，适当地估计支架的直径能够防止支架脱离和良好的封闭动脉瘤。短直形支架或长的螺旋形分支型支架已经成功在胸腹主动脉瘤中运用，并有取代原先简单开口设计的趋势。

3. 操作技术　主体人工血管内支架有多个短的分支和 / 或侧开口，根据个体化胸腹主动脉形态以及内脏动脉相对位置关系设计成各种类型，每一个分支 / 开口对应重建一支动脉。入路选择通常为股动脉，选择内脏动脉可以通过肱动脉或腋动脉入路。动脉和分支支架之间通过顺应性好的自膨式或球扩式人工血管内支架连接。根据动脉瘤的解剖可以在近远端加延伸支架，以达到防止支架脱离、稳定桥支架和增加密闭性的作用。

4. 并发症处理　脊髓缺血和截瘫是胸腹主动脉瘤腔内重建的可能的严重并发症之一。Chuter 和其同事于 2001 年第一次报道成功地采用完全腔内技术治疗胸腹主动脉瘤，并通过分支型支架保留所有四支内脏动脉分支（腹腔干、肠系膜上动脉及双侧肾动脉），开创了分支支架治疗胸腹主动脉瘤的先河，但该患者术后 2d 出现脊髓缺血症状，虽然给予了激素、纳洛酮、药物升压和脑脊液引流，但患者仍然永久截瘫了。由于覆盖的主动脉范围较大，而且目前尚无实际可行的肋间动脉腔内重建方案，脊髓缺血可能无法完全避免。两项最大的胸腹主动脉瘤分支支架研究，分别来自 Chunter 的团队和 Greenberg 和 Lytle 的团队，分别包括 22 例和 73 例患者，术后脊髓缺血发生率为 3%~13%。

分支闭塞则相对少见，在一些小的研究和个案报道中有分支闭塞的报道，如 Anderson 和其同事报道了 4 例胸腹主动脉瘤患者应用开窗和分支支架技术处理 13 支分支动脉的经验，1 例在围手术期死亡，1 例出现肾动脉闭塞；但剩余的分支动脉在术后 1 年随访中均保持通畅。上诉两项来自 Chunter 的团队和 Greenberg 和 Lytle 的团队的大型研究的中期随访期间也很少发现分支闭塞，也没有关于支架移位、支架组件之间移位或支架断裂的报道。

肾功能不全是主动脉腔内治疗术后常见并发症。胸腹主动脉瘤完全腔内重建引起肾功能不全的原因，一方面是手术复杂导致造影剂用量大，造影剂肾病发生风险较高；另一方面手术时间长，以及术中失血等，可能导致低血容量相关的肾前性肾损害。一般操作引起的肾动脉栓塞，或分支支架扭结或血栓形成发生较少，但如果肾动脉分支支架腔内重建失败，可能需要临时行烟囱支架补救性植入甚至中转开放手术重建等，以挽救肾功能。

胸腹主动脉瘤分支支架完全腔内重建早期内漏发生率为 9%~11%。目前的研究结果，在有限的随访时间内，很少需要二次手术纠正，也没有发

现瘤体破裂和增大。

5. 术后管理 胸腹主动脉瘤腔内重建术后推荐的随访安排与胸主动脉瘤相似，术后第一年的1、6、12个月进行胸腹部增强或不增强CT检查以查看内漏的情况，然后每年进行复查。由于超声技术的发展，有条件的医疗单位可以考虑首先使用超声作为初筛手段，以减少CT造影剂用量及放射线照射。镍金属支架一般可以兼容MR核磁扫描。当然，这些影像学检查的频率要考虑患者的放射线暴露、费用和便捷性。

另外，对于重建的内脏动脉分支，要注意支架扭结引起的内脏动脉缺血和分支支架连接部分的Ⅲ型内漏。由于胸腹主动脉瘤完全腔内重建的长节段主动脉覆盖，要重视迟发型脊髓缺血的可能性，定期评估神经功能的情况。

（张小明）

参 考 文 献

［1］Lam C R, Aram H H. Resection of the descending thoracic aorta for aneurysm; a report of the use of a homograft in a case and an experimental study. Ann Surg, 1951, 134 (4): 743-752.

［2］Etheredge S N, Yee J, Smith J V, et al. Successful resection of a large aneurysm of the upper abdominal aorta and replacement with homograft. Surgery, 1955, 38 (6): 1071-1081.

［3］Debakey M E, Crefch O, Morris G C. Aneurysm of thoracoabdominal aorta involving the celiac, superior mesenteric, and renal arteries; report of four cases treated by resection and homograft replacement. Ann Surg, 1956, 144(4): 549-573.

［4］Crawford E S. Thoraco-abdominal and abdominal aortic aneurysms involving renal, superior mesenteric, celiac arteries. Ann Surg, 1974, 179(5): 763-772.

［5］Cowan J A, Dimick J B, Henke P K, et al. Surgical treatment of intact thoracoabdominal aortic aneurysms in the United States: hospital and surgeon volume-related outcomes. J Vasc Surg, 2003, 37(6): 1169-1174.

［6］Cowan J A, Dimick J B, Wainess R M, et al. Ruptured thoracoabdominal aortic aneurysm treatment in the United States: 1988 to 1998. J Vasc Surg, 2003, 38(2): 319-322.

［7］Volodoss N L, Karpovich I P, Troyan V I, et al. Clinical experience of the use of self-fixing synthetic prostheses for remote endoprosthetics of the thoracic and the abdominal aorta and iliac arteries through the femoral artery and as intraoperative endoprosthesis for aorta reconstruction. Vasa Suppl, 1991, 33: 93-95.

［8］Roselli E E, Greenberg R K, Pfaff K, et al. Endovascular treatment of thoracoabdominal aortic aneurysms. J Thorac Cardiovasc Surg, 2007, 133(6): 1474-1482.

［9］Chuter T A, Rapp J H, Hiramoto J S, et al. Endovascular treatment of thoracoabdominal aortic aneurysms. J Vasc Surg, 2008, 47(1): 6-16.

［10］Fulton J J, Farber M A, Maroston W A, et al. Endovascular stent-graft repair of pararenal and type Ⅳ thoracoabdominal aortic aneurysms with adjunctive visceral reconstruction. J Vasc Surg, 2005, 41(2): 191-198.

［11］Lee W A, Brown M P, Martin T D, et al. Early results after staged hybrid repair of thoracoabdominal aortic aneurysms. J Am Coll Surg, 2007, 205(3): 420-431.

［12］Cambria R P, Davison J K, Zannetti S, et al. Thoracoabdominal aneurysm repair: perspectives over a decade with the clamp-and-sew technique. Ann Surg, 1997, 226(3): 294-303; discussion 303-305.

［13］Dapunt O E, GallaJ D, Sadeghi A M, et al. The natural history of thoracic aortic aneurysms. J Thorac Cardiovasc Surg, 1994, 107(5): 1323-1332; discussion 1332-1333.

［14］Pressler V, Mcnamara J J. Aneurysm of the thoracic aorta. Review of 260 cases. J Thorac Cardiovasc Surg, 1985, 89(1): 50-54.

［15］McnamaraJ J, Pressler V M. Natural history of arteriosclerotic thoracic aortic aneurysms. Ann Thorac Surg, 1978, 26 (5): 468-473.

［16］Crawford E S, Denatale R W. Thoracoabdominal aortic aneurysm: observations regarding the natural course of the disease. J Vasc Surg, 1986, 3(4): 578-582.

［17］CambriaR A, Glovicaki P, Stanson A W, et al. Outcome and expansion rate of 57 thoracoabdominal aortic aneurysms managed nonoperatively. Am J Surg, 1995, 170(2): 213-217.

［18］Griepp R B, Ergin M A, Galla J D, et al. Natural history of descending thoracic and thoracoabdominal aneurysms. Ann Thorac Surg, 1999, 67(6): 1927-1930; discussion 1953-1958.

［19］Coady M A, Rizzo J A, Hammond G L, et al. What is

the appropriate size criterion for resection of thoracic aortic aneurysms? J Thorac Cardiovasc Surg, 1997, 113 (3): 476–491; discussion 489–491.

[20] Juvonen T, Ergin M A, GallaJ D, et al. Prospective study of the natural history of thoracic aortic aneurysms. Ann Thorac Surg, 1997, 63 (6): 1533–1545.

[21] Guo D C, Pannu H, Tran-fadulu V, et al. Mutations in smooth muscle alpha-actin (ACTA2) lead to thoracic aortic aneurysms and dissections. Nat Genet, 2007, 39 (12): 1488–1493.

[22] Pannu H, Tran-fadulu V, Papke C L, et al. MYH11 mutations result in a distinct vascular pathology driven by insulin-like growth factor 1 and angiotensin II. Hum Mol Genet, 2007, 16 (20): 2453–2462.

[23] Wang Y, Barbavioru C C, Shiffman D, et al. Gene expression signature in peripheral blood detects thoracic aortic aneurysm. PLoS One, 2007, 2 (10): e1050.

[24] Andreotti L, Bussott A, Cammelli D, et al. Aortic connective tissue in ageing——a biochemical study. Angiology, 1985, 36 (12): 872–879.

[25] Sinha I, Bethi S, Cronin P, et al. A biologic basis for asymmetric growth in descending thoracic aortic aneurysms: a role for matrix metalloproteinase 9 and 2. J Vasc Surg, 2006, 43 (2): 342–348.

[26] Ikonomidis J S, Barbour J R, Amani Z, et al. Effects of deletion of the matrix metalloproteinase 9 gene on development of murine thoracic aortic aneurysms. Circulation, 2005, 112 (9 Suppl): I242–248.

[27] Panneton J M, Hol'li'er L H. Nondissecting thoracoabdominal aortic aneurysms: Part I. Ann Vasc Surg, 1995, 9 (5): 503–514.

[28] El-hajjar M, Bashir I, Khan M, et al. Incidence of contrast-induced nephropathy in patients with chronic renal insufficiency undergoing multidetector computed tomographic angiography treated with preventive measures. Am J Cardiol, 2008, 102 (3): 353–356.

[29] Wheat M W JR, PalmerR F. Dissecting aneurysms of the aorta: present status of drug versus surgical therapy. Prog Cardiovasc Dis, 1968, 11 (3): 198–210.

[30] ShoresJ, Berger K R, Murphy E A, et al. Progression of aortic dilatation and the benefit of long-term beta-adrenergic blockade in Marfan's syndrome. N Engl J Med, 1994, 330 (19): 1335–1341.

[31] Ejiri J, Inoue N, Tsukube T, et al. Oxidative stress in the pathogenesis of thoracic aortic aneurysm: protective role of statin and angiotensin II type 1 receptor blocker. Cardiovasc Res, 2003, 59 (4): 988–996.

[32] Schouten O, Van Laanen J H, Boersma E, et al. Statins are associated with a reduced infrarenal abdominal aortic aneurysm growth. Eur J Vasc Endovasc Surg, 2006, 32 (1): 21–26.

[33] Diehm N, Becker G, Kayzen B, et al. Statins are associated with decreased mortality in abdominal, but not in thoracic aortic aneurysm patients undergoing endovascular repair: propensity score-adjusted analysis. Vasa, 2008, 37 (3): 241–249.

[34] CannonD J, Read R C. Blood elastolytic activity in patients with aortic aneurysm. Ann Thorac Surg, 1982, 34 (1): 10–15.

[35] Crawford E S, Crawford J L, SafiH J, et al. Thoracoabdominal aortic aneurysms: preoperative and intraoperative factors determining immediate and long-term results of operations in 605 patients. J Vasc Surg, 1986, 3 (3): 389–404.

[36] Rig'berg D A, Mcgory M L, Zingmond D S, et al. Thirty-day mortality statistics underestimate the risk of repair of thoracoabdominal aortic aneurysms: a statewide experience. J Vasc Surg, 2006, 43 (2): 217–222; discussion 223.

[37] Kouchoukos N T, Masetti P, Murphy S F. Hypothermic cardiopulmonary bypass and circulatory arrest in the management of extensive thoracic and thoracoabdominal aortic aneurysms. Semin Thorac Cardiovasc Surg, 2003, 15 (4): 333–339.

[38] CoselliJ S, Conklin L D, Lemaires A. Thoracoabdominal aortic aneurysm repair: review and update of current strategies. Ann Thorac Surg, 2002, 74 (5): S1881–1884; discussion S1892–1898.

[39] Jacobs M J, Mommertz G, Koeppel T A, et al. Surgical repair of thoracoabdominal aortic aneurysms. J Cardiovasc Surg (Torino), 2007, 48 (1): 49–58.

[40] Everett BM, Yeh R, Foo S Y, et al. Prevalence of heparin/platelet factor 4 antibodies before and after cardiac surgery. Ann Thorac Surg, 2007, 83 (2): 592–597.

[41] Coselli J S, Lemaire S A, ConklinL D, et al. Morbidity and mortality after extent II thoracoabdominal aortic aneurysm repair. Ann Thorac Surg, 2002, 73 (4): 1107–1115; discussion 1115–1116.

[42] Dardik A, Krosnick T, Perler B A, et al. Durability of thoracoabdominal aortic aneurysm repair in patients with connective tissue disorders. J Vasc Surg, 2002, 36 (4): 696–703.

[43] Conrad M F, Crawford R S, Davison J K, et al. Thoracoabdominal aneurysm repair: a 20-year perspective. Ann Thorac Surg, 2007, 83 (2): S856–861; discussion S890–892.

[44] Miller C C, Porat E E, Estrera A L, et al. Number needed to treat: analyzing of the effectiveness of

thoracoabdominal aortic repair. Eur J Vasc Endovasc Surg, 2004, 28 (2): 154-157.

[45] Chuter T A, Gordon R L, Reilly L M, et al. An endovascular system for thoracoabdominal aortic aneurysm repair. J Endovasc Ther, 2001, 8 (1): 25-33.

[46] Greenberg R K, Lytle B. Endovascular repair of thoracoabdominal aneurysms. Circulation, 2008, 117 (17): 2288-2296.

[47] Anderson J L, Adam D J, Berce M, et al. Repair of thoracoabdominal aortic aneurysms with fenestrated and branched endovascular stent grafts. J Vasc Surg, 2005, 42 (4): 600-607.

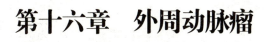

第十六章 外周动脉瘤

第一节 内脏动脉瘤

一、内脏动脉瘤的概论

内脏动脉瘤（visceral artery aneurysm，VAA）是腹腔干、肠系膜上、肠系膜下动脉及其分支出现瘤样扩张性病变的总称。约25%的内脏动脉瘤可能并发破裂，破裂后病死率为25%~70%。脾动脉瘤是最常见的类型，其次为肝动脉瘤、肠系膜上动脉瘤、腹腔干动脉瘤、肾动脉瘤以及网膜动脉和肠系膜下动脉瘤。其主要威胁为瘤体突然破裂，大出血休克而死亡。因肝胆介入手术的增加，肝动脉以假性动脉瘤多见。有症状者的临床特征因解剖位置而异，然而其临床症状和体征是非特异性的。大多数内脏动脉瘤患者在破裂前无症状，或偶然在腹部影像检查时发现。对任何腹痛、搏动性肿块、腹部杂音或伴腹腔内出血者应考虑内脏动脉瘤的可能。以往多数病例因腹腔内出血，急诊剖腹探查时才得以明确诊断。国内有关内脏动脉瘤诊治的报道不多。近年来，随着影像学检查的快速发展和广泛应用，无症状内脏动脉瘤的检出率有所增加。

真性 VAA 累及动脉壁的全层，每层均变薄但保持完整；内脏动脉假性动脉瘤（visceral artery pseudoaneurysm，VAPA）则由血管壁的创伤性撕裂和随后的动脉周围血肿形成所致。如同所有血管，若给定动脉局部扩张导致其直径超过该动脉正常直径的1.5倍，则定义为动脉瘤。例如，最常见的真性 VAA，即脾动脉瘤，通常在该动脉直径达到约1cm时被发现。VAA/VAPA通常直到其直径明显超过了被认定为动脉瘤的直径后才在临床上被发现。如果动脉瘤直径 >2cm，动脉瘤合并妊娠期患者，或者动脉瘤进行性增大时，应考虑手

术或血管腔内治疗。

（一）发病率

内脏动脉瘤是继腹主动脉瘤、髂动脉瘤后位居腹腔内动脉瘤发病率的第3位，依病因不同动脉瘤可以是单发和多发；瘤壁可以是三层动脉壁完整的真性动脉瘤或无动脉壁的假性动脉瘤，极少见的为动脉夹层。内脏动脉瘤主要包括内脏动脉中腹腔干、肠系膜上、下动脉及其分支的病变，亦可包括肾动脉病变，普通尸检中的发生率约为0.01%~0.20%。近年来随影像学技术的发展，实际发病数或检出率明显增高，其中以脾动脉瘤最常见，占60%；肝动脉瘤占20%；肠系膜上动脉瘤占5.5%；腹腔干动脉瘤4%；胃及胃网膜动脉瘤4%；小肠动脉瘤3%；胰十二指肠动脉瘤2%；胃十二指肠动脉瘤1.5%；肠系膜下动脉瘤 <1%（图2-16-1）。据估计脾动脉瘤在腹腔内脏动脉造影中检出率占0.8%~4.0%，尸检发现老年病人占10%，而普通人群尸检则为0.05%。脾动脉瘤多发生在50~70岁；脾动脉瘤多见于女性，男女比率为1:4。肾动脉瘤发病率很低，约为0.01%~0.09%。

（二）病因

内脏动脉瘤的病因尚不清楚，可能与动脉粥样硬化、动脉纤维发育不良、感染、创伤、血管炎症等因素有关。与其他部位动脉瘤不同的是，动脉粥样硬化导致的内脏动脉瘤 <50%，即使大多数内脏动脉瘤存在动脉粥样硬化表现，多认为是继发性表现。炎症也是发生动脉瘤的重要原因之一，可以是原发的自身免疫性血管炎；也可以是细菌性心内膜炎栓子对内脏动脉的作用；或者是胰腺炎或消化性溃疡对血管的破坏。胰腺炎时胰蛋白酶和弹力蛋白酶渗出，可造成邻近脏器动脉壁的腐蚀和破坏，据估计10%的胰腺炎患者胰腺周围存在假性动脉瘤。自身免疫性血管炎引起的

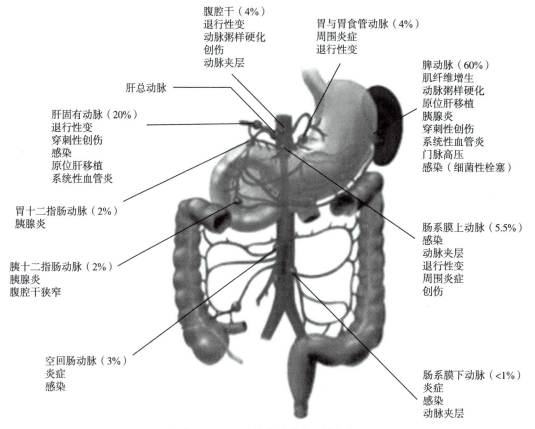

腹腔干（4%）
退行性变
动脉粥样硬化
创伤
动脉夹层

胃与胃食管动脉（4%）
周围炎症
退行性变

肝总动脉

脾动脉（60%）
肌纤维增生
动脉粥样硬化
原位肝移植
胰腺炎
穿刺性创伤
系统性血管炎
门脉高压
感染（细菌性栓塞）

肝固有动脉（20%）
退行性变
穿刺性创伤
感染
原位肝移植
系统性血管炎

胃十二指肠动脉（2%）
胰腺炎

胰十二指肠动脉（2%）
胰腺炎
腹腔干狭窄

肠系膜上动脉（5.5%）
感染
动脉夹层
退行性变
周围炎症
创伤

空回肠动脉（3%）
炎症
感染

肠系膜下动脉（<1%）
炎症
感染
动脉夹层

图 2-16-1　常见内脏动脉瘤的分布

内脏动脉瘤是多发性的,瘤体直径常 <1cm,绝少出现动脉瘤破裂;感染引起的内脏动脉瘤,其预后则有不可预测性,常有致命性的瘤体破裂,需外科治疗。72% 的脾动脉瘤是真性动脉瘤,多表现为囊性且发生在动脉分叉或脾门处。脾动脉瘤在多胎妊娠妇女中有较高发病率,其原因在于妊娠时脾动脉血流增加,雌激素水平改变导致血管壁弹力纤维断裂、平滑肌细胞丧失和内弹力层破坏。动脉粥样硬化发生脾动脉瘤的机制尚不清楚,动脉瘤病理检查中发现 99% 的瘤壁存在动脉粥样硬化,但病变并不累及周围动脉;一些多发性脾动脉瘤患者,动脉粥样硬化表现仅见于部分动脉瘤,而非所有动脉瘤中,因此推测动脉硬化仅是继发性表现。近 50% 的肝动脉瘤是假性动脉瘤,腹部闭合性损伤或肝胆介入手术是其发生的常见原因。而肝外段肝动脉瘤则多为真性动脉瘤,常见于肝总动脉,发病原因与动脉粥样硬化有关。1/3的肠系膜上动脉瘤由细菌性心内膜炎等心血管感染性疾病产生脓毒性栓子,造成肠系膜动脉感染、破坏所致,致病菌包括非溶血性链球菌、葡萄球菌和一些革兰氏阴性菌等。胰周的动脉瘤主要包括

胃十二指肠动脉和胰十二指肠动脉瘤,较为罕见,约占整个内脏动脉瘤的 3.5%,其病理类型多为假性动脉瘤,发生原因与动脉周围炎症特别是胰腺炎有关。

（三）内脏动脉瘤分类

1. 脾动脉瘤　脾动脉瘤在腹腔动脉瘤中仅次于肾下腹主动脉瘤和髂动脉瘤,居内脏动脉瘤之首。脾动脉瘤多见于脾动脉远 1/3 及近脾门处,以单发多见。呈囊状或球状扩张。脾动脉瘤的病因与下列因素或疾病相关:①妊娠:以妊娠妇女居多,并以多产妇为常见。容易破裂,破裂率高达 20%~50%。与妊娠期激素水平的变化、脾动脉壁弹力板和弹力纤维形成异常、全身血容量增加等有关。②门静脉高压:门静脉高压患者可因脾脏肿大,脾动脉血流增加而发生。③胰腺炎:急慢性胰腺炎的胰液自身消化或局部压迫,可诱发假性脾动脉瘤的形成。④损伤:胰腺癌、胃癌、腹膜后肿瘤及淋巴结清除等腹部外科大手术,可直接损伤或损伤胰腺而继发形成脾动脉瘤。另外血管的介入治疗可直接损伤血管壁导致动脉瘤的发生。脾动脉瘤的临床表现各异,未破裂时症状

不典型,部分患者表现为上腹部不适、腹痛等,瘤体较大时常有左肩部或左背部疼痛,压迫神经丛或刺激胃后壁造成间歇性恶心、呕吐等消化道症状;动脉瘤破裂时表现为突发性急性腹痛,可放射至背部或肩部和急性失血性休克的表现。破入胆管或胃肠道可引起胆道或消化道出血,破入胰管可引起胰腺炎等症状。脾动脉瘤的影像学诊断包括:①腹部 X 线检查:约 50%~70% 的脾动脉瘤严重钙化,故脾动脉瘤区可见明显的钙化。②CT检查:可准确地区分脾动脉以及膨大的瘤体。三维成像则能显出不同侧面的立体结构。③MRI:利用其血管流空效应可协助诊断脾动脉瘤,并判断门静脉以及内脏静脉内血流情况。④腹部 B 超检查:阳性率不如 CT 和 MRI,但可作为一种初步检测指标。⑤选择性血管造影:诊断价值最大,可具体了解瘤体的大小、形态、部位以及与周围的关系,并为介入治疗提供参考数据。

2. 肝动脉瘤 肝动脉瘤分为肝内型和肝外型,并以肝外型居多,肝内型则以右侧多见。主要病因为创伤、感染、动脉硬化以及先天性发育异常。胆管结石和胆总管 T 管引流偶可导致肝动脉瘤。另外肝动脉插管化学疗法和肝动脉造影等均可引起肝动脉瘤。瘤体较小或未阻塞胆道或肝门者,临床症状不典型,或仅出现上腹部不适。当瘤体增大压迫胆道时可出现发热、黄疸等胆道系统症状。瘤体破裂可出现出血性休克的临床表现,破入胆道和消化道则出现胆道出血或消化道出血。实验室检查缺乏特异性,腹部 X 线片可显示上腹部钙化圈。上消化道钡餐显示由于肿块压迫所致十二指肠变形异常。胆囊及胆道造影有时可显示瘤体的存在。肝动脉瘤可通过超声多普勒和CTA 获得诊断。对于不明原因的胃肠道出血和严重腹部外伤的患者,行血管造影检查可提高肝动脉瘤的诊断率。

3. 肾动脉瘤 肾动脉瘤可发生在肾动脉主干或其分支,临床上分为夹层动脉瘤和非夹层动脉瘤两种类型,后者又分为:①囊状动脉瘤,最常见,约 75% 的肾脏真性动脉瘤为该类型。直径通常 <5cm,常伴有肾动脉狭窄,狭窄后远端扩张。常与肌纤维发育异常有关。②梭形动脉瘤,常与动脉粥样硬化或肌纤维发育异常有关,直径通常 <2cm,多发生于肾动脉分叉处。③肾内动脉瘤,在肾动脉瘤中不足 10%,常为多发性与先天因素、外伤或胶原血管病有关。是一种多发细小的动脉瘤。肾动脉瘤主要病因为动脉硬化,先天性因素以及创伤、医源性损伤如肾脏穿刺活检或肾移植术。临床表现为高血压和肾功能异常,偶有肾绞痛的发生,肾动脉瘤破裂时可出现失血性休克。结合超声、CT,MRI 不难做出正确诊断,选择性肾动脉造影能明确诊断。肾动脉夹层动脉瘤主要由各种原因引起的肾动脉内膜破裂所致,包括腹部外伤、血管腔内机械性操作、先天性发育异常以及胸腹主动脉夹层动脉瘤的直接延续。临床表现主要为肾绞痛、血尿和肾性高血压等。超声、CT,CTA,MRI 以及静脉肾盂造影可诊断,选择性肾动脉造影能明确诊断。

4. 肠系膜动脉瘤 肠系膜动脉瘤是指肠系膜上、下动脉及其分支扩张形成的动脉瘤,肠系膜上动脉瘤多见,发病率约占内脏动脉瘤的 5.5%,男女发生率相等。根据病变部位不同分为肠系膜上动脉瘤、肠系膜下动脉瘤和分支动脉瘤。肠系膜动脉瘤的主要病因为感染,主要为真菌感染、细菌性心内膜炎,发病年龄多在 50 岁以下;其次为动脉硬化,以及中膜退行性变性、结节性动脉炎等,发病年龄多在 50 岁以上;此外,门静脉高压症、高血压、先天性动脉发育不良、外伤和医源性损伤等亦为该病发生的原因,但临床少见。患者可无特殊症状或仅表现为慢性肠道缺血症状,如腹部不适、进食后腹痛腹泻、食欲不振、便血、体重下降等。瘤体较大时,可触及腹部搏动性肿块,偶闻及收缩期血管杂音。肠系膜上动脉瘤可因瘤腔内血栓形成、血栓脱落造成肠管缺血、坏死。如果动脉瘤破裂,可以出现腹痛、血压下降等休克表现。未破裂的肠系膜动脉瘤多没有明显症状,不易被发现和及时诊断,早期多误诊为胃肠道疾病。常常在腹腔内出血出现急症时才考虑到内脏动脉瘤存在可能,往往造成不可逆肠管坏死、休克、甚至死亡。瘤体破裂时可出现非特异性腹痛,仍需要与肠系膜动脉急性缺血、其他急腹症相鉴别。CTA 或血管造影可以明确显示动脉瘤的部位和邻近组织的关系。

5. 腹腔干动脉瘤 腹腔干动脉瘤是指发生在腹腔干的动脉瘤,多为囊状动脉瘤,常伴有其他多支动脉瘤。发病少见,约占所有内脏动脉瘤的 4%，但破裂后病死率极高。多在中年以上发病，发病平均年龄 52 岁，男女比例无差异。病因主要有：动脉硬化，由于内膜脂质沉积、营养障碍，造成内膜损伤、中膜变性、弹力纤维层薄弱。医源性损伤如肝动脉插管化疗时可造成腹腔干动脉损伤。其他如感染、创伤也是发病原因，少见。多数无临床症状。部分患者表现为上腹不适；一些患者可有显著腹痛、向背部放射并可伴呕吐等症状，可能被误认为胰腺炎或消化性溃疡病。肠绞痛极少发生，一旦发生，多考虑合并肠系膜病变所致。患者腹部多可闻及杂音，但无特异性，约有 1/3 的患者可扪及搏动性包块。上腹疼痛、搏动性包块、胃肠道出血、休克、偶伴有阻塞性黄疸，常是腹腔干动脉瘤破裂的表现，多向腹腔内破裂，少数情况向胃肠道破裂。破裂率约为 13%。由于腹腔干动脉瘤破裂前多无症状，因此术前诊断比较困难。对于有上腹部疼痛、特别是伴有背部放射痛、恶心、呕吐临床表现者，需常规进行影像学检查。另外，因腹腔干动脉瘤常伴有其他动脉硬化闭塞性疾病或动脉瘤存在，因此如果发现其他主动脉、外周或者内脏动脉瘤时，要警惕腹腔干动脉瘤的可能。本病主要依靠影像学检查进行确诊，选择性腹腔干动脉造影术是诊断的"金标准"。彩色超声、CTA、MRA 对诊断也有较大帮助。

6. 胃十二指肠动脉瘤、胰十二指肠动脉瘤和胰腺动脉瘤 交通腹腔干和肠系膜上动脉的胃十二指肠动脉、胰十二指肠动脉瘤和胰腺动脉的瘤样扩张病变很少见，男性多于女性，可能与饮酒导致的胰腺炎有关。动脉粥样硬化为另一重要原因。多发性大动脉炎、创伤、感染、先天性因素及十二指肠穿透溃疡作为动脉瘤的病因偶见报道。该类动脉瘤缺乏特有的症状和体征，临床诊断甚至剖腹探查时确诊都极为困难。动脉瘤压迫周围器官组织可产生上腹持续疼痛，并向肩部放射。常需与原发胰腺炎鉴别。50%~80% 的动脉瘤可发生自发性破裂及出血，少数病例呈无痛性梗阻性黄疸。有的患者可在上腹部触及搏动性肿块，且可闻及收缩期杂音。内镜检查、钡餐或腹部多普勒超声检查可发现伴发的胃十二指肠和胰腺疾病，但对于动脉瘤的诊断价值有限。CTA 和 MRA 作为诊断方法具有一定价值。选择性腹腔和/或肠系膜上动脉造影是最具有诊断价值的方法，且

可行治疗性血管栓塞以控制出血。因此，对于采用其他方法仍不能确定上消化道和腹腔内出血的病例，应进行腹腔内动脉造影，这一方法确证动脉瘤可靠性强，成功率高。

7. 胃动脉瘤和胃网膜动脉瘤 占内脏动脉瘤的 4%，确切病因目前尚不清楚，可能与动脉中层变性和退行性变有关。胃动脉瘤发病率是胃网膜动脉瘤的 10 倍。胃动脉瘤和胃网膜动脉瘤多以急诊就诊，诊断时动脉瘤破裂发生率超过 90%，70% 的患者伴有严重的胃肠道出血症状（如呕血），而无症状动脉瘤很少发现并获得诊断。胃动脉瘤和胃网膜动脉瘤治疗的关键是控制动脉瘤破裂后的出血。早期诊断和急诊手术（动脉瘤结扎或切除）对于提高患者的生存率具有重要意义。

8. 空肠、回肠和结肠动脉瘤 约占内脏动脉瘤的 3%，病因和发病机制尚不清楚。除结缔组织疾病引起的动脉瘤外，上述肠系膜血管分支动脉瘤绝大多数（90%）为单发，且直径多小于 1cm。发病率无性别差异，多数动脉瘤因破裂症状就诊并获得诊断。针对不明原因的胃肠道出血的患者行选择性血管造影提高了上述肠系膜血管分支动脉瘤的诊断率。治疗包括动脉结扎、动脉瘤切除和血运受累肠段切除，术中探查排除多发性动脉瘤。

（四）内脏动脉瘤的检查方法

影像学检查对本病的确诊至关重要，早期明确 VAA 的存在，特别是发现瘤体直径 ≥2cm 且有增大趋势的 VAA，及时处理，将对降低 VAA 的死亡率具有积极的意义。腹部 B 超或彩色多普勒超声检查方便、简捷。CT、MRA 能客观地评价动脉瘤的大小、位置以及与周围脏器的关系。DSA 是 VAA 诊断的"金标准"。除诊断用以外，在进行血管造影的同时，还可进行介入治疗。

1. X 线片 腹部平片可发现钙化（病理学上指局部组织中的钙盐沉积，常见于骨骼成长的早期阶段，亦见于某些病理情况下的动脉壁，但诊断价值不大。约 68%~72% 的脾动脉瘤伴有钙化，腹部平片上常见曲线形或者环状不透亮区域的钙化灶。

2. 超声 彩色多普勒超声为早期筛查 VAA 提供了无创性检查方法，且可以动态观察瘤体血

流动力学变化,为临床选择治疗方案提供有价值的资料。特别是彩色多普勒血流成像(CDFI)能够显示动脉瘤体内充满涡流彩色血流信号,根据这种改变能非常容易地与囊性、囊实性肿物或淋巴结等鉴别。瘤体较大的内脏动脉瘤可压迫胃肠道,应用胃肠腔内超声可辨别动脉瘤或胰腺假性囊肿。

3. CT 随着多排螺旋 CT 技术的不断发展,结合螺旋 CT 薄层扫描技术行立体血管成像的多排螺旋 CT 血管造影术(MSCTA)作为一种非侵袭性血管造影方法,已成为诊断腹部血管病变的新方法。利用 MSCTA 诊断 VAA 具有极高的特异性和敏感性。对发现和诊断无症状体征的血管瘤,突显其优越性;对瘤体直径≥15mm 且有临床症状或增大趋势的 VAA 可做出准确的术前评估,为临床制订治疗方案提供重要依据。MSCTA 主要通过重建三维立体影像,清晰地提供动脉瘤的部位、大小、数目、有无瘤颈及瘤颈宽窄以及供血动脉情况等信息。

4. MR 近年来,随着 MRA 技术的不断进步,三维对比增强磁共振血管成像(3DDCEMRA)具有非常好的血管显示效果,作为一种无创性检查方法可以对血管瘤及其供血动脉做出全面的综合评价。因其能包括整个腹部盆腔的超大扫描范围,因而更显示其优越性。

5. DSA DSA 是 VAA 的最主要诊断方法,是 VAA 诊断的"金标准"。随着高清晰度 DSA 设备、高选择性动脉插管导丝、导管的临床应用,血管造影技术在动脉瘤诊断治疗中发挥愈来愈重要作用。特别是不明原因出血怀疑有动脉瘤存在时应首选此检查方法,它不仅能准确定位动脉瘤部位,明确出血来源,还可同时实施栓塞疗法,立即止血。随着新型影像检查技术的应用,无症状、隐匿的内脏动脉瘤的诊断率大幅度升高。CTA、MRA 可建立良好三维重建图像,同时能显示附壁血栓,临床运用广泛。因此传统的"金标准"DSA,常在同时进行血管腔内治疗时使用。此外,在血管走行异常或其他影像检查有疑问时,动脉造影检查具有不可替代的特殊作用。

二、内脏动脉瘤的流行病学及特征

内脏动脉瘤临床上比较少见,但随着影像检查技术的不断进步,无症状内脏动脉瘤的检出率得以提高。内脏动脉瘤排在腹内动脉瘤第三位,仅次于腹主动脉瘤和髂动脉瘤。内脏动脉瘤多无症状,部分患者可出现腹痛。部分患者存在典型的二次破裂现象,即瘤体破裂首先进入网膜囊,此时病变尚局限,仅表现为上腹痛,血流动力学稳定。但当血液自网膜孔流入腹腔后,随即出现弥漫性腹痛和失血性休克。虽然目前内脏动脉瘤的流行病学资料仍有欠缺,但普遍认为假性动脉瘤或瘤体直径大于 2cm 的无症状患者,瘤体破裂概率较高。至今没有发现钙化、年龄、血压、血栓形成和破裂的风险之间有必然关联的证据。90%破裂的动脉瘤内可见钙化改变,47% 的破裂患者体内 α-1 抗胰蛋白酶缺乏。

1770 年 Beaussier 首次于尸检中发现脾动脉瘤。其发病率各家报道不一,临床远低于尸检与血管造影所见。Bodfold 和 Lodge 曾在某医院连续为 108 个男尸和 142 个女尸(平均年龄为 76.1 岁)作解剖,结果竟发现有 26 例患有脾动脉瘤(10.4%)。Stanley 在选择性腹腔动脉造影中发现脾动脉瘤的发生率为 0.78%,但如伴有门静脉高压症,可高达 18%,可能与其高血流动力学改变引起脾动脉扩张有关。多见于女性,男女发病率为 1∶4。实际上脾动脉瘤的发病率在腹主动脉系统中仅次于腹主动脉瘤,较肝动脉瘤和肠系膜动脉瘤多见。脾动脉瘤常为囊性动脉瘤,多位于脾动脉分叉部,约 20% 患者为多发性脾动脉瘤。

脾动脉瘤大体所见主要是不同程度的脾动脉囊性扩张或球形扩张,直径大多为 0.6~3.0cm,平均 2.0cm。镜下所见为血管硬化脉管中层纤维化或坏死,内层弹力纤维钙化、重叠破裂甚至消失。根据瘤体发生的部位可分 3 型:①远离脾门型:瘤体位于脾动脉主干,距脾脏 5cm 以上;②近脾门型:瘤体位于脾门处脾动脉分支上,甚至伸入脾实质;③中间型:介于上述两者之间瘤体位于脾动脉主干及分支之间,此型多见。脾动脉瘤绝大多数为单发,多发者则瘤体较小。瘤体直径在 2.0cm 以上者即有破裂危险,脾动脉瘤破裂发生率约为 3%,一旦发生破裂病死率较高。破裂前动脉壁先有裂隙继之出现局部血肿。如过程缓慢,血肿不大,时间稍久即可与周围形成粘连。如存在腹压增高因素、外伤、血压升高等情况即可诱发瘤体破裂。脾动脉瘤的症状可为上腹部疼痛、阵发性绞痛、恶心、呕吐、脾大甚至肠梗阻;约10%的病例可触及肿块,6%有搏动感和猫喘音。然而有多数病例可能不具有明显症状直到动脉瘤破裂到胃、肠或腹腔以后才通过手术探查得到诊断。未破裂前就有正确诊断的病例不到10%。破裂后的症状则有上腹部剧痛、左肩部放射痛(Kehr征)和左肋缘下的腹壁触痛,同时还伴有恶心、呕吐和其他的出血表现。脾动脉瘤还可与门静脉系统形成内瘘引起腹水、肝脾肿大等门静脉高压症表现。脾动脉瘤最危险的并发症是急性瘤体破裂引起大出血。一组报道妊娠期发生脾动脉瘤破裂,胎儿死亡率大于95%,母亲死亡率大于70%。其他情况(非妊娠者)发生脾动脉瘤破裂病死率大于25%。

肝动脉瘤约占内脏动脉瘤的20%,仅次于脾动脉瘤居第2位。本病多见于中年以上的男性。男女比例为2:1。发病年龄常超过50岁。以往感染是肝动脉瘤的主要病因,现在肝动脉感染性动脉瘤仅占10%,动脉中层变性占24%,而损伤引起的假性动脉瘤发生率有所升高。少数肝动脉瘤与结节性多发性动脉炎及动脉中层囊性坏死等因素有关。肝动脉瘤20%为肝内型,63%发生在肝总动脉和肝固有动脉,28%居于右肝动脉,5%位于左肝动脉,4%累及左、右肝动脉。除动脉炎性因素引起的多发性动脉瘤外,多数肝动脉瘤为单发。超过1/3的肝动脉瘤患者合并其他内脏动脉瘤,最常见为脾动脉瘤。肝动脉瘤破裂发生率为20%~40%,80%的肝动脉瘤破裂由内科首诊。患者中80%可出现右上腹或右季肋部的绞痛或钝痛,半数以上可表现有呕血或黑便,出血前有黄疸者,多可能是肿瘤破入胆管。动脉瘤所致的胆道出血,若量较大多表现为呕血,其色泽鲜红;而胆道肿瘤所致出血一般量较小多表现为黑便。约有半数的病例肝动脉瘤破入腹腔常在一阵绞痛之后出现腹部卒中,未来得及救治而死亡。约60%的病例出现黄疸,多因肝动脉瘤压迫胆总管、肝管或并发结石引起。发病早期,黄疸的深度常有波动性变化,一旦出血后肿瘤缩小,黄疸随之消退,对诊断有重要价值。少数病例,若在上腹部扪及搏动性肿块或震颤,同时可闻及收缩期杂音,对诊断亦有意义。约1/3的病例可有发热,多与胆道感染或肝动脉本身的炎症有关。肝动脉瘤破裂是最严重也是最常见的并发症。破裂后多与胆道相通引起急性上消化道出血;若肝动脉瘤破裂与门静脉相通,则可产生门脉高压症,少数也可破入腹腔引起血腹症及失血性休克。

肾动脉瘤在尸检中的发生率为0.015%,肾动脉瘤据国外统计占内脏动脉瘤的22%。肾动脉瘤的临床表现为高血压、血尿、腹痛腹部杂音(发生率<10%),有时也能触及搏动性肿块。经术中探查发现,右侧肾动脉瘤与左侧发生比例为2:1。而且近50%的肾动脉瘤在发现时已有钙化灶存在。肾动脉瘤的诊断主要依靠肾动脉造影和CTA,特别是临床上出现高血压、腹痛、血尿时,IVP检查有排泄延迟时,应常规行肾动脉影像学检查,肾动脉造影有时可以发现肾动脉瘤的存在。近年来,多普勒超声检查也越来越受到重视。因为超声检查具有无损伤的特点,所以对肾动脉瘤的筛查诊断起积极作用。

肠系膜动脉瘤约占内脏动脉瘤的5.5%。肠系膜动脉瘤破裂的发生率为13%,一旦破裂,死亡率则高达75%。多数学者认为,瘤体破裂与动脉瘤的形成原因有关。一些患动脉炎、Ehlers-Danlos综合征的肠系膜动脉瘤患者,破裂机会较大。胃十二指肠动脉瘤破裂死亡率接近50%,胰十二指肠动脉瘤破裂死亡率稍低。对于无症状的动脉瘤,应严密随访,一旦动脉瘤直径增大超过正常动脉的3~4倍,应手术治疗。

三、不同部位的内脏动脉瘤处理原则及治疗的演变

一旦明确内脏动脉瘤的诊断,应积极采取治疗措施。选择治疗方法取决于动脉瘤的大小和部位、患者的全身健康情况和危险因素。外科治疗仍然是许多内脏动脉瘤,特别是动脉瘤破裂后的主要治疗方法。一般认为,即使是无症状的内脏动脉瘤,若瘤径>2cm应考虑手术治疗,择期外科修复手术也是安全、有效的。破裂的内脏动脉瘤常需快速复苏并立即手术探查,初始多疑为腹主动脉瘤破裂。手术探查可见来自后腹膜的出血,此时应先控制腹腔干近侧腹主动脉,在探查腹腔出血部位,特别是小网膜囊及其周围十二

指肠区域后方可明确诊断。传统手术,受腹部解剖结构及并发症的限制,手术适应证要求高,风险大。

经皮穿刺置管动脉瘤栓塞治疗是近年发展起来的微创治疗方法,治疗成功率达85%,适合大多数病例,特别适用于外科手术困难或不能耐受传统手术治疗的患者。由于腔内治疗微创、相对简便和安全的特点,逐渐成为主要治疗方法。

内脏动脉瘤外科治疗应注意以下几点:①单纯动脉瘤切除术:大多数具有破裂征象的内脏动脉瘤急诊手术时,由于存在丰富的侧支循环,仅需简单结扎动脉瘤而不考虑重建。②动脉瘤切除和血管重建术:对于营养主干的内脏动脉瘤,为保证内脏血供的通路,则需考虑血管重建,如肠系膜上动脉。重建的方式有动脉瘤切除后端 – 端吻合、间置移植、旁路移植。移植材料以自体静脉首选,亦可应用人工血管,但感染性动脉瘤采用人工血管时应慎重。③动脉瘤血管腔内治疗:现广泛采用经皮动脉置管动脉瘤栓塞术,尤其适合累及实质脏器的内脏动脉瘤。常用的栓塞材料有:弹簧圈、组织胶、无水酒精和脱卸球囊等,以弹簧圈应用最普遍。栓塞后应定期随访,一些成功栓塞后再通的病例可再次栓塞治疗。选择性血管腔内治疗控制动脉瘤破裂引起的出血也有较好的临床应用价值。另一种方法是应用覆膜支架动脉瘤腔内修复术,操作有一定困难,远期治疗结果有待随访。有研究认为内脏动脉瘤腔内治疗成功率与瘤体直径无关。但当瘤体直径超过10cm时,载瘤动脉的迂曲程度将限制覆膜支架的使用,而弹簧圈栓塞也难以取得满意疗效,瘤腔再通率超过60%。因此仍然建议采用开放手术。对于自身免疫源性内脏动脉瘤患者,血管壁弹性减弱,置入弹簧圈或支架后近远端局部血管易发生扩张,有可能导致瘤样变复发,移植物变形、移位等。因此要根据术者的经验做出判断。有既往腹部手术史的患者,腹腔内脏器粘连明显,采用腔内治疗是比较好的选择。需注意的是,对有胃十二指肠,胰腺或肝脏移植手术的患者,其肝脏侧支循环基本破坏,栓塞治疗肝动脉瘤可能引起肝缺血。文献报道,术后瘤腔再痛及瘤体扩张发生率为9%~42.9%,因此应定期进行影像学随访判断病情变化。④密切观察:动脉瘤破裂与瘤体大小有关,直径<2cm的内脏动脉瘤,可密切随访观察。也有学者认为,内脏动脉瘤具有自发破裂倾向,建议内脏动脉瘤一经诊断,原则上应积极干预。

1. 外科手术治疗 该术式适用于:①全身状况良好,手术风险小的患者。②估计手术较容易解剖出瘤体,结扎瘤体供血动脉。③瘤体位于动脉主干,栓塞后器官坏死,后果严重,如肠系膜上动脉动脉瘤。对于脾动脉瘤,可以采用脾切除 + 动脉瘤体切除;也可以保留脾脏,结扎瘤体近、远端脾动脉。对于肝动脉瘤,若瘤体位于肝总动脉,可结扎全部瘤体供血动脉,肝动脉循环由肠系膜上动脉替代;若瘤体位于肝外肝固有动脉,可切除瘤体,重建或不重建肝动脉循环。不重建肝动脉循环,有 25% 发生肝坏死。若瘤体位于肝实质内,可以采用肝叶切除或于肝门处结扎相应肝叶供血动脉。肠系膜上动脉瘤的手术治疗比较困难,由于局部解剖复杂,尤其在病变范围较广泛时,动脉重建术有一定难度,而且并发症多,疗效差。胃十二指肠动脉瘤和胰十二指肠动脉瘤,可应用动脉瘤切除术或动脉瘤近远端血管结扎术。由于外科手术创伤大、对患者手术耐受要求高,并且手术有较高的死亡率,血管内介入治疗有逐渐取代传统外科手术方法的趋势。

2. 血管内介入治疗 为近 10 多年来新发展的一种治疗 VAA 的有效方法。随着介入放射学的发展,尤其是栓塞精确度的提高和覆膜支架的应用,大多数类型的 VAA 均能采用介入方法治疗,并取得满意的临床疗效。对于因手术创伤导致的假性动脉瘤,再次开腹手术难度与创伤大,而且难以明确出血部位及有效地控制出血,介入微创治疗更是首选手段。

血管内介入治疗方法包括经导管栓塞术和覆膜支架植入术。原则上,若供血动脉血流阻断后其所供养组织、器官不会出现梗死的动脉瘤,均可采用栓塞的治疗方法,如脾动脉瘤;而对于必须保持供血动脉血流通畅的动脉瘤,则适合覆膜支架植入或瘤囊填塞的办法,如肠系膜上动脉主干动脉瘤。

(1)经导管血管内栓塞术:自 1976 年 Walter1 首次成功应用肝动脉栓塞治疗肝活检所引起的胆道出血后,由于选择性血管内栓塞术具有安全性高、操作简单、技术成功率高、临床疗效确切等优点,已获得普遍认同。血管内栓塞术适宜于远侧分支闭塞后不会造成器官缺血或严重后果的动脉瘤,如脾动脉瘤、肝动脉瘤、胃十二指肠动脉瘤等。血管内栓塞术有三种方法:一为"三明治"法,即分别栓塞动脉瘤的近侧动脉和远侧动脉;二为填塞法,即用弹簧圈将动脉瘤腔填满,同时栓塞动脉瘤近端供血动脉。第三种方法是对于肝脏、盆腔等部位存在丰富的侧支循环的动脉瘤,若因各种原因导管无法到达靶部位,未能将动脉瘤的近侧动脉和远侧动脉完全闭塞,则必须将周围潜在的侧支动脉彻底栓塞,亦可达到治疗目的。栓塞材料有钢丝圈、可脱离球囊、明胶海绵、NBCA胶和Onyx等,以钢丝圈较为常用。对于载瘤动脉较粗的动脉瘤,普通造影导管可以到达靶部位,可选用普通弹簧圈进行栓塞,如不锈钢圈(0.035in)即可用于较大的供血动脉栓塞。对于大多数病例,载瘤动脉较细小且走行迂曲,普通造影导管难以到达,需用微导管才能到位,此时可选用较小的游离微弹簧圈作为栓塞材料,如美国生产的微弹簧圈 VortX-18(0.018in)。还有部分病例要求进行更为精确的栓塞,以尽可能保护正常动脉分支,应选用可解脱弹簧圈进行瘤囊和供血动脉的精确栓塞。明胶海绵因质量较轻,易随血流漂向远端,因而不能单独用于动脉瘤的栓塞,只能在弹簧圈栓塞的基础上进一步巩固栓塞效果。

有些学者用弹簧圈直接填塞瘤囊,同时能保持供血动脉血流通畅。根据瘤颈不同而采用不同方法:对于窄颈动脉瘤,可直接通过导管向瘤腔内填塞弹簧圈。对于宽颈动脉瘤,则需要采用球囊辅助的方法。先将微导管头端置于瘤囊内,然后将球囊导管置于宽颈动脉瘤的瘤颈处,扩张球囊将瘤颈覆盖,暂时阻断载瘤动脉血流,然后通过微导管以可解脱弹簧圈填塞动脉瘤腔。填塞结束后,收缩球囊,弹簧圈可稳定地停留于动脉瘤腔内。

(2)支架置入术:使用金属支架和覆膜支架置入术完全隔绝动脉瘤腔亦成为治疗动脉瘤的有效方法,适宜于发自于内脏血管主干的动脉瘤、栓塞术后可能影响器官的血液供应者;其他不适宜栓塞的动脉瘤,如内脏动脉主干梭形动脉瘤、宽颈动脉瘤、动脉瘤合并夹层等也可考虑用置入支架治疗。对于发自内脏动脉主干的宽颈动脉瘤,可先向病变段血管内置入支架,然后经支架的网眼向瘤囊填塞钢丝圈,可获得闭塞动脉瘤、同时保持所属血管通畅的效果。近年来,覆膜支架用于VAA的治疗取得良好的疗效,其主要优点在于将动脉瘤隔绝后仍能保持供血动脉的畅通。由于覆膜支架输送系统直径较大,覆膜支架置入最好用于内脏动脉主干而又必须保持供血动脉畅通的动脉瘤治疗。根据多中心临床疗效观察,覆膜支架置入术治疗VAA是安全、有效和可靠的治疗方法。支架内血栓形成可能与支架植入后输送导丝及导管对血管内膜损伤造成凝血有关,支架释放后应尽量避免反复推送导管。有研究提示术后采用阿司匹林联合氯吡格雷抗血小板治疗可降低支架内血栓形成的风险。

不同部位的内脏动脉瘤处理原则如下:

脾动脉瘤最理想的治疗方法是在动脉瘤未破裂前行手术切除。因此有症状、体征的患有该病的孕妇或即将妊娠的妇女,瘤体已破裂等是手术治疗的绝对指征。如瘤体直径≥2.0cm,由于发生破裂的风险较很大,即使没有症状也应积极手术治疗。对部分直径<2.0cm的无症状脾动脉瘤且脾脏不大者可严密随访观察,如有增大趋势应果断予以切除,对开腹手术中偶然发现的脾动脉瘤如病情允许也应争取一并切除。因毗邻脏器病变侵袭外伤、感染等引起的脾动脉瘤一旦发现,也应尽早予以手术切除。怀孕妇女的动脉瘤切除术适宜在整个妊娠期的最后12周以前进行。因为瘤体的破裂好发于妊娠最后12周。

脾动脉瘤的术式取决于动脉瘤的发生部位,如瘤体远离脾门,在脾动脉的起始部,可行单纯瘤体近远段动脉结扎术或动脉瘤切除脾动脉重建术保留脾脏。如瘤体靠近脾门,则行脾动脉瘤与脾脏切除术。如动脉瘤位于脾动脉中远段与胰腺及脾静脉关系密切,可单纯绕扎瘤体近远段动脉,阻断其血供,瘤体不必强行切除。如瘤体与胰体尾紧密粘连近、远段动脉,结扎亦存在困难,强行分离容易引起大出血,可考虑行动脉瘤连同胰体尾及脾脏的联合切除。如脾动脉瘤与门静脉间有内瘘,应在阻断瘤体血供后予以切开,修复瘘口后再切除瘤体。门静脉高压症并有脾动脉瘤,除了处理动脉瘤外还需治疗门静脉高压症的并发症,如行门奇静脉断流术、脾肾静脉分流术。在脾动脉破裂时,扩容及钳夹脾门是有效的抢救措施。

多数学者主张,脾动脉首选栓塞填塞。脾动脉栓塞由 Probst 于 1978 年首先报道,目前脾动脉栓塞成功率 85%~100%,需要二次手术率为 4.5%,尚无远期随访结果。虽然脾动脉栓塞后发生梗死的概率为 40%,但不易产生脾肿大、大面积脾梗死,后遗症影响小,多为自限性,给予止痛药物多可缓解。目前已有覆膜支架治疗脾动脉的报道。尤其针对近段病变,短期效果理想。覆膜支架的优势在于更大程度地保留了血流,明显降低脾梗死的发生率。并且对门脉高压后需要肠腔分流的患者保留了至关重要的脾循环。但目前限制覆膜支架使用的瓶颈主要在于内脏动脉管径纤细、迂曲输送系统难以进入,行进困难。并且需要注意在目标瘤体近远端必须存在足够距离的正常管径动脉以形成有效的封堵区,这对预防内漏至关重要。

肝动脉瘤破裂后病死率可高达 40%~100%,故肝动脉瘤一经诊断,均应手术治疗或通过介入手段治疗。由于肝动脉结扎后一般不会引起严重的肝供血障碍,因为在正常情况下,肝动脉提供肝脏 25% 的血供和 50% 的氧,另外 75% 的血供和 50% 的氧由门静脉提供。也可先试行阻断肝动脉,观察肝脏血运情况,若无血运障碍,则可做瘤体结扎或结扎加切除术。若有血运障碍,则需切除后行旁路自体静脉或人工血管搭桥术。一般来说,对于胃十二指肠动脉近侧的肝动脉瘤,由于具有足够的侧支循环,可行瘤体结扎术或结扎加切除术。位于胃十二指肠动脉远侧的肝动脉瘤,则需要血管重建术,选用人造血管或者自体血管(髂内动脉或大隐静脉)。对肝内的动脉分支的肝动脉瘤,可行相应肝段(叶)的部分肝切除术。术后患者宜进 ICU 病房监护治疗,若进行了血管移植搭桥术,术后需继续抗凝治疗 1~2 周。近年来,随着介入设备和技术的提高,对那些肝动脉远端的动脉瘤,特别是紧靠第二、第三肝门位置的动脉瘤,由于其解剖部位险要,外科手术风险极大,可通过超选择性血管栓塞,包括释放微型环,可分离球囊、弹簧圈栓塞等来治疗肝动脉瘤和肝动脉瘤破裂,其成功率可达 76%。肝动脉可有严重的并发症,如肝坏死、肝脓肿、败血症等,故需要经验丰

富的放射科或血管外科医师进行肝动脉栓塞术,术前需确定门静脉是否通畅。

对于直径较大的肾动脉瘤、孕妇患者、肾血管性高血压患者、孤立肾的肾动脉瘤患者以及瘤体逐渐增大的患者,均是手术指征。手术方式根据其位置而定。当单个肾动脉瘤位于第一级或第二级分支的远端时,可切除动脉瘤外加修补术。如肾动脉瘤切除后肾动脉太短,或者近端肾动脉条件不好,可采用肾、主动脉搭桥法。一般取大隐静脉或人工血管做材料。若肾动脉瘤累及肾门,呈多发性时,可以将动脉瘤逐个切除,然后用大隐静脉或下腹部血管进行重建,也可以行肾切除术,当然必须保证对侧肾脏有良好的功能。对于右肾动脉的血管重建,有人利用右肾动脉和胃十二指肠动脉的端-端吻合,效果满意。复杂动脉瘤可行离体动脉瘤切除,动脉成形后自体肾移植。

肾动脉瘤一般都长在肾动脉的二级甚至三级分支之间,由于瘤体深入在肾包膜及肾门内部,开放手术方法实际上都极难成功完成。比如,肾动脉位置深在,手术操作空间极小,解剖出来并重建血管极其困难,肾脏也容易因术中阻断血管、热缺血而丧失功能。肾动脉瘤的瘤口一般都相当宽大,单纯用普通游离弹簧圈来栓塞,会造成肾动脉分支的异位栓塞和肾梗死。用带膜支架修复肾动脉瘤,仅适用于极少数的肾动脉主干动脉瘤,对于分支处的动脉瘤来说,不仅会遮蔽分支,而且,由于带膜支架的输送系统还相当粗大,强行导入到肾动脉分支处,极易造成血管破裂、夹层和闭塞。有学者通过多种裸支架辅助方式,采用可控弹簧圈来栓塞瘤体,既可达到瘤腔的完全血栓机化萎缩,又可完美保留所有分支动脉和全部的肾脏皮质功能。

由于肠系膜动脉瘤易并发出血或栓塞远端动脉引起肠供血障碍,因此,一旦确诊,应尽早手术。手术治疗原则是切除动脉瘤,重建肠系膜血管,恢复肠道血供。

肠系膜上动脉主干动脉瘤因其解剖及生理特点,治疗颇为棘手,动脉瘤切除、血管再重建为最佳手术方式。仅有 1/3 的肠系膜上动脉瘤病例采用动脉瘤近远端血管结扎后不需做肠切除,因此在切除动脉瘤的同时必须重建血供,一般采用自体大隐静脉间位或旁路移植的方法。对于肠系膜下动脉瘤,争取切除后一期重建血供。如果手术困难,

同时侧支循环好,也可予以结扎。对于肠系膜动脉分支动脉瘤,若术前评估侧支循环良好,可切除动脉瘤或作动脉瘤远近端动脉结扎术;若侧支循环不足,则需将动脉瘤及该动脉血供肠段一并切除。

对于肠系膜动脉瘤介入治疗仍然是重要的治疗手段。对于分支较少的部位可以考虑放置覆膜支架隔绝动脉瘤。对于侧支多的部位,如果无法进行手术治疗,可选择进行裸支架治疗,使瘤体内缓慢形成血栓,同时增加侧支循环,保证小肠供血。动脉瘤破裂但血流动力学相对稳定的患者,应用动脉腔内栓塞治疗是安全的。需注意的是,应用覆膜支架治疗肠系膜假性动脉瘤时,有增加肠系膜动脉缺血的可能。

腹腔干动脉瘤一经确诊,需早期治疗。治疗方法包括手术治疗和介入治疗。手术治疗的方法包括瘤体切除、自体静脉或人工血管重建;介入治疗包括血管内支架技术和动脉栓塞术。手术方式取决于瘤体大小、位置、局部解剖、侧支循环等情况。腹腔干及其重要分支(肝总动脉、脾动脉、胃左动脉等)应尽可能重建,但需视具体情况而定。切除腹腔干动脉瘤,腹腔干端-端吻合术后监测非常重要,因为腹腔干动脉瘤常伴有其他阻塞性疾病或动脉瘤的存在。如果出现腹腔干动脉瘤破裂,则可进行简单的动脉瘤结扎术或动脉瘤腔内栓塞术。

其他:胰十二指肠动脉、胃十二指肠动脉因其解剖位置复杂,侧支丰富,若开放手术可能有大出血风险。胰十二指肠动脉和胰腺动脉瘤手术治疗时,动脉瘤切开,瘤腔内缝扎流入道和流出道优于动脉瘤分离结扎。有学者认为介入治疗远端脏器梗死概率低,因此建议先行造影,明确侧支建立情况后,条件允许情况下,以腔内治疗为首选。肠系膜动脉支架型人工血管腔内修复术覆盖胰十二指肠动脉开口,同时栓塞反流的侧支血管治疗胰十二指肠动脉瘤已有报道。对于胰腺动脉广泛瘤样扩张的患者,必要时可考虑胰腺十二指肠切除。经导管栓塞治疗广泛胰腺动脉瘤术后可能发生侧支血管反流及动脉瘤增大再破裂。此外,由外伤、手术和包括胰腺炎在内的炎症所造成的假性动脉瘤破裂,开放手术难度大,出血难以控制。因腔内治疗创伤小,所以首选腔内治疗。

近年来,采用三维构型的多层裸支架最小直径可达 2mm,其搭载的 6F 输送鞘通过迂曲的内

脏动脉超选至病变处进行释放,可有效降低瘤腔内涡流状态,瘤腔内平均血流速度显著降低,有效促进瘤腔内血栓形成,可替代弹簧圈栓塞术治疗宽瘤颈内脏动脉瘤,避免弹簧圈脱落造成远端脏器缺血坏死的风险。多层裸支架还有助于恢复分支动脉内血液层流状态,在隔绝瘤腔的同时,保证重要分支的血供,这使得部分原本属于腔内治疗禁忌范围内的内脏动脉得以进行微创救治。随着我国血管腔内技术的不断发展,VAA 腔内修复术的适用范围越来越广泛,随着技术的不断进步,以及治疗费用的下降,腔内治疗有望取代开放手术成为 VAA 治疗的首选方案。

腔内治疗失败的情况包括持续瘤体内血流灌注、血管腔内再通、弹簧圈移位等,其中 10.3% 的再通发生在术后 1 个月之内。治疗失败可能与难以超选进入瘤颈,治疗过程中流体破裂,流体或者瘤颈过大相关。在弹簧圈治疗假性动脉瘤时,弹簧圈可能随着流体的增大而发生移位。对于采用支架治疗的患者,支架移位或堵塞都是需要再次干预的指征。炎性病变,如胰腺炎等导致的 VAPA,治疗后可能由于周围组织的炎症反应再次发生破裂,因此需要对基础疾病的治疗予以重视。

四、内脏动脉瘤的预后、预防以及治疗变迁的思考

VAA 因其潜在的破裂出血风险而受到临床医师的重视,其预后很大程度上取决于早期诊断和早期治疗。一旦破裂出血,病死率较高。随着影像学和腔内治疗技术的进展及普及,更多无症状的 VAA 被发现并得到早期干预。人们虽然对 VAA 认知已久,但治疗上仍有许多不确定之处。VAPA 预后不良,大都建议积极干预,而真性动脉瘤的干预指征只有相对宽松的共识(表 2-16-1)。

医源性操作是 VAPA 发生的首要因素,手术、活检术及各种血管腔内治疗可直接损伤动脉血管或术后感染间接形成 VAPA。VAPA 治疗较为棘手,重在预防。在行腹部手术或腔内治疗时,对动脉血管的操作应尽量仔细轻柔,尽可能做到对血管壁的无创处理。例如在行胰十二指肠切除时,不要一味追求血管的骨骼化,否则暴露的血管长时间接触胰液及脓肿是危险的。在结扎胃十二指肠动脉等较粗动脉时应避免用力过大导致动脉内膜撕脱等。

表 2-16-1 VAA 的干预指征

真性动脉瘤	假性动脉瘤
具有临床症状	所有类型
妊娠期间发生的动脉瘤	
需要肝移植的患者	
非动脉硬化因素导致的动脉瘤（如：结缔组织发育不良）	
每年直径增长 >0.5cm	
多发肝动脉瘤	
直径 >2cm 的肝、脾、腹腔干动脉瘤	
任何罕见动脉瘤（肠系膜上及其分支动脉瘤，肠系膜下动脉瘤等）	

　　VAA 隐匿性较高，早期诊断仍存在一定困难，需引起高度重视。外科手术仍然是治疗 VAA 的"金标准"。但腔内血管技术开始逐步占据越来越重要的位置。无论是手术治疗还是腔内治疗，据国内外报道预后良好。对于非感染性 VAA，5~10 年存活率约为 90%。术后应常规进行 CTA 随访。而与传统手术相比，近年来腔内治疗显示出了相对明显的优势，特别是对那些难以耐受手术的患者。腔内治疗 VAA 具有易于实施，预后良好，住院时间短等优势。目前综合文献报道，各家腔内治疗技术成功率在 89%~98%。但治疗前医生应该熟悉 VAA 的诊断、治疗标准和相应技术。血管的解剖特点及载瘤动脉与靶器官的供血关系对治疗方案的选择显得尤为重要。无论是栓塞术还是支架植入术都各有利弊，如何让患者得到最好的治疗效果是每位血管外科医生的共同奋斗目标。目前腔内治疗的短期效果显著，远期疗效仍存在诸多并发症可能影响治疗结果，因此在临床工作中还需要继续观察研究。相信随着材料工艺的革新进步，与腔内治疗相关的技术的不断发展，今后有望能克服治疗过程中的种种制约因素，取得更好的疗效。

（张 岚）

参 考 文 献

[1] Juntermanns B, Bernheim J, Karaindros K, et al. Visceral artery aneurysms. Gefasschirurgie, 2018, 23（Suppl 1）: 19-22.

[2] Gilbert RU, Gerald BZ, James CS. Splanchnic artery aneurysms vascular surgery. 6th ed. Philadelphia: WB Saunder Co, 2005: 1566-1580.

[3] Sadat U, Dar O, Walsh S. et al. Splenic artery aneurysms in pregnancy-a systematic review. Int J Surg, 2008, 6（3）: 261-265.

[4] Moore E, Matthews MR, Minion DJ. Surgical management of peripancreatic arterial. Ane J Vasc Surg, 2004, 40（8）: 247-253.

[5] Badea R. Splanchnic artery aneurysms: the diagnostic contribution of ultrasonography in correlation with other imaging methods. J Gastrointestin Liver Dis, 2008, 17（1）: 101-105.

[6] Karen M, Horton KM, Smith C, et al. MDCT and 3D CT angiography of splanchnic artery aneurysms. Am J Roentgenol, 2007, 189（9）: 641-647.

[7] Pulli R, Dorigo W, Troisi N. Surgical treatment of visceral artery aneurysms: A 25-year experience. J Vasc Surg, 2008, 48（2）: 334-342.

[8] Luebke T, Heckenkamp J, Gawenda M, et al. Combined endovascular-open surgical procedure in a great hepatic artery aneurysm. Ann Vasc Surg, 2007, 21（6）: 807-812.

[9] Popov P, Boskovic S, Sagic D, et al. Treatment of visceral artery aneurysms: Retrospective study of 35 cases. Vasa, 2007, 36（3）: 191-198.

[10] Cochennec F, Riga CV, Allaire E, et al. Contemporary management of splanchnic and renal artery aneurysms: results of endovascular compared with open surgery from two European vascular centers. Eur J Vasc Endovasc Surg, 2011, 42（3）: 340-346.

[11] Carr SC, Mahvi DM, Hoch JR, et al. Visceral artery aneurysm rupture. J Vasc Surg, 2001, 33（4）: 806-811.

[12] 周斌, 余翀, 王翔, 等. 腹部内脏动脉瘤与腔内治疗. 腹部外科, 2017, 30（6）: 426-429.

第二节　颈 动 脉 瘤

此节所述颈动脉瘤特指:颈动脉颅外段动脉瘤(extracranial carotid arterial aneurysm, ECAA)。与同一位置硬化闭塞性病变相比,颈动脉动脉瘤极为罕见;与颈动脉颅内段及其分支的动脉瘤相比,颅外段动脉瘤发生率也比较低。

一、定义

ECAA 定义为球部直径较 ICA 远端直径扩张200% 或较颈总动脉直径扩张 150% 以上。这一严格的规定有利于人们把颈动脉球部正常的生理扩张与 ECAA 区分开来,正越来越多地被接受并在实践中得到应用。

二、流行病学及病因

ECAA 的实际发病率在所有颈动脉疾病中可能不到 1%。

在抗生素出现之前,梅毒、结核,中耳及扁桃体感染是引起颈动脉瘤最常见的原因,当时大多数动脉瘤患者的年龄为 20~40 岁。随着抗生素被应用于头部和颈部感染性疾病,由感染引起的颈动脉瘤逐渐减少。目前,动脉粥样硬化变性、外伤、手术解剖、颈部穿刺、既往颈动脉手术史已取代感染成为 ECAA 最常见的原因。ECAA 也可发生在因头颈部肿瘤行放射治疗的患者中。动脉粥样硬化引起的颈动脉瘤多位于分叉部位,穿透性外伤多累及颈总动脉,而钝性损伤通常涉及颈内动脉远端。

动脉粥样硬化变性已成为 ECAA 最常见的病因(40%~70% 的病例)。这类动脉瘤多为"真性动脉瘤"。这些动脉瘤在形态上往往呈梭形,而不是囊形,并且主要位于粥样硬化斑块常见部位——颈总动脉分叉或颈内动脉近端。而不累及颈总动脉分叉的粥样硬化性动脉瘤多为囊形,并且患者多有严重高血压。男性患者为女性患者的 2 倍,左、右两侧发病率无明显差异,大部分患者年龄大于 60 岁。

肌纤维发育不良也可引起颈动脉瘤,通常有串珠状外观(交替的狭窄与扩张),这些发育不良的病变可导致在颈内动脉形成夹层和假性动脉瘤。

因颈动脉闭塞性疾病行 CEA 治疗所引起的假性动脉瘤在 60~70 岁的高龄患者中较为常见。

CEA 术后发生假性动脉瘤与缝线质量或局部感染有关。感染原因占 CEA 术后假性动脉瘤病因的三分之一。

三、临床表现

（一）搏动性肿块

最常见的症状是颈部出现搏动性肿块,颈总动脉、颈动脉分叉及邻近部位的动脉瘤向外侧的颈部表面生长容易被触及,通常不难诊断,大多数颈动脉瘤是因在下颌角的下方出现一个搏动性肿块而被诊断,这一部位的动脉瘤可能有肿痛的表现,也可以无明显症状。局部出现红肿、疼痛,尤其是有发热表现时,要高度怀疑感染性动脉瘤的可能。

颈内动脉瘤偶尔表现为扁桃体窝或咽部发现一个搏动性肿块,而在颈部无明显的外在表现。颈内动脉瘤向内侧的咽喉部生长。由于颈内动脉在前外侧有致密的颈深筋膜及附着于茎突的肌肉包绕,后方有颈椎的支撑,因此大部分颈内动脉瘤在颈部没有肿胀表现,而其内侧的咽上缩肌及黏膜不能提供强有力的阻挡作用,因此搏动性肿块向扁桃体窝生长。颈动脉分叉的位置对临床症状也有一定影响,当颈动脉分叉位置较低时,在颈部可以触及搏动性的颈内动脉瘤。

（二）神经症状

许多研究显示颈动脉瘤的首发症状是异常的神经症状。包括一过性黑矇、短暂性脑缺血发作(TIA)、卒中、霍纳综合征等神经症状。大部分神经症状的产生是由动脉瘤内栓子脱落造成脑血管栓塞引起的,部分可能是由巨大动脉瘤压迫颈内动脉造成血流减少引起的。TIA 的发生率几乎是卒中的 2 倍。相对于颈内动脉近端动脉瘤,颈内动脉远端动脉瘤更易发生颅神经功能障碍。颈内动脉穿过颞骨岩部的颈动脉管,并通过破裂孔进入颅内,颈丛交感神经纤维伴随颈内动脉走行,肿瘤压迫这些神经纤维可导致霍纳综合征,主要表现为同侧上睑下垂、瞳孔缩小、面部无汗、眼球内陷及面颊部血管扩张。更近端的动脉瘤可压迫迷走神经或喉返神经导致声音嘶哑,面神经受压可引起严重的面部疼痛,同样也有第五对(三叉神经)和第六对(外展神经)脑神经受压的报道。

（三）吞咽困难

巨大的动脉瘤偶尔可引起吞咽困难。动脉瘤

突入咽括约肌内可产生吞咽困难，并能压迫参与吞咽动作的神经。这些动脉瘤有时就是在因吞咽困难就诊时被发现的。

（四）出血和破裂

颈动脉瘤的出血和破裂是一种罕见现象。破裂引起大出血之前一般有"先兆出血"或多个较小的出血过程。当动脉瘤破裂出血进入口咽部时，死亡通常是由窒息和误吸引起的。感染性动脉瘤容易破裂和出血。另一处于危险状况的就是所谓的颈动脉破裂综合征患者，这类患者通常因头颈部肿瘤接受了放射治疗和扩大手术切除。作为头颈部肿瘤并发症，发生颈动脉破裂综合征的危险因素包括继发于切口感染的滋养血管血栓形成、术中颈动脉的暴露致其表面干燥、颈动脉鞘的剥离、动脉被唾液侵蚀、邻近的组织坏死、咽瘘的形成和既往的放射治疗史。

四、诊断和鉴别诊断

对于发生在颈部较低位置的ECAA，多普勒超声是诊断的首选影像学方法，但超声非常容易漏诊位于颈内动脉远端的高位动脉瘤（如钝性分离颈动脉所导致的动脉病），此部位的动脉瘤需要进一步行CTA或MRA成像明确诊断。MRA的优点在于能够分辨新旧血栓，这对鉴别颈动脉夹层非常有帮助。检查者对本单位内各种影像学检查优缺点的认识决定了下一步对无创影像学检查方法的选择。

CTA的优点在于能够提供与病变部位有关的骨性解剖标记，这对于判断病变能否行手术治疗和腔内修复治疗有着重要的参考作用。当MRA与头颅及脑实质一同成像时，可获得Willis环及脑侧支循环的基本信息。CTA也可以提供类似的颅内成像，然而这还取决于该机构的技术水平。同时做这两项影像学检查时，两者提供的信息能够互补，有利于对病变做出更精确的评估。

为了获得详细的血管解剖信息，以便于制订合理的手术方案，既往认为基于导管的血管造影对于ECAA的评估是必需的。但目前考虑到这种侵入性诊断方法存在卒中的潜在风险，一般认为常规行这种检查是不必要的，仅作为血管腔内治疗的备选评估方法。

诊断性血管造影目前仅用于一些罕见病例，例如不考虑行开放手术或血管腔内治疗，而必须实施颈动脉结扎的病例。在颈动脉结扎术前，一般建议行非侵入性检查明确Willis环的解剖，并实施同侧颈内动脉球囊阻断试验。球囊阻断试验主要利用一个末端带孔的球囊导管阻断颈内动脉，此时患者保持清醒状态，并全身抗凝，血压维持在基线水平。试验过程中可以通过导管末端孔测量颈动脉"残端"的反流压。残端压力如果超过平均动脉压的50%，表明在颈动脉球囊阻断时脑内有足够的循环血流。通常在清醒的状态下阻断颈内动脉30min，观察患者有无神经系统症状的变化。也可通过药物将血压降低到一定水平以评估患者对低血压的耐受程度。有若干研究认为球囊阻断试验在评估患者对颈动脉闭塞的耐受性时，有10%~20%的病例不能做出正确判断。在颈动脉闭塞后患者如出现同侧半球的神经损害症状，血流紊乱产生的继发血栓栓塞可能是主要原因。这些研究说明了在颈动脉结扎后以华法抗凝治疗6周至3个月的重要性。

对颈部搏动性肿块的鉴别诊断要全面考虑。弯曲扭结或卷曲的颈动脉是颈部搏动性肿块最常见的原因。有时需要依靠多普勒超声和CTA来将这一生理现象与ECAA进行区分。其他鉴别诊断还包括在细瘦颈部出现的突出的颈动脉分叉、覆盖颈动脉分叉的淋巴结、颈动脉体瘤、颈静脉球瘤、颈部转移性肿瘤、鳃裂囊肿和囊性淋巴瘤。

五、治疗

ECAA治疗的主要目的是预防因栓塞和血栓形成导致的永久性神经功能损害，理想的处理方式是完整切除动脉瘤并恢复血流。治疗方案的选择应个体化，要以动脉瘤的部位、大小和成因为基础，结合患者的整体状况考虑。

动脉瘤或假性动脉瘤内出现不稳定血栓被视为腔内修复的一个相对禁忌证。发生在非常弯曲的颈动脉的动脉瘤也是腔内修复的相对禁忌证，因为在这种血管内支架缺乏顺应性，而且在此情况下，动脉瘤切除后可以拉直弯曲的动脉完成血管的端-端吻合。对于那些体积大的和涉及颈内动脉远端的动脉瘤，由于手术操作复杂，并发症发生率高，血管腔内治疗可能是更好的选择。

（一）开放手术治疗

1. **结扎** 结扎引起大卒中的风险很高，据估计,发生率为 30%~60%,其中一半病例最后死于卒中。卒中发生的原因包括:侧支循环不足引起的急性脑血管功能不全、血栓脱落和远端栓塞。事实上,在许多病例中发生的延迟性卒中支持后一种发病机制。因此建议颈动脉结扎后用华法林抗凝治疗一段时间,以预防远端栓塞。目前没有标准的术后抗凝治疗期限,但多个研究小组建议 2 周至 3 个月。

随着现代血运重建技术的发展,结扎已不被作为 ECAA 的标准治疗方法。延伸至颅底的颈动脉瘤,以前由于无法实现远端控制而被认为是不可切除性肿瘤,如今通过应用一些特殊技术可以提高远端的暴露效率,如切除部分岩骨和乳突。当然,在动脉瘤破裂等紧急情况下(尤其是感染性动脉瘤),仍需要采取颈动脉结扎。

如果考虑行颈动脉结扎手术,非常有必要在术前进行颈动脉球囊阻断试验以评估残端压力。既往因头颈部肿瘤实施过广泛的颈部放射治疗和根治性切除手术,此时无法行血运重建手术的 ECAA 患者时,以颈动脉球囊阻断试验进行术前评估可能是唯一合理地选择。对不适宜外科手术的患者,血管腔内操作代替手术结扎可能是较好的选择,面对这种困难局面,弹簧圈栓塞和可拆卸永久性球囊的阻断通常能获得满意的疗效。

对于不能忍受球囊阻断试验且需要行颈动脉结扎的患者,应考虑实施颅外 – 颅内动脉(EC-IC)旁路手术。由于 EC-IC 旁路手术未能提高颈内动脉闭塞或颅内闭塞性病变的疗效,此类手术很少实施。尽管该技术在现代神经外科临床实践中受到一定限制,但它对于某些选择性患者应该是有用的。Candon 研究小组描述了一种新的方法来处理远端颈内动脉瘤,与腹主动脉瘤的处理方法类似,主要是利用大隐静脉作为移植物通过瘤腔内部与颈内动脉岩部吻合。

2. 动脉瘤切除 切除动脉瘤并恢复正向血流已成为目前 ECAA 的标准治疗方案,此手术方法主要适用于累及颈总动脉和颈内动脉近 1/3 的病变。而对于涉及颈内动脉远端的动脉瘤需要行辅助手术以获得更好的远端控制。对颈外动脉瘤通常行结扎处理,不需要单独重建。

颈动脉瘤切除后,有多种重建方案可供选择。对于窄颈的囊状小动脉瘤,可直接切除后行血管端 – 端吻合或以补片修补。弯曲的颈动脉被拉直后有时也可以直接行端 – 端吻合。

当血管长度不足以完成直接吻合时,就需要考虑加用移植物间置。人工血管和自体血管(动脉或静脉)作为替代物均有较好的治疗效果,但在有感染的情况下,首选自体血管。颈内动脉穿透伤可以用被分支血管结扎后的颈外动脉所替代。

完整切除颈动脉瘤存在损伤脑神经的风险,包括面神经、迷走神经、副神经、舌下神经和舌咽神经,其中迷走神经、喉上神经和舌咽神经咽肌支损伤可以造成吞咽障碍。尽管这些损伤通常是暂时的,但它们对患者造成的痛苦非常大。为减少这些问题的出现,外科医生在解剖这些结构时必须极其小心,有些外科医生还主张使用双极电凝止血。另外,在处理瘤体时动作要轻柔,以防止附壁血栓脱落形成远端栓塞。

3. CEA 术后假性动脉瘤的修复 为降低术后再狭窄率,CEA 术中已常规应用补片成形术。临床实践发现,导致 CEA 术后产生假性动脉瘤的原因中,感染多于补片变性。对于补片引起的假性动脉瘤,可以把瘤壁切除至正常血管壁并用自体血管行补片成形术,从而替代移植物间置手术。

4. 辅助手段 在颈动脉阻断期间,脑功能监测和保护的方法与常规 CEA 手术时使用的方法一致,包括脑电图波形分析、颈动脉残端测压基础上选择性转流及常规转流。相对于 CEA,动脉瘤手术区更难以暴露、手术持续时间长,因此,通常建议使用全身麻醉而不是颈部区域阻滞麻醉。CEA 患者在全身麻醉下我们常规使用转流管,在行颈动脉瘤切除修复时也建议常规使用转流管。在术中可常规使用多普勒超声评价颈动脉重建效果。

5. 技术要点 对体积大的和涉及颈内动脉远端的动脉瘤实施开放性手术治疗在技术上具有一定挑战性。如下几种手术技巧可用于改善颈内动脉远端的暴露:

(1)取得远端暴露第一步是手术切口沿耳后向乳突做弧形延伸。

(2)离断颈袢以便轻拉舌下神经。

(3)离断二腹肌后腹。

(4)离断枕动脉和邻近静脉属支。

(5)离断咽升动脉。

(6)自胸锁乳突肌乳突附着处游离,并向上牵拉或切除腮腺,必须仔细解剖分离面神经及其分支。

（7）切除茎突及其附着肌肉。

（8）下颌骨半脱位可增加约1cm的颅底暴露宽度。

（9）切除颞骨岩部下方的部分骨骼，这通常需要多学科的协作，包括有颅底手术经验的非血管外科医生。

（10）在远端控制困难时，利用血管腔内的球囊（通常是转流管的一部分）控制颈内动脉远端的返血是一种很实用的辅助手段。

（11）在远端吻合困难时，可利用覆膜支架在远端释放的非缝合技术，达到远端吻合效果，近端进行缝合（图2-16-2）。

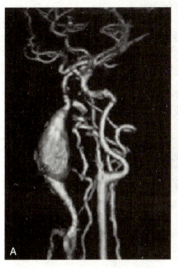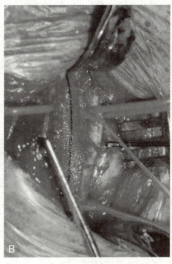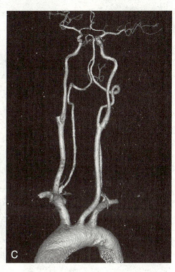

图2-16-2　颈内动脉瘤开放手术图

A. 术前CTA显示右颈内动脉瘤，已侵及乳突上方；B. 开放手术，切开动脉瘤，远心端置入支架移植物（5mm×5cm，Gore Viabahn），不吻合，外部捆扎，近心端与颈动脉吻合；C. 术后CTA显示右颈内动脉瘤消失，支架移植物血流通畅

（图片由长海医院赵志青、魏小龙提供）

一旦颈内动脉近端和远端得到控制，必须决定是完整切除还是部分切除动脉瘤。对于真性粥样硬化性动脉瘤，我们通常从腹股沟区获取大隐静脉来替换整个动脉瘤。通常采用动脉瘤内缝合技术以避免切除动脉瘤壁时损伤脑神经。此技术同腹主动脉瘤开放性手术，动脉瘤的瘤壁常用来包裹植入的移植物。在这种情况下有使用人工血管的报道，但目前还没有对比人工血管和自体血管的大宗病例研究，使用人工血管可能是合理的选择。

对于人工血管补片所引起的假性动脉瘤，通过切除假性动脉瘤并重新实施补片成形术获得了良好的疗效。考虑到在这种情况下容易发生感染，我们也建议利用自体血管来修复动脉缺损。

在实施静脉间置术时，我们建议使用直形转流管而不是Javid类型，以便将静脉移植修剪至适当的长度，从而避免扭曲。在这种情况下，静脉移植物套叠在直形转流管上，在远端吻合结束后，移植物沿转流管延伸至相应的部位并予以相应的修剪。在完成近端吻合前取出转流管，常规冲洗血管腔。在术中我们还常规使用多普勒超声评价颈动脉重建效果。

（二）腔内治疗

ECAA腔内治疗的优点在于避免了分离瘤体和高位暴露颈部的手术操作，从而减少了对脑神经的损伤及其他手术相关并发症。对于有开放手术禁忌证的患者，鉴于此类动脉瘤自然病程具有极高的风险，采用血管腔内治疗优于观察随访。

已有多种关于ECAA腔内治疗技术的报道，包括金属裸支架的置入（用或不用经支架栓塞）（图2-16-3）、多层裸支架（双层）的置入（血流导向原理）、支架移植物（覆膜支架）的置入（图2-16-4）。超声引导下经皮注射凝血酶已成为股总动脉创伤性假性动脉瘤的主要治疗方案，也可以应用到颈动脉假性动脉瘤。Holder等以球囊阻塞瘤颈，接着经皮注射凝血酶成功地处理了1例由中央静脉穿刺不慎引起的颈动脉假性动脉瘤。每种技术应用的病例数都比较少，缺乏相互比较的意义。

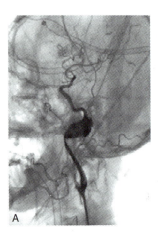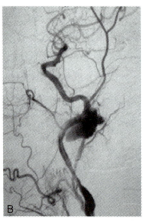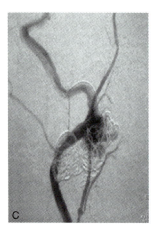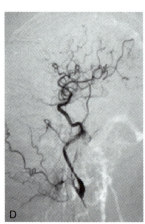

图 2-16-3 颈动脉瘤支架弹簧圈腔内治疗图

颈动脉瘤内置入裸支架，并以微导管导入弹簧圈栓塞瘤腔。动脉瘤腔内修复术后造影显示 ICA 通畅

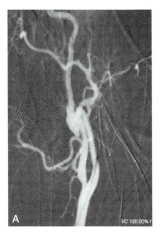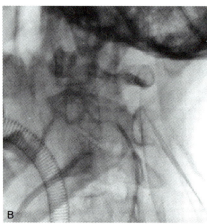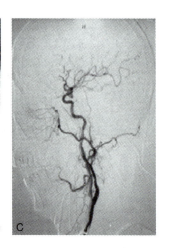

图 2-16-4 颈内动脉瘤腔内治疗图

A. 选择性左颈动脉造影显示左颈内动脉远端动脉瘤；B. 序贯置入支架移植物（5mm×2.5cm 两枚，Gore Viabahn）治疗左颈内动脉远端动脉瘤；C. 造影显示颈内动脉瘤消失

动脉瘤疑似感染或已明确的感染性动脉瘤一般被列为血管腔内治疗的禁忌证。虽然有通过联合应用抗生素，以腔内治疗成功处置感染性颈动脉瘤的个案报道，但除非在特殊情况下，一般不推荐应用腔内治疗。

Lesley 小组报道了发生在 12 例患者中的 16 次颈动脉破裂，他们中的大部分因头颈部肿瘤接受了放射治疗或手术治疗（或两者皆有）。所有病例均因不能耐受球囊阻断试验或存在明确的不完整 Willis 环，而被认为发生脑缺血并发症的概率极高。治疗中这些患者使用了各种不同种类的支架和腔内技术，其中 5 例病例使用了铂金弹簧圈或丙烯酸凝胶进行瘤内栓塞，尽管有 1 例外伤性颈动脉破裂和 3 例与头颈部肿瘤有关的颈动脉破裂进行了再次腔内治疗，但所有病例均获得了

有效止血。颈动脉破裂的复发率与其他经皮球囊阻塞的研究结果相似。整个研究过程中，未发生与治疗相关的卒中或死亡。

（三）药物治疗

1. 抗凝及抗血小板治疗 目前对于颈动脉瘤开放手术或腔内修复术后的药物治疗还没有标准方案。对于颈动脉结扎后，用华法林抗凝治疗预防颈内动脉远端的血栓延伸至颅内的第一分支已达成共识，但没有具体的数据帮助指导药物治疗的持续时间，大多数作者建议 2~12 周。大多数接受开放手术、补片成形术或移植物间置的患者在术前已开始服用阿司匹林治疗。

准备择期行腔内治疗的患者，通常至少在术前 5d 开始服用氯吡格雷。在急诊血管腔内治疗术后，服用氯吡格雷 300mg 可以快速使药物浓度

达到治疗水平。大多数人建议在腔内修复后，服用阿司匹林和氯吡格雷行双重抗血小板治疗（氯吡格雷，75mg/d），以促进血管表面的内皮化。目前还没有规范的药物服用时间，但我们通常建议患者在颈动脉支架置入术后服用氯吡格雷6周，终身服用阿司匹林治疗。相对于裸支架的置入，目前没有足够的证据支持在支架移植物（覆膜支架）置入术后实施抗凝治疗。

2. 他汀类药物　在CEA及CAS围手术期的研究中发现，他汀类药物可显著降低继发卒中、心肌梗死和死亡的风险。其具体机制尚不完全清楚。可能的机制包括抗炎作用、稳定斑块及影响血栓形成和凝血的作用。基于这些数据，他汀类药物在颈动脉瘤围手术期的使用应该是合理的，虽然这仅仅是一种推测。

3. 抗生素　对于疑似或已确诊的感染性颈动脉瘤的处理涉及围手术期抗生素的合理应用。金黄色葡萄球菌和表皮葡萄球菌感染最常见，当怀疑为革兰氏阳性细菌感染时，应使用万古霉素或利奈唑胺治疗，直至最终根据细菌培养和药敏结果换用敏感抗生素。大肠埃希菌、克雷伯菌、棒杆菌、奇异变形杆菌及小肠结肠炎耶尔森菌也有报道，此时的初始治疗要广泛覆盖革兰氏阴性菌。一旦完成治疗血管感染的标准操作程序后，包括去除移植物、自体血运重建、移植物周围组织清创、肌皮瓣的覆盖、引流等，建议静脉使用抗生素。目前没有任何临床试验数据给出抗生素治疗时间的具体建议，通常首先静脉使用抗生素4~6周，然后改口服抗生素3~6个月，或者终身服用。

六、儿童患者

Pourhassan小组最近总结了他们自己和他人在儿童ECAA治疗上的经验。他们回顾分析了过去25年出现的27例儿童ECAA病例报告。这些动脉瘤的病因包括感染（如扁桃体周围脓肿）、外伤（包括穿透伤、钝挫伤和扁桃体切除术后）及先天性原因。27例病例中有14例为与先前严重口咽部感染有关的感染性假性动脉瘤，6例是先天性或全身性疾病的局部表现（如白塞病或Ⅱb型高脂血症），5例感染假性动脉瘤被认为是继发于近期扁桃体切除术的手术创伤。这些突出了颈动脉至扁桃体窝的邻近结构在儿童ECAA发生中的重要性。与成人类似，大多数儿童ECAA主要累及颈总动脉或颈内动脉。如果累及的是颈外动脉，通常为继发于创伤或感染的假性动脉瘤。

通常，儿童颈动脉瘤的首发症状是出现颈部搏动性肿块，其破裂的概率比成人高。在Pourhassan小组总结的资料中，42%的患儿首次就诊是因呕血或鼻出血。儿童颈动脉瘤破裂概率高可能是病因的一种表现，创伤性和感染性动脉瘤似乎破裂的风险最高，而在儿童颈动脉瘤中这类原因占大多数。

对所有存在脑缺血表现和局部不适症状的颈动脉瘤患者都建议手术治疗。鉴于儿童颈动脉瘤破裂的风险高，积极的外科干预是必要的。根据瘤体大小、位置和病因的不同，已提出多种颈动脉重建方式。与成人一样，动脉瘤切除加移植物间置是首选治疗方法，切除动脉瘤后应以大隐静脉作为移植物。由于大多数患者是由感染引起的，因此，建议利用自体血管。自体血管还有一个优点是能随着儿童年龄的增加而逐渐生长。

（陆清声）

参 考 文 献

[1] Jack L Cronenwett, K Wayne Johnston. Rutherford's Vascular Surgery. 7th ed. Singapore: Elsevier Inc, 2013.

[2] Bush R L, Lin P H, Dodson T F, et al. Endoluminal stent placement and coil embolization for the management of carotid artery pseudoaneurysms. J Endovasc Ther, 2001, 8(1): 53-61.

[3] Coldwell D M, Novak Z, Ryu R K, et al. Treatment of posttraumatic internal carotid arterial pseudoaneurysms with endovascular stents. J Trauma, 2000, 48(3): 470-472.

[4] El-Sabrout R, Cooley D A. Extracranial carotid artery aneurysms: Texas Heart Institute experience. J Vasc Surg, 2000, 31(4): 702-712.

[5] Saatci I, Cekirge H S, Ozturk M H, et al. Treatment of ICA aneurysms with a covered stent: experience in 24 patients with mid-term follow-up results. AJNR Am NeuroradioL, 2004, 25(10): 1742-1749.

[6] Zhou W, Lin P H, Bush R L, et al. Carotid artery aneurysm: evolution of management over two decades. J Vasc Surg, 2006, 43(3): 493-496; discussion 497.

第三节 锁骨下动脉瘤

一、锁骨下动脉瘤的流行病学与病因学

锁骨下动脉瘤（subclavian artery aneurysm，SAA）在临床上比较少见，文献报道其发病率在外周动脉瘤中仅占1%。分为真性动脉瘤及假性动脉瘤。SAA的病因包括动脉粥样硬化、创伤、胸廓出口综合征、大动脉炎、动脉中层变性坏死、感染、遗传性疾病如特纳综合征和马方综合征等，其中以前三者较为常见。真性锁骨下动脉瘤，通常见于老年患者，通常是动脉粥样硬化退行性的改变，假性动脉瘤常因钝性和穿透性创伤而发生。随着损伤性操作及介入技术应用增多，医源性损伤导致的假性动脉瘤逐渐增多，右锁骨下假性动脉瘤通常由医源性损伤导致。

二、锁骨下动脉瘤的诊断与鉴别诊断

1. **症状** SAA多无特异性临床表现，早期多无症状，鉴于现代医学中影像学的广泛应用，大多数锁骨下动脉瘤是偶然发现的，只有25%的动脉瘤表现出症状。症状主要包括：

（1）胸部、颈部、肩部因急性扩张或破裂导致的疼痛。

（2）上肢急性和慢性缺血性栓塞症状。

（3）臂丛神经压迫的神经功能障碍。

（4）右侧喉返神经受压致嘶哑。

（5）气管压迫引起呼吸功能不全。

（6）椎动脉和颈动脉循环血栓形成引起的短暂性脑缺血发作和卒中。

（7）右侧锁骨下动脉异常压迫食管引起吞咽困难。

（8）因肺尖部侵蚀而导致咯血。

（9）近中段的动脉瘤容易破裂，若瘤体破裂，出现出血性休克可危及生命。

在以上症状中51%的病例出现局部症状（搏动性肿块、肩痛或非特异性胸痛），36%出现压迫性症状（呼吸困难、臂丛功能障碍、霍纳斯综合征、声音嘶哑），16%出现栓塞性症状（脑或肢体），出血（9%）和血栓（6%）相对较少。

2. **体征** SAA多无特异性临床症状，当动脉瘤逐渐增大至一定程度时可出现锁骨上窝搏动性包块，医生查体时一般可发现以下体征：

（1）锁骨上窝的搏动。

（2）上肢脉搏的减弱或消失。

（3）肢体末端的微循环障碍（蓝指综合征）。

（4）感觉和运动臂神经丛压迫的迹象。

（5）声带麻痹。

3. **检查** 彩色超声多普勒检查无创且方便快捷，但由于受胸骨、锁骨的阻挡，对病变部位及周围血管及组织的显示有影响，因此仅作为SAA的筛查手段。动脉造影可以了解瘤体和分支动脉的情况，但由于瘤体内往往存在附壁血栓，动脉造影只能显示动脉瘤腔内血流情况，具有一定局限性。核磁血管造影（MRA）和CTA不仅可以清晰显示瘤壁情况、腔内血流和血栓，还能够准确地显示瘤体范围及其与周围组织的关系，对确定治疗方案具有重要的指导意义。

三、锁骨下动脉瘤的治疗

锁骨下动脉瘤发生比较少见，对于出现动脉瘤相关症状，或者直径大于2.5cm，应该外科干预。发生于近端的锁骨下动脉瘤容易破裂，发生于远端的锁骨下动脉瘤容易发生栓塞。患者手术前均需给予详细评估，尤其怀疑动脉炎性疾病的患者行血沉、C反应蛋白及风湿免疫等指标化验检查。术前行上肢动脉和颅内、外动脉的超声和CTA检查，主要评估动脉瘤解剖形态和流入道、流出道血管情况，了解瘤体与椎动脉、颈内动脉以及锁骨下动脉主要分支的关系，椎动脉是否为优势椎动脉。动脉炎症所致患者需要先给予抗炎及激素治疗，待炎症控制，血沉和CRP稳定后再行手术治疗。

SAA手术治疗方法包括传统的外科开放手术治疗、腔内介入治疗以及两者结合的杂交手术。开放手术和腔内介入有各自的特点。

1. **开放手术治疗** 虽然传统手术创伤大，但对一些病例有很好的适应证，尤其对于远端锁骨下动脉瘤，因其位于斜角肌间隙，受锁骨及第一肋骨挤压，植入支架容易变形或断裂，故该部位动脉瘤选择开放手术更合适，不仅手术创伤小，而且能很好地避免支架植入后再狭窄问题。

手术切口的原则是应能获得良好的近、远端

血管显露,控制出血,在此基础上减少手术的创伤。锁骨下动脉分为三段,以前斜角肌为界,前斜角肌后方为第二段,其前内侧缘至起始部为第一段,其外侧缘至第一肋间外侧缘为第三段,其分支有4~6支,即:椎动脉、甲状颈干、胸廓内动脉和肋颈干。颈肩部分支动脉变异较大,根据动脉瘤累及锁骨下动脉的不同部位应选择相应的手术切口。胸骨正中加锁骨上切口和左胸"书本型"切口入路适用于第一段或第二段动脉瘤。如果第一段瘤体较大,累及胸廓内段,及椎动脉需辅助体外循环或深低温停循环;锁骨上、下入路必要时切断锁骨适用于第三段较小瘤体或刀刺伤,能达到良好的手术显露、完成血管阻断和吻合,但对第三段瘤体较大者应考虑加用胸骨正中切口。

对于破裂的锁骨下动脉瘤一旦明确诊断,如无介入治疗适应证,应尽快手术。对于部分动脉瘤伴破裂的病例开放手术有很好的适应证:

(1)破裂后的动脉瘤伴有大量凝血块,需清除血凝块解除对周围血管、神经压迫。

(2)离断后的锁骨下动脉远近端断口之间有一段距离。

(3)破裂假性动脉瘤,介入后患者术后颈部包块明显缩小,搏动感消失,但患侧上肢仍有麻木感,需开刀行血肿清除术。

(4)对于出血量较大的患者,可先用大小合适的球囊堵塞动脉近端起始部,减少失血,为开放手术治疗赢得宝贵的时间。

2. 血管腔内介入治疗　血管腔内介入治疗优点突出,微创、操作简便、并发症少、恢复快。随着介入技术及器材的飞速发展,微创腔内治疗已经逐渐开展起来,并有代替传统手术的趋势。

近端锁骨下动脉瘤更适于腔内治疗,这是因为该段动脉瘤位于胸廓内,难以暴露,开放手术具有难度大、风险高、创伤大、耗时长、失血多及并发症多等缺点,使得部分年老体弱且合并有心脑血管并发症的患者常难以耐受手术。

继发于结缔组织紊乱的动脉瘤可能更适合于腔内治疗,这是因为该种动脉瘤血管壁的缺陷使得血管壁非常脆弱,很难缝合,腔内介入治疗可以避免瘤体直接切除和对病变血管进行吻合。

血管腔内介入治疗主要采用腔内覆膜支架修复术,但需要在隔绝动脉瘤的同时保证重要分支

如优势椎动脉或已行冠脉旁路移植的左锁骨下动脉的血运通畅。也有少数报道使用多层裸支架技术,由于其"血流调节"的作用,在维持主要分支血管血流通畅的同时逐渐导致动脉瘤血栓形成。多层裸支架技术虽然在技术上是可行的,但中长期的结果尚未报告。

腔内治疗SAA远期随访中也可能出现内漏、支架内再狭窄/闭塞、支架移位等并发症。

腔内治疗锁骨下动脉瘤时应遵循以下原则:

(1)血管腔内介入治疗可在局麻下经股动脉穿刺入路进行,有操作简便、创伤小且风险低等特点。

(2)根据术前影像学检查的测量结果选择合适尺寸的覆膜支架。覆膜支架的直径应大于SAA两端正常血管管径的10%,但不超过20%。覆膜支架的长度应根据真性动脉瘤的长度及假性动脉瘤破口的位置及大小来确定,选择长度应能覆盖真性动脉瘤近远两端至正常锁骨下动脉内各10mm以上,或保证假性动脉瘤破口两端的覆膜部分应大于10mm,以减少I型内漏的发生。

(3)术前应充分评估椎-基底动脉的血流情况,确认哪侧为优势椎动脉,术中应加以保护,避免覆盖。若SAA累及到椎动脉,术中需覆盖一侧椎动脉开口,应保证对侧椎动脉血流通畅(图2-16-5)。若术中因覆盖椎动脉而出现明显的后循环缺血表现,应紧急中转行椎动脉血流重建术。

(4)术前评估SAA是否累及锁骨下动脉的分支动脉。若主要分支动脉受累(如胸廓内动脉受累)可先行用羊毛钢丝圈栓塞该分支以减少Ⅱ型内漏的发生。

(5)右锁骨下动脉近端动脉瘤,若距颈总动脉开口<1cm或累及到颈总动脉时,可采用Kissing支架技术分别于颈总动脉和锁骨下动脉内各置入一枚覆膜支架,两支架近端共同开口于无名动脉内,达到既封闭瘤腔又不影响颈总动脉血流的目的,避免内漏发生(图2-16-6)。

近年来血管腔内治疗对破裂锁骨下动脉瘤有成功治疗的报道。如果导丝能通过损伤段血管,则可采用覆膜支架有效隔绝血管破损部位。如损伤段血管管壁破损,内膜损伤严重或血栓形成,最好采用覆膜支架(膨体聚四氟乙烯材料),可以有效隔绝治疗血管破损预防因内膜损伤导致的支架内血栓形成。腔内治疗破裂锁骨下动脉瘤的适应证为:

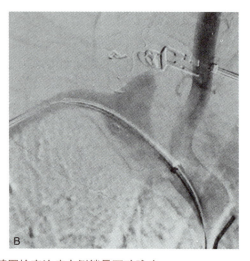

图 2-16-5 覆膜支架结合弹簧圈栓塞治疗右侧锁骨下动脉瘤

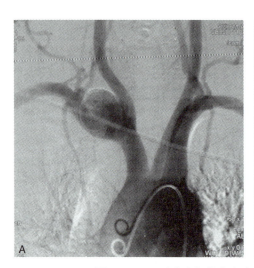

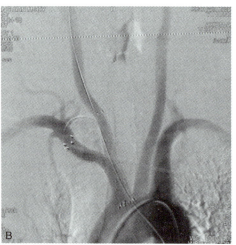

图 2-16-6 对吻支架技术治疗右侧锁骨下动脉开口处动脉瘤

（1）局部没有巨大的瘤体。

（2）无明显神经、血管受压征象。

（3）MRI 及其造影增强检查提示血管并非离断。

（4）血管造影检查远端血管显影良好，且断端之间距离较近。

3. 杂交技术治疗 腔内治疗和开放手术，都有各自的优缺点，没有任何一种手术可以完全取代对方。在临床中术者常常需要将二者结合即杂交技术来处理部分锁骨下动脉瘤。对于右锁骨下动脉瘤，累及椎动脉，需要保留椎动脉时候，可采用 Kissing 技术分别于颈总动脉和椎动脉内各置入一枚覆膜支架，两支架近端共同开口于无名动脉内，同时行腋动脉 – 腋动脉旁路，达到保留椎动脉及锁骨下动脉血流的目的（图 2-16-7）。对于左侧锁骨下动脉根部动脉瘤的处理可采用胸主动脉覆膜支架覆盖左锁骨下动脉开口，锁骨下动脉瘤进行弹簧圈栓塞，加行右腋 – 左腋或左颈 – 左锁骨下动脉旁路移植术来封闭瘤腔并保证上肢的血流（图 2-16-8）。

腔内治疗的核心是消除动脉瘤和保证椎动脉的血流，虽然创伤小，近期效果显著，但血管内移植物的长期通畅性尚不清楚。在 7~29 个月的随访中锁骨下支架的短期通畅率为 83%~100%。然而，对于锁骨下动脉瘤非高危患者，开放式手术修复仍然是首选的方法。在临床中应该充分了解两种手术各自的适应证，用最小的创伤，最有效的办法来最大限度地治疗该动脉瘤。

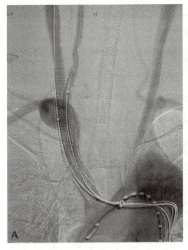
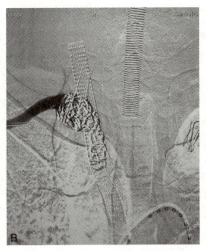
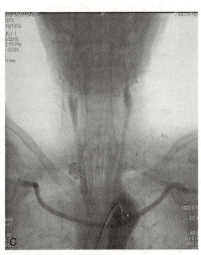

图 2-16-7　颈总动脉、椎动脉对吻支架、弹簧圈栓塞瘤腔＋腋－腋搭桥技术治疗右侧锁骨下动脉瘤累及椎动脉

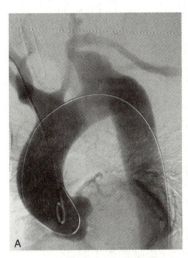
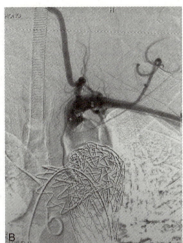
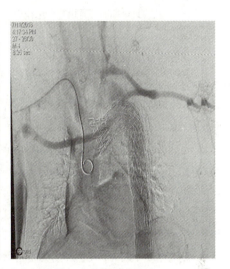

图 2-16-8　主动脉腔内修复技术＋腋－腋动脉旁路移植术治疗左侧锁骨下动脉根部动脉瘤

（郭连瑞）

参 考 文 献

［1］Cury M, Greenberg R K, Morales J P, et al. Supra-aortic vessels aneurysms: Diagnosis and prompt intervention. J Vasc Surg, 2009, 49（1）: 4-10.

［2］Vierhout B P, Zeebregts C J, van den Dungen J J, et al. Changing profiles of diagnostic and treatment options in subclavian artery aneurysms. Eur J Vasc Endovasc Surg, 2010, 40（1）: 27-34.

［3］Temple L J. Aneurysm of the first part of the left subclavian artery; review of the literature and a case history. J Thorac Surg, 1950, 19（3）: 412-421.

［4］万圣云,宋海屏,余昌俊,等.锁骨下动脉损伤及创伤性假性动脉瘤的外科治疗策略.安徽医药, 2005, 9（3）: 185-186.

［5］葛建军,周汝元,胡旭,等.外伤性锁骨下假性动脉瘤

的外科治疗.中华外科杂志, 2002, 40（11）: 875.

［6］梁双超,王利新,史振宇,等.21例锁骨下动脉瘤（SAA）腔内诊治经验.复旦学报（医学版）, 2018, 45（06）: 840-845.

［7］李学锋,谷涌泉,俞恒锡,等.11例锁骨下动脉瘤腔内介入治疗体会.现代生物医学进展, 2015, 15（35）: 6871-6874.

［8］Li L, Yu H, Qi Y, et al. Simultaneous kissing stent technique with stent grafts for subclavian artery aneurysm: a case report. Ann Vasc Surg, 2015, 29（6）: 1316. e17-19.

［9］Li L, Zhang J, Wang R, et al. Endovascular Repair of a Right Subclavian Artery Aneurysm with Coil Embolization and Stent Graft: Case Report and Literature Review. Ann Vasc Surg, 2016, 36: 290. e1-290. e5.

［10］Gao X, Li L, Gu Y, et al. Endovascular repair of subclavian artery aneurysms: results from a single-center experience. Perfusion, 2017, 32（8）: 670–674.

［11］Li L, Gu Y, Qi L. Endovascular repair of a subclavian artery aneurysm in Behcet's disease. Interact Cardiovasc Thorac Surg, 2018, 27（3）: 461–462.

［12］Euringer W, Südkamp M, Rylski B, et al. Endovascular treatment of multiple HIV–related aneurysms using multilayer stents. Cardiovasc Intervent Radiol, 2012, 35（4）: 945–949.

［13］Bergeron P, Coulon P, De Chaumaray T, et al. Great vessels transposition and aortic arch exclusion . J Cardiovasc Surg, 2005, 46（2）: 141–147.

［14］du Toit DF, Strauss DC, Blaszczyk M, et al. Endovascular treatment of penetrating thoracic outlet arterial injuries. Eur J Vasc Endovasc Surg, 2000, 19（5）: 489–495.

第四节 四肢动脉瘤

一、概论

四肢动脉瘤为四肢动脉的动脉壁薄弱或受损伤后造成局部异常膨大或囊袋状膨出,直径达到正常动脉的 1.5 倍,称为动脉瘤。根据病理可分为真性动脉瘤、假性动脉瘤和夹层动脉瘤。一般认为主要病因为动脉粥样硬化、外伤、医源性损伤、感染、注射性吸毒等。临床表现包括局部搏动性包块、伴跳痛和触痛,瘤体较大时或在特定部位可出现神经压迫症状,如瘤体内血栓形成,可直接闭塞血管或血栓脱落造成远端缺血。

真性动脉瘤的瘤壁同正常动脉血管结构完全相同,由内膜、中膜和外膜构成,但病理表现可以为中膜层胶原蛋白、弹力蛋白含量不足或结构紊乱,或囊性中层变性等。假性动脉瘤大多由于血管外伤,血液从管壁破裂处溢出,进入周围组织,形成包裹性血肿,部分瘤壁实际上是周围包裹的纤维组织,其结构已完全不同于动脉组织结构。原发于四肢动脉的夹层动脉瘤极少见,多见于主动脉夹层撕裂范围较广,延伸到同大动脉相连接的髂动脉、股动脉或锁骨下动脉。

四肢真性动脉瘤应注意多发性动脉瘤的可能,Dent 等统计了 1 448 例动脉硬化性动脉瘤患者,发现 39% 患者具有多发性动脉瘤。四肢动脉瘤的患者 88% 有多发性动脉瘤,表明动脉瘤同血管组织结构发育不良或结缔组织疾病有相关。Bartlett 报道 2 例白塞病（Behcet）患者,在短时间内形成多发性动脉瘤,因此自体免疫性疾病可累及血管,形成难治性多发动脉瘤。

下肢动脉动脉瘤的发病率仅次于肾下型腹主动脉瘤,其中真性动脉瘤中腘动脉瘤占 70%,一侧腘动脉动脉瘤中,约 30%~50% 伴发主 – 髂动脉动脉瘤,双侧腘动脉动脉瘤的伴发比例则高达 70%。单纯股动脉动脉瘤并不少见,特别是随着临床血管穿刺技术应用爆发式增长,而股动脉是最常见的穿刺血管,医源性股动脉假性动脉瘤提高了股动脉瘤在四肢动脉瘤所占比例,研究发现约 50%~90% 股动脉动脉瘤合并主 – 髂动脉动脉瘤。上肢动脉瘤较少见,多为结缔组织疾病或胸廓出口综合征所引起。真性动脉瘤男女发病率比为 30∶1,与动脉瘤主要病因为动脉硬化相一致。

二、病因与病理

1. 动脉粥样硬化 下肢动脉硬化是老年退行性变,由于血流动力学及机体力学的作用,结合糖尿病、高血压、高脂血症等易感因素,是血管外科常见病和多发病。通常认为动脉硬化可导致动脉壁增厚,脂质沉积于内膜及中膜层,破坏血管组织结构和强度,滋养血管受侵犯加重血管组织营养障碍,在血流的不断冲击下,血管壁膨大形成动脉瘤,此类动脉瘤通常为真性动脉瘤。

2. 创伤 现代社会带来更快的生活节奏,各种突发事件增多,引起组织和血管创伤的机会增多,如车祸、刀刺伤、关节脱位、骨折等,均可以直接或间接造成血管壁破损或强度降低,形成动脉瘤,多为结构不完整的假性动脉瘤。部分不完全损害可以在远期形成真性动脉瘤。

3. 医源性因素 理论上讲同样属于创伤范畴,由于现代微创技术的发展,各种非直视手术或操作可以引起血管误伤,引起假性动脉瘤。而血管穿刺技术的大量应用,同样可以造成血管破裂,形成假性动脉瘤。另外,同感染性因素结合,移植物感染、创面切口感染等获得性、医源性因素,也可以形成严重的假性动脉瘤。

4. 感染 内源性感染和外源性感染均可以导致局部血管壁结构破坏,形成动脉瘤,急性病程多为假性动脉瘤,慢性病程多为真性动脉瘤。既往认为主要感染包括梅毒、结核分枝杆菌等,现在发现一些耐药菌如沙门氏菌、厌氧菌等均可以通过在血管壁局部定植,破坏组织结构形成动脉瘤,通常称为感染性动脉瘤。细菌性心内膜炎菌栓脱落造成的感染临床已少见,但呼吸道、泌尿系或各种败血症引发的血流播散被认为是重要的感染途径。同血管直接接触的局部软组织感染可以直接导致血管破裂,假性动脉瘤形成。

5. **原发性结缔组织病** 以胶原蛋白、弹力蛋白合成障碍或结构异常为主要因素,包括马方综合征、埃-当综合征、成骨不全综合征等,部分基本被认为具有明确的遗传背景。

6. **动脉炎性疾病** 各种原因导致沉积在血管壁的免疫复合物引起补体激活、炎性细胞浸润,各种炎性因子、蛋白酶分泌增加,导致血管组织破坏,可形成动脉瘤样改变,甚至直接破裂。常见疾病如结节性动脉炎、白塞病、高安病、川崎病等。

7. **组织发育及解剖异常** 由于四肢处于大范围活动状态,以关节周围及骨性结构异常导致的解剖因素同样可以导致血管壁慢性损害,形成动脉瘤。如胸廓出口综合征、腘窝陷迫综合征、腕管综合征等。

三、临床表现

四肢动脉瘤根据发生部位不同、病理类型不同、病因不同具有不同的临床表现。但最常见的症状是局部进行性增大的、搏动性肿物。如生长较快或肿物较大,可出现不同程度的酸胀、疼痛症状,如压迫神经可产生相应的神经症状,甚至邻近骨组织部位可形成骨质破坏。最常见的就诊原因之一是远端组织缺血,多为动脉瘤体内血栓形成或血栓脱落造成远端血管闭塞。如血管瘤破裂或假性动脉瘤形成,可以造成局部软组织肿胀、瘀斑,严重时血压下降、休克表现。

四肢动脉瘤相对表浅,查体时可明确触及肿物,随心脏搏动而搏动,部分病例可闻及心脏收缩期吹风样杂音、局部震颤等。如血栓形成多有远端肢体皮温降低、组织苍白或坏疽。

四、诊断及辅助检查

四肢动脉瘤诊断相对容易,首先有一系列同病因相关的病史资料,急、慢性病程,其次临床体征明显,较易直接触诊病变。辅助检查主要是临床常用的影像诊断技术,如血管多普勒超声、螺旋CT动脉造影(CTA)、磁共振血管造影(MRA)、血管造影(DSA)等,具有准确率高、敏感性和特异性强的特点。通常要求2种以上影像技术的相互印证以明确诊断。其他如基因检测、炎性标志物检测、血培养等技术对于不同病因动脉瘤有明确意义。

五、治疗

治疗方式包括严密观察的保守治疗和积极的手术治疗。手术治疗是四肢血管瘤最有效的治疗方式,不仅可以切除或修补动脉瘤,防止动脉瘤破裂引起的急症,也可以防止动脉瘤内血栓脱落造成的血管栓塞,并减轻或治疗动脉瘤对周围组织的压迫及相应并发症。

1. **保守治疗及非手术治疗** 符合保守治疗的病例相对较少,源于四肢动脉瘤位置表浅,容易产生血栓及栓塞,同周围伴行静脉或神经位置近,容易产生压迫症状。保守治疗包括有手术适应证,但一般情况太差,无法耐受手术,或感染性动脉瘤已经有严重的感染中毒性表现,仅仅局部处理难以挽回生命。少部分动脉炎性疾病,如结节性动脉炎,如非血管破裂或瘤体较大有明确症状,可以保守治疗,主要为激素冲击疗法。

保守治疗技术主要包括控制血压、抗凝、祛聚及对症治疗。包括感染性动脉瘤的抗菌治疗等。

非手术治疗通常指对于由医源性损害造成的假性动脉瘤的治疗,在发现早期可以通过超声引导下直接组织压迫,封闭动脉破口,或者在超声引导下向假性动脉瘤体内注射凝血酶、栓塞剂结合举办压迫。亦有人尝试从假性动脉瘤穿刺,使用血管缝合器直接缝合破口,但此技术要求条件较高,需在DSA引导或超声引导下,明确导丝进入正常血管腔内,且破口不大,周围组织水肿不严重。

2. **手术治疗**

(1)手术适应证

1)确诊动脉瘤,无明确的严重心脑血管并发疾病所造成的手术禁忌证。

2)动脉瘤体较大,直径超过2~3cm。

3)瘤体扩张率较高,半年生长速度达到5mm以上者,或伴随明显疼痛。

4)动脉瘤体形态不良,呈不均匀囊状生长。

5)假性动脉瘤,无论大小,均应积极治疗。

6)感染性动脉瘤,感染较为局限或全身感染已控制。

7）有明确的动脉瘤压迫症状，或影响活动者。

8）瘤体内明确有血栓，且远端血管出现栓塞或缺血症状。

9）明确的原发性胶原组织疾病，如马方综合征、埃-当综合征Ⅳ型等，破裂概率较大者。

四肢动脉瘤涵盖较广泛，不同部位血管瘤的治疗指征可能略有差异，因此治疗决策需要个性化制订，要仔细权衡治疗和观察的利弊。对于有症状的直径大于2.0cm且有血栓的患者，一般应给予积极治疗。治疗无症状的、直径2.0cm及以上的腘动脉动脉瘤患者应该是合理的，因为有30%~40%的病例会发展为肢体急性缺血甚至截肢。伴有广泛的血栓或远端血管闭塞也是干预的适应证。

（2）手术方式

1）动脉修补术：包括动脉瘤切除、动脉破口缝合、动脉瘤囊内或囊外修补闭合术，主要用于瘤颈较小的囊状动脉瘤和假性动脉瘤，对正常血管干扰较小，必要时可补片成形，防止血管狭窄。感染性动脉瘤在彻底清除感染的情况下，如果需要补片成形，最好使用自体血管，局部可行充分引流、冲洗或者持续负压引流。

2）动脉瘤切除、血管重建术：是最常用的手术方式，特别适合动脉损害严重、动脉瘤体较大、无法直接吻合的病变。如动脉瘤周围粘连明显，可能造成其他损害者，可以保留动脉瘤壁，囊内重建血管。非感染性动脉瘤通常使用人工血管，跨关节或感染性动脉瘤建议使用自体血管更佳，但紧急情况下，选择具有一定抗凝能力的人工血管，如银涂层血管等可以暂时缓解病情，必要时二期手术再处理。或者对于感染性动脉瘤可以行解剖外旁路，避免人工血管同感染组织的接触。

3）动脉结扎术：较为少用，主要为紧急抢救生命时应用，或慢性缺血已建立侧支循环，直接结扎不会导致远端组织坏死，且患者身体状况不允许进行更复杂手术时可采用。

4）腔内修复术：随着血管外科介入技术的快速发展，完全腔内介入治疗动脉瘤无论技术还是器材都已成熟，但对于周围动脉瘤的应用争议要远大于胸、腹主动脉和内脏动脉等常规手术复杂，危险系数较高的病例。因为四肢动脉瘤除锁骨下、髂动脉等均较为表浅，开放手术同样具有优势。首先是可以切除瘤体或瘤体减压，减少压迫症状，其次，可以将流出道血栓进行直接取栓或者复合手术取栓治疗。对于跨关节动脉瘤病变，开放手术似乎更为适合。腔内修复手术主要利用覆膜支架覆盖动脉破口，恢复血流，但前提条件是远端流出道通畅，甚至需要溶栓后再治疗，且入路较好，可以将相对较硬或口径较大的覆膜支架输送到位。另外要求动脉瘤近端、远端具有不小于10mm的正常血管锚定区。对于血管远端和近端口径相差较大需要拼接覆膜支架，如果有重要的侧支血管不能覆盖或覆盖后有严重后果的，应慎重选择腔内修复。对于破裂的炎性动脉瘤，为了抢救生命，可以考虑植入覆膜支架控制严重出血，但必须同时进行充分的引流、备VSD负压冲洗引流。美国FDA目前为止尚未批准任何一款覆膜支架治疗四肢动脉瘤为标准适应证，说明临床还存在各种争议和问题。

5）其他的腔内介入治疗动脉瘤技术在四肢动脉瘤似乎并无优势，如动脉瘤栓塞技术，或者金属裸支架辅助动脉瘤栓塞技术，由于四肢动脉瘤距体表较浅，外力压迫或挤压可以直接造成支架塌陷或血栓形成，相较于开放手术不具优势。

（3）术后处理：应严密观察动脉瘤远端血运情况，如出现皮肤苍白、皮温发凉需要明确病因，手术探查或溶栓、吸栓处理。

术后常规抗凝、祛聚治疗，如果为人工血管旁路，尽可能延长抗凝药物应用时间，覆膜支架相当于腔内旁路手术，同样需要抗凝。也有学者认为抗血小板治疗足以维持通畅，但至少在未形成人工血管或覆膜支架内皮化前，抗凝治疗更为重要。对于感染性动脉瘤一定要充分时间、充分剂量、足够强度抗感染治疗，结合外科引流，血培养阴性并不代表完全控制了感染，特别是在应用了人工血管或覆膜支架的病例。

六、不同类型的动脉瘤

1. **股动脉动脉瘤、股浅动脉动脉瘤** 股总动脉动脉瘤在70岁以上老年人中较常见，与吸烟、高血压相关。虽然大部分是由血管退行性改变引起的，但也有其他因素的存在，如白塞病、血管扩张性肢端肥大症、韦格纳肉芽肿病、动脉扩张症等。由于股总动脉位置固定、表浅,应同时顾及股深动脉的处理,无论真性动脉瘤还是假性动脉瘤开放手术应该是首选,而覆膜支架不仅跨关节,且有覆盖股深动脉的风险,并无优势,只有在抢救情况下,可以考虑。

股动脉假性动脉瘤是目前临床常见的病变,主要同越来越多的医源性穿刺相关。表现为腹股沟区穿刺部位疼痛性搏动性肿块,往往合并血肿,部分病例合并动静脉瘘。有多种非手术治疗方法,包括超声引导下压迫、直接压迫和超声引导注射凝血酶。压迫是实现假性动脉瘤血栓形成早期的有效方法,在单独的随机对照试验中,经皮注射凝血酶比单次超声引导的压迫更有效。开放性手术适用于假性动脉瘤破裂,手术难度并不大,甚至局麻也可以解决。如果发生破裂的部位距离股深动脉、股浅动脉分叉大于 10mm,无论上下,均可以选择更为微创的覆膜支架腔内治疗,当然,股动脉跨关节将面临后期通畅率的挑战。

相对于股总动脉,单纯股浅动脉动脉瘤较少见,往往合并腘动脉动脉瘤。一项研究 61 例孤立性股浅动脉动脉瘤临床观察发现最常见于老年男性(87%),平均年龄为 75.7 岁,发生部位大多数位于股浅动脉的中间三分之一处。最常见的症状是搏动性大腿肿块并引起局部疼痛(59%)。动脉瘤破裂(42%)比远端肢体缺血(13%)更常见。对于直径大于 2~2.5cm 的股浅动脉动脉瘤,特别是进行性增大的动脉瘤,需要手术修复。由于此段血管路径比较直,如果远近端正常血管锚定区足够长,特别是不干扰腘动脉,腔内覆膜支架治疗是更为微创有效的治疗方式。自体大隐静脉和人工血管都可用于动脉瘤的开放手术。人工血管与该处血管直径较匹配,通畅率也有良好表现。自体静脉则更适合跨膝关节的血管重建,尤其是对于远端动脉闭塞或者同时行腘动脉动脉瘤手术治疗的病例。

2. 股深动脉动脉瘤 股深动脉动脉瘤比较少见,多数病例是单侧的,同股动脉瘤同样,更多见于腹股沟区穿刺引起的假性动脉瘤或破裂出血。真性股深动脉动脉瘤由于其较深的解剖位置,没有或少有临床症状,局部侧支血管较多,形成血栓闭塞也可以无明显症状,因此发现时可能瘤体较大,手术治疗以开放手术为首选,如病情不允许或无明显症状,可以采用腔内技术治疗。由于股深动脉主干较短,分支较多,血管迂曲,以覆膜支架治疗并不推荐,如果非主干血管,可以行弹簧圈实性栓塞,效果满意。

3. 永久性坐骨动脉动脉瘤 永久性坐骨动脉(persistent sciatic artery,PSA)是一种罕见的异常血管,人群发生率为 0.01%~0.05%,容易发生瘤样改变。在胚胎早期阶段,坐骨动脉为脐动脉分支是下肢主要血供。从胚胎发育第 3 月起,坐骨动脉蜕化,脐动脉亦蜕化为髂内动脉,下肢血供主要由髂外动脉和股动脉供应,胎儿出生时,坐骨动脉蜕化形成臀下动脉。如果坐骨动脉未蜕化且仍为下肢主要血供来源,称之为坐骨动脉未闭。随着年龄增长,未闭的坐骨动脉会发生扭曲增粗,部分病例股动脉发育不良,下肢主要血供来自坐骨动脉,可见髂内动脉口径大于髂外动脉。15%~40% 未闭坐骨动脉发生退行性变形成坐骨动脉瘤,可继发瘤内血栓和动脉栓塞,症状为伴有疼痛的搏动性包块。7%~9% 的坐骨动脉未闭患者会发生坐骨动脉狭窄和闭塞,导致下肢缺血,其中 8% 的患者因此而截肢。

已有文献报道,在无明显压迫相关的症状情况下,血管腔内支架置入术是永久性坐骨动脉动脉瘤的有效修复方法。另据报道,用 Amplatzer 封堵器栓塞破裂的坐骨动脉动脉瘤可以用于抢救急性病例,但应注意保护下肢血运,避免二次伤害。

4. 腘动脉动脉瘤 腘动脉动脉瘤是四肢动脉瘤发病率最高的疾病,除了创伤和少见的先天性疾病,大部分的腘动脉动脉瘤是真性动脉瘤。既往多认为腘动脉动脉瘤是由动脉粥样硬化引起的,但动脉瘤切除后病理切片上可观察到动脉壁平滑肌细胞减少,弹性蛋白断裂,属于退行性病变。临床病例中很多患者在其他血管部位并未发现严重的动脉硬化改变,也印证了这样的推断。腘动脉走行于高频弯曲的解剖位置,周围有强大的肌肉、肌腱、筋膜形成压迫,扭转等复杂应力变化,也是腘动脉动脉瘤的另一成因,如腘动脉陷迫综合征,异常的肌肉、肌腱、筋膜慢性摩擦造成血管壁损害,可形成动脉瘤样改变或血栓闭塞。

腘动脉动脉瘤早期多无症状,后期可表现为类似下肢动脉粥样硬化闭塞症的慢性缺血症状。

若患者有慢性下肢缺血症状以及腘窝无搏动性包块，应注意评估是否为血栓化的腘动脉动脉瘤。与腹主动脉动脉瘤相比，腘动脉动脉瘤自发破裂不多，有统计破裂发生率为2.5%，但部分患者因局部不适进行按摩、敲打等外力作用，可导致破裂。一旦发生动脉瘤破裂，如不能及时正确诊疗，发生截肢风险增高。

腘动脉动脉瘤的治疗决策需要个性化制订，治疗的时机存在争议。对于有症状的、或无症状但直径大于20mm且伴有血栓的患者，一般应更积极治疗，因为有30%~40%的病例会发展为肢体急性缺血甚至截肢。也有学者认为无论动脉瘤大小，一旦确诊为腘动脉动脉瘤，因其特殊部位和发病特点，保守治疗出现并发症和截肢的风险较高，动脉瘤处于无症状时期，治疗效果更佳。

腘动脉动脉瘤治疗的"金标准"是外科开放手术，其中非常重要的一环是对于血栓的判断，确定流入道、流出道的情况。需要置管溶栓的病例并不在少数，特别是对于发生急性缺血的患者，应充分评估缺血发展速度，是否满足导管接触溶栓的技术标准，直接切开取栓因为动脉瘤的影响效果并不理想。最为妥善的处理是将流出道的血栓尽量减灭后再行动脉瘤切除，腘动脉重建。

腘动脉动脉瘤的开放手术同其他动脉瘤，通常有四种术式，包括动脉瘤切除腘动脉重建、动脉瘤切除旁路腘动脉重建、动脉瘤结扎旁路腘动脉重建、动脉瘤部分切除腘动脉重建。由于腘动脉所处的特殊解剖位置，其他动脉瘤可以采用的介入覆膜支架治疗技术受到限制，无论是流出道保留、锚定区选择、支架断裂和移位、血栓形成等都缺乏大数据的临床观察。目前国内临床可使用的是GORE VIABAHN（肝素涂层血管内覆膜支架系统），属于非适应证使用，因此应对病例进行充分的评估，在多数合适的病例中即刻疗效很好，仍需要远期观察。

5. 锁骨下动脉 - 腋动脉动脉瘤 上肢动脉瘤相对较少，而锁骨下动脉 - 腋动脉动脉瘤较为常见，多数病例与胸廓出口综合征有关，是锁骨和第一肋骨骨性解剖异常、颈肋周围纤维束带、肌肉压迫等因素造成动脉压迫、摩擦，形成狭窄后扩张或血管壁结构受损形成动脉瘤，多数为真性动脉瘤。累及锁骨下动脉远端和近端腋动脉。一些下肢功能障碍的患者活动需要借助于拐杖的支撑，拐杖腋托长期慢性摩擦同样可以造成动脉结构受损，形成动脉瘤。

胸廓出口综合征根据压迫形式不同，可以表现为动脉压迫、静脉压迫、神经压迫或组合压迫。动脉受压迫可产生狭窄和狭窄后扩张，也可以在动脉瘤内形成血栓，造成远端栓塞，因此有些患者表现有上肢的急慢性缺血症状，苍白、发凉、疼痛，严重者可出现静息痛、坏疽或溃疡。锁骨下动脉 - 腋动脉瘤可发生致命性破裂出血。

锁骨下动脉 - 腋动脉动脉瘤的治疗方式取决于动脉瘤的病因、位置、大小。由于围绕该区域有大量的侧支血管、臂丛神经、胸导管（左侧）和锁骨的阻挡，开放手术具有一定的难度，应选择合适的手术入路，必要时可切断锁骨进行治疗。对于胸廓出口综合征的患者，需要切除异常的颈肋或者切断斜角肌及筋膜，以完全松解压迫。动脉瘤的切除和血管重建同其他血管瘤病变，对于出血风险较大的患者可以通过锁骨下动脉进行球囊阻断后再行手术。腋动脉动脉瘤部分情况类似于腘动脉动脉瘤，同样出于高频率活动关节，因此覆膜支架的应用需要慎重选择，但对于一些医源性损伤或外伤造成的假性动脉瘤，无论股动脉入路或上肢肱动脉入路，都可以迅速控制出血，具有技术优势。

（陈 兵）

参 考 文 献

[1] Kouvelos G N, Papas N K, Arnaoutoglou E M, et al. Endovascular repair of profunda femoral artery false aneurysms using covered stents. Vascular, 2011, 19（1）: 51-54.

[2] 陈兵, 关云谦, 邬晓乐, 等. 基因检测在Ⅳ型埃勒斯 - 当洛综合征诊断中的意义. 中华医学杂志, 2011, 91（16）: 1122-1124.

[3] Cantasdemir M, Kantarci F, Mihmanli I, et al. Embolization of profunda femoris artery branch

pseudoaneurysms with ethylene vinyl alcohol copolymer (onyx). J Vasc Interv Radiol, 2002, 13 (7): 725-728.

[4] Brancaccio G, Celoria G M, Stefanini T, et al. Endovascular repair of a profunda femoris artery aneurysm. Ann Vasc Surg, 2011, 25 (7): 980. e11-e13.

[5] Knight B C, Tait W F. Massive Aneurysm in a Persistent Sciatic Artery. Ann Vasc Surg, 2010, 24 (8): 1135. e13-e18.

[6] Mousa A, Rapp Parker A, Emmett M K, et al. Endovascular treatment of symptomatic persistent sciatic artery aneurysm: a case report and review of literature. Vasc Endovascular Surg, 2010, 44 (4): 312-314.

[7] Rezayat C, Sambol E, Goldstein L, et al. Ruptured Persistent Sciatic Artery Aneurysm Managed by Endovascular Embolization. Ann Vasc Surg, 2010, 24 (1): 115. e5-e9.

[8] 刘震杰,沈来跟,杨进,等. 双侧坐骨动脉未闭导致慢性下肢缺血一例. 中国血管外科杂志,2011,3 (2): 112-113.

[9] Jacob T, Hingorani A, Ascher E. Examination of the Apoptotic Pathway and Proteolysis in the Pathogenesis of Popliteal Artery Aneurysms. Eur J Vasc Endovasc Surg, 2001, 22 (1): 77-85.

[10] Pittathankal A A, Dattani R, Magee T R, et al. Expansion Rates of Asymptomatic Popliteal Artery Aneurysms. Eur J Vasc Endovasc Surg, 2004, 27 (4): 382-384.

[11] Bauer S M, Cayne N S, Veith F J. New developments in the preoperative evaluation and perioperative management of coronary artery disease in patients undergoing vascular surgery. J Vasc Surg, 2010, 51 (1): 242-251.

[12] Tielliu I F, Verhoeven E L, Zeebregts C, et al. Endovascular treatment of popliteal artery aneurysms: Results of a prospective cohort study. J Vasc Surg, 2005, 41 (4): 561-566.

[13] Garg K, Rockman C B, Kim B J, et al. Outcome of endovascular repair of popliteal artery aneurysm using the Viabahn endoprosthesis. J Vasc Surg, 2012, 55 (6): 1647-1653.

[14] Ranson M E, Adelman M A, Cayne N S, et al. Total Viabahn endoprosthesis collapse. J Vasc Surg, 2008, 47(2): 454-456.

[15] Kasirajan K, Matteson B, Marek J M, et al. Covered stents for true subclavian aneurysms in patients with degenerative connective tissue disorders. J Endovasc Ther, 2003, 10 (3): 647-652.

[16] Angiletta D, Marinazzo D, Guido G, et al. Eight-year follow-up of endovascular repair of a brachiocephalic trunk aneurysm due to Takayasu's arteritis. J Vasc Surg, 2012, 56 (2): 504-507.

[17] Bruen K J, Feezor R J, Lee W A. Hybrid management of proximal right subclavian artery aneurysms. J Vasc Surg, 2011, 53 (2): 528-530.

第十七章　颈动脉体瘤

第一节　颈动脉体瘤的病理生理及解剖

颈动脉体（carotid body）组织来源于神经嵴，属于副神经节（paraganglion）中的一种，位于交感神经节附近。根据细胞组成分为两类，一类为嗜铬细胞，常见部位为肾上腺，另一类为毛细血管球瘤细胞，常见部位为颈动脉、颈静脉、迷走神经。

颈动脉体位于颈总动脉分叉并附着于血管外膜处，呈扁椭圆形，正常大小大约 3mm×1.4mm×1.5mm。颈动脉体为化学感受器（chemoreceptor），当感受到血液中低氧、二氧化碳、H^+ 增多时，将产生神经冲动，神经冲动沿神经传导至延髓的呼吸中枢和心血管中枢，反射性地调节呼吸系统（主要）和心血管系统的活动。

颈动脉体有外膜包被，实质由密集的上皮样细胞和毛细血管组成，根据细胞的形态特点，将其分为两种类型，I 型细胞或球细胞，呈圆形，中等大小，胞质丰富，有许多具有致密核心的小泡，含有多巴胺，具有分泌功能。II 型细胞或支持细胞，形状较扁长，围绕 I 型细胞。颈动脉体受舌咽神经的颈动脉体支或颈动脉窦神经支配，血液供应主要来自颈外动脉分支。

颈动脉体瘤（carotid body tumor）绝大多数为无功能肿物，极少数还具有神经内分泌功能。颈动脉体瘤位于颈动脉分叉部位，随着肿瘤增大，可包绕颈外动脉、颈内动脉、舌咽神经、舌下神经、交感神经，随着肿物体积的增大可影响气道、食管、神经组织，引起相应的症状。

Shamblin 根据解剖结构，可将其分为三型：I 型，瘤体较小，与周围动脉外膜关系粘连，可保留动脉完整剥除；II 型，瘤体更大，与动脉外膜粘连更重，部分包裹颈动脉；III 型与颈动脉的关系更为密切，包裹颈内、颈外动脉（图 2-17-1）。

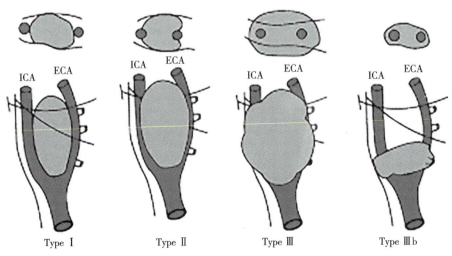

图 2-17-1　颈动脉体瘤改良 Shamblin 分型
CCA，颈总动脉；ICA，颈内动脉；ECA，颈外动脉

第二节　颈动脉体瘤的生物学及流行病学特征

副神经节瘤的发生率是每年（1~2）/100 000。颈动脉体瘤是其中最常见的一种，其发病率约为1/30 000。颈动脉体瘤根据病因可分为散发性（sporadic）、家族性（familial）、增生性（hyperplastic）。散发性颈动脉体瘤的发生率最高，占到85%左右。家族遗传性颈动脉体瘤占10%左右。增生性发生率较低，5%左右，最常见于生活于海拔5 000m以上的居民，还可以在COPD及发绀型心脏病患者中发现。

颈动脉体瘤多为中年发病，平均发病年龄是45岁。家族性或遗传性的副神经节瘤发病较早，一般为20~40岁。大多数的颈动脉体瘤是单侧病变，5%~10%的颈动脉体瘤是双侧病变。

绝大多数颈动脉体瘤为良性病变，生长缓慢，很多患者未经手术治疗也可长期生存，但可能导致周围组织、神经受损，出现严重功能障碍。5%~10%的颈动脉体瘤是恶性的，可能出现远处转移。

颈动脉体瘤的恶性程度与传统恶性肿瘤的辨别方法不同，不能通过细胞核多形性或有丝分裂活动预测，只能依据淋巴结转移或远处转移行为来判断。恶性颈动脉体瘤近处转移主要在局部淋巴结，远处转移以骨转移和肺转移常见，也可出现在肾脏、甲状腺、胰腺、大脑、臂丛神经、乳腺等，远处转移应该注意与其他部位的多中心性的副神经节瘤鉴别。

第三节　颈动脉体瘤的临床表现、诊断及鉴别诊断

颈动脉体瘤最常表现为下颌角附近的无痛性肿物，肿物增大可以压迫周围组织，当累及舌下、喉返、交感神经时可引起声音嘶哑、吞咽困难、霍纳综合征（Horner syndrome）。约5%颈动脉体瘤具有外分泌功能，可出现头晕、面红、心动过速、出汗、畏光等症状。少数患者合并颈动脉窦综合征，多发生在40岁以上的患者，因颈动脉窦过度敏感的反射导致心脏功能下降，出现心率、血压下降，进而出现大脑缺血症状，如头晕、耳鸣、短暂晕厥、抽搐等。

体格检查可在下颌触及肿物，肿物边界清楚，质硬，伴有搏动性，肿物可水平方向移动，无法垂直方向移动（Fontaine征阳性），听诊部分可闻及血管杂音。

彩色多普勒超声检查可发现颈动脉分叉处肿物，典型表现为肿物生长导致颈内、外动脉分叉增宽，血流信号丰富。另外多普勒超声检查可测量肿瘤范围以及发现同时存在的颈动脉狭窄或闭塞病变。

头颈部电脑断层扫描造影（computed tomography angiography，CTA）和磁共振成像（magnetic resonance imaging，MRI）可见颈动脉分叉处肿物，颈内、颈外受肿物压迫分叉增宽，呈高脚杯样改变，CTA还可见肿物不同程度强化。此外，CTA和MRI检查都能显示颈动脉体瘤的大小和范围，有助于制订合理的手术方案，是目前主要应用的检查方法（图2-17-2）。

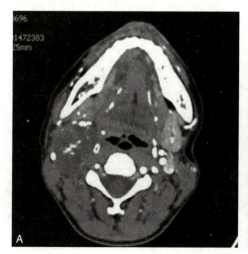
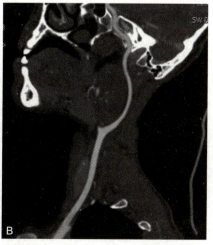

图 2-17-2　颈动脉体瘤的 CTA

颈动脉造影：颈动脉造影可见颈内、颈外动脉分叉增宽，分叉处可见血管浓染肿物，其供血动脉主要来自于颈外动脉，少部分也可来自于颈内、椎动脉、甲状颈干的分支。因颈动脉造影的创伤性，一般不作为检查方法，主要用于术前栓塞治疗（图 2-17-3）。

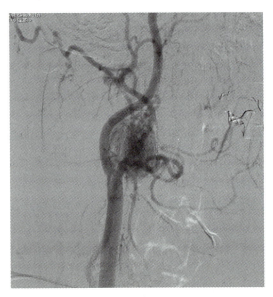

图 2-17-3　颈动脉体瘤的造影表现

经皮针吸或切取活检为禁忌，此类操作可能导致大量出血，假性动脉瘤形成或颈动脉血栓。

颈动脉体瘤的诊断标准：可参考 Goldbery 提出的诊断依据：①多年颈部肿物，生长缓慢；②肿物位于颈总动脉分叉水平，呈卵圆形；③肿物可左右移动，不能上下移动；④压迫颈总动脉肿物略缩小；⑤肿物可及传导性搏动，无扩张性搏动。需要与之鉴别的疾病为颈三角其他疾病，包括颈动脉瘤、腮源性囊肿、神经纤维瘤、肿大淋巴结。

第四节　颈动脉体瘤的治疗、并发症及预后

因为颈动脉体瘤终将增大，明显增加手术难度和并发症的发生概率，且有部分恶变可能，因此对于可切除的颈动脉体瘤建议尽早手术切除。

在颈动脉体瘤治疗的早期，手术技术尚不成熟，颈动脉体瘤与颈动脉粘连严重时无法保留颈动脉，一部分只能部分切除，当损伤颈动脉时需要进行颈动脉的结扎，因此早期手术的并发症发生率高，脑卒中发生率约 25%，死亡率在 5% 左右。1960 年后随着手术技术的发展，颈动脉重建技术逐渐成熟，颈动脉体瘤的完整切除已经成为可能，并且手术的并发症、死亡率均明显下降。目前颈动脉体瘤手术切除已经成为标准的治疗手段（图 2-17-4）。

手术麻醉：最常使用的麻醉方式为气管插管全身麻醉，部分中心采用全身麻醉联合颈丛麻醉。颈动脉体瘤手术过程中出血量较大，且手术分离区域累及颈动脉体，术中低血压、心动过缓是常见的，分离颈动脉体瘤时局部应用利多卡因，可减缓颈动脉反射。因术中易发生血流动力学不稳定，部分患者需要阻断颈动脉，可能发生术中脑缺血，各中心依据情况使用术中脑电图、脑氧监测。

手术采取仰卧位，肩部放置肩垫，手术切口为胸锁乳突肌外侧缘纵行切口，好处就是在遇到分叉位置较高或显露颈动脉较困难时，可以上、下延长手术切口以达到完成手术的目的。切开皮下组织后，分离颈动脉鞘，随后分离颈动脉，分离过程中注意保护迷走、舌下神经。上述结构显露清楚

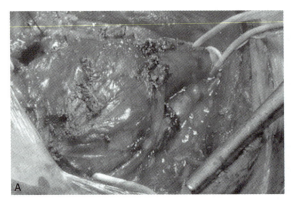
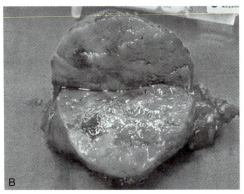

图 2-17-4　术中显露的颈动脉体瘤

后,从颈总动脉侧开始分离体瘤,随后是颈外动脉前外侧,然后是颈内动脉后外侧和颈内、颈外动脉远端,最后分离颈动脉分叉部位。此部位血管壁薄,且血管丰富,分离过程易出血,应小心分离,结扎供血动脉。当颈动脉体瘤过大,与周围组织粘连严重时,必要时可结扎颈外动脉,当累及颈内动脉时,需使用人工血管、自体静脉重建颈内动脉。

对于 Shamblin Ⅱ、Ⅲ型颈动脉体瘤,手术切除过程失血量较多、手术时间长、难度大,部分专家认为术前介入栓塞联合手术切除更为安全。栓塞治疗的时机多为同期术前栓塞,介入栓塞使用的材料包括颗粒、胶、弹簧圈,多数专家认为使用胶进行栓塞比颗粒的栓塞效果更好、并发症概率更低,栓塞的路径可经股动脉或直接穿刺病变栓塞。Griauzde 所在中心的经验认为直接穿刺病变、使用 onyx 胶栓塞治疗明显优于经动脉栓塞治疗,但该组病例数较少,缺乏数据支持。

复杂颈动脉体瘤的手术切除:对于巨大、高位颈动脉体瘤,协和医院积累了较多的经验,一般先采取神经移位、下颌骨脱位,以帮助显露近颅底的血管段,对于更难显露的病例,由耳鼻喉科辅助研磨乳突显露远端颈动脉,对大多数病变均可切除。

双侧颈动脉体瘤的治疗:如果患者存在双侧颈动脉体瘤,推荐首先对较小的颈动脉体瘤进行手术切除,因为脑神经损伤、脑卒中发生率较低。如果手术侧未出现并发症,可在数月后行对侧颈动脉体瘤手术。如果出现脑神经损伤、脑卒中,再次手术可能出现双侧喉返神经损伤,造成发音困难、呼吸困难,一般不建议手术,采取随诊观察,如肿物有压迫症状可考虑进行局部放射治疗。

颈动脉体瘤手术切除的并发症包括血管损伤、失血、脑卒中、脑神经损伤、压力感受器失效(baroreflux failure)。手术过程中可能出现血管损伤,需要有预案:包括结扎颈外、间置、重建颈内动脉、补片缝合颈内动脉等,发生率在 10%~60%。既往颈部手术或曾行肿物活检,会明显增加手术并发症概率。当然随着手术技术的提高,血管损伤的发生率也在逐渐下降。颈动脉体瘤术中失血较多,随着颈动脉体瘤与血管粘连的严重程度增加,出血量会明显增多,有研究统计Ⅰ型 200ml,Ⅱ型 450ml,Ⅲ型 1 500ml。既往颈部手术或曾行肿物活检,会明显增加手术的出血量。目前围手术期脑卒中的发生率在 5%~10%,脑神经损伤的发生率在 20% 左右,最常见迷走神经损伤,舌下神经、面神经下颌支。影响并发症发生率的危险因素包括肿瘤体积、是否经过颈部手术或穿刺活检。在双侧颈动脉体瘤切除后,还可能出现压力感受器失效,发生率为 5%,表现为术后波动性高血压,通过使用钙离子拮抗剂进行治疗,一般两周内能够控制血压(图 2-17-5)。

对于预期寿命有限,切除难度很大的颈动脉体瘤,可以选择立体定位放射治疗。有中心报道通过治疗后大多数能够控制肿瘤体积,约 50% 的颈动脉体瘤可以出现缩小。大多数学者认为颈动脉体瘤对化疗无效。

预后:颈动脉体瘤患者术后生存良好。患者需要定期门诊复查彩色多普勒超声或核磁成像以

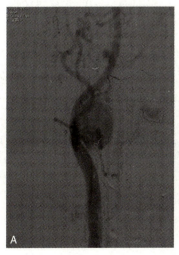
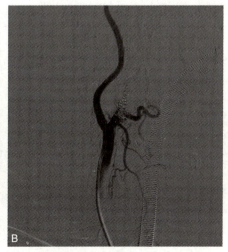

图 2-17-5 颈动脉体瘤栓塞前后对比

发现多中心病变、复发病变或转移病变。出现恶变、转移的概率为 2%~3%，常见的转移部位包括：骨、肺、淋巴结、肾、胰腺、甲状腺、心脏。小部分患者可能出现术后复发，通常在术后 9~15 年，家族性或有多个副神经瘤的患者更容易复发。

第五节　治疗演变的思考

颈动脉体瘤是一个罕见疾病，但因为该肿物可能恶变，而且增大后明显增加手术风险，因此目前对颈动脉体瘤主张发现后及早进行治疗。手术切除已经成为公认的治疗方式，而放疗治疗主要针对无法手术的病变。随着手术技术的不断提高，颈动脉体瘤从早期无法完整手术切除，到可以手术切除，再到手术切除成功率逐渐升高。以前一些无法手术切除的近颅底或体积巨大颈动脉体瘤，目前通过辅助面神经移位、下颌骨脱位方法也能够完整切除，但往往术中出血量大、手术时间长。近年来术前介入栓塞已经成为重要的辅助治疗手段，通过术前栓塞治疗可以明显地减少手术出血量、手术时间、住院时间。对于术中需重建颈内动脉的病例，术中使用转流管可以明显缩短阻断时间，降低脑梗死的发生率。目前仍无法解决的问题是术中脑神经的损伤，发生率在 20% 左右，最常见是迷走神经、舌下神经、面神经下颌支，如何在术中监测并避免神经损伤是需要研究并解决的。

（郑夏　刘鹏）

参 考 文 献

［1］Cronenwett J L, Johnston K W. 卢瑟福血管外科学. 北京：北京大学医学出版社，2013.

［2］汪忠镐. 汪忠镐血管外科学. 杭州：浙江科学技术出版社，2010.

［3］Shamblin W R, ReMine W H, Sheps S G, et al. Carotid body tumor（chemodectoma）: Clinicopathologic analysis of ninety cases. Am J Surg, 1971, 122（6）: 732–739.

［4］Nora J D, Hallett J W, O'Brien P C, et al. Surgical Resection of Carotid Body Tumors: Long-Term Survival, Recurrence, and Metastasis. Mayo Clin Proc, 1988, 63（4）: 348–352.

［5］Valdagni R, Amichetti M. Radiation therapy of carotid body tumors. Am J Clin Oncol, 1990, 13（1）: 45–48.

［6］Worsey MJ, Bower T, Miller E, et al. An evaluation of color duplex scanning in the primary diagnosis and management of carotid body tumors. Ann Vasc Surg, 1992, 6（1）: 90–94.

［7］Ridge BA, Brewster DC, Darling RC, et al. Familial carotid body tumors: incidence and implications. Ann Vasc Surg, 1993, 7（2）: 190–194.

［8］Unlü Y, Becit N, Ceviz M, et al. Management of carotid body tumors and familial paragangliomas: review of 30 years' experience. Ann Vasc Surg, 2009, 23（5）: 616–260.

［9］Kruger AJ, Walker PJ, Foster WJ, et al. Important observations made managing carotid body tumors during a 25-year experience. J Vasc Surg, 2010, 52（6）: 1518–1523.

［10］Nguyen RP, Shah LM, Quigley EP, et al. Carotid body detection on CT angiography. AJNR Am J Neuroradiol, 2011, 32（6）: 1096–1099.

［11］Griauzde J, Gemmete JJ, Chaudhary N, et al. A comparison of particulate and Onyx embolization in preoperative devascularization of carotid body tumors. Neuroradiology, 2013, 55（9）: 1113–1118.

［12］Taha AY. Carotid Body Tumors: A Review. Int J Clin Med, 2015, 6（03）: 119–131.

［13］Metheetrairut C, Chotikavanich C, Keskool P, et al. Carotid body tumor: a 25-year experience. Eur Arch Otorhinolaryngol, 2016, 273（8）: 2171–2179.

［14］Ng DW, Yam CI, Wong LT, et al. An anaesthesia perspective on carotid body tumour（CBT）excision: A twenty-year case series at the Singapore General Hospital. J Perioper Pract, 2017, 27（10）: 228–233.

［15］Darouassi Y, Alaoui M, Mliha Touati M, et al. Carotid Body Tumors: A Case Series and Review of the Literature. Ann Vasc Surg, 2017, 43: 265–271.

［16］Tosun İ, Atalar B, Şahin B, et al. Robotic radiosurgery of head and neck paragangliomas: a single institution experience. Asia Pac J Clin Oncol, 2018, 14（2）: e3–e7.

第三篇 静 脉 疾 病

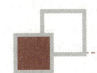

第一章　下肢静脉疾病的再认识

第一节　下肢静脉解剖及血流动力学的再认识

一、下肢静脉解剖

下肢静脉由深静脉系统和浅静脉系统以及它们之间的穿通静脉构成。浅静脉位于皮下浅筋膜内，深静脉与动脉伴行。穿通静脉沟通深浅两静脉系统，在下肢肌肉间穿行。深静脉、浅静脉系统和穿通静脉均有静脉瓣膜，深静脉的瓣膜较多且恒定。

（一）下肢浅静脉

下肢浅静脉主要有两个主干，即大隐静脉和小隐静脉。

大隐静脉是全身最长的静脉，起自足背静脉网的内侧，经内踝前方沿小腿的内侧上行，经胫骨与股骨内侧髁的内后方，再到大腿的内侧，行向前外到耻骨结节下外方3~4cm处穿阔筋膜的隐静脉裂孔（卵圆孔）汇入股总静脉。该孔也是大隐静脉高位结扎时辨认大隐静脉和股总静脉的标志。术中发现大隐静脉主干向深部汇入时则不需要再向深部解剖，以免损伤股总静脉。大隐静脉位置表浅，其膝关节下方可有两支，较内侧的一支为副隐静脉。内踝前方和膝关节内后方大隐静脉的位置较为恒定，是行大隐静脉抽剥术的常用解剖位置。大隐静脉在注入股总静脉前，在卵圆孔的附近一般有5条属支：腹壁浅静脉、旋髂浅静脉、股内侧浅静脉、股外侧浅静脉和阴部外静脉。大隐静脉收集足、小腿和大腿的内侧部以及大腿前部浅层结构的静脉血。

小隐静脉开始于足背静脉网外侧，经外踝后方，沿小腿后方上行，经腓肠肌内外侧头之间至腘窝，穿过深筋膜注入腘静脉，但少数直接汇入大隐静脉。它在上升途中接受数支来自皮肤的小静脉，并与大隐静脉交通。小隐静脉收集足外侧部和小腿后部浅层结构的静脉血。

下肢浅表静脉可作为血管搭桥手术或血管补片时的移植物来源，健康的浅表静脉作为桥血管具有较高的通畅率。

（二）深静脉

深静脉通常与动脉伴行。

1. **胫后静脉**　胫后静脉与胫后动脉伴行，它接受腓静脉和来自浅静脉系统的穿通静脉的汇入。

2. **胫前静脉**　胫前静脉与胫前动脉和足背动脉伴行，穿过骨间膜后汇入胫后静脉构成腘静脉。

3. **腘静脉**　腘静脉通过腘窝和收肌管向上走行，延续为股静脉。它接受小隐静脉、腓肠静脉和肌静脉。

4. **股静脉和股总静脉**　股静脉为腘静脉的直接延续，与股浅动脉伴行，与股深静脉汇合为股总静脉并止于腹股沟韧带水平后延续为髂外静脉。股总静脉在腹股沟韧带处接受股深静脉、股静脉、大隐静脉以及旋髂内、外侧静脉等属支，在临床上常作为深静脉穿刺插管入路。

（三）穿通静脉

下肢深、浅静脉系统之间存在穿通静脉，可分为4组，即踝部、膝下、膝上和大腿部的穿通静脉。穿通静脉亦存在瓣膜，在生理状态下血液由浅静脉汇入深静脉。踝部的穿通静脉临床意义较大，它们直接穿过深、浅筋膜，分别在皮下形成网络，然后分支进入大隐静脉主干，在深部与胫后静脉和腓静脉连通，踝部的穿通静脉与静脉性溃疡形成有密切关系。在长期站立工作、重体力劳动、妊娠、慢性咳嗽或习惯性便秘等情况下，可引起深静脉回流受阻,穿通静脉瓣膜关闭不全,深静脉血液反流入浅静脉,导致下肢浅静脉高压。

二、静脉解剖结构的特点

静脉壁的正常结构为三层。内膜很薄,中膜有丰富的平滑肌细胞和细胞外基质,细胞外基质的成分包括胶原纤维和弹性纤维,中膜对于维持静脉壁的张力和弹性起重要的作用,外膜有大量成纤维细胞、平滑肌细胞、胶原、毛细血管等,与周围的疏松结缔组织界限不清。静脉壁的细胞外基质和细胞黏合在一起并交织成有序的网状,共同维持血管壁的正常结构。

瓣膜是保证静脉血回心的重要结构,在深、浅静脉及穿通静脉内都存在静脉瓣。静脉瓣由菲薄的纤维组织构成,具有良好的韧性和弹性。正常的瓣膜为双瓣叶型,由两个相对且对称的瓣叶组成,各占管腔的二分之一。瓣叶是由静脉内膜折叠而成的,因此其极为纤细、菲薄。每个瓣叶的弧形边缘固定于管壁,为附着缘;而其另一半边缘呈游离状态,称为游离缘。游离缘的两端与附着缘的交点为交会点,瓣叶与管壁之间的潜在间隙为瓣窝。血液回心时,两瓣叶贴附于静脉内壁,保持回流通畅;血液倒流时,瓣窝被倒流的血液充盈,两瓣叶膨出于管腔,相对游离的瓣缘于管腔中部并拢,从而闭合了管腔,阻止血液反流。另有一些瓣膜呈单瓣叶型,瓣叶占管腔周长的二分之一,瓣叶膨出时能完全封闭管腔,均位于分支静脉汇入静脉主干的入口处。

国内文献报道,解剖成人尸体下肢 100 条,发现髂总静脉内无静脉瓣存在,髂–股静脉有瓣率为 51%,瓣膜数为 0~2 对,隐–股静脉连接处均可见隐–股静脉瓣。在深、浅静脉中,瓣膜可阻止血液由近侧向远侧倒流;在穿通静脉,瓣膜则阻止血液从深静脉向浅静脉倒流。瓣膜在下肢静脉分布中浅静脉较深静脉少,越向近侧越少,但近端的瓣膜位置较恒定,抗逆向压力能力高。只有在近端长期的血柱高压作用以及瓣膜本身结构不良的条件下,才会使瓣叶逐渐松弛,游离缘伸长、脱垂,终致关闭不全。小腿部的大隐静脉管径较小,管壁较薄,而承受压力却比大腿部的大隐静脉高。大腿部的大隐静脉主干,静脉壁中层肌纤维较小腿部的大隐静脉发达,静脉壁周围又有大量纤维

结缔组织支持,故大腿段相对较少发生静脉曲张。

三、瓣膜与静脉血流动力学

Kistner 等把瓣膜的运动分为 4 个周期。

1. 开放期　此期瓣膜游离缘由管腔中央向管壁运动。

2. 平衡期　在开放期由于瓣膜的结构使其在一定压力下具有良好的延展性,所以不会紧密贴附静脉壁,从而使得部分血流进入瓣窝,在瓣窝中形成涡流,涡流使瓣膜压力升高,当瓣窝内压力与管腔内血流压力相等时瓣叶处于平衡状态。

3. 关闭期　处于平衡状态的瓣叶可以感受外界极其细微的压力变化,受呼吸运动、小腿肌肉运动以及静脉管壁自身运动等综合因素的影响后,压力平衡被打破,管腔内血流压力低于瓣窝内压力时,瓣叶向管腔中央运动,关闭管腔。

4. 关闭后期　游离缘呈持续关闭状态。瓣膜结构不良,静脉壁薄弱或者下肢静脉系统压力增高(如动静脉瘘等)等是引起下肢静脉倒流性疾病的主要原因。

四、下肢静脉血回心的保证机制

下肢静脉内血流可以对抗重力作用回到心脏主要有以下机制:

(一)静脉周围肌肉群收缩时的挤压作用

腓肠肌泵是指一层筋膜包绕深静脉和下肢肌肉形成的一个密闭腔室。当肌肉收缩时,深静脉容积被挤压,压力瞬间上升,推动血液回流,因而腓肠肌和静脉瓣协同作用,对下肢静脉回流起着泵的作用。比目鱼肌和腓肠肌的静脉窦构成了肌肉泵的大泵腔,小腿肌肉收缩时产生的压力超过 200mmHg,即使站立时,也迫使血液流向心脏,这种作用有赖于穿通静脉瓣的完整性,当穿通静脉瓣功能不全时,站立时则有逆流的血液充盈浅静脉,即使在小腿肌肉收缩时,小腿静脉压仍然较高。Jankala 等认为腓肠肌的肌肉病变,会导致泵的功能不全,造成静脉回流障碍。慢性静脉功能不全患者的临床表现严重程度与腘静脉段是否反流以及反流程度密切相关。腘静脉段对维持下肢静脉正常血流动力学、生理功能及临床状态具有重要作用,可以认为腘静脉段对腓肠肌泵起着一个门户作用。腓肠肌泵效率取决于静脉瓣膜功能

的完整、小腿肌收缩力量、踝关节的活动、小腿肌筋膜鞘（小腿常被看作由 4 个骨筋膜室构成：前间室、外侧间室、浅后间室及深后间室，有时胫后肌单独构成一个间室）的综合作用。任一或多个以上因素损伤有可能导致静脉高压的临床表现。有学者认为正常腓肠肌泵功能取决于静脉瓣膜完整性和无堵塞的深静脉系统，两者任一有异常都会在早期影响肌肉泵效率。

（二）呼吸时胸腔的负压和心肌收缩时的唧筒作用

吸气时，胸腔呈负压状态，促进下肢血流向心脏回流，同时心肌收缩泵出血液给予持续的循环压力，两者效果共同促进静脉回流。人体肌肉的静脉唧筒作用高度发达，可能与人类直立体位运动有关。在下肢，具有瓣膜的深静脉在深肌膜包裹的肌肉群内成往复式唧筒的并－串联排列。深静脉构成唧筒室，特别是三头肌中的特殊静脉窦构成的唧筒室，通过周围肌肉的收缩，小腿可产生高达 250mmHg 的压力，使血液向近心端方向推进。由于下肢肌肉静脉唧筒的作用，每当行走时每个下肢的静脉血容量可减少 100~150ml 血液，同时静脉的平均静水压也下降。深静脉的平均压的降低可使正在运动中的肌肉灌注压相对增加，这样肌肉的静脉唧筒作用可起到心脏的增压器作用。直立体位能增加下肢静脉静水压，而肌肉的静脉唧筒作用能降低下肢静脉的静水压。

（三）静脉瓣的单向开放功能和对抗近侧血柱的重力作用

人静息站立时，血柱的重力作用于浅、深静脉，腹腔内压力增高时，血柱的重力作用也会增加。当深静脉血液逆向压力越过腹股沟韧带平面后，压力将作用于隐－股静脉瓣、股静脉瓣和股深静脉瓣。由于隐－股静脉瓣位置最高，且其位置表浅，不受肌肉保护，因而抗逆向压力较差。整个大隐静脉中有瓣膜 4~16 对，抗逆向压力的能力为 13.3~26.7kPa（100~200mmHg），股静脉是股总静脉的直接延续，受肌肉的包围和保护，第一对瓣膜最坚韧，抗逆向极限压力为 46.4~55.9kPa（350~420mmHg）。股深静脉为横向开口与股静脉汇合，受压力的影响较小，瓣膜病变的发病率也较低。但也有学者认为，下肢静脉倒流性疾病在本质上是共同的致病因素作用于不同部位而分别

导致不同时期临床表现的综合征，因此提出下肢静脉系统"回流负担理论"，认为倒流最先发生在浅静脉，血液会从隐－股静脉瓣处倒流后经穿通静脉汇入深静脉，然后上行至隐－股静脉瓣处部分血液又倒流入远端，这样形成了一个恶性循环，最终引起真性的深静脉瓣膜功能不全和穿通静脉瓣膜功能不全。因此有学者提出，对深静脉瓣膜功能不全伴有浅静脉曲张的患者行曲张浅静脉手术，附加穿通静脉离断术可终止这一恶性循环。

第二节 静脉疾病的分子生物学机制探讨

一、慢性静脉疾病（chronic venous disease，CVD）的分子生物学机制

近年来，许多调查研究均揭示了 CVD 潜在的遗传易感性。一项前瞻性调查显示，若夫妻双方均为静脉曲张患者，其子女发病率高达 90%；若仅夫妻一方为静脉曲张患者，其儿子和女儿的发病率分别是 25% 和 62%；若夫妻双方均为正常人群，其子女发病率仅为 20%。这些数据表明静脉曲张的发病由外显率不定的常染色体显性遗传基因决定。

尽管 CVD 的具体致病基因仍不清楚，但越来越多的研究提供了相关证据。静脉曲张的基因表达谱显示，在含有 3 063 条人 cDNA 序列的基因芯片上，有 82 个基因上调。这些基因主要调节细胞外基质、细胞骨架蛋白和肌成纤维细胞的形成。以下介绍几种与 CVD 形成相关的分子。

（一）基质金属蛋白酶（matrix metalloproteinase，MMP）基因

MMP 基因与 CVD 的关系是近年来的研究方向之一。在大动脉疾病的发生中已经明确多种 MMP 与主动脉疾病的发生关系密切，而且在静脉移植血管适应动脉环境的过程中 MMP 表达也有上调。众所周知，MMP 可降解细胞外基质，而细胞外基质在包括静脉的组织构成中对于其发展、形态发生和塑形中起到重要的作用。由于 MMP 的增多，其对静脉壁细胞外基质的降解可能是导致慢性静脉功能不全的重要原因。几种主

要的与静脉有关的 MMP 包括 MMP1、MMP2 及 MMP9，另外还有其抑制物 TIMP1 和 TIMP2 等。抑制 MMPs 的活性可以被当作一种新的治疗性干预措施，从而抑制静脉曲张向慢性静脉功能不全（chronic venous insufficiency，CVI）和腿部溃疡的发展。

（二）转化生长因子（transforming growth factor-beta 1，TGF-β1）

TGF-β1 是一个重要的生长因子，在调节细胞增殖和细胞外基质的形成方面发挥作用。TGF-β1 刺激胶原合成，改变 MMP 和 TIMPs 的水平，因此增加的 TGF-β1 活动与 CVI 的疾病进展相关。在静脉溃疡中存在 TGF-β1，分布在纤维蛋白网内，但基质中不含 TGF-β1。TGF-β1 蛋白分子在所有 CVI 标本中均升高，且越靠近病变皮肤含量越高，免疫组织化学检查发现 TGF-β1 蛋白靠近表皮分布。

（三）microRNAs

microRNAs 是内源性的小的非编码的 RNAs 家族，抑制转录后的基因活动，在包括血管疾病的许多病理过程中发挥作用。有学者使用寡核苷酸基因芯片对 CVI 患者的大隐静脉组织进行基因组范围内的 miRNA 表达谱分析，结果发现共有 14 种 miRNA 在病变的大隐静脉组织中的表达改变，其中 9 种 miRNA 显著上调，而另外 5 种 miRNA 显著下调。使用实时 RT-PCR 技术，发现 miR-34a，miR-155 和 miR-202 三种 miRNA 的表达与使用上述基因芯片技术检测的结果一致，这三种 miRNA 是 CVI 等血管疾病发生时的重要调控者。

（四）黏附分子（adhesion molecules）

表达于特定内皮细胞，可招募白细胞聚集，这些白细胞渗出到皮肤的微血管周围，激活细胞因子和蛋白酶，并促进一系列炎症反应并引起 CVD。通过抑制黏附分子的表达可提供新的有效治疗 CVD 的方法。此外，FOXC2，Notch3 等与遗传疾病相关。

研究亦发现静脉溃疡具有遗传易感性。CVD 的发生与铁过负荷、血铁黄素沉积、组织损伤形成自由基等相关。因子 XⅢ 是一个非常重要的交联蛋白，在溃疡修复中发挥重要作用。研究发现在 CVD 患者中，存在与血红蛋白沉着症以及因子 XⅢ 等相关的基因发生突变。因此，在血红蛋白沉着症 C282Y（HFE）基因变异，或者因子 XⅢ 的 V34L 基因变异的人群中，严重 CVD 的发生率更高。故认为，除了公认的行为和环境因素外，遗传危险因素在慢性溃疡恶化或者愈合中的作用亦十分重要。

关于 CVD 发病的分子生物学机制的研究目前尚处于起步阶段，尚没有定位出任何可靠的致病基因。因此，今后还应该进一步在家系间应用反义基因及连锁分析技术研究发病基因的定位问题，应用 PCR 技术分析可能致病基因的位点多态性与致病性的关系，进一步研究致病基因的核苷酸序列从而实现从基因水平上的早期诊断，有望可以有效治疗慢性静脉功能障碍性疾病。

二、深静脉血栓形成的分子机制的研究进展

众所周知，血栓形成与 Virchow 提出的三大因素（内膜损伤、血流淤滞、血液高凝）密切相关。目前，大部分血栓形成的分子生物学机制尚不十分清楚，有研究显示 40% 以上的血栓性疾病患者有家族史，即遗传性的易栓倾向。

（一）凝血和抗凝系统缺陷

正常情况下，血液中凝血和抗凝两大系统相互联系，相互制约，维持动态平衡，保持血液在血管中畅流无阻，以维持机体正常的功能。当抗凝系统功能减弱，或者凝血系统功能增强时，血液出现高凝，有形成血栓的威胁。遗传性的抗凝和凝血系统异常包括蛋白 C、蛋白 S 缺陷，抗凝血酶Ⅲ缺乏症，组织因子途径抑制物缺陷，FV leiden 突变和凝血酶原基因变异等。

1. 蛋白 C、蛋白 S 缺陷　20 世纪 80 年代陆续被发现。机体的凝血反应是一个高效的酶促反应过程，失控的促凝反应将变成对人体的威胁，即形成血栓的威胁。为了对付这一威胁，人体内凝血酶可作为一个天然抗凝系统——蛋白 C 的启动因素。在完整血管处产生的凝血酶结合于内皮细胞的膜蛋白而激活 PC。活化的蛋白 C（active protein C，APC）通过有限的蛋白水解作用灭活与膜结合的 FVa 和Ⅷa 因子，从而抑制凝血过程。APC 单独的抗凝活性很低，只有在蛋白 S 辅助下其抗凝活性才可有效表达。APC 可以被抗凝血酶

抑制。

蛋白C的杂合子缺陷是常染色体显性遗传，包括抗原和蛋白功能水平双重缺陷的Ⅰ型缺陷和蛋白功能减弱而抗原性正常的Ⅱ型缺陷。人群中蛋白C缺陷的发病率约为1.45/1 000；而在有静脉血栓栓塞症（venous thromboembolism, VTE）的患者中，发病率为3.2%。蛋白S缺陷也是常染色体显性遗传，其发病率高于蛋白C缺陷。蛋白S除了上述辅助蛋白C的作用外，还直接与因子Va和Xa作用，抑制凝血过程。目前已发现130多种蛋白S基因突变类型。人群中蛋白S缺陷的发病率约为1.3/1 000；而在有VTE的患者中，发病率为5%~7%。蛋白C和蛋白S杂合子缺陷患者发生VTE的风险分别是正常人的7倍和8.5倍。

2. *FV leiden* 突变　1993年荷兰的Dahlback等报道了一种新的遗传性易栓症——活化的蛋白C拮抗，并在1994年由Bertina等证实是由于FV基因单点突变（*FV R506Q*，又称为*FV Leiden*）所致。*FV leiden* 突变是指*FV*基因的第506位氨基酸由G变为A，从而使FV因子对APC的裂解作用不敏感甚至产生抵抗，APC灭活FV因子的作用减弱，有更多的FVa因子参与形成凝血酶，使活化部分凝血活酶时间缩短。FV因子的leiden突变是常染色体显性遗传，发病率是其他遗传缺陷的10倍以上。在首发的VTE患者中，*FV leiden* 突变的发生率为20%~50%，是目前公认的静脉血栓形成的最常见诱因。FV leiden杂合子缺陷和纯合子缺陷患者发生VTE的风险分别是正常人的7倍和80倍，且纯合子缺陷患者深静脉血栓（deep vein thrombosis, DVT）形成的发生年龄较杂合缺陷要小。需要指出的是，导致APC拮抗的诱因有很多，不只限于*FV leiden* 突变。

3. 凝血酶原基因（FII）变异　1996年Poort等在28个VTE患者家族中发现凝血酶原基因*FII3-WTR*上的第20 210个核苷酸由G突变成A，其发病率约为18%，而在正常人群中发病率仅有1%。Poort同时发现该基因变异患者的凝血酶原水平是正常人的1.15倍，因此VTE的发病率大大增加。凝血酶原基因变异多见于欧洲人（0.7%~4%），亚洲和非洲地区发病较少。在自发性DVT患者中，发病率根据人种不同在7%~16%之间。杂合子凝血酶原缺陷患者发生VTE的风险是正常人的3倍，纯合子缺陷以及合并其他遗传性或获得性易栓倾向的患者发生VTE的概率更大。

4. 抗凝血酶缺陷　抗凝血酶AT-Ⅲ是由肝脏分泌的球蛋白，是正常人血浆中重要的丝氨酸蛋白酶抑制剂，它通过抑制凝血酶，以及FXa、IXa、XIa等凝血因子的活性来调节血液平衡。凝血酶本身无活性，它的激活需要肝素的作用，但不受维生素K抑制剂的影响。抗凝血酶缺陷是第一个被发现的与家族性VTE有关的遗传性疾病，主要表现为DVT。它是常染色体显性遗传，大多数患者都是杂合子缺陷，因为纯合子缺陷是胚胎致死性的。AT-Ⅲ缺陷分为两型：Ⅰ型为AT-Ⅲ分子功能正常但合成数量减半；Ⅱ型为AT-Ⅲ分子功能异常。人群中抗凝血酶缺陷的发病率约为2/1 000；而在有VTE的患者中，发病率为0.5%~3%。杂合子凝血酶原基因缺陷患者发生VTE的风险是正常人的20倍。

5. 其他缺陷　高同型半胱氨酸血症患者其静脉和动脉血栓的发生率均较高，同型半胱氨酸的代谢分解需要5,10-亚甲基四氢叶酸（MTHFR）。*MTHFR*基因第677个碱基位点突变，胞嘧啶被胸腺嘧啶所替代，从而使同型半胱氨酸发生代谢障碍，使之在体内聚积而出现高同型半胱氨酸血症。但目前仍缺乏证据证明*MTHFR C677T*基因突变是VTE独立的危险因素。组织因子途径抑制物（TFPI）是通过组织因子启动的凝血过程的主要调节者。低水平的TFPI是发生DVT的危险因素。目前有研究发现，*TFPI*基因上的T-287C多肽的作用与DVT的发生关系密切，但具体机制仍有待进一步阐明。在首次发生VTE的患者中，纤维蛋白原缺陷的发生率约为1%。纤维蛋白原缺陷使凝血酶不能与之结合，或是纤维蛋白不能被纤溶酶裂解。大部分遗传性异常纤维蛋白原血症患者无症状，约25%的患者表现为出血，约20%的患者表现为血栓形成。

血浆Ⅷ、Ⅸ、Ⅺ因子水平升高是VTE发生的独立危险因素。在VTE患者中，有超过25%的患者Ⅷ因子水平上升，因此凝血因子水平升高也被认为与DVT相关。血管紧张素原基因的不同多态性也被认为与DVT的发病密切相关。

（二）凝血酶激活的纤溶抑制物与DVT

凝血酶激活的纤溶抑制物（TAFI）是近年来发现的一种新的凝血和纤溶调控因子。活化的TAFI（TAFIa）能够使纤溶酶失去与纤维蛋白的作用位点而发挥纤溶抑制作用，促进血栓形成。纤溶酶是这一纤溶系统的关键酶，它在降解纤维蛋白的同时，为避免纤溶过度，可通过负反馈调节作用激活TAFI。TAFIa导致纤维蛋白或其分子片段C末端的赖氨酸残基从部分降解的纤维蛋白上移除，使纤溶酶原结合位点减少，干扰了纤溶酶原与纤维蛋白基质的结合，进而降低由t-PA及纤维蛋白激活纤溶酶原的速率而延迟纤维蛋白凝块的溶解。此外，TAFIa对纤溶的影响可能还有另外一个作用，就是限制系统性纤溶活性并将纤溶酶原的激活局限于纤维蛋白凝块本身。

除了Virchow提出的三大因素与DVT形成密切相关外，静脉血栓形成也是由于凝血功能的增强，纤溶活性的减低和纤溶抑制物的增加。因而，TAFI作为凝血与纤溶过程中的调节因子，也可能影响静脉血栓形成。较多研究已显示，升高的TAFI水平是导致DVT的一个危险因子。所以，研究TAFI的具体作用机制，可以为将来发明新的溶栓药物提供新的思路。已有学者在兔的颈动脉-静脉导管血栓模型试验中发现，抗TAFI抗体或TAFI抑制物可使t-PA的溶栓效果增加2倍。

深静脉血栓形成是一多致病因素疾病，包括基因缺陷、基因间相互作用和炎症反应中细胞因子相互作用等诸多方面。尽管目前对VTE病因的分子生物学研究颇多，而其确切的发病机制仍然有待进一步研究。

第三节　下肢静脉曲张病因学探讨及外科治疗对策

下肢浅静脉曲张是血管外科的常见病，系指仅涉及隐静脉和浅静脉伸长、迂曲而呈曲张状态，多见于长期从事站立工作及重体力劳动者，多于年轻时发病，一般以中壮年发病率高，欧美国家的患病率高达20%~40%，我国15岁以上人群中，患病率为8.6%，45岁以上为16.4%。单纯性下肢静脉曲张病变仅限于隐-股静脉瓣膜关闭不全，使血液从股总静脉反流入大隐静脉，逐步破坏大隐静脉中各个瓣膜，引起下肢浅静脉曲张，大部分患者都发生在大隐静脉，少部分为小隐静脉或两者同时存在。

一、下肢静脉曲张的病因及病理改变

下肢静脉曲张最常见的病因是静脉瓣膜功能不全、静脉壁薄弱，以及静脉内压力持久性增高。

静脉瓣膜功能不全的原因主要是静脉瓣膜缺陷。静脉瓣膜缺陷和静脉壁薄弱是全身支持组织薄弱的表现，与遗传因素有关，女性多于男性，因而下肢静脉曲张常可追溯到家族史。病理组织学可见静脉曲张的静脉壁中层肌纤维、胶原纤维及弹性纤维缺乏，导致静脉壁强度减弱，管腔扩大，加上静脉瓣的缺陷，不能有效防止血液反流，大量血液从深静脉或从近端静脉反流，造成静脉曲张。小腿部的大隐静脉管径较小，管壁较薄，而承受的压力却比大腿部的大隐静脉高。大腿部的大隐静脉主干，静脉壁中层肌纤维较小腿部的大隐静脉发达，静脉壁周围又有大量纤维结缔组织支持，故大腿段较少发生静脉曲张。同时，临床上患者的静脉曲张也往往自小腿发病并逐渐向近心侧蔓延。

血柱重力以及任何增加血柱重力的行为，都将增加浅静脉内压。长时间的站立是静脉内压力持久升高的原因。经常从事站立或负重工作、重体力劳动、妊娠、慢性咳嗽、习惯性便秘的人，下肢静脉内的血柱变直，高度延长，致使血柱的重力，尤其是负重者的腹腔内压力经常升高，原来正常或有先天性缺陷的髂外静脉和股静脉的瓣膜受损，使瓣膜承受过度的压力，逐渐松弛，不能紧密关闭。循环血量经常超负荷，亦可造成压力升高，静脉扩张，从而形成相对性瓣膜关闭不全。当隐-股或隐-腘静脉连接处的瓣膜遭到破坏而关闭不全后，就可影响远侧和穿通静脉的瓣膜，甚至累及小隐静脉。静脉瓣和静脉壁离心越远，强度也越差，静脉压力离心越远则越高。因此，原发性大隐静脉曲张后期进展要比开始阶段迅速，而蜿蜒、扩张、迂曲的浅静脉在小腿部远比大腿部明显。

小腿肌肉泵对下肢静脉回流起着主动的推

动作用,这种作用有赖于穿通静脉瓣的完整性,当穿通静脉壁功能不全时,站立位即有逆流的血液充盈浅静脉,即使在小腿肌肉收缩时,小腿静脉压仍然较高。同时肌组织的病理改变和收缩力的软弱,将使小腿肌肉泵的泵血功能大为削弱,其结果是静脉腔内血液排空不良和内压升高,肢体酸胀、沉重、乏力,并加重静脉曲张。

静脉曲张的病理变化主要表现为静脉壁内膜增生,中层增厚。早期中层平滑肌细胞增殖、凋亡障碍和表型转化(自收缩型转化为合成型),胶原弹力纤维聚集增多,后期肌纤维和弹力纤维萎缩、消失,均为结缔组织所代替。部分静脉壁因扩张而变薄,有的部位又因结缔组织增生而变厚,形成不均匀的结节状,同时瓣膜呈不同程度的内膜增生、萎缩、硬化、功能丧失。静脉曲张后,下肢血液回流变慢和倒流,造成下肢淤血,血液含氧量降低,毛细血管壁通透性增加,液体、蛋白质、红细胞和代谢产物渗出,引起纤维增生和色素沉着,局部组织因缺氧而发生营养不良或溃疡。

二、下肢静脉曲张的临床表现和诊断

原发性大隐静脉曲张开始时可无症状,以后随着静脉扩张,因静脉外膜感受器受到刺激而有酸胀不适、沉重、轻度疼痛,后期则以静脉曲张和由此引起的并发症为主。主要临床表现包括:下肢静脉扩张、迂曲,下肢乏力沉重,踝部轻度肿胀和足靴区皮肤营养性变化,皮肤色素沉着、淤滞性皮炎、湿疹、皮下脂质硬化和溃疡形成。曲张的浅静脉内血流缓慢,易发生血栓性静脉炎,表现为局部曲张静脉红、肿、热、痛,呈条索状,有压痛。曲张静脉处皮肤、皮下组织营养差,皮薄萎缩,若遇轻微外伤可造成急性出血。

诊断:根据大隐静脉的外观、不同程度水肿、色素沉着、湿疹、溃疡形成等形态特征,一般不难做出下肢静脉曲张的诊断,但重要的是需进一步了解大隐静脉瓣膜的功能,下肢深静脉回流以及深、浅静脉之间穿通静脉瓣膜的功能和深静脉瓣膜的功能。大隐静脉瓣膜功能试验(Brodie-Trendelenburg 试验)和穿通静脉瓣膜功能试验(Pratt 试验)能判定隐-股静脉瓣和大隐静脉瓣膜功能是否完整,以及穿通静脉有无功能不全,但不能说明大隐静脉曲张是原发性还是继发性;深

静脉通畅试验(Perthes 试验)虽可判断深静脉是否通畅,但即使证明深静脉回流障碍,也不能确定病变部位、范围和程度。因此这三种传统的检查方法只能作为门诊筛选检查,而不能用于诊断和指导治疗的依据。光电容积描记和空气容积描记可以较准确地判断较大静脉的阻塞性病变,为深静脉瓣膜功能提供量化数据;静脉造影是诊断下肢静脉系统疾病的可靠方法,但其缺点为有创性及可重复性差;彩色双功超声既可观察到血管形态、结构、病变血管范围,又能实时动态检测血流动力学情况,检查无创伤、安全、可重复进行,已逐渐成为下肢静脉系统疾病的首选检查方法。

鉴别诊断:①原发性下肢深静脉瓣膜功能不全:症状相对严重,超声多普勒检查或下肢静脉造影可观察到深静脉瓣膜关闭不全的特殊征象;②下肢深静脉血栓形成后综合征:有深静脉血栓形成病史,浅静脉扩张伴有肢体明显肿胀,如鉴别诊断仍有困难,应做双功彩色超声多普勒或下肢静脉造影检查;③动静脉瘘:患肢皮肤温度升高,局部有时可扪及震颤或有血管杂音,浅静脉压力明显上升,静脉血的含氧量增高;④Klippel-Trenaunay 综合征(KTS):本病以肢体增粗、增长,浅静脉曲张,尤其是大腿外侧以及葡萄酒色斑三联综合征,需做彩色双功超声和动脉造影鉴别。

三、下肢静脉曲张的外科治疗对策

(一)非手术治疗

要求患者避免久站,休息时抬高患肢,行走或站立时为患肢穿弹力袜或用弹力绷带,使曲张静脉处于萎瘪状态。非手术治疗仅能改善症状,适用于病变局限,症状较轻者;妊娠期间发病者(鉴于分娩后症状有可能消失,可暂行非手术疗法);或症状虽然明显,但手术耐受力极差者。

(二)硬化剂注射和压迫疗法

利用硬化剂注入排空的曲张静脉后引起的炎症反应,导致血管纤维性阻塞。硬化剂治疗特别适用于"网织状"或"蜘蛛痣"等毛细血管扩张症,对少量、局限的病变,硬化剂有简便快捷的特点,同时也可作为手术的辅助疗法,以处理残留的曲张静脉。近年来由于注射药物的改进,譬如泡沫硬化剂的问世基本解决了目前因注射药物剂量不够导致的静脉曲张复发问题,因此已被用来常

规治疗下肢静脉曲张,其疗效与外科手术相当,而且并发症的发生率低。硬化剂注入后,局部用纱布卷压迫,自足踝至注射处近侧穿弹力袜或缠绕弹力绷带,立即开始主动活动。大腿部维持压迫1周,小腿部6周左右。应避免硬化剂渗漏造成组织炎症、坏死或进入深静脉并发血栓形成。

(三)手术疗法

1. 传统大隐静脉高位结扎和剥脱术 对于下肢静脉曲张且深静脉全程通畅的、有明显的临床症状和体征者,只要患者能耐受手术,都应施行手术治疗。完整的大隐静脉高位结扎和剥脱术应包括:①大隐静脉高位结扎并切断结扎所有属支;②将大隐静脉主干及分支剥脱,如果伴有小隐静脉曲张者,应同时将小隐静脉主干、属支剥脱;③局部切断和结扎功能不全的穿通静脉;④将不能通过剥脱器去除的大团块的曲张静脉局部解剖切除。传统手术的并发症主要有:①切口出血及血肿形成;②股静脉损伤;③隐神经损伤;④静脉曲张复发。静脉曲张复发的原因主要与大隐静脉主干未做到切实高位结扎、残端保留过长、属支结扎遗漏、瓣膜功能不全的穿通静脉未结扎或遗漏、忽视了小隐静脉曲张的处理以及残存的深静脉瓣膜关闭不全等有关。为此手术中应注意结扎大隐静脉所有属支及瓣膜关闭不全的穿通静脉、高位结扎残端不宜保留过长、对有原发性深静脉瓣膜关闭不全患者还须做深静脉瓣膜修复或重建手术。

2. 下肢静脉曲张的微创治疗 与传统手术的手术及麻醉风险高、术后遗留瘢痕多、住院及康复时间长且复发率较高等问题相比,近十几年来,随着微创外科技术的发展和新的手术器具的不断问世,下肢静脉曲张的治疗正由传统手术逐渐向微创手术过渡,使得下肢静脉曲张的微创化治疗成为可能。不同的微创手术都有其潜在的优势及适应证,但也存在不同程度的局限性。

(1)静脉腔内热消融术(endovenous thermal ablation):是利用热能效应破坏曲张静脉内膜和中膜胶原组织,使静脉发生纤维化,进而闭合静脉。临床上应用较多的是射频消融术(radiofrequency,RF)和激光灼闭术(endovenous laser ablation,EVLA)。两种手术方式均需要术前用多普勒超声确定隐–股静脉瓣膜位置和大隐静脉走行,术中经皮穿刺踝部或膝下大隐静脉,置

入直径匹配的导管鞘,自鞘内置入射频导管或激光至隐–股静脉瓣膜以远约2cm处,启动射频或激光机器,逐步后退导管或激光,并用手沿大隐静脉行程压迫,闭合静脉管腔。这两种治疗方法的优点在于:①损伤小,出血少,无手术瘢痕;②可以局部麻醉(RF采用肿胀液麻醉),术后即可下床活动;③术后恢复快,适合日间手术;④术后并发症较外科手术明显减少。静脉腔内热消融术适用于原发性大、小隐静脉瓣膜功能不全所致的静脉曲张以及静脉曲张术后复发者。对于小腿静脉曲张,也可采用多点穿刺热消融闭合。禁忌证主要为怀孕或哺乳期患者、下肢深静脉血栓形成、血液高凝状态、动脉闭塞,以及全身状况较差者。热消融术的缺点包括:①皮肤热损伤,因此不推荐应用于浅表的隐静脉;②闭合不全导致大隐静脉再通和静脉曲张复发;③皮神经损伤,治疗局部麻木,以内踝和小腿内侧为多见;④血栓性浅静脉炎,也有发生下肢深静脉血栓血栓的可能,据文献报道为0~2%;⑤血肿、瘀斑、硬结以及疼痛等,EVLA术发生率高于RF术;⑥不推荐应用于严重扭曲、直径>2.5cm的静脉曲张,术后局部浅静脉炎明显,患者不适感明显;⑦费用较外科手术昂贵。

(2)硬化剂注射治疗:包括液体和泡沫硬化剂两种。硬化剂注射治疗静脉曲张开展时间很早,起初仅作为外科手术治疗静脉曲张后的辅助治疗手段,即在大隐静脉高位结扎抽剥后注射硬化剂治疗残留静脉曲张、毛细血管扩张或网状静脉等。随着化学硬化剂的研究发展,现在硬化剂已可用于大隐静脉主干及其主要属支注射。注射硬化剂治疗静脉曲张的原理是通过硬化剂对局部静脉的化学刺激作用,破坏静脉壁结构,诱导血栓形成,最终机化吸收。液体硬化剂对于网状静脉及毛细血管扩张等小血管疗效显著,而对于直径超过3mm的曲张静脉,则推荐使用泡沫硬化剂。泡沫硬化剂一般推荐液体硬化剂和空气以1:4比例的剂量配制,泡沫硬化剂可以延缓血液流入注射区域静脉,增加硬化剂与静脉壁接触面积与时间,从而可以降低硬化剂的浓度及总量,提高疗效。由于理论上泡沫可以游走至深静脉甚至引起肺动脉栓塞,因此在每次治疗的剂量控制上严格限制,对于静脉曲张较多的患者,推荐分次治疗。

硬化剂注射治疗操作简便，费用较低，患者术后疼痛症状较轻，术后即可下床活动，无需麻醉，可以作为门诊手术。但该治疗方式只能治疗表浅的静脉曲张，当其致病因素即下肢静脉高压无法减轻时，症状容易再发。并发症包括色素沉着、注射时及注射后瘙痒、疼痛等，由于是通过化学作用来闭合曲张静脉，对术后压迫治疗要求较高，且相比热消融术而言，术后复发率偏高。另外也有硬化剂流入深静脉致深静脉血栓形成、肺动脉栓塞猝死的报道。

硬化剂注射治疗是直接注射于充血的曲张静脉管腔内，是利用化学作用于管壁，对于隐静脉等管径较大的曲张静脉，所需要的硬化剂剂量较大，也容易顺着血流进入深静脉。如果能够在注射硬化剂之前将曲张静脉内膜通过物理作用损伤并且将静脉内血液排空，则可以大大减少硬化剂使用剂量。目前这种方法称之为机械性化学辅助闭合术（mechanical occlusion chemically assisted ablation, MOCA），需要设备 ClariVein，该设备是导管和手柄组成，导管的末端连接机械性手柄和硬化剂注射管，导管头端有一个弯头的导丝，启动机器后高速旋转损伤静脉内膜，同时诱导静脉发生痉挛进而排空血液，导管头端有侧孔，导丝在旋转的时候同时喷射硬化剂，即将硬化剂直接喷射于损伤的内膜和排空血液的静脉管腔内，进而起到闭合曲张静脉的作用。这一方法的优点是闭合效果确切，同时避免了神经损伤，血肿和疼痛发生率较低，硬化剂的使用剂量也大大降低。最近也有其他类似的 MOCA 设备，如 VenaSeal、VBS 等。

（3）透光直视旋切术（TriVex 术）：透光直视旋切术是采用 TriVex System（带有动力静脉切除器和可进行充盈的灌注照明棒）对浅表曲张静脉在近视直视条件下做微创旋切术，然后通过吸引管吸出捣碎的曲张静脉。该方法术前需准确在小腿部皮肤上画出曲张静脉的轮廓。先做腹股沟小切口，高位结扎大隐静脉及其属支。然后在曲张静脉的近、远端各切一小口（2~3mm），从一侧切口插入内镜光源，并在内镜光源引导下导入灌注光棒，沿着曲张静脉下方及边上的皮下组织平面输入麻醉充盈液（利多卡因混合液），这样可以清晰显示曲张静脉范围和轮廓，同时将静脉与其组织分离。从另一切口导入刨刀头，使高速旋转的刨刀沿静脉走向轻轻向前滑动，将曲张静脉一边刨削一边吸出。这种治疗方法的优点在于：①切口小，切口数少，平均只需做 2~3 个切口。②手术时间短，每台手术时间为 15~20min。在直视下刨吸去除曲张静脉操作简单，清除曲张静脉彻底，患者的满意度高于传统外科手术。透光直视旋切术治疗下肢静脉曲张适应证广泛，适合大多数下肢静脉曲张患者，包括下肢浅静脉曲张、下肢浅静脉曲张伴下肢皮肤色素沉着合并慢性溃疡、下肢浅静脉曲张伴血栓性静脉炎、毛细血管扩张症等。但是该方法也存在不足：①由于是在皮下组织进行刨削操作，不可避免引起皮下神经丛的损伤，引起疼痛及感觉障碍；②易致皮下血肿及感染。

（4）内镜下筋膜下穿通静脉结扎术（subfascial endoscopic perforator surgery, SEPS）：穿通静脉功能不全是下肢静脉曲张的常见病因，约 90% 下肢静脉性溃疡患者有穿通静脉功能不全。传统穿通静脉结扎手术需要在有溃疡及炎症的曲张静脉团皮肤切口，结扎穿通静脉。但是有 20%~40% 的患者有术后伤口不愈及剧烈疼痛。内镜下穿通静脉结扎术是采用腹腔镜技术完成对小腿内侧穿通静脉结扎（离断）的一种手术方式，目的是阻断小腿内侧功能不全的穿通静脉，减少足靴区静脉反流，降低直立性静脉高压。先将足部驱血后，在胫骨粗隆下 6~8cm 和该切口外侧 4~5cm 处分别做 1~2 个小切口，切开深筋膜后插入腔镜，建立气腔，在深筋膜腔内结扎切断粗大穿通静脉。与其他微创手术相比，内镜下穿通静脉结扎术可以直观地观察静脉的病理变化，能有效地减轻小腿静脉淤血，改善皮肤营养，加速溃疡愈合，另外，SEPS 术虽然不能改变深静脉反流量，以及小腿肌泵血功能状况，但是能彻底阻断其通过穿通支流入浅静脉，避免或者减低术后复发。该方法的不足在于：①手术时间较长；②结扎不完全；③术后易出现筋膜下出血、皮下气肿、麻木及疼痛等并发症。

（5）经皮激光或强脉冲光治疗：经皮激光或强脉冲光主要用于治疗直径小于 3mm 的网状浅静脉、毛细血管扩张等。通过调节光波长、脉冲持续实践、光斑大小及范围等可以在不伤害表面皮肤情况下选择性破坏不同深度的表浅静脉。其原理是静脉内血红蛋白可以选择性吸收激光的光能,并将光能转化为热能释放,热能可以促使目标静脉内血栓形成,从而达到治疗目的。该治疗方法仅适用于其他方法治疗隐静脉主干反流后残留少量表浅静脉曲张的治疗。多用于表浅网状静脉及毛细血管扩张网的治疗。对于孕妇、伤口瘢痕增生、使用抗凝药物、合并光敏性疾病等患者禁用该治疗方法。并发症包括一过性荨麻疹、色素沉着、血栓形成、紫癜、疼痛等。

另外下肢静脉曲张的治疗方法还包括经皮连续缝扎术、静脉腔内电凝术、经皮静脉生物瓣膜植入术等。下肢静脉曲张的治疗是综合治疗,血管外科医生应善于根据患者的临床症状与体征及影像学检查等资料,综合分析和判断,做出正确的诊断及评估,以选择出最适合患者的个体化治疗方案。激光、射频对主干病变具有明显优势,泡沫硬化剂对局部曲张静脉和毛细血管扩张网的处理有很好的效果,而透光直视旋切术对曲张静脉团的处理效果较好。但患者往往病情较为复杂,单纯使用应用任何一种微创手术往往难以治疗彻底,对于严重的静脉曲张患者如患者下肢静脉曲张合并严重的色素沉着、溃疡等情况,单纯闭合大隐静脉主干的治疗并不彻底,需同时处理曲张的静脉团和反流的穿通支,以保证疗效。

第四节 下肢慢性静脉功能不全的自然病程和分型的认识

慢性下肢静脉功能不全(chronic venous insufficiency,CVI)广义上概括所有累及下肢的静脉疾病,包括各种原因引起的下肢静脉瓣膜功能不全、先天性无瓣膜症、穿通静脉瓣膜功能不全、下肢深静脉血栓后遗症等。上述疾病因静脉瓣膜功能不全致瓣膜反流,进而引起下肢动态压上升和病理生理反应,临床表现为静脉曲张、下肢肿胀、痒感、皮肤色素沉着甚至静脉性溃疡,这些慢性静脉疾病中表现出的静脉功能异常表现被称为静脉功能不全。

对下肢静脉功能不全的认识逐渐从静脉血液循环的异常改变,深入到皮肤营养障碍及下肢静脉的慢性炎症形成。多种炎症的产生,包括炎症细胞及因子等,被认为在慢性静脉功能不全的形成中起到重要作用。

一、CVI 的自然病程

年龄、性别、怀孕、肥胖、职业、DVT 病史及遗传等被认为是静脉曲张形成的危险因素,DVT 病史及遗传被明确证实为 CVI 的病因,据此,目前 CVI 被分为原发性、继发性(血栓后综合征)和遗传性。原发性的病因和详细机制仍有待进一步研究。静脉血栓被普遍认为可以启动一系列炎症事件,促使静脉壁纤维性。静脉汇合点及静脉瓣袋血栓形成,导致中性粒细胞及血小板的活化,产生炎症细胞因子,促凝介质和化学因子,活化凝血酶并进一步促进血凝块形成。炎症因子的产生形成细胞因子 – 化学因子梯度,驱动白细胞血栓处周围外膜侵入静脉壁。黏附因子的上调推动此过程,最终静脉壁纤维化形成,瓣膜破坏,静脉壁结构改变。遗传性 CVI 患者往往发病早,甚至出生时即发现,往往与遗传相关。研究发现,父母皆患静脉曲张的后代患病风险为 90%,只有一方则儿子为 25%,女儿为 62%,父母双方都未患病其后代的风险仅为 20%。

由于慢性静脉功能不全统一分型方法确定较晚,以及纵向研究的缺乏,加之大多数患者需要进行及时医疗干预,致使目前对慢性静脉功能不全自然病程的认识尚有限。20 世纪初静脉曲张被认为与局部缺氧、血液淤滞相关。而进一步研究证实事实上大隐静脉内血流量增多而非淤滞,有人假设动静脉连通促使大量含氧及营养的血液被运离真皮血管静脉丛,而皮肤出现局部缺氧及溃疡。实验观察到静脉高压与真皮增多的毛细血管相关,静脉高压被认为可使静脉内皮细胞连接间隙增宽,纤维蛋白原外溢形成纤维袖套,此袖套可能是营养与氧气弥散的屏障。实验发现 CVI 患者真皮内白细胞的数目与静脉曲张严重程度呈正相关,白细胞在静脉曲张的形成过程受到关注,其后多种细胞因子被证实在下肢静脉功能不全的进展中起到重要作用。

大多数有症状的患者在症状出现后得到治疗,其后的自然病程很少得到追踪记录。即使是静脉曲张,单纯反流和症状的关系也不十分清楚。没有并发症的静脉曲张产生的症状包括疼痛,下肢沉重,发麻及瘙痒。这些症状随着年龄的增长也增多,但与大隐静脉曲张的关系却非常有限。至少在男性,单纯表浅静脉反流很少与这些症状相关,但表浅静脉与深静脉反流并存则与肿胀相关。单纯深静脉反流与这些症状的关系并不明显。

在一些中心,有多达10%的静脉曲张患者并发溃疡,在这些有静脉溃疡的患者中,大约60%静脉溃疡的患者没有DVT病史。有人报道33%的溃疡患者有DVT和浅静脉炎的病史,超声也发现44%的患者发生过这类事件。

静脉疾病的严重程度通常认为与等级、反流的分布以及存在的时间相关。然而对于单纯静脉曲张发展到皮肤改变和溃疡进展的速度仍所知甚少。从血流动力学的观点来看,慢性静脉疾病的进展,从轻微症状到皮肤改变直至溃疡,与静脉流量增加,反流加重及下肢动态静脉高压进展相关。然而血流动力学并未随着皮肤改变至溃疡而恶化,或许反映出局部微循环而非大体血流动力学在疾病终末期的重要性。

相比之下,对急性深静脉血栓形成,由于其明确的起病时间及超声无创随访手段,提供了一个更好研究慢性静脉功能不全的机会。深静脉血栓形成后综合征是DVT的一种常见并发症,在确认DVT的224患者随访5年后发现,约30%的DVT患者发生了深静脉血栓形成后综合征。其他人报道深静脉血栓形成后综合征的发生率29%至79%,有严重临床表现的为7%~23%,溃疡发生率为4%~6%。超声显示静脉管腔在急性DVT后一般可以再通,大约55%在血栓形成6~9个月后可完全再通,其中最初3~6个月间血栓负荷的变化最为明显。同时也有报道称在随访55个月后血栓负荷平均减少86%,50%的再通发生在平均3、4个月以内。

尽管血栓再通是一个涵盖血栓内在和外在机制的复杂过程,但一些再通的影响因素已经得到证实。纤溶酶原活化因子 –1(plasminogen activator inhibitor, PAI–1)被认为是此过程中的重要因子。

血栓形成及再通使静脉瓣膜受损或者破坏,然而反流并非DVT的普通结局,只有33%至59%的血栓形成患者静脉瓣膜功能不全,仅69%

的患肢在血栓形成后1年显现反流。急性DVT后发生瓣膜功能不全的影响因素可能包括血栓再通的速度,再发的血栓事件和持续的近端梗阻。早期再通的患者瓣膜功能不全的发生率更低。113例急性DVT患者形成反流的节段再通的中位时间是未形成反流的2.3~7.3倍。再发血栓事件远多于临床所知的,也与反流的形成高度相关,有研究报道31%的患肢发生再次血栓形成。再次形成血栓的节段反流的发生率是36%~73%,远高于保持通畅部分的5.7%~18.2%。血栓形成后综合征的风险也上升至6倍。45%的血栓形成后综合征的患者有再次血栓形成的历史,而无症状的患者则只有17%。最后,尽管血栓形成节段通常会致瓣膜功能不全,但30%的反流性节段却观察到血栓形成。

血栓形成后综合征的临床症状及体征,与反流的整体程度和梗阻解剖区域相关。持续的腘部梗阻和远端深静脉反流,尤其是在腘静脉和胫后静脉,与血栓形成后综合征的皮肤改变相关性更显著。然而,慢性皮肤改变的患者有84%~94%的相关表浅静脉反流,60%~100%的静脉性溃疡患者存在相关反流。

尽管疾病的病因并未得到完全阐述,但肥胖及高血压被证实可以显著影响疾病进展,长时间站立加速疾病的进展,弹性压迫可能可以减慢疾病进展。深静脉反流,脂质硬皮病及深静脉血栓形成史,以及皮肤湿疹患者形成静脉性溃疡的风险增加。急性静脉血栓形成后,30%可发生血栓形成后综合征,3%~6%的患者形成静脉性溃疡,如果患者有原发静脉疾病,疾病进展更快。对静脉疾病的早期诊断及干预可使静脉性溃疡大为减少。没有并发症的低等级静脉曲张进展至更高等级的发生率为3.5%~7%每年,静脉性溃疡通常发生在有超过20年静脉疾病的患者,皮肤改变及深静脉功能不全的患者发生溃疡的风险增加。虽然C4期有皮肤改变的患者进展至静脉性溃疡的速度未知,但已有资料估计其区间大致位于1%~2%每年。

二、CVI 的分型

对慢性静脉功能不全从CVI临床(C)、病因(E)、解剖(A)及病理生理(P)四个部方做了细致划分,实践过程中此分型显示出其对慢性静脉功能不全的症状及表现的高度特异性,在当前国际慢性静脉疾病的临床诊疗及科研工作被广泛采纳,但其静态的表现描述难以适用于疾病状态的改变。表 3-1-1 为 2004 年修订版,其中 C4 分级被进一步细分为两个亚组。

表 3-1-1 下肢慢性静脉疾病的 CEAP 分型

C- 临床表现,外加 A 代表无症状,S 代表有症状	E- 病因分型	A- 按解剖部位分	P- 按病理生理特点分
C0 无可见并且不可触及的静脉病变 C1 毛细血管扩张,网状浅表静脉 C2 静脉曲张 C3 肿胀但不伴皮肤改变 C4 静脉原因引起的皮肤改变 C4a 色素沉着及湿疹 C4b 脂质硬皮病及萎缩 C5 4 级描述的皮肤改变伴有已愈合的溃疡 C6 4 级描述的皮肤改变伴有活动期溃疡	遗传性(EC)出生时即具有的静脉畸形 原发性(EP)病因不明的慢性静脉功能不全 继发性(ES)继发于其他疾病的慢性静脉功能不全(如深静脉血栓后综合征)	A S1~5 浅表静脉 A D6~16 深静脉 A P17~18 穿通静脉	P R 反流 P O 回流障碍 P R&O 反流伴回流障碍

C0 分级指无可见并且不可触及的静脉病变,其存在主要是有一部分轻微局部静脉疾病是无法从外观察觉到或触及的,同时 C0 分级也可在临床实验成为对照组。C1 分级指微小扩张静脉、毛细血管扩张、"蜘蛛"样浅表静脉以及网状静脉,毛细血管扩张指真皮内直径小于 1mm 的静脉,网状静脉为皮下直径小于 4mm 的不可触及的静脉。

C3 分级最显著的特征是水肿,虽然水肿在临床中很常见,但其特异性不足,诊断前需鉴别诊断。

C4 包括除皮肤溃疡以外的所有异常改变,包括皮肤色素沉着、皮肤萎缩、湿疹及脂质硬皮病等。

C5 为已愈合的溃疡,C5 分级再次静脉溃疡的风险最高,进行压迫治疗的患者 5 年后 30% 再发溃疡,而未行治疗的患者 3 年内都有再发溃疡。C6 指活动性溃疡,病因分类中,原发、继发及遗传是互不包容,原发指没有明确的相应病因,继发指存在特定的病因,多是静脉血栓形成,但也包括外伤所致,遗传静脉疾病通常很明显,包括各色静脉畸形,Klippel-Trenaunay 综合征等。

解剖分类最初用来描述下肢三类静脉系统间异常,包括表浅静脉、深静脉及穿通静脉,数字下标 1~18 被用来表示各段静脉。病理生理学类包括反流、梗阻及反流伴梗阻,慢性静脉疾病的患者有反流,反流伴梗阻显示静脉梗阻后再通的可能。

第五节 下肢慢性静脉功能不全外科手术的现状及进展

下肢慢性静脉功能不全(chronic venous insufficiency,CVI)是范围相当广泛的静脉疾病的总称,分为下肢静脉倒流性疾病和下肢静脉回流障碍性疾病两大类,CEAP 分级中 C4~C6 的病情较重的患者;主要包括原发性下肢静脉瓣膜功能不全,遗传性下肢深静脉无瓣膜症,小隐静脉瓣膜功能不全,深静脉血栓形成后综合征等。CVI 病因分为原发性和继发性,大多数继发性患者属于深静脉血栓后遗症,如果选择保守治疗,则主要目标是缓解临床症状和体征;相反,如考虑手术治疗,则需要准确了解解剖学和病理生理学异常。目前的手术治疗主要集中在静脉瓣膜的修复重建和其他促进血液回流的手术上。

一、股浅静脉瓣膜管腔内修复术

由 Kistner 于 1975 年首先提出的股浅静脉瓣膜修复术治疗原发性下肢深静脉瓣膜功能不全。

主要是将股浅静脉第 1 对瓣膜的游离缘于管壁做多个间断缝合，使其缩短并恢复到正常的半挺直状态。该手术的特点是打开静脉壁在直视下对瓣膜进行修复，对于瓣膜的病变可以清楚地了解，手术修复时位置确切。但对于瓣叶已极度纤细，游离缘过度松弛甚至萎缩的则无法修复。此外，对先天性无瓣膜或瓣膜畸形以及被血栓破坏者无法行该手术治疗。

手术过程：在大腿根部股动脉搏动内侧做纵行切口，暴露并控制股浅、股深和股总静脉。在股深汇入股浅静脉处远侧 2~3cm 处找到股静脉第 1 对瓣膜，确认其是否存在关闭不全，给予全身肝素化后，阻断股总、股深和股浅静脉的血流，在管壁上识别两个瓣叶的汇合部位，向其近远端分别切开 3cm，将切缘牵开，用肝素盐水冲洗瓣窝。用 6-0 无损伤缝线分别在两侧瓣叶汇合处的平面从管壁外向内进针，穿过距交会点 2mm 的游离缘，然后于进针的平面向管外出针，最后在管壁外将缝线收紧打结，另一未被切开的瓣叶汇合处，可将两个游离缘按上述方法同时做一次修复。如果缝合后游离缘仍有松弛、下垂的情况，可再于瓣叶汇合处追加缝合，直到两个瓣叶游离缘恢复半挺直状态为止。修复完毕后关闭血管切口。

二、股浅静脉瓣膜管壁外修复术

同样是由 Kistner 在 20 世纪 80 年代提出的，即在静脉瓣膜会和部位，在管壁外做缝合缩小管腔，以恢复病变瓣膜的功能。手术时 7-0 无损伤缝线自连接角的顶点向其基底部，做管壁外连续或多个间断缝合，缝针不进入管腔内。这种缝合能使瓣叶并拢，以增加瓣叶的接触面积，从而恢复正常的瓣膜功能。对侧连接角即使不增宽，也应预防性地进行修复。随着手术的改进，后来又出现了各种改良手术。如在瓣膜连接处顶点的近侧做倒 Y 字切开管壁，然后做倒 V 字缝合；在瓣膜连接角顶点的近侧纵行切开管壁，然后做横行缝合；或者借助血管镜在直视下于两侧瓣叶汇合处分别做多个缝针进入管腔间断缝合。国内也有一些改进的方法，如瓣膜的瓣环下 2mm 处做环形缩窄管腔的缩缝术和瓣膜带戒术，即以大隐静脉片作为包裹材料，在股静脉第一对瓣膜环绕管壁一周，并固定缝合于管壁上。

三、自体带瓣膜段股浅静脉移植术

该手术是通过向功能不全的股静脉瓣膜远端移植一段瓣膜功能完好的静脉，从而替代已经失去功能的第一对瓣膜。该手术可适用于深静脉血栓形成后瓣膜被破坏的情况，当然同样适用于原发性的瓣膜功能不全。通常取其他部位带正常静脉瓣膜的自体静脉，常用的有肱静脉，术前顺行造影明确瓣膜的功能，取下的带瓣膜的血管其内膜在 10min 左右即会开始出现脱落、变性等变化。所以，取下的血管段必须马上保存在预制的保养液中。常用保养液为自体血液 + 肝素 6 250U，或者复方氯化钠 250ml+ 肝素 6 250U+2% 利多卡因 10ml。在阻断股浅、股总和股深静脉后，在第一对瓣膜下方切断股浅静脉，将取下的血管段按原方向与股静脉行端－端吻合。术后需要进行常规抗凝。随着医学科技的发展，新型的可用下肢深静脉的生物瓣膜有望研制出来，这将会极大地改善这些患者的生活质量。

四、下肢深静脉移位术

Kistner 在 20 世纪 80 年代后期又提出了深静脉移位术来治疗下肢深静脉倒流性疾病。该术式适合于股－腘静脉瓣膜功能不全而远端有良好功能瓣膜的病变。手术方式为切断股浅静脉，近端缝合，远端与具有良好瓣膜功能的大隐静脉或者股深静脉做端－侧吻合。该手术必须明确大隐静脉或股深静脉具有良好的瓣膜功能。由于临床所见的原发性下肢深静脉瓣膜功能不全的患者中，绝大多数都有大隐静脉瓣膜功能不全，且股深静脉多半也有倒流性病变的存在。因此，该手术在临床的应用并不多见。

五、腘静脉外肌襻成形术

由 Psathakis 在 20 世纪 60 年代提出。手术利用腘窝内侧和外侧各一条大腿屈肌肌腱，形成 U 形肌襻，置于腘动脉和腘静脉之间。在下肢活动时，肌襻与小腿肌肉交替作用，发挥瓣膜样作用。后来又发展为利用硅胶管穿过腘动、静脉间，分别缝合固定于股二头肌和股薄肌，代替肌襻发挥瓣膜样作用。手术方法为，患者取俯卧位，于腘窝处取 S 形切口，切开皮下、深筋膜。解剖出胫神经和腓总神经,过带保护。在外侧解剖出股二头肌肌腱,取其内侧长条形宽约 1cm、长约 10cm 肌肉条。缝合修补切缘侧肌肉。再在内侧解剖出半腱肌肌腱,同样方法准备好一段 10cm 长肌肉条。在腘动静脉之间分离出一宽约 0.5cm 的间隙。在该间隙之间将两长条形肌肉在其末端重叠缝合 1cm 左右,形成 U 形肌袢。总长度以轻轻提起肌袢高出皮肤平面 5cm 为标准。通过外侧切口预置在肌袢部位一根细导管,注入醋酸氢化可的松 1ml 和 1% 普鲁卡因 4ml,防止术后肌袢与周围组织粘连。术后需抗凝 3 个月。但是通过临床观察发现,由于个体差异,股二头肌腱和半腱肌常无法形成长度满意的肌袢,从而影响手术疗效。甚至由于肌袢过短或周围组织纤维化,长期卡压腘静脉易并发血栓形成。

六、穿通静脉瓣膜功能不全的手术治疗

下肢静脉存在的三套系统,即深静脉、浅静脉和穿通静脉。三者互相联系,互为交通。当其中一个系统发生病变引起压力改变时,将逐渐引起其他系统改变。但因果关系究竟如何,现在尚存在争议。但最终的结果是引起皮肤营养障碍性改变。Linton 主张治疗静脉性溃疡的有效方法是在整个小腿内侧,沿穿通静脉穿出深筋膜的位置至腘窝做纵行切口,彻底显露穿通静脉,在深筋膜下予以结扎。结扎穿通静脉后能够使踝部溃疡迅速愈合。近年来,很多学者达成共识,即对深静脉倒流伴浅静脉和穿通静脉倒流并有踝部溃疡者,在施行深静脉瓣膜重建术同时行穿通静脉结扎术。但 Linton 手术的创伤较大,1985 年,出现了在内

镜下的深筋膜下穿通静脉切断术(SEPS),通过向深筋膜下充气在电视下微创结扎或切断穿通静脉的手术取得了良好的效果,并且创伤很小。

七、非血栓性髂静脉病变和深静脉血栓形成后综合征的手术治疗

非血栓性髂静脉病变是近 20 年来才被重视,是髂总静脉或 / 和髂外静脉受到髂总动脉或髂内动脉等压迫引起的下肢静脉回流障碍性病变,是下肢深静脉血栓形成的解剖学危险因素之一,也是下肢静脉曲张术后复发或症状不能有效缓解的重要原因。非血栓性髂静脉病变的治疗需要解除这一压迫性解剖结构,目前临床上以支架成形术为主要治疗措施。一般认为,对于 CVI 患者临床分级 C3 及其以上同时影像学检查提示髂静脉狭窄 >50%、盆腔侧支显影者,是腔内支架成形术治疗的指征。支架成形术后辅以抗血小板预防支架内血栓形成(图 3-1-1)。

治疗深静脉血栓形成后综合征的手术方法,也是为了解除深静脉慢性闭塞引起的回流障碍,但治疗的目的是缓解临床症状,尤其是影响生活的肢体肿胀、溃疡和疼痛等,因此,手术的指征显然是以临床症状为驱动的治疗,临床症状较轻者以压力治疗和药物治疗为主,临床症状严重者尤其是压力治疗无效者才是手术治疗的患者。手术治疗方法主要包括:①旁路转流,包括大隐静脉 / 人工血管交叉转流术,原位大隐静脉 - 腘静脉转流术,下腔静脉 - 股静脉人工血管转流术等,转流手术往往需要同时建立暂时性动静脉瘘,以提高移植物内血流量,降低血栓形成发生率;②髂 -

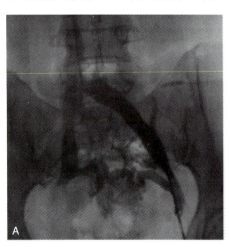
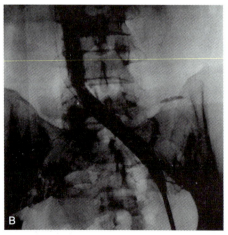

图 3-1-1 左侧非血栓性髂静脉病变的支架成形术治疗

股静脉支架成形术；③前述的各种瓣膜重建方法以及腘静脉外肌襻成形术,穿通静脉结扎术等可以缓解部分患者临床症状。

髂-股静脉支架成形术是近几年来发展较为迅速的方法,是通过股静脉、腘静脉或颈内静脉等穿刺入路,选择适合导丝导管通过髂-股静脉慢性闭塞段,采用球囊扩张术和支架成形术解除髂-股静脉慢性闭塞段的静脉回流障碍,降低下肢静脉压力,进而改善临床症状。相比转流术,支架成形术具有创伤小、恢复快、出血少以及高支架通畅率的优点,目前以被作为严重血栓形成后综合征患者首选治疗措施。但是,支架术后再闭塞的情况也不容忽视,术后配以规范的抗凝措施,可以有效提高支架通畅率(图3-1-2)。

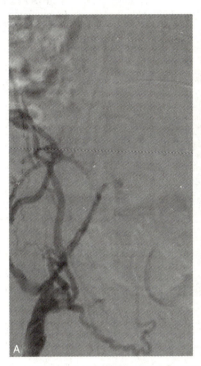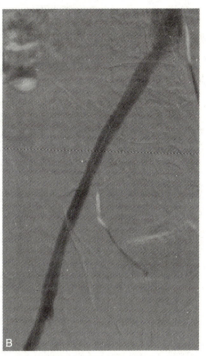

图 3-1-2　左侧(俯卧位)髂股静脉慢性闭塞(既往有髂股静脉血栓形成病史)支架成形术治疗

第六节　争议与展望

尽管针对下肢慢性静脉功能不全的手术方式较多,但其疗效却是难尽人意,随着医疗科技的进展,越多的患者享受到微创带来的益处。整个外科系统的发展由原来的巨创性手术逐渐革新为微创化甚至无创化,而血管外科同样发展为腔内化。如传统的大隐静脉高位结扎和剥脱术,目前多数已经被静脉腔内热消融术等取代,传统的下腔静脉-股静脉和髂-股静脉转流术目前多数被下腔静脉、髂-股静脉支架成形术取代。虽然这些腔内治疗措施的中期和短期效果显著,但其利弊有待进一步探索和更久时间的检验,如静脉曲张复发、支架再闭塞等,但这些恰恰是血管外科研究的方向,如新型静脉型支架的研发和使用。

同时,有些治疗措施上目前尚存在较大的争议,如深静脉瓣膜修复的时机。最近关于循证医学证据的国际修订指南显示,对于静脉曲张或隐-股静脉瓣反流者,适用现代微创技术如血管腔内激光或血管腔内射频治疗,以及大隐静脉高位结扎和抽剥术,GRADE 推荐评价体系为1A。显而易见,对于原发性下肢深静脉瓣膜功能不全的患者,不是所有的深静脉功能不全患肢都必须选择深静脉瓣膜重建术,否则可能会使一些能够经过简单的浅静脉手术即可改善深静脉功能的病例不必要地接受了更复杂和创伤相对较大的深静脉瓣膜重建。对于合并深静脉瓣膜功能不全的病例可先行浅静脉手术,特别是临床分级轻至中度者(CEAP 分类 C3 以下),如术后疗效不佳时,再考虑行深静脉瓣膜修复重建术。只有严重 CVI 的病例,才考虑浅静脉手术联合深静脉瓣膜重建,有利于临床症状的改善和溃疡愈合。有一组研究资料说明,对于 CEAP 分级轻、中度的患者群,曲张浅静脉手术能改善下肢深静脉的反流,有效率为 89.47%;而临床症状较重,属于重度反流的病例,反流程度的改善率也达 29.17%。这为微创治疗静脉曲张提供了理论和实践的依据。

当今,下肢 CVI 的腔内治疗模式已成为趋势,且已被广大医务工作者和患者所接受。这样,多种微创化治疗的方法便应运而生。对于静脉倒流性疾病的治疗主要包括硬化剂、射频、微波、激光和硬化剂治疗等方法。静脉腔内热消融术不但可以闭锁大隐静脉主干,还可以闭锁曲张浅静脉;甚至在术中彩超引导下,将功能不全的穿通支定位,结合多点穿刺方法,以及溃疡周围交通支激光闭合,促进足靴区溃疡愈合。其特点为无手术瘢痕,很少出现严重的并发症,手术创伤小,恢复快,是当今微创治疗最具应用前景的方法之一。随着技术的不断完善和成熟,以及治疗者经验的积累,也将成为具有应用前景的特色之一。对于静脉回流障碍性疾病的治疗目前主要是腔内支架成形术,不仅可行性强安全性高,就目前的临床资料来看,其有效性也不亚于传统的转流术。

（陆信武 叶开创）

参 考 文 献

[1] Lu X, Ye K, Li W, et al. Endovenous ablation with laser for great saphenous vein insufficiency and tributary varices: A retrospective evaluation. J Vasc Surg, 2008, 48(3): 675-679.

[2] 蒋米尔. 下肢静脉疾病的微创治疗进展. 中国血管外科杂志(电子版), 2013, 5(1): 1-3.

[3] Gloviczki P. Handbook of venous and lymphatic disorders. 4th ed. Taylor & Francis Group, 2017.

[4] Sidawy AN, Perler BA. Rutherford's vascular surgery and endovascular therapy. 9th ed. Elsevier, 2019.

[5] Rueda CA, Bittenbinder EN, Buckley CJ, et al. The management of chronic venous insufficiency with ulceration: the role of minimally invasive perforator interruption. Ann Vasc Surg, 2013, 27(1): 89-95.

[6] Hamdan A. Management of varicose veins and venous insufficiency. JAMA, 2012, 308(24): 2612-2621.

[7] 汪忠镐. 血管淋巴管外科学. 第 2 版. 北京: 人民卫生出版社, 2014.

[8] 陆信武, 蒋米尔. 临床血管外科学. 第 5 版. 北京: 科学出版社, 2018.

[9] 施慧华, 陆民, 蒋米尔, 等. 手术治疗浅静脉曲张对下肢深静脉反流的影响. 临床外科杂志, 2008, 16: 36-38.

[10] 张培华, 蒋米尔, 陆民, 等. 腘静脉肌袢代瓣膜术 1216 例报道. 临床外科杂志, 1996, 4: 75-77.

[11] 黄新天, 蒋米尔, 陆民, 等. 腘静脉外肌袢形成术并发症探讨. 中国实用外科杂志, 1993, 13: 544-545.

[12] 张培华, 蒋米尔, 陆民, 等. 下肢深静脉各种瓣膜重建术的评价(附 60 例分析). 中国实用外科杂志, 1992, 01: 8-10.

[13] Ye K, Lu X, Jiang M, et al. Technical details and clinical outcomes of transpopliteal venous stent placement for postthrombotic chronic total occlusion of the iliofemoral vein. J Vasc Interv Radiol, 2014, 25(6): 925-932.

[14] Ye K, Lu X, Li M, et al. Long-Term outcomes of stent placement for symptomatic nonthrombotic iliac vein compression lesions in chronic venous disease. J Vasc Interv Radiol, 2012, 23(4): 497-502.

第二章　下肢浅静脉曲张

在慢性下肢静脉功能不全（chronic venous insufficiency, CVI）中，原发性下肢浅静脉曲张（varicose veins of lower limb）所占比例约为90%。其临床特征是由于下肢浅静脉瓣膜功能不全引起下肢局部静脉高压、静脉充盈扩张、组织水肿和组织灌注改变，不伴有深静脉病变。静脉曲张是静脉功能不全的外在表现，表现为浅表静脉扩张、迂曲成团。临床中应与继发性浅静脉曲张相鉴别。继发性浅静脉曲张多与深静脉瓣膜功能不全、深静脉和髂腔静脉梗阻、先天性血管畸形等相关。本章节主要讲述原发性下肢浅静脉曲张的临床特征、病理生理、治疗策略及方法。

第一节　下肢浅静脉曲张流行病学及发病机制

一、流行病学

下肢浅静脉曲张在成年人群中发病率较高。普通人群中约25%的女性和15%的男性存在不同程度的下肢静脉曲张，约4%的患者发展为静脉性溃疡。静脉曲张的发生与年龄、性别、妊娠、遗传、种族、体重、生活方式等多种因素有关。

不可改变的易患因素包括年龄、性别、遗传、种族等。随着年龄增长，静脉曲张发病率逐渐增高。在40~49岁、50~59岁和60~69岁三个年龄段时，静脉曲张的患病率分别为22%、35%和41%。女性患静脉曲张风险高于男性，主要原因被认为与妊娠期下肢静水压力增高及激素水平有关。但性别比例随着年龄的增长有减少趋势。静脉曲张存在遗传易感性。父母患病，子女患静脉曲张概率明显增高，父母双方均未患病者，子女患病风险约20%，父母一方患病者，子女患病风

险约45%，父母双方均患病者，子女患病风险达90%。种族亦和患病率有一定相关性，白色人种比黄色人种和黑色人种患病率更高。

可改变的易患因素包括体重、生活方式等。体重高者静脉曲张患病率增加，女性体重指数（BMI）>30kg/m^{2}者静脉曲张患病率明显增高。工作体位和静脉曲张患病风险之间存在独立的联系。流行病学研究中，27%的久坐工作的人患有静脉曲张，36%的站立工作的人患有静脉曲张。

二、静脉解剖及生理学特点

下肢静脉系统可分为三个主要组成部分：浅静脉系统、深静脉系统和穿通静脉。

（一）浅静脉系统

为走行于肌筋膜浅层的所有静脉，包括大隐静脉（great saphenous vein, GSV）和小隐静脉（small saphenous vein, SSV）等厚壁干静脉，以及位于皮肤和隐筋膜之间的薄壁浅支或筋膜上支。大隐静脉是全身最长的静脉，起自足背静脉网的内侧，经内踝前方沿小腿的内侧上行，经胫骨与股骨内侧踝的后方至大腿的内侧，行向前外到耻骨结节下外方3~4cm处穿阔筋膜的隐静脉裂孔（卵圆孔）汇入股静脉。大隐静脉在注入股静脉前，在卵圆孔的附近有3条主要属支汇入：阴部外静脉、腹壁浅静脉和旋髂浅静脉。该处属支解剖变异较大。约50%的患者存在前副隐静脉（anterior accessory saphenous vein, AASV）。大隐静脉收集足、小腿和大腿的内侧部以及大腿前部浅层结构的静脉血。

小隐静脉起始于足背静脉网外侧，经外踝后方，沿小腿后方上行，经腓肠肌内外侧头之间至腘窝，人群中约2/3小隐静脉在腘窝处穿过深筋膜注入腘静脉，1/3者存在变异性，通过大腿后侧汇入股静脉或经隐间静脉汇入大隐静脉，少数继

续上行直接汇入髂内静脉。小隐静脉收集足外侧部和小腿后部浅层结构的静脉血。

大隐静脉、小隐静脉的主干或部分主干在肌筋膜和隐筋膜鞘之间走行，这种解剖特征在超声上看起来像一只埃及眼（Egypt's eye），是鉴别隐静脉的一个重要标志。该筋膜间隙又称为隐筋膜室，它限制了隐静脉主干的过度扩张。

（二）深静脉系统

指走行于肌筋膜深层的静脉，包括足底静脉、腓总静脉和胫前后静脉、腘静脉和股静脉，多与同名动脉伴行，同时包括踝静脉丛、小腿肌间静脉丛和大腿内收肌静脉丛等。深静脉系统是一个低压、高容量的系统，约占下肢静脉血流量的90%，主要功能是为右心提供静脉回流。

（三）穿通静脉（perforating vein, PV）

通过肌筋膜连接深静脉和浅静脉，吸收浅静脉的部分血流汇入深静脉。穿通静脉斜穿深筋膜，在下肢肌肉收缩过程中起着平衡血流的重要作用。下肢穿通静脉分为4组，即踝部、膝下、膝上和大腿部的穿通静脉，约有150余条，但仅少数具有临床意义，包括大腿内侧穿通静脉（hunter's PV）、膝内侧穿通静脉（Boyd's PV）、胫骨旁穿通静脉（Sherman's PV）、胫骨后穿通静脉（Cockett's PV）等。

下肢深、浅静脉及穿通静脉内都存在静脉瓣。静脉瓣由菲薄的纤维组织构成，具有单向闭合的特点，是保证静脉血回心、防止静脉倒流的重要结构。

下肢静脉壁的正常结构为三层。内膜为单层内皮细胞，保证了静脉壁的完整性和功能，较大静脉的内膜含有内弹力层。中膜由环形平滑肌细胞和细胞外基质组成，细胞外基质的成分包括胶原纤维和弹性纤维，不同部位静脉中膜变异性大，大隐静脉中膜较厚并具有很强的肌肉收缩能力，这对于维持静脉壁的张力和弹性起重要的作用；而下肢浅静脉分支中较少含有中膜层，容易出现管腔扩张。外膜由纵向平滑肌细胞束、胶原蛋白、弹性纤维和滋养血管组成。静脉壁承受力很大程度上依赖于静脉壁中平滑肌细胞和弹性蛋白的含量。静脉壁的主动血管调节作用是由交感神经和循环血管活性介质介导中膜的平滑肌细胞来提供。调节因素包括激素、温度、血容量、生理应力

等。局部生理环境，如低氧血症、局部pH等能够影响静脉张力。pH下降、PCO_2及乳酸水平升高与实验中离体静脉收缩性的减弱相关。静脉收缩和舒张能力的减弱和年龄有相关性。血液流速也是影响静脉壁张力的独立因素。

三、发病机制

下肢静脉曲张与静脉高压、静脉回流、静脉瓣膜功能障碍导致的静脉壁缺氧、炎症和重塑有关，但确切的分子生物学机制尚不明确。

下肢浅静脉曲张病理生理学变化主要原因是慢性静脉高压。血流剪切应力的改变和静脉壁初始炎症过程导致静脉内皮细胞激活，从而增加内皮细胞的通透性。同时，血流动力学异常可导致细胞缺氧、细胞凋亡失调、细胞外基质改变等，这些因素均可影响静脉曲张在细胞水平的病理学改变。红细胞通过受损的静脉内皮层和静脉壁外渗，红细胞破裂后，组织中纤维蛋白和含铁血黄素浓度增加，导致皮肤色素沉着。红细胞外渗破裂激活肥大细胞和巨噬细胞，促进静脉内皮细胞进一步活化和炎症。活化的内皮细胞同时会触发白细胞通过静脉壁的黏附和迁移，在静脉壁释放TGF-b1和促炎细胞因子，这些因素促进成纤维细胞合成胶原蛋白，导致血管壁增厚和重塑，并增强炎症级联反应。另外，白细胞通过静脉内皮细胞连接处渗出时，导致静脉内皮细胞连接的重新排列，包括血管内皮钙黏蛋白形成的黏附连接和紧密连接蛋白形成的紧密连接等。白细胞浸润引起的局部炎症导致血管壁和瓣膜结构的改变，加重静脉反流，导致毛细血管高压、渗漏和组织水肿，加重炎症反应和周围组织损伤。曲张的静脉壁中膜正常有序的结构被破坏，取而代之的是胶原蛋白在平滑肌细胞之间大量沉积，与正常标本相比，病变处胶原蛋白含量更高，弹性蛋白含量低，表明静脉壁结缔组织基质循环代谢和调节失衡。静脉高压导致下肢微循环逐渐受损，患者皮肤微循环系统血管舒缩活性下降，毛细血管阻力增加，持续进展导致微循环网络变得非常致密和高度紊乱，导致皮肤的病理性改变，包括湿疹、脂质硬皮病、白色萎缩症和静脉性溃疡。

静脉高压转导至静脉壁扩张的分子途径尚

不清楚。静脉壁功能改变和瓣膜功能不全导致静脉淤滞、缺氧、内皮细胞活化、黏附分子和基质蛋白表达过度和中层平滑肌细胞增生。平滑肌细胞合成大量的细胞外基质，而收缩纤维失表达导致静脉壁的增厚和收缩性减低，静脉曲张胶原蛋白含量显著增加，平滑肌层细胞数量减少。Ⅰ型胶原和Ⅲ型胶原合成的不平衡会影响静脉曲张的静脉壁功能。内皮细胞（ECs）、内侧平滑肌细胞（SMCs）、外膜成纤维细胞（FBs）和细胞外基质（ECM）的周向张力，导致静脉壁周向拉伸，并对ECs和SMCs施加机械刺激，触发和释放维持血管生理功能的生化介质，有多种机械传感器参与传导。研究与静脉曲张相关性较多的机械传感器包括整合素（integrin）、机械敏感性离子通道和G蛋白偶联受体（GPCRs）等。整合素是细胞表面受体的主要家族。对细胞和细胞外基质的黏附起介导作用。主要介导细胞与细胞、细胞与细胞外基质（ECM）之间的相互黏附，并介导细胞与ECM之间的双向信号传导。已有多项研究证实了整合素在ECs和SMCs中作为周向拉伸机械传感器的作用。对人类隐静脉纵向拉伸后可检测到ECs中整合素α_v、基质金属蛋白酶（MMP）-2和ProMMP-9表达水平与未拉伸的隐静脉相比明显升高。机械敏感性离子通道是各种无机离子跨膜被动运输的通路。ECs中离子通道的类型包括K^+通道、Ca^{2+}活化的K^+通道、Cl^-通道、Ca^{2+}通道和Na^+通道等，多项研究表明机械敏感性离子通道参与了静脉扩张和静脉曲张的形成。

静脉高压、管壁缺氧是由内皮细胞活化和表达生长因子、黏附分子和信号分子引起的，这些因子和信号分子导致细胞外基质（ECM）结构异常，导致静脉壁弹性降低，扩张性增加和静脉壁的重塑。基质金属蛋白酶（matrix metalloproteinase，MMPs）和转化生长因子（transforming growth factor-beta 1，TGF-β1）等因子参与了静脉血管壁的重塑。MMPs是调节和维持细胞外基质的酶，能够降解细胞外基质分子、蛋白聚糖、弹性蛋白和不同类型的胶原蛋白，而细胞外基质在静脉壁组织构成中对于其发展、形态发生和塑形中起到重要的作用。MMP水平升高对静脉壁细胞外基质的降解可能是导致慢性静脉功能不全的重要原因。静脉张力与静脉曲张管壁MMP表达的关系已被广泛研究。几种主要的与静脉有关的MMP包括MMP1、MMP2及MMP9等。静脉壁张力增高可诱导HIFs过表达，引起MMPs表达增高，导致静脉壁的重塑。TGF-β1能够促进胶原蛋白合成和MMP的合成，并将成纤维细胞分化为肌成纤维细胞，以达到静脉壁的重塑。血管内皮生长因子（VEGF）也被发现和静脉曲张的发生有相关性。多项研究表明VEGF在静脉曲张中的作用，曲张的静脉壁VEGF蛋白和受体及HIF-1α表达明显升高。皮肤发生病理变化的静脉曲张患者血浆VEGF水平高于皮肤正常的静脉曲张患者。可能的机制是静脉壁缺氧和拉伸诱导HIF-1表达上调，HIF-1导致VEGF、MMP-2和MMP-9表达升高。VEGF促进血管生成，增加血管数量。MMP-2、MMP-9降解胶原蛋白3，导致静脉扩张并激活TGF-β。TGF-β激活基因作用于组织重构因子如结缔组织生长因子（CTGF）等，导致胶原蛋白1和纤连蛋白合成增加。

第二节 下肢浅静脉曲张病因学探讨及治疗对策

一、病因学探讨

下肢浅静脉曲张主要是由于静脉反流引起的静脉高压导致的静脉瓣膜功能不全、静脉管腔扩张，并引发一系列的症状和体征。上节在细胞水平和分子水平上简述了静脉曲张的发病机制，本节主要讲述静脉曲张的血流动力学变化。

静脉系统的主要生理功能为将血液从毛细血管床回流到心脏，并通过容量改变维持心血管稳态。静脉回流至右心房通过压力梯度、肌肉泵和瓣膜的协同作用来完成。平卧位时，心脏泵作用产生的外周小静脉与右心房的压力梯度起主要作用，毛细血管床静脉端与右心房的压差约为15mmHg，这种压力梯度可以在仰卧位维持静脉回流到心脏，但直立时不足以抵消重力。在直立位时，血液从下肢回流到心脏需要克服静水压力和腹内压的影响。静水压是人在直立位时右心房下方的血液柱的重量产生，由血液密度和重力加速度决定，以心房下方垂直距离（cm）乘以常数（0.77mmHg/cm）表示，足踝静脉的静水压压约90mmHg（取决于身高）。腹腔内压力是影响下肢静脉回流的另一重要因素，它可产生超过200mmHg的压力。静脉血流对抗静水压力和腹内压阻力回到心脏的主要机制除胸腔吸气运动产生的胸腔负压和心脏泵作用外，主要依靠肌肉泵与静脉瓣膜协同工作完成的。

（一）静脉瓣膜的反流

静脉瓣膜是保证静脉血回心、防止静脉倒流的重要结构。瓣膜形态多为双瓣叶型，由两个相对而对称的瓣叶组成，各占管腔的二分之一。瓣叶是由静脉内膜折叠而成的，每个瓣叶的弧形边缘固定于管壁，称为附着缘；而其另一半边缘呈游离状态，称为游离缘。血液回心时，两瓣叶贴附于静脉内壁，保持回流通畅；血液倒流时，两瓣叶瓣缘于管腔中部并拢，闭合管腔以阻止血液反流。另有一些瓣膜呈单瓣叶型，瓣叶占管腔周长的二分之一，瓣叶膨出时能完全封闭管腔，多位于分支小静脉。下肢深静脉的瓣膜较多且恒定，浅静脉静脉瓣膜较少，近端静脉瓣膜少于远端静脉，但近端的瓣膜位置较恒定，抗逆向压力能力高。大隐静脉主干至少有6对瓣膜，小隐静脉存在7~10对瓣膜。这些瓣膜将隐静脉主干内的血柱分成节段，防止静压血柱的全部压力对远端静脉施加压力。在浅静脉系统中，以隐-股静脉瓣膜承受压力最强，可承受约180~250mmHg的压力，其下方的瓣膜承受压力减低。穿通静脉亦存在单向瓣膜，在生理状态下，肌肉松弛时，穿通静脉瓣膜开放，浅静脉血流汇入深静脉，肌肉收缩时，穿通静脉瓣膜关闭，推动静脉血流向心流动。

存在静脉曲张易感因素的人群，如经常从事站立或负重工作、重体力劳动、妊娠、肥胖、慢性咳嗽、习惯性便秘的人，下肢静脉内的血柱变直，高度延长，致使血柱重力增加，尤其是负重者的腹腔内压力经常升高，长期的静脉高压可导致正常或有先天性缺陷的下肢静脉瓣膜受损，使瓣叶承受过度的压力，逐渐松弛变性、游离缘伸长、脱垂，终致关闭不全，导致血流的反向流动。

深静脉向浅静脉的初始瓣膜反流点和反流累及病变范围在人群中具有较大的变异性。由于隐-股静脉瓣膜同时承受较高的静水压和腹内压的共同作用，承受双重压力，隐-股静脉瓣膜功能

不全（大隐静脉）最为常见，其发生率约为隐腘静脉瓣膜功能不全（小隐静脉）的4倍。部分患者经隐静脉主干反流至足踝部，而更多患者静脉反流至某处功能正常的隐静脉瓣膜节段，通过功能不全的分支静脉反流至表浅曲张静脉。有些病例的反流点来自于穿通静脉，由于穿通静脉瓣膜功能不全导致的深静脉经向隐静脉主干或深静脉向表浅分支静脉（非隐静脉）的反流。大隐静脉、小隐静脉、穿通静脉瓣膜功能不全可同时存在或单独存在。在选择治疗方案时应准确评估反流点和病变累及范围。

（二）肌肉泵作用

肌肉作用是下肢肌肉在运动时的肌肉挤压作用，小腿肌肉泵的作用更为重要。比目鱼肌和腓肠肌的静脉窦构成了肌肉泵的大泵腔，肌肉收缩时可产生高达200mmHg的压力，可排出小腿静脉血的40%~60%（100~150ml）。因此小腿肌肉泵又称为"外周心脏"，是影响下肢静脉回流的重要动力。下肢肌肉舒张时，肌肉内外间隙增大，静脉窦压力降低，产生抽吸作用使大量血液自毛细血管床和浅表静脉汇入肌肉内和肌间静脉，而肌肉收缩时肌肉内和肌间静脉受到挤压，将血液向心挤压向心脏。瓣膜的单向开放功能有效地防止了小腿肌肉舒张时血液的倒流。并借助于静脉瓣膜的单向开放功能，使静脉血由远端向近端，由浅静脉向深静脉流动，直至回流到心脏。

当小腿肌肉泵存在穿通静脉功能不全时，站立位即有逆流的血液充盈浅静脉，即使在小腿肌肉收缩时，小腿静脉压仍然较高。合并肌组织的病理改变和收缩力减弱时，小腿肌肉泵的泵血功能大为削弱，导致静脉腔内血液排空不良和静脉压升高，导致肢体酸胀、沉重、乏力，并加重静脉曲张，且静脉性溃疡发生率增加。

（三）运动静脉压

人在下肢运动时，由于小腿肌肉泵的收缩，踝部静脉压会明显下降。在生理状态下，运动时踝部静脉压由直立时的90mmHg降至25~30mmHg左右，运动期间静脉压力维持在一个低而稳定的水平，在运动停止后缓慢升回至直立静脉压水平。存在下肢浅静脉功能不全时，运动时虽然静脉压较直立位时减低，但仍高于正常静脉运动时的压力，而且在运动停止后病理者更快的恢复至

高静脉压水平,静脉压的快速回升考虑是肌肉放松后血液向远心端反流,静态水柱压力快速形成而产生的静脉高压。Nicolaides等报道了静脉曲张患者行走静脉压在25~70mmHg水平,正常个体行走静脉压在15~30mmHg左右,深静脉瓣膜功能不全合并近心端梗阻的患者行走静脉压在60~110mmHg,并提出行走静脉压和静脉性溃疡发生率相关,当行走静脉压≥80mmHg时,静脉性溃疡发生率约80%,而行走静脉压≤45mmHg时很少发生静脉性溃疡。

二、外科治疗策略

治疗慢性下肢浅静脉功能不全的目的是改善症状,减轻水肿,治疗皮肤病理性改变,促进静脉溃疡愈合。静脉曲张治疗方法多样,治疗方案的选择应依据静脉曲张临床分期、超声评估、患者一般状况评估和患者需求、术者偏好等因素决定。下肢静脉曲张的标准外科治疗策略是消除静脉反流和治疗病变静脉,包括病变隐静脉的治疗、穿通静脉的治疗和曲张静脉团的对症治疗。辅助治疗包括压力治疗、药物治疗、运动和体重管理等。

(一)治疗前评估

1. 临床分期 静脉曲张症状包括患肢疼痛、沉重、抽筋、瘙痒、烧灼感等。体征包括毛细血管扩张、网状静脉扩张或浅静脉曲张、水肿、皮肤色素沉着、脂肪性皮肤硬化、湿疹和溃疡等。下肢浅静脉曲张的临床分期多采用下肢静脉功能不全CEAP分级中的C分级(表3-2-1)。其中C0:无明确的视触体征,但有下肢静脉功能不全的临床症状。C1:表现为毛细血管扩张和网状静脉,毛细血管扩张(telangiectasis)是指持久性扩张的真皮内小静脉,静脉内径<1mm,呈线状或丝状;网状静脉(reticula veins)是指内径1~3mm的持久性扩张的真皮内小静脉,通常呈扭曲状。C2:表现为浅静脉曲张(varicose veins),是皮下浅静脉持久性扩张,在直立位时内径>3mm并呈扭曲状。C3:表现为水肿,通常发生于踝周。C4:为静脉高压所致的皮肤改变,有4种临床表现:①色素沉着(pigmentation):早期的皮肤改变为褐色色素沉着,常发生于踝周,可向小腿或足部扩展;②湿疹(eczema):表现为红斑水泡渗出或鳞屑状红斑,常发生在曲张静脉邻近的皮肤,或累及整个下肢,又称淤积性皮炎;③脂质硬皮症(lipodermatosclerosis):表现为患肢皮肤局限性硬化,可伴有瘢痕挛缩,累及皮肤、皮下组织,或累至筋膜;④白色萎缩症(atrophie blanche, white atrophy):表现为圆形的局限性皮肤白色萎缩斑,周围由扩张的毛细血管,有时伴有色素沉着。C5和C6:分别为已愈合和活动期(静脉性溃疡C6),好发于踝周及小腿下1/3。

表3-2-1 慢性静脉功能不全CEAP分级

C-临床表现		E-病因学因素	A-病变解剖定位	P-病理生理改变
C0	无明确的视触体征	C-先天性	S-浅静脉	R-反流
C1	毛细血管扩张或网状静脉	P-原发性	D-深静脉	O-梗阻
C2	静脉曲张	S-继发性	P-穿通静脉	
C3	水肿			
C4a	色素沉着或湿疹			
C4b	脂质硬皮病或白色萎缩症			
C5	已愈合静脉性溃疡			
C6	活动期静脉性溃疡			

注:CEAP静脉功能分级系统是1994年由美国静脉论坛国际专家特别委员会提出,后经数次修订,该系统将慢性下肢静脉性疾病根据临床表现(Clinial)、病因学因素(Etiology)、病变的解剖定位(Anatomy)和病理生理改变(Pathophysiology)进行分级,简称CEAP分级

2. 影像学评估 彩色双功超声作为下肢浅静脉曲张患者的首选检查方法,它能够全面观察下肢静脉的血管形态、结构、病变血管范围,又能实时动态检测血流动力学情况,检查无创伤、安全、可重复进行。对下肢浅静脉曲张患者应进行下肢深、浅静脉系统的全面多普勒超声评估,该操作建议由术者团队来进行。多普勒超声检查能够鉴别继发性浅静脉曲张,明确深静脉向浅静脉反流的反流点、反流时间和反流累及范围,明确静脉高压的来源是大隐静脉来源、小隐静脉来源或穿

通静脉来源,或者是否多个反流因素同时存在。大约 10% 的静脉疾病是由非隐静脉回流引起的。浅静脉和穿通静脉瓣膜功能最常用的诊断标准是远端受压时静脉反流持续时间 >0.5s。直立位时,大隐静脉正常直径通常小于 4mm,小隐静脉正常直径通常小于 3mm。当存在瓣膜功能不全,隐静脉主干直径扩张,仅在病变瓣膜区域以下管腔扩大,在正常瓣膜下方隐静脉管径恢复正常。评估穿通静脉瓣膜功能时,静脉回流 >0.5s 可诊断为功能不全。此外,穿通静脉直径 >3.5mm 者,90%以上存在瓣膜功能不全。

下肢静脉造影(DSA)不作为下肢浅静脉功能不全患者的常规检查。仅在复杂的静脉曲张、复发病变、怀疑髂腔静脉梗阻或血管畸形等情况下进行。

(二)治疗策略

针对临床分期 C3 及以下的患者,建议在初始就诊时选择保守治疗 3 个月,保守治疗无效者选择外科干预。C4 期及以上的患者和有美观需求的早期患者首选外科干预治疗。下肢静脉曲张的标准外科治疗策略是消除静脉反流和治疗病变静脉,包括病变隐静脉的治疗、穿通静脉的治疗和曲张静脉团的对症治疗。

1. 隐静脉主干的治疗 针对隐静脉主干的治疗在于消除静脉反流、闭合或剥离隐静脉主干病变段。方法包括隐静脉主干的高位结扎联合剥离术、腔内热消融术(激光热消融、射频热消融等)、超声引导下硬化剂注射治疗(UGFS)、机械消融术、生物胶闭合术。目前,腔内热消融术凭借微创、恢复快、疗效好、并发症发生率低,作为美国静脉论坛和血管外科学会指南(2011 年)及欧洲血管外科学会指南(2015 年)治疗大隐静脉功能不全的一线推荐治疗方案。

2. 穿通静脉的治疗 针对 C2 期患者,在处理隐静脉主干时不建议同期针对功能不全穿通静脉的治疗,在隐静脉主干反流消除后,多数穿通静脉的瓣膜功能和管壁直径恢复正常。位于已愈合溃疡或活动期溃疡(C5、C6)下方的病理性穿通静脉(反流时间≥500ms,静脉直径≥3.5mm)应积极治疗,治疗方法包括腔镜深筋膜下穿通静脉离断术(SEPS 手术)、超声引导下硬化剂注射治疗(UGFS)、腔内热消融术等。

3. 曲张静脉团的治疗 可在隐静脉主干消除反流同期或二期进行,治疗方法包括点式静脉剥脱术、硬化剂注射治疗或经皮透照动力静脉切除术(Trivex 旋切术)等。

以上治疗的理论基础均为消除静脉反流、闭合病变隐静脉,以达到改善静脉高压、缓解症状的目的,在临床中广泛应用。基于不同血流动力学概念部分学者提出了不破坏或切除病变隐静脉的治疗方法。较常用的两种治疗方法为 CHIVA(动态保守血流动力学治疗静脉功能不全)和 ASVAL(局部麻醉下动态选择性静脉曲张消融)。

第三节 各种微创治疗下肢静脉曲张方法的比较

一、历史发展

人类关于下肢静脉曲张的治疗最早可追溯到公元前 2500 年,古希腊 Hipprocrate 描述避免站立可以预防治疗静脉曲张。在 1 世纪时期,古罗马 Celsuss 报道采用抽出术、烧灼术、绷带包裹等方法治疗该病。1853 年 Cassigness 首先报道采用硬化剂注射疗法进行治疗,1863 年 Fegan 采用加压硬化疗法,Trendelenburg 采用高位结扎治疗。现代医学手术治疗该疾病开始于 20 世纪初,在 1906 年最初由 Mayo 随后由 Babcock 首先报道了手术治疗方法,该方法基于手术切除、结扎以及剥脱静脉;到了 1938 年 Linton 报道了结扎交通支静脉的方法,此两种方法奠定了下肢静脉曲张的手术基础,取得了满意的手术疗效,广大患者因此受益。进入 21 世纪,医学的方向是手术的微创化,且随着医学工程产品的研发逐渐得以实现。1991 年美国 Robert Min 首先报道应用腔内激光闭合术治疗静脉曲张,近三十年来,微创治疗的理念及方法得到了快速推广,取得了很好的疗效。另外,随着研究的不断深入和对疾病认识的不断更新,更为简单微创的治疗方法也不断有报道。

二、下肢静脉曲张微创治疗方法及结果

(一)微创手术治疗

与传统手术一致,微创手术治疗针对大隐静

脉反流患者,内容包括高位结扎及大隐静脉剥脱、穿通支处理以及静脉团的手术切除。微创手术选择内翻剥脱器,对周围组织损伤较普通剥脱器小,术后皮下瘀斑、疼痛、条索感以及感染和复发的概率均较传统剥脱小。术中配合注射肿胀麻醉(tumescent local anesthesia, TLA)液,也可以减少出血、术后血肿并减轻术后疼痛。

大隐静脉近端属支的处理及大隐静脉剥脱的范围是目前手术仍存在的争议。传统手术要求结扎大隐静脉5个属支,反对者认为完全结扎5个属支会导致术后新生血管的发生率增高,而新生血管又是静脉曲张复发的主要原因,另外有学者研究对比完全结扎5个属支与保留部分属支在术后复发率上并没有统计学差异,且处理属支增加了股静脉损伤的风险。有一组5年随访的研究发现剥脱术后总复发率为23%,大隐静脉全程剥脱(隐股交界点到踝关节)的复发率为20%,而大隐静脉剥脱至膝下则复发率为32%,但两组没有统计学差异,全程剥脱患者术后隐神经损伤的发生率可达40%,明显高于部分剥脱患者,但其影响到生活质量的比例仅为6.7%。有研究表明,根据超声提示反流水平进行剥脱患者术后复发率为9%,因此,根据超声定位决定剥脱范围既可以减少隐神经损伤又可以降低手术复发率。

(二)腔内激光闭合手术

激光的特性是通过很小直径的光纤(600μm)传递足够的热量,使管腔收缩、内膜损伤继而迅速机化并形成纤维条索,最终使静脉闭合,以达到消除大隐静脉反流的目的。目前,临床上采用的激光治疗仪的波长有所差异,主要有810nm、915nm、940nm、980nm、1 320nm、1 470nm、1 560nm。由于1 000nm以内波长的激光是通过血红蛋白介导,其余波长通过血红蛋白及水介导。因此在采用激光治疗时应特别注意根据波长的大小采取是否驱血治疗。另外有学者报道波长越长能量越高其治疗疗效越好。同时,激光治疗疗效与术者有一定相关性,激光以连续方式发射,光纤也连续回撤,此时作用能量取决于设定发射量和回撤速度;是否作用均匀取决于术者回撤光纤的状况。除参数设定正确外,大隐静脉直径也是治疗效果的重要因素,对于直径粗大且静脉壁较厚的患者可适当减缓退行速度,而对主干细且壁较薄的患者可

适当加快激光退行速度;助手用手沿大隐静脉行程压迫,闭合大隐静脉全程。激光治疗前沿大隐静脉走行注入TLA液,既可使大隐静脉与激光光纤有更好的接触,又可减少皮肤烧伤,减少术后疼痛的发生。

对于激光治疗静脉曲张的疗效,有4篇文献做了激光与传统手术的对比研究,术后3个月随访时两组疗效无差别,疼痛评分在手术治疗组有轻微增加。术后26个月随访时,无论从美观、患者满意度及疼痛感觉等方面两组均无差别。由于随访时间仍然较短,因此对于复发率的判断暂无定论。

有学者认为,单纯激光闭合大隐静脉主干而不做高位结扎可能会影响术后疗效且有深静脉血栓发生的危险;目前尚不统一,有研究对比结扎与不结扎隐股交界点的术后大隐静脉闭合率分别为92%及84%,没有统计学意义($p=0.096$)。

(三)射频腔内闭合术

原理与激光相同,通过射频能量传递到静脉壁,足够的热量作用于静脉壁,从而导致静脉管腔闭合。治疗电极导管的直径有2mm(6Fr)和2.7mm(8Fr)两种规格治疗不同直径的大隐静脉,与激光不同的是此仪器完全由计算机控制,根据所识别的型号自动分配治疗时所需的参数。因此,该治疗消除了因术者操作不同而疗效不同的问题,结果相对稳定,目前报道3~5年射频治疗后的大隐静脉闭合率在90%左右。

(四)微波腔内闭合术

是针对下肢静脉曲张的新型腔内闭合技术,微波作为一种电磁波,将特制带有导向系统的探头(辐射器)直接插入病变静脉内,通过微波使其在瞬间释放具有一定穿透性的热能,作用于静脉壁,使其凝固,继而使血管管腔纤维化性闭塞。微波辐射器有静脉主干与属支辐射器两种,与激光相比,由于无需血红蛋白介导,针对迂曲静脉属支、静脉团的操作处理相对简便。

(五)硬化剂治疗

硬化剂分为液体与泡沫硬化剂两种,通过硬化剂的注入,使药物刺激静脉壁,使得静脉痉挛、内皮细胞变性、炎症反应发生和内膜硬化而形成纤维条索,最终被吸收。注射硬化剂后的局部反应与硬化剂的类型、浓度和作用时间相关,治疗不

足可能没有效果,治疗过度可以引起血管周围组织破坏及炎症反应强烈。泡沫硬化剂是将液体硬化剂按1:4比例与气体混合制成。它不会与血液混合而导致硬化剂浓度被稀释;由于泡沫制剂进入血管内后可迅速占据血管腔而驱走血液,使得药物与静脉壁广泛接触而增加作用时间和接触面积已提高疗效。此外,泡沫制剂在超声下很容易直视到,可以在整个治疗过程中进行超声监测,了解到制剂在血管腔内弥散情况、与静脉壁的接触状况,可以减少穿刺到静脉外或误穿动脉而造成的并发症。在治疗直径小于3mm曲张静脉时液体制剂与泡沫制剂疗效相当。大于3mm时泡沫制剂有优势。硬化剂治疗时严重并发症很少见,过敏反应是其主要并发症,其他如误穿动脉、周围组织炎症反应等在超声引导下治疗时几乎不会发生。

20世纪60~70年代有很多研究对比液体硬化剂与传统手术的疗效,研究表明液体硬化剂治疗与手术治疗早期疗效相当,随时间延长,硬化剂治疗组复发率明显增高。Hobbs等研究表明术后6年以后传统手术比硬化剂治疗有明显疗效。另一项RCT研究也得出同样结论,5年时传统手术复发率约为10%,而硬化剂治疗组复发率高达74%。有学者将10项对比研究荟萃分析表明:传统手术与硬化剂治疗疗效无明显差别,但当将3项随访时间小于3年的研究排除后,则发现手术组复发率明显降低。目前临床应用的泡沫硬化剂较传统的液体硬化剂有了进一步的疗效提升,一项前瞻、随机对照研究(ESAF研究),对比了相同浓度的液体与泡沫硬化剂治疗下肢静脉曲张的疗效,结果提示泡沫硬化剂组在静脉闭合率、治疗次数、并发症方面有明显的优势。

(六)透光直视旋切术

透光直视旋切术(transilluminated powered phlebectomy,TIPP)是在冷光源的照射下将曲张静脉团暴露,经负压吸引至旋切刀治疗窗内、旋转切除静脉的一种微创方法。适合于曲张静脉团的治疗,在广泛而严重静脉曲张团治疗中有其独特优势,有431例治疗患者经验的学者认为该方法具有时间短(平均20min)、并发症少的优势。国内学者成功地应用TIPP治疗C5\C6期患者的硬质疣皮肤病损,取得了较好的疗效。在临床应用过程中,各个中心的并发症发生率存在较大差异,与治疗细节有关:高负压、低转速的原则,对于直径4.5mm的刀头我们采用300~500r/min,而采用5.5mm刀头则应采用200~300r/min。而无论采用何种型号的刀头,其连接负压吸引的压力均需达到600mmHg以上;另外强调TLA液在治疗前、中及治疗后大量冲洗。这样处理后的该方法对周围组织损伤明显降低,术后血肿发生率明显下降,可以取得很好的临床疗效。

(七)机械-化学腔内闭合

机械-化学腔内闭合是不同于EVT\RF等热损伤基础上的一种创新、非热型腔内闭合方式,2005年耶鲁大学介入放射学Michael教授发明,于2009年完成临床试验,2010年开始在美国和欧洲应用。其基本组成包括了带马达的手柄和导管系统,组装后可以启动连接于手柄马达的导丝,通过快速旋转达到损伤静脉内皮的目的,同时自导管灌注硬化剂,通过物理和化学性损伤,使血管内膜损伤、闭塞,文献研究发现3年治疗的成功率达91%,并发症小于0.2%。由于没有附带设备、没有热损伤,有望成为静脉曲张日间手术的重要仪器。

(八)VenaSeal静脉闭合系统

VenaSeal静脉闭合系统是应用粘合剂的达到闭塞血管管腔的治疗方法,于2015年2月被FDA批准上市,输送系统包括导管、导丝、注射器,粘合剂应用正丁基-2-氰丙希酸盐,操作过程需在超声引导下进行,注册研究中1年闭合率达92%~97.2%。

(九)静脉曲张的新理论

近年来,有学者发现在应用激光、射频等腔内血管技术治疗时闭合大隐静脉后,隐-股连接点处的反流有减少的现象,也有学者发现在切除完大隐静脉的属支后,大隐静脉主干内的反流消失,还有报道大隐静脉反流处理后,深静脉反流消失,以及大隐静脉远端属支处理后,近段大隐静脉直径缩小。以上种种现象促使人们提出了下肢静脉曲张的新的病理生理概念,即静脉曲张开始于最薄壁,最浅表的静脉网水平。根据超声波的检查,数目众多的文章已经对传统认为的大隐静脉反流从上至下发展的共识提出异议,同时他们提出了曲张静脉起源于远端或多点自下而上发展的假说。有相当多的下肢静脉曲张患者在超声波检查时并未发现有隐－股连接点处的反流现象也支持这样的假设。在一项有关静脉反流的程度与年龄的研究中，研究者对 2 275 例研究对象进行下肢静脉超声检查时也发现静脉反流有从下至上顺行发展的趋势，即反流先从浅表的大隐静脉属支开始，扩展到大隐静脉，最后止于隐－股连接点处。根据这样的假设，我们认为如果患者大隐静脉未发现有反流现象而发生静脉曲张，则切除静脉曲张可以避免反流向大隐静脉发展。另外，如果患者的大隐静脉有反流但程度不重，切除属支曲张静脉则有可能使大隐静脉的反流恢复，从而减小手术创伤，保留大隐静脉。局麻下选择性静脉曲张切除术由此产生，此手术是真正意义上的微创手术方法，且保留了大隐静脉，最大限度地减少因处理大隐静脉而造成的隐神经损伤的并发症。据部分文献报道该手术术后 2~3 年的随访结果，大隐静脉血流动力学改善率达 90%，临床症状缓解率达 80%~90%，外观改善率达 90%，静脉曲张复发率 15.7%，与传统手术结果相近。但该方法远期结果有待研究，另外该理论还需得到大多数专家的认可。

综上所述，对于静脉曲张的处理，应分为对大隐静脉反流、交通支反流及曲张静脉的处理三部分。每一部分的处理方法多种多样，其每种方法都有其独特的优点同时也有其不足。一种选择策略是根据治疗目的不同，采用方法不同。其治疗目的包括美容（改善外观）、缓解临床症状、改善下肢功能及预防并发症。可采取的方法很多，根据患者病情、患者意愿、术者对某种技术的掌握情况而选择治疗方法。对于 C4~C6 级病变，我们建议有条件的单位需对患者行静脉造影检查，以了解患者交通支、深静脉反流及是否有腔静脉梗阻等问题，如合并上述问题需在手术过程中一并处理才能保证有很好的临床疗效。

（十）不同方法的对比

下肢静脉曲张的治疗方法在近 30 年内经历了从传统手术逐渐过渡到微创治疗的时代，与 21 世纪初的器械研发及对比研究有关，早在 2009 年 Renate van den Bos 等回顾性分析了 119 篇文献的 12 320 条下肢静脉曲张肢体治疗结果，经过 3 年随访，发现微创治疗（射频、泡沫硬化注射）与手术剥脱有着近似的效果。Hassan Murad 等分析了 8 285 例患者资料，认为短期内微创治疗同样的有效性，但具有更小的创伤及围手术期疼痛。

随着新技术及新方法的临床应用，各种微创方法的对比研究也在持续，Michael Vasquez 等随机分组 222 例患者，对比了 CAC（静脉主干粘合）与射频腔内闭合的近中期结果，显示两组的静脉主干闭合率无明显差异，症状以及生活质量的改善及提升明显，两组无明显差异。David Epstein 等针对目前下肢静脉曲张的微创治疗做个网络荟萃分析，结果提示静脉主干再干预率在激光、射频、剥脱组相似，但在超声引导的泡沫硬化剂注射及保守组略高，早期（1~13 周）的健康生活质量在手术、激光、射频、MOCA 和 CAE 组近似，长期随访中手术、激光、射频也有近似的效果，超声引导下的泡沫硬化剂略低。新方法（MOCA\CAE）由于缺少足够的 RCT 文献支持，目前缺乏有效的循证支持。

第四节 争议与展望

近年来随着对下肢静脉曲张流体力学的研究日益深入，部分学者认为通过单纯反流静脉点的结扎以及血流方向调整的方式可以达到解除下肢静脉高压，改善下肢静脉血流的目的，通过临床病例的观察及随访，也得到了较好的临床结果。通过血流动力学的改善以及随访中解剖学的改善在一定程度上挑战了静脉瓣膜学说、炎症学说，如何更进一步的了解静脉高压状态以及改善后的内皮细胞功能，需要做进一步的研究。

目前多数的腔内治疗手段是通过物理、化学性甚至混合型的方式来达到静脉主干的损伤，从而促进局部管腔机化闭塞的过程，在治疗的标准流程方面，国内的各个中心有一定程度的改进或差异，也取得了较好的临床结果，但在文献结果对比中的存在不均值性，所以希望专业学组可以编写出下肢静脉曲张各种微创方法 SOP，期望通过这样的工作能达到临床治疗结果的均值性与可比性。

微创无极限，在静脉曲张微创治疗的路上，医技一直在前进，从最早的剥脱器\剥脱导管的改进到各种微创装置的更新，都体现出医工结合的思路及进拓。剥脱导管也从腔内时代发展出腔外时代的器械，已经在国内中心做出了临床上市前研究结果。随着医师及工程师思路的开阔，将开发出非介入的静脉曲张闭塞方法，将更加微创甚至无创。相信静脉曲张的治疗会随着病因学、血流动力学、器材学方面的进展，涌现出更加符合生理学以及更加先进的技术手段。

（叶志东　陈　洁　刘　鹏）

参 考 文 献

[1] Gloviczki P, Comerota AJ, Dalsing MC, et al. The care of patients with varicose veins and associated chronic venous diseases: clinical practice guidelines of the Society for Vascular Surgery and the American Venous Forum. J Vasc Surg, 2011, 53(5 Suppl): 2S-48S.

[2] Wittens C, Davies AH, Bækgaard N, et al. Editor's Choice-Management of Chronic Venous Disease: Clinical Practice Guidelines of the European Society for Vascular Surgery (ESVS). Eur J Vasc Endovasc Surg, 2015, 49(6): 678-737.

[3] Fan CM. Epidemiology and pathophysiology of varicose veins. Tech Vasc Interv Radiol, 2003, 6(03): 108-110.

[4] Tolu I, Durmaz MS. Frequency and significance of perforating venous insufficiency in patients with chronic venous insufficiency of lower extremity. Eurasian J Med, 2018, 50(2): 99-104.

[5] Lee BB, Nicolaides AN, Myers K, et al. Venous hemodynamic changes in lower limb venous disease: the UIP consensus according to scientific evidence. Int Angiol, 2016, 35(3): 236-352.

[6] Onida S, Davies AH. CHIVA, ASVAL and related techniques--Concepts and evidence. Phlebology, 2015, 30(2 Suppl): 42-45.

[7] Atasoy MM, Oğuzkurt L. The endovenous ASVAL method: principles and preliminary results. Diagn Interv Radiol, 2016, 22(1): 59-64.

[8] 刘鹏, 叶志东, 樊雪强, 等. 腔内激光、射频及内翻剥脱联合旋切术治疗下肢静脉曲张近期疗效的比较. 中华普通外科杂志, 2008, 23(3): 171-174.

[9] 叶志东, 刘鹏, 王非, 等. 下肢静脉曲张的外科综合治疗. 中国医学科学院学报, 2007, 29(1): 40-43.

[10] Labropoulos N, Giannoukas AD, Dells K, et al. Where does venous reflux start? J Vasc Surg, 1997, 26: 736-742.

[11] Labropoulos N, Leon L, Kwon S, et al. Study of the venous reflux progression. J Vasc Surg, 2005, 41: 291-295.

[12] Cooper DG, Hillman-Cooper CS, Barker SG, et al. Primary varicose veins: the sapheno-femoral junction, distribution of varicosities and patterns of incompetence. Eur J Vasc Endovasc Surg, 2003, 25: 53-59.

[13] Engelhorn CA, Engelhom AL, Cassou MF, et al. Patterns of varicose veins: five-year results of a randomized trial. J Vasc Surg, 1999, 29: 589-592.

[14] Rutgers PH, Kitslaar PJ. Randomized trial of stripping versus high ligation combined with sclerotherapy in the treatment of the incompetent greater saphenous vein. Am J Surg, 1994, 168: 311-315.

[15] Jones L, Braithwaite BD, Selwyn D, et al. Neovascularisation is the principal cause of varicose vein recurrence: result of a randomised trial of stripping the long saphenous Vein. Eur J Vasc Endovasc Surg, 1996, 12: 442-445.

[16] Escribano JM, Juan J, Bofill R, et al. Durability of reflux-elimination by a minimal invasive CHIVA procedure on patients with varicose veins. A 3-year prospective case study. Eur J Vasc Endovasc Surg, 2003, 25: 159-163.

[17] Proebstle TM, Moehler T, Herdemann S. Reduced recanalization rates of the great saphenous vein after endovenous laser treatment with increased energy dosing: definition of a threshold for the endovenous fluence equivalent. J Vasc Surg, 2006, 44: 834-839.

[18] Mekako A, Hatfield J, Bryce J, et al. Combined endovenous laser therapy and ambulatory phlebectomy: refinement of a new technique. Eur J Vasc Endovasc Surg, 2006, 32: 725-729.

[19] Min RJ, Khilnani N, Zimmer SE. Endovenous laser treatment of saphenous vein reflux: long-term results. J Vasc Interv Radiol, 2003, 14: 991-996.

[20] Merchant RF, Pichot O. Long-term outcomes of endovenous radiofrequency obliteration of saphenous reflux as a treatment for superficial venous insufficiency. J Vasc Surg, 2005, 42: 502-509.

[21] Monahan DL. Can phlebectomy be deferred in the treatment of varicose veins? J Vasc Surg, 2005, 42: 1145-1149.

[22] Welch HJ. Endovenous ablation of the great saphenous vein may avert phlebectomy for branch varicose veins. J Vasc Surg, 2006, 44: 601-605.

[23] Nicolini P. Treatment of primary varicose veins by

endovenous obliteration with the VNUS closure system: results of a prospective multicentre study. Eur J Vasc Endovasc Surg, 2005, 29: 433-439.

[24] Wong JK, Duncan JL, Nichols DM. Whole-leg duplex mapping for varicose veins: observations on patterns of reflux in recurrent and primary legs. Surg, 2003, 25: 267.

[25] Pichot O, Kabnick LS, Creton D, et al. Duplex ultrasound scan findings two years after great saphenous vein radiofrequency endovenous obliteration. J Vasc Surg, 2004, 39: 189-195.

[26] Lurie F, Creton D, Eklof B, et al. Prospective randomised study of endovenous radiofrequency obliteration (Closure) versus ligation and vein stripping (EVOLVES): two-year follow-up. EurJ Vasc Endovasc Surg, 2005, 29: 67-73.

[27] Puggioni A, Kalra M, Carmo M, et al. Endovenous laser therapy and radiofrequency ablation of the great saphenous vein: analysis of early efficacy and complications. J Vasc Surg, 2005, 42: 488-493.

[28] Barrett JM, Allen B, Ockelford A, et al. Microfoam ultrasound guided sclerotherapy of varicose veins in 100 legs. Dermatol Surg, 2004, 30: 6-12.

[29] Smith PC. Chronic venous disease treated by ultrasound guided foam sclerotherapy. EurJ Vasc Endovasc Sug, 2006, 32: 577-583.

[30] Guex JJ, Allaert FA, Gillet JL, et al. Immediate and midterm complications of sclerotherapy: report of a prospective multicenter registry of 12,173 sclerotherapy sessions. Dermatol Surg, 2005, 31: 123-128.

[31] Forlee MV, Grouden M, Moore DJ, et al. Stroke after varicose vein foam injection sclerotherapy. J Vasc Surg, 2006, 43: 162-164.

[32] Morrison N, Cavezzi A, Bergan J, et al. Regarding "stroke after varicose vein foam injection sclerotherapy". J Vasc Surg, 2006, 44: 224-225.

[33] Zamboni P, Cisno C, Marchetti F, et al. Reflux elimination without any ablation or disconnection of the saphenous vein. A haemodynamic model for venous surgery. EurJ Vasc Endovasc Surg, 2001, 21: 361-369.

[34] Walsh JC, Berganil, Beeman S, et al. Femoral venous reflux abolished by greater saphenous vein stripping. Ann Vasc Surg, 1994, 8: 566-570.

[35] Sales CM, Bilof ML, Petrillo KA, et al. Correction of lower extremity deep venous incompetence by ablation of superficial venous reflux. Ann Vasc Surg, 1996, 10: 186-189.

[36] Puggioni A, Lurie F, Kistner RL, et al. How often is deep venous reflux eliminated after saphenous vein ablation? J Vasc Surg, 2003, 38: 517-521.

[37] Wong JK, Duncan JL, Nichols DM. Whole-leg duplex mapping for varicose veins: observations on patterns of reflux in recurrent and primary legs, with clinical correlation. Eur J Vasc Endovasc Surg, 2003, 25: 267-275.

第三章 下肢交通支功能不全的诊治进展

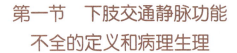

第一节 下肢交通静脉功能不全的定义和病理生理

一、下肢交通静脉功能不全的定义

交通静脉亦称为穿支静脉（perforating veins，PV），是穿透筋膜将深静脉与浅筋膜静脉两个系统之间建立连接的静脉。交通静脉多成对出现结伴而行，含有一个或多个静脉瓣，生理情况下只允许由浅至深的血流。交通静脉与动脉和皮肤感觉神经相伴斜行由远端外侧向近端内侧穿入肌肉筋膜组织。PV因其走行穿过深筋膜而得名，可分为直接PV和间接PV。直接PV连接深浅静脉系统，间接PV汇入到小腿肌肉的静脉窦。PV通过深筋膜上下的交通静脉彼此相连。大部分PV伴行于支配皮肤的穿支动脉和神经。许多PV由于过小而无实际临床意义。从临床角度讲，大多数重要的PV为位于小腿内侧的穿过浅后室的直接PV。

交通静脉这个术语由Justus Christian Von Loder在1794年最先提出。1917年John Homans首先提出交通静脉功能不全（incompetent perforating vein，IPV）在静脉性溃疡的发病机制中起到关键作用。1938年Linton提出应用外科技术处理小腿远端的IPV，并成为近几十年来治疗静脉性溃疡的标准。为了让手术口不至于太靠近溃疡和减少术后并发症，该技术先后多次改良。首先是微创手术，到后来的筋膜下内镜交通静脉手术（subfascial endoscopic perforating vein surgery，SEPS）可以取代传统的开放手术，成为一项可靠的治疗静脉性溃疡的手术，并在全球推广。另外，超声引导下利用硬化剂或热能进行经皮交通静脉闭合术（percutaneous ablation of perforating veins，PAPS）也变得越来越流行。

在IPV治疗手段不断更新的同时，人们对治疗结果和IPV在静脉性疾病的病理生理学机制中所起的作用产生了许多争议。虽然有证据表明处理IPV对治疗慢性静脉疾病（chronic venous disease，CVD）有很重要的作用，但对IPV在CVD病史中的机制尚不清楚，而且对穿支静脉反流的治疗需要更准确的适应证。

二、下肢交通静脉功能不全的病理生理

下肢静脉系统中各支血管是彼此相通的。除了外力或运动时肌肉收缩、静脉受压外，大量侧支循环的存在，避免了肢体或躯体因体位变化而导致静脉血流中断。由于血管走行于各层筋膜之间，PV在大小腿的深浅静脉系统之间起到了桥梁的作用。每条腿大约有60支PV，而且大多数PV都有瓣膜，保证血流由浅静脉系统流向深静脉系统。

在慢性静脉功能不全患者中40%~60%的患肢可查出下肢交通静脉功能不全，其中血栓后综合征患者的IPV检出率更高。单纯的交通静脉功能不全的情况极少见，通常伴随浅静脉功能不全或深静脉功能不全，或二者兼而有之。虽然浅、深静脉均反流的情况下出现IPV的概率略高于只存在浅静脉反流的肢体，但浅静脉轴向反流似乎才是IPV的主要因素。大隐静脉轴向反流的肢体超过60%存在IPV，但浅静脉节段性反流的肢体只有38%存在IPV。在CVD发展过程中，可以看出浅静脉轴向反流和IPV发生是相关的。有研究发现，通过1~2年的观察，1/3的下肢静脉曲张患肢出现新的浅静脉反流，同时有一半的患肢出现新的IPV。

浅静脉反流导致PV负荷过大，继之出现PV

扩张和功能不全。在大多数肢体中,纠正浅静脉反流可以治疗IPV。通过剥脱或激光闭合大隐静脉等方法消除浅静脉反流会导致PV血流逆向流动的阻力大大增加,但PV反流消除,并不代表PV的瓣膜功能恢复正常。交通静脉功能不全的存在,可能是术后出现新症状的原因之一。如果深静脉存在反流将使情况进一步复杂化。IPV会使与之相连的功能正常的深静脉血液逆流,往往误以为深静脉瓣膜功能不全,实际上是正常的深静脉通过IPV逆流至相连的浅静脉所致。在这种情况下,纠正浅静脉功能不全就能消除深静脉反流。如果是真正的深静脉瓣膜功能不全导致的深静脉反流,在功能不全的浅静脉治愈后反流仍会持续存在。

IPV的存在只是影响CVD患者病情进展、患肢功能及患者生活质量的因素之一,其在CVD的自然病史及发病机制所起到的特殊作用目前仍不清楚。目前的研究重点主要是干预IPV能再对CVD有效,具体来说有以下六点:①静脉的血流动力学正常化;②防止CVD进一步恶化;③消除症状,减轻疾病严重程度;④预防静脉曲张复发;⑤促进溃疡愈合;⑥预防溃疡复发。以上研究结果有助于我们进一步了解交通静脉功能不全在CVD中所起的作用。

第二节　下肢交通静脉功能不全的诊断评估及进展

一、查体

较粗大的IPV可以在查体时通过触诊筋膜裂孔处发现,尤其是静脉曲张和IPV在同一位置时。用手指轻压筋膜孔,让患者进行Valsalva试验或者咳嗽,手指可以感觉到明显的血流冲击感。可进一步通过便携式多普勒超声明确诊断。单纯通过查体和便携式多普勒超声检查IPV是不够的,故对所有CVD患者都应该进行双功彩超之类更准确的检查。

二、彩超

患者在不同体位下其PV的大小及血流动力学特性都有很大不同。大多数学者推荐患者行彩超检查时采用站立或坐位,但同仰卧位头部抬高30°的体位下检查结果区别不大。IPV变异很大,而且大多数静脉窦附近均可查出间接IPV,所以彩超检查时不要放过下肢每一片皮肤。大多数PV都很短,这样就给检查PV血流方向带来了难度。查出IPV血液逆流的最佳时机是当与IPV相连的浅静脉系统血管空虚,而另一端深静脉血管充盈时。大多数情况下这一时机很难捕捉到,尤其是患者处于站立位时。可以通过以下两点标准确定PV是否存在反流:一是存在反流时间是否超过0.35s,二是通过测量PV的直径。即在PV穿过筋膜的位点(筋膜裂孔)通过超声横截面描计PV直径。

三、静脉造影术

慢性静脉功能不全患者行下肢深静脉顺行造影主要用于评估下肢深静脉情况。正常的交通静脉小、薄而且光滑,但功能不全的交通静脉则扩张、不规则且没有静脉瓣。交通静脉功能不全的静脉顺行造影为注射对比剂到足背静脉,并用止血带勒紧脚踝以闭合浅静脉,这样从深静脉通过功能不全的交通静脉流入浅静脉的反向流动就可以被发现。亦有研究表明在鉴别交通静脉功能不全方面,曲张静脉造影术比深静脉顺行造影更准确。虽然静脉造影一直是鉴定交通静脉功能不全的可靠技术,但目前在IPV的诊断上基本已被彩超所取代。

第三节　下肢交通静脉功能不全的治疗及进展

一、治疗指征

目前对于处理功能不全交通静脉仍有争议。多项研究表明治疗IPV能提高溃疡愈合减少复发,但亦有多项研究表明提前处理IPV不一定能有临床获益,约50%IPV在静脉曲张手术后功能恢复正常,同时多数临床研究中处理IPV时往往同时处理浅静脉功能不全,对照组为单纯浅静脉功能不全手术组,缺乏单纯处理IPV的对照组,

IPV 手术效果仍不能完全明确。是否处理 IPV 可能带来不同的治疗效果，故必须通过临床鉴别并评估其在慢性静脉功能不全血流动力学中是否有明显的副作用。虽然到目前为止无明确的指征出台，但在以下情况下须处理 IPV：

1. C6 级　促进溃疡愈合。

2. C5 和 C6 级　预防溃疡复发。

3. C2S 至 C5S 级　减轻 CVD 严重程度，并消除症状。

4. C2 至 C4 级　防止病情向更严重的程度演变。

二、治疗方案选择及和疗效评价

处理交通静脉功能不全的时机和技巧很重要。通过热学原理（如激光或射频）和化学原理（如注射硬化剂）方法闭合大隐静脉而不同时结扎与之相连的 IPV 则会明显增加大隐静脉再通的机会，这种情形下处理大隐静脉的同时处理 IPV 会改善治疗效果。另一方面，消除大隐静脉反流对整个下肢静脉血流动力学影响甚大。手术后整个肢体静脉"超负荷"情况减轻，会对患肢节段性 IPV 和深静脉功能不全有所改善。有研究表明大隐静脉剥脱术后 2 年有 58% 的 IPV 功能恢复正常。即使术后 IPV 功能不恢复，其对下肢静脉疾病的影响也不确定。ESCHAR 研究结果显示：大隐静脉剥脱术后 IPV 的存在与否对溃疡的发生率和愈合时间没有影响，而且剥脱大隐静脉的同时通过 SEPS 处理 IPV 对改善患者的生存质量或预防病情复发并无多大帮助。同时处理 IPV 和大隐静脉，对 IPV 术式的选择往往取决于大隐静脉的手术方式。

（一）传统手术

在关闭功能不全的交通静脉上，曾出现过一系列传统手术方法，其中只有开放结扎和微静脉切除仍具意义。

1. 筋膜下结扎　根据术前对交通静脉的定位诊断和标记部位，做 2~3cm 长的切口，显露位于皮下的静脉丛及由此分出的交通静脉，在筋膜下结扎并切断功能不全的交通静脉并缝闭筋膜孔隙。

2. 微静脉切除　根据术前标记，用尖刀片挑切一 2~3mm 大小的微切口，借助静脉钩或者

Klapp 刀等设备将病变的浅筋膜静脉丛或交通静脉摘除，交通静脉于浅静脉部分行结扎或扯断。该方法创伤小，术中彩超的使用有助于术中准确操作以及明确 IPV 是否被抽剥。

（二）筋膜下内镜交通静脉手术（SEPS）

SEPS 利用内镜设备在远离脂质硬化的皮肤或溃疡处做小切口对 IPV 进行处理。SEPS 通过内镜设备打两个孔进行操作。一个直径 10mm 的孔置入摄像设备，一个直径 5mm 的孔置入手术操作设备。使用脚架抬高肢体，绷带驱血，止血带扎住大腿充气至 300mmHg。在距胫骨粗隆 10cm 处的小腿内侧健康皮肤钻 10mm 的孔。首先做一个小的纵行皮肤切口，分离皮下组织至筋膜。蚊式血管钳提起筋膜纵行切开。带摄像头的操作杆经第一个切口插入，直径 5mm 的操作杆在直视下距第一个切口 10~12cm 远端的小腿后方处插入，位置大约在第一个切口和踝关节连线中点处。筋膜下腔隙注入二氧化碳，压力达 300mmHg，以保持最佳显影。通过直径 5mm 的操作杆置入内镜剪将小腿肌肉与筋膜之间的疏松结缔组织锐性分离。根据术者所选择的不同方法，如电烙法或金属夹夹闭法等，将胫骨内侧至小腿后中线之间的功能不全交通静脉一一处理。

一项通过对 146 例 SEPS 手术治疗患者的回顾性研究表明，1 年之内的溃疡愈合率为 88%，平均溃疡愈合时间为 54d，并发症发生率为 6%。所发生的并发症包括深静脉血栓形成（<1%）、血栓性浅静脉炎（3%）和隐神经损伤引起的神经痛（7%）。其他的并发症包括伤口感染、感觉异常和筋膜下血肿形成。2 年的溃疡复发率为 28%，明显优于许多文献报道的保守治疗效果。部分患者治疗后溃疡仍未愈合或复发，但溃疡严重程度比术前要轻。Tenbrook 及其合作者通过收集 20 篇文献的综合数据，对 1 140 条重度 CVD 肢体的外科治疗的荟萃分析认为，SEPS 治疗溃疡愈合率达 88%，不管是否同时处理浅静脉反流。在平均 21 个月的随访期内，溃疡复发率达 13%。溃疡不愈合或复发的危险因素包括继发或复发的 IPV、深静脉血栓后综合征和直径大于 2cm 的溃疡。手术并发症包括伤口感染（6%）、血肿（9%）、神经痛（7%）和深静脉血栓形成（1%）。SEPS 被认为是一种处理 IPV 的微创手术方式。其伤口感染、

愈合慢和神经损伤等并发症明显低于传统开放手术,但其深静脉血栓形成、血栓性浅静脉炎、神经痛等并发症及其相对昂贵的费用,则引起更多关注。SEPS技术要求高,需内镜、超声刀等设备,费用昂贵等,也限制了其在基层医院推广应用。另外,此操作不能一次性对所有IPV进行处理,而且治疗时并不能准确鉴别正常的和功能不全的交通。

(三)经皮交通静脉闭合术(PAPS)

经皮腔内治疗下肢静脉曲张的微创技术(激光、射频及硬化剂治疗)对治疗IPV同样有效。手术时不需要全麻,术后并发症少、恢复快,患者不适感低等优点决定了该方法的广泛应用。相对于传统手术,其对术者技术要求更高。不管PAPS治疗是有否同时处理大隐静脉,患者术后均可立即下床活动,疼痛轻,几乎不影响生活质量。

PAPS的主要技术要点包括超声引导下准确进入静脉腔内和对解剖位置的准确判断。依靠手术者的技术和所选用的设备选择合适的穿刺点。例如使用柔顺性好的激光纤维则可通过穿刺在筋膜浅层的交通静脉或邻近的浅静脉进入血管腔,而使用比较坚硬的射频针,必须穿到穿支静脉的筋膜下。通常选择一段相对较粗和直的表浅静脉作为穿刺点,不仅相对容易穿刺,而且有利于固定针头。引导导丝首先进入IPV,经导丝置入导鞘,再置入激光光纤或射频导管。如果使用硬化剂治疗,穿刺选择的入路必须同交通支动脉有足够的距离。如果彩超不能准确鉴别交通支动静脉,可以选择距离筋膜裂孔1~2cm的与交通支相连的浅静脉作为入路。

所有这些操作方法都须在超声导下进行。单纯的穿刺回抽出静脉血并不能保证进入了正确的血管,亦有可能是进入与交通静脉相邻但不相通的血管。如果使用激光或射频,导管在筋膜下的位置也必须准确判断。治疗成功的超声标准是管腔内无血流信号、腔内回声增强和血管壁增厚。经皮交通静脉闭合术成功的间接征象是术后伴随IPV的交通动脉血管扩张和血流速度加快。

1. 激光消融

患者取头高位平卧,皮肤上标记定位IPV,需准确测IPV距内踝和胫骨的距离,做到定位精确,以利于随访时复查。超声显示IPV有逆向血流,直视下穿刺IPV,在导丝引导下置入硬头导管和外鞘管。通过鞘管置入激光纤维(600μm或400μm)于IPV,头部距深静脉至少0.5cm,静脉周围组织给予局部浸润麻醉(1%利多卡因盐水同肾上腺素按1:100 000比例配制),减少热量向外传导。每条交通支按不同节段(筋膜上段和筋膜下段)给予治疗,每段给予60J和100J或按100J/cm连续回撤模式分段治疗。

激光治疗IPV的早期闭合率为100%,其副作用包括皮下痕斑、硬结、疼痛、感觉异常、色素沉着和静脉炎。激光消融的优点在于微创、手术成功率高、并发症少,处理交通静脉同时也可处理大隐静脉主干,对于SEPS治疗困难的近内踝处的慢性炎性纤维化亦能处理。

2. 射频消融

射频消融所用的导管较粗多用于大隐静脉主干。RFS闭合器专用于交通静脉射频消融,由带双电极的射频导管和一个活动外鞘管组成。可以直接通过导管穿刺静脉,或在0.035导丝引导下穿刺。放置导管并确保位置正确后,在超声监视下行肿胀麻醉注射。在筋膜下处理血管所获得的结果最佳,但必须距离深筋膜至少0.5cm。导管进入交通静脉后,须在静脉内每段按上下左右四个方向各消融1min,同一支交通静脉分多段进行消融可获得理想效果。多项研究表明射频消融治疗静脉曲张疗效相对较满意。射频消融后静脉闭塞率随术后年限的延长仍保持稳定,而腔内激光治疗则随着随访时间的延长再通率上升。射频消融在这点上与腔内激光治疗有明显不同。有文献报道射频治疗后6个月内交通支静脉无血流的早期成功率达90%以上,而且发生皮肤烧伤的概率极低,即使探针深度距皮肤相距小于1cm。射频消融的围手术期并发症发生率总体较低,报道的并发症为:一过性围手术期神经损伤、静脉炎、皮肤烧伤、血栓扩展入深静脉系统、深静脉血栓和肺栓塞。

3. 硬化治疗

可视为一种半保守疗法,在超声引导下应用泡沫硬化剂对直径4~7mm IPV进行治疗。更细的IPV一般不会引起功能不全,而更粗的IPV所需硬化剂剂量增多会导致出现并发症的风险相应增加。硬化剂通常选用十四烷基硫酸钠、鱼肝油酸钠和聚乙二醇单十二醚。硬化剂按1:4的比例同空气混合,充分混合均匀制成泡沫。患者取仰卧位,消毒皮肤,超声引导下使用25号针头穿刺。首先抽出静脉血,在确认进针到正确血管后,注射 1~2ml 硬化剂,退出针头,局部加压数分钟。彩超再次复查确认所处理的交通支静脉无残存血流。需注意鉴别伴行的交通支动脉以避免误注入硬化剂引起皮肤坏死。最好在筋膜浅层内将硬化剂注入穿支,因为在此区域交通支动静脉相邻不是太近。术后使用彩超复查,如果已行硬化治疗的 IPV 存在血流可视为复发。治疗禁忌证包括硬化剂过敏的患者、妊娠或哺乳期的患者、高度怀疑或正处于深静脉血栓前期状态的患者、存在严重的动脉闭塞性疾病或血管炎活动期的患者。有报道彩超引导下硬化剂治疗 2~3 次后,IPV 早期闭合率达 90%。在平均 17 个月的随访期内,复发率达 23%。

（李晓强）

第四章　下肢深静脉瓣膜功能不全

第一节　下肢深静脉瓣膜功能不全的病因

下肢深静脉瓣膜功能不全是导致慢性静脉功能不全的一个重要病因。下肢深静脉瓣膜功能不全根据病因可分为原发性和继发性。原发性多为先天性、遗传基因因素所致瓣膜发育异常、瓣膜缘冗长脱垂导致闭合不全，其轻重程度不一。先天性静脉瓣膜缺乏，静脉瓣膜发育不全或不良情况比较少见。多数原发性深静脉瓣膜功能不全是由于瓣膜质地软而不韧、冗长、瓣膜缘塌陷，瓣膜缘闭合不良；或者静脉壁软，直径扩大，造成瓣膜缘闭合不全。原发性深静脉瓣膜功能不全的患者，一般无明显的外因。

继发性静脉瓣膜功能不全多由静脉血栓炎症后导致瓣膜粘连、变形、瓣膜叶纤维化、缩短、小穿孔，管腔狭窄造成血栓后综合征，是慢性静脉功能不全患者的主要病因。

原发性下肢深静脉瓣膜功能不全很少单独发病，往往合并浅静脉功能不全，交通静脉瓣膜功能不全。33%原发性下肢深静脉瓣膜功能不全和70%继发性下肢深静脉瓣膜功能不全患者，尽管在表浅静脉手术后，仍会出现溃疡复发，下肢深静脉瓣膜功能不全所造成的溃疡等严重临床表现不容忽视。

第二节　下肢深静脉瓣膜功能不全的诊断评价

慢性静脉功能疾病患者的病变范围和表现各不相同，基于临床表现、病因、解剖和病理生理的CEAP分类，用于静脉疾病严重程度和治疗效果评估的静脉临床严重度评分（VCSS）也同样适用于下肢深静脉瓣膜功能不全患者。伴有下肢深静脉瓣膜功能不全的患者往往表现较重，下肢肿胀，皮肤色素沉着和硬化、皮炎和湿疹、蜂窝织炎和溃疡往往比较常见，对于这些患者要注意深静脉瓣膜情况。静脉血栓病史对于继发性下肢深静脉瓣膜功能不全的判断很重要。

无创性静脉超声检查可以协助诊断下肢深静脉瓣膜功能不全。全面的下肢静脉超声检查可以协助判断瓣膜病变的范围、倒流的程度、病因（原发性还是继发性）。高分辨率的超声机可以观察瓣膜的关闭情况（图3-4-1）。患者站立，身体重量移到对侧下肢，患者做Valsalva动作，5~10MHz频率的超声探头检查静脉反流。瓣膜关闭时间大于0.5s提示异常，近期文献报道反流速度高峰可以更好地提示静脉瓣膜功能不全。

空气体积描记仪（air plethysmography，APG）可以提供深静脉瓣膜功能不全术前术后的比较，判断治疗是否有效，效果量化。APG也可以判断腓肠肌功能泵功能。

静脉MR造影，结合b-TFE方案可以详细提供静脉结构，尤其是血栓形成后。静脉CT造影对于判断血栓有帮助，对于下肢静脉瓣膜功能尚不能提供详细信息。

由于血管超声分辨力的不断提高，有创性的静脉造影较少用于诊断。顺行性静脉造影可以显示深静脉解剖，除外阻塞疾病；逆行性静脉造影可判断瓣膜是否闭合完全、反流的范围，但有报道逆行性造影的误诊率达11%。

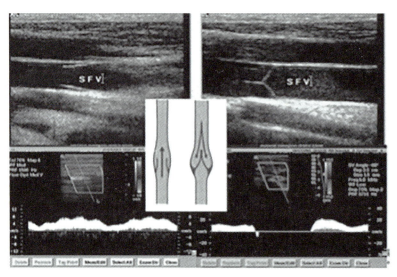

图 3-4-1　正常股静脉瓣膜 Duplex 超声图像

第三节　下肢深静脉瓣膜功能不全的治疗现状及进展

下肢深静脉功能不全常规治疗包括压力治疗，浅静脉手术，术后可以改善血流动力学，然而，仅65%的溃疡患者24周可以愈合，复发率每年高达12%。因而，对于难以愈合或复发溃疡的下肢深静脉瓣膜功能不全患者，应考虑行深静脉瓣膜手术。

静脉内瓣膜成形术由美国 Kistner 医生于1968年首先实施并报道。1979年，他又报道了静脉移位术，1990年报道静脉外瓣膜成形术。继发性深静脉瓣膜不全的手术比较困难，从最初肱、腋静脉移植，到 Maleti 和 Luguli 提出的瓣膜再造术，在过去的50年，很多学者改良瓣膜再造术，成为继发性深静脉瓣膜功能不全的手术方式，为常规治疗失败后的患者提供手术方法。

小腿的深静脉包括胫前、胫后静脉和腓静脉，它们伴随动脉向头端走行，在腘窝处汇总为腘静脉，腘静脉向近端，过腘窝后，延伸为股静脉，在腹股沟处，股浅静脉汇合股深静脉为股总静脉，股总静脉跨过腹股沟韧带后，延续为髂外静脉。胫前、后静脉和腓静脉内都有静脉瓣膜，大约3~12个；多数腘静脉有1~3个瓣膜；大多数的研究发现所有的股静脉内均有瓣膜，90%的研究人群发现距离股深静脉汇入处以远1~2cm，有一常见瓣膜。88%的研究人群的股深静脉有1~4个瓣膜。股总静脉在腹股沟韧带附近有1~2个瓣膜，但在30%~50%研究人群中没有瓣膜存在。

目前深静脉瓣膜手术方法有静脉内瓣膜修复，静脉外瓣膜修复，静脉外压术，静脉瓣膜移植，静脉瓣膜移位，瓣膜构建术。如果由于静脉直径增宽所造成的瓣膜功能不全，则可行静脉外压术。如果静脉直径增宽，并存在瓣膜脱垂，瓣膜外修复可以减少静脉直径并修复瓣膜。如果瓣膜脱垂严重，则考虑静脉瓣膜内修复。如果不存在瓣膜，可以考虑静脉移位或静脉移植。对于继发性深静脉瓣膜功能不全患者，可以考虑瓣膜构建术。

术前血管超声或静脉造影结果对于手术方式的选择非常重要。股静脉和股深静脉往往是瓣膜修复的主要位置。腘静脉也可以作为修复部位。手术暴露拟修复部位后，行 strip 阻断试验再次判断瓣膜功能。在瓣膜的远端静脉，阻断，将血流向近端挤压，通过瓣膜后，停止挤压，如果瓣膜远端血流充盈，说明瓣膜功能不全。将静脉外膜认真剥离，暴露瓣膜附着线，见图3-4-2。

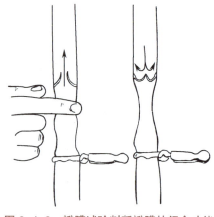

图 3-4-2　瓣膜试验判断瓣膜的闭合功能

（一）静脉内瓣膜修复

切开静脉，暴露瓣膜，注意不要切断瓣膜游离缘，用 7-0 Porelen 缝合脱垂的瓣膜游离缘和静脉壁的附着处，使瓣叶成形，不脱垂，见图 3-4-3。静脉切开的方法在 Kistner 第一例报道后，有不同的改进方法，见图 3-4-4。

（二）静脉外瓣膜修复

瓣膜外修复避免静脉切开，但需要清晰的瓣膜附着缘和瓣膜交汇点，用 7-0 Porelen 线从瓣膜的交汇点向远端连续缝合瓣膜附着缘 5~7 针，双侧瓣膜交汇点都需要缝合，见图 3-4-5。血管镜可以协助在静脉内辨别（图 3-4-6）。

（三）静脉外加压术

采用涤纶或 PTFE 材料环绕在功能不全的静脉壁一周，收紧，使瓣膜功能恢复，可以闭合，缝合固定材料。Lane 等发表了用外瓣膜支架 Venocuff II 作为外加压材料，这是用涤纶加固的 silicon 支架，可以调节直径。但很多医生放弃这种方法，因为担心治疗的静脉瘢痕，纤维化，造成不良后果（图 3-4-7）。

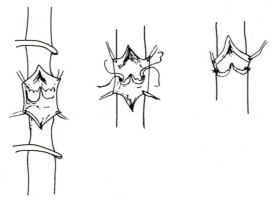

图 3-4-3 静脉内瓣膜成形术，瓣膜附着缘用 7-0 Porlene 线缝合，使脱垂的瓣膜边缘收紧，恢复瓣膜功能

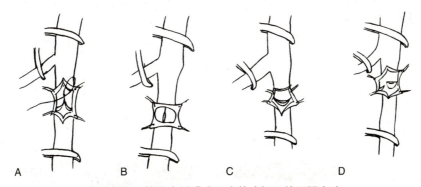

图 3-4-4 静脉内瓣膜成形术静脉切开的不同方法

A. Kistner 切开方法；B. Raju 切开方法：瓣膜上方静脉横切口，避免切开瓣膜交汇点；C. Sottiurai 切开方法：交汇点上方切口，并向两侧切开，充分暴露视野；D. Tripathi 切开方法："Trapdoor" 切口，切口视野暴露最佳

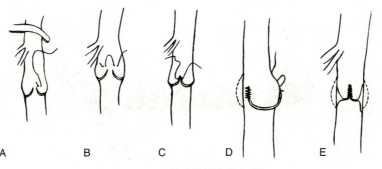

图 3-4-5 静脉外瓣膜修复术

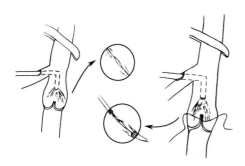

图 3-4-6 血管镜辅助静脉外瓣膜成形术,精确提高手术成功率

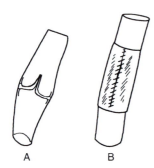

图 3-4-7 静脉外加压,使因静脉直径扩大（A）造成的瓣膜关闭不全,得以改善（B）

（四）静脉瓣膜移位术

比较少应用,用有反流的静脉移位到有瓣膜的静脉上,比如用血栓瓣膜破坏的股静脉移位到瓣膜功能正常的大隐静脉,见图 3-4-8。

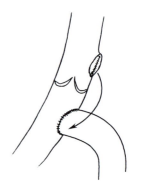

图 3-4-8 静脉瓣膜移位:将瓣膜破坏的静脉移位到正常瓣膜的静脉上

（五）静脉瓣膜移植术

将功能正常的直径大于 5mm,长度 6~8cm 的带瓣膜的腋静脉或肱静脉移植到瓣膜严重破坏的功能不全的静脉处。但直径匹配、原有部位静脉纤维化等是主要的问题（图 3-4-9）。

（六）瓣膜重建术

血栓后遗症后增厚的静脉壁可以用于重建新的静脉瓣膜。静脉切开 3~4cm,移去多余的纤维网,在增厚的静脉内膜和中膜上横切口,在中膜上分离,1cm,对侧壁同样分离,注意不要穿破外膜。用 7-0 porelen 线缝合固定瓣膜边缘。缝合静脉（图 3-4-10）。

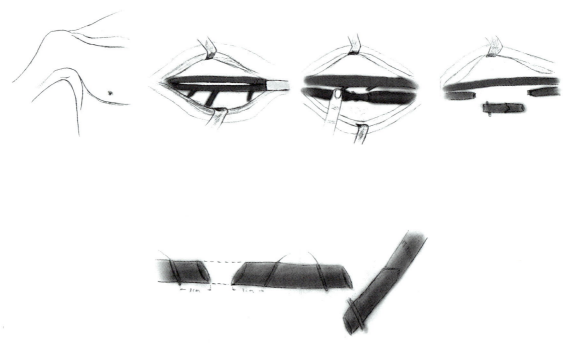

图 3-4-9 将有正常瓣膜的部分腋静脉移植到瓣膜功能不全的部位

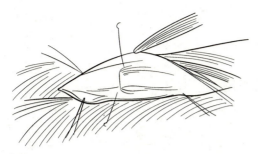

图 3-4-10 血栓后遗症静脉壁内,在中膜,用眼科刀修建的新单瓣瓣膜

第四节 争议与展望

目前深静脉瓣膜修复术主要存在的争议是:

(一)修复瓣膜的数目

静脉病变的位置是多节段的,累及多部位。修复瓣膜的数目也是有争议的,修复一个瓣膜是否足够,修复多个瓣膜有无增加收益是争议的内容。报道股静脉单个瓣膜修复可以使70%患者症状得以改善,然而,血流动力学改善仅在部分患者。有报道,修复2个瓣膜,溃疡愈合率为72.9%,而单个瓣膜为54.7%,差异有统计学意义。但是多个瓣膜修复增加手术的难度和并发症。

(二)瓣膜修复的位置

有学组建议腘静脉是大腿静脉的入口,建议首选修复腘静脉。但是无证据支持这一观点。Kistner和Raju建议修复股总静脉或在股静脉起始处,有学者建议应该采用血管超声充分了解反流严重程度处,在严重程度最重的部位进行瓣膜修复。文献报道股静脉修复后效果最好,所有的瓣膜修复后都会再次病变,股静脉修复后持续保持正常功能的时间较长。

(三)瓣膜手术的选择

静脉内瓣膜修复的效果最持久,效果最好,但手术时间长,直径小的静脉不适合。静脉外瓣膜修复手术时间短,可以在多平面和位置实施该手术。手术选择也要根据术者的经验、患者的解剖情况而定。

(四)人工静脉瓣膜

人工静脉瓣膜在无静脉瓣膜患者中最为适用。目前报道用于试验的有新鲜的异种移植物、脐静脉成形的瓣膜、Pelethane成形的瓣膜和platinum/pyrolyte覆盖的titanum瓣膜,然而效果都不理想,主要的问题包括排斥反应、纤维化等。

(王劲松)

参 考 文 献

[1] Cronenwett JL, Johanston KW. Rutherford's Vascular Surgery. 7th ed. Saunders Elsevier, 2010.

[2] Gloviczki P, Dalsing MC, Eklof B, et al. Handbook of venous and lymphatic disorders. 4th ed. Taylor & Francis Group, 2017.

[3] Rosales A. Valve reconstructions. Phlebology, 2015, 30 (1 Suppl): 50-58.

[4] Maleti O, Lugli M, Perrin M. Chirurgie du reflux veineux profond. EMC (Elsevier Masson SAS, Paris), Techniques chirurgicales-Chirurgie Vscularie, 2009: 43-163.

[5] Maleti O, Perrin M. Reconstructive Surgery for Deep vein Refulx in the lower limbs: Techniques, Results and Indications. Eur J Vasc Endovasc Surg, 2011, 41: 837-848.

第五章 静脉血栓栓塞症

第一节 深静脉血栓形成的机制及临床表现

一、DVT 形成机制

深静脉血栓（deep Vein thrombosis，DVT）是指下肢深静脉内的血块形成并延伸，部分患者血栓可脱落，造成肺栓塞（pulmonary embolization，PE），严重者导致猝死。DVT 和 PE 合称为静脉血栓栓塞症（VTE），发病率在心血管疾病中位于第 3 位。DVT

是 PE 发病率的 2 倍，其中下肢最为常见。其发病率高，国外报道年龄调整后首次 DVT 发病率，在美国为 50.4/100 000；欧洲为（45~117）/100 000。

DVT 是由遗传、环境等多因素导致的疾病。无明显血栓诱发因素发生的 DVT，称为原发性、散发型（idiopathic）或非激发型（unprovoked）DVT。有明显诱发因素的称为继发性或激发型（provoked）DVT。DVT 发病的危险因素又分为原发性或继发性（表 3-5-1、表 3-5-2）。这些因素往往和血栓形成三要素相关。血管损伤、静脉瘀滞、血液高凝状态是血栓形成的主要因素，被称为 Virchow 三联症，而这三个因素在每个 DVT 患者发病机制中并不同等

表 3-5-1　DVT 的原发性危险因素

抗凝血酶缺乏症	蛋白 C 缺乏
先天性异常纤维蛋白原血症	V 因子 Leiden 突变
高同型半胱氨酸血症	（活化蛋白 C 抵抗）
抗心磷脂抗体阳性	纤溶酶原缺乏
纤溶酶原激活物抑制剂过多	异常纤溶酶原血症
凝血酶原 20210A 基因变异	蛋白 S 缺乏
Ⅷ、Ⅸ、Ⅺ因子增高	Ⅻ因子缺乏

表 3-5-2　DVT 的继发性危险因素

髂静脉压迫综合征	血小板异常
损伤/骨折	手术与制动
脑卒中、瘫痪或长期卧床	长期使用雌激素
高龄	恶性肿瘤、化疗患者
中心静脉留置导管	肥胖
下肢静脉功能不全	心、肺功能衰竭
吸烟	长时间乘坐交通工具
妊娠/产后	口服避孕药
Crohn 病	狼疮抗凝物
肾病综合征	人工血管或血管腔内移植物
血液高凝状态（红细胞增多症，Waldenstrom 巨球蛋白血症，骨髓增生异常综合征）	VTE 病史
	重症感染

重要。下肢活动减少往往导致血流动力学缓慢。常见原因有长期卧床，手术后活动少、乘坐交通工具长时间不活动等；血管壁损伤可见于挤压外伤、感染等情况，但目前的研究表明血管损伤往往是指血管内皮功能异常；血液高凝状态在 DVT 的发病中，比血管损伤和静脉瘀滞这两个因素起更重要作用。

二、常见的 DVT 发病危险因素

（一）抗磷脂抗体综合征（antiphospholipid syndrome，APS）

抗磷脂抗体是自身抗体中的一个异质性家族，包括红斑狼疮抗凝血剂和抗心磷脂抗体，直接针对凝血过程中很重要的磷脂结合蛋白。APS 是一种抗体介导的高凝状态，悉尼分类法详细介绍了其临床和病理特征。实验室标准为血液中持续存在：抗心磷脂、β_2-糖蛋白阳性抗体及狼疮抗凝试验阳性。原发性 APS 是指有 APS 临床表现但不合并狼疮或其他自身免疫性疾病的患者，而继发性 APS 常合并系统性红斑狼疮等自身免疫性疾病。灾难性 APS 是最严重的一种，它的临床病理特征有：多器官受累、症状发展不到一周、抗磷脂抗体存在（诊断时并不强制要求抗体持续存在）和小血管闭塞。抗磷脂抗体的存在也可见于某些药物治疗期间和感染期间，但临床意义尚不清楚。

（二）先天遗传性因素

遗传性血栓形成倾向症根据危险性可分为两组。第一组异常定义为凝血因子抑制不足，包括抗凝血酶缺乏症、C 蛋白缺乏、S 蛋白缺乏等，第二组异常定义为凝血因子水平或功能增强，包括活化蛋白 C 抵抗伴有或没有 V 因子 Leiden 突变、凝血酶原 G20210A 突变、凝血因子水平升高、甲四氢氟酸还原酶（MTHFR）基因突变等。一般来说，第一组异常不太常见，但比第二组更容易形成血栓。第一组异常虽然可能是单血栓事件的危险因素，但可能并非后续血栓形成的重要危险因素。第一组异常通常年龄较轻，常为特发性，有更高的 VTE 复发可能，多伴有 VTE 家族史。

1. 抗凝血酶缺乏症 抗凝血酶是一种天然抗凝血剂，它结合并灭活因子Ⅱa（凝血酶）、Ⅸa、Ⅹa、Ⅺa、和Ⅻa 以减少血凝块的形成。突变可能导致抗凝血酶缺乏，这是一种常染色体显性遗传。抗凝血酶缺乏症可分为两种类型：Ⅰ型表示功能（活性）水平和抗原性抗凝血酶均降低，而Ⅱ型则显示功能低下，但保留抗原水平。

0.07%~0.2% 的普通人群和 0.5%~8% 的 VTE 患者存在抗凝血酶缺乏症。在急性血栓事件中，抗凝血酶水平可以降低，因此应在 DVT 发生后至少 3 个月进行实验室诊断。由于抗凝血酶水平可能较低，诊断也应推迟到肝素治疗停止后至少 5d。

2. 激活蛋白 C 抵抗与 V 因子 Leiden 突变 活化蛋白 C 抵抗（activated protein C resistance）是指 V 因子对 APC 的解理作用产生抵抗，使 V 因子的解理速度减慢约 10 倍，从而增加凝血酶的产量。

V 因子 Leiden 病（FVL）是最常见的遗传性血栓形成症，杂合子 FVL 突变患者出现症状性 VTE 的终生概率约为 10%。

3. 凝血因子水平升高 Ⅷ和Ⅸ因子水平升高的发生率在 10%~20%。凝血因子 Ⅴ、Ⅶ、Ⅷ、Ⅸ、Ⅹ和Ⅺ的血浆浓度升高可能是由调节蛋白或因子基因的不明突变引起的。这些因子的水平升高是导致血栓形成的原因还是另一个血栓形成过程的反应尚不清楚；然而，持续性凝血因子水平升高在有静脉血栓栓塞症病史的患者中更为常见。

4. MTHFR 基因突变 与同型半胱氨酸代谢相关的基因编码酶：MTHFR、半胱苷肽 b 合成酶（CBS）或蛋氨酸合成酶（methionine synthase）的突变均可导致遗传性血色病（hereditary hemochromatosis，HHC）。杂合 MTHFR C677T 突变的发生率为 34%~50%，纯合突变的发生率为 12%~15%。

5. 蛋白 C 缺乏症 蛋白 C 缺乏症可分为两类：Ⅰ型为功能水平和抗原水平的降低，通常是由于蛋白 C 的生成水平较低；Ⅱ型为功能水平降低，但抗原水平正常。超过 160 个突变导致蛋白 C 缺乏，这使得基因测试不切实际。一般人群中约有 0.17%~0.4% 存在蛋白 C 缺乏，其中大多数为Ⅰ型缺乏。VTE 患者中有 1.5%~11.5%（平均 4%）存在杂合缺陷。到 40 岁时，大约 50% 的杂合蛋白 C 缺乏症患者会出现静脉血栓栓塞发作，如果同时发生遗传性或获得性血栓性疾病，风险就会增加。蛋白 C 缺乏症应诊断为功能性 C 蛋白水平低下。这一水平在急性静脉血栓栓塞症发作期间没有升高，这使得测试可以在任何时候进行。但如果患者服用华法林，应停用 2~4 周后再测试。

6. 蛋白 S 缺乏症

和蛋白 C 一样，蛋白 S 是一种维生素 K 依赖的内源性抗凝血剂，主要在肝脏中产生。蛋白 S 是 APC 对 Va、Ⅷa 因子失活的辅助因子，因此，蛋白 S 缺乏与蛋白 C 缺乏表型相似。

蛋白 S 缺乏症根据游离、总量和功能测试可分为三种类型。Ⅰ 型缺陷为游离和总抗原水平降低，Ⅱ 型为活性低但游离和总水平正常，Ⅲ 型为游离水平低但总水平正常。Ⅲ 型缺乏通常是由于蛋白质 S 与 C4b 结合蛋白异常结合所致。

一般人群中约有 0.03%~0.2% 的人存在蛋白 S 缺乏症，但由于难以做出准确的诊断，其实际患病率尚不清楚。由于影响游离蛋白 S 水平有多种因素，因此，诊断蛋白 S 缺乏症比较困难。总蛋白 S 水平不是 VTE 风险的明确预测指标。

诊断蛋白 S 缺乏症的有效测试是游离抗原水平、总抗原水平和功能（APC 辅助因子活性）水平测试。通常不需要常规检测抗原总蛋白 S。功能测试受蛋白质活性以外因素的影响，应谨慎解释。随着时间的推移，人们注意到了蛋白质 S 水平的波动。因此，诊断应该通过第二次测试来确认。

据报道，VTE 与蛋白 S 缺乏相关的比率从 0 到 11.5 不等。一项家族性研究表明，50% 的蛋白 S 缺乏症患者在 45 岁时发生 VTE，但基于人群的研究表明，两者之间的关联较弱或没有关联，这可能是由于蛋白 S 缺乏症的发生率较低而难以达到统计学意义所致。

7. 凝血酶原 G20210A（P20210）突变

凝血因子 Ⅱ 基因在 20210 位点的 G 突变为 A，导致功能正常的凝血酶原循环水平升高（95%*CI*：1.2~1.9）。P20210 突变是第二位常见的遗传性血栓倾向形成症。美国的患病率为 1%~2%。大约 5%~10% 的 VTE 患者有 P20210。由于 P20210 是一种突变，可通过基因测试而诊断，患者可在任何情况下进行测试。纯合凝血酶原 P20210 患者的 VTE 调整风险（*HR*：11，95%*CI*：2.8~44）高于杂合突变患者（*HR*：1.5，95%*CI*：1.2~1.9），而 VTE 复发的风险不那么显著。

三、DVT 的临床表现

血栓形成早期，红细胞在静脉瓣膜聚集，随即纤维蛋白原沉积，激发血栓形成，随着黏附分子分泌，血小板沉积，聚集更多红细胞、纤维蛋白原和白细胞，血栓逐渐延长。静脉血栓和动脉血栓的组成有所不同，静脉血栓的主要成分是红细胞和纤维蛋白原，而血小板是动脉血栓的主要组成成分。DVT 自然转归分为血栓完全溶解，血栓部分再通，闭塞，血栓复发。

DVT 在下肢累及的范围多为：孤立的小腿或小腿肌间静脉，股-腘静脉，髂股静脉。小腿和小腿肌间静脉血栓、股-腘静脉血栓形成称为外周型；髂总和髂外静脉血栓形成称为中央型。同时累及外周和中央型的为混合型。

DVT 的早期表现为下肢肿胀，疼痛，皮肤颜色发红，行走不适，患侧周径较对侧增粗，表浅静脉扩张，皮温增高，发热。腹股沟区或小腿后侧压痛，可出现 Homan 征；被动背屈时，小腿腓肠肌疼痛。50% 患者缺乏典型症状和体征；部分患者无下肢症状，但表现为气促、胸闷等肺栓塞症状。继续发展会出现肿胀加重，如不及时处理，肿胀继续加重，导致动脉血流受阻，轻度缺血，皮肤发白，称为股白肿。如果肿胀继续加重，广泛侧支循环和微循环内血栓形成，皮温降低，疼痛加重，发绀样变，威胁到肢体存活，称为股青肿。

DVT 的栓子可脱落，随血流到肺动脉，造成肺动脉栓塞。影像学检查研究发现，确诊 DVT 而无肺部症状的患者中 25%~51% 合并肺栓塞。在症状性 DVT 患者中，50%~80% 存在无症状性 PE，而无症状性 PE 患者中，存在无症状性 DVT 约占 80%。由于多数患者的栓塞面积小或栓子小，栓塞到肺动脉远端，症状不明显。30% 的患者会出现严重肺动脉栓塞，表现为气促、心功能不全、低氧血症甚至猝死。

DVT 晚期并发症主要表现为血栓后综合征

（post-thrombosis syndrome，PTS），患者表现为疼痛、水肿、皮肤色泽改变和溃疡，大约 1/3 DVT 患者表现为 PTS。急性 DVT 后的早期死亡率 1 年、3 年、5 年为 22%、30% 和 39%，主要原因为肿瘤、肺栓塞和心脏疾病。DVT 患者伴发心血管疾病的发病率增加，散发型 DVT 患者的糖尿病、高血压和高胆固醇血症发病率增高。

第二节 深静脉血栓的临床检查、诊断及鉴别诊断

一、实验室检查

1. D- 二聚体 在凝血过程中，凝血酶在水解纤维蛋白原后，即相继释放出纤维蛋白肽 A（FPA）和肽 B（FPB），剩余部分为可溶性纤维蛋白单体（SFM）；在转谷酰胺酶的作用下，SFM 转变为纤维蛋白，继而血液凝固，其过程是在经过一系列交联后完成，此后所形成的纤维蛋白性质稳定，一般不再溶解，但可被纤维酶所降解。交联纤维蛋白在纤溶酶的降解过程中逐渐生成若干种多聚体，D- 二聚体即是其特异的降解产物之一。因此，D- 二聚体水平的增高，表明体内有纤维蛋白血栓形成和纤溶发生，检查方法有 ELISA、荧光免疫、免疫滤过等，每种方法的正常值范围不同，D- 二聚体在诊断 DVT 中的价值在于阴性可以除外急性 DVT。D- 二聚体在血栓随访中，如果升高，可能提示为血栓复发，并对于判断抗凝药物的剂量和抗凝疗程有作用。

2. 血常规 血常规中的血小板数量对于血小板增多症导致的血栓形成的诊断有帮助。在肝素抗凝过程中，监测血小板的变化对于诊断肝素诱导的血小板减少症（heparin-induced thrombocytopenia，HIT）的发生非常重要。在 DVT 的抗凝溶栓治疗过程中，监测血红蛋白变化可以预警消化道等出血并发症。

3. 出、凝血常规 检验指标和检测靶目标如下（表 3-5-3）：

表 3-5-3 出、凝血常规指标

指标	意义
APTT	内源性凝血系统评价：监测肝素
PT	外源性凝血系统评价：监测华法林
INR	不同实验室 PT 值标准化比值
ACT	激活后全血凝血时间
FDP 纤维蛋白原降解物	纤维蛋白原溶解状态

二、辅助检查

1. Duplex B 超 血管彩超检测 DVT 的敏感性比较好，价格经济，已经逐渐代替静脉造影，成为诊断 DVT 的常规方法。单次超声的 VTE 漏诊率为 2.5%；而且在足够肝素和华法林抗凝情况下，仍有 19% 的 DVT 患者血栓会延伸；因此在诊治和随访过程中，推荐重复或系列超声检查密切观察。系列 D- 二聚体检查可以协助选择超声检查的时间，如果 D- 二聚体升高，应立即行超声检查，了解血栓的进展范围。

2. 静脉造影 静脉造影是 DVT 诊断的"金标准"，但是由于血管超声经济方便，而血管造影由于射线摄入、造影剂肾病等原因，目前已经不是诊断 DVT 的首选方法。但在超声检查不能明确或出现假阴性结果时，应采用静脉造影确诊。

3. 磁共振静脉造影（MRV） MRV 诊断静脉疾病的敏感性近年不断提高。和静脉造影相比具有无创的优点；MRV 可以诊断出无影响血流的血栓，辨别血栓形成的时间，检查者依赖性小，优于血管超声；但是有价格昂贵、检查时间受限等缺点，限制了 MRV 的应用。

三、诊断

对于典型症状的患者，根据症状和体征，结合辅助检查，可以明确 DVT 诊断。对于不典型或高危患者，可以采用 Caprini、Wells 等评分表，进行筛选，进一步检查，明确 DVT 诊断，临床应用较为普遍的是 Caprini 评分表（表 3-5-4）。

表 3-5-4 Caprini 评分表

风险评分	病史	实验室检查	手术
1 分/项	☐ 年龄 41~60 岁 ☐ 肥胖（BMI≥25） ☐ 异常妊娠 ☐ 妊娠期或产后（<1 个月） ☐ 口服避孕药或激素替代治疗 ☐ 卧床内科患者 ☐ 炎症性肠病史 ☐ 下肢水肿（现患） ☐ 静脉曲张 ☐ 严重肺部疾病、含肺炎（<1 个月） ☐ 肺功能异常（COPO） ☐ 急性心肌梗死 ☐ 充血性心力衰竭（<1 个月） ☐ 败血症（1 个月内） ☐ 大手术史（<1 个月） ☐ 其他风险因素		☐ 计划小手术
2 分/项	☐ 年龄 61~74 岁 ☐ 石膏固定（<1 个月） ☐ 患者需要卧床（>72h） ☐ 恶性肿瘤（既往或现患）		
3 分/项	☐ 年龄≥75 岁 ☐ DVT/PE 病史 ☐ 血栓家族史 ☐ 肝素引起的血小板减少（HIT） ☐ 其他先天或后天血栓形成	☐ 抗磷脂抗体阳性 ☐ 凝血酶原 20120A 阳性 ☐ 因子 VLeiden 阳性 ☐ 狼疮抗凝物阳性 ☐ 血清同型半胱氨酸升高	☐ 中心静脉置管 ☐ 腹腔镜手术（>45min） ☐ 大手术（>45min） ☐ 关节镜手术
5 分/项	☐ 脑卒中（<1 个月） ☐ 急性脊髓损伤（瘫痪）（<1 个月）		☐ 选择性下肢关节置换术 ☐ 髋关节、骨盆或下肢骨折、多发性创伤（<1 个月）
总分			
合计评分			

注:0 分:很低危;1 分:低危;2 分:中危;3~4 分:高危;≥5 分:极高危

临床可以根据患者的危险因素,进行评分,筛选 DVT 或 DVT 高危患者,积极进行治疗或预防。以下为 DVT 的临床诊疗流程（图 3-5-1）。

四、鉴别诊断

和 DVT 相鉴别的主要是引起下肢肿胀的常见疾病。

1. **下肢淋巴管阻塞** 急性下肢淋巴管阻塞常合并感染,表现为下肢红、肿、热、痛。按压肿胀部位,皮肤组织发硬,弹性差;而下肢 DVT,按压肿胀部位,皮肤组织弹性稍好。慢性下肢淋巴管阻塞往往表现为下肢象皮样肿胀,反复感染,而下肢 DVT 后的 PTS 往往以色素沉着,溃疡为主要表现。下肢淋巴管阻塞也可以合并 DVT 发生。

2. **下肢静脉受压** 盆腔肿物或腹股沟淋巴结肿大等可以压迫髂股静脉,造成回流障碍,引起下肢肿胀,应预防性抗凝,并反复行血管彩超检查除外 DVT 的发生。

3. **下肢血管瘤** 下肢血管瘤也可表现为下肢肿胀,运动时疼痛。如合并动静脉瘘,下肢皮温增高。但血管瘤多为先天性,病史长。血管彩超、MR 可以明确诊断。

4. **下肢肿物** 下肢肿物如肿瘤或血肿造成下肢肿胀,下肢触诊可以触及肿物,肿物的长期压迫也可能导致 DVT 发生,系列血管彩超可以协助明确诊断。

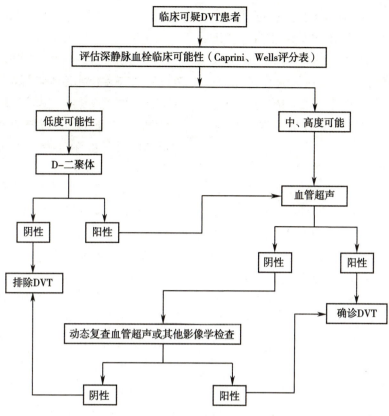

图 3-5-1　DVT 的临床诊疗流程

5. 心功能不全或低蛋白血症等全身因素　通过详细询问病史,心功能检查,实验室检查,可以达到鉴别诊断的目的。

（王深明　王劲松）

第三节　深静脉血栓的治疗

一、深静脉血栓的内科治疗

DVT 患者的治疗目标是防止肺栓塞导致的死亡、防止复发性的静脉血栓栓塞症和预防血栓后综合征发生。近年来静脉血栓栓塞症（VTE）的药物治疗和介入治疗取得了很大进展。DVT 和 PE 的治疗由原来的普通肝素或者低分子肝素,桥接维生素 K 拮抗剂抗凝治疗发展到凝血因子 X、Ⅱ 的直接抑制剂。新型口服抗凝药和注射抗凝药物的安全性和有效性得以验证并在临床广泛应用;传统的静脉切开取栓,逐渐由微创取栓设备所取代。

（一）抗凝治疗

抗凝是 DVT 的基本治疗,可抑制血栓蔓延、利于血栓自溶和管腔再通,降低 PE 发生率和病死率。但是,单纯抗凝不能有效消除血栓、降低 PTS 发生率。抗凝药物有肝素、低分子肝素、维生素 K 拮抗剂和新型口服抗凝剂,后者包括直接凝血酶抑制剂、Xa 因子抑制剂,它们具有抗凝效果稳定、药效不受食物影响、药物之间相互作用很小、半衰期较短、用药剂量固定、服药期间无需定期监测凝血功能等特点。

1. 抗凝药物

（1）肝素:剂量个体差异较大,使用时必须监测凝血功能,一般静脉持续给药。起始剂量为 80~100U/kg 静脉注射,之后以 10~20U/（kg·h）静脉泵入,以后每 4~6h 根据激活的部分凝血酶原时间（activated partial thromboplastin time, APTT）再做调整,使其延长至正常对照值的 1.5~2.5 倍。肝素可引起血小板减少症（HIT）,常于应用肝素 5d 后出现,在使用的第 3~10d 复查血小板计数,如血小板计数较应用前下降 >30%~50%,或应用肝素 5d 后血小板计数进行降至 8~10×10⁹/L 以下,应高度怀疑,此时可行相关抗体的实验室检测进行确诊,HIT 诊断一旦成立,应立即停用肝素,改为非肝素抗凝剂治疗（如阿加曲班、利伐沙班等）。

（2）低分子肝素:目前治疗急性 DVT 的方法常用的是低分子肝素,它由普通肝素的低分子范围衍生而来（4~5kD 到 10~16kD），具有可靠的体重依赖型剂量给药的优点。使用时大多数患者无需监测（除了病态肥胖、肾衰竭、可能的怀孕），且易于治疗（皮下注射途径），可以居家注射，出血风险低。HIT 发生率低于肝素。临床按体重给药，每次 100U/kg，每 12h 1 次，皮下注射，肾功能不全者慎用。

（3）华法林：维生素 K 拮抗剂（如华法林），是长期抗凝治疗的主要口服药物，效果评估需监测凝血功能的国际标准化比值（international normalized ratio，INR）。治疗剂量范围窄，个体差异大，药效易受多种食物和药物影响。治疗初始常与低分子肝素联合使用，建议剂量为 2.5~6.0mg/d，2~3d 后开始测定 INR，当 INR 稳定在 2.0~3.0，并持续 24h 后停低分子肝素，继续华法林治疗。华法林对胎儿有害、孕妇禁用。

（4）新型口服抗凝剂（NOACs）：达比加群靶向活性因子 Ⅱ（因子 Ⅱa），利伐沙班、阿哌沙班、依多沙班靶向活性因子 X（因子 Xa）目前已经广泛应用。达比加群（Pradaxa@，Boehringer Ingelheim Pharmaceuticals）用于预防房颤患者的卒中和全身栓塞，以及用于治疗和预防使用注射用抗凝剂 5~10d 的患有下肢深静脉血栓和肺动脉栓塞的患者。达比加群的半衰期最长，为 12~17h，随年龄的增长和肾功能的下降而延长。这是唯一一种至少可以部分依靠透析逆转拮抗的药物，它也是口服抗凝药物中唯一拥有商业上可用的拮抗剂。但肾功能不全的患者应慎用。

利伐沙班（Xarelto®，Bayer）用于进行髋关节和膝关节置换患者静脉血栓的预防和房颤患者的脑卒中、全身栓塞的预防，以及静脉血栓的治疗。在国内，利伐沙班已经被批准用于 DVT 的预防和治疗，该药 33% 的药物通过肾脏代谢，轻中度肾功能不全的患者可以正常使用。单药治疗急性 DVT 与其标准治疗（低分子肝素与华法林合用）疗效相当，推荐用法：前三周 15mg 每天 2 次，维持剂量为 20mg 每天 1 次。在完成 6~12 个月的治疗后，与安慰剂相比利伐沙班可增加 6~12 个月的持续治疗，延长的利伐沙班治疗能明显减少复发性静脉血栓栓塞，而没有增加大出血的风险，尽管没有直接与维生素 K 拮抗剂或低分子肝素比较，但利伐沙班具有每日一次给药和即时单药治疗的优点，使它成为患者方便的一个选择。

阿哌沙班（Eliquis®，Bristol Myers-Squibb）是目前被 FDA 批准用于预防房颤并发症、预防髋关节或膝关节置换术后下肢深静脉血栓形成、下肢深静脉血栓形成 / 肺动脉栓塞的治疗以及降低下肢深静脉血栓形成 / 肺动脉栓塞的复发风险的一种新的口服药物，在不增加出血的情况下显示出优于标准治疗的优越性。与安慰剂比较，阿哌沙班治疗静脉血栓栓塞的复发率显著降低，而出血风险并没有增加。阿哌沙班是口服抗凝药物患者中唯一显示胃肠道出血较华法林略有减少的药物。

新型口服抗凝剂存在的问题包括目前无法跟踪其水平、逆转其抗凝作用，以及在需要进行干预时缺乏可用于桥接这些药物的可靠数据。国际血栓和止血协会（ISTH）发表了监测药物水平可能有用的情况，包括：①出血；②患者在手术或开放手术前 24h 内已服药，或肌酐清除率 <50ml/min 以上；③确定正服用其他已知对药代动力学有显著影响药物的患者的亚治疗或超治疗水平；④鉴定极端体重的患者的亚治疗或超治疗水平；⑤肾功能恶化患者；⑥围手术期的管理；⑦逆转抗凝；⑧怀疑过量；⑨评估在治疗过程中发生血栓事件的患者依从性。

（5）直接 Ⅱa 因子抑制剂：阿加曲班：静脉用药，分子量小，能进入血栓内部，对血栓中凝血酶抑制能力强于肝素，主要适用于急性期、HIT 及存在 HIT 风险的患者。

（6）抗血小板药物：阿司匹林。

阿司匹林抗血小板药物在 DVT 中的作用不明确，抗凝出血风险增加或血栓中度增高的患者可能得益于阿司匹林的长期治疗。对于无诱因近端 DVT 或 PE 患者中停止抗凝治疗并且无阿司匹林禁忌证者，建议使用阿司匹林预防复发性 VTE。由于阿司匹林与抗凝药物相比对于预防复发性 VTE 效果较差，不推荐将阿司匹林作为准备进行延长抗凝治疗患者的合理选择。然而，如果患者已经决定停止抗凝治疗，预防复发性 VTE 则可从应用阿司匹林中获益。

2. 抗凝治疗的疗程选择 抗凝治疗的疗程取决于许多因素，包括目前血栓形成风险的表现，继续血栓形成的危险因素存在与否，血栓形成（特发性或引发）的类型，血栓发生的频率，停用抗凝药物后大约 1 个月监测 D- 二聚体的水平和停止抗凝治疗后静脉的状态。根据 DVT 的发生的原因、部位、有无肿瘤等情况,长期抗凝时间不同。

(1)对于由于手术或一过性非手术因素所引起的腿部近端或腿部孤立性远端的 DVT 或 PE 患者,推荐抗凝治疗 3 个月。

(2)无诱因的腿部近端或腿部孤立性远端的 DVT 或 PE 患者,推荐抗凝治疗至少 3 个月;3 个月后,应评估延长治疗的风险收益比,决定是否延长抗凝,D- 二聚体值可作为重要参考。

(3)无诱因的首次近端 DVT 或 PE 患者,伴有低或中度出血风险,建议延长抗凝治疗。有高度出血风险者,推荐抗凝治疗 3 个月。

(4)复发的 VTE 患者,如伴有低、中度出血风险,推荐延长抗凝治疗;伴有高度出血风险,建议抗凝治疗 3 个月。

(5)患有肿瘤的 VTE 患者,无高出血风险者,推荐延长抗凝治疗;有高出血风险者,建议延长抗凝治疗。

3. 抗凝治疗的强度及药物选择　维生素 K 拮抗剂(如华法林)、Xa 因子抑制剂、直接凝血酶抑制剂等对预防 DVT 复发有效。低强度(INR 1.5~1.9)的治疗效果有限,而且未能减少出血的发生率。高强度(INR 3.1~4.0)的治疗并不能提供更好的抗血栓治疗效果,相反出血的风险增加。中等强度(INR 2.0~3.0)的抗凝治疗是目前临床采用的标准。

不伴有肿瘤的下肢 DVT 或 PE 患者,前 3 个月的抗凝治疗,推荐新型口服抗凝药物(如利伐沙班等)或维生素 K 拮抗剂。伴有肿瘤的下肢 DVT 或 PE,前 3 个月的抗凝治疗,推荐低分子肝素。

3 个月以后,需要延长抗凝治疗的下肢 DVT 或 PE,无需更换抗凝药物。如患者情况发生改变或不能继续服用此类药物,可换用其他抗凝药物,如维生素 K 拮抗剂等。不推荐用阿司匹林替代抗凝药物。

(二)静脉溶栓治疗

对于下肢深静脉血栓形成的治疗,标准抗凝可以防止深静脉血栓的延长和复发,以及肺动脉栓塞,但在下肢深静脉血栓形成后,30% 的患者会出现 PTS,髂股下肢深静脉血栓患者中出现 PTS 的比例更高。因此,对范围广的血栓患者,有指征积极进行静脉溶栓,包括导管接触性溶栓和系统溶栓。导管接触性溶栓(catheter directed

thrombolysis,CDT)是将溶栓导管置入静脉血栓内,溶栓药物直接作用于血栓;而系统溶栓是经外周静脉全身应用溶栓药物。其中 CDT 优势明显,能显著提高血栓的溶解率,降低 PTS 的发生率,治疗时间短,并发症少,为临床首选的溶栓方法。

1. 溶栓治疗的适应证　急性近端 DVT(髂、股、腘静脉);全身状况好;预期生命 >1 年和低出血并发症的危险。

2. 溶栓治疗的禁忌证　包括:①溶栓药物过敏;②近期(2~4 周内)有活动性出血,包括严重的颅内、胃肠、泌尿道出血;③近期接受过大手术、活检、心肺复苏、不能实施压迫的穿刺;④近期有严重的外伤;⑤严重难以控制的高血压(血压大于 160/110mmHg);⑥严重的肝肾功能不全;⑦细菌性心内膜炎;⑧出血性或缺血性脑卒中病史者;⑨动脉瘤、主动脉夹层、动静脉畸形患者;⑩年龄大于 75 岁和妊娠者慎用。

3. 溶栓药物　溶栓药物中尿激酶最常用,对急性期的治疗具有起效快、效果好、过敏反应少的特点。常见的不良反应是出血;溶栓剂量至今无统一标准,一般首剂 4 000U/kg,30min 内静脉注射,继以 60~120 万 U/d,维持 72~96h,必要时延长至 5~7d。重组链激酶,溶栓效果较好,但过敏反应多,出血发生率高。重组组织型纤溶酶原激活剂,溶栓效果好,出血发生率低,可重复使用。新型溶栓药物包括瑞替普酶(Reteplase,R-PA)、替奈普酶(Tenecteplase,TNK-tPA)等,溶栓效果好、单次给药有效,使用方便,不需调整剂量,且半衰期长。巴曲酶是常用的降纤药物,是单一组分降纤制剂,通过降低血中纤维蛋白原的水平、抑制血栓的形成,治疗 DVT 的安全性高。

4. 置管溶栓的方法　目前采用的方法多为顺行入路,即超声引导下腘静脉穿刺顺行置管。腘静脉远端或胫静脉血栓的患者通常采用超声引导下胫后静脉入路。如顺行入路失败或无条件时,可考虑逆行入路。逆行入路为逆静脉血流的方向置管,易造成深静脉瓣膜的损伤,包括:经对侧股静脉穿刺置管和经颈内静脉穿刺置管。

CDT 时尿激酶的给药方法:先快速给予首剂,然后每日的剂量有快速泵入和持续泵入两种。前者是每天的尿激酶总量,分 2~4 次快速泵入(1h内);后者是每天的尿激酶总量、24h 持续均匀泵入。

两种给药方式在溶栓效率、并发症的发生率等方面无显著差异。成功溶栓后应行完整静脉系统造影。若仍有狭窄存在,左髂总静脉受右髂总动脉压迫,因此这类狭窄区域多位于左髂静脉,应予狭窄处球囊扩张及支架置入。血管腔内超声可以提高髂静脉压迫的诊出率并让支架释放位置更加精准。

5. 溶栓治疗的并发症及处理

（1）出血:无论是系统溶栓还是 CDT,治疗中最常见的并发症是出血,与用药剂量、方式和时间有关,剂量越大、治疗时间越长,出血风险越大,全身用药比局部用药出血的危险性更大。按照严重程度分为轻微出血和严重（大）出血。轻微出血,通常表现为穿刺点的渗血或皮下淤血斑,一般不需特殊治疗;严重出血,系发生于颅内、腹膜后、胃肠或泌尿系统的出血,应停用溶栓药物,必要时需输血或外科干预治疗。

溶栓治疗中主要的监测指标包括:①血纤蛋白原（fibrinogen,Fg）含量,低于 1.5g/L 时应减少药物剂量,低于 1.0g/L 时,停止溶栓治疗。②血小板计数:低于 80×10^9/L 或较基础值降低超过 20%,应注意出血风险的增加;低于 50×10^9/L 时,应停用溶栓及抗凝药,并根据有无出血决定进一步治疗措施。③D- 二聚体:常常能够灵敏地反映溶栓治疗是否有效,如果 D- 二聚体值由治疗中的高点降低并逐渐趋于正常或维持较低水平而不再升高,提示溶栓药物不再对残存血栓起效,因此可考虑停用溶栓药物,避免因延长的无效治疗而增加出血的风险。

（2）肺动脉栓塞:应用 CDT 治疗过程中是否会增加 PE 发生的风险,目前还存在争议。CDT 治疗中发生 PE 的原因主要是在溶栓过程中,大块血栓裂解成多块血栓,或是较新鲜、不稳定血栓从血管壁脱落。

为预防或减少 CDT 治疗过程中 PE 的发生,在插入溶栓导管前预先置入腔静脉滤器是安全、有效的办法,尤其对下腔静脉远端和 / 或髂 - 股静脉等近心段血栓形成的患者;随着临时性滤器和可回收滤器的性能不断改进,滤器置入术已经成为 CDT 治疗的重要辅助手段。

（3）过敏反应（溶栓药物相关）:目前国内常用的静脉溶栓药物中,重组链激酶是异种蛋白,具有抗原性,过敏发生率 1%~18%,体温升高是其常见表现,可同时出现低血压、腹痛等症状,同时应

用糖皮质激素药物也不能完全预防;近年来重组链激酶的应用逐渐减少。尿激酶的发热等过敏反应少见,但其中仍有严重的过敏致休克的病例发生,应引起注意。

治疗前应详细询问患者过敏史,治疗中对患者仔细观察,如皮肤荨麻疹、结膜及口腔黏膜水肿、呼吸、心率及血压变化等,及早发现过敏反应,积极应用皮质类激素治疗,避免休克等严重情况的发生。

二、深静脉血栓的手术治疗

对于范围广泛的血栓患者,早期静脉祛栓是防止股青肿、股白肿及预防 PTS 的主要手段。如今的祛栓方法已经由传统的静脉切开取栓发展为使用微创经皮祛栓机械装置。

（一）经皮机械性血栓清除术（percutaneous mechanical thrombectomy,PMT）

已成为祛除深静脉血栓的标准术式,这些装置包括 Angiojet 机械性血栓抽吸装置、Trellis 球囊阻塞导管装置和 EKOS 超声加速导管装置。PMT 主要是采用旋转涡轮或流体动力的原理打碎或抽吸血栓,从而达到迅速清除或减少血栓负荷、解除静脉阻塞的作用。研究证实 PMT 安全、有效,可以加速溶栓,减少溶栓剂的用量,从而降低了出血量。

对溶栓药物过敏或无法耐受溶栓治疗的患者也可考虑选择 PMT;经溶栓治疗,效果欠佳患者,广泛、近心端血栓形成以及症状明显（发生股青肿 / 股白肿）的 DVT 患者从 PMT 获益更大。PMT 与 CDT 联合使用能够减少溶栓药物剂量、增加溶解血栓速度、缩短静脉复通时间和缩短住院时间。

（二）手术取栓

手术取栓是清除血栓的有效治疗方法,可迅速解除静脉梗阻。由于 CDT 及 IFDVT 安全有效性的增加,手术取栓并不经常需要实施,但是对于某些患者,如:多发伤、活动性出血及重要部位（颅内和眼内）出血风险高的患者手术仍旧是一种有价值的治疗方式。静脉血栓切除通常推荐全麻。纵行切口暴露股总静脉、股静脉、隐 - 股静脉汇合或股深静脉。推荐纵行切开股总静脉从而获得隐静脉和股深静脉分支的入路。对于腹股沟韧带下方血栓,推荐抬高患肢,使用加压绷带稍加压,足部背屈,加压腓肠肌及大腿肌肉。当腹股沟

以下血栓完全清除后,可行髂股静脉球囊取栓。如果下腔静脉存在血栓时,可在血栓上方行腔静脉保护性球囊或置入滤器。

完成髂股静脉血栓清除后,需进行术中静脉造影或透视以发现髂静脉狭窄及明确髂静脉回流情况。联合血管内超声对于发现髂静脉狭窄效果优于单纯使用静脉造影。在静脉弹性允许的情况下,任何髂静脉狭窄均需行球囊扩张支架成形术予以纠正。

（三）妊娠 DVT 的治疗

与怀孕相关的静脉血栓栓塞的发生率尚不明确,但比非孕妇高很多。大约三分之二的下肢深静脉血栓形成发生在分娩前,并且在整个怀孕期间分布均匀,但是 40%~60% 的 PE 发生在分娩后的 4~6 周。有症状的静脉血栓栓塞估计为（5~12）/10 000 次妊娠,在产后 6 周内,估计为 3~7/10 000 次分娩。这意味着与同龄的非妊娠患者相比,产前静脉血栓栓塞症增加了 7~10 倍,产后静脉血栓栓塞症增加了 15~25 倍。妊娠期下肢深静脉血栓发生在左下肢较多,这是因为左侧髂静脉受左髂动脉压迫。

低分子肝素治疗妊娠及产后静脉血栓栓塞安全有效,优于华法林和普通肝素,因为华法林可能有患胚胎病的风险（妊娠 6~12 周）,以及在分娩时可能有颅内出血的风险。当计划怀孕或发现怀孕时,应停用治疗 VTE 的华法林,改用低分子肝素。普通肝素和低分子肝素不能穿透胎盘,因此,可以在整个妊娠过程中使用。肝素抗凝虽然会增加胎盘剥脱的风险,但既不会引起胎儿畸形,也不会引起胎儿出血。需要持续抗凝的患者可在分娩 12 周后重新使用华法林。华法林不会以活性形式进入母乳,可以在哺乳期间使用。

（四）下腔静脉滤器

下腔静脉滤器可以预防和减少 PE 的发生,由于滤器长期置入可导致下腔静脉阻塞和较高的深静脉血栓复发率等并发症,为减少这些远期并发症,建议首选可回收或临时滤器,待发生 PE 的风险过后取出滤器。

急性 DVT 或 PE 患者还在接受抗凝治疗的,不推荐常规应用下腔静脉滤器,对于抗凝治疗有禁忌或有并发症,或在充分抗凝治疗的情况下仍发生 PE 者,可置入下腔静脉滤器。

对于下列情况可以考虑置入下腔静脉滤器:

1. 抗凝过程中发生出血,如胃肠、颅内或咯血、血尿等较严重的急性出血,不能再进行抗凝治疗。

2. 抗凝失败者,如抗凝过程中仍然发生 PE 或复发 PE,或 DVT 仍然进展。

3. DVT 患者已经发生大面积 PE 并存在再发 PE 危险。

4. 髂、股静脉或下腔静脉内有漂浮血栓。

5. 急性 DVT,拟行 CDT、PMT 或手术取栓等血栓清除术者。

6. 具有急性 DVT、PE 高危因素的行腹部、盆腔或下肢手术的患者。

7. 发生肝素诱导下血小板减少症（HIT）。

（五）压力治疗

下肢深静脉血栓栓塞治疗后使用强压力和早期下床活动可明显减轻由深静脉血栓引起的疼痛和肿胀。研究表明,使用加压长袜可降低近端下肢深静脉血栓形成患者 PTS 的发生率和严重程度。

第四节　深静脉血栓的预防

DVT 的有效预防对于降低 VTE 的发生非常重要。包括一般预防、机械性预防和药物预防。

1. 一般预防　对高危患者应该进行相关知识的健康教育;改善生活方式、控制体重、血脂、血糖等;术后早期活动（术科快速康复理念）及功能锻炼:对于非严重内科疾病和活动不受限的手术患者,鼓励、指导住院患者进行主动或被动活动,进行早期功能锻炼。

2. 机械性预防措施　机械性预防 DVT 措施可增加静脉回流、减少下肢静脉淤血。机械性预防措施包括:梯度压力弹力袜（GCS）、间歇充气加压泵（IPC）装置、下肢静脉足泵（VFP）。机械性方法可减少部分患者发生 DVT 的危险,但疗效逊于抗凝药物,其最大优势在于没有出血并发症,但同时合并动脉供血不足患者应慎用 GCS。目前,没有一种机械方法被证实能减少 VTE 相关死亡或 PE 的危险。机械性预防措施应尽可能在双侧肢体应用,且一直持续到可以开始药物预防时。极高危患者单独应用疗效差,推荐与有效的抗凝治疗联合应用。

3. 药物预防措施　包括上述的低分子肝素、华法林和新型口服抗凝药物,剂量比治疗量减少。预防过程中仍应防止出血并发症的发生。

DVT 是可预防的疾病,尤其是在住院患者,有效的 DVT 预防措施,尤其是医院内 DVT 防控体系的建立可以减少 50%~70% DVT 的发生。在高危患者中应采用相应的预防措施减少 DVT 发生。

(王深明　王劲松)

参 考 文 献

[1] Wendelboe AM, Raskob GE. Global burden of thrombosis: epidemiologic aspects. Circ Res, 2016, 118(9): 1340-1347.

[2] ISTH Steering Committee of World Thrombosis Day. Thrombosis: a major contributor to global disease burden. Thromb Res, 2014, 134(5): 931-938.

[3] Wendelboe AM, McCumber M, Hylek EM, et al. Global public awareness of venous thromboembolism. J Thromb Haemost, 2015, 13(8): 1365-1371.

[4] Kahn SR, Lim W, Dunn AS, et al. Prevention of VTE in nonsurgical patients: antithrombotic therapy and prevention of thrombosis. 9th ed. American college of chest physicians evidence-based clinical practice guidelines. Chest, 2012, 141: e195S-e226S.

[5] Gould MK, Garcia DA, Wren SM, et al. Prevention of VTE in nonorthopedic surgery patients: antithrombotic therapy and prevention of thrombosis. 9th ed. American college of chest physicians evidence-based clinical practice guidelines. Chest, 2012, 141: e227S-e277S.

[6] Falck-Ytter Y, Francis CW, Johanson NA, et al. Prevention of VTE in orthopedic surgery patients: antithrombotic therapy and prevention of thrombosis. 9th ed. American college of chest physicians evidence-based clinical practice guidelines. Chest, 2012, 141: e278S-e325S.

[7] Douketis JD, Spyropoulos AC, Spencer FA, et al. Perioperative management of antithrombotic therapy: antithrombotic therapy and prevention of thrombosis. 9th ed. American college of chest physicians evidence-based clinical practice guidelines. Chest, 2012, 141: e326S-e350S.

[8] Bates SM, Jaeschke R, Stevens SM, et al. Diagnosis of DVT: antithrombotic therapy and prevention of thrombosis. 9th ed. American college of chest physicians evidence-based clinical practice guidelines. Chest, 2012, 141: e351S-e418S.

[9] Kearon C, Akl EA, Comerota AJ, et al. Antithrombotic therapy for VTE disease: antithrombotic therapy and prevention of thrombosis. 9th ed. American college of chest physicians evidence-based clinical practice guidelines. Chest, 2012, 141: e419S-e494S.

[10] Bates SM, Greer IA, Middeldorp S, et al. VTE, thrombophilia, antithrombotic therapy, and pregnancy: antithrombotic therapy and prevention of thrombosis.

9th ed. American college of chest physicians evidence-based clinical practice guidelines. Chest, 2012, 141: e691S-e736S.

[11] Monagle P, Chan AKC, Goldenberg NA, et al. Antithrombotic therapy in neonates and children: antithrombotic therapy and prevention of thrombosis. 9th ed. American college of chest physicians evidence-based clinical practice guidelines. Chest, 2012, 141: e737S-e801S.

[12] Ageno W, Gallus AS, Wittkowsky A, et al. Oral anticoagulant therapy: antithrombotic therapy and prevention of thrombosis. 9th ed. American college of chest physicians evidence-based clinical practice guidelines. Chest, 2012, 141: e44S-e88S.

[13] Eikelboom JW, Hirsh J, Spencer FA, et al. Antiplatelet drugs: antithrombotic therapy and prevention of thrombosis. 9th ed. American college of chest physicians evidence-based clinical practice guidelines. Chest, 2012, 141: e89S-e119S.

[14] Kearon D, Akl EA, Ornelas J, et al. Antithrombotic therapy for VTE disease: CHEST guideline and expert panel report. Chest, 2016, 149(2): 315-352.

[15] Meissner MH, Gloviczki P, Comerota AJ, et al. Early thrombus removal strategies for acute deep venous thrombosis: clinical practice guidelines of the Society for Vascular Surgery and the American Venous Forum. J Vasc Surg, 2012, 55(5): 1449-1462.

[16] Garcia MJ, Lookstein R, Malhotra R, et al. Endovascular management of deep vein thrombosis with rheolytic thrombectomy: final report of the prospective multicenter PEARL(peripheral use of AngioJet rheolytic thrombectomy with a variety of catheter lengths)registry. J Vasc Interv Radiol, 2015, 26(6): 777-785.

[17] Frisoli JK, Sze D. Mechanical thrombectomy for the treatment of lower extremity deep vein thrombosis. Tech Vasc Interv Radiol, 2003, 6(1): 49-52.

[18] Sharafuddin MJ, Gu X, Han YM, et al. Injury potential to venous valves from the Amplatz thrombectomy device. J Vasc Interv Radiol, 1999, 10(1): 64-69.

[19] Karthikesalingam A, Young EL, Hinchliffe RJ, et al. A systematic review of percutaneous mechanical thrombectomy in the treatment of deep venous thrombosis. Eur J Vasc Endovasc Surg, 2011, 53(4): 554-565.

[20] Hofmann L, Kuo W. Catheter-directed thrombolysis for acute DVT. Lancet, 2012, 379(9810): 3-4.

[21] Enden T, Sandvik L, Klow NE, et al. Catheter-directed venous thrombolysis in acute iliofemeral vein thrombosis-the CaVenT study: Rationale and design of a multicenter, randomized, controlles, clinical trial(NCT00251771). Am Heart J, 2007, 154(5): 808-814.

[22] Vedantham S, Goldhaber S, Julian J, et al. Pharmacomechanical catheter-directed thrombolysis for deep-vein

thrombosis. N Engl J Med, 2017, 377（23）: 2240–2252.

［23］Garcia MJ, Lookstein R, Malhotra R, et al. Endovascular management of deep vein thrombosis with rheolytic thrombectomy: final report of the prospective multicenter PEARL（peripheral use of AngioJet rheolytic thrombectomy with a variety of catheter lengths）registry. J Vasc Interv Radiol, 2015, 26（6）: 777–785.

［24］Wells PS, Anderson BR, Rodger M, et al. Evaluation of D-dimer in the diagnosis of suspected deep-vein thrombosis. N Engl J Med, 2003, 349（1）: 1227–1235.

［25］Comerota AJ, Sandset PM, Konstantinides S, et al. Theme 4: Invasive management of（recurrent）VTE and PTS. Thromb Res, 2015, 126 Suppl 1: S19–S25.

［26］Di Nisio M, van Es N, Buller HR. Deep vein thrombosis and pulmonary embolism. Lancet, 2016, 388（10063）: 3060–3073.

第五节　肺动脉栓塞历史回顾、发生原因与传统概念的更新

急性肺动脉栓塞（pulmonary embolism, PE）是临床上难于早期发现、发病急促、死亡率很高的疾病。尽管目前我们对 PE 的发病机制、诊断、治疗与管理都已经有了很大的发展和进步，但它依然是住院患者发生严重并发症和死亡的主要原因之一，占到住院患者死亡的 5%~10%。目前在美国因 PE 死亡的病例超过 100 000 例 / 年，其中近 10% 的患者在确诊后的三个月内死亡；住院死亡的 40 岁以上患者常规尸解中，约 2/3 病例存在大块或微小的肺动脉栓塞；因此，PE 已被列为临床心血管疾病致死原因的第三位。当前随着社会老龄化以及现代诊断方法敏感性的提高，PE 发病率逐年增高，文献报道可达每年 75~269/10 万。

定义：肺动脉栓塞（pulmonary embolism, PE）——由内源性或外源性栓子部分或全部堵塞肺动脉，引起肺循环障碍的临床和病理生理综合征；其严重程度取决于栓子的大小、栓塞的位置、既往心肺基础状态及右心功能和氧合作用受损情况。肺梗死（pulmonary infarction）——肺动脉栓塞后发生的肺组织出血或坏死。

一、历史回顾

1819 年 Laennec 首先报道了一种突然导致患者死亡的肺部疾病，当时被称之为肺卒中（pulmonary apoplexy）；1829 年 Cruveilhier 报道该种疾病是由肺动脉内存在凝固的血块所致，称之为肺血栓症（pulmonary thrombosis）；1842 年 Rokitansky 进一步证实了 Laennec 的发现，并提出了肺梗死的概念；1858 年 Virchow 通过实验研究证明该种疾病是由于肺动脉内栓子阻塞所致，由此提出肺动脉栓塞的概念（pulmonary embolism）。Virchow 如此描述肺栓塞的概念：①首先是血管出现损伤，这种损伤主要来自小分支，非均匀的而少见广泛阻塞。但由于阻塞造成的血液凝集，新的血栓会不断形成并蔓延，由末梢进入分支，由分支进入主干。②肺动脉栓子是由于人体某部位的静脉血栓脱落通过心脏进入肺动脉的。为证明这种理论的正确，Virchow 将从人体尸解中取出的血栓通过一个胶管注入狗的颈静脉内，几小时后将狗处死，在其肺动脉内找到血栓；1872 年 Cohnheim 通过研究发现，这种疾病的发展可以导致肺内淤血，右心室衰竭；1908 年 Trendelenburg 在世界上首次进行了肺动脉栓子切除手术（pulmonary embolectomy），但遗憾的是患者于术后 37h 死于乳内动脉出血；随后 Kirschner 于 1924 年成功地进行了肺动脉栓子切除术，并使患者得到长期存活；1962 年 Sharp 通过体外循环完成了肺动脉栓子切除手术，从此人们对肺动脉栓塞疾病的认识和诊治得到了科学、系统的确立。另外，在肺动脉栓塞的诊治发展过程中，我们更要铭记和感谢 Mclean 在 1916 年发现了肝素和 Murray 与其合作者在 1937 年阐述了肝素在治疗血栓栓塞性疾病中的重要作用与意义。

长期以来尽管在国内、外有许多的学者对肺动脉栓塞的诊治进行了大量研究，但传统的观念曾给我们带来了误区，既往人们所认识的肺动脉栓塞多数是发病急促、症状严重的致死性肺动脉栓塞。于是在临床工作中，人们仅是知道它的存在、无奈它的存在、甚至无视或消极等待它的出现，最终将一些不良的结果归咎于它的存在。进入 20 世纪 90 年代后，随着各种先进的检测手段、质量优良的腔静脉滤器和效果良好的溶栓药物进入我国，一些人开始以积极主动的态度诊治和预防肺动脉栓塞，同时相应的科学研究得到开展。通过不断的努力工作和研究，张福先教授在国内最先发现并阐述了 PE 发病率在我国相对较

高,并呼吁重视该病的诊治与预防,但仍然有学者持怀疑态度。可喜的是近年来在以王辰院士为代表的众多知名专家和学者积极努力下,肺动脉栓塞的诊治研究已被列为国家科技"十五攻关项目"。

二、肺动脉栓塞的发生原因与传统概念的更新

肺动脉栓塞(PE)源于部分或全部肺动脉血管床的阻塞,同时可能伴有肺梗死。肺组织的坏死来源于血液供应的中断。栓子、血管内皮细胞的水肿、血小板、纤维蛋白、纤维蛋白溶解酶原等血浆蛋白的沉积以及阻塞后肺动脉血管的痉挛是造成肺动脉血管床阻塞的主要原因。肢体静脉血栓形成后的栓子脱落、高凝状态、创伤、异物、静脉内肿瘤栓塞、空气、羊水、口服避孕药物、胶原性和代谢性疾病等都可以导致肺动脉栓塞的发生。

肺动脉栓塞主要病因是由于肢体或盆腔静脉血栓形成后脱落所致,这一观点目前在医学界已达到共识,同时也被临床研究所证实。William报道46%~60%肺动脉栓塞与肢体静脉血栓形成有关。日本学者竹中统计935例肺动脉栓塞,因肢体静脉血栓形成所致为72%。程显声报道肺动脉栓塞的栓子约70%~90%来自下肢深静脉。众所周知:肢体静脉血栓形成是临床上常见的疾病,在肢体静脉血栓形成过程中,伴随静脉管壁的生理性收缩与舒张,邻近肌肉组织的运动对血管的按摩效应以及负压回心的血流方向,不可避免地导致血栓脱落造成肺动脉栓塞。国外文献报道:46%~50%的肢体静脉血栓可致肺动脉栓塞发生。Mattos对110例腓肠肌静脉丛血栓进行彩超检查,发现33%病例有移动的凝血块存在。张福先教授于1996—1998年曾对100例肢体静脉血栓患者与肺动脉栓塞发生关系进行了前瞻性研究,结果表明:肢体静脉血栓患者中肺动脉栓塞发生率是45%。然而在临床工作中人们普遍认为并没有看到如此多的肺动脉栓塞病例出现,原因可能有以下几点:①大量的肺动脉栓塞发生只是一过性的,对患者没有构成明显的打击。这些脱落的小血栓在肺内溶解或被血流冲碎、或阻塞20%以下的肺动脉。②而当肺动脉被栓塞50%以上时方有明显临床症状,可是此时通常容易被

误诊或漏诊,仅按肺内感染或心功能不良来处理。③当肺动脉被栓塞80%以上时患者发生死亡,此时可以被人们认识到,但这种致死性肺动脉栓塞发生率仅为4%。因此我们应该更新观念:肺动脉栓塞是较为常见的疾病,我们既往所认识的肺动脉栓塞多数是致死性肺动脉栓塞,它仅是肺动脉栓塞的一种类型,发病率较低。因此我们将肺动脉栓塞分为无症状型、有症状型和致死型,临床上常见的是无症状型(图3-5-2~图3-5-6)。

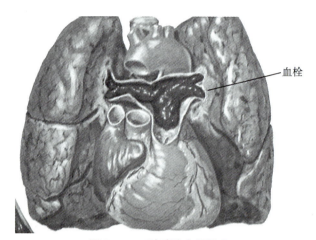

血栓

图 3-5-2 肺动脉主干栓塞

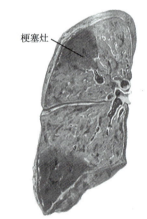

梗塞灶

图 3-5-3 肺动脉栓塞合并梗死

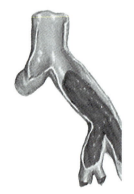

图 3-5-4 下肢静脉血栓是栓子的主要来源

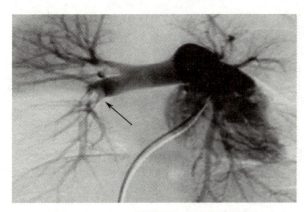

图 3-5-5　DSA 血管造影示右肺动脉栓塞

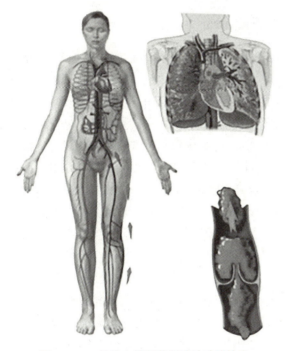

图 3-5-6　静脉血栓脱落所致肺动脉栓塞

（张福先　冯亚平　张　欢　高　峰）

第六节　肺动脉栓塞的分型、临床表现、诊断、治疗的演变及预防

一、肺动脉栓塞的分型

关于肺动脉栓塞的分型目前在国内、外尚无统一标准，有学者将肺动脉栓塞分为：急性广泛性（循环衰竭），亚广泛性（相对稳定，右室负荷加重），非广泛性（稳定）、慢性血栓栓塞肺动脉高压（右室负荷加重）。

1. 急性广泛性　一侧或两侧突然大于 50%

肺动脉被阻塞，导致血液动力与换气功能出现紊乱，多数患者表现为呼吸困难、衰竭、突然死亡。在该组病例中约 10% 在发病后第一小时内死亡。此时临床表现多为：呼吸急促、发绀、低血压、休克、右心衰竭。

2. 亚广泛性　患者可以表现相对稳定的循环，但存在潜在的心肺疾病，这些可以通过心超检查被明确。

3. 非广泛性　肺动脉栓塞小于 50%，患者可以无任何症状，如果有症状可能是因为局灶性肺缺血或梗死所致。患者可以有胸膜疼痛、咯血、呼吸困难。此时通常有发热而被误诊。患者可以表现气促，呼吸快而浅，低氧血症并不常见，因为此时换气只是受到中度影响。但因过度换气可以出现低 CO_2 血症。

4. 慢性　主要表现为血栓栓塞性肺动脉高压（右室负荷加重）。

日本将 PE 分为：广泛型（两肺叶以上），亚广泛型（一个肺区以上），微小型（一个肺区以下）。

国内有学者将 PE 分为：大块肺栓塞型（Massive PE）（栓塞 2 个肺叶或小于 2 个肺叶伴血压下降者）、非大块肺栓塞型和肺动脉原位血栓形成型。

而作者本人根据临床表现特点将 PE 分为：致死性 PE、有症状 PE 和无症状 PE 三种类型（表 3-5-5、图 3-5-7）。

表 3-5-5　Maxwell 分型

分型	症状	肺动脉栓塞面积 /%	肺动脉压 /mmHg
I	无症状	<20	正常
II	焦虑、过度换气	20~30	<20
III	虚脱、呼吸困难	30~50	>20
IV	休克、呼吸困难	>50	>25~30
V	昏厥、呼吸困难	>50	>40

二、临床表现

肺动脉栓塞发生后可能会出现三种结局：①部分栓子可以自溶或被肺组织溶解。②栓塞范围较小，对人体无影响。③栓塞范围较大→肺血管痉挛、肺血管床减少→换气血流比低下→低氧血症→肺动脉高压→心功能不全。肺动脉栓塞发生后的

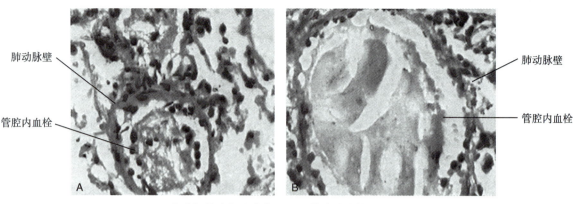

肺动脉壁

管腔内血栓

肺动脉壁

管腔内血栓

图 3-5-7 在我们的动物实验中所显示的肺动脉栓塞镜下形态（家兔）

临床表现程度、预后主要与下列因素有关：①栓子阻塞肺动脉程度；②患者平时的心肺功能情况；③栓子来源情况；④诊断的及时和处理的得当与否；⑤再次栓塞的预防与否。通常情况下，一次肺动脉栓塞面积在 20% 以下，患者可以无任何临床症状和表现；栓塞面积在 50% 以上，患者可以有不同程度的临床症状与表现；栓塞面积在 80% 以上，患者可能立即死亡。肺动脉栓塞的临床症状与表现无特异性，常见有：①呼吸困难；②胸痛；③咯血；④惊恐不安；⑤咳嗽等。其中呼吸困难、胸痛、咯血是较常见的，被称为 PE "三联症"（表 3-5-6、表 3-5-7）。

表 3-5-6 我们所诊治的 45 例（1996—1998 年前瞻性研究）肺动脉栓塞患者临床表现

临床表现	例数	（%）	临床表现	例数	（%）
无症状	33	73	发热	2	4
呼吸困难	5	11	紫绀	3	7
胸痛	8	18	休克	2	4
心悸	4	8	昏迷	2	4
咳嗽气喘	6	13	肺部炎症	6	13
血痰	3	7	胸腔积液	8	18
不安	5	11	胸膜病变	7	16

表 3-5-7 Duranceau 回顾性统计 1 000 例肺动脉栓塞患者临床表现

临床表现	比例/%	临床表现	比例/%
呼吸困难	77	发热	43
胸痛	63	肺部炎症	42
咯血	26	气促	38
精神症状	23	腿肿伴压痛	23
呼吸困难、胸痛、咯血	14	静脉压增高	18
心动过速	59	休克	11
		发绀	9

三、诊断

肺动脉栓塞（PE）的临床表现没有特异性，有时诊断是较为困难的。诊断的关键是来自对具有发生该疾病危险患者的高度重视和警惕。然而及时正确的诊断和处理是成功治疗的关键所在。Edward 报道：美国每年约 630 000 人发生急性 PE，其中 11% 在 1h 内死亡，生存 1h 以上的患者 29% 能够及时被诊断，71% 不能被诊断。能被及时诊断和治疗的患者中，生存率为 92%，死亡率 8%。而没有被及时诊断和治疗的患者中，生存率为 70%，死亡率 30%。PE 的死亡率在美国被列为第三位。

1. 临床症状 临床研究表明，大多数的 PE 发生只是一过性的，对患者没有构成明显的打击。这些脱落的小血栓在肺内溶解或被血流冲碎，或阻塞 20% 以下的肺动脉。只有当肺动脉被栓塞 50% 以上时方有明显临床症状，因此往往在临床上多数患者是没有任何症状的，通常是在针对性检查时得以被发现和确定，然而患者一旦出现相应症状，则说明肺栓塞程度已经很重，必须及时处理。50% 以上的肺动脉栓塞意味着肺部的血-氧交换有一半被突然停止，好比人体的通气管道一半突然被关闭，加之一些小血管出现反应性痉挛，显然此时患者的反应是非常强烈的，他们在出现呼吸困难同时，伴随着极度的惊慌、恐惧和求生的期盼，甚至有些患者在发出求救后数秒或数分钟内就出现意识丧失和呼吸心搏骤停。当然上述类型被称为致死性 PE，发生率仅占总数中的 4%。所以在临床工作中对可能发生 PE 的危险患者，当出现突发性呼吸困难、濒死感、发绀、右心功能不全、咯血、低血压、循环不良、胸痛等症状时，必须引起高度重视。

2. 动脉血气分析　很多患者的血气可以不发生变化,而有变化者通常表现为低氧血症,低碳酸血症,肺泡-动脉氧分压差 $P_{(A-a)}O_2$ 增大等。

3. D-二聚体测定　D-二聚体是交联纤维蛋白在纤溶系统作用下产生的可溶性降解产物,是一个特异性的纤溶过程标记物。在血栓栓塞时因血栓纤维蛋白溶解使其血浆浓度升高。D-二聚体对急性 PE 诊断的敏感性达 92%~100%,但特异性较差,仅为 40%~43%。当 D-二聚体低于 500ng/ml 时,基本可以排除 PE。在 2014 年欧洲心脏学会(ESC)指南中对于年龄大于 55 岁者,将 D-二聚体的界值定为年龄×10。此算法使得 D-二聚体对急性 PE 的除外诊断价值得到了更合理的应用。

4. 胸部 X 线检查　可以有各种不同的表现,如:区域性肺血管纹理变细、稀疏或消失,右下肺动脉干增宽或伴截断征。肺野透亮度增加,胸腔积液等。胸部 X 线检查无特异性,只能为诊断提供辅助依据,同时可与其他肺部疾病相鉴别。

5. 心电图(ECG)　大多数 PE 病例表现有非特异性的心电图异常。较为多见的表现包括 V_1-V_4 导联 T 波改变和 ST 段异常;部分病例可出现 I 导联 S 波加深,III 导联出现 Q/q 波及 T 波倒置等。

6. 经胸超声心动图(TTE)　TTE 是评估右心功能的首选检查,在提示 PE 诊断和除外其他心血管疾病上有重要价值。对于严重的 PE 病例,可出现右室壁局部运动幅度降低;右心室和/或右心房扩大;室间隔左移和运动异常;近端肺动脉扩张;三尖瓣反流速度增快;下腔静脉扩张,吸气时不萎陷。这些征象说明肺动脉高压、右室高负荷和肺源性心脏病,提示或高度怀疑 PE。

7. 放射性核素肺显像(V/Q 扫描)　该项检查是一种安全、无创、有价值的诊断方法,但单纯肺灌注显像的假阳性率较高,为了增加它的准确性,减少其假阳性,现通常采用肺灌注和通气显像同时进行的方法。

(1)肺通气正常,而灌注呈典型缺损,高度提示肺动脉栓塞。

(2)病变部位既无通气也无血液灌注或通气异常而灌注无缺损提示肺实质性病变。

(3)通气和灌注均正常可以除外肺动脉栓塞。目前该检查较少应用,仅用在孕妇或肾功能不全等无法行 CTPA 检查的患者,尤其对胸片正常的孕妇该检查安全而可靠(图3-5-8、图3-5-9)。

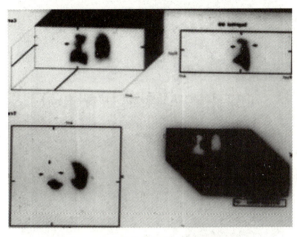

图 3-5-8　肺动脉栓塞的核素肺显像(1)

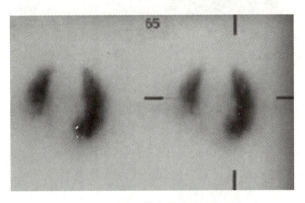

图 3-5-9　肺动脉栓塞的核素肺显像(2)

8. 肺血管增强 CT 扫描(CTPA)与磁共振肺血管成像(MRPA)　CTPA 能发现肺段及以上肺动脉内的栓子,是 PE 的确诊手段之一。PE 的直接征象为肺动脉内的低密度充盈缺损,部分或完全包围在不透光的血流之间。MRPA 对肺段以上肺动脉内栓子诊断的敏感性和特异性均较高。

尽管肺动脉造影过去被称为 PE 诊断的"金标准",但在实际的临床工作中由于各种原因,真正能被应用者是少数。相比之下无创的 CTPA 与 MRPA 显示了更强的优越性和重要性(图3-5-10、图3-5-11)。

9. 肺动脉造影　肺动脉造影过去被称为诊断 PE 的"金标准",有价值的征象包括:

(1)肺动脉内充盈缺损。

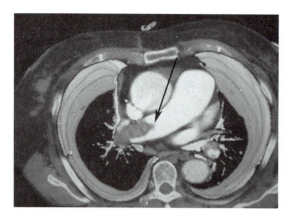

图 3-5-10 CTA 检查提示肺动脉栓塞（1）

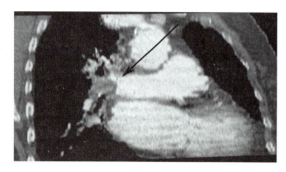

图 3-5-11 CTA 检查提示肺动脉栓塞（2）

（2）肺动脉分支完全阻塞。

（3）肺野无血流灌注。

（4）肺动脉分支充盈和排空延迟。

但肺动脉造影是一种有创检查，有一定的风险，现在临床诊断中并不常规应用。目前仅用于实行肺动脉导管溶栓或血栓碎吸等介入治疗时，做进一步的 PE 确诊。

四、肺动脉栓塞的治疗

肺动脉栓塞的首要治疗目标是防止 PE 相关死亡，其次是预防 PE 导致的慢性血栓栓塞性肺动脉高压（chronic thromboembolic pulmonary hypertension，CTEPH），改善生存质量。

（一）一般处理

对高度怀疑或确诊的 PE 患者，应该送入 ICU 病房，进行严密的监护。监测呼吸、心率、血压、中心静脉压、心电图及动脉血气变化。为了防止栓子再次脱落，患者要绝对卧床，保持大便通畅，避免用力。同时给予镇静、止咳、止痛。

（二）呼吸与循环支持

良好、有效的呼吸、循环支持是保证抢救成功和治疗有效的关键。这其中包括：吸氧、机械通气，降低肺动脉压，纠正右心衰。

（三）抗凝

McLean 和 Howell 分别在 1916 年和 1928 年在狗的肝脏组织内分离出一种被称为磷脂类物质，具有强力的抗凝作用，后被称为肝素。1937 年世界上首次报道了应用肝素可以有效预防血栓形成，1940 年 Murray 首先将肝素应用于血管外科。抗凝在肺动脉栓塞的治疗中是非常重要的，通常诊断一旦确立，如无禁忌证，应当立刻进行。肝素的应用不但可以改善循环，同时可以预防继发性血栓形成。而在溶栓过程中是否同时应用抗凝药物，目前尚未达到共识。抗凝药物主要有经胃肠外途径给药的普通肝素、低分子肝素和磺达肝癸钠，和经胃肠道给药的双香豆素类（华法林）和新型口服抗凝剂（NOACs），后者包括 Xa 抑制剂（利伐沙班、爱多沙班、阿哌沙班）和直接凝血酶抑制剂（达比加群）。

普通肝素：分子量 10 000~15 000Da 以上；低分子肝素是在 20 世纪 80 年代后出现的抗凝药物，比普通肝素晚了 60 余年，分子量在 3 200~6 500Da 左右，虽然作用强度不如普通肝素，但出血的副作用明显低于普通肝素，是目前国际上推荐使用的药物。肝素的作用机制是：抑制凝血因子、抑制凝血酶、抑制血小板聚集，促进纤溶活性、抗血脂。其抗凝的主要原理是与血浆中抗凝血酶（AT）结合，使其活性增强 2 000 倍，AT 具有灭活凝血酶等丝氨酸蛋白酶活性作用。然而肝素的抗凝效果却受 AT 影响，个体差异大，如果 AT 在血浆内含量少，肝素抗凝作用明显减弱。因为肝素进入血液后要与多种血浆蛋白结合，由此会导致抗凝作用的不可预测和肝素的抵抗，诱发血小板减少症（HIP）及血栓形成综合征（HITTS）和骨质疏松症。美国每年有近 1 200 万人因心血管原因需要接受肝素治疗，其中 36 万人将出现 HIP，并有 12 万人可能发生血栓并发症，如：脑卒中、截肢，3.6 万人发生死亡。因此我们要注意 HIP 的发生，当既往没有接受肝素治疗的患者在使用肝素 5d 后，血小板下降了 50% 即可以诊断，一旦发现立即停药，改用直接凝血酶抑制剂替代，如：阿加曲班等。

经典的 PE 初始抗凝治疗方案是低分子肝素桥接华法林，即皮下注射低分子肝素同时开始口服华法林，重叠至少 5d，直到实验室检查国际化标准比值（INR）达标（2.0~3.0）。

近年来开始应用的新型口服抗凝药物（new oral anticoagulants，NOACs），如达比加群、利伐沙班、阿哌沙班及爱多沙班，以其口服更加方便、无需监测凝血指标和剂量调整、经肝/肾双通道代谢、无需桥接应用等优点，被越来越多的医生和患者所接受。最近大规模的临床试验证实 NOACs 疗效不劣于华法林，且在患者出血风险，尤其是颅内出血风险上低于华法林。因此，美国胸科医师协会 ACCP-10 指南已推荐将 NOACs 作为非肿瘤 DVT 患者初始和长期抗凝的首选。目前临床常用的利伐沙班，在初始治疗的前 3 周，每次 15mg，每日 2 次；3 周后改为 20mg，每日 1 次。

无论哪种抗凝方案，标准疗程至少 3 个月，之后再根据患者致栓因素和病情转归等评估是否继续抗凝治疗。

（四）溶栓

1885 年 Shiali 提出人尿有溶解血块的作用，1947 年 Macfarlance 等首次报道尿内含有纤维活性物质，1952 年 Sobel 将之命名为尿激酶，1958 年 Sokal 把尿激酶应用于临床。1933 年 Tillentt 和 Garne 在约翰·霍普金斯医学院发现了溶血性链球菌的培养滤液有溶解纤维蛋白原的作用，这就是链激酶（SK）的前身。1940 年 Tillett 和 Sherry 应用链球菌激酶局部溶解机化分隔的血胸。1955 年 Tillett 首次在世界上将这种溶栓药通过血管内给药应用于 11 例患者。除了获得相应的溶栓疗效同时也出现了发热与低血压的不良反应。1956 年 EE Clifftion 在纽约确认了血管内给予 SK 的溶栓作用，次年报道了 40 例的临床应用经验，从此被广泛应用于临床。

对于诊断为急性 PE 的患者，在保证生命体征平稳的同时，通过积极的溶栓治疗可以迅速溶解部分或全部血栓，恢复肺组织再灌注，减小肺动脉阻力，降低肺动脉压，改善右心室功能，减少严重肺动脉栓塞患者的死亡率和复发率。最新美国胸科医师协会 ACCP-10 指南指出：对于大多数不伴有低血压的急性 PE 患者，不建议全身性溶栓治疗（1B 级）。对于病情严重的 PE 患者，收缩压 <90mmHg 时建议给予全身性溶栓治疗（2B 级）。美国心脏学会（AHA）提出：对于大面积肺栓塞

患者，收缩压 <90mmHg 或心率 <40 次/min 时给予全身性溶栓治疗；而对于次大面积肺栓塞患者，当血流动力学不稳定、呼吸功能不全持续恶化、严重右心功能不全或严重心肌梗死，同时出血风险较低时可考虑给予溶栓治疗。

溶栓的时间应该是越早越好，但超过 14d 后因血栓机化而溶栓效果不会好。溶栓的最大并发症是出血，为避免严重合并症的出现，应该严格掌握绝对禁忌证和相对禁忌证，同时做好血液监测。绝对禁忌证：有活动性内出血；近期自发性脑出血。相对禁忌证：①两周内有大手术；②分娩；③器官活检或有无法进行压迫的血管穿刺部位；④两个月内有缺血性脑卒中；⑤十天内的胃肠道出血；⑥十五天内严重的创伤；⑦一个月内的神经外科或眼科手术；⑧难于控制的高血压；⑨血小板计数低于 100×10^9/L；⑩糖尿病出血性视网膜病变、感染性心内膜疾病、严重的肝肾功能不良、出血性疾病。

临床常用的溶栓药物有第一代制剂：①链激酶（SK）：它是由 β-溶血性链球菌培养液中提出的一种非酶性单链蛋白质，现临床上应用为重组链激酶（r-SK），商品名叫"思凯通"。SK 通过间接方式激活纤溶酶原转变为纤溶酶，从而溶解血栓。②尿激酶（UK）：是从人尿或肾细胞组织培养液中提取的一种丝蛋白酶，它通过直接方式激活纤溶酶原转变为纤溶酶。第二代制剂：①组织型纤溶酶原激活剂（t-PA，重组型 rt-PA）：常用阿替普酶，商品名叫"爱通立"，直接激活纤溶酶原转变为纤溶酶；②乙酰化纤溶酶原 - 链激酶激活复合物（APSAC）；③前尿激酶（pro-UKO）；④葡激酶（SaK）。第三代制剂：有许多种，如：溶栓药物的突变体、溶栓药物的嵌合体等，第三代制剂目前正在研究和临床试用阶段。尿激酶、思凯通、rt-PA 三种溶栓药物中我们体会 rt-PA 效果最好。关于用法，各家都有自己的经验。我们通常采用 rt-PA 50~100mg 静脉输入，首剂 10mg 在 10min 内输入，其余剂量在 3~4h 内静脉泵入。溶栓治疗后给予普通肝素静脉持续泵入，维持 APTT 在正常值的 1.5~2.5 倍。

（五）抗凝、溶栓治疗的监测

抗凝溶栓治疗应该在规范、科学的监测下进行，既不能因剂量不足而达不到应有的效果，也不

能因剂量过大而发生严重出血。临床上常用的实验室监测指标有如下几种:

1. APTT(活化的部分凝血活酶时间) 是普通肝素抗凝的检测指标,治疗要求较正常对照延长 1.5~2.5 倍(国人可以控制在 1.5~2.0 倍)后可以达到最佳的抗凝效果而出血风险最小。APTT 达到 1.5 倍时被称是肝素起效阈值,APTT 应该每 6h 检测一次。

2. ACT(活化凝血时间) 正常参考值为 74~125s,在体外循环下维持为 360~450s。当大于 500s 或出现出血现象时,可以用鱼精蛋白中和,使之达到 80~120s 内。

3. PT(凝血酶原时间) 正常值为 11~13s,在治疗期间应该维持在 25s 内。

4. 纤维蛋白原(Fib)测定 是溶栓治疗的主要监测指标,正常值为 2~4g/L。如低于 1g/L 可导致出血。

(六)介入治疗

介入方法对急性 PE 的治疗是非常有效的,特别是在紧急情况下,将导丝或导管送到被栓塞的肺动脉内,通过搅拌和 / 或抽吸,通常会将完全栓塞的肺血管开通一个小通道,患者症状会立即得到好转,我们称之为:"有点阳光就灿烂"。通过的导管还可以用做局部溶栓,其效果明显好于全身溶栓。也可以利用导引导管将局部小的血栓吸出。近年来出现了肺动脉血栓消融(ATD)方法,具体为通过介入方法,将无创性导管置入至肺动脉栓塞部位,无创导管远端为圆形,内置叶片,该叶片在外接动力系统作用下,产生 10 万 ~15 万 r/s,在导管前端产生反复循环的负压涡流,快速持续地将血栓浸软溶解成 <15μm 的微粒,从而达到治疗效果。该种方法对不能进行溶栓患者非常有效。在这方面作者已有成功的治疗病例经验(图 3-5-12~ 图 3-5-14)。

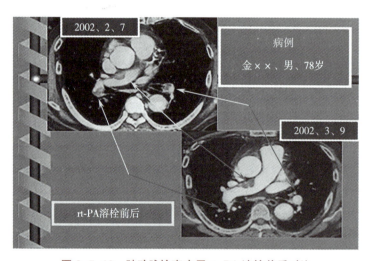

图 3-5-12 肺动脉栓塞应用 rt-PA 溶栓前后对比

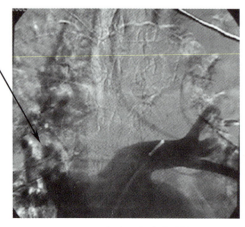

图 3-5-13 造影示右肺动脉栓塞

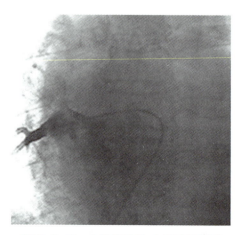

图 3-5-14 血栓消融后,右肺动脉显影

（七）手术

传统认为，当确诊的肺动脉主干栓塞伴难治性心源性休克患者，如果经过积极的支持治疗仍难以维持生命征稳定、有溶栓治疗绝对禁忌证或者溶栓治疗已经失败的，行肺动脉血栓切除手术可以去除肺动脉近心端血栓从而迅速有效地降低右心后负荷。手术主要是在常温体外循环下，行肺动脉主干切开取栓或内膜切除成形。近 20 年来，在有经验的中心此类手术死亡率已从 30% 下降到了 10% 以下。此种方法现在临床上应用较少，主要针对慢性肺动脉栓塞、慢性血栓性肺动脉高压（CTEPH）。急性致死性 PE 通常丧失了手术时机（图 3-5-15~ 图 3-5-18）。

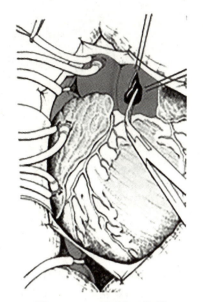

图 3-5-17 动脉切开取栓

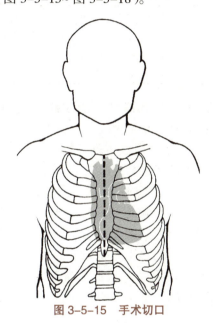

图 3-5-15 手术切口

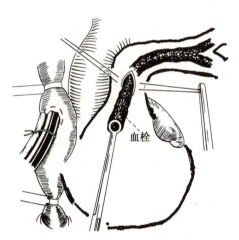

图 3-5-18 切除机化的血栓

五、肺动脉栓塞的预防

肺动脉栓塞是一种继发性疾病，原因大多数来自于下肢及盆腔静脉血栓形成后的脱落，这一观点目前已达到共识。因此预防 PE 的发生是完全可能并非常重要的。预防的具体方法分为主动预防与被动预防两种。主动预防——预防肢体静脉血栓形成。被动预防——对已形成的肢体静脉血栓并已导致或可能导致肺动脉栓塞的病例进行腔静脉脱落栓子拦截。

（一）被动预防

1. 下腔静脉结扎 1934 年 Homans 提出并在 20 世纪 50 年代初流行。

2. 下腔静脉内球囊阻断 Hunter 1971 年采用（图 3-5-19）。

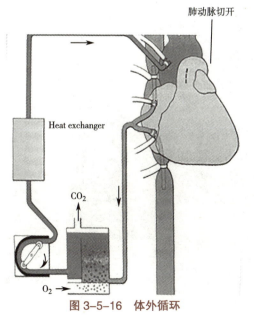

图 3-5-16 体外循环

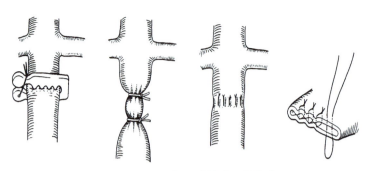

图 3-5-19　早期下腔静脉阻断方法

3. 下腔静脉格状缝合　DeWeese 1958 年，Spencer1959 年采用。

4. 下腔静脉夹（Caval clip）　Moretz 1959 年采用。

5. 下腔静脉滤器　1965 年 Mobin-U 设计出来，并在狗的实验中获成功。Eicheter 1968 年开始在临床上采用 Vena cava filter。

下腔静脉滤器的出现在预防肺动脉栓塞上发生了划时代的发展和进步。经过多年来的不断努力研究和开发，下腔静脉滤器得到了不断发展和完善，现已有多种类型，但目前尚无最理想的腔静脉滤器，否则不会出现如今多种类型所谓百花齐放的局面（表 3-5-8）。理想的腔静脉滤器应该符合下面标准：①能拦截 >3mm 的栓子。②最大限度保留下腔静脉的横断面积。③不会引起血栓，有生物相容性。④经久耐用，滤过率高，保持血流平稳。⑤可靠固定于腔静脉壁，不易移动、漂浮。⑥安置容易，无或少有并发症。⑦无铁磁性，不影响核磁成像。⑧费用比较合理。目前现代腔静脉滤器主要有三大类：永久型（植入后不取出）、临时型（植入后在某一时间段内必须取出）、永久与临时互换型（植入后可以取出，也可以永久放置）（图 3-5-20~ 图 3-5-24）。

表 3-5-8　腔静脉滤器的发展历史

1965 年	Mobin-U	1984 年	Amplatz
1973 年	Simon N	1985 年	Guncher
1977 年	GreenfiedS	1987 年	GreenfiedT
1982 年	Birds Nest	1991 年	LGM

（二）腔静脉滤器置入指征的科学选择

下腔静脉滤器是否应该在临床上常规应用，目前在国外已得到肯定，同时在应用范围和指征上有扩大趋势，但在国内尚有争议。Douketis、Stein 认为：对于急性肺动脉栓塞来讲，仅有 5%~8% 的患者能够得到及时、正规的溶栓和抗凝治疗，而且溶栓、抗凝治疗可以导致 26% 的患者发生合并症。显然对可能发生肺动脉栓塞的高风险患者，早期置入腔静脉滤器进行预防是明智的。Cohen、Fink、Lossef 和 Simon 等学者甚至提出：对具有高危或已经发生静脉血栓的恶性肿瘤、

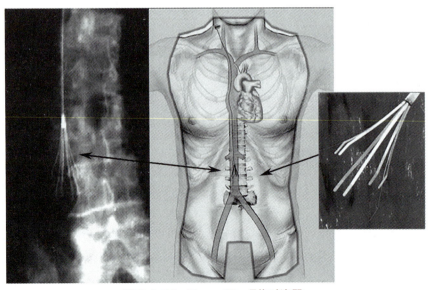

图 3-5-20　Tempofilter II临时滤器

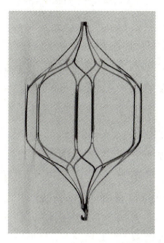

图 3-5-21　EF 临时永久互换型滤器

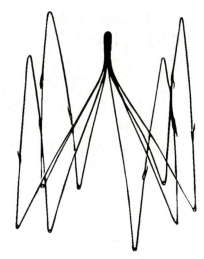

图 3-5-22　LP-VTF 永久型滤器

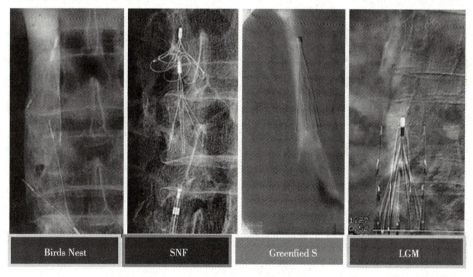

图 3-5-23　永久型滤器的一些类型

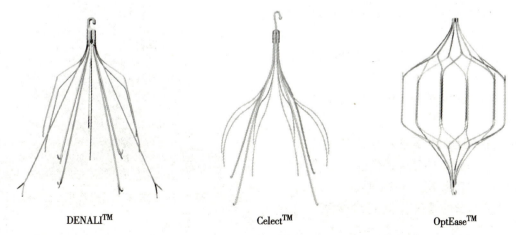

图 3-5-24　目前常用的几种永久型滤器与临时互换型腔静脉滤器

妊娠、复合外伤（特别是伴有肢体损伤）和高龄患者常规置入腔静脉滤器，从而代替抗凝治疗，因后者的合并症和危害远远高于前者。其实这种观点我们很早就已经接受并应用于临床。Decousus对 400 例患肢体 DVT 并具有发生 PE 高危险的患者随机分成腔静脉滤器置入和非置入两组，每组200 例，两组均同时进行抗凝治疗。通过两年跟踪随访，发现虽然两组的总死亡率无明显差异，但在腔静脉滤器组，死亡率与 PE 无关。而在非腔静脉滤器组，80% 的死亡率与 PE 有关。由此可见腔静脉滤器置入是必要和有效的，然而无选择和依据的滥用是不对的，唯有积极、科学、合理、慎重的应用方是我们的倡导和追求。下腔静脉内的永久型滤器置放位置一般情况下要求在肾静脉下0.5~1.0cm。

1. 永久性腔静脉滤器置入的绝对指征

（1）已经发生或高度怀疑 PE 的 DVT 患者。

（2）在抗凝治疗中的 DVT 患者发生 PE。

（3）抗凝治疗 DVT 的患者发生合并症，不能进一步治疗。

（4）DVT/PE 出现抗凝治疗的禁忌证。

（5）肺动脉血栓手术或血栓消融术后。

（6）腔静脉滤器置入失败。

2. 永久性腔静脉滤器置入的相对指征

（1）DVT 患者伴有慢性肺动脉高压或心肺功能不良。

（2）可疑腔静脉有游离大块血栓。

（3）难于控制的高凝状态。

（4）发生在髂静脉内的血栓。

（5）血液疾病、恶性肿瘤、复合外伤同时伴有肢体损伤的 DVT。

（6）发生在右下肢并有向髂静脉蔓延可能的DVT。

（7）强烈要求或准备应用大剂量、强有力溶栓药物的 DVT 患者。

3. 临时性腔静脉滤器置入的指征

（1）对高危险性的复合外伤，特别是伴有多处骨干和脊柱损伤患者进行预防性置入。

（2）在高危险的外科手术中预防性置入，如：膝关节、髋关节置换或大的骨盆手术。

（3）儿科或年轻人因故需要预防或保护。

（4）短期内出现抗凝及溶栓禁忌证者，如：

后腹膜出血、再次需要进行神经外科手术者。

（5）准备进行大剂量药物静脉溶栓。

（6）DVT/PE 出现在分娩前后的患者。

（7）DVT/PE 出现在手术后的早期。

（8）有 PE 病史或有一时性 PE 发生可能者。

（9）由于肝素诱导产生的血小板减少，进行恢复性治疗阶段。

4. 肾静脉上腔静脉滤器置入的指征

（1）下腔静脉血栓已扩展至肾静脉以上，其中包括：肝、肾肿瘤所产生的癌栓。

（2）在分娩后，发生在卵巢静脉血栓，需要进行腔静脉滤过者。

（3）在妊娠期间需要进行腔静脉滤过者。

（4）对已置入的腔静脉滤器发生或可能发生移位者。

5. 上腔静脉滤器的置入

目前，随着中心静脉通路、起搏器及植入式除颤装置应用的增多，以及肿瘤、易栓症发生增加，上肢静脉血栓形成越来越常见；血栓脱落而导致的肺动脉栓塞并非少见，文献报道约 5%~10% 上肢静脉血栓患者会发生 PE，因此上腔静脉内置入滤器已引起学界重视。基于目前资料，针对不能抗凝治疗的患者，有选择性地行上腔静脉滤器植入术是安全、有效的（图 3-5-25）。在滤器的类型上可选择永久型、可取出型和两用型，以固定好、短段的为好。

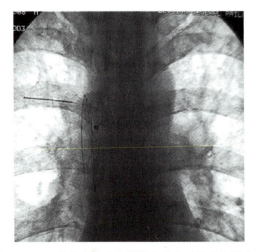

图 3-5-25　我们在临床上所置入的上腔静脉滤器病例

对于肺动脉栓塞，关键在于预防。目前肺动脉栓塞发生率有明显增高趋势，其原因是：人口的老龄化、人们生育观念的变化，口服避孕药的增加、外科手术指征和范围的扩大、介入和腔内技术、静脉内置管和监测手段的广泛开展、恶性肿瘤治疗水平的提高和已发生转移患者生存期的延长、对肺动脉栓塞的高度重视和诊断技术的发展等。因此说肺动脉栓塞发生率增高是社会精神文明和科学技术发展的产物,这是毋庸置疑的。可喜的是对待这种疾病医生不再像过去一样尴尬和无奈!肺动脉栓塞是完全能够有效预防和有效治疗的。

(张福先 冯亚平 张 欢 高 峰)

第七节 从治疗演变中我们 应当思考什么?

近年来,随着对 PE 疾病研究的深入、药物和器材的推陈出新,PE 的治疗在不断发生变化。

新型口服抗凝剂(NOACs)作为治疗药物是近年来 PE 治疗的关键性改变。近年来研发上市的多种 NOACs,使得低风险 PE 患者实现早期出院或家庭治疗成为可能。以利伐沙班为例,在治疗初期无需使用低分子肝素桥接治疗,仅单独口服即可,从而使 PE 患者的抗凝治疗变得非常简单;治疗期间无需监测及调整剂量,因而患者无需频繁到医院就诊。但无论何种方案,抗凝治疗持续的时间,目前尚没有一致的意见,有待我们进行 PE 风险的分层研究,针对不同患者制订个体化的方案。

对于血流动力学不稳定的 PE 患者,溶栓治疗可以快速开通(部分)肺动脉主干,降低右心室后负荷,挽救患者生命,一般建议全身性溶栓。溶栓药物已由过去的尿激酶、思凯通等转变为以 rt-PA 为主;但如何确定给药频率、疗程以及药物剂量,使其既保证治疗效果、又避免严重出血等并发症,是我们今后应该研究的课题。

随着技术进步和介入器材的不断更新,介入治疗在 PE 治疗中扮演越来越重要的角色。其既可以作为无法抗凝和/或全身性溶栓治疗的替代治疗方案,也可以作为"排头兵"先行把肺动脉主干内血栓松动、裂解,为进一步局部溶栓和抗凝治疗创造条件,提高疗效,减少并发症。未来可能会出现更微创、更有效清除血栓的装置。

近年来,国内、外腔静脉滤器在 PE 被动预防中的应用数量增长迅速,但由于缺乏强有力的循证学证据,腔静脉滤器的应用仍有诸多争议。这促使我们不断思考,在未来能否设计更科学、严谨的临床试验,为腔静脉滤器的应用和种类选择提供更强的依据;此外,随着科技的进步,腔静脉滤器的种类不断丰富、器材不断改良,可取出滤器的回收窗时间不断延长,既避免了永久型滤器的一些弊端,又可以根据患者病情灵活掌握取出时机,这使得我们在临床实践中由过去永久型滤器为主逐渐转变为可取出型滤器为主,尤其是在符合相对适应证的患者中,应用的范围不断拓宽。但即使是这样,仍然没有一款腔静脉滤器是完美的,仍有相当多的滤器因为粘连、倾斜等无法取出;针对此类问题,张福先教授及其团队进行了一系列的开创性研究,包括生物可降解滤器、药物涂层滤器等,为未来腔静脉滤器在 PE 预防中发挥更大作用提供了更多的选择(图 3-5-26)。

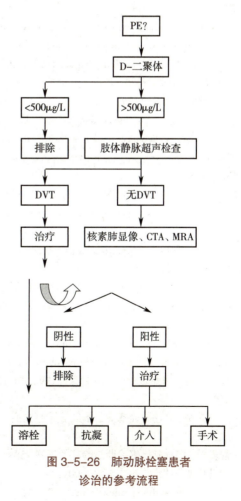

图 3-5-26 肺动脉栓塞患者
诊治的参考流程

(张福先 冯亚平 张 欢 高 峰)

参 考 文 献

［1］Kahn SR, Houweling AH, Granton J, et al. Long-term outcomes after pulmonary embolism: current knowledge and future research. Blood Coagul Fibrinolysis, 2014.

［2］Aujesky D, Jimenez D, Mor MK, et al. Weekend versus weekday admission and mortality after acute pulmonary embolism. Circulation, 2009, 119: 962-968.

［3］Laporte S, Mismetti P, Decousus H, et al. Clinical predictors for fatal pulmonary embolism in 15, 520 patients with venous thromboembolism: findings from the Registro Informatizado de la Enfermedad TromboEmbolica venosa(RIETE)Registry. Circulation, 2008, 117: 1711-1716.

［4］Office of the surgeon general(US), National Heart L, Blood Institute(US). Deep vein thrombosis and pulmonary embolism as major public health problems.//The surgeon general's call to action to prevent deep vein thrombosis and pulmonary embolism. Rockville(MD), 2008.

［5］Raskob GE, Angchaisuksiri P, Blanco AN, et al. Thrombosis: a major contributor to global disease burden. Arterioscler Thromb Vasc Biol, 2014, 34: 2363-2371.

［6］大城 孟. 图说血管外科. 日本アクセル. シュプリンガー出版株式会社, 1992: 73.

［7］Sharp E H. Pulmonary embolectomy. Successful removal of a massive pulmonary embolus with the support of cardiopulmonary bypass -a case report. Ann Surg, 1962, 156: 1.

［8］Murray G D, Jacques L B, Perrett T S, et al. Heparin and thrombosis of veins following injury. surgery, 1937, 2: 163

［9］Crafoord C, Jorpes. Heparin as a prophylactic against thrombosis. JAMA, 1941, 116: 2831.

［10］张福先, 金英姬, 马佐田, 等. 肢体静脉血栓形成与肺动脉栓塞的关系探讨. 中华结核和呼吸杂志, 2000, 23: 531-533.

［11］William Simon. Current status of pulmonary thromboembolic disease: pathophysiology, diagnosis, prevention and treatment. Ame-H-J, 1992, 103: 239-259.

［12］竹中秀裕. 肺动脉栓塞症と下肢静脉血栓症. 阪市志, 1974, 23: 217.

［13］程显声. 肺动脉栓塞诊断与治疗的进展. 第一届全国肺栓塞学术会议论文汇编, 2001: 1-5.

［14］Mattos, Melendres, Sumner, et al. Prevalence and distribution of calf vein thrombosis in patients with symptomatic deep venous thrombosis: a color-flow duplex study. J-Vasc-Surg, 1996, 24: 738-744.

［15］John W Hallett, Joseph L Mills, Jonothan J Earnshaw, et al. Vascular and Endovascular Surgery. Mosby, 2004: 634-635.

［16］中野 赳. 急性肺动脉栓塞 79 例の临床的检讨. 日内会志, 1984, 10(73): 1444-1450.

［17］张福先. 肺动脉栓塞的预防与诊治进展. 中华普通外科杂志, 2003, 9(18): 575-576.

［18］Rober J, Lazar J, Richmond Va. Effects of pulmonary embolism on survival of patients with Greenfield vena caval filters. Surgery, 1987, 101: 389-393.

［19］Cina G, Pennestri F. Clinical and instrumental diagnosis of pulmonary embolism. Rays, 1996, 21(3): 340-351.

［20］Duranceau A, Jones RH, Sabiston DC. The Diagnosis of Pulmonary embolism. Comper Ther, 1976, 2: 6.

［21］William R, Toby L, Albuquerque N. Current status of pulmonary Thromboembolic disease: Pathophysiology, diagnosisi, prevention and treatment. Ame-H-J, 1982, 2(103): 239-262.

［22］Righini M, van Es J, Den EPL, et al. Age-adjusted D-dimer cutoff levels to rule out pulmonary embolism: the ADJUSTPE study［J］. JAMA, 2014, 311(11): 1117-1124.

［23］Chan WS, Ray JG, Murray S, et al. Suspected pulmonary embolism in pregnancy: Clinical presentation, results of lung scanning, and subsequent maternal and pediatric outcomes. Arch Intern Med, 2002, 162(10): 1170-1175.

［24］McLean J. The thromboplastic action of cephalin. Am J Physionl, 1916, 41: 250.

［25］Crafoord C. Preliminary report on postoperative treatment with heparin as preventive of hrombosis. Acta Chir Scand, 1937, 79: 407.

［26］Jack Hirsh, Sonia S Anand, Jonathan L Halperin, et al. Guide to anticoagulant therapy: heparin a statement for healthcare professionals from the american heart association. Circulation, 2001, 103: 2994-3018.

［27］Warketin, Levine, Hirshet, et al. Heparin-induced thrombocytopenia in patients treated with low-molecular-weight heparin or unfractionated heparin. N Engl J Med, 1995, 332: 1330-1335.

［28］Kearon C, Akl EA, Ornelas J, et al. Antithrombotic therapy for VTE disease: chest guideline and expert panel report［J］. Chest, 2016, 149: 315-352.

［29］Buller HR, Prins MH, Lensin AW, et al. Oral rivaroxaban for the treatment of symptomatic pulmonary embolism［J］. N Engl J Med, 2012, 366（14）: 1287-1297.

［30］Tillett Ws, Garner RL. The fibrinolytic activity of haemolytic streptococci. J Exp Med, 1933, 58: 485-502.

［31］Tillett Ws, Sherry S. The effect in patients of streptococcal fibrinolysin（streptokinase）and streptococcal desoxyribonuclease on fibrinous, purulent, and sanguinous pleural exudations. J Chin Invest, 1949, 28: 173.

［32］王玉琦, 叶建荣. 血管外科治疗学. 上海: 上海科学技术出版社, 2003.

［33］Tillett Ws, Johnson AJ, McCarty WR. The intravenous infusion of the streptococcal fibrinolytic principle（streptokinase）into patients. J Clin Invest, 1955, 34: 169-185.

［34］Clifftion EE. The use of plasmin in humans. Ann NY Acad Sci, 1957, 68: 209-229.

［35］Kearon C, Akl EA, Ornelas J, et al. Antithrombotic therapy for VTE disease: CHEST guideline and expert panel report. Chest, 2016, 149（2）: 315-352.

［36］Jaff MR, McMurtry MS, Archer SL, et al. Management of massive and submassive pulmonary embolism, iliofemoral deep vein thrombosis, and chronic thromboembolic pulmonary hypertension: a scientific statement from the american heart association. Circulation, 2011, 123（16）: 1788-1830.

［37］中华医学会呼吸病学分会. 肺血栓栓塞症的诊断与治疗指南（草案）. 中华结核和呼吸杂志, 2001（5）: 259-264.

［38］王鸿利. 抗血栓药物和溶血栓药物的血液学原理. 中华医学杂志, 2003, 增刊（83）: 13-19.

［39］王振义, 李家增, 阮长耿, 等. 血栓与止血. 3版. 上海: 上海科学技术出版社, 2004.

［40］Wood KE. Major pulmonary embolism. Crit Care Clin, 2011, 27: 885-906, vi-vii.

［41］Aymard T, Kadner A, Widmer A, et al. Massive pulmonary embolism: surgical embolectomy versus thrombolytic therapy-should surgical indications be revisited? Eur J Cardiothorac Surg, 2013, 43: 90-94, discussion 4.

［42］Calvin B, James C. Current Therapy in vascular surgery. 4th ed. MOSBY, 2001: 884-891.

［43］Douketis JD, Kearon C, Bates S, et al. Risk of fatal pulmonary embolism in patients with treatment venous thromboembolism. JAMA, 1998, 279: 458-462.

［44］Stein PD, Henry JW, Relyea B. Untreated patients with pulmonary embolism outcome, clinic, and laboratory assessment. Chest, 1995, 107: 931-935.

［45］Cohen J, Tenenbaum M, Citron M. Greefienld filter as primary therapy for deep venous thrombosis and/or pulmonary embolism in patients with cancer. Surgery, 1991, 109: 12-15.

［46］Fink JA, Jones BT. The Greenfield filter as the primary means of therapy in venous thromboembolic diseaes. Surg Gynecol Obstet, 1991, 172: 253-256.

［47］Lossef SV, Barth K. Outcome of patients with advanced neoplastic diseae receiving vena caval filters. J Vasc Interv Radiol, 1995, 6: 273-277.

［48］Simon M, Athanasoulis C, Kim D, et al. Simon nitinol inferior vena cava filter: initial clinical experience. Radiology, 1989, 172: 99-103.

［49］Decousus H, Leizorovicz A, Parent F, et al. A clinical trial of vena caval filters in the prevention of pulmonary embolism in patients with proximal deep-vein thrombosis: Prevention du Risque d`Embolie Pulmonaire par Interruption Cave Study Group. N Engl J Med, 1998, 338: 409-415.

［50］Kooij JD, van der Zant FM, van Beek EJ, et al. Pulmonary embolism in deep venous thrombosis of the upper extremity: more often in catheter-related thrombosis. Neth J Med, 1997, 50: 238-242.

［51］Ascher E, Hingorani A, Gade P, et al. Clinical experience with superior vena caval Greenfield filters. J Endovasc Surg, 1999, 6: 365-369.

［52］Nadkarni S, Macdonald S, Cleveland TJ, et al. Placement of a retrievable Günther Tulip filter in the superior vena cava for upper extremity deep venous thrombosis. Cardiovasc Intervent Radiol, 2002, 25: 524-526.

第六章 "胡桃夹"综合征

胡桃夹综合征（nutcracker syndrome, NCS），又称左肾静脉压迫综合征（left renal entrapment syndrome），指腹主动脉（abdominal aorta, AO）与肠系膜上动脉（superior mesenteric artery, SMA）因各种原因挤压穿行于其间的左肾静脉（left renal vein, LRV），导致 LRV 高压，进而引起一系列临床症状，常表现为血尿和 / 或蛋白尿。如仅有 LRV 压迫而无临床症状，则称之为"胡桃夹"现象（nutcracker phenomenon, NCP）。解剖学家 Grant 以胡桃夹夹住胡桃来比喻腹主动脉、SMA 和 LRV 三者之间的走行位置，故得此名（图 3-6-1）。NCS 好发于儿童及青少年期，4~25 岁多见，也可发生于 40 岁以下的成年人，瘦高型身材或低体重指数（body mass index, BMI）者多见，女性患者较多见。NCS 一直被认为是一种较罕见的疾病，但近年来随着影像技术的提高，临床上越来越多患者最后被确诊为 NCS，这一疾病逐渐地引起了血管外科界的重视。

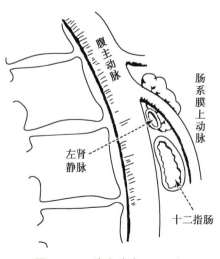

图 3-6-1 腹主动脉、SMA 和 LRV 三者走行位置

第一节 "胡桃夹"综合征 病因及解剖生理

NCS 的病因尚未完全清楚。一般认为 LRV 受挤压，引起 LRV 高压是主要的发病原因。LRV 受压通常由腹主动脉和 SMA 两者压迫导致，亦可因邻近脏器压迫导致。邻近脏器压迫的原因包括胰腺占位、主动脉周围淋巴结增大、腹膜后肿瘤等。

正常情况下下腔静脉（inferior vena cava, IVC）和腹主动脉并行于腹膜后脊柱两侧，前者位于右侧，后者位于左侧。SMA 约在第一腰椎高度起自腹主动脉前壁，向下走行支配小肠及部分结肠的血供。LRV 常接受左肾上腺静脉和左侧性腺静脉（睾丸静脉、卵巢静脉）的血液回流，横向穿过 SMA 及腹主动脉所形成的夹角，注入 IVC。正常时此夹角约 45°~60°，其间充塞肠系膜脂肪、淋巴结及腹膜等，使 LRV 不受挤压。青少年期身高迅速增长、椎体过度伸展、体型急剧变化、腹膜后脂肪或肠系膜脂肪减少、左肾下垂等情况下，此夹角变窄，使 LRV 受压，进而引起左肾静脉高压。

此外另一种少见的左肾静脉压迫综合征，解剖变异的 LRV 从腹主动脉后方穿过，汇入 IVC，受到腹主动脉及后方脊柱周围肌肉的压迫而出现 LRV 高压，又称为"后位"胡桃夹综合征（图 3-6-2）。

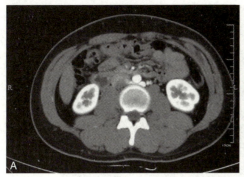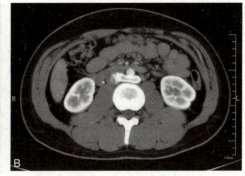

图 3-6-2 "后位"胡桃夹综合征
（由浙江大学附属第一医院血管外科提供）

第二节 "胡桃夹"综合征临床表现及诊断

NCS 主要表现异质性较大，最常见的表现为血尿和左侧季肋区疼痛。血尿以镜下血尿多见，亦可为肉眼血尿。直立性蛋白尿亦较常见。因 LRV 接收左侧性腺静脉（睾丸静脉、卵巢静脉）的血液回流，亦可出现盆腔静脉淤血综合征（pelvic congestion syndrome, PCS），可表现为性交不适感、痛经等。此外，体格检查亦可发现下肢肿胀、臀肌范围静脉曲张、（男性左侧）精索静脉曲张、（女性）外阴静脉曲张。有些儿童可以出现慢性疲劳综合征（chronic fatigue syndrome）。因本病由腹主动脉和 SMA 所形成的夹角变窄所致，偶可伴发十二指肠受压迫（SMAS）而发生良性十二指肠淤滞症，又名十二指肠 - 胃 - 食管 - 喉气管反流综合征（duodenogastroesophago laryngotracheal reflux, GELTS），此病症状与胃食管反流病相似。

就起病机制而言，LRV 高压使左肾及其周围静脉淤血，最终造成肾盏薄壁静脉破裂出血。血液进入集合系统和肾盏穹隆出现血尿。血液进入集合系统和 / 或形成血栓导致季肋部的疼痛。蛋白尿的机制仍未明确，一方面考虑与 LRV 高压继发的免疫系统受损有关，另一方面，肾静脉淤血还可影响肾间质的血液供应，导致肾小管重吸收功能下降，使尿中 α1-MG（尿 α1 微球蛋白）增高。动物实验证实，夹持大鼠肾静脉，确能使尿蛋白排出量增加 10 倍。但 Takemura 给 3 例患肾做了活检，肾小球和肾小管间质未发现明显异常。

当血尿患者除外了肿瘤、感染、结石和急、慢性肾炎等，即应想到本症的可能，尤其是儿童和青少年中。确诊常需经实验室检查和特殊检查。

（一）实验室检查

镜检可见血尿和 / 或蛋白尿，尿红细胞形态为非肾小球性，形态正常 >90%，尿中 α1 微球蛋白增多。如做单肾尿样检查对诊断意义更大，但应注意输尿管插管本身也可以引起镜下血尿。通常肝肾功能、血红蛋白均在正常范围。

（二）特殊检查

1. 超声检查 常选用 Duplex 检查（图 3-6-3）。嘱患者平卧位，测量腹主动脉和 SMA 夹角处的 LRV（受压部）内径及近肾门处 LRV（扩张部）内径，再用脉冲波多普勒测量此二处血流速度。然后，嘱患者站立 15min 后，再次于站立位测量以上参数。计算扩张部和受压部的 LRV 内径比值、受压部 LRV 血流速度和扩张部 LRV 血流速度。根据我们的经验，超声诊断依据：①左肾静脉（受压部）平卧位流速（Va）明显增快，站立 15min 增快更明显，流速 >100cm/s；②平卧位 LRV 扩张部和受压部内径比 >3，站立 15min 后 >5。超声对 NCS 的敏感性和特异性分别为 78% 和 100%，是本病的首选检查。

2. 磁共振血管造影（magnetic resonance angiography, MRA）或计算机断层扫描血管造影（computer tomographyangiography, CTA） MRA 或 CTA 三维成像技术可直观地显示左肾静脉受压情况（图 3-6-4）。观察到腹主动脉、SMA 和 LRV 三者之间的关系，有无腹主动脉后方走行的 LRV，LRV 狭窄部位的横断面，测量腹主动脉和 SMA 之间夹角的度数，有无扩张的性腺静脉等。在 NCS 患者中，一般均可看到 LRV 横断面受压后变成椭圆形，腹主动脉和 SMA 之间夹角变窄，当夹角 <35° 时有助于诊断。

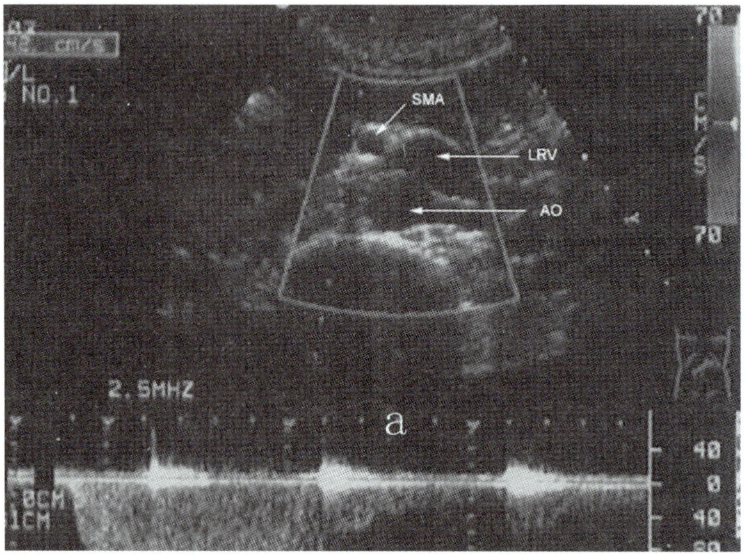

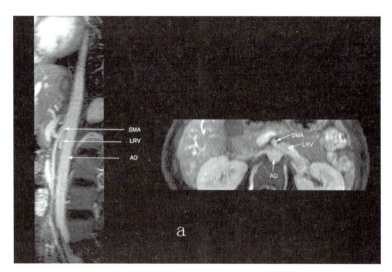

图3-6-3 胡桃夹综合征超声检查
SMA：肠系膜上动脉；LRV：左肾静脉；AO：腹主动脉

图3-6-4 胡桃夹综合征影像学检查
SMA：肠系膜上动脉；LRV：左肾静脉；AO：腹主动脉

3. **左肾静脉造影** 可直接观察到LRV受压情况,LRV周围有无扩张、迂曲及逆流的侧支循环,后者是LRV高压的佐证。但肾血管造影阴性结果不能除外诊断,因造影剂注入时可引起其局部血流状态的变化。造影时还可以测定IVC和LRV脉压力差,正常人为0~1mmHg,NCS时,压力明显增高达3mmHg以上。一般认为肾静脉造影是NCS的"金标准",但因其有创性,只有在超声、MRA或CTA疑诊时才考虑LRV造影。

第三节 "胡桃夹"综合征的治疗及思考

本病大多数患者随着年龄增长,腹主动脉和SMA夹角处脂肪及结缔组织的增加或侧支循环的建立,淤血状态得以改善而症状缓解。另外,本病是肾血流动力学改变,多呈良性经过,预后可,目前未发现其可致肾功能不全。因此,对于NCS,我们建议采取相对保守的治疗。

（一）内科治疗
内科治疗主要是对症处理和密切随访。我

们认为对已确诊为单纯 NCS 的患者,如为无症状血尿及直立性蛋白尿者可随访观察而暂不特殊治疗。鉴于某些诱因(如剧烈运动、感冒)可诱发血尿或使血尿反复发作者,应避免剧烈运动及预防感冒。根据一些文献报道,阿司匹林可缓解儿童慢性疲劳综合征,血管紧张素转换酶抑制剂对直立性蛋白尿有一定的效果。

(二)外科治疗

对于未成年人(≤18 岁),确诊后一般建议保守治疗。若经 1 年以上内科治疗,症状无缓解或加重的;出现并发症,如乏力、贫血、腰肋痛及精索静脉曲张或出现肾功能损害,可考虑外科治疗。对于成年人(>18 岁),确诊后经内科治疗症状和体征无改善者可行外科治疗。无论采用何种外科治疗都具一定的创伤,并出现并发症和治疗效果的不确定性,都应谨慎选择。手术治疗 NCS 的目的是为解除 LRV 的压迫,目前对此症的外科干涉尚无统一的术式。无论采用何种外科治疗都具一定的创伤,并出现并发症和治疗效果的不确定性,都应谨慎选择。

1. 外科手术治疗

(1)肠系膜上动脉切断再植术:在 SMA 近根部离断,远端下移至肾动脉以下与主动脉行端–侧吻合(图 3-6-5)。完成吻合后,需进一步松解狭窄段肾静脉周围的纤维结缔组织,使受压的肾静脉段充分扩张。亦有作者将 SMA 游离后行悬吊外固定术。

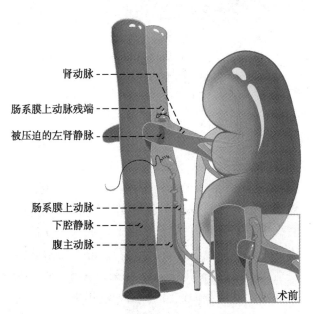

肾动脉
肠系膜上动脉残端
被压迫的左肾静脉
肠系膜上动脉
下腔静脉
腹主动脉
术前

图 3-6-5 肠系膜上动脉切断再植术
(由浙江大学附属第一医院血管外科提供)

(2)左肾静脉下移–下腔静脉端–侧吻合术:开放手术治疗中以此术式最常见。在汇入 IVC 处离断 LRV,充分游离左肾静脉,必要时可结扎性腺静脉、肾上腺静脉和腰静脉,将 LRV 下移 5cm,再与 IVC 行端–侧吻合(图 3-6-6)。端–侧吻合时可使用补片减少张力。

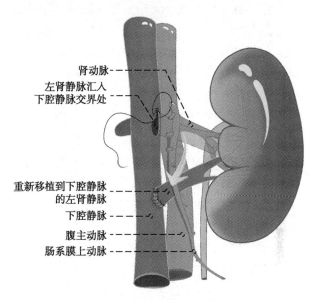

肾动脉
左肾静脉汇入
下腔静脉交界处
重新移植到下腔静脉
的左肾静脉
下腔静脉
腹主动脉
肠系膜上动脉

图 3-6-6 左肾静脉下移–下腔静脉端–侧吻合术
(由浙江大学附属第一医院血管外科提供)

(3)精索静脉(卵巢静脉)下腔静脉吻合术:主要用于 LRV 压迫伴有盆腔静脉曲张,术后 60% 的患者症状得到改善。

(4)自体肾移植术:左肾切除后直接移植到自体左或右髂窝内。

(5)左肾静脉下腔静脉自体大隐静脉旁路转流术:亦有作者使用人工血管代替自体大隐静脉行旁路转流术。

(6)血管外带环人工血管支撑术:血管外支撑技术使用带环的 PTFE 人工血管,最早报道是在开腹下进行,松解 LRV,然后将带环人工包绕在左肾静脉外,因此被称为外支架(external stent,ES)。带环人工血管的长度一般以左肾上腺静脉或左性腺静脉到下腔静脉的距离。也可在腹腔镜下行此术式,以减少创伤。一般认为在患者不适宜长期抗凝而不能行内支架时可采用该术式,90% 的患者术后血尿消失。

由于缺乏大宗病例的长期随访,各种手术之间难以进行客观评价。肠系膜上动脉切断再植术可避免左肾静脉血栓形成和肾缺血,但需 SMA 吻合,有潜在危及肠道血流的缺点;左肾静脉下移 - 下腔静脉端 - 侧吻合术虽然肾缺血时间短,但术后有肾静脉血栓形成可能;自体肾移植需两个手术切口、需动脉吻合、肾缺血时间长及并发症大等缺点。血管外带环人工血管支撑术需要开腹进行,又置入带环人工血管,术后带环人工血管可刺激左肾静脉血栓形成。无论采用何种手术治疗,需注意 LRV 狭窄并非单纯有 SMA 压迫引起,在 SMA 根部增厚的纤维结缔组织也紧紧束缚 LRV,单纯切断 SMA 并不能完全解除压迫,必须将此处的纤维结缔组织完全离断。

2. **血管腔内治疗**　左肾静脉支架植入术为最常见术式(图 3-6-7,图 3-6-8),步骤如下:股静脉穿刺,在 DSA 监视下进行,置入血管鞘,将导管插入 LRV 远端,行造影、测压后支架被送入 LRV 最狭窄处,释放支架,其远端不超过左性腺静脉开口,近端不超过 LRV 与 IVC 汇合口。在自膨支架植入前一般不预先球囊扩张。理想的支架应该具有支撑力强,柔顺性好及回缩率小的性质。

支架大小要合适,过短不易定位狭窄部位,过长远端可能覆盖生殖静脉开口;支架的直径根据超声、MRA 或 CTA 测得左肾静脉最宽处直径再加20%,根据我们的经验,1.4cm×4.0cm 的支架比较适合亚洲人。

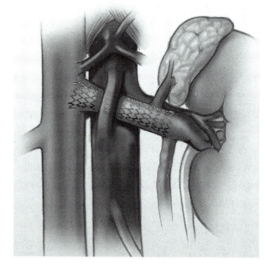

图 3-6-7　左肾静脉支架植入

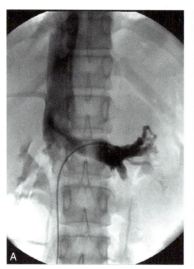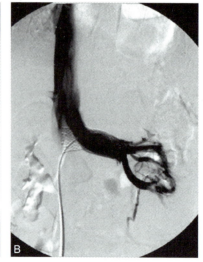

图 3-6-8　左肾静脉支架植入

术后常规应用抗凝治疗,由于肾血流量大,且支架植入后 2~3 个月支架可以内皮化,血栓形成机会较少,一般术后可用低分子肝素抗凝 3d,口服抗血小板药 3 个月。

经皮左肾静脉内支架植入的创伤小,效果好,但支架植入后移位、再狭窄和血栓形成的风险一直是我们担忧的问题。自 2004 年 1 月至 2014 年 10 月在本院收治并行左肾静脉支架植入治疗 75

例 NCS,经过平均 55 个月的随访,总计出现 5 例支架移位,比例达 6.7%,包括支架移位至右心室、右心房各 1 例,移位至下腔静脉 2 例,还有 1 例为支架仍在肾静脉内,但移位至肾静脉被压迫处的左侧,未能发挥扩张压迫处血管的作用。通过多年的治疗实践我们体会到,随着近年来介入器械技术的不断进步,特别是自膨支架在柔顺性和径向支撑力方面的提高,只要支架直径选择正确,术者操作规范,支架治疗总体安全有效,近期效果确切。介入术后再狭窄和血栓形成的风险均较小,但有一定支架移位的可能。介入治疗最主要的问题在于,NCS往往青年起病,青年患者如接受支架植入治疗则支架将会伴随终生,目前尚无数据说明支架远期效果,故选择支架植入治疗时应当综合考虑。

近年来NCS诊疗进展并不显著。虽然影像技术的普及使得确诊NCS的人数在增加,NCS确诊的绝对数量仍较少,相关研究主要以小规模单一治疗方式的回顾性观察研究为主,缺少开放手术与腔内治疗效果的对比及远期效果的数据。此外,季肋部疼痛和血尿亦可为其他疾病的临床表现,在临床实践中,更需要充分考虑更常见的其他情况,仔细分析可能的原因。

(张鸿坤　邱宸阳)

参 考 文 献

［1］Anton N Sidawy, Bruce A Perler. Rutherford's vascular surgery and endovascular therapy. 9th ed. Elsevier, 2018: 2166-2173.

［2］Velasquez CA, Saeyeldin A, Zafar MA, et al. A systematic review on management of nutcracker syndrome. J Vasc Surg Venous Lymphat Disord, 2018, 6(2): 271-278.

［3］Wu Z, Zheng X, He Y, et al. Stent migration after endovascular stenting in patients with nutcracker syndrome. J Vasc Surg Venous Lymphat Disord, 2016, 4(2): 193-199.

［4］Daily R, Matteo J, Loper T, et al. Nutcracker syndrome: symptoms of syncope andhypotension improved following endovascular stenting. Vascular, 2012, 20(6): 337-341.

［5］Skeik N, Gloviczk P, Macedo TA. Posterior nutcracker syndrome. Vasc Endovascular Surg, 2011, 45(8): 749-755.

［6］Kurkinsky AK, Rooke TW. Nutcracker phenomenon and nutcracker syndrome. Mayo Clin Proc, 2010, 85(6): 552-559.

［7］Reed NR, Kalra M, Bower TC, et al. Left renal vein transposition for nutcracker syndrome. J Vasc Surg, 2009, 49(2): 386-393.

第七章 巴德-吉亚利综合征

巴德-吉亚利综合征（Budd-Chiari syndrome，BCS）是由肝静脉和/或其开口上方的下腔静脉阻塞而引起的肝后性门脉高压症。临床表现为以门静脉高压症状为主，部分伴有下腔静脉高压，是一组临床综合征。1845年和1899年Budd和Chiari分别描述了本病，故称Budd-Chiari综合征。

第一节 巴德-吉亚利综合征概论、发病原因和病理

在西方国家，以肝静脉血栓阻塞的病例多见，大多有明确的基础病因，如口服避孕药、妊娠、血液疾病等；而在亚洲和南非则以下腔静脉阻塞的患者为主，发病原因大多不太清楚。近年来，随着对该病病因学的不断研究，学者们对主要的发病原因达成共识，如国外部分学者认为各类型BCS可能均由静脉血栓演化而来。特别是随着凝血FVL突变与BCS相关性研究的开展，BCS病因学研究进入了一个更深入的领域。目前多数学者认为，不同的病变部位发病原因可能不同。

一、病因

（一）下腔静脉阻塞

多见于中国、印度、日本等国家。临床以肝后段的膜性闭塞为主，长段闭塞或血栓性闭塞较少见，与肝静脉阻塞有明显的不同。以往的观点认为下腔静脉膜性闭塞为腔静脉的先天发育异常所致，而最近的组织学研究发现，也可能是血栓机化后的改变。

下腔静脉膜性阻塞类似静脉瓣，基本位于特定的膈肌水平，即位于下腔静脉右心房入口下方3~5cm，或相当于第9~11胸椎水平处。以往多数学者认为系先天性胚胎性发育缺陷性病变；胚胎时期下腔静脉的形成极为复杂，右侧卵黄静脉近心段与右下主静脉或部分肝窦状隙形成下腔静脉肝段而接受肝静脉和肝短静脉回流的血液。右下主静脉近心段和双侧下主静脉间吻合的段构成下腔静脉肾上段。右侧上下主静脉吻合支增大成下腔静脉肾段而接受双肾静脉回流血液。右上主静脉尾段形成下腔静脉肾下段。右后主静脉尾段形成右髂总静脉，在胚胎6~8周，当右下主静脉、静脉导管和右卵黄静脉发育障碍时，可引起下腔静脉-肝静脉汇合处异常融合或闭塞，可发生汇合处发育不全（狭窄）、发育中段（缺损）及间隔残留（膜状阻塞）。左脐静脉形成静脉导管，在静脉导管闭塞过程中，延伸至肝后段下腔静脉可形成膜性梗阻；胎儿期静脉导管与左肝静脉相连，在下腔静脉膜性梗阻中左肝静脉更易闭塞。这种畸形在胎儿期即有侧支循环系统，出生时可无症状，当以后侧支循环或代偿功能失调时才出现症状。

近年来许多学者对其进行深入研究，如Okuda、Hirooka、Sevent等，对下腔静脉膜性梗阻的先天学说提出质疑。1982年，Okuda提出了"血栓理论"，认为该部位膜性梗阻是血栓机化后的改变。血栓可以产生在各年龄段，形态、长度多种多样。若血栓较短，血栓机化后可回缩，能够沿着静脉腔伸展，边缘形成环状，最后变成膜；若血栓较长，机化后可以变成阶段性纤维组织。

质疑"先天性发育异常"的专家们认为理论有其局限性，难以合理解释下腔静脉膜性梗阻的临床特点，如：①若是先天性发育异常，其膜性组织不是纤维性的，而应该是肝实质，因为在胚胎时期下腔静脉肝后段是在肝血窦内形成的；②患者发病年龄跨度大，从2~60岁均有，但新生儿却没有发病病例；③肝后段阻塞长度各异，形态不统一，至少10种以上变异类型。

（二）肝静脉阻塞

多为肝静脉血栓形成所致的主肝静脉或广泛肝小静脉阻塞,患者多有容易引起血液高凝状态的基础病因。如真性红细胞增多症、原发或隐性骨髓增生性疾病、原发性血小板增多症、阵发性夜间血红蛋白尿（PNH）、迁徙性血栓性静脉炎、糖尿病、胶原病、炎症性肠病、乙型肝炎病毒感染、恶性肿瘤、白血病、镰状红细胞贫血、口服避孕药、妊娠或分娩后等。此外腹部损伤如腹部钝性损伤、血管损伤、肝损伤、肝扭转也易继发下腔静脉血栓形成。其中真性红细胞增多症及其他髓增生性疾病和PNH最多见。

1. 口服避孕药和妊娠 口服避孕药和妊娠的女性易患BCS,原因为二者容易造成血液高凝状态,导致静脉血栓形成。但只有那些患有基础血液疾病者,口服避孕药后才会有较高的BCS发病率。

2. 抗磷脂综合征 1994年法国的Pelletier报道:抗磷脂综合征是继骨髓异常增生症后西方国家BCS第二大病因。

3. 红细胞增多症和骨髓异常增多症 1997年印度医生Sanjana在一项对照研究中,发现此类患者存在内源性红细胞系增生,粒细胞－巨噬细胞异常增生及巨核细胞系增生,故推测:影响三个造血细胞系的造血干细胞缺陷是导致静脉并进而形成BCS的根本原因。

4. 阵发性血红蛋白尿（PNH） PNH是一种获得性溶血性贫血,容易合并血栓如下肢深静脉血栓、肝静脉血栓。据报道,PNH患者中BCS占15%~25%。目前PNH导致BCS的发病尚不清楚,可能与PNH提高血小板对补体介导的溶解作用的敏感性有关:变异的血小板与凝血酶作用可以激活补体,导致静脉血栓形成。

上述原因常使血凝增强、导致肝静脉血栓形成,之后,血栓机化纤维化,范围局限的小血栓可形成肝静脉或下腔静脉膜性病变,范围广的血栓因纤维组织挛缩而导致血管狭窄或闭塞。

（三）遗传学研究

关于凝血因子Ⅴ与巴德－吉亚利综合征的关系日益受到重视,而且有多个相关研究,在1/4以上病例患者有凝血因子Ⅴ1691位点鸟嘌呤突变为腺嘌呤,即FV的 *Leiden* 突变,该基因突变导致所编码蛋白质第506位点上的精氨酸为谷氨酸取代。*FV* 基因位于1号染色体（$1q^{21-25}$）,是内源性和外源性凝血的共同通路。活化的蛋白C（APC）通过灭活FVa、FⅧa,取消它们参与凝血酶原酶与tenase的结合,从而减弱α-凝血酶的生成,发挥其抗凝活性。*FVleiden* 突变并不改变血浆的凝血活性,*FVleiden* 突变所导致的肝静脉/下腔静脉血栓或隔膜形成被认为是BCS发病机制中的一个重要因素。

但是研究也发现,*FVleiden* 突变的发生率和分布在全球范围内差异很大。1995年,David在24个群体样本中共分析了3 380条染色体中 *FVleiden* 的出现率,发现在618名欧洲人中检出的比率为4.4%（希腊人为7%）,亚洲未成年人中为0.6%,而非洲、东南亚、大洋洲和美洲的1 600条染色体中未发现 *FVleiden*。国内虽然有部分学者进行了 *FVleiden* 在正常人群和深静脉血栓患者中不同分布频率的调查,得出了此种突变在不同种族人群中是普遍存在的并与深静脉血栓形成有关的结论,但对于国人 *FVleiden* 突变与BCS相关性的研究开展较少。2000年,冯博等发现在25例中国汉族散发BCS患者无 *FVleiden* 突变,6例家族性BCS患者中有4例 *FVleiden* 杂合型突变,从而认为我国汉族人家族性BCS与 *FVleiden* 有相关性,而散发型BCS与 *FVleiden* 突变无关。

二、病理

（一）局部原发性病变

BCS的病理改变表现为肝静脉主干和肝段下腔静脉的膜性梗阻、血栓形成或栓塞、癌栓栓塞、狭窄、闭塞、肿瘤或其他占位性病变的压迫等。

1. 膜性梗阻 在中国、日本、印度、南非和东南亚等地多见。下腔静脉的膜性梗阻多位于膈肌水平、斜置于下腔静脉内,可位于肝静脉开口上方、左或右肝静脉开口之间,极少数位于肝静脉下方。该膜主要由胶原覆盖,膜内其他细胞成分很少,有时可伴有局部钙化和膜下方继发血栓形成。形态多呈圆顶状,为下腔静脉或肝静脉血流向上流动、压力增高的结果,周缘厚而中心薄,一般厚1~4mm,少数呈一段长为1~3cm的纤维组织。病变处下腔静脉壁增厚、与周围组织呈瘢痕粘连。

2. 狭窄性病变 多为炎症性或瘢痕性狭窄。

下腔静脉管腔狭窄内径为 0.2~0.7cm,长 2~7cm,狭窄多位于肝静脉出口附近及下方肝段下腔静脉,有时整个下腔静脉均呈不规则狭窄。狭窄处下腔静脉管壁增厚达 3~6mm,与周围组织瘢痕粘连。

3. 下腔静脉血栓 血栓可发生于肝静脉或下腔静脉,红色血栓质脆、易碎,呈暗红色,易脱落;白血栓质韧,与血管内壁粘连致密,不易摘除,很少引起肺栓塞。

4. 下腔静脉闭塞 管腔闭塞时,呈硬条索状,局限于下腔静脉时,外观直径 1~1.5cm,长为 1.5~3cm。弥漫型或下腔静脉长段病变时,呈实变,周围组织瘢痕粘连,侧支循环广泛建立呈蛛网状。

5. 单纯肝静脉闭塞 多为肝静脉血栓形成、隔膜或短段闭塞(<2cm),西方国家多见,近年来笔者收治的患者中,此类患者明显增加。

6. 下腔静脉外压性狭窄 多为肝脏肿大、附近的占位性病变、粘连性索带、增厚缩窄的心包所致。

(二)继发性病变

1. 肝静脉回流障碍的病理改变 肝脏呈慢性淤血性肿大和淤血性肝硬化。小叶中心及肝窦充血和出血,中央静脉扩张,小叶中央及其周围肝细胞变性坏死、减少或消失,汇管区淋巴细胞浸润。肝小叶中央纤维化和结缔组织增生,门静脉周围假小叶形成。后期中央带结缔组织显著增生,肝硬化结节更加显著。肝内肝静脉显著淤血扩张,长期肝静脉阻塞得不到解除,则门静脉系统广泛淤血扩张,出现脾脏淤血肿大、脾功能亢进、胃肠道淤血水肿等门静脉高压表现,其中食管-胃底静脉曲张、脐静脉开放和腹壁静脉曲张、顽固性腹水形成是重要表现。

2. 下腔静脉血液回流障碍的病理改变 包括下腔静脉及其属支淤血扩张;下腔静脉流域的组织脏器充血水肿和静脉曲张;肾静脉淤血高压,可出现肾功能损伤或肾功能衰竭;下腔静脉-上腔静脉间侧支循环广泛建立,如躯干浅静脉上行性曲张、腰静脉、奇静脉、肋间静脉、膈上下静脉等显著淤血扩张。

第二节 巴德-吉亚利综合征分型及临床表现

多年来,已有许多学者从不同角度和利用不同资料提出过多种分型方法,目前国内外仍然尚无统一和能被广泛接受的分型。但是无论如何分型,其主要目的应是一致的:即认识疾病、确定诊断、指导治疗。因此,在 BCS 的分型问题上,应从全局考虑。首先,每一类型既能反映病变的实质、又能体现出局部特点和评价其自然预后,更便于临床上制订和选择适宜的治疗方案。其次,分型应包括所有临床类型,无遗漏,同时把急症和重症患者考虑其中,以便分出轻重缓急,不至于延误部分患者病情。

一、分型

目前临床上根据临床表现、病期、下腔静脉-肝静脉阻塞部位、性质和程度等,可有不同分法,主要有以下三大种。

(一)根据疾病起因分型

分为原发性(原发于血管自身疾病)和继发性(继发于肝脏或肝外疾病)两型。

(二)根据临床表现分型

1. 无症状期

2. 症状期 分为暴发型、急性型、亚急性型和慢性型 4 型。该期又可分为门静脉高压综合征为主型(Chiari 病)和下腔静脉高压综合征为主型(包括下腔静脉综合征)。

(三)根据下腔静脉-肝静脉的阻塞部位和性质分型

1. Hirooka(1970 年)根据下腔静脉、肝静脉病变的性质、程度,以及下腔静脉与肝静脉病变的关系将其分 7 型:

Ⅰ 型:下腔静脉膜性阻塞,肝静脉通畅(35.3%),又分三个亚型。

Ⅰa:肝静脉开口上方下腔静脉膜性阻塞(16%)。

Ⅰb:肝静脉间下腔静脉膜性阻塞(16.7%),闭锁膜在右肝静脉开口上方,居闭塞的左肝静脉下方。

Ⅰc：肝静脉开口下方下腔静脉膜性阻塞（2.6%）。

Ⅱ型：MOVC 下腔静脉膜性阻塞伴肝静脉阻塞（6.7%），分为 2 个亚型。

Ⅱa：肝静脉上方下腔静脉膜性阻塞 MOVC（1.3%）。

Ⅱb：肝静脉下方下腔静脉膜性阻塞 MOVC（5.3%）

Ⅲ型：膈肌部分下腔静脉狭窄（3.3%）。

Ⅳ型：H 下腔静脉血栓形成，肝静脉阻塞（7.3%）

Ⅴ型：H 下腔静脉狭窄，肝静脉阻塞（8.6%）

Ⅵ型：H 下腔静脉闭塞，肝静脉阻塞（8.0%）

Ⅶ型：单纯肝静脉阻塞（30.6%）。

该分型方法是最早的分型之一，分型详细，但过于烦琐，临床不实用，目前已不采纳本方法。

2. Takeachi（1971 年）将下腔静脉膜性阻塞分三型。

A 型：肝静脉通畅的下腔静脉膜性阻塞。

B 型：下腔静脉膜性阻塞伴一侧肝静脉闭塞。一般以左侧肝静脉闭塞多见，另一侧肝静脉通畅。

C 型：下腔静脉膜性阻塞伴全部肝静脉膜闭锁。

与上个分型相比较，本方法过于简单，不能全面地反映病变的程度、类型，对临床指导意义不大。

3. 汪忠镐（1988 年）根据病变的形态长度提出如下分型：

Ⅰ型：下腔静脉隔膜型：Ⅰa 型：隔膜有孔；Ⅰb 型：隔膜完全闭塞。

Ⅱ型：下腔静脉短段病变型：Ⅱa 型：短段狭窄；Ⅱb 型：短段闭塞。

Ⅲ型：下腔静脉长段病变型：Ⅲa 型：下腔静脉长段狭窄；Ⅲb 型：下腔静脉长段闭塞。

Ⅳ型：肝静脉型：Ⅳa 型：肝静脉主干短段病变，包括隔膜、狭窄和闭塞；Ⅳb 型：肝静脉弥漫性病变。

与上两种方法相比，本分型能较全面地反映下腔静脉和肝静脉病变的程度、范围，对临床有着很好的指导作用，受到广泛血管外科医生和部分介入科医生的接受，已成为临床常用的分型方法，并且一直使用至今。

4. 许培钦（1997 年）在此基础上提出新的分型方法，并提出了重症 BCS 的诊断标准：

Ⅰa 型：下腔静脉膜性阻塞，膜下无血栓，主肝静脉通畅或部分通畅。

Ⅰb 型：下腔静脉膜性阻塞，膜下有附壁血栓，主要肝静脉通畅或部分通畅。

Ⅱ型：下腔静脉狭窄，主肝静脉膜性或节段性闭塞。

Ⅲa 型：下腔静脉节段性闭塞（<2cm），主肝静脉闭塞，肝右后下或（副肝）静脉代偿扩张。

Ⅲb 型：下腔静脉节段性闭塞（≥2cm），主肝静脉闭塞，第三肝门处无扩张代偿静脉。

Ⅳ型：以上任何类型伴上腔静脉狭窄或闭塞。

重症 BCS 的诊断标准为：经临床和影像学检查确立为任一类型 BCS 病例，凡出现下列情况者，可视为重症 BCS：

（1）顽固性腹水或合并腹腔间隔室综合征（ACS），腹内压力≥20mmHg。

（2）少尿（尿量 <400ml/d）或无尿（尿量 <100ml/d）。

（3）肝功能损害明显，PT 延长 50% 以上、白球蛋白比例倒置、血清胆红素 >34.2mmol/L。

（4）并发（或曾发生）肝性脑病。

（5）并发上消化道出血。

5. 祖茂恒（1998 年）将 BCS 分为 4 种主要类型和 8 种亚型（表 3-7-1），直接反映了下腔静脉和 / 或肝静脉阻塞的解剖部位和性质，而且加强了与介入治疗方法选择上的联系性。首次将有无副肝静脉和有无狭窄列入混合型和肝静脉型的亚型中，反映了副肝静脉在肝脏血液循环中所起的代偿作用，对副肝静脉在 BCS 介入治疗中的作用和价值给予了充分肯定。

表 3-7-1 祖茂恒 BCS 分型

阻塞部位	类型
下腔静脉膜型	不全性
下腔静脉膜型	完全性
下腔静脉节段型	节段性狭窄
下腔静脉节段型	节段性闭塞
肝静脉型	无副肝静脉
肝静脉型	有副肝静脉
下腔静脉 + 肝静脉，混合型	无副肝静脉
下腔静脉 + 肝静脉，混合型	有副肝静脉

2006 年 4 月，来自全国各地的血管外科、介入放射、消化科和病理科的专家在江苏徐州召开了第二届全国巴德 - 吉亚利综合征学术会议，会议就其分型进行了充分的讨论，初步将 BCS 分为下腔静脉型、肝静脉型及下腔静脉和肝静脉混合型三大类型，短段病变的标准是 <5cm。但就每种类型的亚型分型标准尚未取得一致意见。

二、临床表现

男性多见，男女之比约 2：1。起病年龄视病因而异；先天性发育异常，发病较早，本人治疗的患者中，年龄最小仅 2.5 岁，但多发于 20~40 岁。因后天原因致病者发病年龄较晚。BCS 的临床表现与肝静脉和下腔静脉阻塞的部位、程度、数量、时间、有无侧支循环的建立和代偿能力之间存在着密切的关系，典型表现有以下两个方面：

（一）肝静脉回流障碍的临床表现

表现为一系列门脉高压的症状和体征。

1. **胃肠道症状如食欲不振，恶心、呕吐等** 食欲不振发生在发病早期的一段时间内，也可以发生在发病后的全过程中，恶心、呕吐常见于有大量腹水的患者。常被误诊为慢性胃炎。

2. **肝脏肿大** 肝脏肿大为常见的体征。肝右静脉和肝中静脉阻塞患者，以肝右叶增大为主，而肝左静脉阻塞时以肝左叶增大为主。尾状叶增大为 BCS 的特征性表现，超声、CT 和 MR 检查时可做出明确诊断，在疾病的早期和中期，肝脏的肿大显著，但到了后期，由于肝脏硬化，肝脏反而缩小。

3. **脾脏肿大** 为常见的症状和体征，多与肝脏肿大并存。中度以上的脾脏肿大可以出现脾功能亢进。临床出现白细胞和血小板减少。

4. **腹水** 在大多数患者中，腹水可能是肝静脉阻塞的最突出的症状和体征。患者出现腹水后，早期阶段使用利尿剂有效，随着时间的延长，腹水量可以多达 10 000ml 以上，利尿剂效果差，称为顽固性腹水，大量腹水患者多合并胸腔积液。

5. **腹痛、腹胀** 为常见的症状之一，可以发生在肝区，为肝脏肿大所致，也可以出现全腹痛，为胃肠道淤血和大量腹水所致。腹痛多发生在病程的早期，随着病程的延长和适应性增加，腹痛可以逐渐减轻。

6. **黄疸** 为肝细胞性黄疸，实验室检查总胆红素多在 50mmol/L 以下。BCS 患者出现的黄疸以巩膜黄染为主，较少发生皮肤黄染。

7. **消化道出血** 是肝静脉阻塞导致门静脉高压、食管胃底曲张静脉破裂的直接后果，表现为呕血、黑便和便血。消化道出血既是导致 BCS 患者死亡的主要原因，又是引起患者高度重视而首次就诊的主诉之一。

8. **腹壁静脉曲张** 门静脉高压引起的腹壁静脉曲张表现为增粗的静脉血管显露、扩张，曲张静脉多见于前、侧腹壁，血流自下向上，据此注意与肝炎后肝硬化鉴别。

9. **肝性脑病** 见于肝静脉闭塞或肝静脉和下腔静脉闭塞程度较长者，因肝脏长期淤血、肝硬化和肝功能衰竭所致。肝静脉和下腔静脉闭塞病程较长的患者出现肝性脑病时为死亡前兆，此时即使通过治疗使肝静脉或下腔静脉再通，肝功能亦无法恢复。

（二）下腔静脉阻塞的临床表现

下腔静脉阻塞后，回心血流受阻，下腔静脉压力升高，导致不同组织和器官的功能障碍，从而使 BCS 的临床表现变得复杂化。

1. **双下肢水肿** 为下腔静脉阻塞后最常见的症状和体征之一，下肢水肿以小腿为显著，重者可涉及大腿和会阴部。随着侧支循环的建立，两下肢水肿可以减轻、自行缓解和反复发作，水肿为凹陷性。病程较长者，两下肢水肿合并色素沉着。

2. **双下肢静脉曲张** 下肢浅表静脉曲张范围较广，严重者曲张静脉扭曲成团。

3. **双下肢色素沉着** 色素沉着在发病初期表现为棕褐色斑点状分布，随着时间的延长，斑点逐渐扩大、融合成斑片状。色素沉着的颜色由棕褐色逐渐加深，发展成黑色。色素沉着常见于两小腿中下三分之一胫前区域。

4. **下肢慢性静脉性溃疡** 多发生在小腿，溃疡常常发生在色素沉着区域，一旦溃疡出现往往反复溃破渗液，经久不愈。溃疡周围软组织肿胀明显，周围皮肤增厚、粗糙。

5. **胸腹壁静脉曲张** 下腔静脉阻塞后，腹部静脉回流通过深部静脉（腰升静脉、半奇静脉、奇静脉）和腹壁浅静脉增粗而代偿。由于下腔静脉闭塞而引起的胸腹壁静脉曲张具有以下特点：①曲张静脉粗大，迂曲，明显高出皮肤。②静脉曲张可出现在胸壁、上腹部、两季肋部或背部。③血流方向由下向上。④腰骶部出现静脉曲张。⑤腹壁静脉曲张和下肢静脉曲张同时存在。

6. 活动后心悸、气喘 下腔静脉阻塞后，由于血液循环障碍，回心血量减少，患者行走、跑步或从事体力劳动后感到心迹、气喘明显。

（三）其他症状和体征

1. 内分泌代谢紊乱 下腔静脉阻塞后引起髂内静脉血液回流障碍，由于卵巢和子宫淤血，90% 以上的女性患者表现为月经不规律。女性还可出现不孕和习惯性流产，男性患者由于精索静脉淤血可出现阳痿。

2. 脾功能亢进 门静脉高压可导致脾脏增大和脾功能亢进。

3. 贫血 贫血的原因包括消化道出血导致的血液丢失以及胃肠道淤血导致食欲缺乏和胃肠道对营养物质吸收障碍而引起的营养不良。

（四）BCS 分期

根据患者的严重程度，本病可分为 4 期（表 3-7-2）：

表 3-7-2 BCS 分期

临床分期	I	II	III	IV
生活质量	好	尚可	差	不能自理
腹水	无或轻度	中度	重度	严重或难以控制
食管静脉曲张	无或轻度	中度无出血	重度或出血	急性呕血
血浆白蛋白 /g%	>3.5	3.4~3.0	2.9~2.5	<2.4
胆红素 /mg%	>1.2	1.3~2.4	2.5~2.9	>3.0
营养状况	好	尚可	差	恶病质
手术危险性	小	中等	高	很高

（五）诊断

当患者出现典型的症状体征时，诊断并不困难。对于不典型表现时，对以下情况应有足够的警惕：

1. 无病毒性肝炎、长期酗酒、心力衰竭和心包炎病史，肝功能检查转氨酶基本正常，乙肝病毒表面抗原阴性而临床上出现门静脉高压症者。

2. 出现两下肢对称性水肿、色素沉着、静脉曲张和长期不愈的溃疡者。

3. 腹壁和背部出现粗大、扭曲的曲张静脉，且呈纵向走行，或伴有腰骶部静脉曲张时。

4. 出现循环、消化、内分泌等多系统症状和体征而长期未能明确诊断者。

为了明确诊断、应做影像学检查，可供选择的项目有：

（1）彩色超声检查：首先观察肝脏和脾脏的大小、回声、包膜、门静脉有无异常。重点扫描肝静脉、下腔静脉，观察其管径大小、管壁回声、有无血管腔的闭塞、狭窄和血栓形成，以及血管交通支的形态。其次，观察病变部位多普勒频谱形态，判断血流方向，测定血流速度。最后，探测脾静脉、肾静脉，对女性患者还要观察盆腔静脉有无扩张。肝静脉阻塞的声像图表现主要包括：肝静脉膜样阻塞、肝静脉狭窄、肝静脉闭塞和肝内静脉间血管交通支形成。彩色多普勒血流显像技术可直观地显示肝静脉血管内有无血流及血流方向，其彩色尚可显示肝静脉内血流性质，如为层流则表现为单一颜色的血流，五彩血流多在狭窄部位显示，该处血流为涡流。如血流随呼吸而出现明显交替变化，说明该支肝静脉通畅。而在完全闭塞的血管盲端，其内不能显示彩色血流，表明血液凝滞。下腔静脉阻塞的声像图表现主要包括：下腔静脉膜样狭窄、下腔静脉节段性狭窄、下腔静脉闭塞。在彩色多普勒中的表现分别为：①下腔静脉模型阻塞可见孔洞中有细窄五彩血流通过，完全闭塞者则无血流通过。若肝静脉通畅，在下腔静脉内可探测到反向血流。②下腔静脉节段性阻塞其狭窄管腔内可显示纤细五彩血流，血流频谱为高速湍流，形态平直，无波动。

（2）CT 检查：肝静脉和下腔静脉阻塞后，由于血液回流障碍,将导致肝脏大小、形态、密度和血管自身大小、形态和密度的改变,这些改变在CT上的表现取决于病变的部位,发病的急缓和时间的长短。肝静脉主干全程闭塞时,肝静脉显示不清或不显示;肝静脉开口处阻塞而阻塞远端管腔扩张时表现为密度较低的一条或两条管状影向第二肝门处汇集,扩张的肝静脉之间还可以看到交通支影。增强扫描肝静脉不显示以及肝内出现粗大的侧支血管或血管断面影也是肝静脉阻塞的重要征象。BCS的下腔静脉阻塞表现为下腔静脉肝后段变细或不显影,同时可见下腔静脉内小斑点、斑片或大片状钙化,三维重建可以显示下腔静脉闭塞段长度。增强扫描往往可见闭塞远端的下腔静脉由于腔内压力升高呈圆形,且管径增大,部分病例隔膜下方下腔静脉和肝静脉同时发生扩张。下腔静脉有血栓时,CT显示腔内密度较低,可见斑点状钙化,增强扫描示血栓呈低密度充盈缺损。下腔静脉内急性栓塞时常表现为管腔中央的充盈缺损,当充盈缺损位于管腔一侧或周边时,常为下腔静脉内的慢性附壁性血栓。CT检查不能直观地显示下腔静脉隔膜是目前存在的不足之处。

（3）MR检查:肝静脉开口处阻塞在MR图像中的典型表现是肝静脉主干扩张和肝内交通支形成,于SE序列横轴位T1加权呈低信号,T2加权呈高信号。在下腔静脉通畅时,T2加权像下腔静脉断面呈低信号,是肝静脉开口处阻塞在MR图像中的典型表现之一。在下腔静脉通畅时,T2加权像下腔静脉断面呈低信号,而扩张的肝静脉呈高信号突向下腔静脉内而形成鲜明对照是肝静脉开口处膜性闭塞的特征性表现。肝静脉主干狭窄或全程闭塞时,肝静脉主干纤细或肝静脉主干影消失、不显影,于SE序列横轴位T1加权、T2加权呈高信号线条状影或不显影。下腔静脉隔膜在SE序列横断面图像中难以显示,仅表现为下腔静脉扩张。当下腔静脉隔膜较厚时,在额状面扫描时可以显示隔膜的部位和形态。扩张的下腔静脉T1加权像表现为低信号或混合信号,T2加权像表现为高信号;而下腔静脉膜性阻塞有孔、下腔静脉阻塞而肝静脉通畅或伴有副肝静脉通畅,肝后段下腔静脉内血流呈涡流或反向流动时,T1和T2加权像均表现为混合信号。下腔

静脉阻塞合并血栓形成时,附壁血栓周围为高信号。下腔静脉节段性闭塞在冠状位或矢状位显示最佳,可见扩张的下腔静脉断面逐渐变细消失,且以T2加权像显示更好。如下腔静脉阻塞伴有肝静脉阻塞,下腔静脉肝后段内血液无流动时,表现为T1加权像低信号,T2加权像高信号,此型较多见。

（4）血管造影:与上述各项检查相比,血管造影是诊断BCS的"金标准"。在造影片上,造影剂在下腔静脉内随血流向上流动突然受阻、停顿,甚至出现反向血流是下腔静脉阻塞的直接表现。经股静脉单向造影时可以发现阻塞端的形态呈弧形、水平状、斜形、笔尖状、鼠尾状和不规则形态。下腔静脉膜性阻塞大部分位于肝静脉开口以上,这时行下腔静脉双向造影可以显示出隔膜的厚度;下腔静脉膜性阻塞中还存在另外一种情况,即隔膜上存在一个或多个大小不等的孔道,造影时表现为造影剂回流受阻,但有少量造影剂经小孔流入右心房。下腔静脉阻塞的范围长短不一,一般来说,根据下腔静脉单向造影阻塞平面的高低可基本上判断下腔静脉阻塞段的长度,当然,具体了解阻塞段的长度要依靠下腔静脉的双向造影。与上述造影表现同时存在的下腔静脉阻塞的间接征象还包括:下腔静脉局部梭形扩张、下腔静脉内血栓形成和静脉瘤形成以及侧支循环建立等。肝静脉阻塞可以发生在一支肝静脉,也可发生在多支肝静脉,造影可见阻塞远端肝静脉主干及其分支管腔扩张,肝内外交通支形成。如果这种阻塞发生在肝静脉一支或多支主干全程时,无论采用经腔静脉穿刺还是经皮肝静脉穿刺均无法找到肝静脉主干,只能发现呈网状结构的细小静脉血管影向下腔静脉回流,在下腔静脉管壁上出现多个细小开口。在肝静脉或副肝静脉开口处闭塞为膜性时,由于肝静脉内压力大于下腔静脉内压力,使隔膜向下腔静脉膨出,下腔静脉造影图像中可见下腔静脉侧壁上出现半圆形或圆锥形的边缘光滑的充盈缺损,这是诊断肝静脉和副肝静脉开口处膜性闭塞的直接征象。

（六）鉴别诊断

1. 肝炎后肝硬化　肝炎后肝硬化时肝脏的体积缩小而肝静脉闭塞时由于肝淤血致肝体积增大;肝炎后肝硬化患者有长期、慢性肝炎病

史,体检可见肝掌、蜘蛛痣,肝功能检查转氨酶升高,HBSAg、HBeAg、HBcAb 阳性,而肝静脉闭塞患者肝功能检查除总蛋白降低外转氨酶基本正常,肝炎病毒血清学检查正常。B 超和彩色多普勒有助于明确诊断:肝炎后肝硬化肝静脉管径正常或细小,肝静脉血流通畅;肝静脉闭塞时则可见肝静脉之间交通支形成和增多,肝静脉主干闭塞。

2. **缩窄性心包炎** 缩窄性心包炎超声检查可见三支肝静脉均匀扩张、肝静脉间无交通支,肝静脉血流缓慢,患者常有化脓性或结核性心包炎病史,胸部透视可见心脏形态和搏动的改变。

3. **下肢深静脉瓣膜功能不全** 本症多为单侧发病,而 BCS 引起的下肢静脉曲张为两侧对称性。超声和彩色多普勒有助于鉴别诊断。

4. **双侧髂静脉闭塞** 下肢表现与 BCS 相似,超声检查可见下腔静脉血流通畅,经静脉插管下腔静脉造影可明确诊断。

5. **肾炎** 下腔静脉阻塞后,特别是下腔静脉内广泛血栓形成时,血栓可蔓延至肾静脉内,直接影响肾静脉的血液回流。由于肾静脉压力升高,影响到肾小球滤过,可出现血尿、蛋白尿和肾功能不全,易误诊为肾炎。

第三节 巴德－吉亚利综合征的介入和外科手术治疗

保守治疗主要针对急性下腔静脉或肝静脉血栓病例,包括抗凝、溶栓、针对原发病因进行的治疗。经股静脉插管行下腔静脉或肝静脉溶栓治疗,对于范围较小的新鲜血栓可以达到溶解血栓的目的。但对于广泛血栓和机化血栓常常难以起到作用。

外科治疗分为开放的外科手术和微创介入治疗两类,临床上根据不同的类型采用不同的方法。目前公认的治疗原则是首选介入治疗,如果介入失败或无适应证,则选择根治性手术,最后再考虑各种搭桥手术。

一、介入治疗

BCS 的介入治疗主要是在 DSA、B 超等影像监视下,采用介入技术并使用一些特殊器材,如球囊导管、血管内支架等,对下腔静脉或肝静脉的梗阻部位进行诊断和开通的过程。由于创伤少、操作简单、并发症少、可重复性强等优点,已成为 BCS 的首选治疗方法,并被广大的患者和临床医生所接受,在临床上已得到普及推广。

(一) 介入导引技术的进展

目前,BCS 介入诊疗的影像引导技术主要为 X 射线和 B 超,而以 X 线引导技术最为常用,以其影像清晰、直观、整体感强和能动态观察为优点。缺点为需要较大剂量的造影剂和 X 射线曝射量相对较大。B 超引导具有无放射性、定位准确、能直接观察体内管腔系统和直接引导穿刺插管等优点,而其整体感差,探头的位置对操作有一定影响。除联合运用目前的影像引导技术外,为更加清晰显示介入操作途径的解剖及病理状态、准确地指导介入操作,提高成功率和减少并发症,新的影像引导方法正逐步向临床推广。目前有血管内镜、腔内超声及腔内 MRI 等管腔成像技术用于临床研究。Kandarpa 实验研究报道 8~9F 的小型 MRI 成像导管,可送入血管、泌尿道等体内管腔,用于显示管腔内及管壁的情况,同时可三维重建成像,更加全面、直观和准确地显示局部的解剖结构,利于引导介入和评价介入治疗后的效果。

(二) 介入治疗技术

由于 BCS 的病理改变复杂,临床类型多,相应的介入治疗技术亦多种多样,临床上应根据不同的病变类型采用不同的方法。

1. **肝静脉球囊扩张术** 对于肝静脉狭窄或闭塞首选的治疗方法为经皮腔内血管成形术 (percutaneous transluminal angioplasty, PTA) 即球囊扩张术,是治疗 BCS 的基本技术,重复性好,所需器材较简单、价格相对较低,易为患者接受。尤其适用于膜性病变。

(1) 适应证:①肝静脉隔膜;②肝静脉主干局限性狭窄或闭塞。

(2) 禁忌证:①肝静脉主干广泛性狭窄或闭塞;②肝静脉内有大块新鲜血栓。

(3) 术前准备:①术前应做好彩超、CTV、MRV 等无创血管检查,明确肝静脉的阻塞情况和血流动力学状况,有无新鲜血栓、明确诊断和分型;②常规检查心、肺及肝肾功能、血常规,纠正凝血功能的异常;③向患者或其家属说明本术的必要性、简要的技术方法、并发症及其防治;④建立静脉通道,备氧气、急救药品、心包引流或急诊进行手术准备。

(4)入路及选择:根据肝静脉梗阻的部位、程度和类型,可选择不同的入路。基本原则为选择的路途最短、最直接、损伤最小、操作最方便。最佳入路的选择有利于提高成功率和减少并发症。

1)经皮经肝穿刺途径:平卧位、常规于腋中线第八肋间进针,进针向右心房方向,在DSA或超声引导下穿刺,进针距下腔静脉右侧壁1~2cm处,穿刺针尾端连接注射器,边回撤针边回抽,见有回血后,手推3~5ml造影剂,观察是否进入右肝静脉主干,如在右肝静脉主干,交换导丝、导管,即送入4F导管鞘,跟进导管,在其支撑下,先用泥鳅导丝软头多次寻找薄弱处或潜在的通路,使导丝通过病变部位。如未能通过,改用导丝硬头,在下腔静脉导管的定位下,直接穿通闭塞部位,跟进导管,证实进入下腔静脉后,再进行球囊扩张、支架等操作。此入路直接接近病变部位,路径直且短;缺点为易造成术后腹腔出血。预防的方法:一是使用直径较小的穿刺针穿刺、进入阻塞远端的肝静脉主干后换鞘,在导管的支撑下选择导丝通过病变部位、球扩。二是在治疗结束后沿肝穿刺的针道注入血凝块、明胶海绵、或微弹簧圈,可以有效地预防穿刺针道出血。

2)经颈静脉途径:多选择右颈内静脉,穿刺点在下颌角下约3~4cm、右胸锁乳突肌前缘。首先用C2或S1导管在肝段下腔静脉右侧壁寻找右肝静脉开口,对于隔膜型或短段狭窄型病变,导丝多可以通过病变部位进入远端。如多次寻找未能进入,可以使用Rups100穿刺套件进行穿刺。此时需要仔细阅读CTV片,观察右或左肝静脉病变的类型、闭塞顶端的具体位置,根据此位置,适当将穿刺导管的头端塑形,并调整穿刺的进针点。沿右侧壁向肝实质穿刺进针3~5cm,回撤金属针,沿套管手推3~5ml造影剂,观察是否在肝静脉内,如不在肝静脉内,则可再次进行以上操作。导管进入右肝静脉主干后,交换导丝、球囊导管,对病变部位进行扩张。如出现"乳头征",则提示为肝

静脉开口处。闭塞者只能采用穿刺的方法。此途径操作距离较短、方便、因穿刺的部位在右肝实质,入路在下腔静脉,无内出血的顾虑,而且可以允许直径较大的导管通过。缺点是如果闭塞的肝静脉顶端位置高,靠近右心房时,反复穿刺易发生心脏压塞(图3-7-1)。

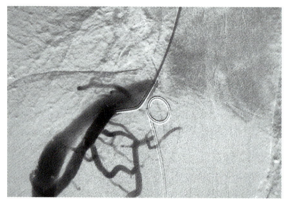

图3-7-1 经颈静脉右肝静脉造影
见右肝静脉隔膜,顶端有孔,造影剂可以进入右心

3)联合经皮经肝和经颈静脉途径:首先以经皮经肝途径把导丝置入肝静脉,通过肝静脉病变部位送入下腔静脉和右心房后,至上腔静脉,再经右颈内静脉穿刺,插入血管异物钳或圈套器至上腔静脉,抓住导丝的软头将其由颈内静脉引出,建立经肝静脉下腔静脉、右心房、上腔静脉至右颈内静脉的通路,然后再经颈静脉通过球囊和支架进行治疗。本途径较直接经皮经肝途径对肝脏的损伤小,术后腹腔出血少而且安全;但操作较复杂。

4)经股静脉、下腔静脉途径:本方法适用于肝静脉隔膜或主干狭窄,肝静脉走行或开口向下时,而且经皮肝穿时导丝无法进入肝静脉主干,但此途径操作距离较远,不甚方便。有时球囊导管难以通过与下腔静脉成锐角的肝静脉狭窄部。

2. 肝静脉支架置入术 肝静脉主干球囊扩张多选用直径10~12mm的球囊,扩张后行肝静脉和下腔静脉造影,以确定肝静脉开口的位置,肝静脉支架多选用直径10~12mm,长度30~50mm的镍钛合金支架,要求支架的定位准确、支撑力足够,支架置入的途径以经颈静脉为最佳,其次为经皮肝穿途径。支架置入时以远端定位,此时需要注意呼吸幅度对于定位的影响(图3-7-2、图3-7-3)。

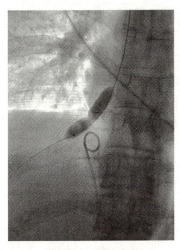

图 3-7-2 球囊扩张，见蜂腰状切迹

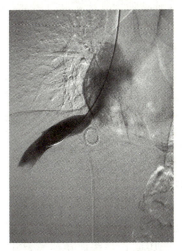

图 3-7-3 球扩后造影，见隔膜
被扩开、肝静脉血流顺畅

3. 下腔静脉球囊扩张术

（1）适应证：①下腔静脉隔膜；②或下腔静脉主干局限性狭窄或闭塞。

（2）禁忌证：①下腔静脉广泛性狭窄或闭塞；②下腔静脉内有大块新鲜血栓。

（3）术前准备：①术前先做彩超、CTV、MRV等无创血管检查，明确下腔静脉的阻塞情况和血流动力学状况，有无新鲜血栓等；②常规检查心、肺及肝肾功能、血常规，纠正凝血功能的异常；③向患者或其家属说明简要的技术方法、并发症及其防治；④建立静脉通道，备氧气、急救药品、心包引流或急诊进胸手术准备。

（4）入路

1）经股静脉入路：采用 Seldinger 技术常规穿刺股静脉，将造影导管置于下腔静脉下端造影

观察全段下腔静脉情况，尤其注意有无新鲜血栓，再将导管向上插入，遇明显阻力后，提示阻塞在此部位，再将导管向下退 2cm，造影，观察隔膜的位置、形态、是否完全闭塞等，然后使用导丝软头结合单弯管向上反复探查，尝试将导管导丝通过病变部位，如反复穿刺失败，可将导丝硬头顶在隔膜下方，位于隔膜中间，用力向上捅破隔膜，此时导丝会有一明显的脱空感，跟进导管，手推造影观察，见导管在右心房内，即完成了破膜的过程。如经此入路反复穿刺，仍无法破膜，可以将导丝硬头结合导管顶在下腔静脉隔膜下方，让患者用力咳嗽，此时常在咳嗽的瞬间导管导丝即穿过病变段，进入右心。经造影确认导管在心房内之后，交换导丝、使用球囊扩张导管对病变进行扩张。该方法适用于圆顶隔膜、薄膜、中间有缝隙的短段闭塞型。是临床上最常用的治疗下腔静脉阻塞的入路。操作简单方便，但易造成下腔静脉损伤或心包出血或填塞。

2）经颈静脉和经股静脉联合入路：首先经股、经颈静脉联合造影，确认病变部位和范围，将猪尾管置于闭塞远端的下腔静脉内紧贴闭塞部位作为定位，再将穿刺针置于隔膜上方的下腔静脉内由上向下穿刺，多采用 Rups100 穿刺套管针或导丝硬头，前者很方便调整穿刺的角度和方向，成功率高。适用于短段闭塞、5mm 以上厚膜、刀削状斜膜，隔膜顶端通向侧支等情况。

（5）导丝、导管通过病变段：是本术的难点和成功的关键。

1）导管直接通过法：对造影显示阻塞段为不全性阻塞，即可见造影剂呈喷射状经狭窄口通过阻塞段。联合应用导管和导丝，调整导丝软头的方向多可通过阻塞段。一般选用椎动脉导管、直头导管和超滑导丝。

2）导丝钻挤法：造影显示为完全性阻塞的患者，包括膜性阻塞和大部分节段性阻塞的患者，其阻塞段多存在潜在的腔隙或小孔。因此，在绝大部分患者可采用钻挤法将导丝通过阻塞段。多选用 4~5F 直头或椎动脉导管，将导管插入盲端的顶部，若阻塞端为锥形，直接将导管进入锥形尖部。选用直头超滑导丝出头，不断试着旋转推进，如不能通过狭窄，则改用超硬导丝硬头耐心地旋转推进，使之通过狭窄处。

3）穿刺法：适用于坚韧的厚膜或节段性闭塞采用钻挤法失败的患者。常用导丝硬头、房间隔穿刺或 TIPSS 穿刺针。采用房间隔穿刺针，由于针尖较细，且有端孔，穿刺后可立即注射造影剂判定位置，较为安全。穿刺时先将穿刺针按静脉走行方向塑形，在双向透视下用穿刺针刺入病变中心部，每次进针 0.5~1cm。结合正、侧位观察，确定位置正确才继续进针，直至病变段完全穿通。

导丝通过阻塞段为开通阻塞的关键步骤，较易出现误穿导致心包和胸腔、腹腔出血等并发症。因此必须在影像密切监视和引导下进行。导丝通过后，应双向透视明确导丝位置，在确定导丝位置正确、不在右心房和血管外后，才能引入导管。在行下腔静脉开通时，导丝通过阻塞段进入右心房后，在侧位透视下导丝的位置应向前，并可见导丝随右心房的搏动而摆动。经肝静脉到右心房时，亦可见导丝随右心房的搏动而摆动。一旦导丝通过，跟进 4~5F 导管，手推造影，证实在管腔内才能进行下步操作。如为完全性阻塞，且闭塞段较坚硬时，直接跟进导管较困难，此时，可选用长扩张管先行扩张通过。

（6）球囊导管扩张：在球囊导管扩张前，首先明确病变的位置，才能进行扩张。定位的方法为：根据造影资料，按骨性解剖标志或用体表标志（带金属刻度的尺或其他金属标志）确定病变所在部位。

将球囊的中央置于阻塞部位，抽取稀释的造影剂注入球囊内充起球囊。扩张时可见阻塞段对球囊的压迹呈"蜂腰"状，加压至"蜂腰"消失，维持 1~2min。反复扩张 2~3 次。

扩张后，交换造影导管，再次测量并记录阻塞远心段的静脉压，并造影，观察扩张后阻塞段开通和侧支循环减少的情况。满意后可拔除导管和导管鞘。

球囊的直径应稍超过邻近狭窄段正常血管的最大内径。扩张时应按从小到大的顺序进行扩张，先选用直径为 5~6mm 的球囊行扩张，再选用直径为 12~15mm 的球囊再扩张。最后再用直径 20~25mm 的球囊扩张。球囊的长度应明显长于狭窄段，以 40~80mm 为好，球囊过短易在扩张过程中滑脱狭窄部而达不到扩张效果。如无大球囊，亦可选用 3 条直径为 5~8mm 同型号的球囊导管。先用一球囊扩张后，再经双侧股静脉和颈内静脉送入 3 条同型号的球囊导管同时扩张，亦可获较满意的疗效。

（7）操作的注意事项：术前必须造影明确阻塞的远心段是否有大块新鲜血栓，即使前一天已行造影未发现血栓。如有，应先行溶栓或取栓治疗，至血栓彻底溶解或取出后方可球扩，以防止发生严重甚至致死性肺栓塞。

穿刺通过阻塞段时，应在双向透视的监视下进行，穿过血管病变后，立即手推少量造影剂观察其走向，如流入右心房则是成功的标志。若造影显示点、片状滞留，则穿出血管腔，应迅速退针。提高下腔静脉破膜的成功率可以通过对侧放置标记物来实现如放置猪尾管。采用由上向下破膜可以提高穿刺破膜的安全性。

狭窄段坚韧扩张困难时，可先用直径较小的球囊部分扩张。然后换大球囊用压力泵进一步扩张，多可成功。扩张下腔静脉的球囊应在 25~30mm 之间，小于 20mm 其再狭窄的发生率远高于 25~30mm 者。对隔膜的扩张应快速以彻底撕裂隔膜，而对阶段性闭塞的扩张应缓慢，防止撕破闭塞段。

扩张前静脉给予强心、利尿药，密切监视心脏功能的改变，以防止扩张成功后大量淤积血液迅速回心，造成充血性心力衰竭。

扩张前后的阻塞远心段测压十分重要，是观察手术是否成功的重要标志。扩张成功后立即测压，压力可下降 5~10cmH_2O，30min 后进一步下降，且压力越高下降越明显。若压力下降不理想，尽管造影显示较以前通畅，仍需要更换较大球囊再行扩张。

球囊扩张的意义是解除下腔静脉的阻塞，若肝静脉开口于阻塞段下方，则可同时解除下腔静脉和门静脉高压，若肝静脉闭塞在其下方又不能用介入方法开通时，下腔静脉的开通为门 - 体分流术的治疗提供了必要的条件。肝静脉左、右和中支均狭窄者，应以开通右支为目标。因为右支是肝静脉回流的主要支，开通右支后，肝内侧支循环的建立，可部分满足肝静脉血回流的需要。右支开通困难时，亦可开通代偿扩张的副肝静脉（图 3-7-4~ 图 3-7-6）。

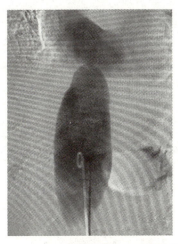

图 3-7-4 下腔静脉造影见下腔静脉隔膜，中间有孔，少量造影剂进入心脏

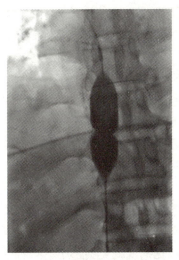

图 3-7-5 球囊扩张见蜂腰状切迹

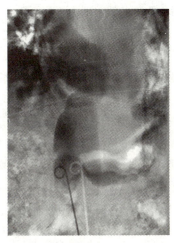

图 3-7-6 球扩后见隔膜扩开，造影剂顺利进入心脏

4. 下腔静脉内支架置入术 支架置入是治疗 BCS 的主要技术，是在球囊扩张术的基础上，于病变段置入一金属内支架，起长期支撑作用，使其保持一定的直径和远期的通畅。目前关于支架置入国内多数学者所达成的共识是：对肝静脉或下腔静脉的膜状阻塞，单纯球囊导管扩张即可以满足治疗要求，而对节段性狭窄或闭塞，再狭窄的发生率较高，主张置入金属内支架。

（1）下腔静脉支架置入指征：①下腔静脉节段性狭窄或闭塞，下腔静脉隔膜球囊扩张后狭窄部位回缩 30% 以上；②下腔静脉隔膜球囊扩张后随访发现再狭窄；③下腔静脉阻塞远端有大块陈旧性血栓。

（2）方法及步骤

1）支架的选择：目前可供选择的支架类型主要为 Z 型支架和网织型支架。前者由不锈钢丝制成，支撑力较强，顺应性较差。支架的间隙很大，可制成较大直径，释放装置直径一般为 12~14F，适于安放在下腔静脉。对肝静脉开口部血流的影响可能较小。下腔静脉支架直径为 25~30mm。

2）支架的释放：球囊扩张静脉阻塞段后，拔除球囊导管，沿导丝送入支架及释放装置，透视下反复核对病变与支架的位置是否吻合。一般要求支架应超出狭窄两端 1~2cm。内支架置入肝静脉后，近心端可突入下腔静脉，但不要过多，作者认为在 2~4mm。以利于下次介入操作。固定支架释放系统，在透视下缓慢后撤外套管，支架逐步张开。释放过程中一旦发现支架前移或后移，应立即调整其位置。

3）操作注意事项：支架的准确释放是关键。在支架释放过程中，以下方法可帮助定位：复习造影片和球囊扩张时所摄照片，确认狭窄两端的解剖位置；寻找一相对可靠的骨性标志点；支架释放装置到位后，撤出导丝，注入造影剂显示狭窄远端的情况，并估计支架是否到位；释放时应注意：右手持释放系统的尾端，固定一稳定的支撑点，并保持一定的后拉力，左手缓慢后撤支架的外套管。注视支架的近心端标志而不是远端标志，确保其无前后移位。

下腔静脉隔膜原则上不使用支架置入，若放置的下腔静脉支架跨越肝静脉开口时应采用 Z 型支架而禁忌使用网织型支架。下腔静脉支架放置的基本要求是其近心端不能进入右心房（图 3-7-7~ 图 3-7-10）。

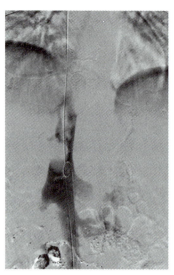

图 3-7-7　下腔静脉造影见肝后段阻塞，
远端血栓形成

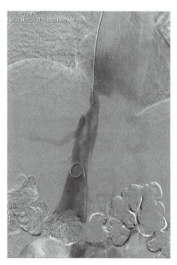

图 3-7-8　CDT 三天后再次造影见
血栓大部分溶解

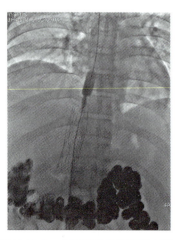

图 3-7-9　支架压住阻塞远端血栓，
球囊扩张下腔静脉阻塞部位

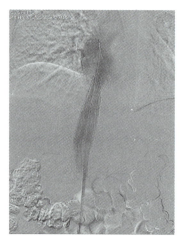

图 3-7-10　肝后段阻塞部位置入支架，
造影见下腔静脉通畅

（三）BCS 介入治疗的并发症及处理

并发症的发生率与操作的熟练程度、所用器材和术者的经验有关。主要并发症有心包积血或纵隔血肿、心脏压塞和心脏停搏，急性肺动脉栓塞、下腔静脉穿孔引起腹腔内大出血、术后再狭窄等并发症。

1. 下腔静脉穿孔、破裂　发生率在 1% 左右。多发生在穿刺通过病变部位过程中，如采用细针穿刺而不用较粗的导管或球囊扩张，一般不会引起严重的胸、腹腔内出血，其次发生在球囊扩张的过程中。作者体会下列几点有助于预防大出血：①由下向上穿刺下腔静脉病变部位时，应先将导丝硬头或穿刺针塑形，沿下腔静脉走行方向穿刺，而其方向可从闭塞远、近端的下腔静脉造影看出。②根据病变的类型采用不同的穿刺破膜方法，如刀削状斜膜，隔膜顶端通向侧支时采用经颈经股由上向下联合破膜的方法。③在经颈经股联合破膜时，要从正、侧、斜位观察，穿刺针应与下方的标记猪尾管在一直线上方可穿刺。④无论采用哪种方法，一旦穿通阻塞，均有明显的脱空感，此时可交换 4F 导管，手推少量造影剂，证实在血管或右房内，才能球囊扩张。⑤在通过阻塞部位时，应抱有"蹚水过河"的心态，避免非做成不可的心理。⑥球囊扩张时，先用直径 5~6mm 的小球囊预扩，再使用直径 10~12mm 扩张，最后再用 18~20mm 球囊扩张到适合直径，切忌不要一次即用大球囊扩张到位（图 3-7-11~ 图 3-7-14）。

2. 心包积血或心脏压塞　主要发生在阻塞静脉穿刺时。尽可能采用钻挤法将导丝通过静脉阻塞段，穿刺时提倡采用细针穿刺，如房间隔穿刺针，并将穿刺针按正常的血管走行方向塑形。临床上引起心包积血和心脏压塞者,发生率为1%~3%。造影时即可发现大量造影剂积聚在心包内,应及时心包穿刺引流。严重者,应及时开胸引流。

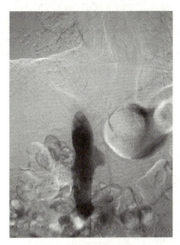

图 3-7-11　下腔静脉造影见肝后段下腔静脉短段闭塞

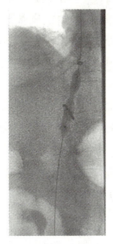

图 3-7-12　球囊扩张

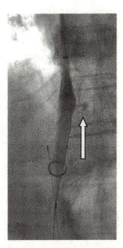

图 3-7-13　球囊扩张后造影见肝后段下腔静脉破裂,箭头所示为破口

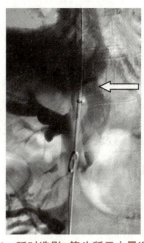

图 3-7-14　延时造影:箭头所示大量造影剂外溢

3. 支架移位　支架置入后常常会发生移位,向下时支架的整体落在病变以下,起不到支撑作用,向上移位最常见的情况是第一节进入右房,第二三节连接处卡在狭窄处。关于移位的发生,主要有下列原因:

(1)球囊扩张程度不适宜:在下腔静脉完全梗阻的情况下,远端下腔静脉高度扩张,放置支架时,能够限制支架移位的因素主要是狭窄环,所以此环扩张的大小对于支架放置后的稳定性十分重要,如狭窄环扩得太大(>30mm),则对支架的限制作用减少,如狭窄环的扩张不够(<15mm),如对支架形成明显的挤压作用,同样造成移位。我们的经验是病变部位常规选用20~25mm的球囊扩张,然后置入30mm的支架,将第一、二节支架的连接处对准狭窄环,利用狭窄环来限制支架的移动。但对于隔膜型病变,我们的原则是少放支架。

(2)支架的大小:与支架释放后稳定性密切相关。原则来说置入的支架要大于远端正常血管直径的20%,但在下腔静脉完全梗阻时,远端下腔静脉高度扩张,常常大于5cm,而市场上下腔静脉支架的最大直径也只有30mm,此时应该如何选择支架?我们采用的方法有两个:一是支架缓5~7d置入,因为破膜扩张后,下腔静脉梗阻解除,压力下降,远端下腔静脉逐渐回缩,二是不管远端扩张程度如何,均使用20mm的球囊扩张,置入30mm的支架,利用狭窄环卡住支架。

(3)选择三联支架,释放前骨性标志的精确定位,Z型支架释放时的缓慢推送尤其是最后一节释放的控制对于控制前跳和移位都是很重要的。

4. 急性肺动脉栓塞 在下腔静脉完全梗阻后，远端的下腔静脉内常常形成血栓，此时介入治疗，如处理不当可造成致命的肺栓塞。对于远端形成血栓之后，首先要判断其是否新鲜，一般来说根据MR、CT、超声检查多可判断血栓的性质，但是根据作者根治性手术取栓的经验，多数情况下新鲜与陈旧血栓同时存在，即血栓的发展常常不在同一阶段，而且具有不断繁衍扩大的趋势，陈旧性血栓虽然与血管壁表面附着牢靠不易脱落，但其表面、远端、近端常有大量的新鲜血栓形成。其次，在DSA血管造影时，判断血栓是否陈旧，除血栓的自身形态外，下腔静脉壁是否有典型的血栓后综合征的影像变化往往更为重要。

对于远端的血栓为陈旧性血栓，以处理下腔静脉病变为主，先用支架压住血栓即可，但对于新鲜血栓，可以采用ATD消融，Struab旋切，大腔导管抽吸置管溶栓等方法将新鲜血栓排除或溶解后，用支架压住血栓，再破膜。但无论何种方法，当下腔静脉有大范围新鲜血栓时，很难将血栓清除干净，而且在球囊扩张时，很可能将血栓压碎。所以下腔静脉远端并发大块新鲜血栓时，应积极行根治性手术。

5. 急性心功能衰竭 是介入治疗后较常见的并发症，但与根治性手术相比，其发生率和难治性心衰的发生率均明显减低。除常规的强心利尿等措施外，下列方法有助于心衰的预防：①术中先用8~10mm的小球囊扩开下腔静脉，再采用20~25mm的球囊扩张。②术后常规给予多巴胺、多巴酚丁胺滴注，以扩张血管、提高心肌收缩力。③效果不好时可使用硝酸甘油或硝普钠降压。将血压控制在100~120/60~70mmHg，维持3~7d，心衰可以控制。

6. 术后再狭窄 发生率为10%~20%，与静脉阻塞部扩张损伤后引起血栓形成、内膜增生等有关。一般认为节段性阻塞的患者较膜性阻塞的患者更易出现再狭窄，多发生在术后3~12个月，术后正规的抗凝治疗可能减少其发生，术后症状复发时应行超声检查，明确后，再次球囊扩张治疗效果满意。再发狭窄时，可置入金属内支架。

（四）介入治疗方法的评价

BCS介入治疗的根本目的是开通阻塞的下腔静脉、肝静脉，实现顺肝血流，降低门静脉压力。理想的结果是恢复正常的门静脉、肝静脉和下腔静脉的血流动力学。介入治疗作为一种安全、有效的治疗方法，可用于各种类型BCS的治疗上，且已作为BCS患者的首选治疗方法。介入治疗成功后，临床症状多在1周内缓解，2个月后即可明显改善。如不适应介入或介入治疗不成功者，可以采用根治手术或各种分流术。如根治手术和分流术后再出现狭窄或分流道狭窄，引起症状者，亦可行介入处理，如扩张术、支架置入术和TIPSS术等。

1. 治疗成功的标准

（1）静脉压测定：下腔静脉球囊扩张后，下腔静脉压力直接下降大于20cmH$_2$O、下腔静脉与右心房的压力差小于15cmH$_2$O为有效。

（2）术后造影可见静脉阻塞段的内径可扩张至15mm以上，原侧支循环血流减少甚至消失。

（3）术后1周左右，临床症状和体征消失或明显改善：腹水消失，腹胀减轻，胸腹壁静脉曲张消失。下肢水肿消退，肝脾回缩，食欲改善，体重增加。

（4）远期随访观察：①超声显示肝脾各径线和门静脉、脾静脉血流动力学指标明显改善，肝、脾缩小。门静脉血流速度增加，由术前的逆肝血流转为向肝血流。门静脉内径和脾静脉内径回缩。上述各指标在术后半年改善达峰值，接近正常水平，之后基本稳定。②肝肾功能测定恢复正常或明显改善。③血常规化验：术前的脾功能亢进导致的血三系降低恢复正常或明显改善。

2. 介入治疗存在的问题

（1）疑难病例的介入治疗：随着介入技术的发展和进步，多数BCS患者可以介入方法治愈，但还有部分疑难病例没有得到很好解决，一是阻塞远端继发的新鲜血栓，虽然目前有很多种方法来溶解或清除它们，但如果是大范围的血栓，无论是药物还是各种介入手段都难以将这些血栓清理干净。二是下腔静脉长段闭塞的处理，目前多数采用外科分流手术，术后部分患者面临肝功能的衰竭或移植的人工血管堵塞，对于此类患者的处理无论介入还是外科手术都是很棘手的。

（2）支架置入后的后遗问题：第一，BCS的患者多较年轻，置入支架后终身携带，到目前为止金属内支架应用于人体有 20 余年历史,其对人体的长期副作用尚难以估计;第二,支架置入后再狭窄的再次介入处理较困难;第三,对肝静脉的流出道,可能会产生一些影响,目前临床上已有支架置入后导致肝静脉阻塞的个案报告。第四,金属内支架的价格较昂贵,而 BCS 多发生在贫困地区或穷人身上,这些人很难承受这些高昂的费用。

(3)随访不够:由于经济、患者对疾病的认识等原因,BCS 患者在治疗后,总是抱着疾病已完全治愈的想法,不愿或无能力进行长期随访,甚至不能长期服用抗凝等药物来治疗,从而导致复发。因此,加强术后随访,定期对患者进行超声检查,观察静脉血流状态和通畅情况,以利再狭窄的及时发现和处理显得尤为重要。

二、BCS 的外科手术

BCS 的外科手术大致可分为六类:①根治性手术。②直接减压术:包括各型肠系膜静脉或下腔静脉或前两者与右心房间的转流手术。③间接减压术:包括腹膜腔-颈内静脉转流术和胸导管-颈内静脉重新吻合术。④各种断流手术:包括经食管胃底曲张静脉结扎术、食管静脉硬化疗法。⑤各种促进侧支循环的手术:如脾-肺固定术。⑥肝移植术。目前在临床上常用的是前两种手术。

(一)直视下根治性手术

是在直视下彻底解除下腔静脉-肝静脉梗阻性病变(包括切除阻塞的隔膜、取栓、解除压迫、矫形等),恢复或重建正常血流通道,终止恶性病理循环和恢复正常解剖生理状态,是符合解剖生理的理想手术疗法。

虽然介入治疗的成功率越来越高,根治性手术逐渐减少,但根治性手术在 BCS 的治疗中仍然有着不可替代的地位,一方面良好的根治性手术技术可以作为介入治疗的基础,另一方面就根治性手术本身在下列情况下也有着很强的适应证:

(1)阻塞远端的下腔静脉有大块新鲜血栓时:有些学者主张先用支架压住血栓再破膜,但由于支架的切割作用,以及球囊扩张过程均可以导致血栓的碎裂发生肺栓塞,另外,支架压迫也可使血栓在血管壁的附着面增大造成肝静脉的阻塞。而根治性手术在有效清除血栓的基础上能够

保持肝静脉的通畅。

(2)下腔静脉 5~15cm 的长段闭塞或长段机化血栓:以直接行病变根治性切除为最佳。这样可以直接达到恢复下腔静脉和肝静脉原来的解剖结构,符合生理。

(3)下腔静脉长段闭塞伴肝静脉主干短段闭塞:对于此类患者,根治的主要方法是针对肝静脉主干病变而设计的,通过闭塞肝静脉的切除和成形手术恢复肝静脉的通畅。而对于 20cm 以上下腔静脉长段闭塞则难以根治解决。

(4)下腔静脉支架造成的医源性肝静脉阻塞:早期发现的这种肝静脉阻塞有可能通过介入手段达到部分矫正的目的,但阻塞严重或支架已被增生的内膜组织覆盖,必须通过外科手术才能达到取出异物、根治原发病变的目的。

但是严重肝肾功能障碍,出血倾向未纠正,重症低蛋白血症,病变晚期不能耐受麻醉手术者则为根治性手术的禁忌证。

1. 实施根治性手术的状况

(1)体外循环下的根治术:国外多数在体外循环、低温体外循环(30~36℃)、深低温停循环下进行各种根治性手术。这些方法的优点在于:手术视野无血、清晰、能够在直视下从容地完成根治性手术,保持循环稳定、手术的安全性大。但对患者的全身影响较大,术后易出现凝血功能障碍,而且多数的血管外科医生缺乏体外循环的基本技术,使得该方法在我国的使用受到很大限制。近十年来,越来越多的医生倾向于采用常温不停循环体外静脉转流下进行各种根治性手术。

(2)常温下下腔静脉置管内转流下根治术:在阻塞的远近端使用内转流管,将下腔静脉的血液经转流管回流到右心,然后直视下切除病变。该方法无需体外循环,对于设备的要求低;但需要游离的血管范围大,控制出血的效果不理想,需要准备自体血回输。

(3)下腔静脉病变远端球囊或阻断钳阻断下根治术:将病变段以远游离 2~3cm,血管壁游离 1/2 以上,用心耳钳或导管钳控制;或自下腔静脉前壁切开 5mm,向远端插入球囊,充起球囊控制出血。该方法是目前最常用的远端阻断方法,需要游离的血管范围大,术中控制出血有时不理想,需要自体血回输设备。

2. **根治性手术术前准备**

（1）术前检查：完成术前常规生化检查，行彩色多普勒、下腔静脉-肝静脉造影、磁共振血管成像等以了解病变性质、部位、范围等。

（2）保护肝功能：常规利尿以减轻腹水，加强肠道准备：术前2天口服泻剂、灌肠，以抑制肠道细菌、消除肠道毒性产物和积血，防止术后肝性脑病。

（3）纠正凝血机制紊乱：静脉滴注维生素K_1，可输血小板、鲜血、凝血酶原复合物或冷沉淀等。

（4）加强支持治疗：高糖、高蛋白、高维生素饮食，必要时可静脉高营养。纠正贫血和低蛋白血症，使血浆白蛋白>30g/L。纠正水、电解质紊乱，有条件时可考虑将引流的腹水回输。

（5）预防性使用抗生素：术前1天及术中静脉注射广谱抗生素，术前已有感染者应待感染控制后再手术。

（6）备足血量：术前应备1 500~3 000ml血，其中新鲜血量应>1/2。

（7）特殊准备：应备好体外循环机、各种转流管、Foley管和阻断带等。

3. **常用根治性手术的方法**

（1）体位与切口：左侧卧位，右侧第6或第7肋间后外侧标准胸切口。体外循环下进行的根治术是采用平卧位、胸腹正中切口、进胸后、切断右肺下韧带，将肺向上推开并隔离。可见膈上静脉、淋巴管扩张，膈肌被肿大的肝脏推向上。肋间静脉、奇静脉扩张增粗。

（2）游离下腔静脉：沿心包右侧膈神经后方纵行切开心包，游离出心包内下腔静脉段，绕以牵引带，然后沿下腔静脉后外侧方向向下游离，于下腔静脉鞘内与下腔静脉表面间的疏松结缔组织间隙中，用剥离子剥离下腔静脉周围粘连较重的致密增厚结缔组织，边钳夹切开边"8"字缝扎切开缘，切开膈肌下腔静脉裂孔，进行游离下腔静脉。充分暴露肝静脉与下腔静脉汇合处及其上下5cm下腔静脉的1/2周。

（3）病灶探查：BCS病变绝大多数位于特定的膈肌水平、即下腔静脉通过膈肌处，相当于肝静脉出口平面的下腔静脉或右心房的下腔静脉入口下方3~4cm处，此处多可触及增厚、发硬、环状狭窄的病变区，其上方的下腔静脉稍萎陷或变细，其下方下腔静脉明显增粗扩张，血管张力明显增加。下腔静脉的膜性梗阻多呈稍微倾斜的局部下腔静脉环状缩窄变硬，其上、下两端血管柔软富有压缩性，膜状狭窄时，其上方的下腔静脉可触及血管震颤。下腔静脉狭窄时，下腔静脉局部有长2~7cm狭窄段，狭窄处下腔静脉壁增厚，与周围呈瘢痕样致密粘连，下腔静脉闭塞时，下腔静脉呈条索状，管腔闭塞，穿刺无血，闭塞段长短不一，短者1~3cm，长者可见全段下腔静脉闭塞。

（4）根治病变与血管重建：根据手术前造影和术中探查的结果，可以采用以下不同的根治性手术方法：

1）单纯隔膜切除术：适用于不伴有下腔静脉明显狭窄的隔膜型、介入治疗失败及隔膜下方有大块血栓而不宜介入治疗者。要求术中测量的最窄处的下腔静脉外径>16mm。手术中纵行切开梗阻上方的下腔静脉可见隔膜呈穹隆状向心突起，并与远侧下腔静脉分隔不通，穿刺隔膜可抽出远侧下腔静脉血液；用心耳剪沿膜根部环形剪除隔膜或狭窄膜，勿剪破下腔静脉壁。肝静脉膜闭锁或膜狭窄时，可用血管钳钳夹牵起，组织剪或心耳剪轻压剪除，切除隔膜后，用4-0或5-0的无损伤线连续外翻缝合下腔静脉切口，远端继发血栓的处理见下段。

2）下腔静脉病变段切开、心包或人工血管片扩大成形术：适用于伴有下腔静脉明显狭窄的隔膜和短段狭窄型。首先根据下腔静脉的狭窄程度和范围，预先计划切取相应宽大的心包片。一般是沿右膈神经前方，定下计划切取心包片的预切线，沿预切线稍外方将心包上的血管用小圆针细丝线予以缝扎，防切取心包片后出血。在预切线四角做四定点缝线牵引，用心耳剪剪下，置于生理盐水或林格液中备用。术中游离下腔静脉病变段，测量最窄处直径<14mm，切开病变的血管腔，切除隔膜。根据血管狭窄情况修整和塑形心包片，使心包片形态大小要超过矫正病变范围4~6mm，使血管成形后保持病变处下腔静脉内径1.5~2cm，肝静脉出口内径0.8~1cm。一般采用心包片敷贴法做下腔静脉-肝静脉扩大成形术：用4-0~5-0无损伤的单丝尼龙线或Prolene线等将心包片与下腔静脉上、下两角做二定点缝合或并

用两侧壁中点做四定点缝合,将心包固定于下腔静脉切口上。在二定点或四定点线间做连续外翻合,排出积气积血或冲出血凝块,收紧缝线打结。

3)下腔静脉病变段切除、人工血管原位移植术:适用于短段狭窄或闭塞型。先游离膈上段下腔静脉,再沿下腔静脉表面向下游离,至闭塞处下方2~3cm处,阻断闭塞远端的下腔静脉,将闭塞及其远近端1cm的下腔静脉一并切除,取直径16mm带外支持环的e-PTFE人造血管与之端-端吻合,然后松开阻断钳,用血管钳夹住人造血管,再将人造血管的另一端与下腔静脉近心端行端-端吻合,此时需特别注意梗阻近端的下腔静脉是否萎缩或变细,如变细,或直径<14mm,需在阻断近心端下腔静脉之后,将下腔静脉切口斜向右心房,同时做下腔静脉于右心房入口处的扩大成形,然后再将人工血管吻合,以防止吻合口狭窄。

4)下腔静脉长段游离、直视下根治术:进胸后,先打开心包游离出心包段下腔静脉置套带,再沿膈肌裸区向下游离下腔静脉直至右肾上极肾周脂肪囊处,再置套带,一般游离长度可达20cm左右。随后仔细游离右肝静脉起始段置带。全身肝素化,分别在以上置带处阻断下腔静脉及右肝静脉。根据病变部位及性质(隔膜或长段机化或新鲜血栓)纵行切开下腔静脉。如为隔膜或隔膜合并远侧较新鲜血栓则切开5cm即可,如为长段机化血栓可根据情况向下延长下腔静脉切口,以保证真正完全直视下切除隔膜或机化的血栓。如更远侧还有新鲜血栓,则可用Foly导尿管向远侧取栓。一般上下阻断下腔静脉及右肝静脉后多无明显出血或出血量少,如发现左或中肝静脉或与下腔静脉相通的侧支静脉出血则可从右肝静脉深层用侧壁钳阻断,多可保证视野清晰。在直视下完全切除病变后,直接连续缝合关闭下腔静脉,如存在下腔静脉缩窄,也可用自体心包或带外支持环的人工血管补片关闭。

5)肝-房吻合术:是经下腔静脉的肝后冠状面,再包括肝静脉开口在内的肝组织切除,以显示肝静脉流出道,行第二肝门与右心房的吻合,用以治疗肝静脉流出道闭塞。适用于肝静脉流出道完全闭塞、为纤维组织所阻塞,或血栓形成不能用常规方法摘除者。该手术的体位及切口与前三种不一样,患者仰卧位,取胸骨正中和上腹正中切口。Satinsky钳阻断下腔静脉入右心房处,轻轻向下推压肝脏,纵行切开肝上段的下腔静脉前壁,向下腔静脉远端插入Foley导管,球囊充液以阻断下腔静脉血流。先切除下腔静脉梗阻性病变,如隔膜、血栓等,再切除下腔静脉前壁的肝后冠状部、各肝静脉流出道的阻塞病变及其周围肝组织,全部显出3支肝静脉的开口并确保其通畅无阻塞和无外压病变。助手由膈肌切口伸入腹腔,上推肝脏使第二肝门接近右心房。用1-0的Prolene针线褥式外翻缝合两侧角和右心房切开部-肝静脉开口表面的肝被膜,连同肝组织一起做三定点对位缝合,在二定点缝线间行右心房-第二肝门的肝被膜连续外翻缝合,最后一针缝合前,迅速抽空Folry导管球囊内液体并拔出导管,排出下腔静脉内的气体和小血块,缝闭残留口,收紧缝线打结。开放右心房的下腔静脉阻断钳。此时可见下腔静脉及右心房充盈良好,肝脏淤血减轻,肝体积明显缩小,肝被膜皱缩,门静脉压(PVP)和下腔静脉P明显下降或恢复正常,膈静脉和膈淋巴管萎陷。

4. 根治性手术中控制出血的方法 这是目前根治性手术所面临的最大问题,目前国内大多数BCS根治术均在常温直视非体外循环状况下进行,闭塞远端下腔静脉出血的控制非常重要,常用的方法有下列几种:①球囊导管控制:在下腔静脉游离完成后,紧贴阻塞部位的下腔静脉右前壁做切口,迅速插入球囊导管,充起球囊并拉紧球囊控制出血。此方法最常用。但对于闭塞远端下腔静脉高度扩张(直径>4cm)或肝静脉开口紧贴阻塞部位时,出血难以控制。②病变二端阻断钳阻断:本方法是将隔膜远端2~3cm下腔静脉全部游离,采用导管钳或心耳钳控制出血。③经胸膈下段下腔静脉长段游离,肝静脉主干游离,分别用套带或阻段钳控制出血,本方法完全显露从右心房底到右肾上段下腔静脉,并游离出左右肝静脉主干,游离下腔静脉的长度最长达15cm。上述三种方法以第一种应用最多,此法尽管可以阻断远端下腔静脉血流,但对于来自肝静脉和下腔静脉侧支的出血则不易控制,尤其是闭塞远端下腔静脉宽度在4cm以上,肝静脉开口紧贴阻塞部位时,控制出血的效果很差。第三种方法可以很好地控制右肝静脉和肝段下腔静脉的出血,而且可以清楚地显露10cm长的下腔静脉病变和血管内机化血栓。但需长段游离下腔静脉,对手术技术的要求很高,而且在下腔静脉阻塞的情况下,周围的侧支大量开放、血管壁水肿,下腔静脉壁和侧支血管常常被损伤造成大出血。

5. 根治性手术中取栓方法 对于下腔静脉隔膜或短段闭塞型继发下腔静脉血栓的患者可采用直视下根治术取栓。新鲜或漂浮的血栓在切开下腔静脉壁,放出部分血液后,很快向切口冲出或堵塞切口,取出容易;紧靠隔膜下方的附壁血栓,切开管壁后,术者迅速插入示指,游离血栓与血管壁的附着,即可取出。对于隔膜下方较远(5cm以上)的血栓,用16~18 F球囊导尿管,向下腔静脉远端插入,充起球囊,轻轻回拉导管,既可带出血栓,如血栓与血管壁的附着紧密,可将球囊放在血栓中央部位,最大限度地充起球囊(45~50ml),通过球囊的挤压,使血栓破裂,并与血管壁的粘连松动,再将球囊导管伸入血栓远端回拉导管取栓。作者采用根治术治疗下腔静脉继发血栓57例,至少有19例血栓漂浮或与血管壁的附着非常松,在下腔静脉梗阻解除、血流快速冲击或球囊导管的轻微扩张下,即可脱落或破碎,所以在确诊或高度怀疑下腔静脉内血栓时,不可抱有侥幸心理,认为血栓已附着于血管壁上,而采用人工血管腔–房搭桥或采用介入治疗,先放置下腔静脉支架压住血栓,再破膜。我们认为即使血栓被压住,在球囊反复扩张下,血栓也会破碎、脱落,而且血栓被支架压扁,在下腔静脉壁附着的范围增大,堵塞肝静脉的可能性更大,应慎用。取栓时应注意:①血栓取出后,应注意观察形态是否完整,如不完整,应反复多次取栓。②取出大块血栓后,需自下腔静脉切口多次放血,以放出残留或漂浮血栓。每次放血300~400ml,至少连续3次放血无残留血栓才能关闭切口。③因多次取栓,多次放血,术中必有大量出血,所以本手术必须有自体血回输的条件。

6. 根治性手术中注意事项

(1)防出血或损伤:从下腔静脉后外侧切开膈肌、下腔静脉鞘,用剥离子游离下腔静脉,是减少术中出血和防止下腔静脉损伤的关键,该处侧支少及下腔静脉分支少,可避免损伤下腔静脉而

出血。由于剥离断面侧支血管和扩张的淋巴管丰富,游离时应边钳夹切断边"8"字缝扎,可避免术后出血、渗血渗液和淋巴瘘的发生。

(2)彻底根治:根治术中,要彻底切除隔膜,勿损伤下腔静脉壁,损伤时应及时缝合。血栓的取出要完整,勿使破碎或残留,摘栓时近心端下腔静脉要阻断,严防血栓脱落引起肺栓塞。复合型病变术中应仔细探查和同时彻底清除,以免残留梗阻性病灶(尤其是肝静脉梗阻性病变)而影响术后疗效,术毕要用手指再次探查下腔静脉–肝静脉通畅情况,在下腔静脉壁内至少要看到2个肝静脉开口出血。由于很多患者存在多部位复合病变,故不能满足于一处或单一病变的处理,方能取得满意疗效。

(3)大出血:术中稍有疏忽或不慎,常可发生致命性大出血,术前或术中要有充分准备包括备足量鲜血补充失血,自体血回收设备或体外循环备用。一旦术中出现下腔静脉或其分支损伤性出血,不要急于缝合止血,因为此时局部可供操作的视野小,下腔静脉壁的条件差,匆忙缝合往往会使局部的破口增大,应立即用指尖压住破口,插入球囊控制出血。

(4)因病变远端下腔静脉扩张、壁薄甚至水肿,在病变段切除或切开,拟行扩大成形或人工血管移植前,先将其远端和膈肌缝合固定,将补片或人工血管与膈肌及下腔静脉壁一起缝合,以增加吻合口的牢固程度,对防止吻合口的撕裂和漏血很有利。

(5)做肝静脉流出道成形时要求其直径在10mm以上,回血量大,否则应开通2支,方可移植血管。

(6)下腔静脉病变段根治、心包片或人工血管移植后,不要将已经切开的膈肌再缝合以期望覆盖移植的创面,这样可以减少周围组织及瘢痕收缩对下腔静脉的压迫。

7. 术后处理和并发症的防治

(1)术后严密监测:基本生命体征、尿量,CVP、血气分析、生化、血细胞比容、胸腔引流液量。

(2)维持体液平衡,控制液体入量,将24h入量控制在2 500~3 000之间。

(3)积极保肝治疗:应用GIK液、肝安或六

合氨基酸,少量多次输鲜血、血浆或白蛋白(血浆蛋白交替使用),以纠正贫血和低蛋白血症。

(4)积极保肾治疗:术后忌用损肾药物;保持尿量>40ml/h,应利尿和碱化尿;补液时给予低渗性(5%~10%)甘露醇 1 000ml/d,可防止肾功能不全的发生和发展。当血红蛋白尿或酸中毒时应静脉滴注碳酸氢钠 5~10g,大量应用利尿剂(呋塞米达 100~500mg/ 次),保持尿量>1~2ml/(kg·h),可避免肾功能衰竭发生。

(5)急性顽固性心功能衰竭:是根治术后最常见并发症。除常规的强心、利尿、控制液体入量等方法外,下列措施有助于控制:①术后常规给予多巴胺、多巴酚丁胺滴注,以扩张血管、提高心肌收缩力。②使用硝酸甘油或硝普钠降压。将血压控制在 100~120/60~70mmHg 最为理想,待心率控制 3d 后减少药物剂量。③可使用减少回心血量的办法:经右股静脉置入 7F 的 Fogarty 导管于肝后段下腔静脉或移植的人工血管内,充起球囊,阻断血管直径的 60%~70%。心衰控制 3d 后,逐日减小球囊 3d 拔出。

(6)胸腔内大出血:主要因为术前肝功能损害及凝血障碍未予纠正、术中人工心肺机或自血回输机和大量肝素的使用,使得凝血功能更加低下而致。对于术后大出血的防治,许多学者认为:①术后大出血时,应不输或少输浓缩红细胞,否则,出血多会加重,此时应输血小板或新鲜全血。②术后出血不要急于进胸探查止血,而且常规止血剂如维生素 K、止血敏等是无效的,只要给予新鲜全血、血小板及凝血因子,维持血压及心率的稳定,使血压不低于 90/60mmHg(1mmHg=0.133kPa),48~72h 后病情多会趋于稳定、出血渐止。

(7)腹水的处理:根治术后腹水一般可于短期逐渐消退。如仍有大量腹水不消者,多见于肝静脉梗阻未解除或解除不彻底,病期长而肝硬化严重、肾功能不全、肝功能严重障碍或严重低蛋白血症等,应积极护肝治疗、改善肾功能、利尿和纠正低蛋白血症,必要时腹水浓缩后回输,可迅速控制腹水。如术后 3 个月腹水仍不消者,而检查证实下腔静脉通畅而肝静脉不通或严重肝硬化伴肝肾综合征时,可考虑施行门-腔侧侧分流术或肠-腔侧侧分流术。

8. 根治性手术的疗效和评估 上述五种根治性手术各自的手术适应证都不相同,手术的难易程度也不相同,远期的效果也有差别。

单纯隔膜切除术相对简单,不需要心包片或人工血管的移植,远期通畅率良好,自体心包片移植相比之下,有一定难度,是目前应用最早、临床病例最多的术式,临床证明,移植的心包片易成活,与人造补片相比无异物排斥反应、无炎症反应,近远期发生血栓的机会少,术后无需长期抗凝治疗,但近年来也有不少作者报告的复发病例。李晓强于 1993 年 1 月开始采用此法治疗 B-CS 患者近 81 例,随访 51 例,6 个月~10 年,复发 7 例,其中 3 例再次根治,发现病变部位均为条索状闭塞,原移植物已经完全失去心包片的结构,考虑复发的原因有几点:①心包片可能会产生缺血性挛缩;②成形后的心包片或管缺乏外支持的作用,易受肝脏的压迫而形成血栓或闭塞;③原发病变未能切除,血流仍经过病变部位,易于形成血栓。

下腔静脉病变段切除、人工血管原位移植术是在心包片成形术基础上的改进术,它在彻底切除病变的基础上使用一段很短的人工血管间置在下腔静脉病变远端和右心房的入口处,与心包补片成形术相比有以下优点:①两端均采用端-端吻合,血液流径笔直,形成漩涡及湍流的机会很少;②使用的人造血管很短,为 4~6cm,血栓发生的机会少;③使用的 e-PTFE 人工血管带外支持环,不会被肝脏压迫而塌陷;④血液不流经有病变部位的血管,内膜创伤小。作者于 1995 年开始采用本术式,至今共治疗 63 例下腔静脉短段闭塞型的患者,长期随访,5 例复发。

肝-房吻合术又称 Senning 手术,Senning 于 1983 年首先报道了 3 例,至 2002 年他已经成功地治疗 15 例 BCS。该手术主要用于肝静脉闭塞的患者,对于此类患者,以往的治疗多采用针对门静脉高压的分流或搭桥手术,如肠系膜上静脉-右心房,脾静脉-右心房人工血管搭桥,此类患者需要在腹部胸部各做切口,手术创伤大,使用的人工血管长,远期通畅率不高,而且由于大量的静脉血分流如体循环而使门静脉呈离肝状态,部符合生理状态,久之造成肝功能损害,且部分患者发生肝性脑病。而本手术直接针对闭塞的肝静脉手术,达到了顺肝血流,符合正常的解剖和生理。但由于没有大规模的临床资料,远期疗效尚不明确。下腔静脉长段游离、直视下根治术是近几年在临床使用的新的根治方法。

采用完全显露从右心房底到右肾上方下腔静脉的方法,可轻松控制长达约20cm包括肝段下腔静的近远侧,而且同时控制右肝静脉,对于来自左或中肝静脉或汇入此段下腔静脉的侧支血管的出血也可从右肝静脉深层用侧壁钳阻断,多易控制其出血,因而出血量较少,能保证视野清晰。可根据病变长度纵行延长下腔静脉切口,可清晰地显示下腔静脉隔膜,肝静脉隔膜甚至长段的机化血栓,因而可在完全直视下完整切除病变,不易残留病变。由于游离的血管长,术中损伤下腔静脉的机会较高,手术的难度较大,对手术医生的技术要求更高。

(二)促进侧支循环的手术

20世纪70年代后,在国内外广泛开展,手术的主要目的在下腔静脉和上腔静脉之间建立侧支循环达到下腔静脉与门静脉系统减压的目的,常用的手术方法包括脾–肺固定、肝肺固定、大网膜包肺等手术。

脾肺固定术,又称门–肺分流术,原理是利用脾肺粘连形成侧支循环,使门静脉血通过脾肺粘连建立的侧支循环进入肺静脉,形成门肺分流以降低门静脉压。

适用于无腹水、无转流或根治手术条件的BCS,并发门静脉高压。有腹水、近期有门静脉血栓、伴门静脉阻塞、肺部感染或肝癌者为手术禁忌。手术采用左侧胸标准切口,右侧卧位。进胸后,切开膈肌,探查肝、脾和测门静压(PVP)。探查胸廓内、肋间、半奇等静脉和肺下叶情况,通过膈肌切口,游离脾周围韧带。在胰上缘结扎切断脾动脉。并缝扎近心端。钳夹、切断并结扎胃冠状静脉和胃结肠韧带,保留胃短动、静脉和胃冠状动脉。胃底贲门周围血管离断。于脾膈面的对应部分(在中心腱偏左侧)切除部分膈肌,使其成一直径约10cm的圆形膈缺损。将脾上极推入胸腔,在距膈肌窗缘5cm处,以丝线间断缝合脾与膈肌缺损边缘,将脾环周固定在膈肌上。于胸腔内的脾被膜上做多个2cm×2cm正方形切口,用直角钳剥除脾被膜,创面用热盐水纱布加压热敷止血。亦可采用尖刀交错致密划破脾被膜,呈粗

糙出血面或点状出血,干纱布压迫即可止血。于左肺下叶膈面用干纱布擦损肺表面致渗血,或剥除肺表面的脏层胸膜。用肠线将脾肺粗糙面严密间断缝闭,使肺膈面缝合固定于脾剥离面上,使脾肺致密相贴而不留空隙,使脾肺剥离面粘连愈着。将肺缘与膈肌致密间断缝合,尽量避免腹水漏入胸腔。常规关胸。

脾肺固定术是由Akita与Sakad 1980年报道并倡导的一种间接治疗Budd-Chiari综合征的方法,故又称Akita-Sakad手术。他们采用胸部和腹部2个切口完成脾肺固定15例,术后13例生存期超过2年,其中1例生存13年后发生肝细胞癌。手术3~6个月后,才逐渐出现门–肺分流的建立,故其早期效果不显著,不宜用于术前已有顽固性腹水和肝功能损害者。门–肺间侧支循环建立的血管无血栓形成之虑。因原发梗阻因素未根除,远期不可避免地有肝硬化加重、门静脉高压所致的食管静脉出血、肝性脑病等发生,所以本手术的目的仅能暂时缓解症状。国内许培钦1990年之前曾对154例BCS患者行脾肺固定术,其中61例效果较好,83例症状有所改善,8例无效,2例死亡。目前该手术在我国的其他单位已很少使用。

(三)直接减压手术

手术主要是在下腔静脉或门静脉与右心房或上腔静脉之间采用人造血管转流的方法达到降低下腔静脉或门静压力的作用。常用的手术有腔–房、肠–房转流。

1. 肠系膜上静脉–右心房人造血管转流术(图3-7-15) 肠系膜上静脉–右心房人造血管转流术即肠–房转流,原理是利用右心房压力低而门静脉压力高、腹腔内正压而胸腔负压和吸气时胸腔负压加大等,使处于高压状态的门静脉系血流直接转流入低压的右心房,从而大大降低了门静脉压、肝静脉压和食管静脉压,有效地防治食管曲张静脉破裂出血。适用于下腔静脉长段闭塞或狭窄伴肝静脉闭塞的BCS,肠系膜上静脉血栓、肝肾功能不全、严重凝血机制障碍为手术禁忌证。

手术多采用胸腹联合切口,进腹后,常规探查肝脾等腹腔脏器。首先提起横结肠及其系膜,于Treitz韧带右侧触及肠系膜上动脉搏动后,于

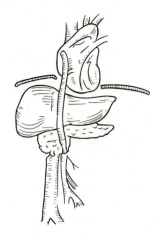

图 3-7-15　肠系膜上静脉－右心房人造血管转流术

肠系膜上动脉右侧 0.5~1.0cm 处纵行切开后腹膜，充分显露肠系膜上静脉脉起始段。取右侧第 4 肋间前外侧胸切口进胸，充分显露右心房。经胸腔于右侧膈肌顶前内侧打孔，膈肌创缘缝扎，膈肌孔以仅容人造血管通过为宜，用 Satinsky 钳钳夹已游离的肠系膜上动脉前侧壁，纵行切开静脉前壁，两侧壁置牵引线。人造血管一般选用直径 10~12mm，带外支持环、长度 >30cm 的 ePTFE 血管，用 3-0~5-0 的单丝尼龙线以连续外翻缝合法行人造血管－肠系膜上静脉端－侧吻合。于横结肠系膜右侧无血管区切一小孔，使人造血管经孔穿过，于结肠后、肝前方通过膈肌裂孔引入右胸腔。用 Satinsky 钳钳夹右心房，观察心电图无异常改变时切开右心房，行人造血管－右心房端－侧吻合。对于右心房壁菲薄者，可加用涤纶垫片缝合，以防右心房缝合处撕脱或撕裂和吻合口出血。开放血管阻断钳前，常规静脉注射西地兰 0.4mg，酌情并用利尿剂，以防开放后发生右心功能衰竭。

肠－房转流术是由 Carnernn 等于 1978 年首先报道使用，并成功治疗一例下腔静脉血栓和肝静脉阻塞的病例。Orloff 等对 8 名下腔静脉血栓形成的 BCS 患者实施了肠－房转流术（MAS），术后门静脉与右心房压力梯度平均由 211mmH₂O 减到 78mmH₂O，虽然手术成功，但 5 名患者因为术后人工血管血栓形成导致肝功能衰竭而相继死亡，此术式已被废弃。Slakey 等最近对 19 名实施了 MAS 的病例进行了回顾性调查之后，得出了首次转流通畅率只有 46%，改良后的 MAS 术后转流通畅率只有 69% 的结果。然而，Emre 等对 12 例 BCS 患者实施了 MAS 后，得出了 MAS 对于伴发下腔静脉血栓形成或明显狭窄的病例是有效的结论。这 12 例 BCS 患者均使用了带支持环的多聚四氟乙烯移植物，并测得平均门静脉压力从 45cmH₂O 降到 20cmH₂O。2 例术后早期死亡，其余 10 例随访 42 个月都健康存活。Slakey 等报道，如果下腔静脉管腔缩窄程度大于 75% 或上腔静脉－下腔静脉压力梯度超过了 27cmH₂O，MAS 应优先考虑。但是对下腔静脉阻塞患者实施 MAS 的观点并未得到一致接受，争论主要来自因坚硬的剑突和胸壁对移植物的压迫以致移植物内血栓形成，解决这个问题可用一种能有效承受压迫的外部带支撑环的移植物（带环的多聚四氟乙烯移植物）。第二个争论是在较长的移植物内增加了血栓形成的机会，Behera 等使用 Gore-Tex 人工血管实施 MAS 治疗了 10 例 BCS 患者，平均随访 40 个月，所有 9 例存活患者没有发生移植物内血栓形成。此结果（9/10）与 Khanduri（3/3）、Klein（6/8）、Stringer（10/12）、Wang（28/32）报道的基本相近。并指出构建 MAS 时必须记住的外科技术要点是：要充分暴露肠系膜静脉的最宽处，避开侧支循环和血管分支，这样可以保证好的分流效果。吻合口处无张力，移植物穿过膈肌前在横结肠后和胃壁前要安置妥当。汪忠镐报道其统计的病例行该手术治疗人工血管 5 年通畅率为 70%。李晓强等认为，肠房转流术由于其流量大，门静脉血又未经肝脏代谢，很容易发生肝性脑病、心衰等严重并发症，同时较大的手术打击使患者原本就已存在的肝功能损害更加明显：如转氨酶升高、白球比例倒置，顽固性腹水形成等，所以在术后处理中应注意积极保肝、强心利尿、严格控制补液、密切监测水和电解质的平衡，以防止上述并发症的发生。

2. 下腔静脉－右心房人造血管转流术　下腔静脉－右心房人造血管转流术，即腔－房转流术，是在下腔静脉与右心房间置入人造血管，使下腔静脉血液经人造血管引入右心房，可缓解下腔静脉高压症和门脉高压症。主要适用于肝后段下腔静脉梗阻，而肝静脉出口处和同水平的下腔静脉通畅者。

手术方法有三种：

（1）前径入路：取右侧胸腹联合切口，先做中上腹正中切口,开腹探查肝脾等腹腔脏器,必要时取肝活检,游离肝下段下腔静脉长5~6cm和1/2周径以备吻合。取右侧第4肋间前外侧切口进胸,于右膈神经前方纵行切开心包,显露右心房和右心耳以利右心房阻断和人造血管吻合,膈肌开窗以通过人造血管为度,防术后腹水漏入胸腔。选用直径14~16mm、长度>30cm带外支持环的人工血管穿过膈肌打孔处分别与下腔静脉和右心房做端-侧吻合,复测下腔静脉压和门静脉压,胸腔置引流管,关胸关腹(图3-7-16)。

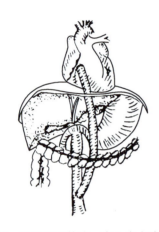

图3-7-16 前径下腔静脉-右心房人造血管转流

(2)后径入路:切口同前径入路,剪开右侧肝肾韧带,用手指钝性分离右肝后方下腔静脉外侧的腹膜后间隙,做一隧道直达膈肌腔静脉孔右侧进入胸腔,如此法出血较多也可在直视下游离右半肝以显露肝后下腔静脉右侧间隙。其余开胸及血管吻合方法同前路手术。

(3)经胸-腹膜后肝裸区入路:左侧卧位,右侧第6或7肋间入路,探查肝静脉和下腔静脉,于右侧膈神经前方纵行切开心包,显露右心房。沿膈上段和肝后段下腔静脉的后外侧无血管或少血管区切开胸膜或下腔静脉血管鞘,充分暴露出肝静脉与下腔静脉汇合处及其上、下5~6cm的长度和1/2周径,可见病变下腔静脉和肝静脉狭窄、闭塞或可扪及血栓,再沿肋膈角游离进入腹膜后腔和肝裸区,将肝向左前方推开即可游离和显现肝段下腔静脉。一般显露阻塞段下方5~7cm的长度和1/2周径即可。选择直径15~20mm、长20~25cm的带外支持环人工血管分别与梗阻远端的下腔静脉和右心房做端-侧吻合(图3-7-17)。

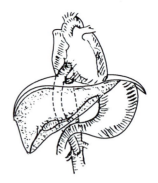

图3-7-17 后径下腔静脉-右心房人造血管转流

3. 下腔静脉-肠系膜上静脉-右心房人工血管转流术 适用于下腔静脉梗阻伴肝静脉梗阻的BCS,对于全段下腔静脉梗阻或肠系膜上静脉梗阻为禁忌证。

手术方法:取腹部正中切口进腹,探查肝脾胃肠情况,测门静脉和下腔静脉压力。游离肠系膜上静脉上达胰腺下缘,下至右结肠静脉,长为4~6cm,游离静脉前壁及侧壁达3/4周径;上牵十二指肠横部,游离出后方长6cm的下腔静脉;右侧第4肋间进胸,显露右心房。选用Y型带外支持环人工血管,与下腔静脉吻合的血管直径14~16mm,长度>30cm,与肠系膜上静脉吻合的血管直径10~12mm,长度10cm,血管两分支分别与下腔静脉和肠系膜上静脉做端-侧吻合,总干与右心房端-侧吻合(图3-7-18)。

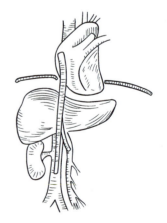

图3-7-18 下腔静脉-肠系膜上静脉-
右心房人工血管转流

4. 脾-房转流术 脾-房转流是脾切除后脾静脉通过人造血管连接于右心房,使高压的门静脉(PV)血经脾静脉和间置的人造血管而引入右心房,从而降低门静脉压,控制门静脉高压症和食管曲张静脉破裂出血。

当患者出现脾静脉血栓形成、严重肝肾功能不全或凝血机制障碍，全身情况差不能耐受时为手术的禁忌证。术前准备同肠－房转流术。

仰卧位，左腰下垫高，左肋缘下斜切口，开腹探查肝、脾、PV 及胃肠，测 PVP，行肝活检，贲门胃底周围血管离断、结扎，钳夹、切断、结扎胃冠状静脉。有腹水应吸净。然后切除肿大的脾脏，此时应注意保护脾静脉主干，处理脾蒂时首先将脾静脉游离出来之后，再切断结扎。进胸采用胸骨正中劈开或右前胸第 4~5 肋间切口。切断结扎右侧肺下韧带，向上推开肺，于右侧膈神经前方纵行切开心包，两边置线牵开心包，充分显出右心房。选有外加固环的 ePTFE 人造血管，口径与脾静脉口径相近（直径 1.2~1.6cm）、长 30cm。先做人造血管－脾静脉端－端吻合，然后将人工血管穿过膈肌，行人造血管－右心房端－侧吻合。人造血管通畅良好时，可见肝缩小，胃肠淤血减轻，复测 PVP 明显下降。清洁胸腔，充分止血，心包可部分缝合或不缝合。脾床、胸腔或纵隔各置一引流管，常规关闭胸腔、腹腔。

随着诊疗技术的不断发展和高科技技术在医学的应用，BCS 的治疗方法日臻完善，疗效大大提高。直视根治术和放射介入治疗的逐步开展，使多数 BCS 患者得到了有效治疗。但对于下腔静脉内广泛血栓形成、长段狭窄或闭塞等，肠－房和腔－房仍是适应证和有效的疗法，这些也正是目前介入治疗和直视根治术的难点。经临床实践表明，此类患者下腔静脉－右心房转流仍是可靠有效的治疗之一，其优点是出血少、损伤小、恢复快、疗效好和远期随访人工血管通畅率较高等。对于不能行介入治疗或直视根治术的病例，应用人造血管腔房转流可直接有效降低下腔静脉压和直接降低门静脉压力，其中长期术后有效抗凝治疗是成功的关键，选择优质的人造血管和良好的血管吻合技术是保持血管长期通畅不容忽视的重要条件。

第四节 我国学者在巴德－吉亚利综合征方面做出的贡献及思考

1845 年，英国伦敦内科医生 Budd 在其《肝脏疾病》一书中，首次简短描述了这一综合征。

德国病理学家 Chiari（1899）据其所收集的 10 例尸检资料及其本人所做的 3 例，详细描述了本综合征的临床和病例改变，故后人称为巴德－吉亚利（Budd-Chiari）综合征。随着医学诊疗技术的不断发展和影像学检查的广泛开展，BCS 的发现日渐增多。Powell-Jackson 于 1972—1980 年间在丹麦皇家医学院收治 BCS 36 例，Hirooka 等 1970 年报道 BCS 150 例，Simson 于 1972—1980 年在南非一个地区发现下腔静脉膜性梗阻 101 例，1978 年 Orloff 收集世界文献报道，已超过 500 例。我国首例报道于 1963 年，1981 年前报道仅 41 例；1988 年在济南召开的首届国际巴德－吉亚利综合征研讨会上，我国 25 所医院报道了 566 例；徐忠立 1986—1993 年经直视根治术治疗的 BCS 已达 70 余例，国内张水军等 1999 年报道 520 例 BCS，李晓强等至 2 000 收治巴德－吉亚利综合征患者 800 余例，汪忠镐 1999 年之前就已收治巴德－吉亚利综合征 1 000 多例，报道病例之多为全国之最。

由此可见 BCS 并非少见疾病，我国 BCS 发病率远高于国外统计数字，且从近年报道的病例来看，我国是巴德－吉亚利综合征高发国。大多患者集中在我国北方各省，尤以河南、山东、安徽、江苏、河北、山西、陕西等省和东北地区多见，河南、山东、安徽、江苏北部为明显高发区，且呈逐年增高趋势。就全球发病情况来看，BCS 发病似有地域性，以中国、日本、印度、南非等国较多见，且多伴 HIVC 梗阻。20 世纪 80 年代之前，治疗方法多采用西方国家的手术，多为姑息性手术。近 20 年来，随着医学诊疗技术的不断发展和影像学检查的广泛开展，大量病例的发现及我国一些学者的潜心研究攻关，使我国就本课题的研究和诊疗水平处于国际领先地位。其中涌现出的一些学者对 BCS 做出了卓越的贡献。

汪忠镐教授（中国科学院院士）可以称得上是中国巴德－吉亚利第一人、中国巴德－吉亚利之父，在国际血管外科学术界亦享有相当高的地位。是教育部委派的新中国首批赴美国学者之一，于 1979 年在美国 Duke 和北卡罗来纳大学任访问学者，1981 年回国，回国后潜心研究血管疾病，他发现中国人血管病的病谱与西方人存在明显差异，发现中国是巴德－吉亚利综合征高发国家,90%的巴德-吉亚利综合征患者被误诊为肝炎后肝硬化,得不到正确治疗而死亡。为此他对巴德-吉亚利综合征进行了20多年的潜心研究,流调人口68万,在大量动物实验和临床实践的基础上,对该病的病因、发病机制、分型、诊治建立了系统的理论体系。其于1982年首先完成经右房破膜和扩张术,1983年采用肠-房转流,1983年采用球囊扩张,1985年采用脾-房转流,1986年改良前径根治术采用经侧径根治切除术,1989年首创肠-颈转流术、肠-腔-颈胸骨后转流……短短的六年,他在巴德-吉亚利综合征方面创造众多术式,受到美国Duke大学外科主任Collins教授邀请,返校做专题报告,并被聘为Roscce BG Cowper客座教授。睿智的头脑、开放而创造性的思维模式使其不断探讨新颖的、先进的、相对完美的治疗方式,在国际上刚刚将腔内治疗应用于临床时,汪忠镐率先于1992年国内第一例完成下腔静脉支架置放术。汪忠镐教授统计众多病例,开创性地把巴德-吉亚利综合征分为三类,即以隔膜为主的局限性狭窄或阻塞(Ⅰ)、弥漫型狭窄或阻塞型(Ⅱ)、肝静脉阻塞型(Ⅲ)。并统计出(1989年前)Ⅰ型约占57%,Ⅱ型约占38%,Ⅲ型约占5%。并将手术分为六类:①病变根治性切除手术;②直接减压术:包括各型肠系膜静脉或下腔静脉或前两者与右心房间的转流手术;③间接减压术:包括腹膜腔-颈内静脉转流术和胸导管-颈内静脉重新吻合术;④诸种断流术:包括经食管硬化疗法;⑤各种促进侧支循环的手术:如脾肺固定术;⑥肝移植术。其提出,"在手术治疗上,自较小手术到经右心房手指破膜及各种大型转流以至根治性手术阶段,全方位地根据不同病型采用不同方法进行治疗。目前尽可能地采用介入性方法或介入联合手术法,既降低了手术率,又提高了疗效和安全性"。随后又创立了经颈静脉股静脉会师联合破膜,手术与介入联合破膜、支架加肠-腔转流、肠-腔-房转流、经皮经肝穿刺肝静脉扩张和支架等新术式在全国乃至国际上推广,开创了巴德-吉亚利综合征诊治的新局面。截止到1998年初,全世界共完成巴德-吉亚利综合征手术2 000多例,而其中有700多例是由汪忠镐主刀完成的。术后患者80%以上已康复。1996年美国《当代外科问题》杂志2月号以一个

整期140余页的篇幅,专题介绍了汪忠镐及他的巴德-吉亚利综合征治疗法,在世界血管外科学界引起强烈反响。

他在国际会诊中,任手术主刀6次,其中首次于1988年受匈牙利卫生部长Sepes的邀请,在布达佩斯享有国际盛名的Semmelweis大学医院心血管外科为2岁的巴德-吉亚利综合征患儿成功地施行了根治性矫正术。因他在巴德-吉亚利综合征方面的突出成就,于1996、1998、2002和2004年分别获国际脉管学院、国际血管联盟、国际巴德-吉亚利综合征学会和印度总统颁发的研究成就奖、功勋奖、终身成就奖和为发展血管外科事业和亚洲血管学会的成就奖。汪忠镐教授还创立了国际巴德-吉亚利综合征学会,至今收治巴德-吉亚利综合征患者逾千例,有关成果为《黄家驷外科学》、研究生教材《外科学前沿和争论》和《美国脉管教科书》等增添了新篇章。40多年来,他先后为中国医学科学院北京协和医院、首都医科大学附属北京安贞医院、北京大学国际医院(北京大学第八临床医学院)、浙江大学附属第一医院和首都医科大学宣武医院创建了血管外科或血管外科研究所。

李晓强教授,南京鼓楼医院血管外科主任,师从于汪忠镐院士,并于20世纪90年代从事血管外科及巴德-吉亚利综合征的临床及基础研究工作,自1993年至今收治巴德-吉亚利综合征患者2 000多例,其中手术治疗800余例,介入治疗1 300余例,启迪于汪院士的创造性思维,通过深入研究,对下腔静脉短段闭塞的手术方式进行改进,采用病变切除人工血管原位移植方法治疗下腔静脉型闭塞,通过随访,其疗效满意,并优于下腔静脉心包补片成形术。在国际上刚刚把介入应用于临床时,李晓强教授就提出介入可能是巴德-吉亚利综合征治疗的首选治疗方法,并积极开展临床介入治疗,至2004年已介入治疗巴德-吉亚利综合征患者500余例,绝大多数患者取得喜人的效果,并把介入治疗的病例做了较为系统和实用的分型,总结出介入治疗的适应证,为巴德-吉亚利综合征介入治疗积累了丰富经验。

孟庆义采取介入治疗巴德-吉亚利综合征患者500例,总结出介入可能产生一系列比较严重的并发症,如心脏压塞、血胸、血腹、急性肺栓

塞、支架移位脱入心脏等，并提出预防这些并发症的方法，对广大基层医院开展介入治疗提供了指南。孙衍庆等创用经胸腹膜后腔肝裸区径路做腔－房架桥术，优于传统的肝前径路腔－房架桥术。

张水军等收集病例 520 例，对巴德－吉亚利综合征的误诊误治做了统计，其统计结果为首诊误诊率达 88.5%，县区级医院误诊率为 97.5%，地市级医院为 81.1%，省级医院误诊率为 50%。误诊的主要原因是：①接诊医师对 BCS 缺乏认识，尤对早期 BCS 或无症状的 BCS 缺乏警惕性；②患者临床表现不典型；③缺乏必要的影像学检查手段（设备、技术条件或临床经验）。

祖茂衡等收集巴德－吉亚利综合征患者数百例，对巴德－吉亚利综合征的影像学诊断（B超、彩超、CT、CTA、MRI、MRA 和血管造影）做出了较为详细的描述，对于基层医院工作者具有指导意义。1995 年，法国的 Denninger 报道了第一例与 V Leiden 突变相关的 BCS，随后美国及澳大利亚有几例报道；目前，样本量较大的是法国的 Mahmoud，其对 30 例 BCS 病例及 50 名正常对照者进行 V Leiden 突变检测，结果发现 BCS 中 7 例阳性（23%），对照组中 3 例阳性（6%），二者差别有显著统计学意义。徐克等对 25 例散发 BCS、6 例家族性 BCS 及其 39 例家系成员、31 例健康对照组进行 V Leiden 突变分析，结果表明病例组与对照组 V Leiden 突变频率差异无显著性。原因在于，25 例散发性 BCS 中，无一例存在 V Leiden 突变，表明散发性 BCS 与 V Leiden 突变无关。调查发现，V Leiden 突变好发于高加索人种，占人口的 4.4%，在高加索人种中 V Leiden 突变占静脉血栓病例的 21%，蒙古人中则少见，在亚裔美国人中占 0.6%。

许培钦等自 1983 年收治巴德－吉亚利综合征患者一千余例，并将其分为四种类型（6 个亚型）：Ⅰa 型：下腔静脉膜性阻塞（MOVC），膜下无血栓，主肝静脉（MHVs）通畅或部分通畅；Ⅰb 型：MOVC，膜下有附壁血栓，MHVs 通畅或部分通畅；Ⅱ型：IVC 节段性狭窄，MHVs 节段性闭塞；Ⅲa 型：IVC 节段性闭塞（<2cm），MHVs 闭塞，肝右后下静脉代偿扩张；Ⅲb 型：IVC 节段性闭塞（≥2cm）。MHVs 闭塞，第三肝门处无扩张代偿静脉；Ⅳ型：以上任意类型伴上腔静脉狭窄或闭塞。分型自成一家，其经多年临床实践和效果等证实，上述分类方法有其合理性和实用性。

总之，自 20 世纪 80 年代以来，在汪忠镐的开创引领下，中国在巴德－吉亚利综合征方面取得了举世瞩目的成就，为我国血管外科的发展做出了积极贡献。

（李晓强）

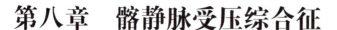

第八章 髂静脉受压综合征

第一节 髂静脉受压综合征概念及解剖学特征

髂静脉受压综合征主要是指左髂总静脉汇入下腔静脉处受到右髂总动脉的压迫，引起左下肢静脉回流障碍及一系列临床症状的综合征（图3-8-1）。此综合征也可见于右侧，甚至双侧，但左侧多见。早在1908年，加拿大动物学家J·普莱费尔·麦克默里奇对有明显左下肢肿胀表现的尸体进行解剖时首次发现左髂总静脉受压和腔内粘连的表现，此后许多学者发现髂股静脉血栓形成和血栓后静脉狭窄多发生于左侧。1956年，R May和J Thurner根据大量尸体解剖、铸型标本和静脉造影结果，经组织学研究发现病变左髂总静脉内膜和中层被内皮细胞的结缔组织所取代，而在胎儿找不到这种结构，他们认为这与左髂总静脉在解剖形态学上受到其前方的右髂总动脉和后方的腰骶椎的压迫有关，是动脉搏动传导引起静脉壁之间摩擦刺激的一种获得性反应结果，并将之命名为髂静脉受压综合征（iliac venous compression syndrome，IVCS）。1965年，Frank Cockett通过静脉造影和手术探查的资料进行系统详细的描述，将该病命名为髂静脉压迫综合征，后人也以他们的名字将该病命名为May-Thurner综合征或Cockett综合征（图3-8-1）。

在解剖上，右髂总动脉与髂静脉的位置关系通过对80例标本的解剖观察，将腔-髂静脉受压的类型划分为3型。A型：右髂总动脉斜越左髂总静脉汇入下腔静脉入口处（图3-8-2）并不同程度压迫部分左髂总静脉管壁，占91.2%（73例）；B型：右髂总动脉同时跨过左髂总静脉和下腔静脉的前方（图3-8-3），右髂总动脉下缘

在静脉汇合处上方0.5cm以上，占5%（4例）；C型：右髂总动脉压迫左髂总静脉干（图3-8-4），右髂总静脉上缘距静脉汇合处下方0.5cm，占3.8%（3例）。而左髂总静脉自脊柱左旁向右横跨腰骶部的前方与下腔静脉汇合，这样左髂总静脉或多或少被腰骶部的生理性凸起推向前方，同时又被跨越于其前方的右髂总动脉压向后方，使左髂总静脉受到前压后挤的解剖生理地位。

国外尸体解剖证实，在左髂总静脉受右髂总动脉压迫处的静脉腔内粘连结构发生率为22%，静脉内粘连结构分为三型，即外侧壁轻微粘连型、中央型、隔膜型。国内赵渝等也完成了髂静脉受压综合征的解剖基础研究，观察并测量了100例成人左髂总静脉与右髂总动脉及腰骶椎的位置关系，下腔静脉合成平面及左髂总静脉内粘连结构的形成。在100例标本中，有25例存在静脉内粘连结构，占25%。根据粘连结构的位置和形态，可将其分为三型，即：①外侧壁粘连型12/25，占48%，即左髂总静脉外侧前后壁粘连在一起，引起静脉管腔缩小（图3-8-5）；②中央隔带型11/25，

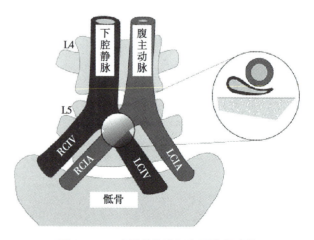

图3-8-1　左髂总静脉汇入下腔静脉处
受到右髂总动脉的压迫

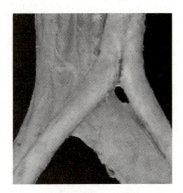

图 3-8-2 A 型

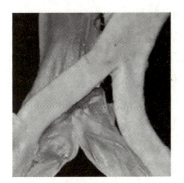

图 3-8-3 B 型

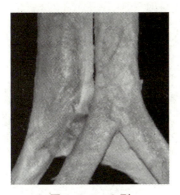

图 3-8-4 C 型

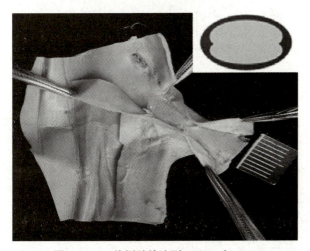

图 3-8-5 外侧壁粘连型 12/25,占 48%

占 44%,即左髂总静脉前后壁之间存在粘连带,此型多数伴有外侧前后壁粘连(图 3-8-6);③隔膜型 2/25,占 8%,即受压左髂总静脉腔内出现隔膜状粘连带(图 3-8-7)。

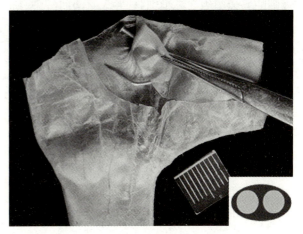

图 3-8-6 中央隔带型 11/25,占 44%

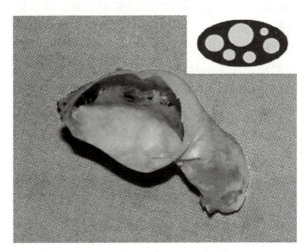

图 3-8-7 隔膜型 2/25,占 8%

对于静脉内粘连结构的产生有两种解释:一种观点认为是先天性的;另一种观点认为是左髂总静脉长期受压逐渐形成的。先天性来源似乎有胚胎学根据,即髂总静脉在胚胎长 11mm 时来自连结后主静脉尾端的交通支。多支性静脉管在静脉一般发育中多数于后期消失,而粘连的"吊闸"(portcullis)的出现可能是一些胚胎静脉保留所致。粘连结构组织学研究支持这种假设,例如 Ehrich 和 Negus 等均发现粘连结构内存在规则的纤维组织和平滑肌纤维。Jones 等报道了两姐妹相继发生髂静脉受压综合征,认为遗传因素可以解释粘连带的产生,并在髂股静脉血栓形成中起一定的作用。但 Ehrich 等在 127 个儿童和新生儿标本中仅发现 4.7% 有粘连带,而成人出现率高达 33%;May 等对 88 个胎儿进行尸体解剖没有发现一例静脉内粘连带形成,May 等还对粘连结构进行了组织学研究,发现粘连带内有不规则的瘢痕组织和纤维细胞,并无平滑肌纤维,所以他们认为粘连带是后天生成的,是由于静脉受压和受到慢性刺激发生内膜过度增生和纤维化的结果。

第二节 临床表现、诊断及鉴别诊断

一、临床表现

尽管髂静脉存在压迫及腔内异常结构,但大部分髂静脉受压综合征的患者症状及体征没有特征性,很多情况下仅表现为长期静脉高压产生的慢性静脉功能不全,出现左下肢轻度到中度水肿,有时也可能发生左下肢静脉曲张,这与原发性静脉瓣膜功能不全较难区别。临床表现主要为两种方式:一种是由于下肢深静脉血栓形成出现的急性症状;另一种是因长期静脉高压而产生的慢性静脉功能不全症状。

1. **急性症状** 主要表现为突发下肢急剧肿胀、疼痛、肢体皮肤温度升高,甚至出现静脉性间歇性跛行,即当患者行走一段距离就会出现患肢疼痛及充血肿胀,停下休息可缓解;踝关节周围色素沉着、溃疡及疼痛,且一般方法难以治愈。严重时以急性左下肢髂股静脉血栓形成表现出来,多数发生在术后、妊娠、分娩或其他一些疾病所引起的卧床情况下。髂股静脉血栓形成后期表现为整个左下肢慢性血流瘀滞、肿胀或疼痛,若双侧受累,则以左下肢更明显,反复下肢深静脉血栓形成倾向。少数病例双侧下肢均肿胀,但一侧先于另一侧,提示下腔静脉分叉处有血栓形成,极少数情况下,发作首先表现为或伴有肺梗死。

2. **慢性症状** 主要为慢性下肢静脉高压症状,如左下肢轻到中度水肿,有时也可合并左下肢静脉曲张;皮肤营养性改变,出现色素沉着和湿疹以及经久不愈的小腿溃疡等。肢体肿胀和疼痛

与阻塞性程度有关,研究已经表明,在孤立的髂股静脉阻塞存在时,溃疡很少发生,但当髂静脉阻塞伴瓣膜反流同时并存时,约 30% 患者导致极其严重的静脉高压和溃疡症状。女性患者可表现为月经期延长和月经量增多,男性患者可表现为精索静脉曲张和不育。

二、诊断

髂静脉受压综合征的诊断主要靠特殊检查,包括侵入性检查和非侵入性检查。非侵入性检查有空气容积描记法、多普勒超声检查、磁共振静脉成像(MRV)及 CT 检查等;侵入性检查有静脉造影、静脉内压力测定、血管内超声检查等。空气容积描记法(APG)和活动后静脉压测定,是髂静脉受压综合征最好的筛选指标,但这种方法存在比较高的假阳性。目前髂静脉受压综合征最可靠的诊断方法仍是影像学检查,如下肢静脉造影及病变上下段测压,90% 的患者可以通过顺行静脉造影明确诊断(图 3-8-8)。

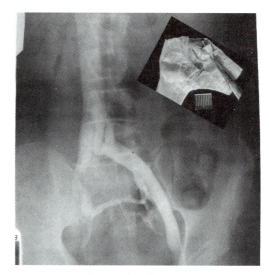

图 3-8-8 左髂静脉顺行造影

静脉造影:静脉造影表现有直接征象和间接征象。直接征象:左髂总静脉受压段静脉横径增宽和局限性不同程度的造影剂密度降低,以至形成充盈缺损影。受压段远侧,静脉向旁鼓出,形成翻褶现象。如受压段塌陷则导致静脉的前后壁粘连或束带形成,出现管壁强直和充盈缺损征象。缺损可呈点状、长条状或多发细条状,甚至受压段静脉完全阻塞,形成中断现象。间接征象:①侧支循环形成。通常,两侧的髂静脉

通过盆腔内丰富的吻合支,如骶前静脉丛、子宫静脉丛等相互沟通,这些吻合支大都是髂内静脉的属支。当髂总静脉受压影响静脉回流时,上述吻合支逐渐扩张增粗,起着重要的代偿作用。②造影剂排空延迟。在造影过程中,可见侧支静脉内造影剂排空延迟现象,提示髂静脉回流不畅。

体外彩色超声检查对于髂静脉水平可能不会产生异常多普勒血流,因而对诊断髂静脉受压综合征敏感性欠佳,血管内超声检查(IVUS)与静脉造影相似,IVUS能够区分不同类型粘连结构的髂静脉受压综合征;另外IVUS能够看到髂静脉受压处回声增强的血管壁,能分清髂静脉管腔被腔内强回声结构分隔成的多个管道,能看到深静脉血栓形成后的改变如粘连和机化的血栓;IVUS还能够测量静脉管径大小。IVUS能帮助我们对髂静脉受压综合征进行诊断、分类和估计其并发症的发生,对设计血管内支架治疗髂静脉受压综合征亦有所帮助(图3-8-9)。

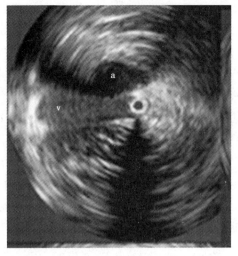

图 3-8-9　血管内超声(IVUS)显示
髂总动脉(a)压迫近端髂总静脉(v)

在辅助性检查中,计算机断层扫描(CT)检查可排除外源性压迫,如恶性肿瘤、血肿等情况,三维重建可准确显示髂静脉受压部位及类型,常可替代下肢静脉造影(图3-8-10)。磁共振成像(MRI)检查可显示血管本身病和静脉血栓的范围、血管的解剖位置关系,为明确诊断提供重要依据(图3-8-11)。

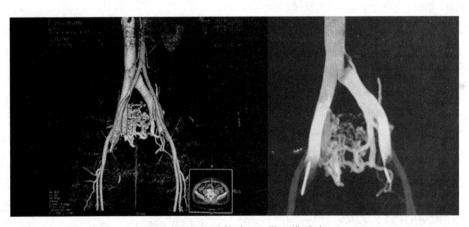

图 3-8-10　髂静脉 CT 及三维重建

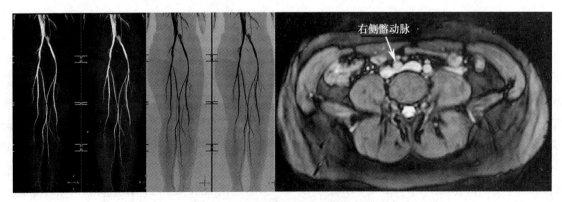

图 3-8-11　髂静脉磁共振成像(MRI)

三、鉴别诊断

髂静脉受压综合征常常没有特异性临床表现，仅从体征和一般检查很难与原发性深静脉瓣膜关闭不全和下肢静脉曲张等相鉴别，加以认识不足，误诊率很高，据统计髂总静脉受压综合征有下肢静脉曲张率高达 66.7%~82%，误施行静脉剥脱术者 16.4%~35%。原因不明的左侧下肢淋巴和 / 或静脉性水肿，在一般治疗无效的情况下，就应该进行静脉无创检查和静止及动态的静脉测压，必要时做下肢静脉造影或 CTV 检查，可做出准确诊断。

1. 原发性深静脉瓣膜关闭不全 下肢静脉顺行造影或静脉 CTV 检查，可以排除髂静脉狭窄。

2. 下肢淋巴水肿 淋巴水肿是指人体某部分由于淋巴系统缺陷引起淋巴液回流受阻，淋巴液瘀滞导致肢体浅层软组织内体液集聚，继发纤维结缔组织增生，脂肪硬化，筋膜增厚及整个患肢变粗的病理状态。肢体淋巴水肿的临床表现为肢体的持续性、进行性肿胀，水肿早期按压皮肤后出现凹陷，又称为凹陷性水肿，此时若将肢体持续抬高，水肿可减轻或消退。若没有得到及时治疗，病情逐渐进展，可出现皮肤日渐粗糙、变硬呈团状，弹力从减弱到消失。淋巴系统的 ^{99m}Tc-Dextran 放射性核素淋巴造影可清楚地显示肢体的淋巴干和淋巴结，并能表现淋巴回流情况，做出准确诊断。

第三节 治疗的演变及最新治疗进展

一、非手术治疗

早期症状轻微或无症状的髂静脉受压综合征可以保守治疗，如常抬高患肢、进行踝关节和小腿的无张力运动以及使用循环减压弹力袜、弹力绷带及充气加压治疗等物理治疗可改善下肢静脉回流，减轻患者下肢水肿及静脉曲张症状；也可以口服静脉活性药等，如黄酮类、七叶皂苷类能够增加静脉张力，改善血管通透性，促进淋巴和静脉回流，缓解患者的下肢酸胀、沉重、疼痛和水肿等症状，必要时口服抗凝药以预防髂股静脉血栓形成。当髂静脉受压综合征伴有血液高凝状态或血流瘀滞时，如外伤、分娩、手术、盆腔肿瘤，更应预防性治疗，可应用低分子肝素皮下注射或口服新型抗凝药，下肢循环驱动治疗以促进血液回流，避免继发血栓。

二、介入或开放手术治疗的适应证

保守治疗失败或有症状静脉阻塞是手术干预的潜在指征，静脉狭窄的严重程度，静脉闭塞的位置和长度，血栓的年龄，任何外部压迫的因素（例如，肿瘤，腹膜后纤维化），确定外科手术干预方式，需要决定是腔内介入还是直接外科手术。手术治疗适应证包括：①伴有慢性静脉功能不全症状（如明显的下肢肿胀或溃疡）；②影像检查发现髂静脉狭窄程度超过 50%；③静息状态下髂静脉受压远端和近端压力梯度大于 2mmHg，活动时 >3mmHg；④腔内超声发现局部大于 50% 的狭窄或隔膜；⑤狭窄的远端侧支血管大量开放。

三、开放手术

传统的开放手术治疗目的是解除髂静脉的完全或不完全梗阻，改善下肢静脉回流，主要手术方式是通过对髂静脉进行松解、转流或使髂动脉改道等。常见手术方法如下：①髂静脉切开术：切开髂静脉狭窄部位，清除异常组织后再缝合；②股静脉旁路移植术：股 - 股静脉大隐静脉旁路移植术（Palma-Dale 手术，图 3-8-12），股 - 股静脉人工血管旁路移植术（图 3-8-13）；③髂静脉旁路移植术：左髂 - 下腔静脉人工血管旁路移植术（图 3-8-14），通过人工血管在髂静脉受压狭窄段前后进行转流，改善下肢静脉血液回流；④髂静脉包裹术：通过外来材料在髂动静脉接触部位形成隔离，以解除髂动脉对静脉的压迫；⑤髂动脉悬吊术：游离髂动静脉，并对髂动脉进行悬吊以解除髂静脉受压；⑥髂动脉移位术：离断髂总动脉后将其在髂总静脉后方吻合。虽然手术的方式很多，但大多数手术疗效并不令人满意，因髂静脉本身血流缓慢，同时手术损伤静脉内膜，术后血栓形成风险高，远期通畅率低，因此开放手术治疗仅应用于少数存在血管腔内治疗禁忌或腔内治疗无法完成的病例。

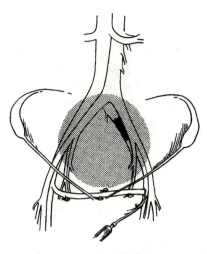

图 3-8-12 股 – 股静脉大隐静脉
旁路移植术（Palma-Dale 手术）

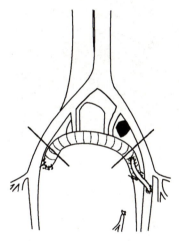

图 3-8-13 股 – 股静脉
人工血管旁路移植术

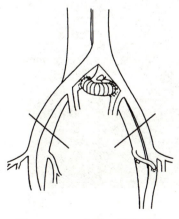

图 3-8-14 左髂 – 下腔静脉
人工血管旁路移植术

四、血管腔内治疗

随着血管腔内技术的发展，Michel 等人于 1994 年发表了首次髂静脉压迫综合征血管内治疗的报告，采用经皮腔内血管成形术和支架置入，目前腔内介入治疗方法已经逐渐成为治疗髂静脉压迫综合征最有效的手段，即在髂静脉病变段行球囊扩张和支架植入，具有创伤小、操作简便及可重复治疗的特点，Heijmen，O'Sullivan 和 Baron 等认为腔内血管重建对髂静脉受压综合征所致的髂静脉闭塞的治疗从技术上可行，中期通畅率高，能缓解大多数患者的症状，且安全有效。目前腔内介入治疗以其微创、安全、效果良好以及符合人体正常的解剖和生理的优点已经普及。常规的手术步骤如下：①导丝、导管通过髂静脉病变段，尤其在髂静脉高度狭窄或闭塞时，需要导管与导丝配合谨慎通过；②选用直径 8~14mm 球囊，逐级扩张病变段髂静脉；③多选用直径 12~16mm 自膨式金属网状支架，长度 6~8cm，要求完全覆盖病变段静脉，其近端进入下腔静脉应在 3~5mm 以内，避免影响对侧髂静脉血流（图 3-8-15）；④支架植入后造影并可即刻 DSA-3D 成像，了解支架通畅及形态，确定是否应用球囊后扩（图 3-8-16）；⑤可用腔内超声评估髂静脉支架置入前后，髂静脉扩张情况（图 3-8-17）。

目前研究表明，髂静脉病变范围长、病变段静脉管腔内纤维组织对支架的垂直压力大，现有动脉支架的直径、径向支撑力不能满足要求，专为较大直径的髂静脉设计的支架则很少；但静脉支架治疗 IVCS 通畅率高于为动脉疾病设计的支架，且术后血栓的发生率低。新研发的斜面 Sinus-Obliquus Stent、Vici Venous Stent 和 Zilver Vena Stent 等静脉专用支架在直径、长度、活动度及支撑力方面均能满足 IVCS 的治疗要求，因此，推荐选择静脉专用支架用于 IVCS 的治疗。

五、术后管理及远期疗效

持续抗凝至少 3~6 个月；术后 1、3、6 个月及 1 年随访，超声检查支架直径、血流及血栓情况，DSA 下无造影剂支架 3D 成像，可摄片观察支架形态、位置，并可与术后支架 3D 图像对比。目前血管腔内治疗 IVCS 的技术成功率超过 98%，并

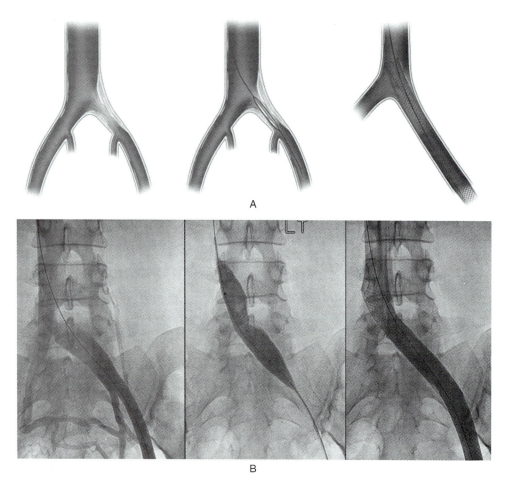

A

B

图 3-8-15 左髂总静脉狭窄,球囊扩张后支架置入

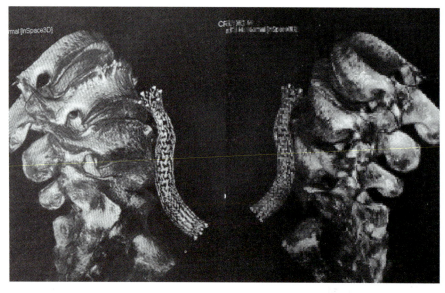

图 3-8-16 DSA-3D 成像

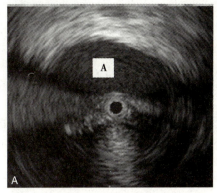
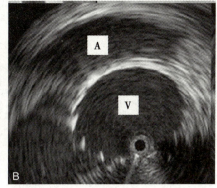

图 3-8-17　髂静脉支架释放前后对比，IVS 显示髂静脉扩张充分（B）

发症发生率小于 8.7%。国内外多组资料的长期随访证明，如 Huang 等对 65 例支架置入随访，术后 1、2 年一期通畅率均超过 90%，国内李晓强等观察髂静脉支架植入后，远期通畅率也在 90% 以上，综合临床观察结果，对于髂静脉狭窄或闭塞的血管腔内治疗，髂静脉支架植入后，严格术后抗凝管理，能有效保持髂静脉的长期通畅。

（赵　渝）

参 考 文 献

［1］McMurrich JP. The occurrence of congenital adhesions in the commen iliac veins and their relation to thrombosis of the femoral and iliac veins. American Journal of the Medical Sciences, 1908, 135（3）: 342-345.

［2］Negus DF, letcher EWL, Cockett FB, et al. Compression and band formation at the mouth of the left common iliac vein［J］. Br J Surg, 1968, 55（5）: 369-374.

［3］May R, Thurner J. The cause of the predominantly sinistral occurrence of thrombosis of the pelvic vein［J］. Angiology, 1957, 8: 419-427.

［4］May R, Thurner J. Ein Gefässporn in der vena iliaca communis sinistra als wahrscheinliche ursache der überwiegend linksseitigen Beckenvenenthrombose. Zeitschrift für Kreislaufforschung, 1956, 45: 912.

［5］Cockett FB, Lea Thomas M, Negus D. Iliac vein compression: Its relation to iliofemoral thrombosis and the post-thrombotic syndrome［J］. Br Med J, 1967, 2: 14-19.

［6］盛华均, 孙善全. 左髂总静脉的形态研究及其临床意义. 中国临床解剖杂志, 2005, 23（6）: 612-616.

［7］Johnsson KA, Gothman B, Nordstron S. The iliac compression syndrome［J］. Acta Radiol Diagn（Stockh）, 1974, 15（5）: 539-545.

［8］赵渝, 李德卫. 髂静脉受压综合征的解剖基础. 中国实用外科杂志, 2003, 23（12）: 745-746.

［9］Jones WM, Taylor I, Stoddard CJ. Common iliac vein compression syndrome occurring in siblings［J］. Br J Surg, 1973, 60（8）: 663-664.

［10］Buelens C, Vandenbosch G, Stockx L. Cockett syndrome. Initial results with percutaneous treatment in 6 patients［J］. J Belge Radiol, 1996, 79（3）: 132-135.

［11］Cockett FB, Lea Thomas M. The iliac compression syndrome［J］. Brit J Surg, 1965, 52（10）: 816-821.

［12］Jaszczak P, Mathiesen FR. The iliac compression syndrome［J］. Acta Chir Scand, 1978, 144: 133-136.

［13］Patel NH, Stookey KR, Ketcham DB, et al. Endovaseular management of acute extensive iliofemoral deep venous thrombosis caused by May-Thurner syndrome. J Vasc Interv Radiol, 2000, 11（10）: 1297-1302.

［14］Forauer AR, Gemmete JJ, Dasika NL, et al. Intravascular ultrasound in the diagnosis and treatment of iliac vein compression syndrome. J Vase Interv Radiol, 2002, 13（5）: 523-527.

［15］Ley EJ, Hood DB, Leke MA, et al. Endovaseular management of iliac vein occlusive disease. Ann Vase Surg, 2004, 18（2）: 228-233.

［16］Raffini L, Raybagkar D, Cahill AM, et al. May-Thurner syndrome（iliac vein compression）and thrombosis in adolescents. Pediatr Blood Cancer, 2006, 47（6）: 834-838.

［17］Shebel ND, Whalen CC. Diagnosis and management of iliac vein compression syndrome. J Vase Nuts, 2005, 23（1）: 10-17.

［18］Rhee RY. Iliocaval complications of ret-roperitoneal

fibrosis. Am J Surg, 1994, 168: 179.

［19］Heijmen RH, Bollen TL, Duyndam DA, et al. Endovascular venous stenting in May-Thurner syndrome.［J］J Cardiovasc Surg（Torino）, 2001, 42（1）: 83-87.

［20］O'Sullivan GJ, Semba CP, Bittner CA, et al. Endovascular management of iliac vein compression（May-Thurner）sydrome［J］. J Vasc Interv Radiol, 2000, 11（7）: 823-836.

［21］Baron HC, Shams J, Wayne M. Iliac vein compression syndrome: a new method of treatment［J］. Am-Surg, 2000, 66（7）: 653-655.

［22］董国祥. 应重视髂静脉压迫综合征的诊断和治疗. 中国血管外科杂志（电子版）, 2012, 4（1）: 1-5.

［23］李晓强, 余朝文. 左髂静脉压迫综合征的外科治疗［J］. 中华医学杂志, 2002, 82: 135-136.

［24］Michel C, Laffy PY, Leblanc G, et al. Treatment of Cockett syndrome by percutaneous insertion of a vascular endoprosthesis（Gianturco）. J Radiol, 1994, 75（5）: 327-330.

［25］Heijmen RH, Bollen TL, Duyndam DA, et al. Endovascular venous stenting in May-Thurner syndrome［J］. J Cardiovasc Surg（Torino）, 2001, 42（1）: 83-87.

［26］O'Sullivan GJ, Semba CP, Bittner CA, et al. Endovascular management of iliac vein compression（May-Thurner）sydrome［J］. J Vasc Interv Radiol, 2000, 11（7）: 823-836.

［27］Baron HC, Shams J, Wayne M. Iliac vein compression syndrome: a new method of treatment.［J］Am-Surg, 2000, 66（7）: 653-655.

［28］常光其, 陈翠菊, 陈忠, 等. 慢性下肢静脉疾病诊断与治疗中国专家共识. 中华普通外科杂志, 2014, 29（4）: 143-151.

［29］李晓强, 周为民, 聂中林, 等. 髂静脉受压综合征的介入治疗［J］. 中华放射学杂志, 2002, 36: 272-274.

［30］Seager M J, Busuttil A, Dharmarajah B, et al. A systematic review of endovenous stenting in chronic venous disease secondary to iliac vein obstruction. Eur J Vasc Endovasc Surg, 2016, 51（1）: 100-120.

［31］Razavi MK, Jaff M R, Miller LE. Safety and effectiveness of stent placement for iliofemoral venous outflow obstruction: systematic review and meta-analysis. Circ Cardiovasc Interv, 2015, 8（10）: e002772.

［32］Huang C, Yu G, Huang J. Midterm results of endovascular treatment for iliac vein compression syndrome from a single center. Ann Vasc Surg, 2018, 49: 57-63.

［33］Meng QY, Li XQ, Qian AM, et al. Endovascular treatment of iliac vein compression syndrome［J］. Chin Med J（Engl）, 2011, 124: 3281-3284.

［34］李晓强, 桑鸿飞. 介入治疗髂静脉狭窄的远期疗效观察［J/CD］. 中国血管外科杂志（电子版）, 2012, 2: 20-23.

第四篇　淋巴管疾病

全身淋巴管共汇合成 9 条较粗大的淋巴干,不同部位的淋巴管内,流动着两种不同性状的液体:除肠干外,其余 8 条淋巴干流动着清亮、透明的淋巴液,肠干以及肠干回流途径流动着乳白色的液体称为乳糜,也称为乳糜液。

淋巴管疾病病理改变主要有两类表现:一是水肿,即肢体、脏器等淋巴/乳糜淤滞;二是淋巴/乳糜瘘,即体表、浆膜腔等的淋巴/乳糜漏出、积液表现。

鉴于淋巴、乳糜两类液体导致的病变,其范围和治疗方式有明显区别,通常淋巴管疾病主要分为三大类:

1. 淋巴性水肿　　包括肢体、颜面、生殖器等先天性、原发性、继发性病变。通常病变范围较局限。

2. 乳糜回流障碍　　病变主要发生在腹、盆、胸等部位,病变范围广,涉及心脏与心包、纵隔、肺与支气管、腹腔脏器与消化道、内外生殖器、下肢等一个或多个部位,诊断治疗较困难。

3. 其他　　包括局限或弥漫的淋巴管瘤(病)、淋巴管肉瘤、淋巴管血管混合性病变、淋巴/乳糜回流相关的淋巴管肌瘤病(LAM)、戈勒姆综合征(Gorham Stout's syndrome)等,以及肺间质病变、肝硬化、免疫性疾病、动静脉瘘等相关的淋巴/乳糜回流障碍等。

淋巴管疾病面临的最大问题是由于淋巴管系结构纤细,临床缺乏有效辨识淋巴管系结构的诊断手段和治疗技术,淋巴水肿更多地被认为无法治疗的、不可治愈的,乳糜回流障碍更因为其较为罕见,被认为是不治之症。

随着现代医学的进步,更多的诊断技术被运用于淋巴管疾病的诊断,显微外科技术在淋巴水肿治疗中的开展,使得淋巴管疾病成为一个全新的研究方向。淋巴外科把分布在全身各部的淋巴管病变作为系统疾病进行系统研究,综合运用现代诊断技术诊断淋巴系统疾病,探讨疾病特征与发展规律;运用显微外科、普通外科、血管外科、整形外科等技术治疗淋巴系统疾病,是在众多学科基础上发展的一个新的边缘学科,并填补疾病按系统分类的一个空白。

第一章　淋巴水肿

第一节　淋巴水肿概述

淋巴水肿系肢体、躯干、头面部等淋巴管和淋巴结的结构存在原发性发育缺陷，或肿瘤、炎症、创伤等造成的继发性损害，导致淋巴回流障碍、组织或器官淋巴液淤滞的高蛋白性水肿。

淋巴水肿最常见发生在下肢，其次为上肢、外生殖器、颜面部，表现为皮肤、皮下结构淋巴液聚积，组织蛋白质、透明质酸等滞留，继而纤维组织增生，易反复感染。如不能改善淋巴回流，将形成肢体不断增粗、加重的恶性循环，皮肤增厚、粗糙、硬韧，直至象皮肿。

据国际淋巴学会估计，全世界约 1.4 亿人患有各种类型的淋巴水肿，其中 4 500 万人患肢体淋巴水肿，2 000 万人为乳腺癌手术后引起的上肢淋巴水肿；全球共有 1.2 亿丝虫感染者，约 4 400 万人有淋巴水肿表现。目前我国淋巴水肿人数估计在 600 万人以上。丝虫病引起的淋巴水肿和乳糜尿在我国已较少见，我国已向世界卫生组织申报消灭丝虫病。

一、淋巴水肿分类

（一）原发性淋巴水肿

由淋巴管、淋巴结发育异常所致，但确切病因尚不明了。常根据发病年龄进一步分类。

1. 先天性肢体淋巴水肿

（1）先天性遗传性肢体淋巴水肿：又称米尔罗伊病（Milroy disease），很少见，有明显的显性遗传特征，常为一种单纯的常染色体显性遗传。该病可呈隔代遗传，出现在第 3 代甚至第 4 代，所以对先天性淋巴水肿应详细询问病史，有家族史者，有必要检查染色体，以明确病因。

（2）先天性非遗传性肢体淋巴水肿：出生后发现一侧肢体、两侧肢体或多个部位有淋巴水肿，无家族遗传史，女性稍多于男性，一般发展较慢，随生长发育有所增粗。常伴非淋巴系统的发育异常：皮肤有大片色素斑沉着、性腺发育异常等。

（3）先天性束带性肢体淋巴水肿：出生即存在某一肢体环状瘢痕狭窄带，系宫内羊膜束带缠绕所致，远端渐渐发展形成淋巴水肿。

2. 早发性肢体淋巴水肿　后天发病，较早出现肢体淋巴水肿。

3. 迟发性肢体淋巴水肿　后天发病，较晚出现肢体淋巴水肿。通常以 35 岁作为早发性、迟发性肢体淋巴水肿的分界年龄。也有作者采用 20 岁作为分界年龄的。

（二）继发性淋巴水肿

临床上继发性淋巴水肿较原发性淋巴水肿常见。外科手术、放射治疗、外伤、感染、丝虫病等均是引起继发性淋巴水肿的常见原因，丝虫病在非洲，仍是淋巴水肿的第一病因。在中国，乳腺癌手术后淋巴水肿、盆腔根治性手术后淋巴水肿是淋巴水肿尤其是女性患者淋巴水肿的最主要病因。上述因素造成淋巴系统的损害在中晚期常不可逆，治疗主要针对淋巴水肿。

肿瘤的转移复发也是继发性淋巴水肿常见的原因。肿瘤患者常经历外科手术、放射等治疗过程，因此，肿瘤患者的淋巴水肿，必须严格鉴别是外科手术、放射治疗造成的，还是肿瘤转移复发造成的淋巴水肿。放疗和化疗，能明确缓解肿瘤转移复发引起的继发性淋巴水肿。值得注意的是：淋巴水肿可以是肿瘤的首发临床表现。

严重的静脉病变、缩窄性心包炎等也可以表现为严重的淋巴水肿，治疗主要针对原发病。

二、淋巴水肿分期

淋巴水肿分期方法众多，在临床实践中，目前最常用的淋巴水肿临床分期系统是国际淋巴学会（ISL）分期系统和Campisi分期系统，还有WHO提出针对丝虫病引起淋巴水肿的专门分期。

（一）国际淋巴学会（ISL）分期

0期（潜伏期或隐匿期）：淋巴回流受损，但并未发生水肿。

Ⅰ期（自发可逆期或急性期）：肿胀为可凹性；抬高患肢水肿可缓解或消除。晨起患肢肿胀消失或接近正常。

Ⅱ期（自发不可逆期或慢性期）：肿胀为非可凹性；患肢皮肤出现纤维化，体积增大。

Ⅲ期（象皮肿期或终末期）：肿胀患肢增大明显，严重纤维化，出现象皮肿样皮肤变化。

（二）Campisi分期

ⅠA期（潜伏期或隐匿期）：没有水肿的临床表现，但淋巴转运能力受损（可通过淋巴核素成像证实），淋巴结、淋巴管和细胞外基质的开始出现免疫组织化学的改变。

ⅠB期（初期）：休息或体位引流后可完全缓解或部分缓解，淋巴转运受损加重。

ⅡA期（进展期）：淋巴管转运功能减弱，反复发生淋巴管炎，皮肤纤维化的改变和肢体功能开始出现障碍。

ⅡB期（纤维化期）：患肢皮肤纤维化明显，淋巴转运功能进一步减弱，患肢功能障碍进一步加重。

ⅢA期（象皮肿期）：皮肤硬化或角质化，出现疣状增生，淋巴转运功能完全消失，患肢功能障碍可危及生命。

ⅢB期（极度象皮肿期）：完全丧失功能。

（三）WHO分期

Ⅰ期：可凹性肿胀，抬高患肢肿胀可缓解。

Ⅱ期：非可凹性肿胀，抬高患肢肿胀不可完全缓解，皮肤无明显增厚。

Ⅲ期：抬高患肢肿胀不能缓解，皮肤增厚、硬化显著。

Ⅳ期：抬高患肢肿胀不能缓解，皮肤增厚，伴有疣状、乳头状或结节样增生。

三、原发性淋巴水肿淋巴管结构改变与分型

圣托马斯医院对420例淋巴管发育不全患者进行直接淋巴管造影，根据显示的全程淋巴影像进行分型：

Ⅰ型：近侧发育不全、远侧扩张，表现为肢体淋巴回流通路近侧路径上，腹股沟、髂、腰干淋巴管或淋巴结等发育不全，肢体淋巴管由于淋巴回流梗阻或淤滞而扩张，水肿广泛且严重，累及全下肢。

Ⅱ型：近侧发育不全伴远侧发育不全，髂、腰部及肢体均系发育不全，水肿较广泛累及整个肢体。

Ⅲ型：下肢远端淋巴管发育不全，髂、腰等躯干部淋巴系无任何异常，淋巴水肿范围一般不超过膝平面。

Ⅳ型：胸导管缺如或发育不全，双侧水肿，双侧淋巴管增生。

Ⅴ型：巨大淋巴管，常伴有胸导管扩张和功能不全，常见为单侧淋巴水肿。

圣托马斯医院直接淋巴管造影影像学证据表明：淋巴系统结构改变可以是广泛的，甚至是全身性的，远远超过临床淋巴水肿外观所见。淋巴系统结构不良，可导致淋巴管系压力改变，进而改变回流状态，也是淋巴水肿进展的重要因素。

上述分型，更接近临床诊断治疗的需要，能够明确淋巴水肿的主要病变部位，对于治疗方式的选择，有重要作用。

根据我们上千例直接淋巴管造影的经验，上述Ⅴ型病变符合下肢乳糜反流性淋巴水肿。因其下肢淋巴管内的液体为乳糜性，与一般所述的淋巴水肿不同，治疗方式也完全不同，故应分类在乳糜回流障碍。

四、继发性淋巴水肿发病机制

（一）手术引起的淋巴水肿

以乳腺癌淋巴清扫手术为例。乳腺癌淋巴清扫腋窝甚至锁骨下淋巴结，阻断了上肢主要淋巴回路，国外不同文献报告乳癌术后淋巴水肿的发生率为10%~60%。约46%的人群，在上臂外侧，有1~2条淋巴管，伴随头静脉，走行在三角肌、胸大肌间沟中，如手术过程切断胸大肌时注意保留此淋巴管，常可避免发生上肢淋巴水肿；乳癌术后引流不畅形成腋窝皮下积液、伤口感染、创缘坏死，造成炎症或瘢痕增生，影响手术后淋巴再生和

回流代偿。此外，腋静脉或锁骨下静脉周边游离过度，造成静脉周围的纤维组织增生，导致静脉回流受限将加重淋巴回流水肿。

（二）放射治疗引起的淋巴水肿

放射治疗是引发或加重淋巴水肿的常见原因。一般常规剂量通常不影响淋巴液回流，甚至大剂量引起的损伤也很轻微、容易自行恢复。多数学者认为放射治疗引起的病理改变为局部循环不良，组织纤维化。Kori's 认为剂量大于 6 000rad，可引起瘢痕增生挛缩。手术和放射治疗，两种因素加在一起，则肢体淋巴水肿的发生率就明显增加。腋区、锁骨上区形成的大片较深的瘢痕硬结阻断了代偿性淋巴回路，则患肢发生淋巴水肿的概率大增。放射治疗不仅引发淋巴水肿，同时造成静脉狭窄或闭塞，还破坏神经的血液供应，发生脱髓鞘病变导致臂丛神经损害，出现肌力、知觉下降，手指、腕、肘、肩等关节运动障碍。

（三）肿瘤引起的淋巴水肿

恶性肿瘤发生淋巴结转移和淋巴管癌栓，常常阻塞淋巴回流，水肿发展迅速，后果严重，多见于恶性淋巴瘤、乳腺癌、妇科肿瘤、前列腺癌、肺癌、皮肤癌等。恶性肿瘤细胞可经正常淋巴回流途径转移，亦可沿淋巴反流途径转移，如锁骨上肿瘤转移灶反流至上肢，皮肤可有散在癌结节；卵巢癌、胃癌、大肠癌沿腰干达髂、腹股沟淋巴结转移造成下肢淋巴水肿。40 岁以上成年人发生急速进展的淋巴水肿，可能是肿瘤转移的首发表现，尤以下肢淋巴水肿多见。

（四）丝虫病性淋巴水肿

丝虫成虫侵入淋巴管、淋巴结，机体对丝虫抗原的应答，引起丝虫周围嗜酸性粒细胞和单核细胞炎症反应，继而局部形成类上皮细胞和巨噬细胞肉芽肿，由于丝虫成虫活动和释放的化学物质引起淋巴管内皮细胞增生，造成淋巴管阻塞，终致淋巴水肿和象皮肿，甚至造成肠干乳糜反流到肾淋巴管，进而引起乳糜尿。如淋巴回流受阻范围广泛，引起一侧或双侧下肢淋巴水肿、阴囊淋巴水肿甚至象皮肿，此类肿胀可十分巨大，严重影响患者活动能力。这种慢性阻塞性病变，95% 以上患者无微丝蚴血症，病变的发展，感染起重要作用。

（五）感染性淋巴水肿

感染可引发和加重淋巴水肿。下肢有慢性病灶如湿疹、溃疡、真菌感染，妇女的阴道炎、宫颈及盆腔感染，甚至呼吸道感染，均可引起患肢反复发作的淋巴管炎、淋巴结炎，细菌入侵，损伤内皮细胞引起坏死，释放出凝血活酶，激活淋巴液凝固，造成淋巴管堵塞及淋巴结纤维化，引起肢体淋巴水肿。已有淋巴水肿的肢体，上述感染因素更是淋巴水肿加重的重要原因。

（六）创伤性淋巴水肿

外伤造成肢体严重挫裂伤、骨折、皮肤大面积Ⅲ度烧伤瘢痕形成，枪伤引起感染和经久不愈的窦道，均可导致淋巴回流通路纤维组织增生、压迫，引起淋巴回流障碍，远端发生淋巴水肿。

五、影像技术

（一）淋巴核素显像

淋巴核素显像（lymphoscintigraphy）又称淋巴系闪烁造影，是显示淋巴系统的重要手段之一。1978 年 Boak 与 Agwunobi 利用放射性 ^{99m}Tc 标记的胶体硫化物行淋巴造影。现用于淋巴核素显像的 ^{99m}Tc 放射性标记物为大分子物质，能顺利吸收进入淋巴管内，完整显示淋巴回流路径，确定淋巴回流状况，显示淋巴管扩张、迂曲、中断、淤积、反流及侧支代偿回流等状况（图 4-1-1），以及淋巴结有无缺如、肿大、梗阻，淋巴系发育有无异常，方法简便，图像全面，较清晰，对淋巴管无损害，并可反复使用。

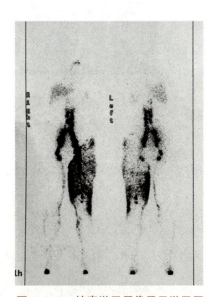

图 4-1-1　核素淋巴显像显示淋巴回流路径完整显影，大腿淋巴管扩张，胸导管颈段有核素浓聚

意大利 Campisi 认为此方法是诊断淋巴水肿、评估淋巴功能的首选方法，术前有利于诊断，术后可检查手术效果、吻合口情况，有部分作者认为利用淋巴核素显像作为手术前后评估是不准确的。我们的经验是：淋巴核素显像对有无淋巴水肿的定性较准确，简便无创，可以作为淋巴管疾病尤其是淋巴水肿诊断的首选，对于轻度的淋巴水肿，由于技术和经验的问题，可能漏诊，难以区分继发性损害的病因。目前可以看到有些单位在使用淋巴核素显像技术诊断淋巴管疾病上主要存在下面 3 个方面的不足：①单时段影像；②分时段显像缺乏一致性：不同患者各时段显像差异较大，比如说一个患者采集了 1h、3h 影像，另一患者采集了 0.5h、5h 影像，使得影像资料丧失了可比性；③显像不全：主要是没有包括上胸段和颈部。淋巴核素显像主要目标不仅仅是判断有无淋巴水肿，更重要的是判断淋巴动态回流状态和主要病变部位，最终的诊断是需要通过与相同时段正常影像的比较获得。推荐采用分 10min、1h、3h、6h 四个时段采集

患者全身影像，必要时可增加采集 24h 影像。

（二）磁共振成像

磁共振成像（magnetic resonance imaging，MRI）因其具有任意方向成像、软组织分辨率高、对液体及管道系统显示较佳且无放射性等特点，在淋巴管疾病诊断方面具有重要价值。检查技术包括：常规成像、淋巴管水成像、血管造影成像（MRA）和淋巴管造影成像（MRL），其中 MRL 根据对比剂注射途径又分为经静脉注射对比剂的直接法和经皮内或皮下注射对比剂的 MR 间质淋巴管造影术。常规 MRI 成像可以清晰显示扩张的淋巴管、评价淋巴水肿范围、淋巴漏的多少，对于软组织占位的定位及定性也具有优势。MR 淋巴管水成像可以清晰显示扩张的淋巴管以及淋巴主干和淋巴导管。MRA 可用于鉴别淋巴管畸形和血管畸形。MRI 主要应用于淋巴水肿、淋巴管囊肿或囊性变、淋巴管瘤等病变的诊断及其范围、程度、与周边组织结构关系的判断，随着磁共振成像技术的发展，淋巴干、胸导管的结构也可获得良好显示（图 4-1-2）。

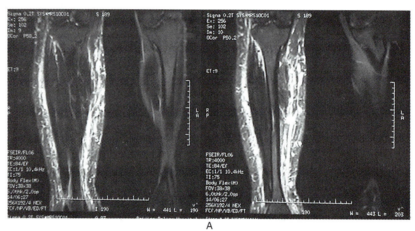

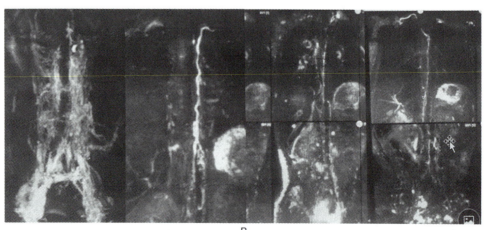

图 4-1-2　MRI 显示患肢小腿淋巴水肿（A）及淋巴管系主干重建影像（B）

（三）超声

诊断上，主要用来判断淋巴结肿大及形态，有助于诊断和鉴别。此外，能够判断有无深静脉阻塞和瓣膜功能不全，在象皮肿做病变组织切除术时需将皮下组织包括所有浅静脉一并切除，深静脉阻塞性病变应列为禁忌。对肢体浅静脉如头静脉、贵要静脉及大、小隐静脉等血管分支的管径、走行方向、瓣膜功能做术前检查，有利于淋巴静脉吻合手术切口的选择。超声检查可能探及扩张的淋巴管、淋巴干、胸导管颈段及出口。淋巴管系流出道的病变是淋巴回流障碍的重要继发因素，超声检查对淋巴管汇入静脉后的病变如锁骨下静脉血栓、上腔静脉受压、右心功能不全、肺动脉高压、缩窄性心包炎等做出判断。

（四）间接淋巴管造影

多种大分子物质的液态示踪剂直接注入皮内、皮下组织后，会被毛细淋巴管吸收从而进入淋巴管内，并沿淋巴管上行，通过不同影像设备可获得区域淋巴管影像，这类影像，统称为间接淋巴管造影。根据所采用的影像设备和/或大分子物质的名称来命名。

X线间接淋巴管造影：用多部位皮内注射伊索显（isovist）作间接淋巴管造影，可以显示区域淋巴管结构状况。在原发性淋巴水肿，多用于淋巴管发育状况的判断；在继发性淋巴水肿，多用于淋巴管扩张、瓣膜功能、淋巴管回流情况的判断。

MR间接淋巴管造影：目前淋巴造影剂仍未用于临床，因此大多数直接的研究都是实验研究，但其结果显示潜在的应用价值。MR间接淋巴管造影可清楚显示淋巴管结构，但检查过程较烦琐，检查所需时间较长，显影范围不大，在一定程度上限制了其广泛应用。

（五）直接淋巴造影

直接淋巴造影（direct lymphangiography，DLG）是把造影剂直接注入淋巴管，直接显示淋巴管腔内结构（图4-1-3、图4-1-4），并通过动态观察，直接反映淋巴管疾病导致的淋巴系动力学改变，因此，DLG是淋巴管疾病十分重要的诊断手段，淋巴管疾病临床研究的进步，很大程度上得益于淋巴管造影的开展，由此提高了淋巴管疾病的认知水平。

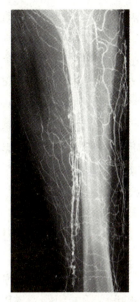

图4-1-3 直接淋巴管造影显示淋巴管网状扩张

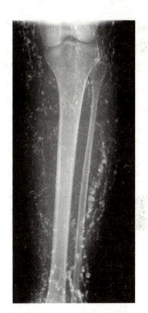

图4-1-4 直接淋巴管造影显示淋巴管囊性变

由于淋巴管造影剂可能对淋巴管造成损害，DLG主要应用于淋巴管疾病不能明确诊断的病例。在肢体淋巴水肿的诊断中，主要适用于腹股沟淋巴结以上水平的病变。病因明确不做DLG。造影结束后，注射生理盐水冲洗造影区域的肢体淋巴管，以免造影后肢体发生淋巴水肿或淋巴水肿加重。

淋巴管结构纤细，无论原发或继发性淋巴水肿，肢体皮肤、皮下纤维组织增生严重者，DLG中显露淋巴管、穿刺置管、推注造影剂均较为困难，在造影的2~4h过程中，一旦造影剂外漏，就很难获得优秀的淋巴管系全程影像,导致最终的诊断困难。

淋巴管造影困难是面临的难题。选择油性、黏性低且颗粒细小的造影剂,以法国加柏公司生产的碘化油注射液为最佳;选用专业的或定制的淋巴管造影针;在手术显微镜和显微手术器械帮助下,完成淋巴管穿刺;分时段采集动态影像,直至胸导管颈段显影。判断胸导管汇入颈静脉角区域的动态状况是重要的。经过反复实践总结,DLG 成功率可达 95% 以上。

(六)淋巴核素显像与淋巴管造影的比较与选择

淋巴核素显像与淋巴管造影在患者和部分医务人员中,有相互混淆的问题。淋巴核素显像技术是核医学技术,通过核素注射间接显示淋巴管系,无创、相对简便、可重复性好、显影范围较广而粗犷,适用于所有需要诊断或除外淋巴管疾病的患者;淋巴管造影是放射影像技术,直接注射造影剂于淋巴管,腔内显影精细但有创、难度大、可重复性差,主要适用于腹股沟淋巴结以上水平的病变且病因和病变性质不清的患者。

(七)淋巴水肿评估技术

评估技术主要用来判断淋巴水肿程度而并非用来诊断淋巴水肿,更适用于患者的长期观察随访,记录治疗效果的变化。评估技术主要采用物理学方法包括肢体多部位周径测量、容积测定、生物阻抗光谱学等。

肢体周径测量是最常用的方法,因为它成本低,使用方便。测量通常在骨性标记或沿肢体已设定的标记进行。

肢体容积测定包括:①水置换法:较准确但操作费时,临床上很难实现。②红外线光电技术:这种方法精确快速,可能成为今后肢体容积测定的主要方法。

生物电阻抗检测肢体组织成分的变化:依赖电流电阻的原理(随着淋巴水肿的进展和组织液的积聚,对电流的阻抗会随之降低)来检测组织液的存在,因此有较好的临床应用前景,值得关注的是组织纤维化可能会提高电阻抗,从而掩盖肢体淋巴水肿的逐步恶化,但可以结合肢体周径的变化来综合评估淋巴水肿。

(沈文彬 夏 松)

第二节 淋巴水肿的治疗

迄今为止,淋巴水肿的治疗尚没有一种绝对有效的、根治性的方法。近半个世纪以来,随着对淋巴水肿病理生理进一步的深入研究,影像诊断新技术的应用提高了对淋巴水肿的认知水平,特别是显微外科技术的发展,治疗效果有所提高。

治疗方法大体分为手术治疗和非手术治疗。非手术疗法包括微波烘绑、空气压力淋巴循环驱动、弹力袖袜、按摩、药物等。手术治疗配合非手术治疗进行综合疗法,可收到满意的疗效。

国际淋巴学会提出淋巴水肿的治疗目标为:周径变细,皮肤皮下组织变软,淋巴水肿不发展或发展减缓,丹毒不复发或频度降低,维持肢体良好的功能。

一、非手术治疗

淋巴水肿的保守治疗主要理念包含患者自我防护教育、皮肤护理、运动康复和物理治疗。主要方法包括手法引流、弹力套、短拉伸弹力绷带、长延展弹力绷带、机械压力治疗,还有中国传统医学发展而来的微波烘绑治疗等。淋巴水肿的综合消肿治疗(CDT)就是综合上述治疗手段设计的淋巴水肿联合治疗方案,并已证明是安全有效的,但需长期坚持。CDT 通常包括两个阶段:初始的消肿阶段(手法引流和综合压力治疗)及接下来的维持阶段(长期佩戴弹力套)。

(一)日常保护

WHO 推荐的慢性丝虫病淋巴水肿和象皮肿的保护和治疗方法,内容完善,值得所有淋巴水肿患者借鉴:

1. 肥皂和清水彻底清洗患部,包括每个深浅皱褶的底部,每天至少一次。

2. 防止皮肤损害,仔细检查患部有无侵入性损害,并在损害处涂敷抗真菌和抗菌药膏。

3. 坚持患肢运动和抬高以助淋巴回流。

4. 穿鞋宽松、透气。

5. 正确使用绷带绑扎。

6. 有继发感染者应积极给予抗生素治疗。

(二)加压疗法

从患肢远端向近端施加一定压力,促使潴留

在组织间隙的淋巴回流。对于淋巴管扩张后瓣膜功能能减退的患者十分重要。各种按摩、弹力绷带包扎、弹力袜或袖套、机械驱动设备等,均属加压疗法范畴。

1. **按摩疗法** 由远及近,简便易行,能促进淋巴回流,早晚各一次,每次至少十分钟。

2. **弹力绷带** 包扎持续加压疗法应由肢体远端开始向近端上行,远端稍紧,向上应适当减松,避免近端或关节处过于紧缩而影响静脉和淋巴的回流。

3. **弹力套袖** 根据患肢不同部位周径测量值选配,下肢应选用Ⅲ级压力弹力袜。弹力套袖适于长期佩戴,直立状态应坚持佩戴;平卧休息或夜间睡眠时可摘除。

4. **间歇性充气加压法** 系 20 世纪 80 年代,Zelikovski 设计的多腔室袖套式加压装置,包括多个气囊,电动自控,充气时间、充气压力、间歇时间、治疗周期等均可自行调节。不同厂家生产的产品,有单模式机型和多种模式机型。适合淋巴水肿治疗的模式为多气囊序贯充气模式:肢体远端第一个气囊持续充气加压后(不放气),序贯向近侧气囊充气,待所有气囊充气后,同时放气,间歇,完成一个周期,而后周而复始。由于一个周期短,患肢能忍受 10~20kPa 的压力,患者可根据自身耐受力来调控压力,根据需要反复使用,最适于晚上入睡前使用,晨起后仍应穿弹力袜或绑弹力绷带。如患者静脉血栓后则不宜使用,急性感染的肢体,建议在感染控制 2 周后使用。

(三)烘绑治疗

1964 年始,张涤生应用祖国医学砖炉烘疗象皮腿的方法,设计制造了远红外线(电热)烘疗机,1983 年又创制微波加热机,30 余年来,对各种病因的肢体淋巴水肿治疗了 4 000 余例,获得颇为显著的效果。烘绑疗法已为多个国家采用或研究。

(四)淋巴水肿反复发生丹毒的治疗

淋巴水肿肢体常易反复发生丹毒,可以是急性的(图 4-1-5),也可以是慢性的(图 4-1-6),因为淋巴回流受限,细菌容易潜伏在淋巴管腔内不易杀灭而导致反复感染,严重病例,患者一年发作超过十余次,甚至每十余天发作一次,患肢长期处于感染状态。严重感染,可发展为血栓性静脉炎、蜂窝织炎,甚至感染中毒性休克。重症的感

染,容易得到重视。不严重的感染或不典型的感染如不伴发热、疼痛不明显、血象不高等,常被忽视,治疗不恰当,细菌潜伏于淋巴管内,是淋巴水肿丹毒反复急性发作的重要原因之一,肢体的反复感染,是淋巴水肿进展的重要因素。因此,淋巴水肿反复发生丹毒的抗感染治疗原则是:一旦患肢皮肤出现较大范围的红肿,应尽早抗感染治疗,不要拘泥于实验室证据,有针对性和足量的抗生素、用药时间不少于 10~14d,同时针对足癣等其他感染进行彻底的治疗。我们也在淋巴水肿反复丹毒、家中喂养有宠物的病例的血培养中,培养出狗链球菌、鹑鸡球菌等,故建议临床医师询问宠物喂养情况,动员患者放弃宠物饲养。

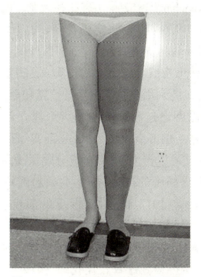

图 4-1-5 淋巴水肿急性淋巴管炎,往往进展迅速,涉及全下肢

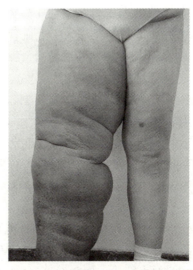

图 4-1-6 继发性淋巴水肿 14 年,反复感染使淋巴水肿进行性加重

二、手术治疗

全球范围手术治疗淋巴水肿已经走过了百年历程。从不同设计理念的病变组织切除，到不同方式的显微外科手术方式的应用，展现了一代代学者不懈的追求，也体现了淋巴水肿治疗的艰难历程和疗效的不尽如人意。

（一）肢体减容手术

肢体减容手术以减少患肢容积和肢体外观为主要治疗方向。

1. **病变组织切除术** Lis Franc（1841 年）采用皮肤划痕法，通过针孔划伤来引流水肿肢体的淋巴液，这是国外治疗淋巴水肿的首次尝试。Carnochan（1852 年）结扎髂动脉、Telford 及 Simonds（1933 年）切除交感神经，均因无效而被废弃。Kondoleon（1912 年）于下肢外侧作 3~5cm 宽的长梭形皮肤切口，切除局部浅层病变组织和深筋膜，试图利用皮肤与肌肉的直接接触，使浅层皮肤淋巴网通过深层的肌肉组织建立新的淋巴回流通路。但 Bertwistle 和 Peer 证实深筋膜切除后，不久便可以再生，重新形成分隔深浅淋巴的屏障，由于深筋膜的再生，故手术只起到短暂的改善。Charles（1912 年）对于严重的象皮肿、下肢巨大畸形影响行动、疣样增生、淋巴瘘、乳糜漏、经常感染无法控制等病例，采用整个小腿的病变组织切除，获得较好疗效。在我国，张涤生、高学书于 1958 年报道应用 Charles 手术于临床的经验。Thompson（1962 年）采用切除局部病变组织后，将切口一侧边缘的表皮剥离 3~5cm 宽度，然后将剥离了表皮后的真皮结构埋入接近血管束、深淋巴管结构的深部组织中，再重叠缝合，目的同样是使真皮淋巴网通过深层的肌肉组织建立新的淋巴回流通路。Harvey 对上肢亦实施了 Thompson 手术方法。Homans 手术方法基本上与 Thompson 相似，对全下肢包括大腿行改良缩减手术，皮片不重叠也不埋藏，亦可以在股、小腿进行分期手术。Servelle（1945 年）分两期进行下肢的病变组织切除。

Charles 手术、Servelle 手术是既往临床常用的术式，治疗对象是严重的象皮肿。治疗效果与切除的范围、深度有关。切除彻底，复发率低，能较好改变患者肢体沉重、活动受限、反复感染等问题，但手术后外观形状不甚美观。长期随访观察发现，肢体皮肤不平整且皱缩，常伴色素沉着，有些患者手术远端的趾部水肿加重，反复感染常见，瘢痕严重多见，少数患者遗留难治性淋巴瘘，或发生严重的疣状增生。

2. **淋巴脂肪抽吸减容术** 淋巴脂肪抽吸减容术是借鉴美容抽脂手术方式来治疗淋巴水肿，属于微创手术，该术式是能不同程度减少患肢皮下结构容积，改善患肢外观与重量，同时减轻淋巴负荷方法的一种手术方式。

1989 年 O'Brien 首先报道应用抽吸法治疗淋巴水肿，之后有人陆续报道了该方法，褒贬不一，直到 Brorson 和 Svensson 将压迫疗法和抽吸法结合起来，抽吸治疗术后采用弹性材料加压固定，取得良好的效果。同期，Sando 等应用抽吸技术治疗四肢淋巴水肿也取得较为满意的结果。Miller 等认为应用抽吸法可以清除淤积于皮下组织内的淋巴液和增生的脂肪组织，有效地减轻肢体肿胀，改善外形。Frick 应用尸体研究探讨了下肢负压抽吸方法与淋巴组织损伤的关系，指出抽吸方向与下肢纵轴平行，可以保留大部分淋巴管组织，减少淋巴组织的损伤；抽吸方向与下肢纵轴垂直对淋巴组织的损伤最大。其建议肢体负压抽吸时应与肢体的轴径保持一致。国内也有学者开始将这项技术应用于临床。2001 年施越冬等报道采用侧胸壁皮瓣或背阔肌肌皮瓣转移结合上肢负压抽吸治疗 10 例单侧乳腺癌根治术后上肢淋巴水肿患者。术后所有患者上肢周径均有不同程度减小。术后随访 3~18 个月，疗效稳定。2008 年亓发芝等人报道 17 例，平均随访期 4.6 年，患肢缩小 3~12cm，平均 6cm；抽吸术后丹毒发作消失，平均约 2.21 年后丹毒发作开始出现，术后 4~5 年逐步恢复到手术前的水平。患者满意率 67.66%，不满意的原因主要是对肢体肿胀控制的维持时间较短。

应用抽吸法可以清除淤积于皮下组织内的淋巴液和增生的脂肪组织，可以减轻肢体肿胀，改善外形。对于具有部分淋巴回流功能的轻中度肢体淋巴水肿患者抽吸法是可供选择的有效治疗方法。由于单纯抽吸法未能建立有效的淋巴回流途径，不能从根本上治疗淋巴水肿，随着淋巴液的缓慢淤积，肢体肿胀会逐渐复发加重。

（二）组织瓣桥接术

对于淋巴回流有梗阻的部位，一些研究者尝试将皮瓣、肌瓣、大网膜、肠系膜及剥除黏膜的一段小肠壁等结构通过手术转移至梗阻的部位，使之起到淋巴桥接的作用以建立有效的淋巴回流途径。

历史回顾：Gilles 采用皮肤及皮下组织，嵌置于髂股淋巴引流区之间。Goldsmith（1967年）将带蒂大网膜通过皮下隧道转移至下肢，然而 Danese 等应用此法三个月后未能证实有连接，探查时发现大网膜已被一层厚厚的结缔组织包裹。Nylander 等在试验中发现大网膜上淋巴管虽然丰富，但吸收能力有限。Kinmonth 及 Pugarire（1968年）曾采用肠系膜及剥除黏膜一段小肠壁，淋巴造影显示通畅，这种手术适用于骨盆局部淋巴梗阻的病例。Medgyesi（1983年）报道在乳腺癌根治手术合并放疗发生继发性淋巴水肿的病例，沿背阔肌边缘做切口形成岛状皮瓣，将其蒂部通过腋部的皮下隧道引至上臂，从上臂切除相应大小的皮肤和皮下组织，将瓣植入。追踪三年，患肢上臂情况良好，但缺乏患肢淋巴流经肌皮瓣显示连接通畅的证据。

（三）显微淋巴外科手术

1. 淋巴管－静脉吻合术（lymphahtic-venous anatomosis，LVA） 1960年 Jacobson 吻合小血管成功后，显微外科技术得到了广泛的应用。1962年起相继由 Jacobson、Laiue、Rirero、O'brien 等进行了淋巴结－静脉吻合、淋巴管－静脉吻合的实验研究。O'brien 在1974年首先开始把淋巴管－静脉吻合术应用于临床，治疗乳腺癌手术或放疗后的上肢淋巴水肿，获得较好的早期疗效。1978年 Degni 采用弯曲有沟的针作导引行淋巴插入静脉的吻合术式，对34个肢体进行追踪随访2个月~6年，成功率达76%。在我国，早在1964年郑康桥进行腰干淋巴管与精索内（卵巢）静脉吻合术治疗乳糜尿。1974年赵伟鹏、沈家立采用显微技术经腹股沟和足背途径淋巴管－静脉吻合术治疗乳糜尿，均取得了良好效果。1979年以来朱家恺于中山医学院附属第一医院，张涤生于上海第九人民医院，黄恭康于蚌埠医学院等先后开展了淋巴管－静脉吻合术，应用于治疗肢体、乳房及阴囊等部位淋巴水肿，取得了很好的近期效果。

对于淋巴管－静脉吻合术远期疗效仍存在质疑。1980年 Puckett 在10只用改良 Olszewski 术做成淋巴水肿模型、已经引起一年以上淋巴水肿状态的狗，做了21个淋巴管－静脉吻合，所用的淋巴管和静脉直径在0.9~1.9mm，术后7d吻合口通畅率达100%，肯定淋巴管－静脉吻合术的可行性，并有较好的近期疗效；然而在两周后再探查，其堵塞率为79%，21天100%堵塞。Jicobson 等曾做了一组40只狗的淋巴管－静脉吻合术，在手术台上均见到染料通过吻合口，但几个月后，探查发现仅有一个吻合口通畅。

目前临床尚缺乏检查吻合口通畅情况的有效方法。Gilbert、òbrien 等对实验性淋巴管－静脉吻合做了较细致的观察，指出：淋巴管造影不能对淋巴管－静脉吻合的功能状况提供可靠的资料，采取解剖后直接观察，发现吻合口通畅率在术后一周为74%，2~6周为66%，3~8个月时为50%。我国张涤生1981年吸取了 Danese 花费40年才试制成功一个永久性淋巴水肿实验模型（1968）的经验，在国内首次成功制备了狗淋巴水肿实验模型。1984年韩良愉、张涤生在淋巴水肿动物肢体上测定淋巴管、静脉的压力，并与正常狗做对照，结果表明，在正常狗，足背静脉压力大于淋巴管压，而在淋巴水肿狗，静脉压低于淋巴管压。也有其他学者做过这类实验，得出相似结果，从而认为，术后近期由于淋巴管压大于静脉压，淋巴液不断流经吻合口进入静脉，临床症状得到改善，但当恢复到一定程度，淋巴管与静脉的压力达到或趋于平衡时，淋巴液很难进入静脉，甚至有血液经吻合口反流入淋巴管的可能，这就可能造成血栓的形成，影响远期疗效。然而，黄恭康参照 Cunningham 等1978年介绍的方法，设计并成功制作兔耳淋巴水肿实验模型，分别做47只兔耳的静息状态、兔耳按摩后淋巴和静脉的压力变化测定，显示两种情况下，淋巴压均比静脉压高。

需要认真考虑的是淋巴回流动力学及其改变的综合影响因素。1979年丹麦学者 Thommesen 等，研究颈淋巴在咀嚼时流量及流速明显增加，认为淋巴运输是一种主动的过程。1979年波兰学者 Olszewski 认为淋巴流的动力主要由于淋巴管自动的内在收缩，其腔内压力可高达50mmHg，在人下肢皮下淋巴干内的端压测定最高可达100~120mmHg。因此，推动淋巴回流，主要依靠淋巴管壁本身平滑肌的自动、有节奏的收缩。对于淋巴管－静脉吻合术，淋巴和静脉压力梯度的关系是重要的，但还有其他因素存在，如淋巴管和静脉的结构与瓣膜功能、吻合技术、吻合方式、术后治疗等均值得我们深入研究。

从文献报道和我们的临床实践看，淋巴管－静脉吻合术有创伤小、切口小、操作精细、手术合并症少、符合生理等特点，有较高的近期疗效和一定的远期疗效。继发性淋巴水肿，以近段淋巴管、淋巴结梗阻，远端淋巴管扩张为主要病理改变，病变早期，淋巴管损害程度较轻（图4-1-7）。因此诊断明确，有手术适应证，为避免淋巴水肿进展，中度以上的淋巴水肿，宜早行手术，争取良好效果。重症淋巴水肿肢体严重肿胀，皮肤及皮下组织纤维化尤以足踝部为著，反复感染导致淋巴管结构破坏，呈硬索条样，不透明，瓣膜损毁、淋巴流量少，明显影响疗效。原发性淋巴水肿的手术疗效，与肢体淋巴管病变形式有很大关系。

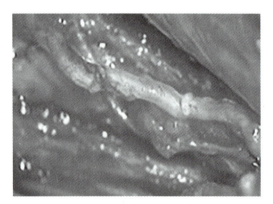

图4-1-7 早期淋巴水肿淋巴管手术显微镜下结构
淋巴管壁薄透亮、充盈好、有良好的瓣膜功能，淋巴管压力增高而有迂曲改变

不同作者淋巴管－静脉吻合术式差异较大。我们的经验是：对于原发性淋巴水肿，尽可能地确定回流受限的部位是重要的，回流重建宜从回流受限的部位开始，可采用多部位、多径路、深浅淋巴管均做吻合的手术方式（图4-1-8），可分期完成。深淋巴管组织结构条件较好，便于吻合，但手术难度增大。继发性淋巴水肿，主要从梗阻的远端行单切口的淋巴管－静脉吻合术。提高淋巴管－静脉吻合术远期手术效果，仍是临床医师义不容辞的任务。

淋巴水肿伴有静脉狭窄或静脉闭塞（表现为患肢皮肤青紫、静脉扩张或曲张、皮肤溃疡等），或患肢有急性淋巴管炎，是淋巴管－静脉吻合术的禁忌证。皮肤广泛象皮样坚硬，高举肢体无变化，皮肤、皮下组织纤维化增生严重，皮肤有疣状增生、角化过度者，一般无良好的淋巴管可供吻合，不适合做淋巴管－静脉吻合术。远端淋巴管发育不全的病例，也不适合做淋巴管－静脉吻合术。肿瘤有复发倾向，可作为手术相对禁忌证。

2. 自体淋巴管移植术 为了避免淋巴管－静脉吻合口由于淋巴系和静脉系之间压力改变所产生的可能阻塞，1981年，在国际显微外科学会第六次会议上，Assal报告了淋巴管移植的实验研究，与此同时，Baumeister亦报告了应用淋巴管移植的实验研究。他们用狗后肢取出的淋巴管移植至已做成水肿模型的狗的后肢上，采用无张力的端－端吻合，用淋巴造影、染料注射、同位素实验和组织学检查等方法都证明移植的淋巴管输送淋巴能力良好。1980年Baumeister开始应用于临床，于1986年报道他用淋巴管移植治疗55例

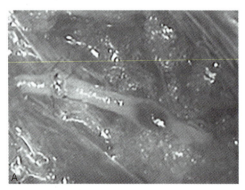
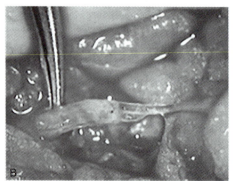

图4-1-8 手术显微镜下淋巴管－静脉吻合术
A. 端－端吻合，口径匹配良好，淋巴管壁有增厚，静脉有良好的瓣膜；B. 口径不匹配，套入式吻合，静脉段充满淋巴液

患者，37 例为上肢水肿，18 例为下肢水肿，其中 5 例为原发性淋巴水肿，随访 4 年，患肢体积明显减少，淋巴核素显像显示移植淋巴管长期通畅。我国于国中、朱家恺等于 1987—1991 年施行淋巴管移植治疗下肢淋巴水肿 5 例，4 例为原发性，1 例为继发性，随访证明 3 例取得了良效。1984 年张涤生等用此法进行狗的实验研究，供肢均出现水肿至手术后第 7 周仍未完全消退，其中 2 只手术后 30 周仍有水肿。自体淋巴管移植术面临很多问题：如何明确原发性淋巴水肿淋巴水肿患者的病变部位（移植部位）、如何确定移植后远段流出道畅通无阻？多长的移植段可保证通畅？像乳腺癌、宫颈癌根治术加放疗的病例，如何跨域病变区域？健肢也往往有原发性淋巴管发育不良的潜在可能，如何避免应用健侧淋巴管移植诱发供肢淋巴水肿？如何保护移植段以避免瘢痕增生、压迫、纤维化？

3. 静脉代淋巴管移植术
张涤生等于 1981 年起进行了静脉移植代替淋巴管移植的方法治疗肢体淋巴水肿的动物实验。实验是在狗淋巴水肿动物模型上进行，自体移植 1~2 根静脉于阻塞部位的远、近端淋巴管之间，术后观察 3~4 个月，发现存活的 12 只狗中，有 9 只所移植的静脉保持通畅，移植静脉与吻合口处静脉管腔内皮细胞生长良好，排列规则，完全覆盖管腔面。中膜仍见有大量环形排列的平滑肌细胞。与静脉不同的是淋巴管无明显的富含平滑肌的中膜，仅有少量散在的平滑肌细胞。吻合处静脉已与淋巴管壁融为一体，内膜连续完整，肢体水肿消退。实验证明移植的静脉确实能够代替淋巴管的功能，手术后移植物可保持长期通畅。此后应用于临床。该术式优点：术后供肢无发生水肿的可能，小静脉与淋巴管在胚胎起源上及组织学结构上都是相类似的，移植的静脉可与淋巴管愈合并代替淋巴管。其他存在的问题与自体淋巴管移植术面临的问题相似。

4. 血管化淋巴结移植术
血管化淋巴结移植是一种显微外科手术。这种手术是将带有淋巴结的软组织瓣及其相关的动静脉，从供体部位移植到受体部位，其受体部位最常用部位为腋窝，也可移植于腕部及其他部位，吻合该软组织瓣的动脉、静脉，并不吻合淋巴管，主要应用于乳腺癌术后淋巴水肿，淋巴结移植到患肢的近端或远端，效

果并无差异。Scaglioni 等人对血管化淋巴结移植的综述提示用胸外侧淋巴结瓣作为供体部位有最高的并发症率（27.5%），其次为腹股沟淋巴结瓣（10.3%）和锁骨上淋巴结瓣（5.6%）；血管化淋巴结移植的并发症包括皮瓣失败、供体部位淋巴水肿、血清肿、淋巴囊肿、感染和伤口不愈合。

5. 分期手术治疗淋巴水肿的临床实践
从淋巴水肿病理生理改变来看，手术方式治疗淋巴水肿如果能够解决以下三个问题：一是淋巴回流的梗阻，二是皮肤皮下组织增生、纤维化导致的肢体形态改变，三是病变进展导致的淋巴管瓣膜功能损害，就意味着淋巴水肿是可以被治愈的。因此打破淋巴水肿淋巴回流梗阻、淋巴淤滞、淋巴管瓣膜功能减退、肢体组织增生纤维化引起恶性循环的病理性魔咒，是外科治疗的终极目标。

微创的淋巴脂肪抽吸减容术：皮肤皮下组织增生、纤维化不仅仅导致肢体形态改变，更重要的是肢体体积增大还会产生更多的淋巴液。从治疗角度，期望患侧肢体容积尽可能减少甚至略细于健侧，这也意味着患肢软组织结构量的减少和形成淋巴液的能力的下降。淋巴水肿肢体的抽吸减容术，明显有别于美容的抽吸减容术，对于设备也有较高的要求。然而在此破坏性手术基础上，无法在同一患肢完成传统的浅淋巴管 - 静脉吻合术；或者完成传统的浅淋巴管 - 静脉吻合术后，很难在同一患肢再行微创的淋巴脂肪抽吸减容术。

肱动脉旁深淋巴管 - 静脉吻合术：我们开展的肱动脉旁深淋巴管 - 静脉吻合术，是在上臂中部血管神经间隙，解剖出血管、神经旁的深淋巴管，通常 3~11 根，同时游离肱静脉（常为多干）或其分支，分组行深淋巴管 - 静脉的端 - 端或套入式吻合术。鉴于从解剖学上淋巴管深浅广泛沟通，这一术式又不与微创的淋巴脂肪抽吸减容术操作发生在同一层次，使得分期手术成为可能。

腹股沟下淋巴管 - 静脉吻合术：腹股沟下淋巴结的输入淋巴管与大隐静脉及其分支行端 - 端或套入式吻合术，该区域淋巴管多达 10~60 支，几乎收集了来自足、踝、小腿以及大部分大腿来源的淋巴液（图 4-1-9）。该术式可以在淋巴脂肪抽吸减容术后数月完成；也可在淋巴管 - 静脉吻合术后，仍希望进一步改善肢体形态的患者，再行淋巴脂肪抽吸减容术。

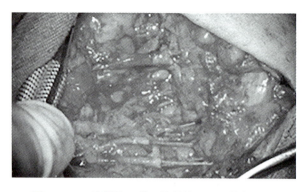

图 4-1-9 腹股沟下淋巴结的输入淋巴管与大隐静脉及其分支（多支）行端 - 端或套入式吻合术

淋巴管瓣膜功能损害至今尚无有效的手术方式，手术后辅以压力治疗是有可能使得刚开始肿胀部位的淋巴管瓣膜功能损害得到一定程度的恢复，肢体远端（手、足）的持续肿胀意味着最低部位淋巴管瓣膜功能的严重损害，这样的患者，将可能失去获得治愈的机会，所以手术治疗的一个重要节点就是当患肢的远端开始肿胀。

淋巴水肿分期手术治疗目标：一是尽可能使患肢的形态恢复正常，理想的结果是患肢甚至略细于健侧；二是使更多在恰当分期的患者，得以治愈。

淋巴水肿分期手术治疗设计：

（1）一期手术：微创的淋巴脂肪抽吸减容术，术后辅以弹力套治疗 2~4 个月。

（2）二期手术：淋巴管 - 静脉吻合术。术后给予恰当的抗凝祛聚治疗，患肢辅以短拉伸绷带系统的 CDT 治疗，维持一个月后改为日间弹力套。

（3）术后保守治疗：是为了持续保护淋巴管功能使之瓣膜功能更好恢复，目前建议分期手术完成两年后尝试摆脱保守治疗，摆脱成功即为治愈，但建议大运动量时仍穿戴弹力套。其他患者根据术后恢复的情况，选择相应的保守治疗维持方案。

三、总结与展望

淋巴水肿病理改变由三部曲组成：淋巴管系结构缺陷或淋巴回流梗阻、淋巴管扩张和瓣膜功能损害、长期淋巴液组织间淤滞造成肢体不可逆的增厚和象皮肿。

保守治疗并不能改变淋巴水肿已有的两个结果：一是严重的组织增生；二是淋巴回流瘀滞。

淋巴管系结构缺陷和淋巴回流梗阻可以通过显微外科技术予以淋巴回流重建；淋巴管扩张和瓣膜功能损害，可通过多部位、多径路的淋巴管 - 静脉吻合术以降低淋巴回流的压力，也可通过持续加压疗法如弹力袜（白天）加循环驱动治疗仪（睡前）等保守治疗手段予以改善。因此，以显微淋巴管 - 静脉吻合术为主导的复合手术，结合相应保守方法的综合治疗，是淋巴水肿治疗较为理想的选择。避免长期淋巴液组织间淤滞造成肢体不可逆的增厚和象皮肿的关键在于早期治疗。

二十余年来，显微外科已是淋巴水肿治疗的重要研究方向。国际淋巴学会前主席 C. Campici 教授首先提出显微淋巴外科概念，指出显微淋巴外科将在淋巴水肿的治疗中起到越来越重要的作用。许多患者已经受益于该技术的开展，但长期疗效的下降，是显微淋巴外科面临的问题。如何判断淋巴水肿的动力学改变？如何在原发性淋巴水肿中选择适合外科治疗的病例？在具体的病例，如何选择显微外科术式？以及抗凝治疗、抗感染治疗、保守治疗等，淋巴水肿许多领域中仍存在许多需要进一步探讨、解决的实际问题，有待开展深入的临床与基础研究。

国家卫生健康委员会能力建设和继续教育中心在 2018 年年初推进了一个继续教育项目——淋巴循环障碍疾病诊疗专项能力推广与培训项目并成立专家组，旨在搭建一个平台，包括培养相关医疗团队，普及淋巴水肿知识，推广淋巴水肿诊断治疗技术。这是在世界范围内，第一个由国家医疗行政机构推动的淋巴水肿治疗项目，由此，积极应对淋巴水肿，将成为国内该领域的发展趋势。要推动该领域的进步，首先是要改变观念：对于医者，淋巴水肿可以治疗，甚至部分患者可以治愈应该成为重要概念；教育患者知道什么是术后淋巴水肿，教会患者如何进行自我防护；将淋巴水肿纳入慢病管理；积极推广 CDT 治疗作为淋巴水肿普及治疗手段，努力为每一位淋巴水肿患者提供可行的保守治疗方案；努力推动微创外科手术的开展，为患者提供更好改善甚至治愈的机会。

（沈文彬　常鲲）

第二章　乳糜回流障碍

第一节　乳糜回流障碍概述

乳糜液出现在身体不应有的部位,如出现在胸腔引起乳糜性胸水,出现在腹腔引起乳糜性腹水,出现在下肢引起乳糜反流性淋巴水肿以及皮肤乳糜瘘等,称为乳糜回流障碍。文献多称chylous reflex或chylous syndrome。中文也有称乳糜病、乳糜外溢、乳糜反流等。乳糜回流障碍是由于肠淋巴管、肠淋巴干、乳糜池、胸导管及区域外周淋巴管原发性结构缺陷或继发性损害,导致肠道吸收的乳糜液反流。一旦在不同的反流区域漏出,临床上就会表现为淋巴管疾病形式如乳糜性腹水、乳糜性胸水、乳糜尿、下肢乳糜反流性淋巴水肿、阴囊乳糜瘘、子宫阴道乳糜瘘、乳糜心包、小肠淋巴管扩张症等。

乳糜回流障碍是罕见疾病,据英国路易斯安娜慈善医院报道乳糜性腹水的发病率为住院患者的1/10万。1962年Kinmonth报道乳糜反流19例,与淋巴水肿之比为1:34(19/650)。1999年北京协和医院胸外科报道1963—1997共收治乳糜性胸水31例;1999年北京协和医院消化内科报道1990—1997年收治的22例乳糜性腹水并与1923—1989收治的17例乳糜性腹水做比较,认为以肿瘤、肝硬化、结核为多见。2005年北京市公安医院淋巴外科报道1998—2004收治的乳糜性腹水40例。二十余年来,我淋巴外科收治乳糜回流障碍初诊患者2 500例,近80%病例为原发性淋巴管系结构缺陷。

当前从事淋巴管疾病基础和临床研究的人甚少,有关乳糜回流障碍的研究报道不多,且病变范围涉及多个学科,为世界医学难题之一。目前多数患者得不到正确的诊断和合理的治疗,误诊误治较常见,如原发性乳糜性胸水腹水采用胸导管结扎术造成术后病情加重;乳糜性腹水诊断盆腔脓肿;阴道乳糜瘘误诊为淋病;乳糜反流到骨髓腔按骨病手术误治等,给患者造成极大伤害。

本节总结我们乳糜回流障碍诊断治疗经验,重点尝试探讨原发性乳糜回流障碍的病因、发病机制、诊断及治疗。

一、乳糜回流基本概念

(一)乳糜的形成

乳糜微粒是人体内转运三酰甘油的重要形式,它是以三酰甘油和少量胆固醇酯作为内核,外包一层由亲水基团的磷脂、蛋白质和游离胆固醇所形成的外膜。乳糜微粒合成后,进入固有膜内的中央乳糜管,经肠壁淋巴网、肠系膜淋巴管、肠淋巴干及胸导管进入血液循环。

饮食中的动植物油,长链脂肪酸约占95%,长链脂肪通过小肠淋巴管吸收,经肠干、胸导管回流;短、中链脂肪酸只占5%,但它的三酰甘油容易被酶完全水解而直接被毛细血管吸收进入门静脉。

(二)乳糜液的理化特点

大多乳糜液为一种外观乳白色、无臭味的液体,呈碱性,比重约为1.020,脂肪含量约为0.4%~4%。镜检用苏丹三染色可见脂肪滴。总蛋白量大于30g/L,经胸导管回收到血液的蛋白质,一天可达100g,主要是白蛋白,与球蛋白之比为3:1,故胸导管也是将贮藏在肝脏的蛋白质送入静脉的主要通道。细菌培养阴性,细胞成分主要是淋巴细胞,无机盐与血浆相近。

文献报道一般静置后分为三层,上层为乳脂,中层为水,下层为细胞上皮等。我组观察数百例乳糜标本静置48h以上,乳糜液(包括三酰甘油浓度大于20mmol/L的高浓度乳糜液)并不分层,血性乳糜分两层,其上层为乳糜,下层为红细胞(图4-2-1);感染性乳糜性腹水会清晰分层。

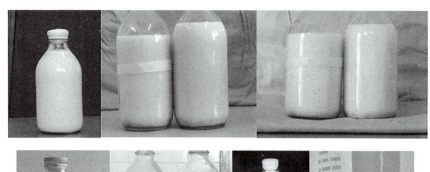

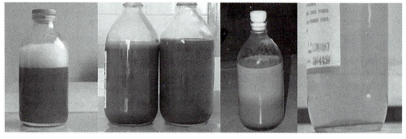

图 4-2-1 乳糜腹水的不同外观性状

乳糜液具有明显的抑菌抗腐特性,有人把抽出的乳糜液放入无菌瓶内,常温下保存 90d 未见细菌生长。

(三)乳糜回流与乳糜反流

1. **乳糜回流** 在正常情况下,当进食脂肪类食物后,脂肪在肠内乳化吸收,肠道吸收的乳糜液经肠淋巴干、乳糜池、胸导管进入左颈静脉角,引流区域的淋巴干内即呈现乳白色,饥饿时常变浅淡或清亮。由于解剖上的变异,肠淋巴干有时汇入左右腰淋巴干,最低可到第四腰椎水平。

2. **乳糜反流** 临床手术时,可能在腹壁切口、盆腔、腹股沟、外生殖器、下肢等部位见到充盈乳白色液体的淋巴管(图 4-2-2)甚至乳糜液,在不应出现乳糜的淋巴管内出现了乳糜,表明乳糜液发生了反常的逆流称之为乳糜反流,乳糜反流这一词,更多强调淋巴回流动力学的病理生理改变。乳糜反流通常沿各淋巴干向远侧发生,小范围的反流可能并非异常。大范围、跨区域、甚至涉及脏器的反流,最终导致了淋巴管向脏器、浆膜腔、排泄管路、体表沟通并破溃,排出乳糜,临床称之为乳糜回流障碍性疾病。

二、乳糜回流障碍病因

乳糜回流障碍的病因分为原发性和继发性两类。

(一)原发性乳糜回流障碍

原发性乳糜回流障碍是指原发性淋巴系发育缺陷:淋巴管扩张、增生或狭窄、梗阻,淋巴管瓣膜功能不全或瓣膜缺如,发育缺陷的淋巴通道上的淋巴结功能不全或淋巴结缺如,引起乳糜反流导致的一系列病理改变。少数为先天性,出生后即有症状,大多在青少年时期发病,常在青春期和妊娠期症状加重。

(二)继发性乳糜回流障碍

继发性乳糜回流障碍可由肝硬化、肿瘤、手术、结核、外伤、丝虫病等引起。在乳糜性腹水,以肝硬化、肿瘤最常见,手术损害次之。在乳糜性胸水,则以手术后乳糜性胸水为最常见。肝硬化引起腹水的常见原因是肝脏合成蛋白减少、门静脉高压、内分泌失调等,但肝硬化引起肝淋巴循环紊乱也是引起腹水的重要原因。肝硬化时肝窦压力升高,迫使肝窦部分血液进入肝窦间的毛细淋巴管;同时肝小动静脉短路的开放使肝窦压力更加

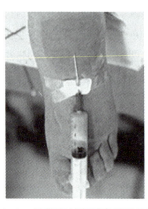

图 4-2-2 足背穿刺出乳糜样混浊液体,生化定量分析证实为乳糜液

增高,肝淋巴回流量增多,使得胸导管流量增加,压力升高;而胸导管末端有良好的瓣膜,间歇开放,当胸导管流量增加压力升高时,该瓣膜可能造成胸导管末端功能性梗阻,加重回流障碍,致使大量淋巴液从肝被膜渗漏到腹腔,甚至因胸导管高压导致乳糜池、肠淋巴干所属小淋巴管破裂或经淋巴管渗漏引起乳糜性胸腹水。

继发性乳糜回流障碍,病因明确,病变部位容易判断,治疗有针对性,如继发于心胸外科手术后的乳糜性胸水,胸导管结扎术大多会有满意疗效。而原发性乳糜回流障碍,发病机制复杂,个体化差异大,临床表现和病变部位可能不一致,病变定位困难,治疗手段匮乏,疗效不尽如人意。值得重视的是:在继发性乳糜回流障碍的部分患者中,病因是多因素的,如肝硬化患者手术后乳糜瘘、同时还存在淋巴管系原发性的结构缺陷如胸导管出口梗阻。

三、原发性乳糜回流障碍发病机制

原发性乳糜回流障碍的发病机制是复杂的。

Kimonth 认为是淋巴管发育不良和不全引起乳糜反流,而 Servell 则认为是乳糜池和肠系膜淋巴结发育不全和不良引起。根据我们的临床资料分析,原发性乳糜回流障碍,是以乳糜池为中心、腹膜后淋巴管系为主的多部位淋巴系结构缺陷所致,淋巴管系压力增高,乳糜逐渐向各部位序贯反流,局部甚至多个部位淋巴管系结构损坏从而引起相应的一系列病理改变。

腹膜后淋巴系结构缺陷是指乳糜池、肠淋巴干、腰淋巴干瓣膜功能不全,以及腹腔淋巴结、肠系膜上淋巴结、肠系膜下淋巴结及腰淋巴结等发育缺陷。可造成乳糜液向腰淋巴干反流,发展波及腹膜后的淋巴管,使其病变逐渐加重,促使腹膜后的淋巴管扩张、增生,形成淋巴管扩张、淋巴管瘤样改变、甚至乳糜性囊肿(图4-2-3)。反流突破腹股沟淋巴结,进而形成腹股沟乳糜囊肿、下肢乳糜反流性淋巴水肿。如腹膜淋巴管发育不全,腹膜形成多个囊肿,囊肿破溃引起乳糜性腹水,或腹膜后含乳糜的淋巴管破裂、乳糜进入腹腔,引起乳糜性腹水。有时病变的淋巴管可波及腰大肌后方、椎管内、坐骨神经周围及骨髓腔,腹膜后扩张的淋巴管或乳糜囊肿破溃,乳糜沿腹膜后间隙、膈

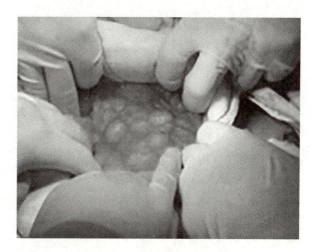

图4-2-3　腹膜后巨大乳糜囊肿

肌裂孔等进入胸腔,形成腹源性乳糜性胸水,使病变更加复杂,给临床治疗带来极大困难。

器官或区域所属淋巴结的功能对乳糜反流去向起着重要作用,某器官或某一区域淋巴结功能不全或缺如,或者说该部位的淋巴结失去阻挡乳糜液反流的作用,乳糜即向该器官或该区域反流,如向肾脏反流引起乳糜尿,向下肢反流引起下肢乳糜反流性淋巴水肿等。

通过大量病例的临床表现、直接淋巴管造影和手术所见,提示从乳糜池至胸导管出口的淋巴系结构缺陷,可能是乳糜反流发生的关键。

四、乳糜回流障碍病理生理

原发性乳糜回流障碍的病理生理改变是复杂的,我们的临床资料显示多数乳糜回流障碍患者同时存在多个部位甚至多个器官的乳糜回流障碍的证据。

(一)乳糜回流障碍引起全身营养的改变

胸导管的淋巴液主要来自肝脏和小肠。肝脏合成的蛋白、小肠吸收的脂肪均经乳糜池、胸导管入血;肠黏膜下层有许多弧立淋巴小结和集合淋巴小结,可产生大量淋巴细胞随乳糜入血参与免疫功能。当中大量乳糜性胸水、腹水或每天有大量乳糜流出体外时,可引起全身营养不良改变,如低蛋白血症、血象淋巴细胞减少等。肠淋巴回流障碍(肠淋巴管扩张症)除有低蛋白血症和血象淋巴细胞减少外,肠黏膜病变也可影响肠毛细血管的吸收,引起贫血、低血钙等,多样性表现为消瘦、乏力、心慌、气短、抽搐、水肿等。

（二）乳糜回流障碍乳糜滞留浆膜腔

1. 乳糜性心包积液　乳糜反流进入心包淋巴管，导致淋巴管破裂，乳糜漏入心包腔。心包腔有少量乳糜液滞留可无症状，甚至在一些患者心包积液量超过 1 000ml 而并无临床症状，这也意味着患者有较长的病史。乳糜在心包急性积聚 >100ml 时可出现心脏压塞表现，即气急、全心衰竭等。有时乳糜性胸水腹水患者可伴有心包积液，为低蛋白血症所致。

2. 乳糜性胸水　多为单侧，少数为双侧，乳糜性胸水可降低肺容积，使胸腔压力增高，通气量减少，患侧肺血流灌注量减少，直接影响呼吸功能，少量乳糜性胸水可不引起症状。甚至中等量乳糜性胸水，由于慢性形成时间较长，对呼吸影响也较小，患者容易耐受。乳糜性胸水生成快或胸水量大可造成严重呼吸困难。

3. 乳糜性腹水　中等量以上乳糜性腹水，会使膈肌上升影响呼吸功能，引起呼吸困难。

4. 乳糜性胸腹水　乳糜性腹水可伴有乳糜性胸水，胸水多由腹腔而来，这在肝硬化腹水可伴胸水已成定论，是经膈肌裂孔和膈肌先天性缺陷或淋巴管以及借助胸腔负压进入胸腔。腹腔中的乳糜液可进入单侧胸腔，也可进入双侧胸腔。我们向 7 例原发性乳糜性胸水腹水患者的腹腔注射 ^{99m}Tc，定期观察 ^{99m}Tc 见进入胸腔，反之不然，证实了乳糜性胸水是由腹腔来的，国外也有同样报道。乳糜性胸水腹水可加重呼吸功能减损程度。甚至引起呼吸循环衰竭而突然死亡。

（三）乳糜回流障碍引起脏器与局部组织的改变

1. 下肢　下肢是较常见的乳糜反流部位。乳糜反流到下肢的途径最常见是经腰干、腹股沟部序贯发展至下肢大腿、小腿、足踝及皮肤，甚至出现皮肤乳糜渗漏，也可见从闭孔淋巴结通过外阴反流到下肢，或通过坐骨神经、臀上下动脉周围的淋巴管反流到下肢。一般波及整个下肢淋巴管，表现为集合淋巴管扩张、增生，皮肤的毛细淋巴管扩张、增生，皮肤及皮下结缔组织增生，重者为象皮肿样改变。多数伴有皮下、皮肤乳糜囊肿、乳糜瘘。

2. 生殖器　乳糜反流到外生殖器通常经盆底、闭孔和腹股沟途径，表现为阴囊、阴茎或阴唇肿胀，皮肤的乳糜水疱及乳糜瘘。乳糜还可主要通过盆底向子宫、阴道反流引起子宫和阴道乳糜瘘。

3. 腹膜后　腹膜后淋巴管扩张、增生，可形成乳糜囊肿。腹膜后淋巴管结构因长期淋巴液淤滞导致的纤维板样增生，和血管紧密粘连，致使手术困难。

4. 肾脏　乳糜沿扩张的淋巴管向肾脏反流，或向输尿管、膀胱甚至向尿道反流。部分患者扩张的淋巴管与排尿管路如肾盂沟通，乳糜随尿排出体外，临床诊断为乳糜尿。

5. 小肠　小肠淋巴管扩张症，是失蛋白性肠病的一种，以严重的低蛋白血症、腹泻为主要临床表现。患者低蛋白血症（血浆白蛋白 5.6~25g/L）、贫血、低血钙、血淋巴细胞减少；肠系膜肥厚、短缩，也可有大小不等乳糜水疱；肠壁肥厚，有的浆膜下有扩张白色淋巴管，或有大、小不等乳糜囊疱，其破溃可形成乳糜性腹水；肠黏膜肥厚，淋巴管注入亚甲蓝可见黏膜下层、黏膜层淋巴管蓝染及淋巴瘘口溢出亚甲蓝；病理见淋巴扩张。并非有肠淋巴管扩张（无论是手术所见或病理结果）就是小肠淋巴管扩张症，必须有明确症状和实验室证据。

6. 骨骼和关节　乳糜可通过深淋巴管反流至骨质结构。我们通过对乳糜回流障碍患者做直接淋巴管造影，见少数患者造影剂进入股骨、髂骨和腰椎。也有数例乳糜回流障碍患者因骨淋巴病变造成病理性骨折，符合戈勒姆综合征（Gorham Stout's syndrome）。

7. 其他部位　我科诊断数例乳糜痰和肝脏、胰腺等的反流。文献有乳糜进入膝关节、唾液腺的个案报道。

五、乳糜回流障碍临床表现与诊断

乳糜回流障碍为一大疾病组群（详见本节淋巴循环障碍病理生理部分），分类下有多种疾病形式，临床表现复杂，多样性表现为消瘦、乏力、心慌、气短、抽搐、水肿、腹泻等，当患者出现中、大量乳糜性胸水、腹水或每天有大量乳糜流出体外时，可引起全身营养不良改变，体格检查可以发现部分患者伴有淋巴结肿大、肢体淋巴水肿、肢体海绵样病变、实验室筛查可见贫血、低血钙、低蛋白血症、血象淋巴细胞减少等。肠淋巴回流障碍（肠淋巴管扩张症）除有低蛋白血症和血象淋巴细胞减少外，肠黏膜病变也可影响肠毛细血管的吸收功能而表现严重腹泻。

乳糜定性诊断并不困难，只要从胸腹腔抽出乳白色液体，或有下肢、外生殖器肿胀伴有乳糜水疱或乳糜瘘、乳白色尿，通过乳糜试验即可诊断。临床一般以乳糜液出现的部位诊断为乳糜性腹水、乳糜性胸水、乳糜尿等。而在肢体肿胀、蛋白丢失、大量浆膜腔积液或体表渗液而并不表现为典型乳糜液时，需要从中鉴别诊断。

乳糜回流障碍还需要以淋巴管病变部位来诊断。淋巴管病变部位的确定作为病因诊断的一部分，乃至对于最终治疗方式的选择，具有重要价值，也是乳糜回流障碍诊断的难点。

B超、CT、MRI等检查，注意浆膜腔积液量、胸腔和腹腔有无占位病变。淋巴核素显像对乳糜回流障碍的诊断有无创、定性准确、病变范围显示清楚、可提示乳糜瘘存在的优点，但不能直观确定淋巴管影像和瘘的准确位置。

直接淋巴管造影在乳糜回流障碍的诊断中非常重要，能直观淋巴管腔内影像，确定淋巴回流和反流的状况，判断乳糜瘘部位。临床医生要亲自做直接淋巴造影，根据患者的不同临床表现以及淋巴核素显像、MRI等情况，动态观察，决定注射药量的多少、拍片部位和体位以及随后的CT检查，为治疗提供可靠依据。直接淋巴管后的即刻CT检查，可多层面直观淋巴管病变的部位，判断淋巴管与周围组织、脏器的关系，给手术治疗提供可靠依据。

六、乳糜回流障碍的治疗

对于乳糜回流障碍，国内、外尚无定型的治疗方案。

在保守法疗方面，20世纪50年代，Fernandes等发现中链脂肪酸不经小肠淋巴管吸收，而由小肠血管吸收，并经动物实验证实。此后在临床上应用口服中链油治疗乳糜回流障碍，取得较好的疗效，此外还有低脂饮食、全胃肠外营养（TPN）、利尿、胸腹水过滤回输等，使乳糜回流障碍的保守治疗有了较大进步。

手术治疗方面，除了乳糜尿行肾蒂淋巴管结扎和显微淋巴管-静脉吻合术（在精索、腹股沟、下肢部位手术）、胸外科手术后并发乳糜性胸水的胸导管结扎术（1952年Lampson）治疗疗效确切外，其余的乳糜回流障碍手术，如下肢显微淋巴管-静脉吻合术（1996年耿万德、1998年Compisi）、瘘口结扎、腹膜后淋巴管切除结扎术（1962年Kinmonth、1982年Servelle）、腹腔颈内静脉转流术（1974年Leveen）、大隐静脉腹腔分流术、病变组织切除整形手术、肠切除等，疗效并不尽如人意。通过病例的积累，治疗方式有了较多变化。

建议的治疗原则是以淋巴/乳糜回流重建为主导的综合治疗，根据患者的病情确定个体化方案。

保守治疗采用了低脂肪高蛋白饮食、口服中链油、利尿、选择性应用全胃肠外营养支持治疗。胸腹水的处理，我们主张要适当适量引流，以适当减轻症状和送检为目的，大量乳糜性胸水腹水的丢失，将使胸腹腔压力减低，促使瘘口扩大或再开放，漏出量增加导致病情加重。

外科手术治疗我们改进胸导管-颈内静脉分流术，采用充分的胸导管颈段、出口松解和/或胸导管-颈外静脉/甲状腺中静脉/椎静脉等吻合术，改善了胸导管与静脉的匹配程度，并在静脉有反流时移植带瓣膜的大隐静脉段，以此作为治疗有胸导管末端回流不畅的高位乳糜回流重建术式（图4-2-4）应用于乳糜回流障碍的治疗；开创用肠系膜根部淋巴管（远心端和近心端）/腹膜后淋巴管（近心端）与生殖静脉吻合术，以此作为低位乳糜回流重建术式治疗乳糜回流障碍（图4-2-5）；对于下肢和生殖器乳糜反流我们借鉴国外经验用腹膜后淋巴管结扎术、低位乳糜回流重建术，这样不但阻断了乳糜的反流，同时为反流的乳糜创造了低位回流的通路，从而提高了手术疗效；经腹股沟疝切口行髂外淋巴管反流阻断、髂外淋巴管-腹壁下静脉吻合术治疗乳糜尿和下肢、外生殖器的乳糜反流；应用Denver管做腹腔静脉转流术治疗经保守治疗和手术治疗均无效的难治性乳糜性腹水；同时还开展了乳糜回流障碍引起的下肢、外生殖器象皮肿的整形手术等，取得了较好疗效。

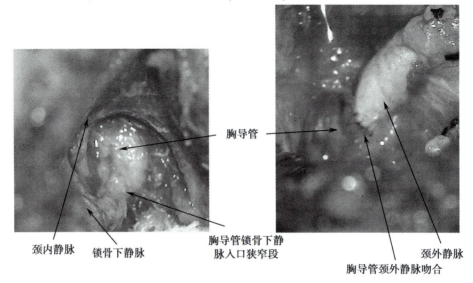

颈内静脉　锁骨下静脉　胸导管锁骨下静脉入口狭窄段　胸导管颈外静脉吻合　颈外静脉

图 4-2-4　高位乳糜回流重建术式——胸导管颈外静脉吻合术

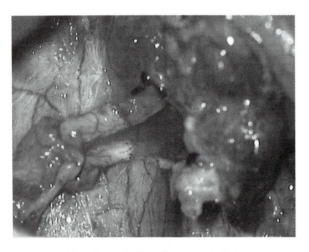

图 4-2-5　低位乳糜回流重建术式

前方为腹膜后淋巴管（2根）-精索（多干,其中的两细支,瓣膜功能良好,无血液反流,口径匹配良好）静脉吻合术,可见静脉端充满乳糜液。后方大血管为下腔静脉

虽然现有的治疗手段不能完全改变乳糜回流障碍淋巴管系结构,也不能完全改善乳糜回流障碍带来的问题,但对临床治愈和控制疾病的发展有重要作用。

（沈文彬　耿万德）

第二节　乳糜性腹水

腹水是一些疾病如肝硬化门脉高压症、巴德-吉亚利综合征、恶性肿瘤等较为常见的并发症,但从患者腹腔中穿刺抽出乳白色液体,则常常出人意料,因其含有大量的乳糜微粒而被称为乳糜性腹水。

乳糜性腹水是一种少见病。乳糜液从正常或异常的淋巴管道漏出或渗出,存留在腹膜腔形成乳糜性腹水。由于淋巴管系结构纤细,乳糜性腹水形成的机制复杂,使得乳糜性腹水的诊断困难,治疗十分棘手。

乳糜性腹水偶尔也从急腹症剖腹探查手术或疝修补手术中获得,并容易误认为是感染造成的化脓性改变。少数血性乳糜性腹水因其中的血液成分遮盖了乳糜原有的颜色,这样的腹水放置后,上部为乳糜液,下部为沉积的血细胞成分,应按（血性）乳糜性腹水来进行诊断与治疗。乳糜液在体腔内,因为存留时间的关系,也可表现为黄色、灰黄甚至灰绿色的混浊液体,因此,如获得的液体混浊,应结合患者的临床表现,必要时可做乳糜定性、定量试验以确定是否为乳糜液。

乳糜性腹水因其极低的发生率和不确定的病因,成为一种临床罕见的疑难病症。富含营养物质的乳糜液,一旦大量丢失,可引起重度低蛋白血症、贫血、免疫功能下降。乳糜性腹水伴发乳糜性胸水的比例,高于普通腹水引起的胸水。无论乳糜性腹水是否合并乳糜性胸水,均可压迫心肺而影响其功能。1967 年 Vasko 及 Tapper 收集了1691—1967 年 277 年来文献中大宗病例,综合报道了乳糜性腹水 140 例,反映了很高的死亡率。

一、发病情况

乳糜性腹水的发生率至今尚不清楚。国外文

献报道乳糜性腹水发生率在 1/（1.15~18.7）万住院人数之间，发病率有升高趋势。发病率的升高与腹部外科的发展、对肿瘤的认识及治疗水平的提高、肿瘤患者生存期的延长、对淋巴管疾病认识的提高等有关。其中恶性肿瘤引起乳糜性腹水的发生率升高较为明显。

国外文献报道儿童乳糜性腹水男女比例约为 2:1，先天性为多，主要病因有淋巴管瘘、淋巴管瘤、肠系膜囊肿、淋巴结肿大等，以及肝病、结核、肠及肠系膜病变（肠旋转不良、腹膜后纤维化、肠套叠等）引起的肠梗阻性病变、创伤等，此外阑尾炎、绞窄性疝等也有引起乳糜性腹水的报道，但从现在对于乳糜回流障碍的认知水平看，乳糜反流是原发的，阑尾炎、绞窄性疝等可能是发病的诱因。成人继发性乳糜性腹水则以恶性肿瘤为主，占 50%~87%。乳糜性腹水死亡率约30%。

我淋巴外科报告了 1998—2004 年来自全国各地的 40 例乳糜性腹水患者的诊断治疗情况，近十五年又收治了数百例患者。在该组资料中，有一些特点：男女比例约为 1:2，与国外文献差别较大。男性患者，发病年龄呈两极分布：年少患者，就诊均小于 20 岁，乳糜性腹水为原发性，主要在 10 岁前发病，且先天性乳糜性腹水为多；成年男性主要为继发性乳糜性腹水。女性患者，40 岁以前发病以原发性乳糜性腹水为主，发病年龄分布（以 10 岁为一个年龄组）较平均。

二、病因与分类

（一）原发性乳糜性腹水

原发性乳糜性腹水可在婴幼儿发病，其病因并不清楚，无法确定遗传因素在原发性乳糜性腹水发病中所起的作用和影响程度。但一些文献和我们观察所得的资料，提示了个别乳糜性腹水患者，其病因与遗传因素存在一定关系。

Samuel Flores 报道一对近亲结婚夫妇（血缘关系第三代子女结婚）所生的孩子，均有乳糜性腹水：父亲 30 岁、母亲 27 岁时正常产一女婴，体重 3kg，出生 15d 后，发现双足水肿，腹部增大，诊断乳糜性腹水。1 年后，又正常产一男婴，出生 13d 后又因下肢水肿，轻微腹胀住院，经观察明确腹水形成，也确诊为乳糜性腹水。提示病因可能是常染色体隐性遗传。

G. Jatzko 等报道了家族性内脏肌病伴有乳糜性腹水的病例组，患者为老年同胞姐弟：姐姐年轻时即有腹水，通过腹水检查、腹腔镜检查取小肠全层做病理活检予以确诊；弟弟除乳糜性腹水外，同时伴有乳糜性胸水；弟弟的女儿也有无症状的腹水。内脏肌病发生在空腔脏器，是特发性慢性假性小肠梗阻的病因之一，这一疾病常常是家族性的。

我组乳糜性腹水病例中，有一对来自吉林的母子同患乳糜性腹水，影像学均表现为原发性腹膜后淋巴管发育不全。儿子同时有乳糜性胸水和下肢淋巴水肿（图 4-2-6）。

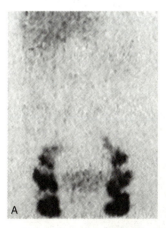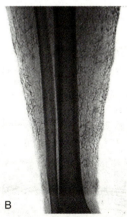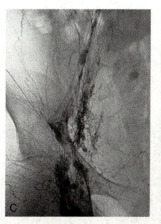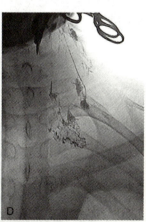

图 4-2-6　母子同患乳糜胸腹水

母亲 45 岁，A. 核素淋巴显像：腹股沟淋巴结核素浓聚，腰淋巴干未显影。儿子 18 岁，伴有右下肢淋巴水肿，经右足背直接淋巴管造影显示：B. 右下肢淋巴水肿，小腿淋巴管网状扩张；C. 腹膜后淋巴管发育不全，右腹股沟有淋巴管侧支代偿形成；D. 经右耳后淋巴管直接淋巴管造影显示：颈干形成不全，未汇入颈静脉角区域，并向颈前反流。母亲保守治疗腹水消失，儿子行腹腔腔静脉转流术良好控制原发性乳糜性腹水主要表现为原发性淋巴管结构缺陷,影像学检查可进一步明确结构缺陷的部位、类型、范围等。

(二)继发性乳糜性腹水

继发性乳糜性腹水按病因可分成三大类:①手术后或创伤性乳糜性腹水;②良性病变引起乳糜性腹水:如肝硬化性乳糜性腹水、结核性乳糜性腹水、丝虫病性乳糜性腹水等;③恶性肿瘤引起的乳糜性腹水。尤以肝硬化、恶性肿瘤为常见,病因往往比较明确,发病大多较急,病情进展快,但发病部位相对局限。

在一些继发性乳糜性腹水患者的病史和影像学上,有明显的淋巴管发育缺陷的影像学表现,如患者原有下肢原发性淋巴水肿或影像学显示其他部位的淋巴管扩张、反流、胸导管出口狭窄等原发性结构缺陷,给目前的分类带来困难。

三、发病机制

不管是原发性乳糜性腹水,还是继发性乳糜性腹水,基本的表现均为乳糜回流障碍。

在原发性乳糜回流障碍疾病中,淋巴管系结构缺陷是普遍存在的问题。具体涉及的病变部位,主要集中在肠淋巴干、腹膜后淋巴管、胸导管,表现为淋巴管扩张、淋巴管瓣膜功能丧失或淋巴管发育不全、乳糜囊肿、乳糜淤滞或梗阻、乳糜反流,这种结构缺陷,最终要在最薄弱的部位表现出来。乳糜一旦突破缺陷的结构,进入腹腔或腹膜后间隙,乳糜性腹水迅速形成。由于淋巴管系结

构缺陷的多样性,给乳糜性腹水的进一步诊断,带来了困难。

继发性乳糜性腹水主要由于淋巴管外的创伤或压迫,如手术和创伤直接或间接损伤造成淋巴管破裂,也可因肿瘤外压淋巴管或侵犯淋巴结使淋巴管破裂,最终导致乳糜性腹水。

四、原发性乳糜性腹水的病理生理

(一)乳糜性腹水的发生

原发性乳糜性腹水,均由乳糜回流途径淋巴管的病变如淋巴管扩张、瓣膜功能缺陷、淋巴结病变,造成乳糜回流淤滞、阻塞和/或乳糜反流,淋巴管内压力增高,可形成各部位的乳糜囊肿,最终导致薄弱部位的淋巴管破裂。

1. 乳糜瘘可发生在肠淋巴干所属区域的肠内、肠壁、肠系膜等各正常乳糜回流部位的淋巴管,乳糜漏出积聚在腹腔引起乳糜性腹水,继而部分患者发展成乳糜性胸水。

2. 乳糜瘘发生在乳糜池(图4-2-7)。

3. 乳糜瘘也可发生在有淋巴管结构缺陷、乳糜反流所至的腹膜后各部淋巴管及其所属的脏器,乳糜漏出积聚在腹膜后(图4-2-8),最终造成乳糜性腹水、乳糜性胸腹水甚至单纯乳糜性胸水。

4. 所属脏器的淋巴管的破裂,可造成乳糜性腹水,并可同时伴有肠淋巴管乳糜漏、乳糜尿、子宫阴道瘘甚至下肢乳糜反流。

因此,乳糜性腹水可常伴有乳糜性胸水,也可伴有其他部位的乳糜性病变(图4-2-9)。

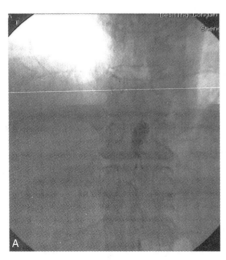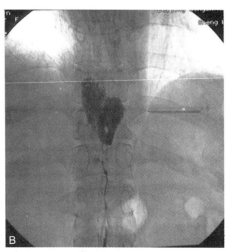

图4-2-7　直接淋巴管造影显示不同时间所拍摄的乳糜池瘘的影像

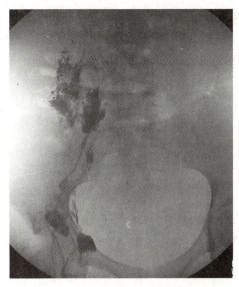

图 4-2-8　直接淋巴管造影显示髂淋巴管瘘

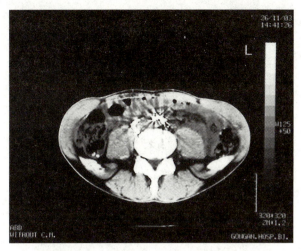

图 4-2-10　LCT 显示腹膜后淋巴管扩张，
肠淋巴干反流，碘油进入肠壁（回盲部）

2. 胸导管的病变　胸导管为下肢淋巴液、肠淋巴干回流的必由之路，因此胸导管的病变在乳糜性腹水中占重要地位，它可引发或加重多部位的乳糜回流障碍如乳糜性腹水、乳糜性胸水、乳糜心包等。胸导管存在原发性的结构缺陷如胸导管出口梗阻并向颈淋巴干、锁骨下淋巴干反流（图 4-2-11）、胸导管发育不全和狭窄（特别是胸导管颈段及出口处狭窄）（图 4-2-12）、先天性扩张、瓣膜缺如或功能不全等病变，引起远端管内压力增高，导致淋巴管肌层增生，收缩运动增强，继发管腔扩张。由于胸导管扩张及内膜病变，瓣膜发生功能不全，淋巴管单向流动功能丧失，使乳糜发生支气管纵隔淋巴干反流（图 4-2-13）以及肠淋巴干逆流或腰淋巴干、腹膜后淋巴管的反流。

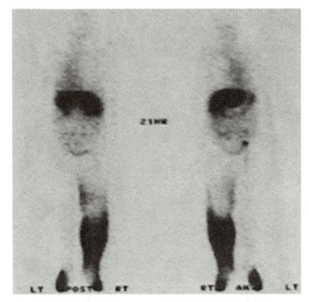

图 4-2-9　女性，58 岁，全身核素淋巴显像显示
右下肢淋巴水肿，乳糜腹水，左侧乳糜胸

（二）原发性乳糜性腹水病理生理基础

1. 肠淋巴干及其所属区域淋巴管病变　肠淋巴干及其所属区域淋巴管病变导致乳糜淤滞、淋巴管扩张、肠系膜及肠壁淋巴管的乳糜囊肿。囊肿壁的厚薄有很大区别，薄壁的囊肿成串成片如肥皂泡样，非常容易破裂。乳糜淤滞同时可引起肠黏膜下淋巴管扩张（图 4-2-10），发生十二指肠、空肠、回肠等部位的乳糜淋巴管肠内漏导致乳糜性腹泻，蛋白、钙、钾、镁丢失。肠壁淋巴管病变可以是节段性的，也可以是弥漫性的。

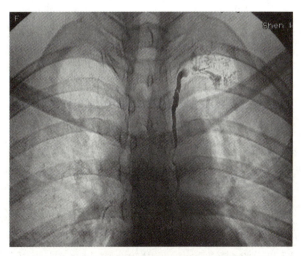

图 4-2-11　直接淋巴管造影示胸导管出口梗阻，
碘油向颈淋巴干、锁骨下淋巴干反流

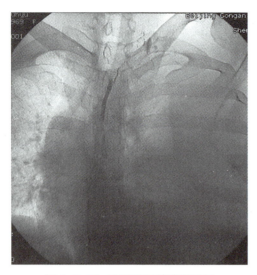

图 4-2-12　直接淋巴管造影显示
胸导管颈段发育不全、狭窄

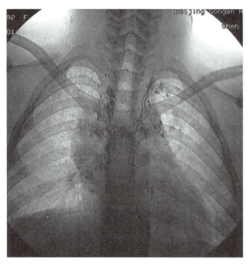

图 4-2-13　直接淋巴管造影显示胸导管呈多
干，末端梗阻，碘油向右胸导管、纵隔及支气管淋
巴干反流

3. 腹膜后淋巴管扩张、瓣膜功能不全与乳糜反流　腹膜后淋巴管扩张、瓣膜功能不全是乳糜反流的主要原因（图 4-2-14）。乳糜沿腰淋巴干向远端反流。腹膜后淋巴管扩张、瓣膜功能不全既可以是原发性淋巴管结构发育缺陷，也可能是继发于胸导管的病变。腰淋巴干发生乳糜反流后，将进一步引起该区域淋巴管的病理性改变：淋巴管管壁肌层增生，炎症细胞浸润，蛋白质与乳糜渗漏的刺激，造成管壁外膜及其周围邻近组织的纤维组织增生，加重乳糜回流的障碍。一方面管壁增厚，管腔狭窄，肌层变性缺乏收缩功能，乳糜运行迟延、淤滞；另一方面出现液体双向流动。

这种淋巴液引流的动力学改变，促使淋巴管反流区域与反流程度增大，进而引起淋巴管与乳糜管更广泛的交通，使病变区域扩大，反流区域淋巴管充满乳糜，淋巴管扩张并数目增多，影像学检查可见脊柱前明显增厚的呈密集的束状或串珠样的淋巴管丛（图 4-2-15、图 4-2-16）。

（1）常见的乳糜反流范围：沿胰腺后、下腔静脉及腹主动脉、腰、髂淋巴管下行，至腹股沟淋巴结，反流局限于腹膜后范围。

（2）腹膜后淋巴管反流加重，进一步造成腹膜后脏器的乳糜反流如肝脏乳糜反流（图 4-2-17）、胰腺乳糜反流（图 4-2-18）、脾的乳糜反流、肾乳糜反流、子宫阴道乳糜反流等。值得注意的是：脏器的乳糜反流并不意味着该脏器乳糜漏的发生。

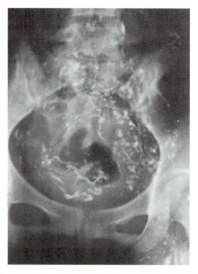

图 4-2-14　直接淋巴管造影显示盆腹膜后
淋巴管扩张、迂曲、反流、串珠样改变

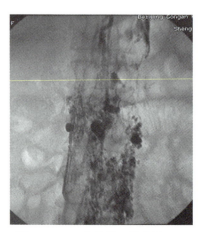

图 4-2-15　直接淋巴管造影显示
脊柱前淋巴管扩张、淋巴管囊性变

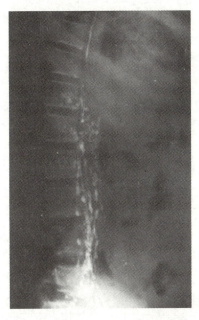

图 4-2-16　直接淋巴管造影：腹段侧位片，显示脊柱前淋巴管扩张，串珠样

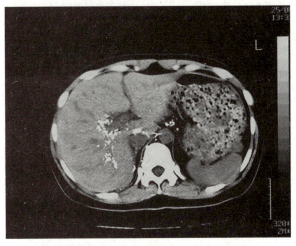

图 4-2-17　LCT 显示碘油反流进入肝脏

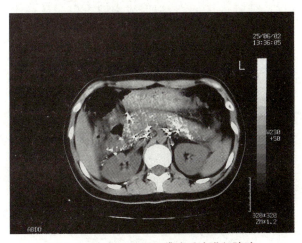

图 4-2-18　LCT 显示碘油反流进入胰腺

（3）乳糜反流至髂外淋巴结、腹股沟深淋巴结后，如再突破腹股沟上群浅淋巴结，则造成腹股沟区及髂部的乳糜囊肿或乳糜瘘，如突破腹股沟下内侧群浅淋巴结，则造成会阴部的乳糜囊肿或乳糜瘘。

（4）乳糜反流突破髂外淋巴结、腹股沟深淋巴结及大隐静脉根部的腹股沟下外侧群浅淋巴结，乳糜向下肢皮下及皮肤反流，导致下肢乳糜反流性淋巴水肿。

4. 腹膜后淋巴管发育不全　淋巴管发育不全在原发性肢体淋巴水肿的病理结果中常能见到。而在乳糜性腹水的诊断中，只有通过淋巴管影像检查，发现腹膜后淋巴管无法显示，才能提示腹膜后淋巴管发育不全的诊断。这样的病例，很难进一步了解腹膜后淋巴管、胸导管的病变情况，仅能提示肠淋巴干可能存在乳糜淤滞，乳糜性腹水可能来源于肠壁或肠系膜的淋巴管和乳糜囊肿。

5. 腹膜　腹膜缺损（图 4-2-19）在乳糜性腹水的手术探查中可以见到，这是腹膜后淋巴管瘘乳糜液进入腹腔的途径之一。腹膜缺损可以是腹膜淋巴管囊肿破裂后的结果，也可能是原发性的。手术造成的乳糜性腹水，腹膜的损伤与腹膜后淋巴管的损伤以及乳糜性腹水，是序贯发生的。腹膜有吸收乳糜液的功能，这可以在乳糜性腹水的保守治疗中，乳糜液的实验室检查结果予以证实，重度的乳糜性腹水，腹膜的吸收功能受到严重影响。

6. 横膈　横膈上的食管裂孔、腹主动脉裂孔是乳糜液通往胸腔的重要通道。横膈下淋巴前、后、外侧淋巴管穿过膈肌达膈上，与膈上淋巴前、后、外侧淋巴管两组之间存在着广泛密集的相互交通。膈肌小孔：Leveen 发现了另一种经横膈由下至上的交通形式。腹水患者中，有 6% 的患者伴有胸水，是由于腹水通过膈肌小孔进入胸腔，67% 发生在右侧，17% 为左侧，16% 为双侧。这种膈肌小孔平时由膈肌的胸膜、腹膜所覆盖，形成小疱，呼吸时突向胸腔，当腹水形成、腹压增高时可导致破裂，形成一单向瓣，呼吸的作用，使腹水进入胸腔，但不反向流动，孔的直径约 1mm。乳糜性腹水也可通过膈肌小孔进入胸腔，通过淋巴核素显像检查以明确诊断。

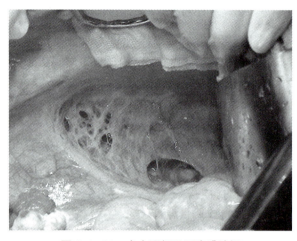

图 4-2-19 术中照相显示腹膜缺损

7. 淋巴结 从解剖和生理的角度来看，淋巴结是淋巴管回流途径中，必不可少的环节。而在乳糜性腹水患者的直接淋巴管造影中，可以见到乳糜反流途中常伴淋巴结缺如，或迂回绕过淋巴结，也可中止于淋巴结、使淋巴结窦内扩张，造成淋巴结内、淋巴结的输入淋巴管或其远端更细的淋巴管内出现乳糜，甚至形成大小不等的囊肿或皮肤淋巴囊疱。压力增加即可使含乳糜的薄壁淋巴管或囊疱破裂。腹膜后的淋巴结似乎无法阻止腹膜后广泛的乳糜反流。腹股沟淋巴结在下肢乳糜反流中，起重要的作用。

8. 乳糜囊肿 乳糜囊肿可以是先天性的，也可继发形成或后天加重。乳糜囊肿的形成主要发生在四个部位：肠系膜区域的淋巴管、腹膜后集合淋巴管、腹股沟区域及下肢的皮肤。

9. 乳糜旁路反流现象 腹膜后淋巴管发育不全常伴有下肢的淋巴水肿，此淋巴水肿为淋巴液淤滞型，但依然可以是乳糜反流型，在此类淋巴水肿中，淋巴旁路代偿回流现象值得关注。

一位 14 岁重庆籍的女性患者有血性乳糜性胸水腹水，同时伴右下肢乳糜反流性淋巴水肿，但直接淋巴管造影却显示腹膜后淋巴管发育不全，出人意料（图 4-2-20）。腹膜后淋巴管发育不全伴下肢的乳糜反流性淋巴水肿，我们认为：腹膜后淋巴管发育不全，下肢乳糜反流并非通过淋巴管主淋巴干，而是通过其他途径反流至下肢淋巴管，故称之为乳糜旁路反流现象。推测腹膜后淋巴管发育不全既引起下肢淤滞型淋巴水肿，同时又引起肠淋巴干的乳糜淤滞，肠淋巴干乳糜代偿回流与下肢淋巴水肿的代偿回流汇合，乳糜反流

至下肢，此种代偿与反流是双向性的，因此下肢淋巴液的乳糜含量不高。

乳糜旁路反流推测可能经下列途径：

（1）肠系膜乳糜淋巴管→腹膜淋巴管路径

（2）肠系膜乳糜淋巴管→肠系膜下血管伴行的淋巴管路径

（3）肠系膜乳糜淋巴管→精索或卵巢血管伴行的淋巴管路径

（4）肠系膜乳糜淋巴管→骨（脊椎、骨盆）淋巴管路径

（5）肠系膜乳糜淋巴管→神经通路伴行的淋巴管路径

10. 淋巴管与血管的混合性病变 乳糜性腹水为血性液，约占乳糜性腹水的 10%~20%，尤以先天性乳糜性腹水居多，在部分患者，手术探查及病理证实有淋巴管与血管的混合性病变。

11. 乳糜漏出 乳糜淤滞和反流是乳糜回流障碍最基本表现，最终会在淋巴管发育最薄弱的部位发生乳糜渗漏，腹腔及腹膜后是乳糜渗漏发生的最常见的部位。影像学上可以看到：乳糜淤滞和反流可能发生发展以致涉及多个脏器，但随诊观察发现，乳糜性腹水发生后，并非进行性地发生乳糜尿、下肢乳糜反流性淋巴水肿等。乳糜性腹水的发生意味着淋巴管内乳糜淤滞可能获得明显减轻。

乳糜漏出主要为腹腔内瘘和腹膜后淋巴管瘘。腹腔内瘘和腹膜后淋巴管瘘均可造成乳糜性胸水。

集合淋巴管破裂能产生肉眼能明辨的乳糜漏。乳糜反流发生远端细小集合管和毛细淋巴管，使管内压增高，则形成肉眼难以辨认的渗漏，影像学检查无法发现瘘口，手术时难以找到瘘口。

（三）乳糜性腹水发生后全身的病理生理改变

乳糜渗漏，丢失大量蛋白、脂肪、糖、电解质与淋巴细胞（主要是 T 细胞），出现体腔积液所致的压迫症状，引起心肺功能障碍、低蛋白血症、贫血、免疫功能低下，如不及时纠正，将危及生命。

1. 心肺功能障碍 严重的乳糜性腹水或同时伴有乳糜性胸水的患者，可因体腔积液引起横膈抬高、纵隔移位、心肺受压，造成心肺功能障碍。

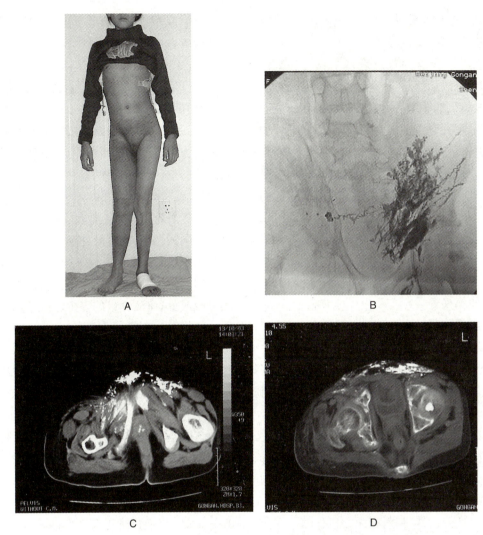

图 4-2-20 腹膜后淋巴管发育不全伴右下肢乳糜反流性淋巴水肿患者的体征及影像
A. 女性,14 岁,乳糜胸腹水。带双侧胸腔引流管入院。患者有右下肢淋巴水肿,右大腿及下腹部皮肤色素沉着。骨盆畸形。B. 经左足背直接淋巴管造影显示:腹膜后淋巴管发育不全,腹壁淋巴管扩张,并向对侧反流。C. LCT 显示:造影剂向阴道、阴唇、腹壁、骨盆、对侧大腿肌层反流。D. LCT 显示:碘油进入股骨头

2. 消瘦、贫血、低蛋白血症与恶病质 严重的乳糜性腹水,腹压升高可造成食欲减退、肠道消化吸收不良;伴肠淋巴扩张,可造成乳糜、蛋白向肠腔内丢失;反复的穿刺引流,可使体内乳糜及淋巴液的大量丢失;血性乳糜液含有大量的血液成分。上述原因可造成患者严重的消瘦、贫血、低蛋白血症与恶病质。

3. 免疫功能低下 乳糜性腹水患者,临床上主要表现为血液淋巴细胞绝对数的降低,意味着细胞免疫功能的损害。原因一是重度的蛋白血症和营养不良,二是乳糜液的丢失会同时伴有大量淋巴细胞的丢失。

五、临床表现

(一)症状

临床主要表现依次为腹胀、食欲差、下肢水肿、呼吸窘迫、外周(腹壁、颜面)水肿、腹壁疝、腹痛、腹泻等。

多数呈现慢性过程,病程较长,腹部膨隆、腹围增加常呈隐匿性、渐进性,大多无腹痛,可有食欲缺乏、恶心,腹胀可严重影响进食。有些患者首先表现为腹股沟疝,重症腹水则常发生脐疝。疲惫、四肢无力较多见。营养不良表现为消瘦伴双下肢水肿,体重下降,病情继续加重,体重不降反而增加。近半数患者伴有乳糜性胸水,脉快,呼吸

急迫,胸闷憋气不能平卧。大便不成形,有的腹泻。少数患者尿少,精神淡漠。

少数患者以腹痛为首发表现。我组乳糜性腹水患者中,有拟诊胰腺炎、阑尾炎、急性腹膜炎、卵巢囊肿等行剖腹探查手术,从而发现乳糜液而确诊,更因术中发现囊性病变予以取病理、部分切除等导致术后乳糜性腹水明显加重。引起急性腹痛的原因是后腹膜、肠系膜浆膜层的牵张刺激,腹腔、腹膜后囊肿的破裂,腹水快速进入腹腔引起的刺激症状。手术探查前应注意,患者有无淋巴水肿家族史、长期饮酒史、肝病和肝硬化史,有无下半身皮肤的乳糜疱,髂窝或腹股沟区的囊肿,胸片是否有胸水,诊断性穿刺腹水是否为乳糜性。

(二)体格检查

1. **典型腹水征** 腹部膨隆、侧腹突出、蛙腹甚至球形腹,下胸廓变形。移动性浊音及振水波明显。较严重的腹水,因腹部膨隆造成的腹壁张力,几乎无法进行腹部的触诊检查。但在腹水得到理想控制后,应仔细地检查腹部。

2. 检查有无消瘦、贫血,有无营养不良。

3. 仔细检查有无呼吸困难表现,包括口唇青紫,鼻翼扇动,颈静脉怒张等,仔细检查肺下界,判断有无胸腔积液。

4. 仔细检查心界,判断有无心包积液。部分患者的心包积液是因低蛋白血症引起,心包穿刺液检查为漏出液。

5. 注意有无左锁骨上包块或囊肿。

6. 注意双下肢有无可凹性水肿,皮肤有无充血性或淤血性的颜色改变,有无一侧下肢或双下肢的淋巴水肿,下肢直立位有无扩张乳糜管及乳糜疱、乳糜瘘。如下肢直立后快速充盈,无皮肤颜色改变,很可能为乳糜反流性淋巴水肿。

7. 检查腹壁、腹股沟区、下肢、会阴部、阴唇或阴囊、肛周。判断有无脐疝或腹股沟疝、乳糜疱或乳糜囊肿,全身有无肿大淋巴结。

8. 重症乳糜性腹水的体格检查中,应准确记录腹围、尿量、体重,并在以后的诊疗过程中,详细记录其变化。

六、诊断

乳糜性腹水经腹腔穿刺、乳糜试验确定后,应同时做乳糜液的细菌培养、细胞学病理以查找肿瘤细胞。在积极保守治疗同时,完成各种化验及物理检查。

(一)实验室检查

1. **血尿便常规检查** 血细胞及淋巴细胞计数,大便做脂肪滴的镜检。

2. **血生化全项检查、凝血机制的检查** 患者常表现为中重度的低蛋白血症、低脂血症,电解质紊乱,同时有低钙、低镁等。

3. **乳糜液分析**

(1)乳糜液外观:典型的乳糜液外观为乳白色。不同的患者,乳糜液外观性状区别很大,也可表现为黄色、灰黄色甚至灰绿色的混浊液体。主要影响因素为乳糜浓度、在体腔存留时间长短、有无血液成分、血液含量的多少、红细胞破坏后血红蛋白的代谢改变等(图4-2-1)。

(2)乳糜液常规+生化:真性乳糜呈牛乳样外观,无气味,比重大于1.012,pH呈碱性。乳糜试验阳性。腹水生化定量:经腹腔穿刺抽出乳糜性腹水,进行生化定量分析而确立诊断。成人血清甘油三酯 <1.7mmol/L(<1.5g/L)。根据 Jahsman 的标准:腹水三酰甘油大于血清中含量或三酰甘油大于 1.1g/L(约 1.25mmol/L),可以确诊乳糜性腹水。从我们的经验看,腹水三酰甘油最低 0.3mmol/L,仍通过淋巴管造影确定乳糜瘘,因此,腹水三酰甘油 0.3mmol/L 以上,仍需重视。

(3)乳糜液的细菌培养:乳糜液的细菌培养常呈阴性。

4. **其他病原检查** 需注意肿瘤、结核病、丝虫病等,实验室检查肿瘤标记物、PPD、抗结核抗体、血沉、血微丝蚴等。

(二)影像学诊断

通过乳糜定性、定量试验确定为乳糜液,做出了乳糜性腹水的诊断,并不意味着诊断的完成,恰恰相反,乳糜性腹水的确立,标志着进一步诊断的开始。

1. **胸片** 可明确有无胸水,观察治疗中乳糜性胸水量的变化,除外胸部疾病。立位腹平片在乳糜性腹水的诊断治疗中,主要用来做直接淋巴管造影术前、术后对照。

2. **超声** 可判定有无腹水、腹水量的多少;肝脏情况;腹腔脏器有无其他病变及其与乳糜性腹水因果关系;诊断腹腔脏器的肿瘤病变。彩色多普勒可检测是否伴有血管病变,一例腰椎手术后左下肢静脉血栓并放置下腔滤器的患者,发生严重乳糜性腹水及四肢水肿,经反复检查拟诊肺栓塞后肺动脉高压症,后经彩超发现下腔静脉发生动静脉瘘,封堵后迅速痊愈,体现了超声诊断的价值。

3. 淋巴核素显像　是重要的检查项目。核素淋巴显像图像全面,容易显示扩张淋巴管,发现核素漏出(图 4-2-21)。定性准确,对临床诊断治疗有重要意义。

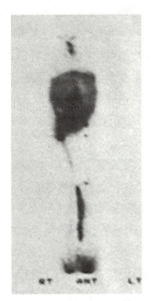

图 4-2-21　核素淋巴显像显示右下肢淋巴水肿、乳糜腹、胸导管末端梗阻

4. 直接淋巴直接造影　1943 年 Servelle 经乳糜反流到外踝后粗大的淋巴管,进行世界第一例直接淋巴管造影。迄今为止,直接淋巴直接造影是诊治乳糜回流障碍必不可少的手段,能清晰显示淋巴管腔内影像、回流途径与反流、淋巴回流的动力学改变,部分病例能显示瘘口部位和漏出后走向。

因乳糜性腹水患者,可能存在多部位的淋巴管结构缺陷,因此,自足背至胸导管进入左颈静脉角的淋巴管系全程动态影像十分重要(图 4-2-6~图 4-2-8、图 4-2-12~图 4-2-16)。根据病情选择一侧下肢足背切开、手术显微镜下淋巴管穿刺造影,亦可经肿大淋巴结、乳糜管、乳糜疱和乳糜囊肿注药,如合并原发性淋巴水肿、淋巴管发育不全,结缔组织增生,找不到淋巴管,则可选择另侧下肢。一般采用碘油造影剂,但应防止碘油错误

注入血液循环,或经胸导管大量进入造成肺栓塞。如有严重的漏出、大的囊肿或淋巴管瘤,碘剂潴留余此区域,胸导管常不能显示。一侧下肢碘油造影剂剂量可达到 18ml,一般不超过 24ml。

5. 直接淋巴管造影后的 CT 影像　对淋巴管疾病直接淋巴管造影后的患者,选择性做 CT 检查(简称淋巴管增强 CT,lymphatic contrast computed tomography,LCT)以进一步探讨淋巴管疾病的诊断、认识淋巴管疾病的病理生理过程。

普通 CT 影像对淋巴管结构难以有阳性发现。LCT 影像,能精细地显示造影剂分布状况,清楚地显示造影剂与周围脏器的关系,在直接淋巴管造影基础上,能更全面地了解淋巴管病变范围与准确部位,能发现淋巴管造影的资料遗漏,对乳糜回流障碍的诊断,以及对手术方式的选择,尤其是对要结扎的淋巴管或要切除肿物的准确定位,有重要作用,还能发现骨骼淋巴管病变、碘油进入骨骼结构等。因此,在直接淋巴管造影不能做出判断时,可选择行 LCT 检查(图 4-2-10、图 4-2-17、图 4-2-18、图 4-2-20)。但因其影像是平面的,不能准确提供造影剂与周围组织脏器的关系,因人为选择摄片区域和时间,可能造成影像资料无意丢失。

6. MRI　在淋巴管疾病诊断上的应用正逐渐增多,在乳糜性腹水的诊断上,对腹膜后淋巴管系扩张性病变及范围,有较好的认识。MRI 应在超声、淋巴核素显像、直接淋巴管造影、增强的淋巴管 CT 等检查后,有针对性地进行。而先进的 3.0T 全数字 MRI 对大淋巴管结构包括胸导管、乳糜池等的重建影像,有重要价值。

7. 腹腔镜　肠淋巴干及所属淋巴管缺乏有效的显影手段,可采用腹腔镜检查以确定肠管、肠系膜及腹腔内的其他病变。

8. 其他检查　必要可行消化道造影、胃镜、肠镜、胶囊内镜、血管造影等。

七、治疗

乳糜性腹水治疗分为保守治疗和手术治疗。主要措施有五项。

(1)一般治疗:限制食物中脂肪,摄取中链油(medium-chain triglycerides,MCT)。

(2)全胃肠外营养(total parenteral nutrition,

TPN）。

（3）剖腹手术：局部瘘的缝闭、彻底截流和有效分流。

（4）外周显微分流手术。

（5）腹腔 - 静脉分流术（peritoneo-venous shunt，PVS）。

乳糜性腹水因病变早晚和轻重程度、有无乳糜反流及乳糜反流的形式和范围的不同而有着显著的差别。因此，应根据乳糜性腹水的病因、乳糜性腹水严重程度、诊断的结果来制订个体化的治疗方案。

（一）保守治疗

一般来说，因乳糜性腹水患者均有不同程度的全身性病理生理改变，因此，均需要经历保守治疗阶段。

1. **纠正代谢紊乱** 患者入院时，表现低蛋白血症、电解质紊乱、贫血、水肿、免疫功能损害等，应在一定程度上予以纠正。

2. **乳糜性腹水的处理原则** 胸腹水量大时，能严重地影响心肺功能，腹腔穿刺引流能快速缓解症状。但反复穿刺，因为乳糜瘘的存在，新的乳糜更多地进入已经减压了的腹腔，形成恶性循环，造成大量乳糜液的丢失，腹水量更难控制，营养衰竭，抵抗力下降，诱发重症感染，将更严重地影响患者的生存状态，甚至危及患者生命。维持一定的腹腔压力，可以控制新的乳糜进入腹腔。因此，乳糜性腹水处理原则是：不伴有呼吸困难的中等量以下的乳糜性腹水，除乳糜液检查外，尽量避免行腹腔穿刺置管引流，而以前述保守治疗方法来控制腹水的形成；大量乳糜性腹水、中等量以上的乳糜性腹水伴乳糜性胸水，尤其是伴有大量的乳糜性胸水，患者自觉程度不等的憋气，表现为腹部胀痛，呼吸急促，心率明显加快，端坐而无法平卧，甚至保持某种被动体位，查体有颈静脉怒张、鼻翼扇动、肋间凹陷、口唇青紫、血压升高等临床表现，则必须行胸腹腔穿刺引流。穿刺前应测腹围（最大径、经脐径），再次穿刺大致以穿刺后腹围变化或患者能否夜间平卧作为参考指标，向患者解释反复胸腹腔穿刺的危害性，适当鼓励患者适应轻度的呼吸困难。因长期胸腹腔引流会造成持续性乳糜液大量丢失，并导致腹腔感染，一般不主张放置胸腹腔引流管。

3. **卧床休息** 一般健康成人安静状态下，胸导管流入静脉的淋巴总量约 3 000ml/h，肝淋巴液、乳糜占流量的 75% 左右。

实际上，淋巴回流量个体差异十分显著，运动是影响淋巴回流量的重要因素，运动后肢体淋巴回流明显增加，肝淋巴流量也可增加一倍。因此卧床休息，一方面减少代谢消耗，另一方面有利于淋巴、乳糜的回流。腹腔内或腹膜后低位的乳糜瘘更宜采用半卧位以减少乳糜液经膈或腹膜后途径进入胸腔。

4. **饮食控制** 饮食是胸导管流入静脉的淋巴总量的第一影响因素，因此应采用高蛋白、严格低脂肪饮食。食谱中应选含脂肪低的食物如脱脂乳制品、去脂瘦肉、鸡蛋清、蔬菜、土豆等。主食选荞麦、大米。限制肥肉、蛋黄、油炸食品、各种食用植物油、黄豆、花生、坚果类等含脂肪丰富的食物。

限制长链脂肪酸摄入，以中链油（MCT）作食用油，可使小肠淋巴管乳糜形成减少，肠淋巴干、胸导管内乳糜液中三酰甘油与碱性磷酸酶明显下降，肠淋巴干、胸导管压力降低，减少乳糜丢失，促进瘘口愈合。

5. **全胃肠外营养（TPN）治疗** 严格禁食的全胃肠外营养是保守治疗中，控制乳糜性腹水最有效的办法。但其费用较高，且有一定比例的导管相关并发症，应结合患者疾病程度和治疗经费的具体情况，合理采用。

（1）严格禁食：胸导管的主要功能是把消化食物中的脂肪运往静脉系统，其流速、流量分别在进食后、空腹时呈峰、谷样曲线。1891 年 Mank 和 Rosenstein 通过对胸导管瘘的观察，发现在禁食情况下，胸导管内的液体是清亮的。而在进脂肪食后，变成牛乳状。脂肪食后，肠与肝淋巴管的流速成倍上升，单纯饮水亦可使胸导管内压力及流量有所增加。目前临床应用禁食、禁水、TPN，可使胸导管维持最低流量，肠淋巴干以及胸导管压力降低，乳糜性腹水量、乳糜性腹水以及其中的三酰甘油含量明显减少。

（2）全胃肠外营养液在严格无菌的条件下配制成三升袋，通过经外周插管的中心静脉导管（PICC）输入，对于需要长期营养支持的患者来说，既降低了置管的各种并发症，又减轻了患者的痛苦,是一种良好的 TPN 途径。

（3）选择恰当的利尿药,并监测电解质水平。

（4）TPN 使用时间的长短、时机由病情的需要来决定。TPN 使用分三种情况:

1）因病情选择 TPN 为主要治疗手段时。文献及临床经验持续 4~30d,乳糜性腹水量程度不等地减少,个别病例 TPN 达到 103d,乳糜性腹水消退。我组最长使用 TPN7 周患者获治愈。但长时间使用 TPN,患者将面临肝功能损害和导管相关败血症的风险,推荐 TPN 使用 3~7 周。

2）为消除严重的乳糜性腹水和严重的低蛋白血症、免疫功能损害,以便进一步的诊断,或为改善患者术前的营养状况,推荐 TPN 使用 1~3 周。

3）术后控制乳糜的形成,以利于术区的愈合。术后使用 TPN2~3 周。

6. 腹水回输 腹水可直接回输,通过装置引出腹水,并直接回输静脉。缺点:没有现成医用设备及耗材,反复操作,极易导致感染;大量输入会加重肾脏负担,并导致凝血功能障碍。腹水超滤回输是利用腹腔透析管,从腹腔引出乳糜后,连接到血液滤器,水与电解质由血滤器通过纤维膜孔排出,蛋白、脂肪不能滤过,浓缩后进入回流管,并通过中心静脉导管进入血液循环。

（二）手术治疗

乳糜性腹水除局部瘘口外,常有其他部位的乳糜回流障碍。手术设计既要解决乳糜瘘,又要尽可能改善乳糜回流。乳糜瘘和乳糜反流,需通过瘘口的结扎、乳糜反流的阻断来实现,故称之为截流手术;乳糜回流障碍,则需行乳糜回流重建,即通过分流手术实现。

为达到正确、彻底截流和有效分流,术前必须明确病变部位和性质、局限还是广泛、反流途径与范围。术中还需探查肠淋巴管乳糜回流的情况,腹膜后有无严重纤维增生而影响到截流与分流手术的可行性,尤其是腹、盆腔血管与周围淋巴管及组织的关系,这对决定最终手术方案,起到指导作用。

1. 剖腹探查术 原发性乳糜性腹水的剖腹探查术并非盲目探查,应在全面的影像学诊断基础上进行,主要目的在于更全面地了解肠淋巴干及其所属区域的淋巴管、肠系膜、肠壁有无乳糜淤滞造成的病理改变,术中造影以了解乳糜瘘口的准确位置及与周围解剖结构的关系,以利于有的放矢。应该努力完成预设的方案。

（1）剖腹探查术适应证

1）已进行全面的影像学诊断。

2）腹腔、腹膜后病变范围明确。

3）无明确胸导管病变,或胸导管病变已经恰当的治疗。

4）有确实可行的手术方式:瘘口结扎,腹腔内截流手术;或有明确可行的腹内乳糜回流重建术。

5）患者已经恰当的支持治疗,能接受较长时间的手术。

6）重要脏器功能良好,无明确的手术禁忌证。

（2）手术探查:探查必须全面。腹腔中的实质性脏器,主要根据术前影像学检查结果,术中主要探查目的是要除外肿瘤性病变,进一步确定淋巴管病变的范围。探查包括小网膜内胰腺后方,腹主动脉及下腔静脉四周,着重探查整个肠道、肠系膜及其根部:肠管有无水肿及增厚,肠系膜、肠壁有无扩张、含乳糜的淋巴管或囊肿,肠系膜根部有无肿大的淋巴结、肿物、乳糜囊肿、淋巴管瘤或血管瘤。大致观察腹膜后结构有无异常,向下保护输尿管、生殖血管束后显示髂血管四周,直达腹股沟韧带。腹膜后主要表现为扩张的、含乳糜的淋巴管,大小不一的乳糜囊肿。术中还需探查腹膜后有无严重纤维增生而影响到截流与分流手术的可行性,尤其是腹、盆腔血管与周围淋巴管及周边组织结构的关系,以决定截流手术是否可行。

（3）术中造影:为寻找瘘口,同时了解肠系膜、肠干淋巴管情况,可在肠浆膜下注射亚甲蓝以显影淋巴管,可发现乳糜中含蓝色,从瘘口溢出,有时可发现梗阻部位。或者,在肠系膜浆膜下注射亚甲蓝或伊文思蓝,显示淋巴管后,经淋巴管内直接注射稀释的亚甲蓝或伊文思蓝,以观察回流或反流情况,注意一定要稀释染料和控制注入量,否则染液及乳糜溢出,淋巴管萎陷,周围组织染色,甚至术区严重蓝染,使手术野辨认不清,手术将无法继续进行。如果要显示胸导管,则腹膜后淋巴管内注射碘油,术中照相。但这些方法有时仍不能直接见到瘘口。应按术前影像定位,做既定区域的截流术。

（4）根据探查结果,选择不同部位与区域的截流和/或分流术。

2. 腹腔内截流手术与分流手术

（1）截流手术:截流手术必须保证截流区域上界在瘘口的上方,截流区域包括瘘口部位。将该区域的乳糜淋巴管彻底切除,截流上、下端应妥善结扎,但不能损害肠干的回流。

乳糜瘘口在十二指肠水平段下方区域,一般选择经腹正中切口的截流手术。还需预先留下截流区近端1~2支粗大的乳糜淋巴管,在完成截流手术后,同时完成腹腔内的乳糜淋巴管－静脉分流手术。

高位乳糜瘘,瘘口在第一、二腰椎水平,一般可采用 Servelle 术式:分左右两次手术,侧位斜切口,彻底切除扩张的淋巴管。高位乳糜池瘘,瘘口位于第十一、十二胸椎水平,手术困难,如能术前准确定位,仍可细致探查,在瘘口上、下端结扎乳糜淋巴管。

（2）分流手术:在截流手术的基础上,力争完成低位乳糜淋巴管－静脉分流术。

（3）影响手术结果的因素

1）广泛的肠管回流障碍如小肠广泛的淋巴管扩张、乳糜囊肿等;肠系膜根部广泛的病变无论良性或恶性;腹膜后淋巴管广泛的囊性变呈肥皂泡样改变;这些病变无法通过手术获得良好的治疗效果。

2）如果淋巴管与血管的关系不正常,纤维增生严重呈瘢痕化,尤其是纤维增生的结果使得淋巴管结构与血管主干如腹主动脉、下腔静脉、髂总血管等无法解剖分离,截流手术则难以彻底而有效地进行,分流手术十分困难。

3）腹膜后淋巴管结构异常,无法选择出良好的乳糜淋巴管（良好的口径、压力等）以用来行有效的分流手术。

3. 其他部位的分流手术

（1）颈段胸导管探查术:主要用于胸导管颈段或胸导管出口狭窄或梗阻。术中首先充分松解,重建时借助颈区管径相匹配静脉如颈外静脉、甲状腺中静脉、颈横静脉、椎静脉等,是因为其合适的管径和瓣膜功能。也可选取一段大隐静脉

桥接。

（2）髂外乳糜淋巴管与腹壁下静脉吻合术:采用腹股沟疝切口,推开腹膜显露髂外动脉与静脉,在其周围找到增粗的乳糜管,切断,将其近端与腹壁下静脉分支做端－端吻合,可减轻腹腔乳糜淋巴管的压力。如有条件同时吻合远端的淋巴管,可改善下肢的淋巴回流。

（3）腹股沟下反流乳糜淋巴管与深、浅静脉分支吻合:做大腿根部卵圆窝前切口,行深部股血管周围乳糜管与大隐静脉或股浅静脉分支吻合。

（4）乳糜囊肿与静脉吻合术:腹股沟或髂外乳糜囊肿穿刺造影证实与腹腔内反流乳糜管相通,可行大隐静脉与囊肿吻合。

（5）淋巴结与静脉吻合术:选择有乳糜液进出的淋巴结与静脉侧壁吻合。如腹股沟淋巴结与大隐静脉、腹腔内脊柱旁淋巴结与下腔静脉吻合。

（6）大隐静脉腹膜吻合术:采用疝切口,将大隐静脉反转向上剪成喇叭口状与腹膜吻合。

4. 腹腔－静脉分流术（peritoneo-venous shunt,PVS）

1974 年 Leveen 首先报道腹腔－静脉分流术。该术式是将腹腔中的乳糜性腹水,通过经皮下隧道的 Leveen's 管,回流至腔静脉。

腹腔－静脉分流术适应证与禁忌证:由于腹腔－静脉分流作用,腹压的下降,乳糜瘘口会扩大,Leveen's 管道堵塞后,乳糜性腹水会较术前加重。因腹腔－静脉分流术有较高的术后堵塞率,其手术适应证应相对严格,也不应作为乳糜性腹水首选治疗手段。

适应证:无截流手术或分流手术适应证如顽固性广泛渗漏的乳糜性腹水、腹膜后淋巴管发育不全、腹围急剧增加影响患者心肺功能者;截流手术或分流手术未奏效者;原发病导致的结果不能消除者。

禁忌证:血性乳糜性腹水;近期有消化道出血、凝血功能障碍;感染性腹水;心衰;肝肾功能不全。肿瘤患者的乳糜性腹水作为相对禁忌证。

八、总结与展望

腹腔、腹膜后淋巴干、乳糜池是乳糜的发源地,因此,乳糜性腹水是淋巴外科医师面临的最严

峻的挑战。中国是世界人口大国,国内大型三甲医院均会出现乳糜回流障碍患者,当前诊断开展缺乏系统性,尤其是直接淋巴管造影术开展较少,影响了对此类疾病的认知水平。通过现代诊断技术认识疾病,通过现代外科技术直面精细的淋巴管系结构,将为乳糜回流障碍性疾病的诊断治疗,开创一个新的局面。

（沈文彬　孙宇光）

参 考 文 献

［1］Kinmonth JB. The Lymphatics, Surgery, Lymphography and diseases of the chyle and lymph systems［M］. Edward Arnold（publishers）Ltd. London, 1982: 1–17.

［2］张振湘. 淋巴外科学［M］. 北京: 人民卫生出版社, 1984.

［3］刘执玉. 淋巴的基础与临床［M］. 北京: 科学出版社, 2003.

［4］Servelle M. Surgical treatment of lymphedema: a report on 652 cases［J］. Surgery, 1987, 101: 485–495.

［5］Campisi C, Boccardo F, Zilli A, et al. Chylous reflux pathologies: diagnosis and microsurgical treatment［J］. Int Angiol, 1999, 18: 10–13.

［6］耿万德, 吴国富, 沈文彬, 等. 肢体淋巴水肿的诊断及手术治疗 120 例分析［J］. 中国实用外科杂志, 1997（03）: 28–29.

［7］Vasko J S, Tapper R I. The surgical significance of chylous ascites［J］. Arch Surg, 1967, 95: 355–368.

［8］LeVeen H H, Piccone V A, Hutto R B. Management of ascites with hydrothorax［J］. Am J Surg, 1984, 148: 210–213.

［9］Rector F E, Whittlesey G. Effective control of chylous ascites: an alternative approach［J］. J Pediatr Surg, 1993, 28: 76–77.

［10］Shen W B, Sun Y G, Geng W D, et al. Lymphogenous cyst-vein shunt in the management of chylothorax and chylorrhea［J］. Lymphology, 2001, 34: 166–169.

［11］Executive Committee. The diagnosis and treatment of peripheral lymphedema: 2016 consensus document of the international society of lymphology［J］. Lymphology, 2016, 49: 170–184.

［12］Campisi C, Campisi S, Accogli S, et al. Lymphedema staging and surgical indications in geriatric age［J］. BMC Geriatrics, 2010, 10: A5.

［13］WHO. Informal consultation on evaluation of morbidity in lymphatic filariasis, tuberculosis research centre, Madras, 10–11 February 1992. Document WHO/TDR/–FIL/92.3. Geneva: World Health Organization, 1992.

［14］Cebicci Mehtap Aykac, Sutbeyaz Serap Tomruk, Goksu Sema Sezgin, et al. Extracorporeal shock wave therapy for breast cancer–related lymphedema: a pilot study［J］. Arch Phys Med Rehabil, 2016, 97: 1520–1525.

［15］Lee GK, Perrault DP, Bouz A, et al. Surgical treatment modalities for lymphedema［J］. J Aesthet Reconstr Surg, 2016, 2: 2.

［16］Kitai Toshiyuki, Inomoto Takuya, Miwa Mitsuharu, et al. Fluorescence navigation with indocyanine green for detecting sentinel lymph nodes in breast cancer［J］. Breast Cancer, 2005, 12: 211–215.

［17］Suami Hiroo, Chang David W, Yamada Kiyoshi, et al. Use of indocyanine green fluorescent lymphography for evaluating dynamic lymphatic status［J］. Plast Reconstr Surg, 2011, 127: 74e–76e.

［18］Ogata Fusa, Narushima Mitsunaga, Mihara Makoto, et al. Intraoperative lymphography using indocyanine green dye for near–infrared fluorescence labeling in lymphedema［J］. Ann Plast Surg, 2007, 59: 180–184.

［19］Chang David W, Masia Jaume, Garza Ramon, et al. Lymphedema: Surgical and Medical Therapy［J］. Plast Reconstr Surg, 2016, 138: 209S–218S.

［20］Cormier Janice N, Rourke Loren, Crosby Melissa, et al. The surgical treatment of lymphedema: a systematic review of the contemporary literature（2004—2010）［J］. Ann Surg Oncol, 2012, 19: 642–651.

［21］Brorson H. Liposuction in arm lymphedema treatment［J］. Scand J Surg, 2003, 92: 287–295.

［22］孙宇光, 沈文彬. 积极应对乳腺癌术后淋巴水肿［J］. 中国实用外科杂志, 2018, 38（11）: 1276–1280.

［23］沈文彬, 孙宇光, 夏松, 等. 乳糜性腹水的诊断与治疗［J］. 中华外科杂志, 2005, 43（1）: 25–28.

第五篇　其他血管疾病及技术

第一章　先天性血管发育异常

第一节　概念与分类

一、概述

几个世纪以来,新生儿血管源性"胎记"(vascular birthmarks)一直困扰着临床医生。传统上,这些"胎记"统称为"血管瘤"(hemangioma)。对于血管瘤,过去的认识和学术争论,始终没有一个较完整和合适的定义,各类文献诠释也比较混乱。如"由胚胎期间成血管细胞增生而形成的常见于皮肤和软组织的良性肿瘤""以血管为主要成分的先天性畸形"等,具有肿瘤和畸形的双重特性。1863 年由细胞病理学之父 Virchow 提出了最初的分类概念,即根据"血管瘤"的外观表现分为毛细血管瘤、海绵状血管瘤和蔓状血管瘤,但这些概念都是描述性的,对于疾病的诊断与治疗没有实质性的帮助。过去的十年间,人们对"血管瘤"的认识有了广泛的提高,血管畸形(vascular malformation)概念从血管瘤中独立出来,以不同的血管病变的发生、发展的生物学特征及血流动力学方面区别于各种"血管瘤"病变,两者诊断和治疗方法的选择及判断预后等方面,也极为不同。

血管瘤和血管畸形是最常见的先天性血管系统发育异常,是一组常见的血管疾患,发病率约 2%,发生在口腔颌面部约占全身的 40%~60%,主要在颜面皮肤、皮下组织、肌层,口腔黏膜,其次为四肢、躯干等部位,也可发生于内脏、大脑等器官和组织,不仅影响人体的外貌、解剖结构、生理功能,并由于其造成畸形及容貌缺陷给患者带来巨大的精神压力甚至心理障碍。还有一部分因病变复杂,累及范围较广泛,且发生溃疡、感染、出血,或特殊部位危及生命,而治疗上又没有

特别有效的手段,给医务工作者带来了极大的困惑与挑战。病变治疗涉及血管外科、整形外科、口腔颌面外科、骨科、眼科、五官、皮肤科等多个学科,同时该领域涉及显微重建、颅颌面、美容外科、介入、激光医学和许多专项治疗,长期以来临床各科对血管瘤、血管畸形分类诊断缺乏科学统一的分类标准,疗效的差异也很悬殊,需要多学科共同参与,相辅相成。近年,人们对该领域取得了一些经验和认识进展,国际上有了新的分类方法,根据新的分类方法同时更新了治疗策略。

二、分类

血管瘤和血管畸形是两种性质完全不同的病变,有着完全不同的临床表现、病程和转归,过去由于对两者的分类和诊断比较混乱,给临床治疗带来很多困难,也给患者增加了不必要的痛苦。最初的分类大多数是临床描述性的,如草莓状血管瘤、海绵状血管瘤和蔓状血管瘤,虽然这种分类把血管瘤与其他血管恶性疾病区分开来,但由于很多不同性质的血管瘤病变具有相同的外观表现,容易误导进一步的诊断和治疗。

"血管瘤"基于组织病理学和胚胎学的生物学分类是一大进步,它最初阐明了"血管瘤"这一血管发育畸形病变(vascular anomalies)由两种不同的血管病变组织发生而来,即血管瘤和血管畸形,由 Mulliken 和 Glowaki 等于 1982 年首先正式提出,将具有血管内皮增殖和消退行为的归为血管瘤,而不具增殖倾向的血管内皮及衬里组成的血管病变归为血管畸形,两者还是有本质的区别(表 5-1-1)。1988 年,国际脉管性疾病研究协会(ISSVA)汉堡国际研讨会在 Mulliken 生物学分类的基础上确立了现代的 Hamburg 分类,并被各国学者接受。

表 5-1-1　血管瘤和血管畸形的区别

	血管瘤	血管畸形
发病时间	多在出生后 1 个月内	通常出生时即存在
发病率（男/女）	1：（3~7）	1：1
生长速度	增殖期快于身体发育	与身体发育同步
自然消退	50%~70% 可完全消退	无
雌激素水平	E2 多明显增高	E2 无明显增高
泼尼松治疗	可加速病变消退	多无效

病理学改变：增殖期：可见大量的增生活跃的内皮细胞，形成团块状，偶见核分裂象，肥大细胞数目明显增多，管腔少或形成裂隙，基底膜多层。消退期：血管内皮细胞明显减少，形成大量的毛细血管腔，血管之间纤维组织增多，在完全消退期间，原管腔部分被大量纤维组织和脂肪组织所代替，管腔受压变窄，仅表现为结构异常，是正常的内皮细胞更新，毛细血管、小静脉及淋巴管等异常扩张或形成腔窦，周围有纤维结缔组织包绕，无内皮细胞及肥大细胞增多，基底膜单层

在此之后，1993 年在 Mulliken 分类的基础上，Jackson 等根据血液流速和动静脉分流速度，将血管畸形进一步区分为高流量的动静脉畸形和低流量的静脉畸形。1995 年，Waner 和 Suen 在前者的基础上又加以补充和改善，提出更新的分类方法，将血管畸形具体分为微静脉畸形、静脉畸形、动脉畸形、淋巴管畸形、动静脉畸形以及混合型血管畸形等。

1996 年，国际脉管性疾病研究协会（ISSVA）正式采用 Mulliken 的生物学分类，1996 年，Enjolras 和 Mulliken 将血管瘤除婴儿血管瘤外，还提出先天性血管瘤的概念，包括迅速消退型先天性血管瘤（rapidly involuting congenital hemangioma, RICH）和不消退型先天性血管瘤（noninvoluting congenital hemangioma, NICH），RICH 可在 1 年左右完全消退，NICH 却不发生消退，又增加了卡波西血管内皮瘤（Kaposiform hemangioendothelioma）、簇状血管瘤（tufted angioma）、梭形细胞血管内皮瘤（spindle cell hemangioendothelioma）、其他罕见血管内皮瘤（other, rare hemangioendotheliomas）、皮肤获得性脉管肿瘤（dermatologic acquired vascular tumors），原先 hemangioma 的英文概念也进一步扩大为 vascular tumors。从而系统形成了血管瘤和血管畸形的 ISSVA 国际现代学分类。对于血管畸形分为高低血流量型还是快慢血流型，笔者认为没有本质上的区别。

另外，根据先天性血管畸形的临床特征分类，还可分为局部、弥漫和主干型。较轻的是局部型，有高阻力血流异常交通的肿块明显；弥漫型较局部型在循环方面有更大的重要性，下肢较上肢易受累；主干型血流动力学更活跃。

血管瘤和血管畸形这样的分类与过去的形态学分类是相互关联的，比如葡萄酒色斑，又称鲜红斑痣，属于真皮毛细血管畸形，因此，现也称为先天性毛细血管畸形；部分先天性淋巴水肿患者存在淋巴管畸形。海绵状血管瘤往往以静脉畸形为主，故可称为海绵状静脉畸形。蔓状血管瘤中存在不同程度的动静脉畸形，尤其是以先天性动静脉瘘为特征。Klippel-Trenaunay 综合征属于 CVM，即毛细血管畸形。因此，这样的分类更有利于对疾病性质的判断和指导治疗。但是，由于形态学分类中的疾病名称很形象，而且已经被长期使用，因而在本书中仍然根据形态学分类的顺序对各类血管瘤和血管畸形逐一叙述，同时在使用中注意和细胞生物学分类结合，强调对各类血管瘤和血管畸形性质的认识。

第二节　血　管　瘤

血管瘤是一种良性血管内皮细胞增生性疾病，以血管内皮细胞阶段性增生形成致密的网格状肿块为特征。在增生期，由于新的滋养和引流血管的不断形成，形态学上可能与高流速的血管畸形相似，但随后的退化和最终的消退现象是区别于血管畸形的主要特征。所以冠以"血管瘤"一词，意为良性肿瘤并且伴异常的细胞增生，这些病变在某些阶段有内皮细胞的分裂活性。

一、病理基础及发病机制

1. 病理基础

（1）增生期：血管瘤的组织病理学表现，以丰满的增生性内皮细胞构成明确的、无包膜的团块状小叶为特征，其中有外皮细胞参与；细胞团中央形成含红细胞的小腔隙；血管内皮性的管

道由血管外皮细胞紧密包绕,有过碘酸雪夫反应(PAS)阳性的基底膜;内皮细胞和外皮细胞有丰富的、有时为透明的胞质,较大的、深染的细胞核,正常的核分裂象不难见到,有时较多,甚至可见轻度的多形性;肿瘤团外可有增生毛细血管形成的小的卫星结节;此期的血管腔隙常不明显,网状纤维染色显示网状纤维围绕内皮细胞团,说明血管的形成。

(2)退化期:早期血管数量明显增加,扩张的毛细血管排列紧密,结缔组织间质少;尽管血管内皮为扁平状,仍可见到分裂象;随着退化的进展,增生的血管数量减少,疏松的纤维性或纤维脂肪性组织,在小叶内和小叶间开始分隔血管;由于结缔组织性替代持续进展,有内皮细胞增生和小管腔的小叶减少;虽然血管减少,整个退化期血管的密度还是较高;可根据其是否有残留的增生灶再分亚型;当分裂活性不明显时,病变相似于静脉和动静脉畸形。

(3)末期:整个病变均为纤维和/或脂肪性背景,肥大细胞数量相似于正常皮肤;病变中见分散的少量类似于正常的毛细血管和静脉,一些毛细血管壁增厚,呈玻璃样变的表现,提示先前存在的血管瘤,无内皮和外皮的分裂;局部破坏真皮乳头层者可伴反复溃疡的病变表现为真皮萎缩,纤维性瘢痕组织形成,皮肤附件丧失;罕见情况下可见营养不良性钙化灶;退化不完全的病例存在增生的毛细血管岛。

2. 发生与消退机制 作为发病率高达1%以上的最常见儿童期良性肿瘤,发生机制的研究将是和特异治疗相关的关键点。大多数血管瘤具有四个令人关注的特点,即生后短期快速增殖、女婴多见、自发溃疡、自行消退,它们均可能成为机制研究的突破口。新增的研究进展形成各种假说:①血管瘤由停滞在血管分化早期发育阶段的胚胎全能成血管细胞,如在增生期血管瘤中存在的内皮祖细胞(EPCs),其在局部聚集并增生所致,CD14、CD83在增生期血管瘤内皮细胞上共表达,提示其髓样细胞来源;②利用组织学和基因芯片技术发现血管瘤和胎盘表达谱具有强相似性,如共表达GLUT-1、Lewis Y、CD32等胎盘标志物,提示血管瘤源于"意外"脱落后增殖的胎盘细胞;③少数面部血管瘤存在的节段分布特征,以及血

管瘤合并颅、动脉、心和眼部异常的PHACE综合征,骶部血管瘤伴发的泌尿生殖器的异常特殊病例,均提示其可能是发育区缺陷的表现;④血管生成失衡学说引发大量促血管生成因子和抑制因子的表达水平研究,仍未获得期待中的核心调控因子;⑤受血管瘤自发溃疡启发,我们发现缺氧诱导因子HIF-1α/VEGF通路活化可能起重要作用;⑥与非内皮细胞,比如肥大细胞、树突状细胞、血管周细胞、髓样细胞等分泌细胞因子有关;⑦增生期吲哚胺2,3-双加氧酶(IOD)表达上调,T细胞抑制,使得血管瘤逃脱免疫监视而快速增生等。当然,血管瘤消退机制研究相对较少,推测肥大细胞、线粒体cyt-b等通过增加内皮细胞凋亡。此外,大量存在于增生期的具有脂肪形成潜能的间充质干细胞至消退期分化成脂肪,参与了血管瘤的消退机制。这是至今被学者们认可的研究方向。

二、临床表现和影像学诊断

1. 临床表现 不同于血管畸形的是,血管瘤通常于出生时并不存在,而在一个月时明显显现,常见于高加索人、女性和早产儿,头颈部好发,是最常见的新生儿肿瘤,比例高达10%~12%。血管瘤的发病部位决定其临床表现,如果浅表,典型表现为小的红痣或红斑,可在出生后6~12个月时快速增生,可形成局部肿块(似草莓状),肿块有时生长巨大,草莓色外观是由于肿块浅层多量的红色血管聚集而致。如果病灶深在,表面覆盖的正常皮肤由于深部的病灶而似浅蓝色。病灶表明温度偏暖,在增殖期可有轻微搏动感。12个月之后,大多数血管瘤进入消退期,此期可长达5年以上,超过50%的病灶于5岁时完全退化,超过70%的病灶在7岁时完全退化,最晚可达12岁。当血管瘤退化后,病灶软化、萎缩,被纤维脂肪组织替代,色泽也由红色变为单一灰色。原先体积比较大的病灶,由于病灶萎缩,表面皮肤可能变得松弛而呈皱纸样(crepe paper)。退化的病灶偶尔表面可遗留瘢痕或毛细血管扩张。血管瘤的并发症通常出现于早期6个月内,最常见的是溃疡,可发生于10%的患者,特别是嘴唇和生殖器受累者。出血的并发症较少见,通常也不严重。血管瘤也可出现先天性心功能衰竭(如肝脏血管内皮

瘤），或出现血小板消耗（如 Kasabach-Merritt 综合征），这些疾病将在后面的章节中谈到。弥漫性的病灶可能会压迫呼吸道、影响视觉、出现听力障碍。病灶引发骨骼畸形非常少见。罕见血管瘤病例可伴发其他发育不良性疾病，比如颅后窝畸形（posterior fossa malformations）、右位主动脉弓（right aortic arch）、主动脉缩窄（coarctation of the aorta）、泌尿生殖系统发育异常（genitourinary anomalies）和脊柱裂（spinal dysraphism）等。

2. 影像学诊断 浅表的血管瘤根据上述临床表现易于诊断，但为了确切治疗有症状的血管瘤，需要了解清楚它的累及范围。对于诊断有困难的病例，影像学检查必不可少。在 CT 或 MR 增强图像上，表现为范围明确的造影剂浓聚的局部肿块，在增生期甚至可以看到供养动脉和引流静脉。MR 目前仍是血管瘤最佳的形态学诊断与评估手段，增生期典型表现为 T1 加权像低于肌肉组织的低信号表现和 T2 加权像的高信号表现，而在消退期可能表现为 T1 加权像高信号的脂肪影像，缺少血流信号。如果病灶缺乏有力的临床表现及影像学诊断依据，那么病理检查是排除婴幼儿横纹肌肉瘤、纤维肉瘤、神经纤维肉瘤等恶性肿瘤的最终手段。

三、治疗

大约 75% 的血管瘤会自行消退而无需治疗。血管瘤治疗的指征取决于多因素，比如小孩的年龄、情感需求、病灶的部位、有无消退迹象和有无症状等。急于求成的盲目治疗极不合理，在行数月动态随访观察之后，根据病灶的变化再做治疗方案，病灶增大迅速而无明确消退迹象，或出现各种并发症甚至累及周围重要解剖部位时，可考虑积极治疗。当幼儿入学前，血管瘤范围已经在缩小或者病灶本来就比较小，可采取适当的观察。当确实需要治疗时，首先可考虑药物治疗：①系统药物治疗：口服激素敏感比例超过 70%，仍是治疗难治性、多发性及危重的增生期血管瘤的首选疗法，但有胃肠道反应、体重增加、高血压、免疫抑制和生长迟缓等不良反应，从大样本的治疗经验看，用药者很少出现明显并发症；②危及生命而激素治疗无效的重症血管瘤，包括 Kasabach-Merritt 综合征，可考虑使用干扰素，或长春新碱治疗，后

者已有 8 年随访报道提示其安全性，值得关注，但少数病例使用 α- 干扰素可能引发中枢神经系统不良反应比如痉挛性双瘫，对于难治性的血管瘤应限制使用；③局部药物治疗：适用于局限的小面积病灶，皮质类固醇激素瘤体内注射最常采用。抗肿瘤药物如平阳霉素等注射亦有效，主要见于国内报道，亟需循证医学数据，国外使用博来霉素，其治疗机制也是抑制血管内皮细胞增殖，但要控制平阳霉素总量，婴幼儿不超过 40mg，病变范围较大、平阳霉素注射量较多时，治疗前和治疗结束时要拍胸片，检查肺部是否出现异常；④新型免疫调节剂是新增治疗，如咪喹莫特霜剂局用，可诱导机体局部产生细胞因子如干扰素、白介素、肿瘤坏死因子等作用于血管瘤内皮细胞，抑制其增殖并促进凋亡，我院使用的经验，未达期待的理想结果；⑤对小面积的增生期浅表病灶进行及时、微小剂量的放射性核素敷贴如 ^{99m}Tc 或 ^{90}Se，不增加皮肤损伤，起效和消退迅速，是较好的适应证。

激光仍是目前比较理想的治疗方法，常用的为 Nd：YAG 激光连续照射。特别适用于婴幼儿初发的较小病灶，不需麻醉手术时间仅数十秒。预后为局部的浅表瘢痕。Nd：YAG 激光对病灶组织有选择性治疗作用，优于放射性核素敷贴，α 射线对病灶和正常组织同时有杀伤作用。对于病灶迅速增大者，主张应用激光分次照射，可先行病灶周围缘扫描照射，再过渡到整个病变区，缺点是治疗后瘢痕较明显。对于深在病灶，可用脉冲式 Nd：YAG 激光，能量 200~240J/cm²，脉冲宽度 30~50ms，同时设置动态冷却系统。注意治疗的即刻反应，以病灶略有苍白萎缩为宜，应尽可能避免光斑重叠，否则容易产生剂量过度而引发组织瘢痕，治疗的原则是低剂量的激光促进血管瘤向消退方向发展。另外，脉冲染料激光建议用于消退后残留的毛细血管扩张或出现溃疡出血的血管瘤，后者可加速愈合。

由于毛细血管瘤的特性，单纯的激光治疗仍有复发可能性，采用外科手术切除瘤体的方法才能彻底治愈。原则上说，对于局限的、能直接切除缝合的小病灶完全可以在增生早期即进行外科切除，但术前应考虑使术后瘢痕不甚明显。对于出生后不久的婴幼儿也可以考虑手术，缝合应尽可能做得十分精细，力求根治，对后期外观影响也要

小。对于生长于眼睛等不适合行药物治疗的关键部位血管瘤，手术是唯一手段，引发气道压迫的病灶需行手术尽快切除。头颈部血管瘤，为改善外观，也可进行手术治疗，这主要依赖于患者及父母的主观要求。同时手术也应用于那些消退后遗留皮肤松弛或纤维脂肪组织增生的病例，可改善外观。少数病例经药物、激光等治疗仍无法消退，也可行外科手术彻底切除。但往往有些病灶范围较广难以彻底切除，目前该类血管瘤的治疗仍是一个棘手问题。

四、特殊类型血管瘤

Kaposiform 血管内皮瘤是一种浸润性的多变的幼儿血管瘤，主要生长于躯干和四肢，形成大小不一的紫色水肿样肿块。它也有增生和消退现象，但比血管瘤持久，易浸润周围组织，并大量消耗血小板（Kasabach-Merritt 现象），最终可导致出血。尽管持续输入血小板，但血小板仍会处于低水平（<5 000/mm^3）。治疗上有多种方案，化疗、激素、α-干扰素、放疗等疗效不一。外科手术切除能治愈，但多数病例不行手术，因为术中、术后出血的风险很高。近来，应用微导管技术进行介入栓塞治疗取得了较好的效果。PVA 颗粒和无水乙醇比较常用，但栓塞技术要求比较高，而且非常耗时，因为该类病灶的供养血管很丰富，要全部栓塞难度很大，远期的介入栓塞疗效还未见新的报道。

第三节 血管畸形

血管畸形是胚胎血管发生过程中的结构异常，血管内皮细胞无异常增殖，整齐排列成管腔，周围有正常网状结缔组织包绕，可见平滑肌组织，随年龄而逐渐增大，不会发生自然消退。对绝大多数病例来说，出生后早期快速增生的病史可以鉴别血管瘤与血管畸形。对确诊的血管瘤，消退是通常的结果。对疑难的病例来说，病理特点和诸多新增的细胞学标志物的免疫组化检测和血、尿检测都是鉴别的新手段，基因芯片将来亦可作为新增工具。各种新的细胞学、分子生物学检测手段，都揭示了血管瘤与血管畸形完全不同的发病机制。

一、病理基础与发病机制

1. 病理基础

（1）毛细血管畸形：过去被称为毛细血管瘤、葡萄酒色斑或鲜红斑痣（PWS），这些病变在临床和组织学都属于真性畸形，由乳头丛内毛细血管后微静脉组成，故称毛细血管畸形或微静脉畸形。光镜下毛细血管畸形无内皮细胞过度增生，仅表现为结构异常、上皮下血管丛增多，毛细血管一般以薄壁及管径正常为特征，似呈扩张状，其累及的范围可由表皮下达真皮深层参差不齐，扩张或增多的毛细血管内往往含有红细胞，而周围组织无异常，肥大细胞数目接近正常，基膜为单层。毛细血管畸形随年龄增长，颜色逐渐加深，厚度增加，在 20~30 岁后，PWS 会出现鹅卵石样结节病变。1999 年，Waner 等根据静脉扩张程度将病变分为四型：Ⅰ型，早期病变，血管直径 50~80μm，病变呈浅或深粉红色斑，在强光 6 倍透射电镜下观察可看到血管；Ⅱ型，血管直径 80~120μm，病变呈现浅红色斑；Ⅲ型，脉管直径 120~150μm，病变呈深红色斑；Ⅳ型，血管直径 >150μm，病变常呈紫色、深紫色，并出现鹅卵石样结节。

（2）静脉畸形：一般的静脉畸形仅表现为静脉管壁的增厚增粗；光镜下，HE 染色见多数静脉畸形组织内衬有血管内皮细胞的薄壁血窦结构，中间夹杂多量大小不等、不规则微小血管及毛细血管结构，伴有血管平滑肌细胞，细胞外间质成分生长，少数见脂肪细胞。肌间静脉畸形可见大量肌细胞。少数浸润性病变组织结构紊乱，血窦结构丰富，不规则微小血管众多且呈纵横交错排列的网状结构，管腔内红细胞充盈，部分血栓形成，细胞外间质成分生长活跃，富含成纤维细胞和胶原组织，平滑肌丰富，可见较多量的中性粒细胞和淋巴细胞存在。部分病例可见腔内红细胞、血小板钙化而形成的静脉石。

（3）动静脉畸形：为高流量血管畸形，过去被称为蔓状血管瘤，其共同结构特点为：在不同程度的静脉畸形或毛细血管畸形的基础上，伴有先天性动静脉瘘存在，病灶及周围区域内可见念珠状或索状弯曲迂回的粗大而带搏动的血管，是由大动静脉瘘和泛发的大量微小动静脉瘘共同构成的畸形血管结构，与结构单纯的后天性动静脉瘘有较大区别。

2. 发病机制

（1）毛细血管畸形：从病理生理研究上看，除了先天血管发育畸形的病例基础外，有作者还发现病灶周围的神经分布密度减少，提示毛细血管畸形的血管扩张与血管缺乏神经支配有关。国内的研究也发现，随着年龄的增大，出现的结节状增生的改变中，以单纯的扩张为主，没有发现细胞增殖和血管新生的迹象，是一种随年龄而逐渐进行性血管扩张的过程，可能伴有局部微小动静脉瘘的存在。

（2）静脉畸形：在出生时即存在，不同于肿瘤等后天获得性疾病，在以后漫长的自然病程中，常常随着身体发育而相应成比例生长，青春期或怀孕时体内激素水平的改变，或创伤、感染等因素的刺激，均可促进病变的生长，出现畸形血管扩张迂曲、病灶内血栓、静脉石或新的动静脉沟通，甚至引发感觉、活动异常、关节畸形等功能障碍，这些均提示了静脉畸形病变存在着病理结构的不稳定性，以及进行性发展的"恶性化"特点。由于静脉畸形是由衬有内皮细胞的无数血窦所组成，伴有血管平滑肌细胞，处于大量的 ECM 中，有 ECM 的降解、重构及血管成形和重塑的病理基础。对于以降解 ECM 为主要生理功能的 MMPs/TIMPs 来说，特别是 MMP-9/TIMP-1，很可能参与静脉畸形 ECM 的降解、重构，以及其内血管成形和重塑的过程，从而导致 VM 呈进行性发展，而且可能出现弥漫性、浸润性生长的"恶性化"病理过程。上海交通大学医学院附属第九人民医院血管外科通过病例免疫组化研究，发现 MMP-9 在周围静脉畸形中总表达率为 82.35%，MMP-9 蛋白阳性染色，主要见于静脉畸形组织微小血管内皮细胞胞质及胞膜，呈棕黄色，部分血管平滑肌细胞可见阳性染色，血管中膜阳性染色多见，外膜基本无阳性染色，少量细胞外间质细胞和血细胞阳性染色，部分重度反应者，可见细胞核阳性染色，说明 MMP-9 的表达与静脉畸形的发生密切有关。MMP-9 在静脉组织内可能受到某种因素激活，这些因素可能是创伤、炎症，或是青春期、怀孕等体内激素改变，而静脉畸形内血液淤滞所造成的缺血、缺氧环境是不容忽视的因素，这些因素所致人体内环境的变化刺激血管内皮细胞、平滑肌细胞、中性粒细胞、巨噬细胞等，使 MMP-9 被大量分泌并激活，正常组织内，MMP-9 缺乏必要的分泌刺激因素，呈低表达，一旦正常组织和部分非浸润病变，受到内外刺激因素的明显影响，各种产 MMPs 细胞受到激活后，分泌 MMP-9 蛋白大量增加，产生瀑布效应，过度启动细胞外基质 ECM 的降解，破坏血管基底膜，产生内皮细胞的移位、炎症细胞浸润等诱发血管成形和重塑，病灶逐步在周围组织内进行性生长，形成类似肿瘤组织浸润的现象；静脉畸形多散发，但有遗传性，在部分静脉畸形患者染色体 9p21 上发现特异性的基因片段 VMCM1，在血管内皮细胞特异性受体 TIE-2 上发现基因突变，这种突变很有可能与血管畸形的发生有关。

（3）动静脉畸形：目前研究未发现动静脉畸形有增殖能力的依据，主要认为是畸形血管在异常血流动力学作用下的结果，更确切的机制至今仍然存在争议；畸形血管结构引发异常的血流动力学状态，导致局部的血流阻抗更低，血流量加大，促使病灶进一步扩张和发展；病灶中的组织一方面因为阻抗低而"盗血"，占用大量的血流，另一方面又因动静脉瘘效应导致滋养区域的缺氧状态，使局部组织的营养和愈合能力都较低下，同时缺氧还可能导致新生血管形成而加重了原发疾病；广泛的动静脉瘘造成回心血量大大增加，导致心脏容量负荷增大，形成心功能不全及衰竭的潜在危险。

二、临床表现

血管畸形不同于血管瘤，不是新生物，是血管或淋巴管在形态发育上的变异，有高流量与低流量之分，前面分类时已有介绍。它的主要特点是出生时即有，并随着身体的发育而生长，大多数的病例可以通过病史和体格检查发现，确诊仍需要影像学检查。

1. 毛细血管畸形

由于其外观表现，毛细血管畸形一般被称为葡萄酒色斑（PWS）或鲜红斑痣，或称为微静脉畸形，发生率国外统计为新生儿的 0.3%~0.5%，占血管畸形的 20% 左右，临床比较常见。可并发另一类发育畸形（太田痣）。广义毛细血管畸形还包括单纯毛细血管扩张或后天获得性毛细血管扩张症，如蜘蛛痣、螨虫感染、肝脏疾病造成的"肝掌"、外伤后毛细血管扩张症等。

鲜红斑痣表现为出生时即有的皮肤红斑,可为粉红色、鲜红色、紫红色(暗红色)等,不高出于皮肤表面,绝大多数临床压诊无退色,无皮温升高。患者年龄增大以后,病变几何形态多数不发生改变,呈现按部位同比例增大的特征,多数病灶颜色逐年加深,自然病程无消退现象,怀孕、手术和创伤可能导致疾病的发展。患者大多无不适主诉,极个别伴有异常出汗或感觉异常,一般无明显功能障碍,少数因伴有各种综合征而出现相应症状。

很多混合型血管畸形综合征常伴发鲜红斑痣,主要有:①S-W综合征(Sturge-Weber syndrome):以颅面部毛细血管扩张伴大脑的钙化为特征,往往发生于三叉神经第1支供应的皮肤,有同侧脑膜毛细血管畸形和皮质萎缩;②K-T综合征(Klippel-Trenaunay syndrome):以葡萄酒色斑、静脉畸形、骨与软组织肥大为三联症,也称为先天性静脉畸形骨肥大综合征,后面章节还会详细介绍;③V-H-L病(Von Hippel-Lindau disease):是一种遗传性疾病,为常染色体优势的病损,由视网膜血管畸形和良性成血管性血管扩张畸形构成,可伴随有嗜铬细胞瘤、肾上腺样瘤、胰和肾脏囊肿;④R-T综合征(Rubinstein-Taybi syndrome):表现为精神和行为退化、拇指和眶距增宽、生长障碍、小头畸形、视觉异常;⑤B-W综合征(Beckwith-Wieoleman syndrome):表现为腹壁闭合不全、脐疝和直肠分离、大内脏、巨人症、超骨龄、小头不对称、性腺缺失、肌肥大、膈异常;⑥科布综合征(Cobb syndrome):极为罕见,有单发的皮肤和脑脊膜血管畸形;⑦Coat病(Coat disease):是一种良性毛细血管扩张,常见于脸部、胸部、关节和甲床。

2. 静脉畸形　或称为海绵状血管畸形,临床上最为常见,是由衬有内皮细胞的无数血窦所组成,是一种低流速的血管畸形,传统分类称为海绵状血管瘤。

病变特点为出生时即已出现畸形,病变大多发生于头面部、口腔黏膜、四肢、肝脏、脊柱及其他部位,表现为弥散的多点状、网状扩张的静脉,表面皮肤可见蓝色、紫色病灶。发生于肌肉内或肌束间,称为肌间静脉畸形(intramuscular venous

malformations)。四肢等部位发生的病变由于血管"瘤体"的构成上的差别,可表现为海绵状血管畸形,或具有蜂窝状的血管畸形。绝大部分均表现为随着年龄增大而缓慢增大、增厚的病灶,极少数出现神经受压的疼痛症状,而大多数均无不适症状,不慎外伤时,可出现较多的出血,继发感染时常有出血。体格检查时,静脉畸形常表现为皮肤或黏膜下的蓝色肿块,质地柔软,容易压缩,体位试验阳性,即令患者置瘤体低于心脏的特定体位,数分钟后会出现瘤体增大、膨胀的现象,高于心脏体位后,瘤体即缩小、瘪陷,肿块内可扪及硬性颗粒,为静脉石。

与静脉畸形相关的综合征见下列:

(1)蓝色橡皮-大疱性痣综合征(blue rubber bleb nevus syndrome, BRBNS):发病罕见,以全身持续多发的皮肤、黏膜、肌肉、骨组织静脉畸形为特征,包括胃肠系统,部分病例证实有染色体9p的基因突变。

(2)家族性皮肤黏膜静脉畸形(mucocutaneous familial venous malformations):发病特征与BRBNS相似,但不累及胃肠病变。

(3)血管球细胞静脉畸形(glomovenous malfor-mations, GVM):也称为"血管球瘤",是与血管球细胞相关的静脉畸形,血管壁的平滑肌细胞层由血管球细胞形成,这些球细胞被称为平滑肌原细胞,易复发,硬化剂治疗有效。

(4)马富奇综合征(Maffucci syndrome):静脉畸形合并多发性内生软骨瘤,骨组织内静脉畸形和内生软骨瘤易导致骨损害。

3. 动静脉畸形　动静脉畸形是由联系大的供血动脉与引流静脉间的大量不规则血管(血管巢)所组成,缺乏毛细血管床。

动静脉畸形男女发病率相似,青春期、怀孕或激素治疗的激素水平变化可能刺激其生长。国际脉管性疾病研究协会(ISSVA)Schobinger分型将动静脉畸形在临床上分为四期。Ⅰ期:静止期,毛细血管性色素沉着或微小皮肤波动性包块;Ⅱ期:临床扩展期,病情和临床症状加重,表现为界限不清的膨隆,皮肤呈现正常或暗红色,皮温升高,触诊动脉搏动更加有力,听诊可闻吹风样杂音,质地较硬,无明显压缩感,可见增大引流静脉;Ⅲ期:组织破坏期,出现破溃、出血、骨损害等并发症；Ⅳ期：失代偿期，过度动静脉分流致循环血量增加、心动过速和心室肥大，引起心衰，发病率约 2.5%。动静脉畸形可累及头颈部、躯干、内脏器官（如肺、肝、肾、脾和胰），可局限，多数弥漫，累及多层组织，出现出血、破溃或肿块巨大时可损害邻近或全身组织器官。

肢体的动静脉畸形典型表现为皮温高、皮色红、质韧、肿胀的软组织包块，引流静脉通常清晰可见，并可触及震颤，听诊可闻及杂音，并发软组织缺血和水肿时，往往导致溃疡。皮肤破溃甚至坏死的原因，部分是由于动静脉分流的关系，与软组织静脉高压和肿块压迫作用也关系密切。溃疡最终可能引发致命的出血，或并发感染，没有溃疡和外伤的自发性出血很少见。肌间的静脉畸形可产生明显的疼痛感。盆腔内静脉畸形罕见，表现为盆腔疼痛、足部水肿、月经过多、出血（产前、产后）或盆腔搏动性肿块，男性可表现为排尿困难、尿频、尿急、里急后重和尿血。动静脉畸形还可产生溶骨性骨质破坏或肢体过度生长，病灶巨大、持续时间长或发生于婴幼儿者，可致充血性心力衰竭，生长在颅内可引起颅内出血、脑梗、癫痫、局限性脑神经功能损害，脊髓动静脉畸形表现为出血或脊髓神经根病。牙槽骨动静脉畸形可由于拔牙、出牙或感染而发生致命性出血。

腹部内脏器官的动静脉畸形比较少见，一旦发生，则越接近脏器黏膜出血的可能性越大。肝脏动静脉畸形临床表现与肝脏血管内皮瘤相似，容易混淆。胰腺动静脉畸形通常伴发遗传性出血性毛细血管扩张症（Osler-Weber-Rendu syndrome 或 Hereditary Hemorrhagic Telangiectasia：常染色体显性疾病，表现为毛细血管扩张、反复鼻出血以及毛细血管扩张症的家族史）。脾脏动静脉畸形通常无症状，偶尔尸检发现，有症状者表现为脾大、疼痛、脾出血、门脉高压或脾功能亢进。肾脏的血管畸形罕见。

肺动静脉畸形可孤立发病（15%），或合并 Osler-Weber-Rendu 综合征（60%~90%），多发（55%），双侧发病（40%），大多位于肺下叶，多数只有一根供血动脉（80%），症状主要为动静脉分流引发的供氧不足，表现为呼吸困难和发绀，反常栓塞可致脑血管意外（CVA）、短暂性脑缺血发作（TIA）或脑脓肿和 / 或充血性心力衰竭。

三、诊断与治疗

1. 毛细血管畸形　根据临床表现，诊断比较容易。至今尚无完美的治疗手段能达到理想的 PWS 清除率。近来多采取激光光动力疗法（PDT），主要有脉冲染料激光、氩激光及氪激光，机制是利用产生的光化学反应产物（单态氧、自由基等），导致血管内皮细胞损伤，管壁破坏、机化后，毛细血管闭锁。临床资料表明，此法具有破坏病灶血管，但不损伤皮肤的选择性特点，疗效显著。近来的工作集中于探索更为精确的激光治疗最佳波长以及能量参数以期达到更好的治疗效果。增加了波长、脉宽、能量选择及动态冷却系统的第二代 PDL，能够作用于更深、更粗的血管，虽然临床上没有能够实现清除能力的飞跃性进展，但痛苦少，并发症率下降，清除率稍升。强脉冲光治疗，体现挑战激光的临床清除率，因其参数选择多样，故具临床研究潜力。在方法学上，一次多遍激光是可能有效的新进展。临床重点在于对治疗相关预后因子的研究，比如经过 Videomicroscopy 获知血管深度，连续组织切片三维血管重建获知血管直径，因为直径小于 $12\mu m$ 的微血管难获有效凝固。个体之间的异质性，提示非侵入性成像系统和数学模型，预测个性化治疗参数对激光治疗的价值。光动力学（PDT）治疗原理和激光完全不同，处于领先地位的国内临床实践，已经证实其能达到更自然的消退结果，在多方面具有优势和潜力，但治疗对经验依赖更高。光敏剂的发展将会使 PDT 治疗的推广突破瓶颈，带动新产业和临床研究，成为最重要的方向之一。上海交通大学医学院附属第九人民医院周国瑜等在 488nm 波长氩激光与混合氩激光动力比较研究的基础上，提出"光敏剂与激励激光匹配"理论，选择与光敏剂 PsD-007 吸收峰对应 413nm 氪激光，提高光动力效应，降低激光照射功率密度，以减少热效应所致皮肤损伤，治疗鲜红斑痣 50 余例，均取得显著疗效，并无 1 例发生渗出、结痂、色素改变、瘢痕形成等并发症，是目前鲜红斑痣最佳的治疗手段。对于一些无效、伴发瘢痕或扩张增生的 PWS 病例，设计得当的皮肤扩张手术优于植皮，是选择整形手术的核心对象，激光可辅助边缘复发灶的治疗。

2. 静脉畸形

（1）诊断：根据临床表现，结合穿刺、影像学检查不难明确诊断。

采用穿刺活检，获得暗红色可凝血液即可确立诊断，若为清亮液体则多为淋巴管瘤，血性不凝固液体多为神经纤维瘤，鲜红色血液需排除动静脉畸形，或可能是误穿入动脉。穿刺最好在超声引导下，使用带皮条的 20~21 号针头直接穿刺病灶，连接注射器后，缓慢负压回抽，见回血后，注入造影剂（建议使用低渗性碘离子造影剂），拍片后可显示典型的三种图像：①密集造影剂浓聚区和晚期正常引流静脉影；②弥散造影剂浓聚区和晚期引流静脉影；③变异不规则静脉影。

B 超可以区分血管瘤和血管畸形，并进一步区分各种类型的血管畸形，一般使用高频线性探头（5~12MHz）。在灰度图像上，静脉畸形表现为可压陷的低回声或异质性病灶，可发现特征性的钙化图像（<20% 的病例），也可见无回声通道。彩色多普勒血流显像（CDFI）对显示血流和器官的灌注有很高的灵敏度和分辨率，对于初步区分静脉畸形和动静脉畸形有一定的优势，静脉畸形可见瘤体的衬里及腔内液性回声，呈单相低速血流，同时有静脉频谱也是区分其他血管病变的有力依据，动静脉畸形的病灶血流信号较静脉畸形病灶明显丰富。超声的优点在于无创、简便、价廉，缺点是人为因素影响较大，对于表现病变的范围或病变与邻近结构的关系有一定的局限性，无法显示立体解剖外形及与邻近组织的清晰界面，20% 的静脉畸形病灶彩超检查可无血流信号，因此仅适合做血管畸形的初步筛查方法。Valsalva 和手动压迫等操作有助于发现病灶内血流信号。

X 线平片显示静脉石，可以间接证实静脉畸形的诊断，一般少见，软组织水肿和骨损害可以在平片上得到初步评估。

CT 检查可以很好地显示静脉畸形中的静脉石，但病变本身若无强化，难以显示病变与周围结构的关系。近来出现的多层螺旋 CT 血管造影（3D-CTA）可多角度、立体显示病变的范围、血供特点及与邻近血管、肌肉、骨关节等结构的关系，使病变更加直观、清晰、逼真，在高流量的动静脉畸形的显示上有很大优势，对于低流量的静脉畸形显示效果不如 MR。

MRI 检查是评估静脉畸形的最好方法，可以清晰显示病变的范围及与周围结构的关系，特别以 T2 加权和脂肪抑制像的显示为优，可直接提供各种层面的影像，还能表现出血液流变学的特征，将高流量与低流量的血管病变区别开来。在 T1 加权像时，静脉畸形病灶呈低信号，病灶内有出血或血栓形成时可表现为异质性信号，在 T2 加权像时表现为明显的高信号，结合脂肪抑制像和含钆造影剂增强显影，可以明确显示病灶的充血灌注像，三维成像可显示引流静脉。高信号区域内的低信号可能为血栓块、静脉石或病灶内隔膜。硬化剂注射后，病灶在 T1 和 T2 像上呈异质性信号，造影剂增强后可显示残余病灶。临床上体格检查往往低估静脉畸形病灶的范围、深度及个数，故建议术前常规检查。对于骨组织和钙化病变的显示，MRI 不如 CT。MRI 的缺点是可能存在数字"伪影"，具体应用时需紧密结合临床表现和超声检查。

血管造影是诊断静脉畸形的传统标准，穿刺后血管造影可以明确病灶的范围，有利于行硬化剂或栓塞治疗，但由于部分蜂窝状静脉畸形各腔之间并不沟通，故穿刺造影显示可能不完全，动脉穿刺 DSA 检查对于低流量的静脉畸形意义不大，部分病例可显示动静脉微瘘。

（2）临床分型：静脉畸形按其病变范围、部位和深度，一般分为局限型和弥漫型二大类。病变局限、包膜完整者常可通过手术治疗取得良好疗效，而弥漫型病变范围广，广泛累及皮肤、皮下脂肪组织，并侵入肌肉、骨关节、血管神经间隙，手术往往难以完整切除，若勉强切除，则因大范围肌肉切除，或因神经损伤而产生相应功能障碍。在此分类的基础上，上海交通大学医学院附属第九人民医院血管外科通过自 1996 年 12 月至 2004 年 4 月间手术治疗的 281 例周围静脉畸形的病例分析，结合 MRI 所示病变范围、部位、深度以及有无浸润性，将静脉畸形分为 4 型：①局限性非浸润型：病变局限，可有完整病灶外膜，多为单个，也可为多个散在分布，多位于深浅筋膜之间，部分可位于深筋膜下，不浸润肌肉、肌腱、神经或血管；②局限性浸润型：病变局限，无包膜，多为单个，多位于深筋膜下，浸润肌肉、肌腱、骨关节、神经或血管，位于浅表者，表现为累及皮肤和/或皮下组织；③弥漫性非浸润型：病变弥漫，无明确界限，病变直径多超过8cm，位于深浅筋膜之间，不浸润广泛皮肤、肌肉、肌腱、神经或血管；④弥漫性浸润型：病变弥漫，无界限，病变直径超过8cm，浸润广泛皮肤、皮下组织、肌肉、肌腱、骨关节、神经或血管，少数累及整侧肢体。这4型病变的手术方式、手术疗效以及术后并发症的情况各有不同。

（3）治疗：静脉畸形的治疗应该遵从多途径、个体化的治疗原则，疗效取决于病灶的部位、大小、范围和功能影响程度，以及患者的美容要求。治疗的主要目的是减缓患者的症状和提高组织器官功能。方法包括抗凝祛聚（减少血栓或DIC）、弹力压迫、硬化剂注射、激光和手术切除等。

无症状的静脉畸形可采取保守治疗，特别是青春期、怀孕和口服避孕药的患者。肢体弥漫性的静脉畸形以弹力袜治疗为主。对于已发生血栓的病变可适当使用抗凝、血管活性药物等治疗。环氧合酶-2（COX-2, cyclooxygenase-2）抑制剂（如西乐葆等）有助于缓解疼痛。静脉畸形病灶内可形成局部血管内凝血，临床上可无症状和体征，慢性的消耗性血管内凝血可有D-D二聚体阳性，血小板和纤维蛋白原Fg水平可正常或下降。静脉畸形术前凝血异常必须得到纠正，推荐使用低分子肝素和医用弹力袜，必要时输注冷凝蛋白质、血小板和新鲜血浆。糖皮质激素、干扰素和其他抗血管生成药物，已证实对静脉畸形基本无用。

硬化剂注射疗法或结合手术切除，是目前治疗有症状的静脉畸形的主流手段。直接瘤腔内注射硬化剂可以使病灶渐进萎缩，在大多数的脉管畸形疾病中心已成为首选治疗，特别适合伴有疼痛的局限性病灶，治疗后即使病灶残留疼痛也可消失。单一的硬化剂注射治疗已渐少用，与其他方法联合应用可提高治疗效果，常作为手术前的辅助治疗，缩小病变、减少术中出血，或作为手术激光治疗后的辅助措施，进一步处理残留病灶。硬化剂主要通过对血管内皮细胞的破坏来达到治疗目的，具体机制因硬化剂种类的不同而异：化学反应型制剂如离子碘或无水乙醇；渗透作用型制剂如水杨酸类或高渗盐水；清涤剂如鱼肝油酸钠、十四烷硫酸钠、聚多卡醇和泛影酸钠。目前常用无水乙醇、5%鱼肝油酸钠和平阳霉素，疗效比较肯定，其他高渗葡萄糖和尿素等，疗效不一，与

硬化剂类型、剂量、病变类型、范围等有关。随着硬化剂和硬化治疗的不断发展，治疗静脉畸形的效果将越来越肯定。

硬化剂腔内注射的技术要点：注射须在透视下操作，使用18~24号穿刺针（Cathlon、Teflon等）或使用输液用头皮针，然后造影评估病灶形态、范围及容量大小，特别需要注意引流静脉。根据充分灌注整个病灶所需的造影剂量可粗略计算出硬化剂的初次注射剂量，必要时可加用剂量以更好硬化病灶，同时可驱除病灶内积血。驱血带的使用存在争议，有发生血栓脱落致肺栓塞的发生。目前多数学者主张引流静脉栓塞。皮肤表面应用冷盐水可减少皮肤损害。

1）无水乙醇（95%~98%乙醇）：无水乙醇是最常用的硬化剂，药效强，对内皮细胞的破坏作用最大。乙醇可引发内皮细胞即刻蛋白凝固和血栓形成。注射时，单用非稀释无水乙醇或与碘油造影剂乳化（9:1或10:2）或与甲泛葡胺粉剂乳化，在透视下注射。每次注射总剂量不能超过1ml/kg（或60ml），血液中乙醇水平与注射剂量之间相关。无水乙醇硬化作用最有效，但相应的不良反应也最多最严重。最常见的并发症是局部组织损伤，如皮肤坏死（10%~15%）、周围神经损伤（约1%）。大多数并发症是暂时性的，也有永久性损害的报道。乙醇栓塞的发生率从7.5%到23%不等。严重并发症有心搏骤停和肺栓塞。有学者报道50 000例栓塞或硬化剂治疗中发生4例心肺衰竭，发生机制不明，可能为肺血管痉挛、肺栓塞或即刻心脏毒性反应。中枢神经系统障碍、低血糖症、高血压、甲亢、溶血、肺栓塞、肺血管痉挛、心律失常、电机械分离等文献中均有报道。因此，操作时全程心电监护至关重要，特别是处理巨大血管畸形时，有学者建议全身麻醉，甚至进行肺动脉压监测。

2）聚多卡醇（aetoxisclerol, polidocanol）（3%）：是清涤剂之一，乳剂型，主要用于小范围的静脉畸形，对血管内皮细胞变性作用强，注射时产生的气泡影可有助于识别引流静脉，指导压迫相邻正常静脉，避免使硬化剂流入。有学者建议与利多卡因混合使用，可减轻注射后疼痛。注射时，每次腔内注射1ml，总剂量不超过6ml，配合使用1%利多卡因液0.2~1.0ml。并发症为，皮肤坏死、坐骨

神经损伤或感染,发生率在6%~8%,心搏骤停有1例报道。

3)十四烷硫酸钠(sotradecol, sodium tetradecyl sulfate):也是清涤剂之一,其作用机制是使血管内皮血栓形成或纤维化,液态剂型,暴露于空气中可形成泡沫。泡沫型作用时间久,与血液可形成分明界限。注射时,5ml十四烷硫酸钠、2ml碘油造影剂与5~10ml空气混合,可使用两个注射器接于三通上,硬化剂与空气同时注入,比例在1:4或1:5。注射剂量目前没有明确报道。有学者报道15例患者中3例发生皮肤坏死。

4)乙醇胺油酸酯(ethanolamine oleate)(5%):与碘油造影剂混合使用[(5:1)~(5:2)],剂量在每次2ml,总次数不超过10次,总剂量不超过20ml。不饱和脂肪酸致血栓作用明显,约50%的油酸30min内与血清蛋白发生结合,这也可能导致肾毒性、血管内溶血和肝毒性的不良反应,注射过程中或注射后可使用结合珠蛋白以防止此类并发症的发生。有学者报道结合使用弹簧圈,总疗效可达92%(23/25),对于头面部的静脉畸形可使用球囊暂时性阻断颈内静脉以防止硬化剂进入循环系统,有2例发生牙关紧闭现象,均于1周内缓解。

5)ethibloc(ethicon, hamburg):一种植物提炼的乙醇衍生物,是玉米蛋白、乙醇、造影剂的混合剂,作用机制主要是强大的细胞炎性反应。注射用法:有注射成品。并发症:无严重持续性并发症,10%的患者出现硬化剂外溢现象。有学者报道总有效率约74%(28/38)。

6)组织黏合剂(histoacryl):是一种遇血液等含离子型物,即产生多聚合作用的生物制剂,多用于术前,有报道用于眼眶静脉畸形。

另外,弹簧圈常用于阻断引流静脉,使硬化剂滞留于病灶内,避免肺栓塞的发生,特别是在引流静脉显影迅速以及正常静脉与畸形病灶毗邻的情况下。弹簧圈可直接于穿刺针内置入,或常规于股静脉或颈静脉经导管置入。对于肢体的静脉畸形,周围静脉内导管还可及时行静脉造影,以评估硬化剂注射时肢体的缺血性变化。

血管内治疗消除了大出血、非特异损伤、复发、解剖视野差、切除难等VM治疗的外科难题,甚至避免了皮肤瘢痕。对于大、中型体积和流量较高的VM,需选择栓塞引流静脉的硬化治疗,较之单纯硬化剂注射明显增效,通过内皮细胞、血红蛋白变性,导致血栓形成,减低流量,大大增加硬化效果,病灶消退增快而少复发。林晓曦等在大宗病例实践中仅遇到低发生率的局部坏死和一过性的周围神经损伤病例。但国外报道涉及的中枢神经抑制、溶血、肺栓塞、肺血管痉挛、心搏骤停致死等严重并发症,提示意外可能超越严密的监护和医生的经验,故值得更多告知、权衡和更多相关研究。对小型低流量VM,平阳霉素注射治疗亦可。微波热凝结合手术治疗机制,主要是利用微波使瘤体组织内血管闭塞、血液凝固,致瘤体迅速变性和萎缩,辅以手术切除炭化变性组织,以促进愈合及矫正畸形。此外,铜针和电化学治疗可望减少皮肤等非特异创伤,将有益于流量过大病灶的后续硬化治疗。长脉冲Nd:YAG激光为代表的激光治疗,已提供了浅表小畸形静脉的理想方法,大部分代替了传统的硬化技术,可作为后续辅助,原理是运用波长为1 064nm的Nd:YAG激光对病变内血红蛋白特异性的热凝固效应来破坏病灶,使病灶炭化、萎缩,达到消除病灶的目的。缺点是穿透力不足,对深部病变作用小,如增大功率或连续激光照射,可致高温对重要神经组织的损伤。

近年来出现的高功率半导体激光,以其诸多性能及临床方面的优势,已被众多激光医学专家所接受,并就"半导体激光代表着医用激光发展的方向"这一论点达成共识。英国DIOMED公司,率先制造了全球第一台高功率医用半导体激光仪,应用最为普遍,在下肢浅静脉曲张的腔内治疗上已取得了肯定的疗效。国外部分学者已尝试应用半导体激光腔内治疗静脉畸形,其理论与Nd:YAG激光相似,也是利用激光对静脉畸形病灶内的血红蛋白的特异性作用,使病灶炭化、萎缩,但治疗方式由非接触式改变为可接触式,术后短期疗效肯定。DIOMED半导体激光在原理上使激光技术发生革命性的突破,它的发射介质是由多个半导体芯片二维阵列组成。由于半导体激光的电光转换率高(30%),没有多余的热量产生,从而避免了传统激光Nd:YAG、KTP、Ho:YAG及CO_2激光所需的庞大水冷系统,因此体积精巧,重量轻。810nm激光波长,汽化效果较1 064nm快三倍,同时兼具良好的止血效果,所以术中术后出血少。接触式光纤直接深入病灶,解决了 Nd:YAG 激光不能穿透皮肤的缺陷,光纤可多方位多层次作用于病灶,汽化效果更强。术中光束在血液中的穿透力仅为 0.3mm,对血管外的神经和组织没有电刺激,所以患者的损伤小,出血少,疼痛轻,愈合快,并发症少,患者住院时间短。上海交通大学医学院附属第九人民医院血管外科超声引导下经皮穿刺置入半导体激光仪光纤(810nm)治疗皮下软组织间静脉畸形病变,目前治得到比较好的中期疗效,远期疗效有待进一步随访观察。腔内激光治疗的总体疗效满意,局限型疗效优于弥漫型,与手术切除疗效类似。主要体会有:①术前常规行彩色多普勒超声,有利于对病灶的进一步明确,标记定位穿刺点及穿刺方向,有利于腔内激光的"靶向"作用,不易直接损伤神经和其他组织,无神经损伤及组织坏死等严重并发症;②穿刺深度已见明确回血为佳,有条件入短导丝者,可顺导丝途径置入短鞘,使光纤充分深入病灶,加强激光作用;③较大病灶可反复多次穿刺激光,可尝试不同穿刺方向进入病灶,或间隔性多次激光,激光间歇,助手按压病灶;④对于浅表病灶,避免光纤直接接触皮肤,激光照射时术区以普通生理盐水冲洗降温,可有效防止光纤近距离接触对皮肤的损伤;⑤激光后即刻可能不会出现如同浅静脉曲张后的硬结样效果,经过术后加压包扎仍可达到闭塞病灶的效果;⑥术后激光术区覆盖凡士林油纱或乙醇纱布,可减少或减轻术后皮肤烧灼伤;⑦术后超声随访简便易行,可及时发现未完全闭塞病灶,经过再次腔内激光仍可达到完全闭塞效果;⑧术前 MR 或超声提示病灶内有静脉石者,不建议行腔内激光,对缓解病灶疼痛可能意义不大;⑨术前术后建议常规查出凝血指标 PT、APTT、Fg,特别需注意纤维蛋白原 Fg,据我科以往经验,静脉畸形患者切除术后易出现 Fg 过低。

手术切除仍是目前最彻底的治疗方法。局限型的静脉畸形可行手术切除,但要充分估计失血量并采取相应措施,切除后的创面大多可直接缝合,多个或面积较大病灶切除后的组织缺损,可用植皮、局部皮瓣转移或游离皮瓣移植修复。对于弥漫型或侵犯神经、血管、肌肉、骨关节的静脉畸形,单一的手术切除往往难以奏效,必须结合其他方法。所以,手术可能仅是肢体浅筋膜巨大 VM 占位等特殊病例治疗之首选。对于眼眶内、颅内外沟通、部分肢体肌间泛发病灶,继发骨关节畸形,即需多学科合作制订治疗计划。

术前按局限性非浸润型、局限性浸润型、弥漫性非浸润型、弥漫性浸润型来分型,对手术治疗具有指导意义,根据病变分型的不同采用不同的手术方式是必要的:①局限性非浸润型:以单纯手术切除为主,切除彻底,总有效率达 98% 以上,复发率低于 2%,对于多发局限性病变,可能因术中遗漏较小病灶,致病灶残留而引起日后复发,手术并发症少,多为切口下积液或切口脂肪液化等。②局限性浸润型:若手术切除不引起大的组织缺损或功能损害则以手术切除为主,可联合 Nd:YAG 激光治疗,加强对残余病灶的处理,尽量使病灶达到完整清除,降低复发率,少数病变浸润较深,由于 Nd:YAG 激光的穿透力不足,病灶不能达到完全清除,仍有残余复发。此类病变伴有组织浸润,术后并发症相对较多,单纯手术切除者多见,切口下血肿,考虑残余病灶出血可能;切口愈合不良、皮瓣坏死,多为累及皮肤、皮下组织的病变的过量切除后致皮肤血供障碍;浸润肌肉、肌腱、神经的病变,经手术创伤后出现相应功能障碍。运用 Nd:YAG 激光治疗后,由于其对病灶的特异性凝固作用,一般不损伤正常组织,术后并发症相对较少,少数有肢体肿胀,多为激光照射引起的组织水肿。③弥漫性非浸润型:病灶巨大但未累及神经、肌肉、血管、骨关节等重要组织结构。以往多数认为此型病变广泛,难以完整切除而达不到良好的手术效果,或担心术中大量出血,或怕大范围软组织切除后出现伤口不愈,甚至感染等棘手并发症,因而在处理上多以保守为主。经临床及 MRI 分析,我们发现此型病变虽广泛但界限相对清晰,手术仍可直接切除,仔细解剖一般不损伤重要组织结构。由于病变一般局限于深、浅筋膜之间,出血相对较少,术后严重并发症少。尽量一期完整切除,皮肤切除过多者可一期行植皮术,可能是由于组织本身血供较丰富的缘故,术后植皮成活率较高。病变确实广泛者,可分部位分期手术,部分可联合 Nd:YAG 激光治疗残余病灶。手术体会:尽量于病灶外周及底部翻剥病灶,而不从病灶中间开始向两侧翻剥皮瓣,此法可大大减少出血量，病灶切除亦较完整，病灶表面皮肤可再利用，反取皮后植于创面，无需另外取皮，相应减少手术创伤，切除后创面需严格止血，植皮创面加压包扎时间可适当延长，10d 左右为宜，具体根据创面实际情况来定，如有异味可尽早拆开。④弥漫性浸润型：此类病变既广泛生长又伴浸润，病例相对常见。以病变区手术翻瓣联合 Nd∶YAG 激光治疗术为主，病变广泛多需分部位多次手术。单纯手术难以完整切除，勉强切除者，因过多肌肉切除，或因神经损伤而产生相应功能障碍。术后并发症的数量和种类相对增多，主要为单纯手术切除术后患者，运用 Nd∶YAG 激光治疗后，术后并发症明显较少。手术翻瓣结合 Nd∶YAG 激光治疗术，是先手术逐层暴露静脉畸形病灶，再运用 Nd∶YAG 激光对病变内血红蛋白特异性的热凝固效应来破坏病灶，使病灶炭化、萎缩，达到消除病灶的目的。对浸润性特别是弥漫性病变，具有创伤小、出血少、疗效确切、术后出现功能障碍少等优点，可避免皮肤的损害，达到较好治疗效果，可避免因大范围切除病灶而引发的组织缺损和功能障碍，相对来说也是一种微创治疗手段，有良好的应用发展前景。我科近年来在此治疗方法上，积累了一些经验，目前已治疗百余例患者，总体有效率在 80% 以上。术中注意问题：有条件上止血带者，应充分合理的运用止血带，可有效减轻术中术后的出血；病灶清除应力求彻底，勿遗漏或遗留病灶，以减少复发；激光照射时术区以冰生理盐水冲洗术区降温，可有效防止连续 Nd∶YAG 激光所致高温对重要神经组织的损伤；对于较深层的病灶，可先行浅层病灶激光凝固，剥离后继续暴露深层再以激光照射，直至病灶完全萎缩；激光照射后出现的组织渗出与反应性肿胀，术后可适当加用激素防治。

就静脉畸形的治疗前景来看，单一的治疗模式已经不能满足现实的需要，新分类方法的出现，为分类选择优化综合治疗模式确立了可能性，以期达到不同类型病变分别处理的最佳效果。但目前对于静脉畸形的治疗手段还相当有限，仍需进一步探索。

3. 动静脉畸形

（1）诊断：动静脉畸形特征性的影像学表现为粗大的供血动脉和引流静脉，CT 增强或 MR T1

和 T2 加权像旋转回音序列上显著的流空效应可助诊断。在 MR 梯度回音序列上血管影表现为高亮信号，通常不显示实质包块或血管巢，这与血肿表现明显不同。若病灶内有出血可出现各种不同的信号变化。CT 和 MR 也有助于发现软组织水肿与骨骼变化。肢体的病变根据病史与体格检查易于诊断，影像学诊断有助于进一步明确病变的范围和深度。对于肺动静脉畸形，CT 诊断优于MR。腹部内脏器官动静脉畸形大多需要通过 CT 或 MR 得到明确诊断。血管造影因其创伤性，目前很少用于常规诊断，仅用于疑难疾病诊断和栓塞治疗，但血管造影显示供血动脉、畸形血管巢和引流静脉最为清晰。

（2）治疗：大多数的动静脉畸形累及多个手术层次，浸润深部组织，完整手术切除难度很大，严重出血的风险很高，甚至可能导致组织器官损害。经过成功栓塞治疗后，手术切除的可能性则大大增加。但目前的栓塞技术还不足以达到完全、彻底的阻塞消除病灶，主要还是用以控制疾病症状，比如疼痛、远端缺血性溃疡、出血和充血性心力衰竭等。对于肢体广泛性的动静脉畸形，如果无法施行栓塞术控制症状，截肢可能是最终的办法。

施行栓塞之前，通常需要进行诊断性动脉造影。最好栓塞与造影分期进行，一方面可以减少造影剂量，另一方面可以有充足的时间准备合适的栓塞器械和材料，而对于小儿患者，造影与栓塞需要在全麻下操作，为减少全麻风险，一般同期进行。

目前的栓塞技术以超选择性动脉插管栓塞为佳，需配合使用微导管技术。该技术的目的是选择性地栓塞畸形"血管巢"的供养动脉，而不影响对邻近器官组织的必要血供，达到精确"靶效应"。由于大多数的动静脉畸形病灶，有大小不等多根供养动脉和引流静脉，因此超选栓塞技术要求比较高，难度大，而且相当费时。栓塞需要尽可能地靠近血管巢，由远及近，尽可能栓塞所有供养血管，如果阻塞太靠近供养血管近端，则可能导致新的供养血管生成，导致栓塞失去相应疗效，这也是复发的常见原因。另外，过早阻塞供养血管近端，也就不能进一步深入血管巢进行栓塞，栓塞的效果不能满意。如果经动脉途径不能很好栓塞病灶,那么直接穿刺,甚至经静脉途径均是可行的。

常用的栓塞材料有 PVA 颗粒、无水乙醇、组织胶等。PVA 颗粒大小从 50μm 到 1 000μm 不等。栓塞颗粒的大小取决于所需栓塞血管的直径,必须足够大,避免进入静脉系统。PVA 的栓塞往往不完全,效果比较短暂,复发率很高,反而影响复发后进一步栓塞治疗,所以目前一般用于手术切除前辅助治疗,减少术中出血。目前多主张引流静脉的栓塞,通过引流静脉的阻断减少病灶的蓄水池效应,也可以使用硬化剂尤其是无水乙醇作用于病灶更长的时间。无水乙醇在前面静脉畸形章节已经谈到过,是一个非常强效的栓塞剂,它通过强烈的炎症反应来破坏血管壁成分。乙醇栓塞的技术重点是要尽可能地加大无水乙醇对血管巢的破坏作用,而同时防止乙醇对其他重要组织器官的损害。一般采用超选择性导管技术或直接经皮穿刺,将无水乙醇准确送入血管巢。阻断供养动脉或引流静脉有助于加强栓塞作用,可使乙醇较长时间滞留在血管巢内。通过造影,可以估计栓塞剂需要的剂量,一般为引流静脉显示前所需要使用的造影剂量。

无水乙醇栓塞的效果明显,并发症发生率比较高,最高报道达 15%,最重要的是要评估毗邻重要组织器官发生坏死的风险,特别是皮肤组织。总剂量也需要控制,如果超过 1ml/kg 或大于 60ml,则全身性中毒反应的风险明显加大。虽然并发症大多有其自限性或可以成功治愈(比如皮肤坏死可通过植皮来治疗),但神经损伤往往呈永久性。为减少栓塞引起的局部或全身的反应,有学者建议全部患者均使用全麻,更多的学者仅对小儿使用全麻,成年患者可使用镇静剂令其处于清醒状态,如此可以及时评估乙醇栓塞后的局部或全身反应,特别是评估肢体的神经损害情况。利用无水乙醇栓塞治疗动静脉畸形须注意以下几点:①通过导管或直接穿刺的方法注入无水乙醇至畸形病灶;②避免无水乙醇溢入正常组织内;③全麻下注射并同时监控生命体征变化;④每次用量控制在 1ml/kg 以内;⑤良好的术后监护,静脉输液,使用少量糖皮质激素等药物减少副作用造成的并发症;⑥定期随访,必要时再行治疗。

组织胶(n-butyl-cyanoacrylate,NBCA)在血管巢内形成紧密的充填物而达到治疗的目的,它以液体形式注入,遇血液中离子物即产生多聚反应而形成固态。组织胶可使用于非常高流速的动静脉畸形,可以快速阻塞病灶,而避免栓塞剂流入静脉系统。相比无水乙醇而言,组织胶并不彻底破坏血管巢,可能导致最终血管巢再通。弹簧圈和可脱卸式球囊只能阻塞近端供养动脉,对血管巢阻塞效果差,不建议使用于动静脉畸形,特别是肢体部位,除非动静脉瘘支特别大,或者没有组织胶等栓塞材料。大约 80% 的肺动静脉畸形为单一供养动脉型,使用弹簧圈和可脱卸式球囊效果可靠,治愈率可达 84%。肾动静脉畸形很罕见,通常比较小,经皮栓塞治疗主要解决血尿、高血压、充血性心力衰竭等症状,材料主要有弹簧圈、明胶海绵、PVA 颗粒和 NBCA 胶等。乙烯乙烯醇共聚物(ethylene vinyl alcohol copolymer,Onyx)是近来出现的一种新的生物相容性液态栓塞剂,溶于二甲基亚砜(dimethyl sulfoxide,DMSO)溶液后使用。当该混合物与血相遇后,DMSO 迅速扩散开,而 Onyx 则在原位迅速固化形成柔软而有弹性的不与血管壁粘连的栓塞体。溶于 DMSO 中的 Onyx 浓度决定了栓塞的速度,浓度越低栓塞速度越慢,但在沟通支中的栓塞距离也更远,适合于低流量的静脉畸形病变。相反,高浓度适合于高流量的动静脉畸形病变,栓塞速度快则可避免栓塞剂流入引流静脉,引起肺栓塞。由于 Onyx 比 NBCA 更能进入畸形病灶的异常丰富的沟通支,故栓塞效果更为理想。另外,Onyx 不与血管粘连可保持血管的完整性,故栓塞术后的手术切除比 NBCA 也更容易。远期疗效有待进一步验证。

上海交通大学医学院附属第九人民医院血管外科,在治疗动静脉畸形方面有比较丰富的经验,早期在一组先天性动静脉畸形的手术治疗中,对于局灶性和部位较表浅的患者,在控制血流的情况下,先做瘘支结扎,再行病灶切除,取得了较好临床效果,复发率低。然而,大多数的先天性动静脉畸形患者,其病变呈弥散性、部位较深或累及重要组织、器官,手术无法切除或术中无法控制出血,治疗非常困难。根据其病变的部位和范围,采用不同的治疗方法,如病变位于主干血管周围,切除病灶有可能损伤主干血管者,则行瘘支结扎、病灶切除和血流重建术;如病灶弥散、位置较浅则采用分期、分段结扎瘘支和病灶切除,术前或术中行介入栓塞,皮肤缺损可行皮瓣移植;如病灶位置深或累及重要组织、器官,则采用一次或多次介入栓塞治疗。对于弥散性、范围较广的动静脉畸形患者,经治疗后大部分有不同程度复发,症状加重者必须行截肢或截趾(指)术,但这些患者术后短期内症状均有不同程度缓解,患者的生活质量得到明显改善,对合并有严重症状的病变采用手术和介入治疗是必要的。手术或介入的重点是切除或闭塞病灶,因为只有去除和闭塞病灶才能消除血流的压力差,消除“蓄水池效应”,阻断病变的发生和发展。因此如何彻底去除先天性动静脉畸形的病灶,是今后治疗本症的研究方向,理想的栓塞剂的出现越来越值得期盼。

四、特殊类型血管瘤与血管畸形

1. Kasabach–Merritt 血管瘤综合征　Kasabach–Merritt 血管瘤及血小板减少综合征(hemangioma with thrombocytopenia syndrome)又名毛细血管瘤及血小板减少性紫癜综合征,于 1940 年由 Kasabach 及 Merritt 两人首次报道。特征为血管瘤伴血小板减少性出血倾向的疾病,血管瘤可以为单发的巨大型,也可能为多发散在性,可在体表的任何部位,少数病例也可在实质或空腔脏器如肝、脾、肾、骨、肌肉、肺、结肠内。出血性发作一般都在婴儿期,也有文献报道最早在出生后即有发生者。主要表现为广泛发生的出血点、瘀斑、紫癜或聚积在血管瘤内的淤血,随着血管瘤体积的急剧增大,血小板迅速减少,计数可达 10 000 以下。发病机制可能与血管瘤的内皮异常相关,由于血流瘀滞,激活了凝血因子,导致血栓形成,引起血小板消耗性凝血障碍。血液检查除血小板计数减少外,还有红细胞碎裂、纤维蛋白原减少、纤维蛋白降解产物(FDP)增多、凝血酶原时间延长,最终导致播散性血管内凝血(DIC)。患儿可因 DIC 或颅内或内脏器官出血死亡。此病虽为先天性,但未见家族性报道,未发现有遗传性。临床可经注射治疗血管瘤而控制其发展,或手术切除血管瘤。血管瘤一旦得到控制或被切除,血小板可迅速上升。

2. Sturge–Weber 综合征(SWS)　又名 Sturge-kalischer-weber 综合征、脑三叉神经血管瘤综合征、皮肤神经软脑膜血管瘤病、脑颜面血管瘤综合征、脑三叉神经综合征等。表现为颜面部沿三叉神经分支走行区域分布的葡萄酒色斑,伴发颅内软脑膜的血管瘤,有时出现偏瘫、癫痫、智力障碍。该综合征合并多处畸形,因此治疗上多采用综合治疗方案,如激光、硬化剂栓塞或手术切除病灶。

3. 静脉畸形骨肥大综合征(Klippel–Trenaunay syndrome, KTS)　是一种复杂而又少见的先天性血管畸形疾病,有时也被称为血管性肢体肥大综合征,是一种罕见的先天性疾病,以血管和/或淋巴管的形成异常导致的一系列的临床表现为特征。1900 年由法国医师 Klippel、Trenaunay 首先报道。典型 KTS 呈三联症:①表皮毛细血管畸形(通常是葡萄酒色斑),多在一侧肢体呈局灶性分布,不一定完全累及整个肢体,偶尔在肥大的一侧肢体以外部位也可以存在。②静脉曲张和畸形,通常伴有肢体外侧胚胎期残留静脉,可无深静脉畸形;表现为单侧下肢外侧浅静脉异常增多、曲张成团或呈网状,多数患肢静脉曲张随年龄增长日益加重。其发生部位不同于一般的下肢浅静脉曲张,主要集中在腿外侧;由于下肢静脉长期处于高压状况,成人患者患肢常伴有色素沉着、溃疡。③骨与软组织增生、肥大,可累及双侧肢体,增生并不一定要增长、增粗,可仅为骨皮质增厚、骨密度增高,而软组织增生也可以不显著。以上特征符合任意两项,即可诊断为 KTS。KT 综合征传统上分为以下几种类型:①静脉型——以静脉异常为主,包括浅静脉曲张、静脉瘤、深静脉瓣膜功能不全、深静脉缺如等;②动脉型——即动静脉瘘型,主要以患肢异常的动静脉瘘为主;包括动脉堵塞、缺如或异常增生等;③混合型。少数合并有临床意义的动静脉瘘的,多称之为 PWS(Parkes-Weber syndrome),也有称之为 KTWS(Klippel-Trenaunay–Weber syndrome)。严格意义上只有静脉型的属于真正的 KT 综合征,动脉型和混合型的属于 PW 综合征。KTS 病变可侵犯身体各个部位,如上、下肢,臀部,躯干及头部等,可同时侵犯多个部位,但以下肢多见。近来合并其他器官的血管畸形的病例报道渐趋增多,如大脑、脊髓、口腔、胸腔纵隔、腹腔、盆腔、食管、肠道、阴道、会阴部、膀胱等,多表现为受累器官的不规则出血。

KTS 治疗方法的选择,主要取决于患者是否合并有严重的深静脉畸形、受累肢体的不等长和畸形导致的并发症。对于 KTS 的外科治疗，北京协和医院的汪忠镐等早在 1986 年就有报道，提出了节流与开源法。所谓节流指应用主干动脉分支的栓塞和结扎法，以减少病变区的血液循环；所谓开源是针对此征既有动静脉瘘或分流（导致血液盗流从而增加静脉回流），又有回流静脉发育不良（使静脉回流更为困难），而采用健侧大隐静脉耻骨上转流术以引流淤滞于患肢的静脉血，从而改善患肢静脉回流。虽然此方法后来已不太使用，但汪院士提出的"开源节流"的手术方针一度成为治疗的宗旨。对于那些深静脉发育不良、长段闭塞或缺如者，肢体外侧粗大扭曲的静脉常是下肢静脉回流的代偿通道，切除曲张浅静脉会加重患者的症状，故此类患者主要采用保守治疗，如长期穿循序减压弹力袜等，上海交通大学医学院附属第九人民医院血管外科 1995—2005 年收治的 74 例患者中 25 例行保守治疗，34 例深静脉通畅者行切除外侧畸形的曲张浅静脉和血管瘤样病变组织，5 例深静脉检查提示股浅或腘静脉明显狭窄的，行股浅或腘静脉松解术，术后深静脉扩张良好，深静脉回流改善后再行畸形浅静脉切除术。近来我科根据腔内激光微创治疗曲张浅静脉的原理，同样治疗 KTS 患者肢体外侧的畸形曲张浅静脉取得了较好疗效，目前已治疗近百余例，有效率在 90% 以上，在国内较早尝试了 KTS 的微创治疗，其远期治疗效果有待进一步评价。使用静脉活性药物能够增加静脉张力和毛细血管通透性，黄酮类药物可以影响白细胞和上皮细胞而减轻炎症和水肿。己酮可可碱有促进溃疡愈合作用。浅静脉微创手术，通常用局部曲张浅静脉剥脱或微创消融疗法，可以有效缓解症状，改善外观。深静脉缺如或闭塞不能做此类手术。动脉型的 KT 综合征可以考虑采用腔内的方法栓塞一些异常动脉。

由于 KTS 为先天性疾病，出生后即出现症状和体征，后渐加重，往往至青春发育期症状和体征明显加重，故早期治疗有其必要性。Baraldini 等对 29 位 KTS 患儿的静脉病变实行早期手术，平均手术年龄为 10.3 岁，结果安全有效，故作者建议尽早手术，但对于静脉病变的早期手术是否有助于改善肢体过度生长，由于随访时间较短作者无肯定结论。Raab 等通过对行骨骺固定术矫正肢体长度差异的病例分析认为，女孩 9 岁之前、男孩 11 岁之前不适宜行骨骺固定术，并非越早治疗越好。因此，对于 KTS 的早期治疗也应有针对性和选择性。至于最佳手术时机的确定依据和方法，还有待进一步探索。

4. 科布综合征（Cobb syndrome）　是一种复杂的血管畸形，包括脊髓、硬膜外间隙、椎体、脊柱旁软组织、肌肉、皮下组织以及脊柱相同节段对应的皮肤受累。该疾病治疗尚无疗效确切的治疗方案，多采用相应病灶的硬化治疗或切除。

五、栓塞与硬化剂治疗的并发症

选择性插管栓塞治疗主要用于动静脉畸形，目前技术还未完善。如果栓塞剂达不到血管巢内部或没有得到充分栓塞，则治疗易失败。其他并发症还有远端组织器官误栓塞、正常血管血栓形成、恶心呕吐、疼痛、发热、水肿以及栓塞后综合征。作为强有效的硬化剂，无水乙醇的作用不言而喻，但其并发症发生率也相当高，可达 10%~15%。局部并发症有组织坏死、神经病变和皮肤破溃。全身性并发症有中枢神经系统障碍、低血糖症、高血压、肺动脉高压、心律失常、心动过缓、肺血管收缩、纤维蛋白原消耗性 DIC、血红蛋白尿、肺栓塞、心血管衰竭，最终导致死亡。

六、血管瘤与血管畸形术前准备

血管瘤和血管畸形的治疗指征在前面已有谈到，主要是缓解患者症状，比如疼痛、出血、破溃、功能障碍等，而大多数的病例很难彻底治愈，这一点必须在术前向患者明确告知。介入术前常规行出凝血指标、肾功能。使用乙醇以外的硬化剂，治疗小的局限性血管畸形病灶时，给予镇静剂即可。当使用无水乙醇治疗大的血管畸形时，特别是患者已有心功能不全，常规全麻，如有可能建议肺动脉压监测。部分学者建议预先进行血液水化，防治溶血引发的肾功能损害。术前常规导尿。血管鞘、微导管、导丝、栓塞剂等介入器材预先准备完善。术前即刻及术后可给予皮质醇激素，以减轻组织水肿。淋巴畸形硬化剂治疗后易并发感染，术后抗生素需持续给予 10 天以上。对于经动脉插管治疗的患者，止吐药、抗生素、镇痛剂可常规应用。

七、血管瘤与血管畸形术后处理与随访

除常规血管术后的处理外，还有一些栓塞术后的特殊处理：术后肢体需抬高以减轻水肿；可使用麻醉药加强镇痛效果，必要时可用镇痛泵；使用无水乙醇后需密切观察局部皮肤，若有皮肤红热反应，提示有皮肤损伤，轻微者可使用抗生素或烧伤油膏治疗，严重者需及时联系整形外科医师准备植皮术；肢体神经系统检查以评估有无神经损害；术后水肿比较常见，几天后达到高峰，一般 2 周后消退，大范围的病灶治疗可能引发比较严重的水肿，甚至累及气道，需密切监视，必要时入住 ICU，可及时气管插管保护气道通畅；有血红蛋白尿者，用碳酸氢钠碱化尿液以保护肾功能，避免血红蛋白管型形成；插管治疗大囊型淋巴畸形时，导管需留置体内数天，期间患者最好住院观察。

常规 4~6 周后随访，以评估治疗效果，决定是否需再次栓塞或硬化剂治疗。随访以临床观察和 B 超、MR 为主。

八、结论

血管瘤和血管畸形的治疗目前仍是难题。个体优化综合治疗模式已经成为目前的主要治疗方式。MRA 或 CTA 在评估病灶大小、范围、深度上具有非常重要的作用。大多数的血管瘤可自行消退，2 岁前多数以观察随访为佳，对于非消退型的血管瘤，可行腔内硬化剂栓塞，治疗目的不在于根治而是预防和处理出血或血小板减少症等各种并发症。高流速血管畸形的腔内栓塞治疗，以减少血管病灶的蓄水池效应，栓塞引流静脉，病灶内注射治疗方式为主，术前需准确评估病灶，制订有效、可靠方案。无水乙醇的治疗作用最为有效，但对其使用仍需谨慎，局部与全身并发症的发生仍难避免。另外，术前与术后的正确处理对并发症的防治相当重要。总之，单一的治疗模式已经不能满足现实的需要，多学科（包括皮肤科、血管和整形外科、放射科、耳鼻喉科、颌面外科）综合治疗血管瘤和血管畸形的模式是今后的发展方向。

（陆信武　刘光）

参 考 文 献

［1］汪忠镐，盛宏森，孙家骏，等.先天性动静脉瘘的外科治疗.中华外科杂志，1987，25（9）：508-509.

［2］蒋米尔，陆民，黄新天，等.先天性肢体动静脉瘘的外科治疗.上海第二医科大学学报，1992，12：135-136.

［3］蒋米尔，陆民，黄新天，等.先天性肢体动静脉瘘手术45 例治疗体会.外科杂志，1997，2：218-219.

［4］蒋米尔，陆民，黄新天，等.先天性肢体动静脉瘘手术治疗体会.中华普通外科杂志，1998，13：222-223.

［5］蒋米尔，陆民，黄新天，等.手术治疗先天性肢体动静脉瘘的术式选择.外科理论与实践，2001，6（5）：295-297.

［6］蒋米尔，刘晓兵.先天性血管畸形治疗中的问题与对策.外科理论与实践，2005，10（1）：11-14

［7］蒋米尔，陆信武，黄英，等.先天性血管畸形204 例治疗分析.中国实用外科杂志，2004，24（10）：617-619.

［8］黄新天，蒋米尔，周国瑜，等.手术联合 Nd：YAG 激光治疗弥漫型海绵状血管瘤 22 例报告.中国实用外科杂志，2002，22（3）：165-166.

［9］黄新天，蒋米尔，陆民，等.静脉畸形骨肥大综合征的手术治疗.临床外科杂志，1994，2（4）：180-181.

［10］刘晓兵，蒋米尔.Klippel-Trenaunay 综合征的诊治近况.临床外科杂志，2004，12（12）：767-768.

［11］刘晓兵，黄新天，黄英，等.周围静脉畸形 281 例手术治疗分析.外科理论与实践，2005，10（1）：30-34.

［12］刘晓兵，蒋米尔.先天性血管畸形的微创外科治疗.中国医学科学院学报，2007，29（1）：29-32.

［13］刘晓兵，陆民，黄新天，等.周围静脉畸形 MMP-9 表达与临床分型的相关性研究.外科理论与实践，2007，12（4）：367-372.

［14］刘晓兵，陆民，蒋米尔.腹壁巨大海绵状血管瘤一期切除植皮术一例报告.上海交通大学学报（医学版），2007，27（7）：902-903.

［15］刘晓兵，黄新天，陆信武，等.高功率半导体激光腔内治疗静脉畸形.中华普通外科杂志，2009，24（2）：163-164.

［16］Mulliken JB, Glowacki J. Hemangiomas and vascular malformations in infants and children: a classification based on endothelial characteristics. Plast Reconstr Surg, 1982, 69（3）: 412-422.

［17］Jackson IT, Carreno R, Potparic Z, et al. Hemangiomas,

vascular malformations, and lymphovenous malformations: classification and methods of treatment. Plast Reconstr Surg, 1993, 91 (7): 1216.

[18] Lee BB, Baumgartner I, Berlien HP, et al. Consensus document of the international union of angiology (IUA) - 2013 current concept on the management of arterio-venous management. Int Angiol, 2013, 32 (1): 9-36.

[19] Jacobowitz GR, Rosen RJ, Rockman CB, et al. Transcatheter embolization of complex pelvic malformations: results and long-term follow-up. J Vasc Surg, 2001, 33 (1): 51-55.

[20] Rutherford RB. Vascualr Surgery. 9th ed. Philadelphia:

W. B. Saunders, 2019.

[21] Han Y, Fan X, Su L, et al. Absolute Ethanol embolization combined with surgical resection of scalp arteriovenous malformations: interim results. J Vasc Interv Radiol, 2018, 29 (3): 312-319.

[22] Su L, Wang D, Fan X. Comprehensive therapy for hemangioma presenting with Kasabach-Merritt syndrome in the maxillofacial region. J Oral Maxillofac Surg, 2015, 73 (1): 92-98.

[23] McCuaig CC. Update on classification and diagnosis of vascular malformations. Curr Opin Pediatr, 2017, 29 (4): 448-454.

第二章 血管创伤

第一节 血管创伤的治疗总论

血管创伤的记载最早见于古希腊对于战争的历史记录里面。随着现代科技的不断进步,农业、工业以及交通事业的迅速发展以及医源性血管插管、造影等检查的增多,血管创伤已不仅仅存在于战争中,日常生活、工作中同样时常发生。在身体各部位血管损伤中,虽然四肢血管创伤最为多见,其次才是颈部、骨盆部、胸部和腹部血管,但胸腹部大血管及其一级分(属)支的损伤往往带来更为严重的后果。对此类血管损伤的处理优劣直接影响患者未来的生活质量甚至生命,因此,熟练掌握大血管创伤的病因、病理生理学,损伤的临床表现、诊断方法及救治原则和方法,对指导此类患者的抢救具有特别重要的意义。

一、概述

无论何种外伤,决定其严重程度的因素均为导致外伤的能量、损伤机制和损伤部位的解剖结构。根据物理动量公式,能量与质量和速度的平方成正比。质量和速度是由相关的碰撞物决定的,能量的吸收与损伤部位机体的质量和密度相关。损伤的机制根据受伤部位的性质可分为锐性伤和钝性伤。锐性损伤多见于利器划伤或扎伤以及枪弹伤。钝性损伤通常与机动车交通事故以及高处坠落有关。锐性伤多为对血管的直接损伤,而钝性伤多是因位置相对固定的血管受到牵拉或挤压形成,常常合并骨折或关节错位。特定的解剖位置更容易出现血管损伤,如主动脉的减速伤,穿刺和导管引起的股总动脉和髂外动脉损伤等。血管损伤的直接影响是出血以及血管供应组织器官的缺血。其相应的临床表现及救治原则在后文中将详细阐述。

1. 接诊时的处理 患者出现血管损伤时往往就诊于急诊科,此时多伴有身体其他部位损伤或休克。对于此类患者应按照美国创伤外科学会创立的"创伤生命支持"指南进行评估和复苏。首先按照气道(Airway)、呼吸(Breath)、循环(Circulation)对患者进行评估并给予复苏。如患者气道无法开放时需紧急行气管插管,一旦气道打开,则需保证患者有充分的氧气供应和气体交换,最后将关注的重点转至因血管损伤引起的循环系统变化如血压下降。补充血容量是维持循环压力的常用办法,但有时对于创伤部位的压迫或对损伤血管近端的阻断是维持患者循环稳定的直接办法。这种对出血的控制往往直到患者送入手术室并进行手术时才能解除。补液复苏时如血压维持在 130mmHg 以上可能会加重损伤部位的出血或病变进展,将会导致血压进一步下降、血细胞进一步丢失的恶性循环。所以此时维持患者血压在 90mmHg 左右,能够保证心、脑、肾等重要器官灌注即可。患者只有在送入手术室前获得较好的复苏才有可能具备进一步手术治疗的条件,最终获得良好的治疗效果。

在抢救的同时收集患者的受伤原因(锐性伤、钝性伤、混合伤)、就诊时间以及失血量至关重要,这直接决定了进一步诊疗方案的制订。

2. 术前评估 仔细的查体可以弥补检查的漏洞和发现隐匿损伤。触诊患者颈动脉及四肢末梢动脉搏动,在仰卧位的患者,可触及的颈动脉提示血压至少为 60mmHg 以上,可触及的股动脉搏动提示血压至少为 90mmHg。动脉搏动存在并不意味着没有血管损伤,约有 33% 的血管损伤患者可触摸到通过血栓或侧支循环传导到远端动脉的搏动,但这种搏动往往较弱或出现延迟。当血管触诊可及震颤、听诊可及杂音时往往提示局部可能存在动静脉瘘。系统的神经系统查体也非常重要,神经损伤患者中 18% 合并动脉损伤。合并骨折或关节脱位的患者需要怀疑是否存在潜在的血管损伤。在低血容量性休克的患者中,肢体末梢不均匀的皮肤颜色改变常提示潜在的动脉损伤。

动脉损伤的临床症状可归纳为"出血"及"闭塞"。"出血症状"可表现为创口的活动性出血、不断增大的血肿、震颤、血管杂音等,这提示血管破口并未关闭,病情可能很快变化或加重,往往需要急症手术处理。"闭塞症状"可表现为远端动脉搏动消失、供血部位的缺血表现,这往往提示活动性出血已消失,可根据患者病情决定是否需要进一步检查、观察或急症手术。不同解剖部位的血管创伤的具体症状将在以后的章节中描述。

进一步的影像学检查如超声、CT 血管成像(CTA)、MR 血管成像(MRA)等应选择在病情稳定的患者进行,多普勒超声检查对于血管内膜的损伤十分敏感,多应用于评价穿刺或导管途径引起的腹股沟假性动脉瘤或动静脉瘘,但其无法整体地了解远端血管床的开放程度,适用于损伤范围比较局限的患者。CTA 可在显示血管损伤的同时为我们提供更多的周围组织、器官是否存在合并损伤的依据,随着其显像技术的不断进步,已逐步成为术前评估和制订治疗方案的重要检查方法。MRA 因其操作时间较长、仪器设备要求条件较高等限制,往往较少应用于血管损伤的患者。需要强调的是组织热缺血期为损伤后大约 6 个小时,即所谓的血管重建和恢复血供的"黄金时间"。6h 过后即可出现肌肉坏死。不应因过度地使用影像学检查技术而耽误了危重患者宝贵的抢救时间。有术中造影检查条件的手术室可选择术中造影以明确损伤范围、评估远端血管床开放情况,必要时选择介入治疗或杂交手术治疗。

3. 术前准备 多数外伤患者是年轻人,外伤前身体状况一般较好。但对于一些既往合并有高血压、糖尿病、冠心病、慢性肾病等慢性疾病的患者而言,恰当的术前药物治疗可预防未来可能出现的器官衰竭。β- 肾上腺素受体阻滞剂可通过减少心脏并发症改善外科治疗结果,目前已经成为择期手术术前准备的标准措施。在血

管外伤中,可能由于低血压而禁忌使用 β- 肾上腺素受体阻滞剂,但是一旦患者血流动力学稳定,就应开始此类药物的使用。很多外伤的患者需要静脉注射造影剂以进行血管成像,静脉使用碳酸氢钠能够减少造影剂肾病发生率。术前要预防性地应用抗生素,对于大面积组织污染及有感染迹象的患者需要长时间持续抗生素治疗。对于合并开放伤口的患者常规注射破伤风类毒素。

患者通常仰卧在手术台上,因可能进行术中造影或腔内治疗,腹股沟及手术区域均应备皮。对于可能取大隐静脉进行血管重建的患者,健侧大隐静脉走行区应备皮。四肢在外以便为术者及麻醉师操作。于非外伤侧建立深静脉通路,便于进行快速、大量补液;建立有创动脉压监测等。因为血液多数会被污染,自体血回输装置很少应用于外伤的患者。对于合并血管大量出血的患者,术前应该于损伤肢体的近端放置可膨胀的止血带或于出血血管近端留置阻断球囊,协助术中血流阻断。注意患者保暖,体温过低可影响凝血功能。可采用液体加热、提高室温、保温毯等措施实现保暖。

4. 手术原则

(1)控制出血:对由血管自身防护措施如痉挛、压缩或血栓形成而自然形成的止血效果,在治疗过程中尽量不要去破坏。如果没有很好地控制血管的近端而盲目地对非常复杂的损伤组织和血肿进行手术,很可能导致致命性大出血。于损伤的近端游离解剖未受损的血管进行血管阻断可以起到良好作用。如股总动脉损伤,可以在腹腔内或腹膜后途径阻断髂外动脉;髂动脉或盆腔动脉损伤可游离并阻断腹主动脉控制出血。如果预料到近端阻断比较困难时,术前可以选择性地放置球囊导管进行腔内阻断。一旦近端阻断完成,大出血的可能性将大大降低。

静脉的出血可以采取直接压迫或者使用侧壁钳阻断。盲目的游离和解剖往往会造成静脉的进一步损伤及出血扩大。

(2)彻底清创:一旦控制出血,即可为血管修复进行下一步准备工作。在损伤部位的近远端暴露足够长度的正常血管方便阻断;注意保护侧支血管,避免过多地断扎侧支动脉;剪除受损

的血管直至能看到正常的血管内膜。对创面进行彻底清创，去除一切无活力的组织，预防术后感染。

（3）血管修复：对于生命体征不稳定的患者，有时为了缩短手术时间、挽救生命，可以选择对一些侧支循环良好的动脉及静脉直接结扎，如锁骨下动脉、髂内动脉、肠系膜下动脉、髂静脉、左肾静脉、下腔静脉等。但如患者有条件接受血管修复治疗，则一定要重建血运。

简单的血管侧壁修复主要用于较小的血管创伤，如穿刺引起的血管损伤或术中血管误伤。并不适用于钝性损伤或开放性损伤。缝合时应注意避免沿血管长轴方向缝合而引起血管狭窄。

如果动脉有足够的长度可以进行无张力的吻合，直接端-端吻合是一种较好的治疗方式。通常需要切断一定数量的侧支血管以便于进行血管的移动。一般血管缺失在2cm以内的修复均可采用此方式。这种吻合口长期通畅率优于使用人工血管，且较自体静脉移植少一个吻合口，大大缩短手术时间。

如果无法进行无张力的血管直接吻合，就要考虑使用桥血管。可供选择的桥血管包括：自体静脉或动脉，PTFE人工血管，动脉或静脉的同种异体移植物。对于直径小于5mm的血管建议使用大隐静脉进行重建，血管直径较大的可使用人工血管。目前PTFE材料的人工血管已经广泛地应用于外伤患者修复腹部大动脉，但对于严重细菌感染的伤口，应考虑抗菌能力较强的大隐静脉及同种异体血管。血管损伤修复完成后，于血管吻合口上方覆盖一定的组织，预防术后感染，降低吻合口破裂出血并发症发生率。

（4）术后评估：血管损伤修复完成后需要进行效果评估。理想的结果是远端血管搏动再次触及，组织恢复正常的颜色，远端毛细血管充盈。

二、头颈部动脉损伤

（一）颈动脉损伤

颈部血管损伤的原因包括穿刺伤以及钝性损伤，其中因穿刺引起的占95%。颈部血管供应的组织是颅脑，因此该部位的血管损伤更应该引起重视。颈总动脉是最常见的损伤部位，然后是颈内动脉和颈外动脉。根据损伤的机制不同，以

及损伤后救治是否及时，颈动脉损伤的死亡率约为2%~10%，当合并中枢神经系统损伤时死亡率更高。

1. 锐性伤

（1）临床表现

第一区是从锁骨到环状软骨；

第二区是从环状软骨到下颌骨角之间；

第三区是下颌骨角以上。

其中第二区为损伤高发区，其次是第三区和第一区。除了根据部位，还应根据血管损伤的伴随表现来对患者进行分类治疗。当患者伴随休克、顽固的低血压、活动性出血、持续扩大的血肿、动脉搏动消失、颅脑神经功能损伤、血管杂音或震颤时往往提示需要进行手术探查。仔细的听诊和胸部X线片是所有颈部损伤的患者必须进行的检查，如伴有气胸或血胸，需要进行胸部闭式引流。颅脑CT扫描可以帮助区分颅脑内部损伤和血管损伤后颅脑改变。超声因可能伴随的皮下气肿、血肿或异物而使其效力大打折扣，仅局限于第二区颈部损伤的使用。

（2）治疗：颈部第一区创伤：患者如果表现出明确的血管损伤症状，而且血流动力学不稳定时，应该直接送往手术室进行探查。由于该区域血管损伤位置深在，不能仅依靠查体来进行安全的监测，所以一旦通过影像学检查确定损伤，即使是很小的破口都要进行探查和修复，避免可能出现的致命性出血和栓塞并发症。颈总动脉是该区域最重要的血管。该动脉损伤后最常用正中胸骨切开进行显露。这种切口有助于暴露主动脉弓，可以快速、安全地对血管近端进行阻断。有时切口需要延伸到颈外侧，以暴露颈动脉远端进行阻断。一旦弄清并控制住出血，即可选择修复的方法。绝大多数该部位的损伤需要进行节段性切除，然后使用聚四氟乙烯（PTFE）人工血管进行修复。随着介入技术的发展，腔内治疗在此部位的优势逐渐显现出来。根据损伤的性质以及患者的临床状态，可以灵活地选择覆膜支架覆盖进行局部血管创伤的修复。

颈部第二区创伤：第二区是最主要的颈部损伤发生部位，患者如果有明确的血管损伤症状需要立即进行外科探查。开放探查的操作性以及可以同时对邻近组织合并损伤的一期探查，使其

优于腔内修复技术。颈内动脉结扎后的死亡率为45%，所以除了不能重建的颅底损伤，颈内动脉均应进行重建。大隐静脉与颈内动脉管径匹配，具有较高的通畅性和低感染风险，是首选的桥材料。但当下肢严重损伤时，或者患者为多处严重复合损伤需要尽快完成手术时，PTFE人工血管或颈外动脉移位代替颈内动脉的术式也可以考虑。颈外动脉与颈内静脉的损伤如不能一期缝合可考虑直接结扎，其结扎后死亡率较低。

颈部第三区损伤：该部位的血管损伤是最难治疗、预后最差的。患者如果有明确的血管损伤的表现，需要直接进入手术室进行颈内动脉的修复。因为第三区位置较高，一般是经耳廓后方弧形切口，切断二腹肌、颈内静脉的末端分支，必要时行下颌骨关节脱位、半脱位以及切除部分下颌骨来显露损伤部位远端的血管。如果损伤远端血管无法暴露，不能利用阻断钳阻断血流时可考虑通过损伤部向远端血管内置入球囊阻断血流。尽管血管结扎后卒中的风险很高，但当出血不能控制时，血管结扎可能是唯一有效的方法。因颈部第三区解剖位置的特殊，促使该部位的血管损伤的治疗方式向腔内治疗方向发展。动静脉瘘可以利用覆膜支架进行修复；无法探及的颈内动脉或颈外动脉的分支出血可以进行栓塞治疗。

2. 钝性伤　颈动脉的钝性损伤是很少见的，占所有颈部损伤的3%~5%。多为血管内膜的断裂或挫伤，导致血栓形成或者血管夹层形成。最常见的病因是颈部的过度伸展，如交通事故中的冲击伤或安全带引起的损伤。最常见于颈动脉分叉以远的1~2cm的颈内动脉。颈总动脉因为有面部及骨骼的保护，一般不易受钝性损伤。

（1）临床表现：早期诊断颈动脉钝性损伤是较困难的，因为半数患者查体没有阳性体征。颈内动脉的血管杂音提示局部可能存在血管夹层。其他可能的体征包括：血管部位皮肤的擦伤或破损，结膜水肿，复视，癫痫，头痛或者中枢神经功能损伤的表现。20%~30%的颈部钝性损伤的患者合并双侧的病变，所以评估时需要注意双侧同时检查。4条脑部供血血管造影是诊断颈部血管损伤的"金标准"。CT血管成像技术不仅可以评估血管的状况，而且可以查看头颅和脊柱的情况，增

大了诊断的准确性，而且是非侵入性检查，获得结果的时间较短，已逐步成为此类损伤检查评估的主要检查方式。

（2）治疗：颈总动脉的钝性损伤相对较容易通过外科手术进行修复治疗，多数情况下可以进行病变血管的切除后直接吻合，或者使用桥血管吻合。颈内动脉钝性伤因位置较高、手术暴露范围较大导致其更难修复。技术的限制和治疗效果不佳使得钝性颈动脉创伤目前的主要治疗为非手术的保守抗凝治疗。常用的治疗方案是早期静脉肝素或皮下低分子肝素治疗，然后换为口服抗凝药物治疗。

腔内治疗技术已应用于无法施行手术的进展性夹层、抗凝治疗后持续存在的假性动脉瘤或神经系统症状不断恶化的患者。裸支架、覆膜支架、裸支架配合弹簧圈栓塞等腔内治疗方法已在该部位动脉损伤治疗中得到广泛应用，且效果满意。但目前尚无前瞻性证据表明其治疗结果比标准的药物治疗效果更好。

（二）锁骨下动脉损伤

锁骨下血管的损伤极其罕见，患者多合并锁骨骨折、纵隔损伤和肺挫裂伤。穿刺性损伤是锁骨下血管创伤的主要原因。

1. 临床表现　因上肢侧支循环丰富，此类损伤很少引起远端肢体的缺血表现。当双侧上肢脉搏不对称或合并神经系统障碍时应考虑到锁骨下动脉损伤。对于生命体征平稳的患者，CTA能够为此类病变提供丰富的有价值的信息，帮助鉴别损伤位置、评估总体情况。但对于病情不稳定的患者，立即手术探查别无选择。

2. 治疗　存在胸腔内活动性出血患者最好通过前外侧第二肋间开胸术，暴露锁骨下动脉的近端，在胸腔出口的损伤可能需要正中胸骨切开术或高位左前外侧胸廓切开术显露损伤部位近端动脉进行修复。术前经股动脉或肱动脉置入阻断球囊可以帮助控制损伤局部出血。无血流阻碍的血管内膜破裂和夹层可选择抗凝或抗血小板药物治疗。腔内治疗于该部位的优势日益突显出来。通过经股动脉或经肱动脉途径对损伤部位进行覆膜支架覆盖或栓塞治疗可以避免胸骨或胸廓切开术，降低了手术探查的死亡率和潜在的神经损伤风险。

（三）椎动脉损伤

椎动脉损伤在所有颈部血管损伤中的比例不足5%。随着颈部血管造影技术的发展，椎动脉损伤的诊断率有了明显的升高。损伤中95%都是枪弹穿透伤，钝性损伤多由车祸引起。C7~T1是最常见的发生部位，其次是C1~C2。

1. **临床表现** 75%的椎动脉损伤的患者物理查体没有阳性体征。主要是因为椎动脉位置深，受到骨骼和椎体的环绕保护。另外，由于大脑后循环的存在即使一侧椎动脉闭塞，仍可以很好保证后脑不发生缺血的症状。椎动脉损伤后出现动静脉瘘的可能性较其他部位要大，因为椎静脉紧邻椎动脉。确认损伤需要借助一些影像学手段如CTA、血管造影等。

2. **治疗** 一旦椎动脉损伤诊断成立，则可根据其解剖位置，外伤特点，对侧椎动脉的情况决定进一步治疗方案。如果对侧的椎动脉开放情况较好，对于第一节段的椎动脉损伤可以直接进行外科结扎或腔内栓塞治疗。如果患侧椎动脉的血供必须恢复的话，可以进行一期修复，补片修补，或颈总动脉－椎动脉旁路术。

椎动脉中段和远段的损伤的外科修复是很有挑战性的，即使是熟练的外科医生也很难完成这样的手术。基于以上情况，该部位的损伤更多地依赖于腔内技术来解决。最常用的技术是直接栓塞病变血管。栓塞时注意血管损伤的近远端都需要进行处理，因为两侧都有可能出血、形成动静脉瘘或假性动脉瘤。因为该血管较细，覆膜支架治疗此类疾病难度较大。

三、胸部血管损伤

胸部血管创伤包括胸腔大动脉和大静脉的损伤。胸部血管创伤是一种危重症，大多数患者在院前和入院治疗后死亡。手术基本的入路相似而跟损伤机制无关。穿透伤患者中，患者常常病情不稳定并有急性活动性出血。不过一旦能够成功地暴露手术野，这类创伤常为单发且易于控制修复。能够存活到入院的钝性伤患者，其胸部血管损伤情况往往较为稳定，但是其他的合并伤使得损伤评价和治疗较为困难。创伤的基本机制是由于剧烈减速时，惯性力作用于胸主动脉壁导致其损伤。胸主动脉破裂的患者死亡率达到85%，并且如果得不到治疗，患者在第一个48h内每小时死亡率增加1%。在收治入院的患者中，有1/3（大约是整体的5%）病情不稳定或者在短时间内迅速变得不稳定。这类患者的死亡率接近100%。剩下的2/3（大约是整体的10%）病情暂时保持稳定，如果治疗适当，死亡率约为25%。收缩压<90mmHg或者治疗1h后血压降至90mmHg以下的患者死亡率大约是70%；治疗后血压仍然保持稳定的患者，死亡率大约是20%。

1. **临床表现** 穿透伤患者生命体征往往不稳定，患者可合并纵隔出血、胸骨或肋骨骨折。胸部平片对其诊断具有较高的敏感性。合并胸骨和第一肋骨骨折的胸部损伤患者需常规行胸主动脉造影。随着CT技术的不断发展，CT血管成像已具备与血管造影相近的特异性与敏感性。其三维重建技术可为择期手术或血管腔内治疗提供病变的详细数据支持。

2. **治疗** 对疑似患者需立即控制血压。血压控制的目标为<120mmHg，可以显著降低破裂的危险。短效β受体阻滞剂可降低围手术期死亡率。由于纯血管扩张剂（如硝普钠）可以增加心率并通过窃血而造成脊髓缺血，并不主张使用。当血压降至可接受的水平时，疼痛往往可以得到控制。

由于常合并损伤，如闭合性头部损伤、急性肺损伤、心脏损伤等，20%~50%的患者不能立即做手术修复，此时血压的控制尤为重要。使用控制血压并使用β受体阻滞剂后主动脉破裂的风险为5%。5~7d后由于继发的损伤部位纤维化，动脉破裂的风险同非创伤主动脉瘤疾病相同。当主动脉损伤有进行性增大的趋势时，即使存在较大的手术风险，也应进行早期干预。

对于绝大多数患者，后外侧第4肋间入路是显露的最佳手术入路，单肺通气使左肺萎陷能为手术者提供良好的手术视野。对于起自左锁骨下动脉起始部的损伤在解剖时需十分小心，该类患者约10%会出现主动脉损伤向弓部进展或出现主动脉断裂。可先建立血管旁路，然后分离主动脉远端并对锁骨下动脉进行移位，最后显露损伤近端，为随时出现的意外大出血做好准备。完成血管阻断后可考虑行人工血管置换或切除病变段后端－端吻合。如何减少阻断时间、降低人工血管风险是目前研究热点。

手术处理胸主动脉损伤最常见的并发症是截瘫。长时间的主动脉阻断导致脊髓缺血，进而发生瘫痪。利用体外循环，建立心房－股动脉转流的办法可有效为阻断位置以远的脊髓及腹腔内脏器官提供血液灌注，降低截瘫发生率，减轻内脏缺血。同时还可以降低心肌后负荷。其他常见并发症还包括肺炎、脓胸、出血以及急性呼吸窘迫综合征等。

随着腔内介入技术的不断发展，其处理主动脉创伤的优势也变得越来越明显。为了使支架植入后隔绝更为有效，推荐的近端锚定区长度至少为 1.5cm。大约一半的患者动脉破裂处距离锁骨下动脉开口只有 1~2cm，为了获取足够的锚定区，支架会覆盖到左锁骨下动脉的开口处。术前 CTA 或术中经健侧椎动脉造影评估患者优势侧椎动脉及大脑后循环沟通情况，当存在因封闭左锁骨下动脉会引起后循环较大缺血梗死风险时，可考虑应用"烟囱技术""开窗技术""开槽技术"等一期恢复左锁骨下动脉血流。对于左侧椎动脉为非优势供血动脉时，可封闭左锁骨下动脉后观察，当出现"窃血"现象时二期行颈动脉－锁骨下动脉旁路改善椎动脉供血。在股动脉口径过小或者有病变时，可考虑经髂动脉或肾下腹主动脉途径放置支架。对于能耐受开放手术的患者而言，目前还没有腔内修复术的长期随访资料表明其效果优于传统开放手术。

创伤性主动脉夹层的治疗在后文（第二节）中将做详细阐述。

四、腹部血管创伤

腹部血管创伤通常伴随邻近实质或空腔脏器的损伤。外科医生应快速鉴别其他损伤，权衡损伤治疗的优先顺序。止血、复苏和损伤修复应及时有序进行，并通过合理的临床判断来应对面临的实际问题。

可将腹腔及腹膜后按照血管解剖分布划为三大区域：

第一区涵盖整个腹膜后腔的中部区域，包括主动脉、下腔静脉（IVC）、腹腔干动脉、肠系膜上动脉、肠系膜下动脉和近端肾动脉。

第二区包含后腹膜左、右侧部分。主要血管包括双侧肾动、静脉的外侧段。

第三区包括骨盆内的血管系统：髂外、髂内、股总动脉及伴随静脉，盆腔静脉血管丛。

1. 临床表现 当患者存在腹膜炎体征或 X 线片有游离气体或合并顽固低血压（收缩压 <90mmHg）时，应尽快进入手术室行手术探查。超声检查可以快速明确是否存在腹腔积血，减少了非治疗性剖腹手术。如果患者的血流动力学稳定或者通过静脉补液可以稳定循环血压，则应行盆腹腔 CT 扫描评价钝性机械伤程度。穿透性损伤患者应尽快进行伤口评估，如果腹膜受累，通常需要进行剖腹探查。后期应检查外周血管，如颈动脉、桡动脉、股动脉、足背动脉和胫后动脉的情况。特别是腹部外伤患者伴有下肢动脉搏动缺失、不对称或减弱，应高度怀疑合并腹主动脉损伤。

2. 治疗 手术开始之前，应留置尿管和鼻胃管，患者仰卧于手术台上，手臂伸展至 90°。消毒范围从颈部至膝关节水平，为进胸、进腹和下肢静脉移植做好准备。静脉输液加温、调整室温以避免患者低体温。有序和迅速地进行备血，并将所需血液送达手术室。

采用剑突至耻骨联合的正中切口入腹。进行有序的手术探查，尽量减少出血和污染。如果有必要，此切口可以延长为中部劈开胸骨或者或左/右胸腔切开术。利用纱布垫封隔腹部四个象限。如果腹腔内找到相应出血区域，纱布垫应按顺序地从出血或受伤最少的部位移至最有可能的出血部位。若遇到稳定血肿，应首先解决毗邻损伤组织。当血肿扩大或活动性出血时，应尽早控制并修复血管损伤。

并非所有的腹膜后血肿都需要探查，如钝性伤导致的稳定的肾动脉周围血肿、盆腔血肿及肝后区下腔静脉血肿。根据出血的解剖位置、损伤机制，以及是否为活动性损伤来决定是否进行探查。腹膜后血管的探查可以通过左侧脏器的牵拉和右侧脏器的翻转来完成。对相关器官的移动取决于损伤部位和手术暴露的需要。

左侧脏器的牵拉可以暴露腹主动脉，从主动脉裂孔到髂动脉分叉。通过脾韧带、腹膜返折、左侧结肠沟到乙状结肠末端，用钝性分离形成一个平面,使左半结肠,脾、胰体尾和胃向中线移动。有必要时可游离横膈膜的左脚,以暴露和阻断近端主动脉。

右侧脏器的翻转可以帮助显露下腔静脉(IVC)和右肾动脉起始部位。沿着右半结肠切开Toldt白线。将右半结肠,结肠肝曲,十二指肠和胰头移动至肠系膜上动脉和十二指肠、空肠交界处。此翻转可帮助下腔静脉暴露至肝脏水平,将主动脉暴露至左肾静脉水平。

血管修复原则包括:受损血管壁的彻底清除,预防避免血栓形成或空气栓塞,一期血管修复使用单丝缝合线缝合,不能一期修复时行自体血管或人工血管置换术,有选择地进行血管介入造影术等。静脉阻断尽量通过直接压迫,在损伤完全暴露之前盲目地使用阻断钳钳夹可能导致损伤进一步扩大。

(1)第一区血管创伤

1)上腹部正中血肿或出血可能累及肾上腹主动脉、腹腔干动脉、以及近端肠系膜上动脉。可通过向脊柱方向压迫主动脉以实现暂时止血。通过分离小网膜,排空胃,向左边牵拉食管来暴露主动脉。用手指分离横膈膜的左、右脚,直到可以利用主动脉阻断钳阻断主动脉血流。当血流控制困难时,可将切口延长为左前侧开胸切口,来通过阻断更高位置的主动脉来实现控制出血。一旦实现血管阻断、损伤得到确认和控制,应努力重置主动脉钳,实现在最低有效水平控制出血以尽量减少远端器官缺血。年轻外伤患者的腹腔干动脉在必要的情况下可以结扎切断,以便暴露手术野。腹腔干动脉、胃左动脉、脾动脉近端的损伤可通过血管结扎来处理。肠系膜上动脉(SMA)侧支血流较少,单纯结扎可导致肠道缺血甚至坏死,应尽量重建。血管移植物可以使用大隐静脉、胃底动脉或人工血管。当伴随胰腺损伤时应选择肾下主动脉肠系膜上动脉转流术,避开胰腺损伤和胰腺渗漏的部位,防止吻合口破裂。动脉吻合口和邻近肠道之间应覆盖组织,以免后期出现主动脉肠瘘并发症。静脉的损伤如不能行血管修补往往可以通过结扎的方法来进行处理。

2)腹中部腹膜后出血在血肿周围血管得到控制后,可根据损伤程度来选择具体的修复办法。血管壁缺失最好使用自体或移植材料(PTFE,聚

四氟乙烯)进行补片修补,直接缝合将导致明显的主动脉缩窄;大范围的动脉壁损伤应使用直径为12~14mm的人工血管对主动脉进行置换。当伴有腹腔内污染、感染等情况时可用腹膜或带蒂的网膜覆盖血管移植物并在围手术期使用抗生素或结扎肾下腹主动脉后用解剖外旁路来修复和重建。损伤的肠系膜下动脉(IMA)可行结扎术,但当肠系膜下动脉十分粗大时,应尽量修复以避免结肠远端缺血。下腔静脉的前侧出血可用侧壁钳控制或近端和远端海绵棒压迫。后方出血最好用近端和远端压迫。如果还不能提供有效的血管阻断,可以进一步分离下腔静脉,并谨慎地在近端和远端使用非损伤血管钳阻断。利用球囊导管置入下腔静脉腔并膨胀球囊也可起到控制静脉出血的作用。髂静脉汇合处的下腔静脉一旦损伤很难控制出血。可通过钳夹和离断静脉上方的右髂总动脉,并向左牵拉主动脉和分叉部来暴露损伤静脉,随后再端-端吻合右髂总动脉。下腔静脉可以用修补成形术(静脉或PTFE)或移植物植入术进行一期修复。必须注意的是要避免下腔静脉缩窄,因为狭窄将逐渐导致下腔静脉闭塞。在发生大范围的下腔静脉损伤或患者情况不稳定时,下腔静脉也可以在低于肝静脉入口处的任何地方结扎。

(2)第二区血管创伤:腹腔内第二区的出血或血肿可能是由于肾,肾上腺或其相关血管损伤导致。一般情况下,穿透性外伤引起的该部位的血肿均需进行手术探查,而钝性外伤患者在手术前CT扫描或肾脏血管造影时可以发现第二区的血肿,一般很少于手术探查发现。简单的肾动脉损伤用仅血管缝合或病损部位切除后端-端吻合即可完成修补。如病情稳定,选用自体大隐静脉血管行血管移植来替代损伤的肾动脉也是个不错的选择。当患者情况不稳定或并发严重创伤,肾动脉闭塞大于6h的情况下,如有证据表明对侧肾功能正常时,可考虑结扎伤侧肾动脉并行肾脏切除术,如有条件也可同期行自体肾移植。一旦右肾静脉必须结扎,则有必要行右肾切除术。然而左肾静脉远端结扎后,如果左肾上腺和性腺静脉完好无损则无需行左肾切除术。对于钝性伤的一些患者,根据其损伤程度,选用腔内支架置入术修复治疗或单纯抗凝、抗血小板药物保守治疗,也可

取得良好效果。

（3）第三区血管创伤：第三区包含双侧髂总动、静脉及股总血管的起始部，以及盆腔内广泛的血管丛。同时合并泌尿、生殖系统损伤较为多见。对于钝性伤的盆腔血肿的患者，应尽量避免手术探查，因为可能会引起不可控制的大出血。血管造影、覆膜支架覆盖破口及栓塞髂动脉分支出血是该类外伤及骨盆骨折并出血的患者首选治疗方法。穿透性创伤患者发现盆腔血肿或出血时，应开腹直接用纱垫或海绵棒压迫，直到近远端血管出血得到控制。对于部分患者可应用于腹主动脉阻断损伤近端血流、于腹股沟韧带处游离出髂外动脉行损伤远端血流阻断来控制出血。髂内动脉返血阻断可以通过轻轻地提拉髂总和髂外动脉，在髂内动脉的起始部轻轻钳夹或用血管阻断带环绕来完成阻断。单纯的结扎髂总和髂外动脉会造成极高的肢体坏死率，因此在有条件的前提下一定要重建和修复髂动脉供血。髂动脉一期修复尽可能用横向血管缝合或端-端吻合完成，当盆腔内污染轻时也可选择进行人工血管置换术。自体大隐静脉作为桥材料往往管径偏小，可选用同侧髂内动脉作髂总动脉或者髂外动脉的移植物。当合并肠道破裂污染盆腔时，可能继发盆腔脓肿、移植物感染或吻合口裂开。此时应离断、结扎近远端髂动脉，并用后腹膜或网膜覆盖结扎残端，再行解剖外旁路手术接通同侧股总动脉以恢复动脉血流。解剖外旁路可选择股-股动脉耻骨上转流或腋-股旁路术。单纯髂静脉损伤如修复困难较大可采用单纯结扎术来进行处理，但须注意术后下肢水肿的并发症。

五、介入技术在血管创伤诊疗中的应用

随着腔内介入技术的不断发展，腔内修复治疗血管创伤尤其是钝性伤患者的优势日益突显出来。血管造影作为血管损伤的筛选检查手段，可以发现一些不影响血流动力学的轻微血管损伤。节段性血管缩窄，顺血流方向小夹层可通过随访观察而暂时不需要处理，小的假性动脉瘤和动静脉瘘病变在造影发现的同时可选用覆膜支架或栓塞的办法一期给予治疗。尤其在暴露困难的血管，如颈内动脉颅内段、锁骨下动脉、降主动脉等部位的损伤，腔内介入治疗的优势更加明显。目

前有部分学者对于一些感染风险较轻的穿透性血管损伤也采用了腔内修复治疗的办法，取得了部分较满意的结果。相信随着腔内技术及相应器材器械的不断进步，腔内介入治疗血管创伤也将会迎来更加辉煌的时代。

第二节　创伤性主动脉夹层的治疗

创伤性主动脉夹层多见于胸主动脉钝性伤或减速伤，其发生与主动脉壁的拉伸、骤然升高的血压、附近骨性结构的挤压、扭转应力和水锤效应等机制有关。随着现代交通的不断发展，其发生率也在逐渐提升，如何减少其治疗过程中的死亡率和并发症率逐渐引起人们重视。

一、创伤性胸主动脉夹层

1. 概述　创伤性胸主动脉夹层最早由解剖学家 Andreas Vessalius 于 1557 年在对一个坠马死亡者尸检的过程中发现并报道。在 400 年后，也就是 20 世纪 50 年代，Debakey 带领的治疗小组完成了人类第一例急性主动脉破裂的修复手术。20 世纪 70 年代，功能性转流技术与移植材料不断发展更新。20 世纪 90 年代，CT 技术被用于可疑创伤性主动脉夹层的诊断，随后发展的 CT 血管成像技术逐步替代了血管造影，成为该类疾病的确诊手段。1997 年，第一例创伤性主动脉夹层的患者接受了腔内修复治疗。在 21 世纪，腔内修复治疗的方法已成为世界上许多创伤中心治疗胸主动脉创伤的首选办法。

2. 流行病学　大多数创伤性胸主动脉夹层源于车祸，其次为高空坠落。虽说在所有创伤患者中胸主动脉损伤的发生率 <0.5%，但最新研究表明主动脉的损伤在严重的交通事故或高空坠落事故中的发生率很高，有 1/3 伴有胸主动脉的破裂，约 80% 的患者当场死亡，只有 20% 的人能够被送到医院急救。创伤性胸主动脉夹层多见于老年人，而小儿少见。有数据表明，成年人胸主动脉损伤的发生率较 16 岁以下的儿童发病率高 7 倍。

3. 病理生理　胸主动脉损伤的高发部位位

于左锁骨下动脉以远的主动脉峡部,多为血管中层的破裂。当发生激烈碰撞时,该部位的血管内血压平均能达到149mmHg,伴随着局部的扭转,造成对主动脉峡部血管内壁巨大冲击力,造成局部病变。病变最常见的形式为假性动脉瘤形成(58%),其次为夹层(25%),还有内膜损伤(20%)。

4. 诊断　胸部 X 线片作为创伤性主动脉夹层的初步筛选手段多年来一直被作为规范使用。可疑主动脉夹层的表现有:上纵隔增宽(前后位主动脉结水平纵隔宽度 >8cm);主动脉轮廓消失;脊柱旁肺纹理消失;左主支气管塌陷;鼻胃管偏向右侧;左侧肺尖部血肿;大量的左侧胸腔积液等(图 5-2-1)。

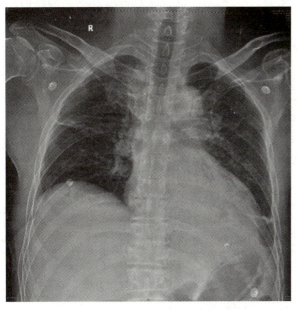

图 5-2-1　创伤性主动脉夹层的 X 线表现

多发外伤合并胸骨骨折、肩胛骨骨折、上肢骨骨折或锁骨骨折时应高度警惕是否合并主动脉损伤。纵隔增宽是创伤性主动脉夹层最常见表现,但是其并不敏感和特异。一些胸骨或胸椎的骨折也可在 X 线片上表现为纵隔增宽。其次常见的表现为主动脉破裂周围的出血或血肿影像,但很多主动脉损伤的患者并没有明显的主动脉周围血肿,X 线片上看不到相应的表现。所以 X 线片用做创伤性主动脉夹层的诊断并不特异,我们更推荐对存在减速伤的患者常规行 CT 扫描评估主动脉病变,CT 对于此类疾病的敏感性和阴性预测能力接近100%(图 5-2-2)。

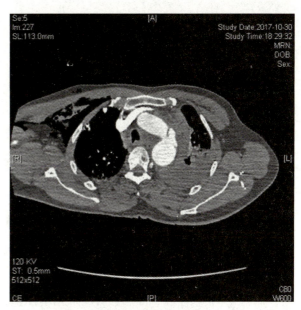

图 5-2-2　创伤性主动脉夹层的 CT 表现

血管造影在 20 世纪 90 年代以前还作为创伤性主动脉夹层诊断的"金标准",但随着新一代多层螺旋 CT 的诞生,其地位已受到冲击。CT 血管成像辅助 3D 重建技术,对于创伤性主动脉夹层的诊断敏感性和特异性接近 100%,整体诊断准确率高达 99.7%,并且可为临床医生提供主动脉弓及损伤部位的精确细节。经食管超声检查同样因其准确性和实用性不佳逐步为人们所淘汰。

目前 CT 血管成像已成为该类疾病诊断的"金标准"。血管造影仅在一些复杂部位的血管损伤如骨盆骨折、复杂肝破裂等更具有诊断优势。经食管超声检查也仅是作为一些无法搬动的重症患者替代 CT 检查的手段。

5. 治疗

(1)时机:伴有主动脉活动性出血的患者应立即进行急症手术以挽救生命。但绝大多数能够送达医院的创伤性主动脉夹层的患者其主动脉损伤基本平稳。对这些患者,首先进行严格的血压控制至关重要。夹层继续破裂的风险在伤后的最初的几小时内最大,约90%的破裂出现在第一个 24h 内。不进行血压控制,夹层破裂出血的风险约12%,经控制血压治疗后其风险可下降至 1.5%。降压时,应将收缩期血压控制在90~110mmHg 或是控制到患者可耐受的最低水平。对于老年人或头部合并损伤的患者,最初收缩压可控制的略高一点,以避免脑供血不足。限制静脉液体入量、早期应用 β 受体阻滞剂是控制血压的常用手段。

既往认为如不经治疗,在第一个 24h 内创伤性主动脉夹层破裂的风险极高,所以急症行主动脉修补术多年来一直作为一个标准的治疗方案。但随后的研究表明,尽早地进行血压控制可有效地降低主动脉受损部位的血管压力从而降低其破裂的风险。基于这些理论基础以及非创伤性胸腹主动脉夹层治疗经验的积累,延迟修复(手术时间距离发病时间 >24h)的观念逐步为人们所接受。

虽然有些学者认为延期修复并不能够给患者带来太多好处,反而增加了并发症率,延长了住院时间,增加了花费。但随后的大型随机对照前瞻性研究表明,延期修复的确能够降低患者的死亡率。其可能的机制包括患者可接受到更好的复苏、可以优先治疗其他对生命威胁巨大的创伤、围手术期更加充足的准备等。具体伤后多长时间行手术修复最好目前仍无定论,需根据患者个体化差异决定。需要考虑的因素包括患者的合并症、生命体征情况以及主动脉损伤的性质和严重程度。对于伴有活动性出血或损伤较大的主动脉夹层患者仍建议急症治疗。

(2)手术方式:创伤性主动脉夹层的手术方式雷同非创伤性主动脉夹层的治疗,分为开放性手术和腔内修复治疗两种。

需要特殊指出的是,腔内修复治疗由于具有通过局麻完成、最大程度地减少血液丢失、可被一般情况很差的患者耐受、减少了截瘫的风险、降低了死亡率等优势,已取代传统开放性手术,成为创伤性主动脉夹层治疗的主要方式。但其同样面临着相关并发症。

1)内漏:内漏是腔内修复治疗不可避免的并发症,其发生率约为 15%。大多是由于支架大小不匹配和支架与主动脉不贴附造成的。选择过大或过小的支架均可造成内漏,目前对于创伤性主动脉夹层治疗支架选择的扩大率多为 10% 左右。过大的扩大率可能造成支架覆膜部分内皱引起内漏。直型支架往往因与主动脉弓部贴附性不好造成内漏,目前正在研发的弯曲型支架可能会大大降低因此因素造成的内漏可能。

2)入路血管的损伤:作为入路的股动脉、髂外动脉可能因为过大的血管输送鞘通过而造成损伤,需手术修复。同样关闭血管入路时可能发生吻合口出血、血肿或狭窄,与操作医师的经验、技巧存在很大关系。

3)误遮左锁骨下动脉或左颈总动脉:术中支架的前冲可能会造成一些弓上重要分支血管的误遮蔽,这也是腔内修复治疗的严重并发症之一。有时,为了获得足够的血管锚定区,会选择遮蔽左锁骨下动脉。对于绝大多数创伤患者,单纯封闭左锁骨下动脉不会对患者造成明显后遗症。如果存在明显的左锁骨下动脉窃血综合征可考虑二期行左锁骨下动脉 – 颈总动脉旁路术。当左颈总动脉被遮蔽时,需要行颈 – 颈动脉旁路术或左颈动脉"烟囱技术"来维持左颈动脉血流。

随着支架等介入器械的发展,分支支架、开窗支架的应用,对于合并主动脉分支受累的创伤性主动脉夹层的治疗也可以通过腔内修复来实现。并且随着技术的发展,个体化支架可以根据患者主动脉弓的形态、受创伤的部位及主动脉管径大小来进行定做,届时各种支架相关并发症的发生率将大大减少。

腔内修复创伤性主动脉夹层的远期效果目前尚无定论,目前已有报道支架再植入几个月到几年之间出现崩解、断裂。因为大多数创伤的患者为年轻人,当支架植入体内,是否会随着时间的延长而出现崩解、断裂或随着患者主动脉质地的变硬、扩张而出现植入物的移位均不得而知。所以经腔内修复治疗术后的随访十分重要。目前的随访原则是最初一年每半年行 CTA 检查一次,以后每年行 CTA 检查一次。

(3)保守治疗:对于损伤较小的主动脉创伤单纯通过控制血压的保守治疗即可取得较为满意的治疗效果。根据 Benjamin W. Starnes 教授及其团队的最近研究成果,将创伤性主动脉夹层根据影像学形态分为两类,一类为血管外形正常者;另一类为血管外形不正常者。血管外形正常的病变有根据其内膜的损伤程度分为内膜撕裂(病变长或宽均 <10mm)和较大的内膜片(病变长或宽 >10mm)两种;血管外形不正常的病变又分为假性动脉瘤和动脉破裂两种。对于较小的血管内膜撕裂(范围 <10mm)且不伴有动脉外形改变的创伤性主动脉夹层建议控制血压药物保守治疗;对于存在较大内膜片和假性动脉瘤形成的患者建议

积极的给予腔内修复治疗；对于合并主动脉破裂出血的患者建议立即急症开胸止血，但其死亡率极高。

二、创伤性腹主动脉夹层

单纯的创伤性腹主动脉夹层较为少见，当其不影响血流及内脏器官供血时，可通过控制血压及密切的随访观察进行治疗。当存在夹层部位瘤样扩张速度较快或形成较大夹层动脉瘤时，其治疗方法与原则与腹主动脉瘤治疗相同，根据瘤体形态、瘤颈长度、瘤颈成角选择腔内修复治疗或人工血管置换手术治疗。

第三节　不同部位的血管损伤

一、胸部

胸腔包含人体呼吸系统和循环系统最为重要的脏器。正常呼吸和循环功能的实现是因为胸腔始终维持相应的封闭和负压状态。当胸腔这种封闭和负压环境被开放性或闭合性损伤破坏时，将直接导致呼吸、循环功能紊乱。胸腔内血管包括主动脉、肋间血管、胸廓内血管等，上述任何血管损伤均会导致血胸形成。相较于开放性胸部损伤，闭合性损伤的出血容易被忽略，往往随着病情的进展造成难以挽回的结局。

胸部大血管损伤出血量往往较大，多伴有失血性休克，死亡率极高。因此，接诊医师不能执着于明确诊断或改善休克状况延误抢救的最佳时机。应该将诊断、抗休克治疗及血管修复等步骤同时进行。对于高度怀疑有胸部血管损伤的患者，切忌盲目行创口探查及清创缝合等操作，应及时行手术探查。有经验的急诊医师一般会根据创口的出血量和出血情况行胸腔穿刺或置入胸腔引流管等操作来判断病情。同时积极行手术探查明确诊断，确切止血。手术探查的原则：先快速止血，挽救生命，后行血管修复。首先迅速找出损伤的胸部大血管，阻断受损血管的远近端血流。必要时快速建立体外循环，然后进行细致探查，修复损伤血管。万万不可在暴露不佳，视野不清的情况下结扎血管，切忌在生命体征不稳定的情况下强求血管重建。

为了缩短整个胸部创伤的诊疗时间，快速有效的救治，急诊室剖胸术（emergency room thoracotomy，ERT）应运而生。ERT将所有的损伤控制开始于急诊科。ERT主要用于快速解除患者心脏压塞，控制胸腔内出血，必要时可行胸内心脏按压或阻断主动脉血供。刀刺伤的ERT生存率可达20%~83%，而枪弹伤的生存率相对偏低，主要原因是火器伤多为贯通伤，创口大且多合并有广泛的心肌挫伤，这类患者往往损伤极其严重，救治困难。

创伤导致的主动脉损伤相对少见，多由胸部钝性伤导致。若胸部创伤患者考虑存在血管损伤时，应立即急诊手术。目前主动脉损伤患者的手术方案主要分为传统开放手术（直接修补主动脉或人工血管置换术等）、腔内血管修复手术（覆膜支架置入及腔内血管栓塞等）和杂交手术（开放手术合并腔内治疗）。由于主动脉损伤患者病情较重，失血量大，术前及术中应严密监测患者生命体征，输血补液纠正低血容量休克。对于胸痛较重甚至出现烦躁的患者，可给予镇痛对症处理，必要时给予镇静治疗。血压持续较高的患者适当降低患者血压和心率，从而降低左心室及主动脉壁的压力。

如病情允许，术前完善主动脉CT血管成像明确主动脉破口部位、累及范围及破口大小，从而制订合适的手术方案。对于急性纵隔血肿应快速阻断破口上下游主动脉血流，再进一步游离受损血管；对于慢性期的假性主动脉瘤，应彻底游离瘤体远近端血管后再行血流阻断；术中应确切暴露主动脉壁破口后再依据破口情况选择具体的手术方案。对于直径较小的破口可用3-0 Prolene线直接修补主动脉，破口较大的主动脉损伤可行主动脉人工血管置换术。腔内血管修复术已逐步应用于主动脉血管损伤，术中造影明确主动脉破口部位后将覆膜支架输送至主动脉破口位置释放覆膜支架封堵主动脉破口。

所有患者术后均应密切监测生命体征、尿量、神经系统症状、四肢血供及运动感觉情况等。必要时多科室联合进一步治疗相关合并伤。术后患者应定期复查主动脉CT血管成像，评估主动脉破口修复情况。对于腔内治疗应了解支架是否移位，支架形态有无变化，是否存在内漏、新发夹层及动脉瘤等。同时评估患者术后生存状况、生活质量、神经系统有无阳性体征等。

二、颈部

颈部血管损伤是颈部创伤的常见类型,多由刀刺伤、枪弹伤等穿透性损伤所致,约占全部血管损伤的 5%~12%。由于颈部解剖结构相对复杂,多伴有头部及胸腹部复合伤,颈部症状容易被掩盖。因此,在颈部创伤的救治过程中,快速、全面的评估,制订有效的诊疗方案是降低死亡率的关键。

1. 颈部血管的解剖及分区

(1)颈部动脉主要包括:双侧颈总动脉及颈内、颈外动脉、双侧锁骨下动脉、无名动脉及双侧椎动脉。其中颈总动脉损伤最为常见,其次是颈内及颈外动脉损伤,椎动脉损伤最少见(0.2%~0.8%)。颈部动脉血管损伤多由锐性伤导致,钝性伤只占到 3%~10%。由于锁骨下动脉位置特殊,常常危及患者生命,院前死亡率甚至高达50%~80%。颈部静脉损伤主要包括双侧颈内、外静脉和锁骨下静脉。颈部钝性伤导致的颈部静脉损伤相对较少,多伴有胸骨和锁骨骨折。对于颈内静脉及锁骨下静脉损伤,临床中多见于医源性有创操作。临床中单纯椎动脉损伤较少,也不易危及患者生命。

(2)根据颈部的解剖结构,我们可以将颈部分为 3 个区域。

Ⅰ区:从锁骨、胸部出口到环状软骨,包括气管、食管、颈及锁骨下血管、胸导管、肺尖及上纵隔。

Ⅱ区:从环状软骨到下颌角,包括颈动脉、颈静脉、椎动脉、气管、食管、咽喉等。

Ⅲ区:从下颌角到颅底,包括颈动、静脉和椎动脉的颅外部分。

明确损伤部位很大程度上帮助医师快速评估决定诊疗方案。对于Ⅱ区穿透伤患者,如发现进行性或巨大血肿、闻及喘鸣音、存在大量失血、出现偏瘫及广泛皮下气肿,应急诊行手术探查;对于Ⅰ区及Ⅲ区的损伤患者,考虑此处的手术难度较大,若患者的生命体征相对稳定,应积极完善相关检查,结合临床表现制订全面的治疗方案。

2. 诊断及治疗方案的选择　颈部血管损伤

多见于开放性损伤。当怀疑有颈部血管损伤时应尽早行手术探查。气管损伤并伴有呼吸困难或窒息时,应立即行气管切开,快速开放气道以解除呼吸道梗阻,待颈部血管损伤处理妥善后,再处理气管损伤及其合并伤。颈部手术时应彻底探查颈部血管,切口要足够大,完全暴露损伤血管的远近端。手术医师必须熟悉颈部解剖,操作轻柔、细致,避免损伤膈神经、喉返神经、迷走神经、舌下神经和胸导管等重要解剖结构,尽可能防止医源性损伤的发生。尤其是下颈部血管位置较深,周围有丰富的肌肉包裹,使下颈部血管创伤诊治相对困难。

颈部血管重建常用术式包括:血管修补术、血管直接吻合术、大隐静脉移植修复术、人造血管移植修复术和颈内、颈外动脉转流术等。术者应根据术中探查情况选择合适的术式修复损伤血管。当出血控制后,肝素盐水充分冲洗创口并清除损伤血管内空气及血栓,充分显露受损动、静脉裂口或断端,用 Prolene 缝线行血管修补。若血管破口较小可直接缝合;若破口较大,需用补片(自体静脉或人工生物补片)做扩大成形修补,避免发生血管修补后管腔狭窄;若血管完全离断,不能直接行端-端吻合者,可用大隐静脉、颈外静脉或人工血管替代缺损段行血管修补。当修补结束后可利用周围健康组织覆盖术区,并于伤口下留置引流装置防止术区积液、积血,术后 1~2d 拔除。颈动脉损伤以快速止血,迅速恢复脑部血供为目标。若患者病情较重,无法耐受长时间手术,颈外动脉损伤可选择直接结扎。

如锁骨下血管损伤位于颈部,首选锁骨上约 1cm 处做一横切口进行血管探查。为了更好地暴露,可切除锁骨内 1/3 段;若损伤位于锁骨下动脉起始部或损伤位于胸锁关节后,单纯颈部切口难以有效控制出血,应选择开胸探查。若右侧锁骨下动、静脉损伤时,手术入路多采用胸骨正中劈开联合锁骨上切口,可以充分暴露主动脉弓及其分支。若左侧锁骨下动、静脉损伤,因锁骨下血管根部位置较深,胸骨正中切口难以确切止血,手术入路多选用经第 3 肋间(女性经第 4 肋间)前外侧胸廓切开联合锁骨上切口。对于局部污染较重、已有感染迹象的开放性损伤,术者应慎重行动脉重建。对于因挫伤导致动脉断端有充血和肿胀时,应根据情况选择是否直接吻合。上述情况行一期动脉吻合往往造成术后吻合口破裂。

近年来随着腔内技术的快速进步,越来越多的颈部血管损伤首选腔内血管修复技术。与传统开放手术比较,腔内治疗具有创伤小、恢复时间短、术后无疼痛、并发症少等优点。颈动脉损伤可以考虑通过腔内技术置入球囊暂时阻断血流;颈部动静脉瘘可以利用覆膜支架进行修复;对于无法探及的颈内或颈外动脉的分支出血可行栓塞治疗。锁骨下血管损伤由于解剖位置的特殊性,手术修补风险大、创伤大,目前腔内技术已逐渐替代传统开放手术。裸支架、覆膜支架、弹簧圈栓塞等腔内治疗方法已在颈部血管损伤治疗中起到重要作用,需强调的是颈部血管损伤腔内治疗的难点并非腔内技术,而是术前及术中的手术设计,合理的手术方案是手术成功的关键。术中需要快速明确血管损伤类型,如动脉是否断裂,是否有内膜的损伤,是否有血栓形成,是否有假性动脉瘤或动静脉瘘等,再选择相应的腔内方法进行治疗。

颈部血管损伤修复术后常见并发症包括:脑水肿、脑缺血、脑疝(尤其合并脑外伤)、昏迷等。因此,提高术前诊断的准确率,对怀疑存在神经系统损伤的患者应高度警惕。当阻断重要动脉时间较长者,应特别重视术中、术后血流再灌注引起的脑组织损伤。术中操作仔细,动作轻柔,避免过多牵拉和挤压颈动脉。手术医师应熟悉颈部解剖,必要时同神经外科及颌面外科医师联合手术。术中合理应用抗凝药物,控制性升压可以有效改善颈内动脉的血流灌注,减少患者因脑细胞缺血导致的脑损害。术中及术后使用甘露醇及地塞米松减轻脑组织和神经水肿;术后持续抗凝预防吻合口血栓及迟发性脑血管血栓形成。

三、腹部

腹部创伤是临床常见的创伤,位居致死性创伤的第 3 位。它主要包括腹腔内脏器伤及其血管损伤,而血管损伤以腹部大血管损伤最为凶险,约占血管损伤的 5%~25%。首先,腹部大血管损伤出血量大,术前准备时间短,患者多伴有内环境紊乱及严重的休克症状,手术风险较大。其次,该类患者受损血管周围有大量脏器,解剖位置较深,暴露困难,手术探查范围较大,无法快速找到损伤部

位导致相关脏器功能损害,术后恢复差。

1. 腹部血管解剖 腹部大血管主要包括:

(1)腹主动脉及其分支:腹主动脉、腹腔干、肠系膜上动脉、肠系膜下动脉、肾动脉及髂动脉。

(2)下腔静脉及其属支:下腔静脉、肝静脉、肾静脉、髂静脉。

(3)门静脉及其属支:门静脉、肠系膜上静脉、肠系膜下静脉、脾静脉。

2. 腹部血管损伤类型 腹部血管损伤类型:

(1)内膜损伤和 / 或继发性血栓形成。

(2)血管壁破裂或缺损。

(3)假性动脉瘤。

(4)血管完全断裂和 / 或血栓形成。

(5)动静脉瘘。

3. 腹部血管损伤分区 腹部血管损伤分为 4 个解剖区域:

(1)腹部中区:包括后腹膜中线从膈肌主动脉裂孔至骶骨岬部,涉及的主要大血管有腹主动脉和下腔静脉的主要分支;又可将其分成横结肠上区和横结肠下区两部分。

(2)腹部侧区:左右两个侧区包括肾脏、脾脏及肾血管。

(3)腹部下区:主要是骨盆和髂血管。

(4)周围区:包括肝动脉、肝静脉、门静脉、肝后下腔静脉。

4. 腹部血管损伤诊断 腹部血管损伤临床表现是多样的,它同损伤血管大小、部位、程度、类型等相关,极易被其他脏器损伤的症状所掩盖。因此,接诊医师处理腹部创伤患者时应慎之又慎,避免漏诊和误诊。当接诊腹部创伤患者时,首先快速评估是否有腹腔内出血,严密监测患者生命体征,建立多条静脉通路,尽可能维持患者内环境相对稳定。若患者处于严重休克状态时,腹腔穿刺抽出不凝血可以考虑急诊剖腹探查。胸腹部平片、腹部 B 超、腹盆腔 CT 及主动脉 CT 血管成像有利于明确诊断。

5. 腹部血管损伤处理原则

(1)腹主动脉损伤:腹主动脉损伤多由穿透性创伤导致。血管损伤的部位、类型、持续时间以及是否合并腹膜后出血决定患者的临床表现及手术方式的选择。开腹手术常采用腹部正中切口,若合并胸部血管损伤可采用胸腹联合切口。腹部

正中切口一般可以满足腹部大动脉损伤的患者。腹主动脉位置较深，前方有大量腹腔脏器，术者应熟悉腹腔脏器的解剖，术中操作细致，经无血管区进行游离，将肠管、脏器等推向健侧腹腔，以便充分暴露目标动脉进行修补。开放性腹部创伤的患者，若存在腹腔严重污染时，行人工血管置换修复损伤血管时应谨慎，移植物感染极易导致手术失败，必要时可选择解剖外旁路血管搭桥术。

与传统开放手术比较，腔内治疗可以快速封闭腹主动脉损伤破口，手术创伤小，手术时间短，患者术后恢复好。血管腔内治疗目前已用于腹主动脉血管损伤患者，但仍存在一定局限性。腔内治疗相对于开放手术远期的并发症（支架感染、支架内血栓形成、内漏）发生率依然较高，有时需要二次手术干预，甚至需要二次开腹手术处理。

（2）腹腔干损伤：腹腔干是起自腹主动脉前壁的一个约 1cm 短干，是腹主动脉的一个重要分支，分为胃左动脉、肝总动脉及脾动脉。当腹腔干受损时，可行腹正中切口或 L 形切口，向下游离打开小网膜直接暴露或于腹主动脉膈肌角水平寻找腹腔干起始段。腹腔干由于位置较深，周围存在大量神经、淋巴管等，修复难度较大。由于上腹部存在大量血管网，拥有丰富的血管侧支循环，若腹腔干任意分支动脉（胃左动脉、肝总动脉、脾动脉）损伤较重无法行修补时可选择结扎。

（3）肠系膜上动脉损伤：肠系膜上动脉为腹主动脉的第二大分支，其受损原因与腹主动脉损伤类似，多由穿透性创伤导致。由于肠系膜上动脉供血范围较广，临床上将其损伤分为四区三度：Ⅰ区：第一大分支的近端，存在空肠、回肠及右侧结肠的缺血，属重度；Ⅱ区：胰十二指肠和结肠中动脉之间，存在大段小肠及右侧结肠的缺血，属中度；Ⅲ区：结肠中动脉的远端，存在小段小肠或右侧结肠缺血，为轻度；Ⅳ区：节段性分支，空肠、回肠或结肠不存在肠缺血。肠系膜上动脉离胰腺较近，行血管探查时容易损伤胰腺造成修补失败。目前腔内技术用于肠系膜上动脉损伤亦有报道，术中造影明确破口位置，选择适当的覆膜支架进行腔内修补，但应避免覆膜支架覆盖肠系膜上动脉分支。

（4）下腔静脉损伤：下腔静脉可分胸内段和腹段两部分。胸段较短，直接进入右心房。腹段较长，伴随腹主动脉向上通过肝脏。下腔静脉由于损伤部位不同其处理方式也不相同。按损伤部位将其分为肾上型、肾下型及肝后型，由于解剖位置深，邻近有大量脏器，修补相当困难。对于肾上型下腔静脉损伤，临床多采用 Kocher 切口暴露下腔静脉，阻断破口上、下端血流后行修补术（直接吻合、自体静脉补片、人工血管补片、人工血管置换）。肾下型下腔静脉损伤多经腹正中切口游离下腔静脉损伤段进行修补。肝后型下腔静脉损伤修复较为困难，因其常伴有肝脏深部的撕裂伤，暴露困难，血流不易阻断。阻断破口上端血供需打开心包，阻断破口下端血供时，不仅要阻断肝下下腔静脉，还需要阻断第一肝门血管。必须注意的是，静脉较动脉来说相对较薄，游离时极易损伤分支，因此不建议完全游离。因静脉壁扩张性较强，修补后只需要保留既往一半管径即可避免狭窄的发生。腔内治疗用于下腔静脉损伤病例较少，因静脉管径随压力的变化而变化，目前尚无适合下腔静脉的覆膜支架，相信将来随着材料的进步，腔内技术用于下腔静脉的案例将逐渐增多。

（5）门静脉损伤：门静脉损伤一般较少发生，但由于其血管壁薄弱，分支多，血流量大，游离时极易损伤分支血管，修补十分困难，一旦发生死亡率高。门静脉损伤较小时，可单纯行门静脉修补术。若门静脉受损广泛难以修复时，可行自体静脉或人工血管修复。必要时可直接结扎门静脉，但并发症如小肠水肿、肠缺血等发生率较高，这类患者多需要行二期手术。

四、骨盆血管损伤

盆腔由于骨盆的骨性结构存在，一般创伤不易引起盆腔血管损伤。随着现代交通工具的不断发展，高能量损伤急剧增加，骨盆创伤占了相当大的比例。骨盆内血供丰富，髂内动脉向骨盆深部发出大量的动静脉分支并形成吻合网，当骨盆损伤时，往往伴随盆腔血管损伤引起大出血。因此，盆腔血管损伤与骨盆骨折具有密不可分的关系。

腹主动脉在第四腰椎水平分叉形成髂动脉，为下肢及盆腔组织供血。由于骨盆的保护，髂动脉钝性损伤相对较少，多以穿透性创伤为主。严重骨盆骨折时常常伴有髂动脉的损伤。开放手术修复时常常选取腹正中切口延伸至腹股沟区，游离时避免损伤同侧髂静脉及输尿管。暴露损伤血管后进行血管修补如直接修补、自体血管或人工血管置换、人工血管补片等。骨盆骨折合并盆腔血管损伤极易造成大出血，起病急，病情危重，甚至直接造成患者死亡。失血性休克往往是盆腔大出血的主要临床表现，患者诉下腹部及腰背部疼痛不适，此时应考虑是否形成腹膜后血肿。若存在骶髂关节脱位及其骨折时，应考虑是否存在盆腔血管损伤。接诊医师应仔细查体，观察患者下腹部是否有皮肤淤青、肿胀，是否有骨盆骨折，是否有腹腔移动性浊音等。诊断性腹腔穿刺、腹盆腔X线片以及腹盆腔CT血管成像可以帮助临床医师快速明确诊断。

由于盆腔血管位置较深，动静脉相互吻合形成大量吻合网，损伤血管不易寻找，即使找到出血点也不易游离受损血管。因此，腔内血管修复方案逐步应用于盆腔血管损伤。目前常用方案包括腹主动脉球囊阻断术、髂内动脉栓塞术、覆膜支架植入术等。对于盆腔大量出血、血管损伤较重的患者，使用腔内技术行腹主动脉球囊阻断可以有效减少盆腔出血量，改善患者休克状态，提供清晰的手术视野。对于单侧髂内动脉损伤较重的患者，使用覆膜支架覆盖破口或行髂内动脉栓塞可以达到止血目的。

腔内治疗对于髂动脉损伤的治疗效果显著，出血较少，创伤小，恢复快。腔内治疗应尽量避免覆膜支架覆盖双侧髂内动脉开口，造成盆腔缺血、结肠坏死等并发症。损伤部位严重污染时，无论开放手术修补或腔内治疗术后出现吻合口感染及植入物感染的可能较大，此时可行解剖外旁路血管重建。因髂静脉暴露相对困难且静脉壁较薄，分支较多，不易修补，临床上对于不宜行髂静脉修补者多建议直接结扎。术后密切监测患肢肿胀情况和防止下肢深静脉血栓形成。

五、四肢血管损伤

四肢血管损伤是创伤外科较常见的合并症，多伴有软组织和神经损伤。若处理不及时，可能造成失血性休克、肢体坏死致残等严重后果。由于现代医学的发展，尤其是血管外科的发展，对于四肢血管损伤的患者更强调早期行损伤血管的修复或重建，快速恢复肢体血供，降低致死率及致残率。四肢血管损伤造成肢体缺血可表现出明显的"5P"征：持续性疼痛（Pain）、患肢苍白（Pallor）、无脉（Pulselessness）、感觉异常（Paresthesia）和运动障碍（Paralysis）。接诊医师依据患者病史、体征等快速明确诊断，对于体征不明显者，必要时行血管超声、患肢CT血管成像检查进一步明确诊断。

四肢血管损伤的患者应快速建立有效血供，防止肢体坏死。血管破口较小可以直接修补；若破口较大可以选用自体血管补片、人工血管补片进行修补；若血管离断可以选择直接吻合、自体血管置换、人工血管置换等。若损伤血管非主干血管，结扎不会造成肢体缺血坏死者，可不予以修补，如膝下及肘下动脉中的任何一支。若术区污染严重考虑行血管搭桥术应跨过污染区，降低手术失败率。术后仔细观察患肢皮温、颜色、有无肿胀等，防止骨筋膜室综合征的发生。

随着腔内技术的发展，对于下肢血管创伤的处理方案也越来越多样化。包括对于非主干动脉采用选择性动脉腔内栓塞术；对于创伤造成的假性动脉瘤、动静脉瘘、血管夹层等选用覆膜支架植入术；对于伴随血管内血栓形成的患者可选用导管取栓术、腔内血栓抽吸术、置管溶栓术等。对于出血严重者可先行球囊阻断损伤血管从而减少术中出血，再行开放手术修补血管破口。腔内治疗相对于开放手术，手术创伤小，可快速恢复肢体血供，对于挽救患者生命及保留肢体功能具有重要作用。

（戈小虎　慈红波）

参 考 文 献

[1] 方泽民,魏翔,陈军,等.创伤性主动脉破裂的外科治疗经验[J].华中科技大学学报（医学版）,2015,44（5）:591-594.

[2] 杨景东,沙海燕,徐玉芝.胸部大血管损伤的诊治体会[J].创伤外科杂志,2012,14（6）:547-548.

[3] 郭伟,刘杰.颈部血管创伤诊断及治疗[J].中国实用外科杂志,2014,34（12）:1133-1136.

[4] 周兆熊,张纪蔚.腹部血管创伤及其处理[J].中国实用外科杂志,2009,29（11）:891-894.

[5] 冯曜宇,王昆华.外伤性腹部血管损伤的早期诊断和治疗[J].腹部外科,2017,30（6）:430-433.

［6］王征,高波,耿力,等.四肢动脉损伤的急诊治疗［J］.血管与腔内血管外科杂志,2017,3(4):844-846.

［7］Cheng D, Maritin J, Shenib H, et al. Endovascular aoric repair versus open surgical repair for discending thoracic aortic disease a systematic review and meta-analysis of comparative studies［J］. J Am Coll Cardiol, 2010, 55(10): 986-1001.

［8］Tang GL, Tehrani HY, Usman A, et al. Reduced mortality, paraplegia, and stoke with stent graft repair of blunt aortic transactions: a modern meta-analysis［J］. J Vasc Surg, 2008, 47(3): 671-675.

［9］Macedo FI, Sciarretta JD, Salsamendi J, et al. Repair of an Acute Blunt Popliteal Artery Trauma via Endovascular Approach［J］. Ann Vasc Surg, 2015, 29(2): 366. e5-366. e10.

第四节　医源性血管损伤

医源性血管损伤包括开放手术、腹腔镜以及腔内血管手术等各种外科手术导致的血管损伤。随着腔内血管技术应用越来越广泛,腔内血管操作相关的医源性血管损伤报道也越来越多,包括建立血管通路和血管腔内操作造成的血管损伤。建立血管通路造成的血管损伤主要包括假性动脉瘤,出血、血肿、动静脉瘘等。血管腔内操作造成的血管损伤包括动脉夹层、动脉栓塞、动脉破裂等。需要充分认知医源性血管损伤并采取合理的治疗,以防危及患者肢体存活,甚至威胁患者生命。本节我们针对腔内血管手术导致的血管损伤进行详述。

一、建立血管通路造成的血管损伤

腔内血管操作包括诊断和治疗,腔内血管治疗引起的并发症与实施手术的类型相关。主动脉疾病腔内治疗、髂动脉血管腔内成形术逐步增多,使得经皮血管穿刺部位的损伤发生率有所上升。目前认为建立血管通路造成的血管损伤原因包括穿刺鞘直径粗、股动脉穿刺部位过低或过高、穿刺后压迫不到位,以及患者相关因素如凝血功能障碍、口服抗血小板、抗凝药物、肥胖、高血压等相关。

建立血管通路导致的血管损伤包括穿刺点血肿、假性动脉瘤、动静脉瘘、急性动脉血栓形成、腹膜后血肿等,发生率1.5%~9%。对于怀疑因建立血管通路造成的血管损伤,通过体格检查、血管超声、CT血管成像或术中即刻造影可以提供血管损伤的证据,约一半的医源性血管损伤在术中即可发现。术中体格检查是最为简单和重要的诊断手段,如末梢动脉搏动消失、血管震颤、穿刺点血肿进行性增大、穿刺点搏动性包块等均提示存在血管损伤。

1. 假性动脉瘤(pseudoaneurysm, PSA)　假性动脉瘤是指穿刺部位动脉管壁被撕裂或穿破,血液流出被周围组织包裹而形成的血肿。因动脉搏动的持续性冲击,使血管破口与血肿相通形成。常见原因与动脉穿刺处压迫不正确、高血压、凝血功能异常有关。穿刺部位搏动性包块、穿刺部位疼痛、局部瘀斑,甚至穿刺部位震颤提示假性动脉瘤可能。如瘤体内附壁血栓,可能发生血栓脱落引起远端动脉栓塞而产生相应症状。

穿刺部位包块通过超声多普勒检查可以明确有无假性动脉瘤。超声检查可见扩张性搏动,瘤体内部涡流,收缩期进入假性动脉瘤的前向血流、舒张期自假性动脉瘤进入动脉的逆向血流。超声对于医源性血管损伤的定性诊断、定位治疗和预后评价有重要临床应用价值。CT血管成像、磁共振血管成像以及动脉造影可以进一步明确假性动脉瘤诊断。

假性动脉瘤处理方案与动脉破口直径相关。对于没有引起显著症状的假性动脉瘤可以进行观察,大多数小破口的假性动脉瘤2~4周内形成血栓。约50%的股动脉假性动脉瘤通过压迫手法使得假性动脉瘤自然消退。超声引导下的局部压迫法以及瘤腔内凝血酶注射都是可以选择的治疗方案。单纯超声引导下压迫,往往压迫时间长,患者及操作者往往难以长时间配合。对于采用上述方法假性动脉瘤直径逐步增大,存在假性动脉瘤破裂风险或动脉破口仍有血流信号者需要外科手术处理。手术中先控制瘤腔远近端动脉血流,尤其是对于血肿或假性动脉瘤直径过大的患者。如假性动脉瘤破口直径约2~3mm,可以直接破瘤后行Prolene线修补破口。如动脉穿刺导致动脉内膜剥离,甚至影响穿刺点远端血供,需要行动脉内膜脱或动脉成形术。如瘤腔远近端血流难以控制,可以考虑介入下球囊阻断假性动脉瘤破口,从而减少破瘤时出血量。

2. 出血和血肿　由于介入操作的复杂性、抗凝溶栓药物的应用、高危因素患者的增多使得穿刺部位容易出现出血和血肿,发生率为 1%~9%。在各种穿刺点中,腘动脉入路和顺行股动脉入路发生出血的风险最高,桡动脉入路穿刺点出血和血肿发生率最低。原因为反复动脉穿刺,穿刺后置入鞘直径大,穿刺后压迫不到位,穿刺前后患者服用抗血小板、抗凝药物,凝血功能异常,高血压,肥胖,术后压迫时间短或穿刺肢体活动度大等。出血及血肿轻者症状轻微,重者甚至威胁生命。

动态监测穿刺点有无出血及包块。穿刺点出血一旦明确,应立即进行穿刺点局部压迫,必要时停用抗凝或抗血小板药物。术中、术后血管造影极少发现活动性出血,血肿程度和范围可以通过超声和增强 CT 扫描明确。对于出血和血肿,绝大多数通过患肢制动,腹股沟区加压包扎即可控制。穿刺部位加压包扎应注意穿刺肢体远端动脉搏动情况。加压包扎应注意加压时间,避免加压处出现皮肤缺血坏死。穿刺点周围淤血或淤斑的扩展并不代表新的出血。

股动脉穿刺时穿透股动脉后壁造成轻度腹股沟血肿者,往往无明显症状。任何腹股沟区穿刺出现腹痛、背痛的患者,应注意有无腹膜后血肿。对于穿刺点位于腹股沟韧带上方,穿刺后压迫不确切,动脉切开后损伤以及抗凝治疗的患者出现腹膜后血肿危险性将明显增加。体格检查经常仅表现为触痛,部分患者出现股部疼痛、麻木时要怀疑存在腹膜后血肿压迫股神经的情况。建议急诊行超声或 CT 扫描及时明确诊断。对于肢体存在神经压迫症状需要及时行血肿减压术,停用或减少抗凝药物剂量,必要时可行外科手术清除血肿,该类手术极易出现切口不愈合和感染。

3. 动静脉瘘(arteriovenous fistula,AVF)　穿刺后动静脉瘘往往无明显症状。瘘口大的动静脉瘘局部可触及搏动性震颤,穿刺部位听诊可闻及连续性血管杂音,大多数患者并无心力衰竭的临床表现。超声多普勒检查可以明确有无动静脉瘘及瘘口大小。当动静瘘口小于 3mm 时,与假性动脉瘤处理相似。动静脉瘘口大于 3mm,一般不会自然闭合,往往需要手术修补。如患者病情允许,可限期行手术。穿刺造成的动静脉瘘等待动静脉瘘周围水肿和血肿吸收后再行手术处理往往较为简单。手术中游离瘘口远近端动脉,通过阻断或者手指压迫控制动脉出血,使用 Prolene 线修补动脉破口,随后修补静脉破口。

由于穿刺后导致动静脉瘘往往位于股动脉分叉处,支架置入往往存在影响股深动脉血流的情况。采用覆膜支架封堵动静脉瘘口仅有少量报道,随访时间尚短,往往针对难以接受外科手术的患者。预防此类并发症应避免血管反复穿刺,避免经动脉穿刺置鞘时穿透静脉。术中在超声引导下穿刺可以最大限度地降低动静脉瘘发生率。

4. 其他并发症　建立血管通路造成的其他血管损伤包括穿刺肢体远端缺血、穿刺处动脉血栓形成、穿刺处动脉夹层等。术前超声及影像学评估穿刺部位血管情况;术中超声定位下行血管穿刺;术后评估穿刺肢体远端血供,尽早判断有无血管损伤,及时处理,避免出现穿刺肢体远端缺血。

二、血管腔内操作造成的血管损伤

由于血管腔内技术的普及,一些直径大的导管、支架应用于动脉瘤或主动脉夹层的腔内修复,血管腔内操作引起的血管损伤报道随之增多。目前血管腔内操作造成的血管损伤主要表现为动脉破裂、动脉夹层、下肢动脉缺血等。

(一)动脉穿孔和动脉破裂

动脉穿孔和动脉破裂可以发生在经皮血管腔内操作的任何阶段,往往出现在动脉狭窄或闭塞的患者,包括导丝、导管造成血管壁损伤,球囊扩张时出现动脉破裂。血管腔内操作造成的腹股沟以下血管破裂较少出现危及生命的情况,但可形成假性动脉瘤和动脉闭塞。大部分腹股沟以下动脉穿孔的患者采用局部压迫止血或术中球囊贴附动脉破口即可,部分患者采用覆膜支架置入术,必要时行手术修补。

动脉破裂和动脉穿孔往往表现为球囊扩张后局部疼痛,血压下降及心率增快,及时血管造影进一步明确诊断。血管腔内操作造成锁骨下动脉及髂动脉破裂,由于难以及时封堵动脉破口往往造成严重后果。保持导丝在血管腔内且贯穿损伤血管远近端是腔内治疗血管损伤的关键。迅速将球囊贴附于动脉破口位置,如无效则需要放置足够长的覆膜支架修复破裂动脉。对于不能完全封闭或不能用支架封堵的动脉损伤均需急诊开放手术治疗。

(二)动脉夹层

动脉夹层是血管腔内操作过程中常见并发症,尤其是动脉硬化闭塞严重的血管,多见于股浅动脉和髂外动脉。动脉夹层往往发生于导丝通过的过程,当导丝发生卷曲或进入血管受阻,表明可能进入动脉内膜下,此时应该退出导丝重新尝试选入真腔。如导丝难以通过闭塞病变,应该及时行闭塞病变远端血管逆穿,如胫前动脉、胫后动脉,从而避免夹层进一步蔓延。

动脉夹层在术中造影即可发现。血管腔内操作导致的动脉夹层,如为正向动脉血流可以将夹层压闭,往往不需要特殊处理。对于小的夹层建议随访,多数情况下自行消退。较大或较长段的夹层需要球囊长时间贴附,使得破裂的内膜片重新贴合从而消除夹层。如果夹层造成的管腔狭窄>30%或夹层波及范围广且影响到远端血供者,可以考虑使用覆膜支架或裸支架修复。有术者采用斑块旋切装置切除局限性夹层,从而避免支架置入。

(三)动脉栓塞

对于动脉钙化严重的患者,导丝、导管在动脉瘤内移动、穿过易碎的血栓或粥样硬化斑块都可能造成血栓或斑块脱落。动脉附壁血栓或动脉硬化斑块脱落后往往栓塞肢体远端血管,造成肢体远端缺血。主要临床表现取决于栓塞的部位和栓子的大小。

预防此类并发症术前应该评估高危血管,注意动脉硬化斑块和大量附壁血栓的位置,避免暴力操作,必要时采用远端栓子保护装置预防动脉栓塞。术中抗凝需要充分,术中采用导管抽吸、机械血栓清除装置来清除斑块和血栓,如腔内治疗效果不佳,需要行动脉切开取栓或搭桥术。对于股动脉穿刺行主动脉夹层或动脉瘤腔内隔绝术,术中置入穿刺鞘直径较粗,术后血管缝合器缝闭穿刺点之前,建议按压穿刺点下方,放松近端动脉压迫点,促使动脉近端管腔内血栓及斑块尽量排出,减少肢体远端出现栓塞症状。对于小栓塞造成的远端动脉栓塞可以应用抗凝、扩血管、抗血小板药物对症。

(四)血管腔内操作造成不同部位血管损伤的处理

1. 下腔静脉损伤 下腔静脉损伤在血管腔内操作中并不常见。由于静脉压力低,出血量少,往往不被术者重视。一旦下腔静脉破口大,处理不及时可致大出血甚至危及生命。据分析20 319例置入下腔静脉滤器的随访结果发现滤器损伤穿透下腔静脉占5.4%。下腔静脉滤器所致的下腔静脉穿孔,根据破口大小建议行球囊贴附或覆膜支架置入术。美国斯坦福大学医学中心Kuo教授等报道激光辅助技术行下腔静脉滤器取出过程中出现2例下腔静脉损伤,出血量大,术者采取覆膜支架封堵下腔静脉破口获得成功。

2. 髂动脉损伤 采用腔内技术开通髂动脉闭塞性疾病,因其创伤小、恢复快而被临床广泛应用。但难以避免血管腔内操作导致的髂动脉损伤,包括髂动脉夹层形成、髂动脉破裂等。Palmaz报道髂动脉球囊扩张术或支架置入术,髂动脉损伤并发症为0.9%。此外,胸主动脉、腹主动脉放置支架时需要使用大直径输送系统,支架置入过程中存在髂动脉破裂风险。

髂动脉破裂是腔内操作的严重并发症。典型症状为突发腰背部疼痛不适、同时伴有血压下降、患者躁动不安、心率增快等急性失血性休克临床表现,即刻造影见造影剂外溢。髂动脉钙化明显、髂动脉闭塞、长期使用激素及糖尿病患者髂动脉损伤风险大。髂动脉球囊扩张时不宜一次性球囊扩张到位,更不能使用超过髂动脉直径球囊扩张。一旦出现失血性休克必须考虑到髂动脉破裂可能性,如导丝已贯穿髂动脉全程应及时置入覆膜支架或置入球囊封堵髂动脉破口立即行髂动脉修补术。

3. 锁骨下动脉损伤 目前球囊扩张成形术和支架置入术已成为锁骨下动脉狭窄及闭塞的主要治疗手段。锁骨下动脉腔内操作多选择经股动脉途径,优点在于股动脉易于穿刺、操作方便、并发症低。锁骨下动脉闭塞腔内治疗并发症比锁骨下动脉狭窄显著升高。对于锁骨下动脉完全闭塞患者,建议术中采取股动脉及患侧肱动脉入路,造影明确闭塞范围及部位,避免导丝进入假腔,如进入假腔需要及时退回真腔,避免球囊扩张后导致内膜撕裂甚至动脉破裂。因锁骨下动脉第一段位置极深,锁骨下动脉穿透性损伤后出血不易控制,手术暴露锁骨下动脉耗时且困难,极易在短时间内危及生命。球囊扩张成形术和支架置入术导致锁骨下动脉破裂甚至主动脉夹层、主动脉破裂,一旦出现需要立即行覆膜支架封堵锁骨下动脉破口甚至覆膜支架封堵主动脉的锁骨下动脉开口。

4. 肾动脉损伤 血管腔内操作导致肾动脉损伤时术中造影可见造影剂呈团状、片状外溢聚集。患者表现为腰部酸痛、肉眼血尿、尿管见鲜红色尿液,部分患者出现术中低血压,通过术中造影可以明确有无肾动脉损伤,术后亦可通过腹部超声或 CT 血管成像检查明确诊断。术中根据造影结果明确肾动脉损伤部位,选择性肾动脉栓塞术成为首选治疗方案。肾动静脉瘘是由于术中同时损伤相邻动静脉,动脉血直接进入静脉内所致,静脉往往因动脉血流冲击出现静脉直径增宽,甚至静脉瘤样扩张。肾动静脉瘘表现为动脉期肾静脉显影。对于肾动静脉瘘使用弹簧圈闭塞动静脉瘘口和供血分支动脉即可。对于采用腔内技术治疗主动脉夹层或腹主动脉瘤疾病时,导丝需要在动态监控下逐步上行,避免非直视下暴力上行导丝误入肾动脉导致不可逆血管损伤。

(戈小虎　慈红波)

参 考 文 献

[1] Jia Z, Fuller TA, McKinney JM, et al. Utility of retrievable inferior vena cava filters: a systematic literature review and analysis of the reasons for nonretrieval of filters with temporary indications. Cardiovasc Intervent Radiol, 2018, 41(5): 675-682.

[2] Kuo WT, Odegaard JI, Rosenberg JK, et al. Excimer laser-assisted removal of embedded inferior vena cava filters: a single-center prospective study. Circ Cardiovasc Interv, 2013, 6(5): 560-566.

[3] 张福先. 肢体动脉腔内治疗所致血管损伤及处理. 中国实用外科杂志, 2014, 34(12): 1152-1155.

[4] Chen DH, Sammel AM, Jain P, et al. Cardiologist operated ultrasound guided thrombin injection as a safe and efficacious first line treatment for iatrogenic femoral artery pseudoaneurysms. Heart Lung Circ, 2015, 24(2): 165-172.

[5] Reed AB. Advances in the endovascular management of acute injury. Perspect Vasc Surg Endovasc Ther, 2011, 23(1): 58-63.

第五节　腔内技术在血管损伤处理中的应用现状及展望

血管损伤涉及全身各部位动静脉,病情复杂多变,致死率和致残率往往较高,是血管外科疾病诊治的难点。不同国家和地区在血管损伤发病率、病因、损伤机制、好发部位、治疗方式均有很大差别。随着工业化、现代化、城市化进程的推进,使得交通肇事、工农业生产中血管创伤概率增加,手术及有创操作造成的医源性血管损伤亦明显增多。腔内技术的快速发展极大地扩展了各种血管疾病的治疗选择。国内现有血管损伤文献多为单中心报道,缺乏大样本临床研究数据。美国 2014 年发布的 2002—2010 年全美创伤数据库结果显示腔内治疗在血管损伤尤其钝性血管损伤应用显著增多,胸主动脉、髂总动脉、髂外动脉、髂内动脉损伤救治由开放手术逐步转向腔内治疗。腔内技术在血管损伤治疗中起着越来越重要的作用。

一、腔内技术在血管损伤处理的应用现状

(一)腔内技术在血管损伤病情判断的应用前景

正确的病情判断、合理的治疗方式是降低血管损伤危害的关键。血管损伤病情复杂多样,快速有效的病情评估是指导血管损伤治疗的前提。血管损伤包括锐性伤、钝性伤、医源性损伤等,可有多种表现形式。血管损伤病变类型包括血管破裂、假性动脉瘤、夹层动脉瘤及动静脉瘘。受伤机制不同导致血管损伤的类型也不同,锐器伤和医源性损伤以锐性伤居多,而车祸伤多为钝性伤。锐性伤导致的血管损伤多表现为血管断裂或破损,周围组织损伤轻,诊治操作简单,预后好;钝性伤导致的血管损伤,范围广,程度重,往往合并程度较重的软组织损伤及骨折,早期诊断较困难,手术操作复杂,预后欠佳。

血管损伤诊断主要依靠病史及查体,主要症状依据解剖位置和损伤类型有所不同。急性血管破裂可伴有活动性出血、休克,脏器或肢体缺血,慢性期可出现假性动脉瘤(破裂、闭塞、压迫症

状），动静脉瘘（窃血、心功能不全）及慢性动脉闭塞等表现。主要体征：①远端循环障碍：缺血症状、血管搏动减弱或消失；②持续扩大或波动性血肿；③血管杂音；④间接征象：不明原因的低血压或低血容量性休克、毗邻神经损伤、大血管附近的损伤等表现。随着血管超声、CT血管成像（CTA）及数字减影血管造影（DSA）的普及，使得血管损伤诊断较为容易，但仍然有部分患者需要手术探查才能明确诊断。

传统的就诊体系往往需要在急诊科行影像学检查明确诊断后才由急诊科转至专科行手术治疗。院前急救时间加上急诊检查的时间，相当一部分患者失去了最佳治疗时机，导致临床预后不佳。对于高度怀疑血管损伤的危重患者可以直接在复合手术室完成诊断和治疗，此种新型治疗模式可以有效缩短诊治时间。美国马里兰大学医学院创伤急救中心总结诊治数据后提出急诊外科医师接受正规血管外科腔内技术训练可以极大提升创伤急救中心的综合诊治能力。该研究报道46例创伤性血管损伤进行32例动脉造影和16例静脉造影，诊断1例股浅动脉内膜损伤，17例假性动脉瘤，4例血管截断，5例活动性出血，1例血管狭窄，1例局限性夹层合并血栓形成，4例盆腔活动性出血。明确血管损伤部位及程度后立即行腔内治疗，具体手术包括4例主动脉腔内修复，13例盆腔分支动脉栓塞，5例脾动脉栓塞，1例腰动脉栓塞，1例支气管动脉栓塞，1例股深动脉分支栓塞，1例颈总动脉支架植入，14例下腔静脉滤器置入，1例药物联合机械溶栓治疗。仅1例患者在术后第7天对盆腔内假性动脉瘤进行二次介入下弹簧圈栓塞术。该组数据进一步证实腔内技术在急性血管损伤救治中具有重要意义。

（二）血管损伤腔内治疗策略

血管损伤治疗的关键是有效阻断受损血管和重建血运。有效阻断是血管损伤手术难点之一，如一些特殊部位的闭合性血管损伤包括主动脉、锁骨下动脉、腋动脉、腹主动脉等。开放手术需要较大的切口暴露损伤血管的两端，手术过程中往往伴随大量出血，增加损伤邻近脏器的可能。传统开放手术存在不能迅速暴露血管损伤部位，延误救治时机，腔内治疗无需大范围术野暴露，对周围组织损伤小，操作较传统手术简单易行。

血管损伤最常用的腔内技术包括球囊阻断、弹簧圈栓塞及覆膜支架置入术，对于钝性血管损伤合并血栓形成的患者，还包括血管腔内减容技术。覆膜支架的应用对于主动脉、髂动脉血管损伤有着极大的优势。近关节部位及周围有重要分支血管（如髂内动脉、股深动脉）支架置入应慎重。术中造影结果至关重要，往往需要多角度造影并结合患者的损伤性质进行判断，如存在疑问应立即进行开放手术详细探查。

（三）血管损伤腔内治疗技术

血管损伤常用血管腔内技术包括：①腔内止血技术：介入栓塞技术、球囊阻断技术；②经皮腔内血管成形术、支架置入术；③腔内减容技术，如机械性血栓切除装置等。

1. 腔内止血技术 对于血管畸形、动静脉瘘、动脉瘤、外伤性或医源性血管损伤等血管疾病常使用诱导血栓形成的方法选择性阻断血流，降低并发症发生率和死亡率，从而达到治愈目的。利用球囊阻断技术在远离损伤部位进行血管穿刺，造影明确出血位置后选择合适直径的球囊即可完成，操作过程简单、快速、微创，并可根据损伤血管的解剖特点、损伤程度及类型决定下一步治疗方案。

对于单纯的不影响脏器功能的分支血管损伤可以选择栓塞治疗，根据分支血管直径选择相应的栓塞物。选择性使用弹簧圈栓塞诱发"可控血栓"，阻断特定的目标血管，在特定血管分布区域和条件下具有重要临床意义。依靠血管造影导管或微导管技术将弹簧圈、栓塞剂和硬化剂选择性送达特定血管部位。临床上可以将多种止血措施相互组合从而提高止血效果。但应当清楚永久性栓塞分支血管有时会带来缺血坏死、神经损伤、非目标血管栓塞、肺栓塞等并发症。

栓塞技术对于腹腔干分支、肠系膜上动脉分支和肾动脉损伤，治疗效果良好。骨盆骨折造成的盆腔血管损伤多数经介入栓塞可以控制出血。该技术在治疗实质性脏器和腹膜后损伤出血成功率较高且并发症相对较少。栓塞材料应根据损伤血管部位和类型不同而有所区别，弹簧圈用于栓塞单一血管损伤，明胶海绵颗粒用于栓塞广泛出血，如严重骨盆骨折造成的出血。但明胶海绵颗粒属于可吸收材料，栓塞不是永久性的，血管可能会再通。

2. 经皮腔内血管成形术(percutaneous transluminal angioplasty，PTA)及支架置入术　血管成形术是机械性改变血管腔内狭窄或闭塞的技术。PTA 用于外周动脉狭窄，因其作用显著被推荐为首选治疗。对于一些特定血管的病变单纯球囊扩张成形存在一定局限性，如血栓性病变、跨关节病变、重要开口病变、血管分叉病变。支架成形术及血管腔内减容装置开始用于 PTA 无法处理的特殊病变，这些经验在血管损伤腔内治疗中同样适用。支架置入用于多种血管损伤的修复，如假性动脉瘤、动静脉瘘和钝性血管损伤。覆膜支架具有普通支架的支撑功能，又能有效地改善损伤血管的异常血流动力学，简化治疗流程，在血管损伤的治疗中得到广泛应用。

对于颈动脉损伤多采用自膨式支架，锁骨下动脉使用支架直径达到 8~10mm 甚至更大。在治疗肾动脉病变时支架必须精确定位，首选球扩式支架。髂动脉支架直径要求 8~9mm 以上，可使用自膨式和球扩式两种支架。对于影响到分叉的病变，可使用对吻技术，采用球扩式支架；未累及分支病变，自膨式支架十分合适，腘动脉通常不使用支架治疗，除非存在血管损伤。胫前动脉、胫后动脉、腓动脉不使用支架。

3. 腔内减容技术在血管损伤中的作用和意义　血管腔内减容技术及装置对提高血栓消除率和血管远期通畅率具有临床意义。基于导管指向技术(catheter directed technology，CDT)，如导管溶栓技术(catheter directed thrombolytic therapy，CDTT)，导管定向血栓抽吸装置，基于导管的血栓切除装置为腔内血栓性病变处理提供新的解决策略。单纯导管溶栓操作灵活，但存在耗时，需要动态观察，具有重复造影的缺点。对于血管损伤的患者往往合并多发损伤，即使无抗凝禁忌及溶栓禁忌也存在一定出血风险。

经导管血栓抽吸多适用于小的新鲜血栓抽吸治疗，对于长段血管及大量血栓作用有限。血管腔内血栓抽吸装置及机械性血栓切除装置，操作性强，效果确切，可清除大块新鲜血栓和 1~2 周陈旧血栓。工作原理有：①涡流原理：可粉碎血栓而不移除；②文丘里原理（血液流变溶栓、血栓抽吸术）：借助流体通过管道狭窄部分时，会导致

该处流体压力降低，从而产生吸附作用并导致物体流动；③联合两种基本效应技术：机械性血栓破碎及负压吸引血栓碎片，一定程度上可以降低外周栓塞风险，相对成熟的有 Straub Rotarex 血栓切除系统，其主要限制在于导管不够长，不能经对侧途径完全再通长段病变，不能完全移除大直径血管的血栓，存在血管壁穿孔可能；对长段血栓性病变、股 - 腘动脉病变、开口病变、分叉病变部位血栓将会有独特优势，目前主要用于动静脉急性、亚急性血栓性病变治疗。流变式血栓切除导管如 AngioJet 可以联合喷淋灌注溶栓药物至血栓部位并停留一定时间从而提高血栓清除功能，并利用盐水喷射和强大文丘里效应将血栓粉碎吸出。

4. 腔内技术在血管损伤治疗的特殊应用　血管腔内治疗主要适用于闭合性动脉破裂、假性动脉瘤、动静脉瘘及动脉损伤修补后狭窄，介入术中血管损伤补救等。对于急性闭合性动脉破裂，患者病情凶险，致死率和致残率高，因此重建损伤血管，控制出血和恢复血流是治疗的首要目标。腔内治疗血管损伤适应证：①血压相对平稳或经补液后能纠正低血压；②血管非完全性横断，导丝能够经过损伤段血管，远端有流出道；③动脉钝性损伤导致内膜剥脱或撕裂，血管内血栓形成；④能耐受介入治疗。禁忌证为：①长段动脉损伤；②动脉横断性损伤；③动脉损伤处近端或远端无充足的锚定区；④位于不能封堵的动脉分支损伤；⑤损伤后严重骨筋膜室综合征；⑥合并有静脉损伤。

对于一些闭合性血管损伤，如锁骨下动脉、腋动脉、腹主动脉等，手术暴露困难，易损伤邻近组织。在条件允许的情况下先行血管造影明确血管破裂位置及破口大小。对于手术难以暴露的闭合性损伤，若血管造影证实远端有流出道，导丝较易通过，放置支架难度不大可以考虑置入覆膜支架恢复正常血流。血管损伤的腔内治疗尽管有很多优点，但也不可避免地存在腔内技术的并发症，其远期疗效有待进一步观察。

（1）创伤性主动脉疾病腔内修复：创伤性主动脉损伤是一种罕见但致命的损伤，发病率仅为 0.3%，死亡率极高。美国国家创伤数据库 2000—2005 年收录资料显示，3 114 例创伤性主动脉疾

病患者死亡率为62%。大多数创伤性主动脉疾病为突然减速所致损伤，最常见于交通事故，其次为高处坠落等减速伤和外力挤压伤等。本病最常见的发病部位为主动脉峡部，原因是该处连接相对固定的主动脉弓和相对可活动的降主动脉；其次好发于大血管的起始部和膈肌主动脉裂孔处。常伴有头部、颈部和胸部等多器官创伤。创伤性主动脉损伤可表现为主动脉壁间血肿、主动脉夹层和假性动脉瘤等，最严重者为主动脉离断伤。根据主动脉损伤严重程度，创伤性主动脉疾病分为4级，Ⅰ级为内膜撕裂，Ⅱ级为壁间血肿形成，Ⅲ级为假性动脉瘤形成，Ⅳ级为主动脉破裂。本类型患者常因严重多发复合伤及主动脉损伤导致大量失血、低血容量性休克和难以纠正的低氧血症而死亡。部分患者发展为自限性主动脉壁内血肿、创伤性主动脉夹层和假性动脉瘤，仅25%能够成功抵达医院接受病情评估，入院患者24h内死亡率高达50%，是创伤患者中仅次于颅内出血的第二大常见死因。

主动脉腔内修复术具有无需开胸、主动脉钳夹阻断和体外循环的显著优势，是治疗各种主动脉损伤的有效疗法，主动脉腔内修复术已被视为创伤性主动脉疾病治疗的新标准。美国血管外科学会2010年发布创伤性主动脉疾病血管腔内修复临床指南系统评价139项研究中7 768名创伤性主动脉疾病患者治疗结果，主动脉腔内修复治疗较开放手术和非手术治疗死亡率显著降低，具有更好的术后生存率和更低的脊髓缺血、肾损伤、移植物和全身性感染风险。

（2）颈动脉损伤腔内治疗：颈部血管损伤常由四种机制造成：颈部直接暴力、颈部过度拉伸、口腔内损伤、颈部或颅底骨折损伤。对于创伤患者伴有口、鼻、颈部出血；颈部巨大血肿；年轻患者伴有颈部血管杂音；局灶性中枢神经功能缺损症状；中枢神经功能缺损症状无法被相关影像学解释。除非有确切排除证据，均应考虑颈部血管损伤可能性。颈部血管损伤及时诊断和有效治疗可以避免灾难性后果出现。腔内技术为颈部血管创伤患者提供新的治疗方案。

钝性颈部血管损伤（blunt cerebrovascular injury，BCVI）指非穿透性颈动脉伴或不伴椎动脉损伤。BCVI与严重颅面骨折、颅底骨折和颈椎骨折有关，常因头颈部过度屈伸或旋转导致血管内膜损伤，出现血栓形成或管腔闭塞，动脉壁间血肿或夹层，假性动脉瘤等。早期文献中曾被认为是相对罕见的血管损伤，近期文献显示院内创伤人群发病率1%~2%，严重颅脑损伤患者可达9%。动脉内膜损伤部位血栓可以导致血管闭塞或血栓栓塞，继发颅内缺血，其发生率达1%~26%。

钝性颈部血管损伤治疗方案多根据损伤等级和损伤严重程度制订。钝性颈部血管损伤患者应进行全面评估。DSA是诊断钝性颈部血管损伤的"金标准"，但DSA较CTA具有更高的并发症风险，如穿刺部位夹层，假性动脉瘤和血肿，使得目前DSA多用于治疗目的。随着CTA诊断准确性不断提高，CTA具有更高的灵敏度和特异性，使得CTA应用于BCVI患者病情评估及随访。尽管颈动脉狭窄使用腔内治疗的经验越来越多，但目前针对颈动脉损伤的腔内治疗尚无大宗案例报道。由于腔内治疗后存在支架闭塞、支架感染和脑卒中等风险，腔内治疗颈动脉损伤的适应证仍然存在争议。

（3）腘动脉损伤腔内治疗现状：腘动脉损伤常合并骨折、软组织损伤、神经损伤，严重危及肢体存活，截肢率高。截肢风险取决于腘动脉损伤情况及创伤严重程度，及时有效的血管修复治疗，可为其他损伤治疗争取时间，从而提高保肢率。

外科手术是治疗腘动脉损伤的主要方式，如血管修补、自体静脉或人工血管旁路移植等，但是手术探查切口大，常合并复杂损伤，术后并发症风险高，截肢风险大。目前急性肢体缺血的一线管理正在从开放手术转向腔内治疗。腔内治疗可以避免全身麻醉和开放手术感染风险，简化治疗流程，借助AngioJet、Straub Rotarex等血管腔内减容技术定向切除血栓性病变，借助柔顺性支架提高血管远期通畅率。膝关节的弯曲运动可能导致支架断裂闭塞，应该严格把握跨膝关节支架植入适应证，尽量选择柔顺性良好的自膨式支架。覆膜支架可达到止血和开通血管双重效果，与裸支架相比具有防止动脉内膜增生导致支架内狭窄或闭塞的优点，远期通畅率高，主要用于血管断裂、假性动脉瘤、动静脉瘘。但覆膜支架治疗腘动脉病变需要牺牲腘动脉分支血管。

腔内治疗禁忌证包括进展性血肿，动脉裸露，血管完全离断,因颅内或腹部损伤存在抗凝禁忌证等。开放性骨折和广泛软组织损伤会大大增加移植物相关感染风险。有术者尝试对腘动脉完全断裂患者采用双向入路导丝对接技术,即采用导丝"抓捕"技术,从断裂腘动脉的近心端(患侧股动脉)顺行穿刺、远心端(患侧胫后动脉或足背动脉)逆行穿刺,利用导丝对接贯通断裂腘动脉,从而在腘动脉断裂处置入支架,提高腘动脉损伤腔内治疗成功率。

二、腔内技术在血管损伤处理的展望

腔内技术是继血管吻合技术、血管移植技术等外科途径治疗血管损伤的又一重要方法。腔内技术的快速进步,较好地解决了血管损伤的治疗难题,使得血管损伤的治疗方式发生了巨大变化。腔内治疗已涵盖主动脉损伤、腹主动脉及其主要分支损伤、颈部钝性血管损伤、四肢动脉血管损伤的救治过程。复合手术室急诊行血管造影明确诊断和腔内治疗可以极大提高血管损伤诊断准确率及治疗有效性。球囊阻断及介入栓塞技术可以有效控制出血,为其他治疗方式的顺利进行争取时机。在采用腔内技术控制凶险性出血及血管腔内减容技术获得血管通畅的基础上,再采用PTA及支架成形术治疗血管损伤性疾病已成为共识。

腔内技术治疗穿透性、钝性和医源性血管损伤代表了现代创伤医学划时代进步,也为血管外科医生提出了更高的挑战和要求。颈部血管损伤、主动脉损伤及重要内脏分支血管、跨关节区域四肢血管损伤的腔内治疗值得进一步关注。目前开放手术和腔内技术治疗血管损伤适应证部分交叉重叠,如何将两者合理结合对处理血管损伤具有重要意义。术前、术中仔细评估损伤部位的解剖学条件,必要时采取腔内技术联合外科手术的复合手术模式可能会给患者带来最佳的治疗效果。

（戈小虎　慈红波）

参 考 文 献

［1］Branco BC, DuBose JJ, Zhan LX, et al. Trends and outcomes of endovascular therapy in the management of civilian vascular injuries. J Vasc Surg, 2014, 60（5）: 1297-1307.

［2］Brenner M, Hoehn M, Teeter W, et al. Trading scalpels for sheaths: catheter-based treatment of vascular injury can be effectively performed by acute care surgeons trained in endovascular techniques. J Trauma Acute Care Surg, 2016, 80（5）: 783-786.

［3］Branco BC, Naik-Mathuria B, Montero-Baker M, et al. Increasing use of endovascular therapy in pediatric arterial trauma. J Vasc Surg, 2017, 66（4）: 1175-1183.

［4］Moore LJ, Martin CD, Harvin JA, et al. Resuscitative endovascular balloon occlusion of the aorta for control of noncompressible truncal hemorrhage in the abdomen and pelvis. Am J Surg, 2016, 212（6）: 1222-1230.

［5］Brommeland T, Helseth E, Aarhus M, et al. Best practice guidelines for blunt cerebrovascular injury（BCVI）. Scand J Trauma Resusc Emerg Med, 2018, 26（1）: 90.

［6］Kansagra AP, Cooke DL, English JD, et al. Current trends in endovascular management of traumatic cerebrovascular injury. J Neurointerv Surg, 2014, 6（1）: 47-50.

［7］Burlew CC, Biffl WL, Moore EE, et al. Endovascular stenting is rarely necessary for the management of blunt cerebrovascular injuries. J Am Coll Surg, 2014, 218（5）: 1012-1017.

［8］Fortuna G, DuBose JJ, Mendelsberg R, et al. Contemporary outcomes of lower extremity vascular repairs extending below the knee: A multicenter retrospective study. J Trauma Acute Care Surg, 2016, 81（1）: 63-70.

［9］Lang NW, Joestl JB, Platzer P. Characteristics and clinical outcome in patients after popliteal artery injury. J Vasc Surg, 2015, 61（6）: 1495-1500.

［10］Danetz JS, Cassano AD, Stoner MC, et al. Feasibility of endovascular repair in penetrating axillosubclavian injuries: a retrospective review. J Vasc Surg, 2005, 41（2）: 246-254.

［11］胡志鹏, 苟伟, 赵刚, 等. 血管外伤的复合治疗. 宁夏医学杂志, 2018, 40（1）: 26-28.

［12］张希全, 葛世堂, 陈众, 等. 腔内修复治疗创伤性腘动脉损伤临床分析. 影像诊断与介入放射学, 2017, 26（6）: 461-465.

［13］陈众, 张希全. 腔内技术治疗血管损伤进展. 实用医药杂志, 2017, 34（7）: 582-586.

第三章 肿瘤与大血管

第一节 概　述

肿瘤与血管的关系密不可分,临床上血管原发肿瘤或者其他部位肿瘤累及重要血管并不少见。外科发展历程中,曾经很多外科医生认为肿瘤累及大血管是手术禁忌而被迫放弃根治性手术或者切除手术。随着肿瘤外科和血管外科技术的发展,目前这类手术已不再成为外科治疗的禁区。通过应用血管外科技术,不但可以提高肿瘤的切除率,而且还延长了这类患者的生存时间,改善患者生存质量。本章将对累及大血管所涉及的疾病分类、诊断和治疗进行介绍。

一、原发或继发肿瘤的种类、好发部位及临床特点

起源于大动脉或静脉血管壁的原发性肿瘤比较罕见,根据华西医院血管外科诊治的 170 余例累及大血管肿瘤患者中,未见动脉原发性肿瘤,也可推测动脉原发性肿瘤非常罕见。Brodowski 1873 年报道了第一例原发性主动脉肿瘤,到 2002 年,过去百年间报道的原发性主动脉肿瘤也仅为 100 例左右。根据文献复习其病理类型有:平滑肌肉瘤,内膜肉瘤,纤维肉瘤等,黏液瘤,黏液肉瘤,黏液内皮瘤,纤维黏液瘤。最常受累的动脉是主动脉,也有髂动脉、锁骨下动脉、颈动脉、肾动脉和腘动脉受累的报道。这些肿瘤往往隐匿性生长,常常导致诊断延误,预后不佳。

同样,原发静脉肿瘤也少见且多为恶性。但相较于原发动脉肿瘤其患病率明显更高。其病理类型主要为血管平滑肌肉瘤或血管平滑肌瘤,内皮性肿瘤相对少见。其生长特点为:从肿瘤原发部位沿血管腔向近心端生长;恶性肿瘤原发部位多有静脉壁全层受浸润,而其向近心端生长时多

与静脉壁有间隙,这种生长方式为其切除提供了便利;而少部分恶性肿瘤则全程呈浸润性生长,突破血管腔。静脉平滑肌瘤也基本向近心端呈膨胀性生长,除原发部位外,肿瘤生长方向均与血管壁有间隙。静脉肿瘤的生长特点为保留肿瘤段大静脉提供了可能。

动脉或静脉继发性肿瘤常是腹膜后软组织肿瘤所致,部分实体器官肿瘤也可压迫大血管,非血管恶性肿瘤癌栓则主要累及静脉。动脉/静脉继发性肿瘤常见病理类型见表 5-3-1。

表 5-3-1　常见大血管继发肿瘤

腹膜后软组织肿瘤	脂肪肉瘤,平滑肌肉瘤,恶性纤维肉瘤,恶性神经鞘膜瘤,副神经节瘤,横纹肌肉瘤,未分化肉瘤,恶性畸胎瘤
实体器官肿瘤	胆管癌,肝细胞癌,转移癌(如,结肠),胰十二指肠癌,肾癌
易形成静脉癌栓的肿瘤	肾细胞癌,恶性肾上腺肿瘤,子宫来源的肉瘤,平滑肌瘤病,子宫内膜基底细胞,生殖细胞肿瘤

二、肿瘤侵及大血管的外科治疗原则

累及大血管的肿瘤由于其位置深,症状隐匿,缺乏特异性临床表现,难以早期发现,确诊时往往肿瘤已较大。由于解剖关系复杂,致使手术难度增大,切除率较低,且组织学类型繁多,预后各不相同。而恶性腹膜后肿瘤手术后复发率达 60%~90%,术后 5 年生存率低,诊断和治疗均较困难。恶性肿瘤侵犯大血管,过去都被视为手术禁忌证。然而近年来国内外学者的临床实践和文献报道表明,在有经验的血管外科医生参与下,很多大血管原发性或继发性肿瘤均可达到局部根治性切除,且其预后较姑息手术或内科治疗好。但

如何选择病例,如何把握外科治疗原则是处理这类疾病的焦点。

1. 术中尽量保证肿瘤完整性 采用联合肿瘤及周围受累血管及脏器的整块切除无疑是最理想的外科手段,但由于腹膜后肿瘤往往体积巨大,术中操作视野狭小,很难鉴别肿瘤是否真实侵犯周围大血管及脏器,一味追求整块切除可能会造成不必要的扩大化手术。但为了减少手术创伤选择包膜内或包膜外切除又可能造成肿瘤残留。因此,如何选择手术方式与肿瘤类型及外科医生经验密切相关。但术中尽量保证肿瘤完整性是所有肿瘤外科医生追求的目标。对于部分体积巨大腹膜后肿瘤几乎占据整个腹腔,大部分肿瘤已经游离,关键部位又累及大血管,无法进一步控制出血的情况下采取分段切除以便暴露并控制出血也是一种不得已的选择。

2. 是否重建腔静脉 目前有学者认为肾下腔静脉可不重建,因后期可通过丰富侧支循环代替;肝下腔静脉在侧支丰富情况下也可不予重建,但这类观点仍然未统一。比较一致的观点是,如果患者术前检查提示侧支循环建立不足、或患者少尿、或术中血流动力学不稳定时应该进行下腔静脉的重建。作者认为无论是肾下腔静脉还是肾上腔静脉尽量选择重建,理由是:保证术中术后充分回心血量;防止近期及远期下肢静脉回流障碍;防止脏器淤血所致功能障碍;防止血流瘀滞所带来的血栓风险;术后上肢及中心静脉补液通道均可能形成血栓,保持腔静脉通畅可通过下肢静脉大量补液,为术后 ICU 大量补液尽可能提供较多的畅通补液通道。但由于静脉血流速缓慢,人工血管重建大静脉远期通畅率相对动脉低,作者认为在腔静脉缺损 <5cm 情况下可考虑自体静脉整形后重建腔静脉,既减少长期口服抗凝药带来的经济负担,也可保证相对较高的远期通畅率。

3. 腹膜后软组织肿瘤或实体器官恶性肿瘤累及大血管,手术风险高、长期预后差,但并非绝对禁忌证。在经过充分的术前肿瘤评估,脏器功能评估及备足血源前提下,大型综合医院里具备丰富的大血管手术经验的外科医生完全可以开展此类腹膜后肿瘤的根治性切除术。

4. 纵隔肿瘤或肺癌侵犯上腔静脉(superior vena cava, SVC)引起上腔静脉综合征,是否需要根治性治疗切除上腔静脉存在争议。有人尝试上腔静脉内血管支架置入,虽能迅速缓解压迫症状,但无法做到根治性切除,远期生存率必然受到影响。Spaggiari L 等回顾性分析了 109 例肺癌侵犯上腔静脉进行 SVC 切除患者的预后情况。多变量生存率分析显示,无论是肺切除,还是 SVC 切除人工血管置换后,死亡率均明显升高;肺切除和 SVC 重建方式是预后因素中影响生存率的最主要的不利因素。但严格适应证挑选下的肺癌侵犯上腔静脉患者,行根治性切除后可以获得长期的治愈率。

5. 预计患者不能耐受手术,或血管存在广泛病变使治疗上陷于两难境地时,缓解症状是治疗原则。

三、肿瘤侵及大血管的手术切除率

华西医院血管外科 2007 年报道的 320 例腹膜后肿瘤中有 159 例(49.7%)存在重要血管包绕或浸润,均行手术切除,其中 12 例行大血管置换患者获得根治性切除,无围手术期死亡。有报道的 77 例肿瘤侵犯重要血管的手术切除率达 93.5%。这与手术经验积累和病例选择有直接关系。

四、血管重建方法的选择

腹膜后肿瘤来源于下腔静脉(inferior vena cava, IVC),或者肿瘤侵犯、包裹、闭塞 IVC,以及 IVC 内有癌栓的患者,需要联合切除和 / 或重建 IVC。切除或重建 IVC 有以下几种方法:

1. 单纯缝合(图 5-3-1) 适用于肿瘤仅侵及 IVC 前壁,且切除后前壁缺损较小(一般小于血管周径 1/4),然后用 4-0 Prolene 线单纯连续缝合 IVC。

2. 端 - 端吻合 当肿瘤部分包绕或者完全包埋 IVC 以及侵入 IVC 腔内形成瘤栓时,且受累段 IVC 小于 2cm,环形切除 IVC 后在无张力的情况下,用 4-0 Prolene 线行端 - 端连续吻合。

3. IVC 环形切除 + 残端封闭术 适用于肿瘤累及下腔静脉下段(肾静脉以下),肿瘤累及 IVC 造成 IVC 慢性阻塞,侧支循环丰富者。但是

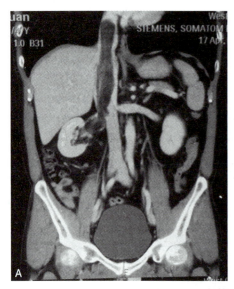
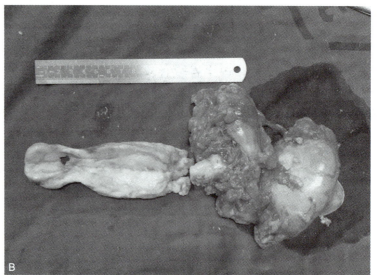
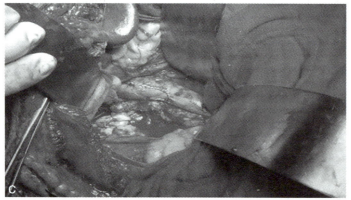

图 5-3-1 肾脏肿瘤形成癌栓累及腔静脉,腔静脉侧壁切除单纯缝合

对于肾静脉平面以上、肝下 IVC 结扎是非常危险的,死亡率高达 90%。部分学者认为在肾上腔静脉慢性受阻时可不重建 IVC,因右肾静脉侧支少应同时切除右肾;结扎左肾静脉根部,依靠左肾静脉的侧支(性腺静脉、左肾上腺静脉)可以维持左肾功能。

4. 人工血管置换(图 5-3-2) 此方法符合生理解剖,对血流动力学影响小,术后并发症少,但需要是无腔道脏器污染的手术。根据我们经验,除非肾静脉以下 IVC 及髂静脉闭塞可不必重建 IVC 外,尽量选择重建 IVC,尤其是术前 IVC 通畅或部分通畅(无论侧支循环形成的多寡);如 IVC 切除结扎左肾静脉后,术中无尿或尿量骤减应立即重建 IVC。

5. 自体静脉重建 IVC(图 5-3-3) 在发现肿瘤累及主要静脉后,同时可能合并二类手术(合并胃肠或者胆道和胰腺切除手术)污染感染

可能,常常以选择自体静脉重建,因此术前常规行双下肢大隐静脉评估是必要的。腔静脉部分或整段切除时,评估缺损面积;根据术前评估大隐静脉长度,直径预估是否可行自体静脉重建腔静脉。如果没有二类手术污染也可以用人工血管自体静脉复合物重建大静脉。自体静脉重建腔静脉优势在于抗感染性强,远期通畅率高,无需长期抗凝治疗,费用低。这种技术目前作者广泛用于自体肝移植及腹膜后肿瘤合并多脏器切除术中腔静脉重建。

6. 血管补片法 可选择人工血管补片,心包补片,自体静脉补片;适用于血管壁部分切除,单纯缝合导致血管狭窄的,以自体静脉为最佳选择。

重建的原则是,动脉血管重建代之以口径适合的人工血管,尽量采用端 - 端吻合,以减少术后吻合口再狭窄的发生;静脉血管重建尽量选用自体静脉或带外支撑环的人工血管(图 5-3-4)。

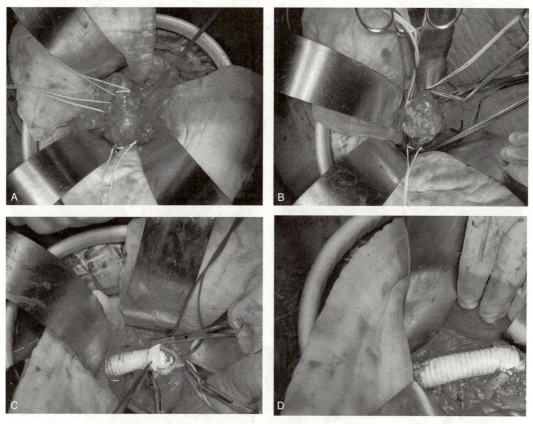

图 5-3-2 人工血管重建腔静脉

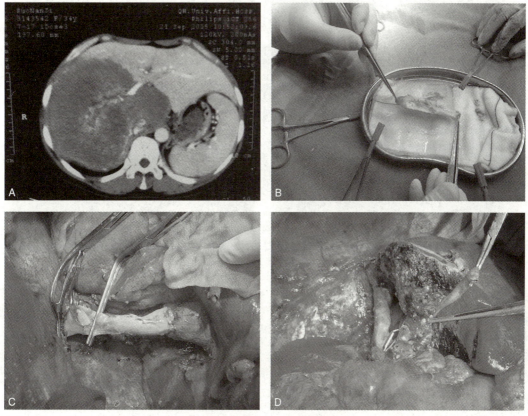

图 5-3-3 自体静脉重建腔静脉

下腔静脉受肿瘤侵犯较为常见,瘤栓可位于肾静脉水平以下、肾静脉水平上、肝下、肝后、肝上膈下甚至侵及右心房。不同部位手术难度及血管重建方式各不相同。肿物侵及膈上、心房下这段下腔静脉时,仍然可以切除而无需建立体外循环行血管切除重建。但对于瘤体沿下腔静脉侵及右心房的,我们认为仍需要在常温、心脏不停跳的部分体外循环支持下进行切除并重建血管(图 5-3-5)。

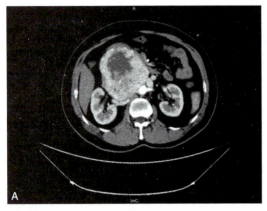
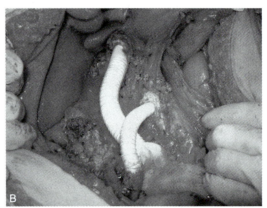

图 5-3-4　相同口径人工血管重建腹主动脉及下腔静脉

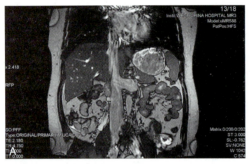
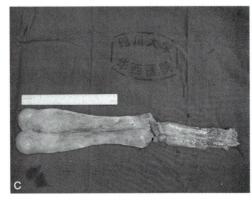
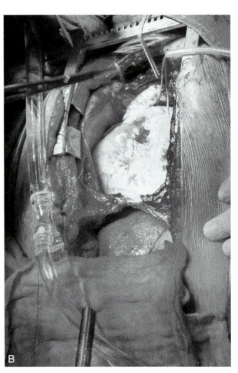

图 5-3-5　体外循环行腔静脉肿瘤切除

五、肿瘤侵及大血管的生存率

肿瘤患者特别是恶性肿瘤患者的预后和生存率与病理类型、肿瘤分化程度、以及是否转移密切相关。是否达到根治性切除也是影响预后的重要因素之一。侵犯下腔静脉(IVC)的肿瘤中,肾癌最为常见,发生率大约为 4%~19%。文献报道,将 IVC 中肿瘤栓子切除后其预后明显改善,五年生存率接近 30%~72%,如果仅仅做肾切除则预后很差,几乎所有患者在一年之内死亡。Masatoshi Jibiki 报道的一组肾癌侵犯 IVC 病例中,根据癌栓侵入 IVC 的程度将病变分为四级:一级为癌栓位于肝下 IVC 中;二级为癌栓位于肝后 IVC 中;三级为癌栓位于肝上 IVC 中;四级为癌栓位于右心房中。根治性手术后其五年生存率分别为 44%、53%、33% 和 25%。本组中各类肿瘤侵犯 IVC 的共 10 例，术后生存 6 个月以上的 6 例（60.0%）；生存 12 个月以上的 4 例（40.0%）；生存 24 个月以上的 3 例（30.0%）；生存时间最长者 42 个月而未发现转移。肿瘤侵犯 SVC 的共 9 例，手术 8 例，术后生存 6 个月以上的 5 例（62.5%）；生存 12 个月以上的 3 例（37.5%）；生存时间最长者 50 个月未发现转移。单纯下腔静脉结扎术后死亡率为 9%，术后 36% 的患者下肢肿胀，50% 的患者会遗留迟发性的静脉后遗症。

Daniel A A 报道长达 10 年的腹膜后软组织肿瘤随访结果显示脂肪肉瘤 5 年总生存率可达 95%，而其他恶性肿瘤 5 年总生存率仅为 40%；脂肪肉瘤复发再次手术后 5 年生存率仍然可达到 86%，而其他恶性肿瘤复发后再手术 5 年生存率仅 39%。而作者在 2016 年通过对 29 例累及大血管的腹膜后副神经节瘤总结分析发现 18 例均行血管重建，1、3、5 年生存率分别为 100.0%、74.5%、47.4%。

因此，累及大血管肿瘤不应该是手术禁忌，在患者耐受手术及无远处转移情况下，行肿瘤联合血管及多脏器切除可使患者获益。

（赵纪春　黄　斌）

参 考 文 献

［1］Seelig MH, Klingler PJ, Oldenburg WA, et al. Angiosarcoma of the aorta: report of a case and review of the literature. J Vasc Surg, 1998, 28: 732–737.

［2］Wright E, Glick A, Virmani R, et al. Aortic intimal sarcoma with embolic metastases. Am J SurgPathol, 1985, 9: 890–897.

［3］赵纪春, 马玉奎, 黄斌. 累及血管的原发性腹膜后肿瘤的外科治疗. 国际普通外科论坛, 2007: 325–327.

［4］胡瀚魁, 赵纪春, 黄斌. 34 例腹膜后副神经节瘤的临床分析. 中国普外基础与临床杂志, 2016, 23: 274–277.

［5］赵纪春, 陈熹阳. 累及大血管的腹膜后肿瘤的手术治疗. 中国普外基础与临床杂志, 2016, 23: 260–262.

［6］Hu H, Huang B, Zhao J, et al. Liver autotransplantation and retrohepatic vena cava reconstruction for alveolar echinococcosis. J Surg Res, 2017, 210: 169–176.

［7］张小明, 沈晨阳, 李伟, 等. 肿瘤侵犯重要血管的外科治疗. 中华外科杂志, 2007, 45: 1044–1047.

［8］Blute ML, Leibovich BC, Lohse CM, et al. The Mayo Clinic experience with surgical management, complications and outcome for patients with renal cell carcinoma and venous tumor thrombus. BJU Int, 2004, 94: 33–41.

［9］Bower TC, Nagorney DM, Cherry KJ Jr, et al. Replacement of the inferior vena cava for malignancy: an update. J Vasc Surg, 2000, 31: 270–281.

［10］Tseng WW, Wang SC, Eichler CM, et al. Complete and safe resection of challenging retroperitoneal tumors: anticipation of multi-organ and major vascular resection and use of adjunct procedures. World Journal of Surgical Oncology, 2011, 9: 143–147.

［11］Fainshtein IA, Nechushkin MI, Gorobets ES, et al. Resection and prosthetics of abdominal aorta by surgical treatment of invasive retroperitoneal tumors. Khirurgiia, 2010, 6: 26–30.

［12］Dzsinich C, Gloviczki P, van Heerden JA, et al. Primary venous leiomyosarcoma: a rare but lethal disease. J Vasc Surg, 1992, 15: 595–603.

［13］Kuehnl A, Schmidt M, Hormunc HM, et al. Resection of malignant tumors involving the vena cava: perioperative complications and long-term follow-up. J Vasc Surg, 2007, 46: 533–540.

［14］Yang X, Qiu Y, Huang B. Novel techniques and preliminary results of ex vivo liver resection and autotransplantation for end-stage hepatic alveolar echinococcosis: A study of 31 cases. Am J Transplant, 2018, 18: 1668–1679.

［15］Sarmiento JM, Bower TC, Cherry KJ, et al. Is combined partial hepatectomy with segmental resection of the inferior vena cava justified for malignancy. Arch Surg, 2003, 138: 624–630.

［16］Daniel AA, Lahat G, Wang XM, et al. Establishing Prognosis in Retroperitoneal Sarcoma: A New Histology-Based Paradigm. Ann Surg Oncol, 2009, 16: 667–675.

第二节　动脉肿瘤

动脉壁的任何结构都可能发生恶性改变，文献报道多起源于动脉壁的外膜和中膜，但也有起源于血管壁内膜肿瘤的病例报道。临床常见的是周围组织或脏器肿瘤对其附近动脉的侵及，如肝胆胰肿瘤、食管结肠和直肠癌、头颈、四肢、妇科肿瘤对附近主要动脉的侵及或包裹。这些肿瘤往往包绕部分或全部血管并侵及外膜,甚至向管腔内生长。如肾细胞癌可以直接生长到肾动脉、肾静脉甚至下腔静脉中。大部分原发肿瘤来自大动脉自身,人工血管移植后对自身动脉的影响仍有待观察研究。

一、肿瘤的形态学

周围组织或器官肿瘤对动脉的侵及绝大多数累及血管壁,较少突入动脉管腔内。

原发性动脉肿瘤临床分型主要应用 Wright 分型,即内膜型和动脉壁型。1972 年 Salm 首先描述了原发性主动脉肿瘤的三种分型,息肉样(腔内型)、内膜型和外膜型。1985 年 Wright 及其同事将上述分类简明化,将息肉型和内膜型均归入内膜型,将外膜肿瘤定义为动脉壁型肿瘤。超过 70% 的原发动脉瘤为内膜型,广泛分布于主动脉各级分支血管中。

二、组织病理分型

累及动脉的继发性肿瘤与原发肿瘤的病理形态一致。原发性动脉肿瘤的病理随着目前免疫组化的发展更加准确,如血管性假血友病因子(von Willebrand factor)、CD31、CD34 和结合荆豆凝集素 –1(Ulexeuropaeusagglutinin–1)等血管内皮抗原染色阳性,加上非典型锥状细胞形态,提示内膜源性新生物可能性大;如血管肉瘤和内膜肉瘤。肌间线蛋白(desmin)、平滑肌肌动蛋白(smooth muscle actin)和波形蛋白(vimentin)的抗原染色阳性,提示肿瘤源自外膜或中膜,如平滑肌肉瘤。精确的肿瘤分型改善了综合治疗的疗效。

三、诊断

随着影像学的普及与进步,绝大多数累及周围大动脉的外源性肿瘤患者在原发疾病确诊后都可以明确血管受累及的范围与程度。而原发性肿瘤较少见,症状及影像学不典型,易误诊,只有不到 5% 的原发主动脉肿瘤术前可以诊断。文献报道 26 例原发性主动脉肿瘤其中 4 例是尸体解剖后才确诊。大多数患者仅有疲乏、消瘦或腰背不适等症状。累及动脉腔内的患者可有肿瘤栓塞的症状与体征,如蓝趾综合征、急性上肢或下肢缺血以及急性肾动脉或肠系膜动脉缺血的症状,如累

及伴随静脉,则可出现静脉回流障碍的相关症状。文献报道非黏液瘤样动脉瘤栓。在动脉重建时常被误诊为动脉硬化病变、主动脉瘤、主动脉假性动脉瘤等。临床常需将切除标本送病理检查后,才能获得正确的诊断。

患者急性动脉栓塞,取栓术后病理提示肿瘤栓子,栓塞来源不清楚者应进行从动脉近心端至远心端的系统检查,争取找到原发病灶。首先使用经食管超声(transesophageal echocardiography,TEE)来除外心源性肿物,再到升主动脉和降主动脉,随后可以用 CT 或 MRI 检查胸腹主动脉及髂股动脉。不建议动脉造影作为常规诊断方法。

一般的动脉影像学检查,如超声、CTA 及 MRA 仅能发现血管腔内充盈缺损的病灶,但无法确定占位病变性质或鉴别是否来自肿瘤的脱落瘤栓或血栓。动脉造影作为一种有创检查,往往增加肿瘤栓子脱落的风险,特别是原发性动脉肿瘤的患者,不建议作为诊断应用。主动脉的原发性内膜肉瘤可以通过 TEE 进行诊断,可以发现一个有包膜的、与内膜结构完全不均一强回声肿物,那是一种非典型的栓子。磁共振(MRI)对于发现原发性动脉肿瘤最为敏感。MRI 可以提供组织的多平面图像,能够通过在 T1 加权图像和 T2 加权图像上肿瘤组织增强的表现,来鉴别肿瘤组织和受累及动脉情况。

四、治疗

术前应该仔细研究分析患者的一般情况及影像学资料,如超声、CTA、MRA、包括必要的数字减影血管造影(digital subtraction angiography,DSA)检查等,预判患者耐受手术的程度及是否有远处转移、判断肿瘤范围及血供情况、与邻近大血管的关系及血管受累情况、设计动脉处理方案及人工血管的准备,判断是否需要提前进行介入栓塞肿瘤供血动脉或病变累及部位动脉的支架植入等,以减少术中出血及受累动脉术中游离层次的辨识及保护,尤其对累及动脉壁肿瘤的完整切除及远期疗效有益。

文献报道颈部肿瘤累及动脉的生存评估较其他部位低,而且也是生存不良的指征,30 天死亡及卒中率分别是 9% 及 7%,1 年的一期通畅率在支架植入及手术搭桥组分别是 66% 和 71%,此

类患者中因出血而急诊手术者的 1 年生存率仅 38%。处理常需术前准备颈动脉转流管及颈动脉补片，如受累动脉考虑要部分切除，则需提前准备大隐静脉或 6mm 直径的人工血管。如受累及动脉位置较高或颈总动脉近端不易控制者，提前预置覆膜支架行复合手术可以明显减少如神经损伤或卒中等手术并发症，推荐多学科协作干预。

胸部如纵隔肿瘤或食管癌累及大动脉者，因常温下升主动脉及主动脉弓部仅可阻断 2 或 3min，降主动脉可阻断 20min，常需体外循环辅助手术。术前应仔细评估肿瘤分型及对动脉壁侵袭的程度，术中控制好受累及动脉的近远端。胸部主动脉壁厚，如部分包绕降主动脉的肿瘤常可完整钝性分离，对需要切除部分动脉壁者，术前预置适当长度的主动脉支架也是可以考虑的有效方法。尤其在发生急性出血如主动脉食管瘘者腔内治疗往往是唯一的选择。

腹部肿瘤常见腹膜后占位对腹主动脉、髂动脉、肾动脉及肠系膜动脉的侵袭包绕，肾上腹主动脉、肾动脉及肠系膜上动脉一般可以阻断 20~30min，肾下腹主动脉可以阻断 2~3h，腹腔干必要时可以结扎。腹部肿瘤常浸润严重，手术易残留肿瘤组织，部分肿瘤可在仔细耐心解剖下完整分离。但已经浸润动脉壁者推荐受累动脉及原发肿瘤一并切除，大隐静脉或人工血管重建相应切除动脉，动脉转流管也可考虑术中应用避免脏器缺血时间过长。髂动脉相对较易分离重建，但须注意保护输尿管。Radaelli S 等报道 105 例腹膜后及肢体肿瘤切除并动静脉重建者，移植物动脉及静脉的血栓发生率分别是 10.9% 及 18.4%。除了术前既有明显下肢静脉高压者，伴行的受累髂静脉一般可不重建，以尽量避免血栓形成导致的肺栓塞风险，规律的穿着医用弹力袜常可以明显缓解术后下肢静脉高压的症状。

四肢内侧的肿瘤累及动脉者，建议切除后重建，外侧的肿瘤侵犯动脉者较少或部分侵及但较易分离。文献报道一组下肢软组织肉瘤受累动脉重建者，平均随访 24 个月动脉通畅率达 85.7%。

如果原发性动脉肿瘤且患者具备外科手术的条件，肿瘤切除是最好的选择。建议切除受累的动脉并间置移植物。也有学者报道对内膜基底的肿瘤进行内膜切除术，并保证切缘无肿瘤浸润。

但由于原发性动脉肿瘤可能侵及管壁基层，不推荐行内膜切除，因此，如果已确诊为动脉肿瘤，行受累主动脉切除置换或动脉壁部分切除应该更合适。约有 70% 以上的主动脉肿瘤来自内膜基底，在确诊时已发生肿瘤栓塞。超过 60% 以上的患者是肿瘤转移，如原发在骨（29%）、肾脏（27%）、肝脏（24%）、肾上腺（20%）或肺组织（15%）。因此，原发性动脉肿瘤预后差，平均生存期只有 14 个月。放、化疗对这类肿瘤治疗效果尚不明确。文献报道此类患者一期人工血管搭桥通畅率在 24 及 60 个月分别是 96.7% 及 84.9%。

第三节　静脉肿瘤

一、肿瘤侵袭部位与临床表现

（一）上腔静脉肿瘤

原发或继发性肿瘤可以影响到上腔静脉（superior vena cava，SVC）。SVC 阻塞的最常见原因是小细胞肺癌，非霍奇金淋巴瘤，其次还有甲状腺滤泡或髓质癌、畸胎瘤、胸腺瘤、神经内分泌癌等。胸腔很少发生静脉的原发性血管平滑肌肿瘤。Butany 等报道了 230 例血管起源的恶性平滑肌肿瘤，肺静脉平滑肌肉瘤最常见。导致 SVS 回流障碍时可出现头颈部及上肢肿胀，伴皮肤及口唇发绀，平卧时加重，上半身直立后稍缓解，常有头晕、头胀、睑结膜充血，面颈及胸部浅静脉曲张等。肿瘤压迫神经、气管及食管可出现声音嘶哑、眼睑下垂、瞳孔缩小、面部无汗、咳嗽、呼吸困难、进食不畅等。出现颅内压增高可导致恶心、喷射性呕吐等症状。

（二）下腔静脉肿瘤

下腔静脉肿瘤常因肿瘤所在下腔静脉（inferior vena cava，IVC）部位和类型不同，导致不同的预后。解剖学分为肾下段下腔静脉是指由髂总静脉汇入部到肾静脉部分，肾上段介于肾静脉和肝静脉之间，肝上段指肝静脉和右房之间 IVC 段。又因 IVC 肿瘤所处的位置分为四型，Ⅰ 型是肿瘤进入 IVC 并超过肾静脉开口 2cm 以内；Ⅱ 型是肿瘤在肾静脉以上肝静脉以下；Ⅲ 型是肿瘤在肝静脉水平或之上，但低于膈肌；Ⅳ 型是肿瘤超过了膈肌水平。

下腔静脉肿瘤年龄多在 16~88 岁，40~70 岁常见。临床上约 66%~96% 患者出现腹痛及腹胀，50% 患者发现腹部肿块及下肢水肿等，还可能出现巴德 - 吉亚利综合征表现、呼吸困难、发热、无力、盗汗、厌食、体重减轻等肿瘤相关症状。

常见的 IVC 肿瘤类型如下：

1. 静脉平滑肌瘤　绝经前的中年妇女多见，多有妊娠史。当肿瘤局限于盆腔或髂内静脉时，临床表现与一般子宫肌瘤无差别。若病变扩展至下腔静脉甚至右心房造成循环障碍则会出现下肢水肿、心慌、气短、肝大、腹水、胸腔积液、右心功能不全，或 Budd-Chiari 综合征表现。部分患者也可无症状，仅在因其他原因行超声检查而发现腔静脉或右心房肿瘤，妇科医生应对子宫平滑肌瘤患者常规行血管超声检查除外髂静脉内肿瘤可能。

2. 静脉平滑肌肉瘤（leiomyosarcoma，LMS）最早由 Peral 于 1871 年报道，其后多为个案报道，Mingoli 等报道的 218 例患者中 212 例也是对其他文献的回顾总结。LMS 起源于静脉壁中层平滑肌细胞，生长缓慢，很少侵润周围脏器，边界清楚。约 40% 以上的肿瘤发生在肾上段水平。发病原因可能与内分泌系统功能异常有关，好发于 50~60 岁女性，男女病例数比为 1∶6。半数患者在确诊时常已转移到肺、肝、肾、骨、胸膜或胸壁上，预后不佳。

3. 转移癌或肉瘤　累及 IVC 的继发性肿瘤比原发性静脉平滑肌肉瘤更常见，这些肿瘤通过外压或向腔内生长侵及阻塞 IVC 管腔。腹膜后肉瘤可以影响 IVC 的任何部分，IVC 肾下段更为常见。在肿瘤和 IVC 之间的界限常模糊不清，手术分离困难。近 1/3 的肿瘤可以向腔内及腔外生长。肝癌、十二指肠癌、胰腺癌等内脏肿瘤常累及附近的 IVC。

4. 肾细胞癌（renal cell cancer，RCC）　RCC是最常见的伴有静脉腔内瘤栓的恶性肿瘤，也是最需要手术干预的 IVC 肿瘤。在 15%~20% 肾细胞癌患者的肾静脉中可以发现肿瘤栓子，右肾比左肾更易受累。半数以上的患者瘤栓长度在肾静脉汇入 IVC 部 2cm 范围内。另外 40% 的患者瘤栓延伸到肾静脉上及膈肌水平以下。只有 10% 瘤栓侵及右心，占所有 RCC 患者的 1%，预后常不理想。早期常见原发肿瘤症状或肾功能不全表现。

（三）门静脉及肢体静脉肿瘤

门静脉肿瘤常源于原发性肝癌的并发症，文献报道发生率甚至高达 90%，是影响肝癌预后的一个极为重要因素。分为增生型、坏死型、混合型及机化型。定型的门静脉癌栓受肝动脉血供应，肝动脉阻断后可由门静脉供血。出现门静脉癌栓，患者可出现腹胀或腹水，食管 - 胃底静脉曲张出血等。超声、CT 等对门静脉癌栓检出率高。患者可行肝叶切除加门静脉切开取栓、肝动脉插管灌注化学药物治疗等。

最常见的累及肢体的静脉肿瘤是继发于骨、软骨、肌肉或脂肪组织的肉瘤。恶性黑色素瘤和纤维组织细胞癌也引起周围静脉受压或受侵。下肢浅静脉的平滑肌肉瘤表现为一个触之可动的结节或肿物。下肢水肿和深静脉血栓在髂静脉或周围静脉的原发性肿瘤患者更为常见。

二、诊断与术前评估

无创的超声可以很好地评估主干静脉梗阻或通畅程度，食管内超声对侵及右心房室的肿瘤有独特的优势。CT 和 MRI 由于其联合了轴位、冠状位和矢状位的图像，可准确定位及判断肿瘤范围，是制订手术计划的最常用检查方法。顺行静脉造影对 IVC 或 SVC 的侧支及静脉回流可以提供有用的信息。可以单独或联合应用 CT、MRI，超声来完成上述评估，必要时可考虑静脉造影。必要的 CT 定位下的穿刺活检对术前病理的正确诊断十分重要，肿瘤靶向药物的应用评估对手术的长期疗效意义重大。评估是否需要进行术前供瘤血管栓塞，一般建议在术前 24h 内以避免肿瘤周围的炎症反应。

静脉肿瘤患者的治疗推荐多学科合作，如血管外科、心胸外科、肿瘤内外科、泌尿外科及肝胆外科等共同制订治疗方案。仔细评估肿瘤类型与范围、是否有远处转移灶、腔静脉梗阻程度及是否并发腔静脉或下肢静脉血栓、对静脉壁侵及范围及程度、人工血管材料的准备及是否需要介入治疗的辅助等，既往有心肺病史或肿瘤侵及心房室者应评估心肺功能，最终决定选择哪种治疗或手术方案。

三、肿瘤切除及静脉血流重建

侵及主干静脉的肿瘤在就诊时多数已是病变晚期,预后差,手术风险高。明确有广泛转移的患者不建议外科手术治疗,仅少部分患者为缓解症状改善生活质量或死亡风险的有创治疗需多学科讨论慎重决定后实施。这些手术也以微创治疗为主,如 SVC 阻塞可考虑支架植入改善头面部肿胀的症状。肿瘤病变局限,术前情况好的患者可以考虑肿瘤切除并静脉血流重建,术后辅以靶向药物治疗以期得到更好的预后。

(一)一般方法

手术方法及手术切口的选择取决于肿瘤的病理类型及其侵及范围、IVC 受累部位及远端是否合并继发血栓、腔静脉梗阻程度和侧支静脉形成的情况、患者的体格及是否需要进行体外循环辅助。SVC 重建及肿瘤切除需要正中开胸切口。腹部正中切口适合于肋缘较窄和累及肾下 IVC 需要置换肾下段 IVC 的患者。肋缘下切口适合于肋缘角宽,需要术中肿瘤及受累脏器切除并联合肝下或肝后 IVC 重建的患者,该切口也可以通过正中劈胸骨来延伸。累及肝后 IVC 或侵及右房的瘤栓切除,往往需要体外循环辅助。也可经右侧第 8 或第 9 肋间行胸腹联合切口进行肿瘤切除和肝后段 IVC 重建。

(二)上腔静脉切除血流重建及评估

肿瘤累及 SVC 常出现头面部肿胀的症状,甚至会导致更危险的脑水肿发生。手术切除并 SVC 血流重建往往需要限期甚至急诊处理,支架植入也常是有效治疗方案。但须鉴别由于上肢或颈静脉长期置管所致血栓导致的 SVC 阻塞性病变。一般治疗及评估也包括抬高头面部、吸氧及类固醇药物的使用,此类治疗常可缓解症状,气道通畅是治疗观察的重点。SVC 肿瘤的外科切除原则与 IVC 的肿瘤相同,即有明确的可以完整局部切除的证据,患者一般情况良好并且无远处转移。右上肺癌常侵犯 SVC,可做右胸前外切口,肺门肿瘤一般均需在心包内进行。纵隔肿瘤可行胸部正中切口,肿瘤常与 SVC 管壁粘连,应先游离并控制 SVC 后,将受累及的 SVC 管壁或整段 SVC 切除,使用补片或人工血管重建 SVC 血流。Kuehnl 等报道的 9 例恶性 SVC 肿瘤患者,4 例非小细胞肺癌,2 例为恶性胸腺瘤,平滑肌肉瘤,生殖细胞癌转移和未知来源的癌肿各 1 例。4 例非小细胞肺癌患者引起的 SVC 梗阻进行了外科治疗,其中仅 1 例行受累 SVC 人工血管置换,其余均行 SVC 的局段切除或楔形切除。

(三)下腔静脉血流是否重建及评估

患者由于肿瘤侵及压迫出现明显的下肢水肿且没有静脉侧支循环建立,是进行 IVC 血流重建的明确指征。保证静脉管壁切缘无瘤,受累及腔静脉的任何部位都应该切除并人工血管置换。因常无合适的静脉移植物,聚四氟乙烯(PTFE)人工血管的远期通畅率已显示了很好的前景。首选有外支撑环的人工血管,肝素化的血管可能对长期通畅率更优。16mm 甚至 20mm 直径的血管还是更小口径的人工血管会因血流速高得以提高长期通畅性,虽然应用人工血管直径的选择仍有争论。移植物使用同种异体的主动脉或腔静脉是否更优,但来源不确定导致临床应用困难。IVC 重建是否需要临时加做动静脉瘘同样存在争议,虽然必要时可以很容易地用封堵器闭塞瘘口,但动静脉主干人工瘘口增加了患者术后心肺功能负担仍是一个问题。

在切除肿瘤时是否必须进行 IVC 重建应根据患者临床表现及对其影像学的评估。如腔静脉梗阻部位、静脉侧支建立情况、是否由于腔静脉梗阻而存在明显下肢水肿或肾功能不全等情况来决定。如果患者虽有 IVC 阻塞,但已建立良好的静脉侧支循环,可不进行血管重建,推荐肿瘤及腔静脉整块切除,可以减低手术风险。术后一般不会有明显下肢静脉高压症状,或可以站立活动时穿着医用弹力袜缓解轻微的肢体肿胀症状。

1. 侵及右心房室的 IVC 肿瘤手术重建 肿瘤累及心室者常需体外循环辅助下切除,一期切除需在体外循环深低温停循环下,切开 IVC,切开或不切开右心房,将肿物推至 IVC 并拉出肿瘤,如与 IVC 管壁粘连,需切除部分或 IVC 段以便完整切除肿物。分期手术也可开胸在 SVC 和股静脉插管体外循环下切开右心房,将肿瘤推至右心房内再切除,二期经腹切除 IVC 或髂静脉内肿物包括子宫、附件等病变组织。

有些累及心房的平滑肌瘤切除可以经右第五肋间显露 IVC 入心房口,推荐术中经食管超声检测,可观察肿瘤形态及累及心房范围。腹腔脏器肿瘤延伸累及心房者多数与心房没有粘连,较容易推入右心房口下方,经胸部切口取出。但多数肿瘤因与腔静脉管壁粘连,需加做腹部切口。

2. 肿瘤切除联合肝后段及膈肌上 IVC 的重建　伴肝后 IVC 受累的恶性肿瘤切除已有许多文献报道,肿瘤的切除及腔静脉重建可以采用原位或体外的方法。文献报道联合肝后 IVC 重建术可以选择性使用静脉转流术来稳定血流动力学。此部位肿瘤原位切除联合腔静脉重建最大的困难是如何缩短肝脏热缺血时间。文献报道的平均肝缺血时间为 18min,可以通过向肝内灌注可增加额外的 5~10min 的缺血预处理时间。因无法预测肝缺血时间,有学者报道这些复杂的血流重建可以通过体外肝切除,并将剩余肝组织自体移植回去。这一术式的优势在于有肝脏灌注液保护并在低温下切除,可以适当延长血管重建术的时间。但这些操作增加了手术时间和血管吻合口的数量,与原位肝移植相比,带来较高的围手术期死亡率和肝衰竭的发生率。

术后可以通过超声或 CT 评估移植物血流及肝脏和门静脉的情况。认真评估术后出血风险,推荐围手术期给予皮下低分子肝素治疗。围手术期平稳后开始口服抗凝剂,如新型口服抗凝剂拜瑞妥等。建议抗凝 6 个月或以上。

3. 肾上、肝下下腔静脉的重建　尽管有切除肾上 IVC 未进行血管重建的报道,但因为存在潜在的肾功能不全和下肢水肿的问题,多数学者推荐进行血管重建。即使椎旁静脉、腰静脉、食管胃底静脉、肾上腺静脉和生殖静脉都通畅,预测这部分患者是否耐受手术切除而无严重的并发症仍较为困难。

4. 肾静脉水平及肾下下腔静脉血流重建　最常见累及肾静脉水平 IVC 的恶性肿瘤是肾癌伴肾静脉瘤栓。大多数瘤栓可以通过切开肾静脉与下腔静脉汇入部,将其整块切除。术前选择性肾动脉可以减少肿瘤血供保障手术安全,尤其适合肿瘤近端已延及肝后静脉 IVC 患者。因为大部分病例的瘤栓仅侵及肝下 IVC,通过游离出肝脏的尾状叶静脉后,钳夹 IVC 后切开即可取出瘤栓。对于肿瘤侵及肾静脉开口或 IVC 血管壁者,需将受累的静脉一并切除并重建。肾静脉上方

IVC 常温下阻断时间一般为 20min。

肿瘤累及肾静脉下方 IVC 者,可以根据累及程度及肿瘤类型判断重建与否。肾下 IVC 常温下可安全阻断 2~3h,对于累及管壁者有较为充裕的时间行人工血管植入重建 IVC 血流。手术时尽量保留周围扩张的侧支循环,这也是分离过程中大出血的主要原因。术前影像学证明肾下 IVC 已完全闭塞且患者并无下肢静脉高压症状者,手术也可一并切除肿瘤及受累的 IVC,不需要重建 IVC 血流。

（四）门静脉及肢体的肿瘤切除与血流重建

外科手术切除肿瘤累及门静脉及血流重建者取决于肿瘤的类型及范围、是否合并门静脉癌栓或血栓等。常见肝癌、十二指肠或胰腺肿瘤侵及门静脉或肠系膜上静脉等,原发的门静脉肿瘤十分罕见。门静脉常温下可以阻断 30min 内,手术如切除受累的门静脉或肠系膜上静脉建议重建其血流,否则可造成肝前性门脉高压,术后出现严重的肠淤血或上消化道出血及慢性肝脏纤维化。血流重建可选择自体静脉或人工血管材料,术后应严格抗凝治疗。同期或提前行肝内门腔分流（TIPS）对此类患者可否提高围手术期安全或改善远期疗效仍有待观察。

累及肢体主干静脉的肿瘤切除需注意相邻动脉和神经的保护。髂静脉或腋静脉受累及且患者无肢体静脉高压症状者可以不重建受累静脉血流。但对于术前明确的肢体静脉高压者,重建受累静脉主干血流是必要的。长段的单侧髂静脉慢性闭塞很少需要重建,因为对侧髂静脉及盆腔静脉常会建立良好的侧支循环,但在切除过程中侧支静脉被破坏者需要评估术侧静脉血流重建的必要。当术前影像显示髂血管缺乏侧支回流通路,术侧肢体静脉血流重建也可用对侧的大隐静脉进行耻骨上搭桥。自体血管重建后的预期通畅率,临床小规模的数据报道,2~5 年内为 80%。与自体血管相比,人工血管在腹股沟以远的通畅率更低。患有下肢恶性肿瘤的患者,肿瘤切除前同侧的静脉通畅,如果切除肿瘤时静脉也需切除则最好行静脉重建,特别是在股总静脉水平。

四、肿瘤切除并静脉重建的预后

累及主干静脉肿瘤的预后主要取决于累及

静脉的原发或继发肿瘤的类型、侵及范围及程度、需要切除或置换的静脉部位及长度、术中肿瘤病灶切除情况以及并存的身体其他疾病，包括患者术后抗凝的依从性等。文献中报道的结果也因为不同类型的肿瘤及施行不同的术式而难以评价，如 IVC 部分切除后直接缝合、人工血管置换、补片血管成形术等。IVC 血管壁部分切除与那些做肝后 IVC 汇合部置换，或那些需要体外循环及停循环切除进入右心的肿瘤或瘤栓患者比较，后者的血流动力学与生理应力变化与前者明显不同。

文献报道的一项 120 例注册登记的平滑肌肉瘤累及 IVC 病例中，研究者分析了局部切除或广泛切除对肿瘤复发和患者生存率的影响，数据分析包括受累 IVC 的节段、腔内或腔外生长模式、肿瘤大小及分期、术前腔静脉的通畅程度以及使用的辅助治疗方式等。67 例患者（56%）做了广泛肿瘤及 IVC 切除，53 例（44%）仅做了 IVC 血管壁局部切除。3 例早期死亡，39 例（33%）死于肿瘤复发，7 例死于非肿瘤相关的其他原因。53 例生存者中 36 例在平均 63 个月的随访期内无复发，其他 17 例已复发但带瘤生存。多变量分析显示，在行局部切除和广泛切除的患者间，生存率或肿瘤复发率均无显著性差异，两组术后 5 年生存率分别为 55% 和 37%，术后 10 年为 42% 和

23%。RCC 合并腔静脉内瘤栓患者的手术死亡率及发生率也逐年改善。Mayo Clinic 报道的 1970—2000 年间 540 例有肾静脉或 IVC 瘤栓的患者，证明了这一趋势。1970—1989 年治疗的 86 例伴有 IVC 肿瘤患者死亡率为 8.1%，而 1990—2000 年间治疗的 105 例患者，死亡率已降至 3.8%。应用静脉 - 静脉转流术后，较体外循环下手术并发症从 31% 降低到 17%。

由于各个医学中心的经验不同，继发性恶性肿瘤的生存率较难分析。Mayo Clinic 报道的生存率术后 1 年为 89.3%，2 年 80.3%，3 年时 75%。做了肾下 IVC 切除及人工血管置换的患者中位生存期为 3.14 年，而全部 IVC 切除组生存期仅 2.88 年，而做肾上腔静脉置换的生存期为 2.26 年，生存时间最长 1 例是 6.33 年。2018 年 Koutserimpas C 等报道美国、英国及希腊等 12 个医学中心共 240 名因肝肿瘤侵及 IVC 行肝切除并 IVC 血流重建患者预后结果可以接受。患者平均年龄 54 岁，IVC 直接缝合 35.8%，补片 13.3%，人工血管间置 50.8%。术后院内死亡率 6.25%，全部并发症发生率 42.1%。1 年及 10 年的生存率分别是 79.7% 与 28.9%。随着技术及设备的不断进展，机器人辅助下的腔静脉重建也显示了很好的前景。

（李 震）

参 考 文 献

[1] Staats P, Tavora F, Burke AP. Intimal sarcomas of the aorta and iliofemoral arteries: a clinicopathological study of 26 cases. Pathology, 2014, 46（7）: 596-603.

[2] Andersen RM, Eldrup N. Intra-operative Ultrasound as a Tool to Assess Free Borders of Primary Vascular Aortic Tumors During Resection. EJVES Short Rep, 2016, 26（31）: 6-8.

[3] Krol E, Brandt CT, Blakeslee-Carter J, et al. Vascular interventions in head and neck cancer patients as a marker of poor survival. J Vasc Surg, 2019, 69（1）: 181-189.

[4] Nan YY, Liu YC, Lu MS, et al. Angiosarcoma in the aortic arch presented as repeat strokes. J Thorac Cardiovasc Surg, 2010, 139（3）: e40-42.

[5] Malas MB, Saha S, Qazi U, et al. Is endovascular stent-graft treatment of primary aortoesophageal fistula worthwhile?. Vasc Endovascular Surg, 2011, 45（1）: 83-89.

[6] Radaelli S, Fiore M, Colombo C, et al. Vascular resection en-bloc with tumor removal and graft reconstruction is safe and effective in soft tissue sarcoma（STS）of the extremities and retroperitoneum. Surg Oncol, 2016, 25（3）: 125-131.

[7] Okamoto K, Koga A, Tazume H, et al. Early and mid-term outcomes after vascular reconstruction for patients with lower-extremity soft-tissue malignant tumors. Ann Vasc Dis, 2018, 11（2）: 228-232.

[8] Schwarzbach MH, Hormann Y, Hinz U, et al. Clinical

results of surgery for retroperitoneal sarcoma with major blood vessel involvement. J Vasc Surg, 2006, 44（1）: 46–55.

［9］ Shuster TA, Dall'Olmo CA, Spadone D, et al. Abdominal aortic sarcoma: report of a case with long-term survival and review of the literature. Ann VascSurg, 2002, 16: 545–549.

［10］ Kato W, Usui A, Oshima H, et al. Primary aortic intimal sarcoma. Gen Thorac Cardiovasc Surg, 2008, 56（5）: 236–238.

［11］ Krutman M, Nishinari K, Pignataro BS, et al. Twenty years of experience in vascular reconstructions associated with resection of malignant neoplasms in a single cancer center. J Vasc Surg, 2018 Dec 24. pii: S0741-5214（18）32302-32304.

［12］ 张小明,沈晨阳,李伟,等.肿瘤侵犯重要血管的外科治疗.中华外科杂志,2007,45:1044-1047.

［13］ Zimmerman S, Davis M. Rapid fire: superior vena cava syndrome.Emerg Med Clin North Am, 2018, 36（3）: 577–584.

［14］ Maurizi G, Poggi C, D'Andrilli A, et al. Superior vena cava replacement for thymic malignancies. Ann Thorac Surg, 2019, 107（2）: 386–392.

［15］ 李震,王道喜,汪忠镐,等.纵隔小细胞癌致上腔静脉综合征外科治疗.中华胸心血管外科杂志,2008, 24（4）: 277–278.

［16］ Bower TC, Nagorney DM, Cherry KJ Jr, et al. Replacement of the inferior vena cava for malignancy: an update. J VascSurg, 2000, 31（2）: 270–281.

［17］ Kuehnl A, Schmidt M, Hornunc HM, et al. Resection of malignant tumors involving the vena cava: perioperative complications and long-term follow-up. J VascSurg, 2007, 46（3）: 533–540.

［18］ Kalluri AG, Jain AK, Rodriguez HE, et al. Polyte-trafluoroethylene Is a Safe and Effective Interposition Conduit for Caval Reconstruction After Resection of Primary Leiomyosarcoma of the Inferior Vena Cava. Ann Vasc Surg, 2019 Feb 13. pii: S0890-5096（19）30136-30140.

［19］ Tomimaru Y, Eguchi H, Wada H, et al. Liver resection combined with inferior vena cava resection and reconstruction using artificial vascular graft: A literature review. Ann Gastroenterol Surg, 2018, 2（3）: 182–186.

［20］ Papamichail M, Marmagkiolis K, Pizanias M, et al. Safety and efficacy of inferior vena cava reconstruction during hepatic resection. Scand J Surg, 2018: 1457496918798213. doi: 10.1177/1457496918798213.

［21］ Davila VJ, Velazco CS, Stone WM, et al. Robotic inferior vena cava surgery. J Vasc Surg Venous Lymphat Disord, 2017, 5（2）: 194–199.

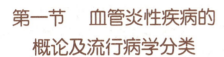

第四章　血管炎性疾病

第一节　血管炎性疾病的概论及流行病学分类

广义的血管炎性疾病泛指血管有某种炎症而导致了相应的血管病理改变。狭义的血管炎性疾病主要是指血管炎（vasculitis）。血管炎可以累及各种部位的大中小血管，静脉和动脉均可以受累，导致血管壁发生炎症，从而出现相应的临床症状和体征。根据血管炎主要累及的血管的大小，可以分为大血管炎、中血管炎和小血管炎。

大血管炎主要包括多发性大动脉炎（Takayasu arteritis）和巨细胞动脉炎（giant cell arteritis，GCA）。多发性大动脉炎和巨细胞动脉炎都可以累及主动脉和它的主要分支。多发性大动脉炎在专门章节会有详细讲述。巨细胞动脉炎，病变部位主要为颈动脉的颅外分支，故也称为颞动脉炎，是成人中最常见的系统性血管炎，主要累及50岁以上的成年人，在70~80岁的老年人发病率尤其高。女性患者的发病率是男性的2~4倍。根据地域和种族的不同，巨细胞动脉炎的发病率略有不同：在北欧人群中较为常见，50岁以上人群年发病率约为每10万人19例；在南欧，巨细胞动脉炎相对少见，50岁以上人群，平均年发病率约为每10万人7~10例。另外，GCA在非裔和亚裔人群中也较为少见。

还有一种大血管病变称为特发性主动脉炎（idiopathic aortitis）。主要的特征表现为主动脉壁的巨细胞或淋巴浆细胞性炎症。这种疾病主要累及升主动脉，在所有的主动脉瘤中占2%~4%的比例。老年女性更容易受累。尽管已知风湿免疫性疾病可以导致主动脉炎，然而，所谓的特发性主动脉炎，往往是不合并风湿免疫性疾病的患者。

特发性主动脉炎的部分患者，最终会发生主动脉瘤。目前，还不清楚免疫因素在特发性主动脉炎整个疾病发生发展当中起到何种作用。

中血管炎（medium-sized-vessel vasculitis，MVV）主要包括结节性多动脉炎（polyarteritis nodosa，PAN）和川崎病（Kawasaki disease）。结节性多动脉炎是一种坏死性血管炎，主要累及中等大小的动脉，最常受累的包括肾脏、皮肤、肌肉、神经、胃肠道等部位的脉管系统。结节性多动脉炎可以被分为原发性（也叫特发性）和继发性（主要继发于乙型肝炎病毒感染）两种类型。结节性多动脉炎是一种少见疾病，在欧洲，每百万人群的发病率约为4.4~9.7。结节性多动脉炎可以累及到各个年龄阶段，40~60岁人群为好发人群，男性较女性更容易受累。随着乙型肝炎病毒感染的控制，结节性多动脉炎的发生率在逐年下降。

川崎病（Kawasaki disease，KD）是一种急性的血管炎，主要累及中小动脉，尤其是冠状动脉。大多数患者为5岁以下儿童，男童发病率比女童高1.5倍。在美国，5岁以下的儿童发病率约为每10万人9.1~16.9例。25%的KD患者，可以表现为冠状动脉的扩张或冠状动脉瘤形成。川崎病患者的主要死因是心肌梗死。其他心脏表现主要包括心脏瓣膜性疾病、心肌炎和心包炎。少见情况下，川崎病也可以导致髂动脉、腋动脉或肾动脉瘤形成。阿司匹林和静脉输注免疫球蛋白可以有效地减少冠状动脉瘤的发生。

小血管炎主要包括肉芽肿性多血管炎（granulomatosis with polyangiitis，GPA，也称为Wegener's肉芽肿）、显微镜下多血管炎（microscopic polyangiitis，MPA）和嗜酸性肉芽肿性多血管炎（eosinophilic granulomatosis with polyangiitis，EGPA，也称为Churg-Strauss综合征）。这三种疾病主要累及小血管，常常可以在循环中检测到抗中性粒细胞胞质抗体（antineutrophil cytoplasmic antibodies，ANCA），所以也被统称为 ANCA 相关性血管炎性疾病（ANCA-associated vasculitides，AAV）。ANCA 相关性血管炎性疾病年发生率每百万人约 10~20 例，GPA 发生率最高，约为每百万人 8~10 例，MPA 约为每百万人 2~6 例，而 EGPA 仅为每百万人 1~4 例。AAV 主要累及老年人，65~70 岁是最常受累的年龄，男性和女性发病率近似，白色人种较其他种族人群更容易发病。

除了上述几种血管炎性疾病外，血管炎也可以继发于其他类型的结缔组织病，主要包括白塞病（Behcet's disease，BD）、系统性红斑狼疮（systemic lupus erythematosus，SLE）、类风湿性关节炎（rheumatoid arthritis，RA）和复发性多软骨炎（relapsing polychondritis，RP）。白塞病主要累及 20~40 岁的年轻成年人，土耳其报道的每 10 万人群发病率为 370~420 例，西方国家发病率可能略低。系统性红斑狼疮是一种慢性的多系统受累的炎性疾病，可以有多种的特征性自身免疫抗体。约 1/3 的系统性红斑狼疮的患者可以表现为血管炎，主要累及皮肤的小血管，表现为白细胞破碎性血管炎（leukocytoclastic vasculitis）。类风湿性关节炎主要表现为系统性的多关节炎，同时可以伴随多种不同的关节外表现，包括皮肤结节和心肺受累。类风湿性血管炎主要发生在 10%~15% 的类风湿性关节炎患者当中，这部分患者往往疾病更为严重，或者是类风湿因子滴度水平更高。复发性多软骨炎是一种少见的自身免疫性疾病，其特征主要表现为复发性软骨组织炎症，包括鼻、眼和气管。半数以上的患者炎症可以累及到其他器官，或表现为血管炎，尤其是皮肤。极少见情况下，复发性多软骨炎也可以伴随大血管的受累，例如主动脉炎，从而导致胸主动脉或腹主动脉瘤形成。

Cogan 综合征是一种免疫相关性疾病，主要表现为间质性角膜炎、前庭功能障碍和神经性听力损失。这种少见疾病常常累及 30 岁左右的年轻人。15% 的 Cogan 综合征的患者，可以表现为血管炎，主要受累部位包括主动脉、主动脉弓上血管和中等大小的动脉。主动脉炎可以导致胸腹主动脉瘤形成。某些情况下也可以表现成冠状动脉窦狭窄，或者主动脉弓部血管的近心端狭窄，这种

表现类似于多发性大动脉炎。少见情况下，Cogan 综合征也可以表现为皮肤白细胞破碎性血管炎（cutaneous leukocytoclastic vasculitis）、肠系膜动脉炎或肾动脉受累。50% 的患者，在整个病程当中，会发生听力丧失。

另外还有一些其他的不常见的血管炎性疾病，例如放射性动脉炎（radiation arteritis）。肿瘤放疗往往会导致邻近大动脉的炎症或纤维化，从而导致血管出现严重的狭窄，少见情况下也可以发生动脉瘤。放疗相关的动脉狭窄约 30% 发生在颈动脉。淋巴瘤放疗也可以导致内脏动脉受累，宫颈癌放疗可以导致髂动脉受累。放疗相关的动脉疾病发生时间往往要晚于放疗甚至数十年。

弹力纤维型假黄瘤（pseudoxanthoma elasticum，PXE）是一种遗传性系统性疾病，易导致患者早期发生弥漫性动脉病变。弹力纤维性假黄瘤发生率约为 1：4 450~1：160 000，男女比例约为 1：2。

第二节　血管炎性疾病的诊断、鉴别诊断及临床表现

血管炎性疾病的诊断往往较为困难，需要依据患者的临床症状、体征，以及实验室检查和影像学检查。50 岁以上的患者出现新发头痛，同时存在系统性炎症，应该考虑到巨细胞动脉炎的可能。头痛可以同时伴随头皮紧绷感，同时可以触到颞动脉增厚或结节。咀嚼暂停是巨细胞动脉炎患者的典型表现，但仅仅发生于 1/3 的患者当中。患者还可以出现一系列的伴随症状，包括疲劳、体重下降和发热。约有 1/3 的巨细胞动脉炎的患者同时伴随风湿性多肌痛，包括颈部和肢体近端的疼痛以及僵硬。神经系统并发症较为少见，主要包括一过性脑缺血和神经病变等。巨细胞动脉炎如果累及到大血管，可以导致上肢间跛，或者上肢无脉。

巨细胞动脉炎的患者体格检查往往可以发现颞动脉增厚或结节，颞动脉活检有助于明确诊断。同时应该检查四肢的血压，并且触诊外周动脉的活动，听诊有血管无杂音。目前采用 1990 年美国风湿病协会（ACR）巨细胞动脉炎分类标准

作为诊断标准：①发病年龄≥50岁：发病时年龄在50岁以上；②新近出现的头痛：新近出现的或出现新类型的局限性头痛；③颞动脉病变：颞动脉压痛或触痛、搏动减弱，除外颈动脉硬化所致；④血沉增快：魏氏法测定红细胞沉降率≥50mm/h；⑤动脉活检异常：活检标本示血管炎，其特点为单核细胞为主的炎性浸润或肉芽肿性炎症，常有多核巨细胞符合上述五条标准中的至少三条可诊断为巨细胞动脉炎。此标准的诊断敏感性和特异性分别是93.5%和91.2%。血沉和C反应蛋白在巨细胞动脉炎的患者中往往显著升高，但是仍然有少部分患者血沉正常。巨细胞动脉炎的诊断"金标准"是颞动脉活检的组织病理学检查。进行颞动脉活检时，要求获取2~3cm足够长度的颞动脉，双侧颞动脉活检将有助于提高阳性检出率。通过传统的超声、CT血管造影或者核磁血管造影，可以判定颞动脉炎是否累及大血管。

大约10%~15%的巨细胞动脉炎的患者可以累及颅外动脉。巨细胞动脉炎最常累及的颅外动脉是主动脉弓的分支，可以导致锁骨下动脉或者腋动脉的狭窄。超声下可以表现为腋动脉、锁骨下动脉或者主动脉弓分支的近心端的血管壁增厚。巨细胞动脉炎也可以累及主动脉，约有10%的患者发生主动脉瘤。与同等年龄和同性别的人群相比，巨细胞动脉炎的患者发生胸主动脉瘤的风险升高了17倍，而发生腹主动脉瘤的风险升高了2.4倍。胸主动脉瘤也可以并发主动脉夹层。同时合并高脂血症和冠心病的巨细胞动脉炎患者，更容易发生主动脉瘤或主动脉夹层。

结节性多动脉炎的患者的主要表现症状包括发热、体重下降、同时伴有多脏器功能衰竭。70%的结节性多动脉炎的患者，往往合并神经系统的受累，主要表现为多神经炎，或感觉运动性周围神经病。腹痛往往提示有胃肠道系统受累。40%~60%的患者合并胃肠道受累，主要症状包括肠缺血、消化道出血、小肠穿孔或胰腺炎。严重的消化道受累是结节性多动脉炎患者死亡的主要原因。肾小球缺血或者梗死，往往导致不同程度的肾功能不全和高血压。肾动脉分支微小动脉瘤形成，可以伴发破裂和肾血肿。骨骼肌疼痛和大关节痛也较为常见。睾丸动脉缺血可以诱发睾丸疼痛，是结节性多动脉炎的典型表现之一，但仅出现

在20%的结节性多动脉炎的患者中。结节性多动脉炎的皮肤表现，包括网状青斑、皮下结节和皮肤溃疡。并发周围动脉闭塞，可以导致手指或者足趾的缺血和坏疽。中枢神经系统和心脏受累（例如，心肌病或冠状动脉血管炎）较为少见，但往往预示患者预后较差。乙肝病毒相关性结节性多动脉炎，从表现上类似于特发性急性多动脉炎。结节性多动脉炎很少累及肺，借此可以与ANCA相关性血管炎性疾病相鉴别。

结节性多动脉炎的诊断往往遵照1990年美国风湿病学会（ACR）的分类标准：①体重下降≥4kg（无节食或其他原因所致）；②网状青斑（四肢或躯干）；③睾丸痛和（或）压痛（并非感染、外伤或其他原因引起）；④肌痛、乏力或下肢压痛；⑤多发性单神经炎或多神经炎；⑥舒张压≥90mmHg（1mmHg=0.133kPa）；⑦血尿素氮>400mg/L或肌酐>15mg/L（非肾前因素）；⑧血清乙型肝炎病标记（HbsAg或HBsAb）阳性；⑨动脉造影见动脉瘤或血管闭塞（除外动脉硬化、纤维肌性发育不良或其他非炎症性改变）；⑩中小动脉壁活检见中性粒细胞和单核细胞浸润。上述10条中至少有3条阳性者可诊断为PAN。其诊断的敏感性和特异性分别为82.2%和86.6%。

ANCA相关血管炎性疾病，主要表现为内脏器官受累，合并发热、体重下降等。典型的GPA可能累及肾脏和上下呼吸道，临床症状包括鼻窦炎或中耳炎，以及口腔和鼻黏膜溃疡，也可以发生鼻中隔坏死和穿孔。气道炎症可以诱发口臭和呼吸窘迫。

白塞病的临床表现多种多样，复发性黏膜皮肤病变往往是早期典型的表现，随着疾病的进展，可以累及眼部、关节、血管，中枢神经系统和胃肠道。几乎所有的患者在病程中都合并有痛性的口腔溃疡，会阴部溃疡往往是特征性的表现。

80%的白塞病患者合并眼部并发症，其中25%的患者最终失明。复发性葡萄膜炎和视网膜血管炎，是眼部的典型表现。皮肤病变包括丘疹脓疱性皮损、结节性红斑样病变、血栓性静脉炎或皮肤溃疡。一半的患者会合并非侵袭性关节炎。胃肠道受累往往类似于炎性肠病，胃肠道溃疡更容易是多发，而且易于穿孔。20%的白塞病患者合并中枢神经系统受累，主要表现为脑膜炎、

癫痫、运动或脑干症状和脑神经麻痹。肾脏和心脏受累相对少见。

50% 的白塞病患者会合并血管受累。在发病年龄较轻的男性患者中更容易发生。血管受累主要包括动脉和静脉血栓，以及少见部位的动脉瘤。血栓可以累及上肢和下肢的深浅静脉，但往往中心的大血管更容易受累，尤其是上腔静脉和下腔静脉。少见情况下，也可以累及肝静脉导致巴德 – 吉亚利综合征，累及肠系膜静脉、肾静脉和颅内双侧硬膜窦静脉导致相应症状。动脉系统的并发症较静脉系统较为少见，仅见于 1%~7% 的白塞病患者中。主动脉是动脉瘤的好发部位，其次，肺动脉、股动脉、腘动脉、肱动脉和髂动脉也可以受累。少见情况下可以累及颈动脉、椎动脉和冠状动脉。

白塞病动脉瘤往往是多发的，呈囊袋状，动脉瘤破裂、血栓、动脉瘤复发以及死亡的风险都相对较高。肺动脉瘤可以导致致死性咯血。动脉瘤也可以发生在动脉穿刺部位。

白塞病的诊断完全依赖于临床表现，没有特征性的实验室检查。国际协作组的诊断标准，包括复发性口腔溃疡加上以下的任意两种表现：复发性会阴溃疡、眼部病变（前或后葡萄膜炎、视网膜血管炎等）、典型的皮肤病变（结节性红斑、假毛囊炎）以及针刺实验阳性。

第三节　血管炎性疾病的治疗及预后

对于血管炎性疾病，免疫治疗是最基础的治疗。免疫治疗有助于减轻血管炎症，控制疾病的进展，减轻患者的症状，改善患者预后。对于需要外科干预的血管炎性疾病的患者，合理的免疫治疗有助于减少外科干预围手术期及中远期并发症的发生率。对于难治性的血管炎性疾病，可考虑应用肿瘤坏死因子（TNF）-α 抑制剂（如英夫利昔单抗）和白介素 -6 抑制剂（如托西珠单抗）等。对于血管炎性疾病合并有动脉血管狭窄的患者，可以考虑应用低剂量的阿司匹林减少缺血事件的发生。如果是炎性疾病合并静脉血管血栓，或者是合并急性动脉血栓，则要考虑应用抗凝药物。

部分情况下，血管炎性疾病所导致的动脉狭窄和闭塞由于病情进展较慢，侧支建立充分，往往不存在严重的缺血症状。而部分导致脏器或肢体缺血等症状的动脉狭窄 / 闭塞，可能需要外科干预。腔内介入治疗和外科开放手术治疗适合于不同病变特点的患者。血管炎性疾病合并急性髂股静脉的血栓，可以采用血栓抽吸或溶栓的方式，尽量减少血栓负荷。血管炎性疾病合并症状性动脉瘤或者进行性增大的动脉瘤，应积极采用腔内或外科手术或杂交手术处理，具体措施可以根据病变部位、特点、医生经验选择。无症状的小动脉瘤可以采取充分免疫治疗的条件下密切观察的处理策略。需要注意的是，未经过良好的免疫治疗和控制的患者，行外科手术治疗，相应的并发症发生率较高，如血管的再狭窄、血栓复发和蔓延、吻合口和穿刺部位的假性动脉瘤等。良好的免疫治疗，以及在外科干预前加用适当的免疫治疗均有助于降低外科干预的并发症发生率。

放疗引起的动脉狭窄主要以腔内治疗为主，但也有文献提出，放疗所致颈动脉狭窄行颈动脉支架治疗，与动脉硬化所致颈动脉狭窄的支架治疗相比，前者的再狭窄率显著高于后者。

第四节　血管炎性疾病药物长期管理及思考

血管炎性疾病往往很难获得完全的治愈，但是经过免疫药物的治疗，可以将血管炎性疾病从急性进展期控制到相对静止的慢性期。对于同时合并静脉血栓或动脉狭窄的血管炎性疾病患者，需要考虑在免疫治疗的同时应用抗凝药物或抗血小板药物。但是需要注意，长期联合应用抗栓药物（抗凝药物 + 抗血小板药物）和激素等免疫药物，可能增加患者的出血风险，尤其是消化道出血的风险，因此应注意同时加用抑酸药物。对于白塞病患者，在长期应用抗凝或抗栓药物期间或应用之前，应注意评估并排除是否合并动脉瘤，尤其是肺动脉瘤等严重致死性疾病，因为多数动脉瘤的患者往往合并静脉血栓。

（郑月宏　陈跃鑫）

第五章　血管功能性疾病

血管功能性疾病是与器质性血管疾病相对而言,主要是指各种病因引起血管调节功能异常,导致末梢动静脉舒缩功能紊乱引起一系列临床症状的疾病。我们将原发性血管疾病按病因与病理改变分为六类:①退行性变性血管疾病:动脉粥样硬化、动脉中层硬化、小动脉硬化(透明变性型小动脉硬化、增生型小动脉硬化)等。②炎症性血管疾病:感染性动脉炎、梅毒性动脉炎、巨细胞性动脉炎、血栓闭塞性脉管炎、风湿性动脉炎等。③功能性血管疾病:雷诺综合征、手足发绀症、红斑肢痛症等。④先天性血管疾病:先天性动脉瘤、先天性动静脉瘘、各类先天性血管肿瘤(毛细血管瘤、海绵状血管瘤、蔓状血管瘤)等。⑤损伤性血管疾病:损伤性动脉瘤(包括搏动性血肿及术后吻合口血管瘤)、损伤性动静脉瘘等。⑥肿瘤性血管疾病:血管肉瘤、血管内皮细胞瘤、血管外皮细胞瘤等。血管功能性疾病是其中的一类。目前关于血管功能性疾病并没有非常准确、统一的概念及分类,主要是根据疾病的病理基础,将具有相似临床表现及病理变化的疾病进行归类。目前国内外关于血管功能性疾病的描述、报道也主要集中在雷诺综合征、红斑性肢痛、手足发绀症这三类疾病。

第一节　雷诺综合征

雷诺综合征(Raynaud syndrome,RS)是由于寒冷刺激或精神紧张,导致手指的小动脉或细动脉收缩,造成手指出现苍白或发绀症状的一种疾病。在两次发作之间,手指一般都是正常的。虽然这一名词通常都用于描述手指,但是足趾也可以受累。雷诺综合征可以作为一种单独的临床症状存在,或者与一种或多种全身疾病相关。雷诺综合征最具特征的标志是暴露于寒冷中所导致的皮肤温度和皮肤颜色的改变。典型的血管痉挛发作是以一个或多个手指的一部分或全部突然出现苍白的症状为特点,毛细血管血流瘀滞后出现发绀。当动脉灌注恢复后,这种发作就会消失,缺血后的血管扩张导致了皮肤充血和发红。

一、历史回顾

1862 年,一位名叫 Maurice Reynolds 的法国医生将其为医学研究院所写的论文命名为"局部窒息和肢体的对称性坏疽"。在这篇文章中,他描述了 25 例有间歇性手指缺血发作的患者,并且认识到了局部寒冷刺激和感情压力在导致这些事件发作中的作用。他认为手指缺血发作的原因是由于交感神经过度活动所导致的指动脉血管收缩。他还描述了经典的皮肤三色改变,即手指出现苍白、发绀和发红的症状。这些手指缺血并出现间歇性血管痉挛发作的患者即被诊断为"雷诺病"。雷诺病最初的系列包括多种类型的患者,有些确实患有原发性血管痉挛性疾病,但是其他患有手指坏疽的患者可能有严重的动脉阻塞性疾病。1901 年 Hutchinson 认识到可能有多种原因引起雷诺病,他用"雷诺现象"这个词描述导致这一疾病发生的相关异常。

二、当前观点

在临床实践中,使用雷诺病或雷诺现象并不是凭直觉的,这些词通常都是被误解的,而且经常被错误地进行互换,结果是它们失去了很多自己本来的意思。回顾雷诺病的文献时,由于缺少标准化的可以被大家所接受的诊断分类,使这一问题变得更加复杂。出于这一原因,许多人支持将老的名词"雷诺病"和"雷诺现象"替换成雷诺综合征。雷诺综合征可以被分成两个亚组:①原发性雷诺综合征,这些患者患有特发性血管痉挛;

②继发性雷诺综合征,这些患者患有可以导致症状发作的基础疾病。这也有助于对患有雷诺综合征合并血管痉挛性疾病或血管阻塞性疾病的患者进行分类。这种分类法有非常重要的临床实用性,这是因为它强调了不同的发病机制、治疗方法以及这两组患者不同的预后。

三、流行病学

1. 患病率　雷诺综合征是一种常见的疾病。它在总人群中的发病率由于气候和种族的不同而有很大差异。许多流行病学研究调查了雷诺综合征的患病率,主要是对生活在寒冷气候中的人群进行的调查。本病在人群中总体患病率的估计值,男性为 3.3%~22.0%,女性为 2.5%~21%。白色人种女性雷诺综合征的患病率始终比男性患者高。在美国黑色人种和亚洲人群中,不同性别之间的患病率是相同的。

2. 发病率　已经有一些基于人群的纵向研究来确定雷诺综合征在总人群中的年发病率。在法国南部的一个社区进行的一项为期 14 年的研究得出的原发性雷诺综合征每年新发病例的发病率是 0.25%,这一发病率会随着年龄的增长而下降。在初诊为雷诺综合征的患者中,有 33% 的患者出现了症状,这表明在许多人中发性雷诺综合征只是一种暂时的现象。在 Framing 子代研究队列中进行的流行病学分析也发现了相似的结果。在 7 年的时间里,新发雷诺综合征的发病率在女性中是 22%,而男性是 1.5%。在研究伊始 64% 的原发性雷诺综合征患者的雷诺症状缓解。在患有持续性疾病的患者中,没有因为合并雷诺综合征而导致活动受限。这些研究是首先报道关于原发性雷诺综合征患者中疾病缓解的研究,没有发现疾病缓解的预测因素,但有可能是血管反应性随年龄增长而下降的原因。

四、病理基础与发病机制

1. 病因　雷诺综合征按病因分类可分为原发性及继发性,前者称为雷诺病,单纯由血管痉挛引起,病情较轻,指端坏死发生率低;后者称为雷诺现象(Raynaud's phenomenon,RP),常继发于其他疾病,主要为结缔组织病,严重者可伴发指端溃疡,指端皮下脂肪组织消失,指腹消失,指甲生长缓慢、变薄,甚至指端坏死等。

（1）雷诺病:病因并不清楚,但在寒冷和紧张的情况下可使病情加重。

（2）雷诺现象:与吸烟、硬皮病、系统性红斑狼疮、类风湿性关节炎、肺炎支原体肺炎、动脉硬化、神经系统疾病、肺动脉高压、遗传(肌肉乙酰胆碱受体 p 亚型、5-羟色胺 1B 和 1E 受体基因)、物理因素(颈肋、前斜角肌综合征,胸廓出口综合征等对血管的直接压迫,震动性损伤、直接的动脉创伤、寒冷损伤等)、某种药物(如雌激素、β 受体拮抗剂)、麦角、铅、铂、砷中毒等有关。

2. 发病机制　根据目前研究结果,其发病机制主要归结于血管、血管内和神经异常三个方面,明确发病机制可为临床提供新的治疗靶点。

（1）血管:在原发性雷诺病中,血管异常是功能性的,主要是血管内皮细胞功能障碍,表现在血管内皮细胞产生的舒张介质如一氧化氮(NO)、前列腺素等合成减少,血管收缩介质如血管紧张素、内皮素等合成增加,血管舒缩稳态平衡被打破。在继发性雷诺现象中不止是血管内皮细胞功能异常,还包括血管内膜纤维化和肌层肥厚等血管结构异常。

（2）血管内机制:雷诺综合征患者体内均发现血小板异常聚集和活化,导致血管收缩剂和血小板聚集因子水平升高,例如血栓素、五羟色胺等,这些因子水平升高导致血管痉挛,并导致活性氧自由基产生,进一步加重组织损伤和血管内皮损伤,血管痉挛、氧化应激、内皮损伤这一恶性循环则使血管痉挛进一步加重。对于继发性雷诺现象患者,纤溶系统也常存在缺陷,导致微循环内血栓形成,最终导致血管闭塞,肢体溃疡、坏疽形成。

（3）神经异常:在 RP 患者中由于神经末梢来源的降钙素基因相关肽(CGRP)减少、血管平滑肌中 α2 受体密度增加等原因,血管收缩与舒张平衡被打破,交感神经介导的缩血管反应增强,冷刺激后皮肤血管明显收缩以减少热量损失,从而诱发疾病发作。同时有研究表明,在 RP 患者中急性情绪变化导致的应激反应更强,前臂血管收缩反应更强烈和受累血管中内皮素水平增加,这可解释情绪激动诱发 RP。

尽管经历了近百年的研究,雷诺综合征的确

切病因及发病机制尚未完全明确。目前有关发病机制的研究多趋于微观化,分子学研究,如参与免疫及炎性反应的分子和基因学研究,基因学的研究,最新研究表明 NOS1 基因的多态性与该疾病的存在相关性,为诊断及发现新的治疗方案提供基础,为发现新的治疗靶点提供基础,有望实现根治性治疗。

五、临床表现及诊断

1. 临床表现　临床表现是诊断雷诺综合征的基础。其典型症状表现为受寒冷或情绪变化等刺激,肢端皮肤依次出现苍白、发绀和潮红"三相"颜色变化,或苍白到发绀及发绀到潮红"双相"颜色变化。常先从指尖开始,之后波及整个手指,甚至手掌。后期可能伴随疼痛或感觉异常,甚者可出现肢端溃疡、坏疽等。但不是所有的患者都有上述典型的临床表现。做出雷诺综合征的诊断时,并不需要三种颜色改变同时出现。Gifford 和 Heins 在 1957 年报道过,在 133 例患者中有 65% 的患者有经典的从白色到蓝色再到红色的颜色改变。但是,有许多患者仅仅描述了手指有苍白或发绀发作。Maricq 和他的同事研究了 78 例患者,他们发现变白(38%)或变蓝(4%)是患者主诉中最常见的颜色改变。Maricq和 Weinrich 使用比色图来帮助患者描述他们的症状。在医生的办公室,患者很少会自行发作血管痉挛,而且在血管检查室诱发典型的血管痉挛发作也是十分困难的。

这种末梢血管痉挛发作的频率可能是每天几次或每周几次。而且在寒冷的冬季,血管痉挛的发作可能更频繁,有些患者在夏季很少发作或不发作。一些不常见的临床表现主要包括鼻、耳和乳头部位的血管痉挛,其他容易发生血管痉挛的血管床主要包括冠状血管和脑血管。患有变异性心绞痛的患者更容易并发雷诺综合征和偏头痛,因此,它被认为是导致全身血管痉挛的一个常见因素。

对于原发性雷诺综合征来说,在苍白或发绀发作期,疼痛并不是一个特征性表现。在动脉血管痉挛发作时,可以没有疼痛和组织损伤,这可能是因为在手指降温和血管收缩的过程中,也同时有寒冷诱导的间断的血管扩张,这可以提供充足

的血流以保护手指避免发生严重缺血或冻伤。在充血恢复期可能会出现手指的轻微不适感,但不会出现疼痛。相反的,原来患有动脉闭塞性疾病的患者,他们只有极少的储备能力或没有任何储备能力而不能增加手指的血流,所以当这种情况存在时,受到寒冷刺激后,就有可能发生缺血性损伤。这些患有继发性雷诺综合征的患者,在手指复温时会出现手指疼痛的症状,这是因为手指的血流不能增加以适应手指增加的代谢活动。

2. 临床诊断　结合上述患者临床表现,不难做出诊断,但部分患者缺乏特异性症状体征,易与手足发绀症、网状青斑、冻疮、腕管综合征、红斑性肢痛症等相混淆。对此,临床需结合相关实验室检查。

(1)实验室检查:冷水试验、血清学检查(血液抗核抗体、类风湿因子、免疫球蛋白电泳、补体、抗 DNA 抗体、冷球蛋白以及 Coombs 试验检查等)能够帮助诊断雷诺综合征。且随着诊断技术的不断提升,指甲毛细血管镜、^{99}锝 – 二乙三胺五醋酸(^{99}Tc–DTPA)成像、红外线温度记录图、张力体积描记术、激光多普勒血流量检测等检查技术的诊断价值很大,主要体现在原发性和继发性 RP 的鉴别、对继发性 RP 的预测、判断疾病的严重程度、评估疗效及治疗方案的选择等方面。

(2)诊断标准:2014 年 Maverakis 等 12 位专家经过几轮讨论后对 RS 及原发性 RP 的诊断制订了一个新的标准。

1)原发性雷诺病诊断标准:①符合雷诺综合征的诊断;②毛细血管镜下未见结构异常;③体格检查中未发现提示继发性雷诺现象的体征,如溃疡、坏疽、钙化;④无结缔组织疾病病史,如系统性硬化症、红斑狼疮等;⑤抗核抗体阴性或者弱阳性;满足①~⑤项即可诊断为原发性雷诺病。诊断原发性雷诺病应十分慎重,因为部分结缔组织病的早期抗核抗体谱可能为阴性或仅为弱阳性。

2)继发性雷诺现象诊断标准:专家组没有具体提出,但专家组普遍认为满足雷诺综合征诊断后患者指(趾)端皮肤出现溃疡、坏疽、肢端硬化,或毛细血管镜下出现异常的毛细血管可诊断为继发性雷诺现象,同时自身抗体(如抗核抗体、抗线粒体自身抗体等)强阳性也可帮助诊断继发

性雷诺现象。

第一次发作年龄大于30岁,发作时疼痛明显,常表现为非对称性肢体发作,伴有皮肤缺血性损伤,并且自身抗体阳性,常为结缔组织疾病所引起的继发性雷诺现象。

雷诺综合征往往根据典型临床症状即可做出明确诊断,相关实验室检查有助于我们区分原发性和继发性雷诺现象,与治疗密切相关。临床不断发掘新的诊断方法,不仅有助于鉴别原发性和继发性雷诺现象,还为评估治疗方案疗效提供基础。

六、治疗

目前临床关于雷诺综合征的治疗各抒己见,但尚无根治性方法,且疗效多具有局限性,且复发率高。分析原因,可能与该疾病发病机制复杂且多样性有关。目前的治疗措施多以延缓疾病进展及减轻发作时的症状为主,主要包括一般治疗、药物治疗、手术治疗及中医治疗等。

1. 一般治疗 鉴于雷诺综合征可受多种刺激因素诱发,因此减少寒冷、情绪和工作等方面的刺激非常重要。注意保温、保护手指(趾),如有条件可移居气候温和、干燥地区。其次应中止与振动相关的工作,避免血管收缩药物的应用。戒烟在治疗雷诺综合征中有重要的地位。经常做一些扩张血管的行为,包括甩手、游泳动作,将手放入温水或腋下保温等。此外,生物反馈疗法有一定的近期疗效,但远期疗效不确切;当然心理指导也不容忽视。原发性雷诺病病情轻,为功能性疾病,往往一般治疗即可达到疗效。

2. 药物治疗 经一般治疗无效的雷诺综合征患者,可进行药物治疗,作为目前主要的治疗手段,可减少疾病发作次数,减轻疾病发作时的严重程度,但对潜在的病因治疗无效。

(1)钙通道阻滞剂(CCB):常作为雷诺综合征的首选药物,可减少疾病发作频率,持续时间,发作严重程度,疼痛和残疾。原发性雷诺病治疗推荐使用长效的二氢吡啶类CCB,优于继发性雷诺现象,特别是合并肺动脉高压者,因潜在血管扩张试验阴性的可能,CCB治疗反而会增加风险,故继发性雷诺现象常常需要联合其他扩血管治疗方案。

(2)α受体拮抗剂:在抗交感神经药物中仅α受体拮抗剂有治疗效果,且近年来对α2受体拮抗剂研究较多。Wise等提出OPC-28326可缩短继发性雷诺现象患者遇冷刺激后皮温恢复时间。但仍缺乏大样本数据支持,可作为后期研究领域之一。

(3)血管紧张素转换酶抑制剂(ACEI)及血管紧张素受体拮抗剂(ARBs):依那普利、卡托普利作为代表药物治疗雷诺综合征可使肢端皮肤血流增加,但对于发作频率及严重程度无明显效果。但其临床疗效存在争议,仍需长期、大规模随机对照试验来比较ACEI和ARBs与常规治疗的有效性。

(4)前列腺素及其类似物:前列腺素具有抗血小板和血管舒张的作用,临床上常用来治疗严重肢端缺血的患者。有研究者应用伊洛前列素来治疗合并肢端溃疡的雷诺综合征患者,90%以上患者雷诺现象好转并且指端溃疡愈合,未见不良反应。伊洛前列素可作为一长期有效治疗并预防雷诺现象及指端溃疡的药物,但其目前只有静脉或吸入制剂,给药途径不便,且半衰期较短,对难治性雷诺现象的临床应用仍受到限制。

对此,临床发现一种新型前列环素类似物曲罗尼尔,作为一种新型依前列醇的三环联苯胺类似物,在室温下化学结构稳定,具有皮下注射、静脉注射或吸入等多种应用途径。它可改善血流动力学,改善内皮细胞功能,降低肺动脉压力、改善周围循环。使用曲罗尼尔电离子透入疗法可明显改善指端血流及温度,改善指端外观,降低疼痛评分,减少溃疡发作,促进溃疡愈合。

(5)磷酸二酯酶-5(PDE-5)拮抗剂:对CCB或其他常规扩血管药物疗效不佳的RP患者,应考虑换用或加用PDE-5拮抗剂,如西地那非、他达那非、伐地那非等。通常从小剂量开始,逐渐加量应用,2~6周可初步判断疗效。对合并肺动脉高压症者,属于PDE-5拮抗剂适应证,应用过程中需监测血压。为防止血压过低反应,不推荐PDE-5拮抗剂联合硝酸甘油类外用药物。

(6)选择性五羟色胺再摄取抑制剂:这类药物能够有效地抑制神经元从突触间隙中摄取五羟色胺。一项随机研究显示,给予氟西汀可改善雷诺综合征患者症状,促进患肢冷刺激后皮肤温度回升,且无明显副作用。

（7）硝酸甘油:硝酸甘油可经口服、静脉滴注或局部应用等方式来治疗雷诺综合征,但因其可导致头痛、低血压等并发症而不作为雷诺综合征的一线治疗。近期临床发现一种新型硝酸甘油制剂 MQX-503,是由 50% 卵磷脂微乳与 50% 硝酸甘油组成的外用制剂,吸收快,促进皮肤血管扩张,改善局部组织缺血、缺氧状态,加快血流恢复速度,缩短血流恢复时间。一项临床研究也证实上述观点。这种凝胶制剂与皮肤贴剂相比,头痛、眩晕、皮肤过敏等不良反应事件降低,但此制剂目前还在临床试验阶段。

关于局部外用乳膏,Foti 等提出应用硝苯地平乳膏可改善雷诺综合征主观症状及缩短患肢预冷回温时间。但最新研究对比硝苯地平乳膏与西地那非乳膏治疗继发性雷诺现象疗效,发现西地那非乳膏可改善继发性雷诺现象患肢血供,但仍需大样本数据支持。

（8）Rho 激酶抑制剂:Rho 激酶属于丝氨酸 / 苏氨酸蛋白激酶家族,作为肌动蛋白细胞骨架的重要组成成分,其不仅促进氧化应激、炎症、血栓、纤维化等的形成,还介导平滑肌细胞收缩、增殖、迁移,且扩张小血管,降低内皮细胞张力。Rho 激酶抑制剂主要改善小血管舒缩功能、血管再生及内皮细胞功能,然而此过程非常缓慢,短期应用效果欠佳,这也是之前研究未能取得较好结果因素之一。对此,临床仍需评估其作为辅助用药的临床疗效。

（9）可溶性鸟苷酸环化酶激动剂 Riociguat:是一种新型的可溶性鸟苷酸环化酶激动剂,可增加 cGMP 介导的血管扩张,抑制 TGF-β,改善纤维化,因此可用于改善雷诺现象及指端溃疡。

（10）生物制剂 IL-6 受体拮抗剂:近年来,IL-6 受体拮抗剂雅美罗（托珠单抗）多用于治疗系统性硬化症,但在雷诺综合征中的研究很少。Lancet 发文表明妥珠单抗对继发性雷诺现象有一定改善作用,可减少其发作频率及严重程度,改善末梢微循环,但对于雷诺现象所致的指端溃疡可能存在感染风险,需慎用。

（11）抗氧化剂:普罗布考能够保护血管内膜,有研究者发现给予普罗布考 500mg/d 能够明显降低雷诺综合征患者发作次数。

（12）内皮素受体拮抗剂:内皮素 -1（ET-1）受体拮抗剂（波生坦、安利生坦等）的疗效在 SSc 相关 RP 治疗中已得到证实,最近有文献报道 ET-1 在治疗继发性雷诺现象患者并发指端溃疡方面优于 PDE-5,重症患者二者可合用,但对于晚期病变改善不明显。

（13）抗凝与抗血栓形成类药物:如阿司匹林、潘生丁、华法林等临床较为常用,在急性皮肤进行性缺血时,可考虑短期（24~72h）内使用肝素抗凝。

（14）抗氧化剂:包括硒、β- 胡萝卜素、维生素 C、维生素 E、蛋氨酸和超氧化物抑制剂别嘌呤醇,临床均被用于治疗雷诺综合征,但疗效并不乐观。

以上药物对治疗雷诺综合征均有一定疗效,但无法实现根治性治疗,且其适应证都存在局限性,未能实现某一药物的普遍推广,因此临床需给予个体化治疗。与此同时,需深入研究发病机制,寻找新的靶向治疗药物,早期实现根治性治疗。

3. 外科治疗 经内科治疗无效或病情严重导致肢端溃疡、坏疽的雷诺综合征患者可考虑外科治疗,外科治疗可缓解症状,但同样无法达到根治目标。目前临床常用的手术方式包括:胸 / 腰交感神经切除术、外周感神经切除、星状神经节阻滞术、动脉外膜剥脱术、介入治疗、清创术等,还有新近开展的肉毒毒素局部注射、脊髓刺激治疗及手部脂肪移植术等。

（1）胸、腰交感节神经切除术:经过长期临床实践,手术切口实现了从开放到微创的过转变,短期疗效可,尤其是并发溃疡经保守治疗无效者,但远期复发率较高;治疗操作实现了从完全切除到射线定位下化学药物（苯酚）注射、经皮射频下交感神经热凝术的过渡,从而实现创伤小、恢复快、可重复性高及费用低等优点,但其可视性较差,复发率及并发症相比腔镜辅助胸、腰交感神经切除术更高,因此如何规避或降低上述并发症成为临床关注的热点。

上述手术方式的演变都是根据总结现有治疗方案的不足,来探索、发掘新的治疗方案的科研思路。当然,看待问题要全面分析,不可一概而论,接受现有的治疗方案,而否定所有传统手术方式,要取其精华去其糟粕,不断探索创新,寻求最佳治疗方案。

（2）外周交感神经切除：由于解剖等因素胸、腰交感神经切除术不能完全阻断到指（趾）的交感神经传导，术后复发概率较大，甚至可出现代偿性出汗等并发症。对此，临床尝试行外周交感神经切除来治疗雷诺综合征，包括动脉外膜剥脱术（掌指动脉外膜剥脱术、肱动脉外膜剥脱术），并取得较好临床疗效，降低其复发率。但该术式存在感染、伤口延迟愈合等并发症，因此既往推荐晚期患者或难以承受时应用，但现观点认为，早期实施依然可获得良好效果。但其并发症仍需引起临床医师重视。

（3）介入治疗：针对外周交感神经切除手术切口相关并发症，近期有学者提出应用腔内射频消融交感神经支治疗雷诺病，既实现了微创，又取得较好临床效果，但仍需大样本数据进行支持，是否会引起受损血管相关并发症等。以往临床医师也会经介入方式向靶病变部位注入罂粟碱、前列地尔等药物，也取得一定临床疗效，鉴于该方法仅能缓解急性症状，因此临床应用受到限制。

（4）星状神经节阻滞术：该方法通过在颈 6（C6）或颈 7（C7）横突注射化学灭活剂阻滞交感神经，以出现霍纳综合征为成功标志。虽取得一定临床疗效，但因其表现为阻滞侧眼睑下垂、瞳孔缩小等霍纳综合征表现，严重影响美观，从而限制其临床应用。

（5）肉毒毒素局部注射：目前临床以 A、B 型肉毒毒素治疗雷诺综合征为主，其主要通过以下途径发挥作用：①通过与 N- 乙基顺丁烯二酰亚胺 - 敏感融合蛋白（可溶性 NSF 蛋白）受体结合，抑制乙酰胆碱、去甲肾上腺素、P 物质、降钙素相关基因肽和谷氨酸等缩血管物质的释放，进而抑制血管收缩；②通过阻止平滑肌细胞膜上的 α-肾上腺素能受体的增加，使局部儿茶酚胺产生减少，从而扩张血管、诱导血管平滑肌舒张；③通过抑制外周感觉神经末梢的炎性递质的释放，间接抑制中枢神经痛觉敏化，起到镇痛作用。其临床疗效已得到证实，并发症较少，个别患者出现一过性肌无力。该方法作为一种新的选择，具有损伤小，起效快，作用时间长，不良反应小等优点，但其具体给药剂量、间隔时间、注射部位及适应证的选择等，国内外尚未统一，仍需进一步深入研究。

（6）手部脂肪移植：自体手部脂肪移植能够增加雷诺现象患者组织营养，改善组织受损、纤维化及神经痛，促进血管、神经再生，可显著改善雷诺现象及指端溃疡的症状。对于难治性雷诺现象，该术式可作为备选方案，但手术过程要求极为精细，避免脂肪栓塞等并发症发生。

（7）清创术：发生手指溃疡者须行外科清创，存在坏疽者需进行截指（趾）术，以防止坏死平面上移或坏死物质吸收入血，致全身脏器功能受损等情况。

外科治疗雷诺综合征的机制多基于神经源性，但由于神经分布较为广泛，且受多支神经共同支配，因此目前手术方式尚未取得明显疗效，仅作为一种补救疗法进行应用。因此，进一步探索雷诺综合征发病机制，有助于寻求新的治疗靶点，达到根治性治疗。而且鉴于疾病的多样性，决定了治疗方案的多样化，因此进行个体化治疗，才能得到最佳临床疗效。

4. 中医中药治疗 中医认为雷诺综合征属"痹证""四肢厥冷"范畴。各家观点有所不同，下面进行简单论述。

（1）治法治则研究领域：主要包括：①温经散寒，养血通脉法；②温经散寒，活血通络法；③温补脾阳，活血通络。

（2）辨证论治研究领域：①金碧君等将其分为阳虚型、阳虚兼肝郁型及阳虚兼心阴虚型三型——阳虚型治以温经活络、濡养筋脉；阳虚兼肝郁型治以温经活络、解肝胃郁热；阳虚兼心阴虚型治以温经活络、解郁滋养心阴。②宋汝池等将其分为阴寒型、气滞血瘀型及湿热型三型——寒型治以温经散寒、活血化瘀；气滞血瘀型治以疏肝行气、活血化瘀；湿热型治以清热利湿、活血化瘀。③黄春林将其分为寒凝血脉、血脉瘀阻、脾肾阳虚及血瘀肉腐 4 个证型——寒凝血脉证者，治以补气活血、散寒通瘀；血脉瘀阻证者，治以理气活血、疏通血脉；脾肾阳虚证者，治以补益脾肾、温通血脉；血瘀肉腐证者，治以补气活血、去腐生肌。④李坤三将其分为 6 型论治——虚寒厥型，治以温经散寒、养血通脉；阳虚寒凝型，治以温补肾阳、填精补血；心神失养型，治以养血安神、清热除烦；脏躁型，治以养心安神、和中缓急、疏肝解郁，兼行气活血；血瘀型，治以活血祛瘀、通络宣痹；湿热型，治以清热利湿、活血通络。

（3）成方研究领域：主要包括当归四逆汤、阳和汤、芪桂枝五物汤、补阳还五汤、温经汤、四逆散等。

（4）自拟方研究领域：主要包括王成绪的"宝光风湿液"、李凤男的"雷诺冲剂"、赵殿法的"温经通脉饮"、张学颖的"温阳活血通脉汤"等。

（5）其他领域：包括针灸、小针刀、理疗、药膳等，均取得一定临床疗效，可作为辅助医疗。

根据近年来文献报道，中医治疗方法多种多样，并且都取得一定临床疗效，部分大家表示中医治疗可达到"标本兼治"功效。但报道仍存在一定问题，如疗效评估指标不统一、缺乏前瞻性、对照性研究，而且部分研究缺乏严谨的科学设计。对此，仍需进一步加大科研力度，将疗效评估量化、客观化，使其更具说服性。与此同时，在治疗中应严格掌握各种方法的适应证，采用多种方法联合应用，实现真正意义上的中西医结合治疗，尽量减少病理损伤，减缓疾病发展，最大限度改善患者生活质量。

（毕 伟）

参 考 文 献

[1] Raynaud M. Local asphyxia and symmetrical gangrene of the extremities. Paris：LLeder，1862.

[2] 吴阶平，裘法祖. 黄家驷外科学.6版.北京：人民卫生出版社，2008：877.

[3] 吴在德，吴肇汉. 外科学. 6版.北京：人民卫生出版社，2004：635.

[4] Herrick A L. Pathogenesis of Raynaud's phenomenon [J]. Rheumatology，2005，44（5）：587-596.

[5] Edwards C M，Marshall J M，Pugh M. Lack of habituation of the pattern of cardiovascular response evoked by sound in subjects with primary Raynaud\" s disease[J]. Clinical Science，1998，95（3）：249-260.

[6] 汤敬东. 首例腔内射频消融交感神经支治疗雷诺病报道. 血管与腔内血管外科杂志，2017，3（6）：1104-1105.

[7] Sabrina M，Freidin M B，Susan B，et al. Association of Raynaud's phenomenon with a polymorphism in the NOS1 gene. PLOS ONE，2018，13（4）：e0196-279.

[8] Prete M，Fatone MC，Favoino E，et al. Raynaud's phenomenon：from molecular pathogenesis to therapy. Autoimmun Rev，2014，13（6）：655-667.

[9] Katada Y，Tanaka T. Images in clinical medicine. Lingual Raynaud's phenomenon. New England Journal of Medicine，2012，366（7）：e12.

[10] Maverakis E，Patel F，Kronenberg D，et al. International Consensus Criteria for the Diagnosis of Raynaud's Phenomenon. Journal of Autoimmunity，2014，48-49：60-65.

[11] Rirash F，Tingey P C，Harding S E，et al. Calcium channel blockers for primary and secondary Raynaud's phenomenon// The Cochrane Library. John Wiley & Sons，Ltd，2017.

[12] Wise R A，Wigley F M，White B，et al. Efficacy and tolerability of a selective alpha（2C）-adrenergic receptor blocker in recovery from cold-induced vasospasm in scleroderma patients：a single-center，double-blind，placebo-controlled，randomized crossover study. Arthritis & Rheumatism，2014，50（12）：3994-4001.

[13] Colaci M，Lumetti F，Giuggioli D，et al. Long-term treatment of scleroderma-related digital ulcers with iloprost：a cohort study. Clin Exp Rheumatol，2017，35 Suppl 106：179-183.

[14] Gaillard-Bigot F，Roustit M，Blaise S，et al. Treprostinil iontophoresis improves digital blood flow during local cooling in systemic sclerosis. Microcirculation，2016，23（3）：266-270.

[15] Combination therapy with Bosentan and Sildenafil improves Raynaud's phenomenon and fosters the recovery of microvascular involvement in systemic sclerosis. Clinical Rheumatology，2016，35（1）：127-132.

[16] Hayoz D，Bizzini G，Noël B，et al. Effect of SR 49059，a V1a vasopressin receptor antagonist，in Raynaud's phenomenon. Rheumatology，2000，39（10）：1132-1138.

[17] Hummers L K，Dugowson C E，Dechow F J，et al. A multi-centre，blinded，randomised，placebo-controlled，laboratory-based study of MQX-503，a novel topical gel formulation of nitroglycerine，in patients with Raynaud phenomenon. Annals of the Rheumatic Diseases，2013，72（12）：1962-1967.

[18] Foti C，Quaranta D，Pepe M L，et al. Study on the effectiveness of a nifedipine gel for treatment of Raynaud's phenomenon. Journal of Biological Regulators & Homeostatic Agents，2006，20（3-4）：59.

[19] Wortsman X，Del Barrio-Díaz，Meza-Romero R，et al. Nifedipine cream versus sildenafil cream for patients with secondary Raynaud phenomenon：A randomized，double-blind，controlled pilot study. Journal of the

American Academy of Dermatology, 2018, 78（1）: 189-190.

［20］Fava A, Wung P K, Wigley F M, et al. Efficacy of Rho kinase inhibitor fasudil in secondary Raynaud's phenomenon. Arthritis Care & Research, 2012, 64（6）: 925-929.

［21］Huntgeburth M, Kieβling J, Weimann G, et al. Riociguat for the Treatment of Raynaud's Phenomenon: A Single-dose, Double-blind, Randomised, Placebo-controlled Cross-over Study（DIGIT）. Circulation, 2015, 132（Suppl 3）: A19443-A19443.

［22］Khanna D, Denton C P, Jahreis A, et al. Safety and efficacy of subcutaneous tocilizumab in adults with systemic sclerosis（faSScinate）: a phase 2, randomised, controlled trial. Lancet, 2016, 387（10038）: 2630-2640.

第二节　红斑性肢痛症

红斑性肢痛症（erythromelalgia, EMA）一种自主神经紊乱使周围血管运动失调，肢端小动脉极度扩张并压迫或刺激邻近神经末梢导致局部红、肿、热、痛为主要表现的疾病，症状可随情绪及环境温度的改变而变化，多见于 20~40 岁青壮年。红斑性肢痛症首见于 1987 年 Mitchell 提出，1938 年，Smith 和 Allen 提议使用红热痛（erythermalgia, ETA）这个名词，以体现"温热"这一特征，自此 EMA 和 ETA 两个词一直作为同义词在原发性和继发性红斑性肢痛中混用，直到 1975—1981 年，Michiels 和 Drenth 根据是否对阿司匹林敏感将其细分为三型，分别是红斑性肢痛症（erythromelalgia, EMA）［或称血小板增高的红斑性肢痛症（erythromelalgia in thrombocythemia）］、原发性红热痛（primary erythermalgia, PETA）、继发性红热痛（secondary erythermalgia, SETA）。

一、病因及发病机制

1. 病因

（1）血小板增高的红斑性肢痛症：主要由于血小板增高，血小板聚集性的变化及对二磷酸腺苷附着的改变导致了小血管的炎症及血栓的形成。Michiels 等还发现血小板除了数量发生改变，其生存时间也比正常明显缩短。

（2）原发性红热痛：目前认为该病是一种常染色体显性遗传性疾病，往往幼年起病。2001 年

Drenth 等首先通过 1 例家系分析将其致病基因定位于 2 号染色体的 2q31-q32 范围内，2003 年我国研究发现该致病基因与一个钠离子通道基因 SCN9A 有关，并得到证实。近年来研究又发现了该病致病基因的更多突变位点，说明此病在不同种族和地区存在遗传异质性。临床需对其突变位点进行进一步研究，为临床实现基因治疗提供依据。

（3）继发性红热痛：主要并发于骨髓增生性疾病（如真性红细胞增多症）、胶原性血管病、代谢疾病（如周围神经病、多发性神经纤维瘤、多发性硬化、糖尿病、高血压、甲状腺功能亢进症）、自身免疫性疾病（如红斑狼疮、类风湿性关节炎）、某些传染性疾病（如 HIV、传染性单核细胞增多症）、感染性疾病（如链球菌引发的蜂窝织炎、呼吸道病毒感染等）及铊、汞或砷中毒等，有报道与使用特定的药物如尼卡地平、溴隐亭等和食物（一种蘑菇）有关。亦有个案报道与雷诺病及血小板减少症并存。除此之外，有文献提出化疗药物可能为红斑性肢痛症的诱因，但仍需进一步验证。

2. 发病机制　
现代医学认为，红斑性肢痛症是一种病因病机尚未完全阐明的自主神经功能紊乱性疾病，现将以往观点总结如下：

（1）微循环学说：①微循环的动静脉分流被大多数学者认为是红斑性肢痛症的一个共同发病机制。病变局部毛细血管括约肌收缩，使其发生痉挛、缩小。扩张的动脉和痉挛缩小的毛细血管发生舒缩功能障碍，使血流通过遇到阻力，并对富于感受器的动静脉吻合支造成强烈冲击，继而产生剧烈疼痛。②病变局部中小动脉扩张，血流量急剧增加致皮肤潮红、温度升高。③微动脉或毛细血管中血流减慢、瘀滞和血管张力增大，压迫和刺激血管壁及邻近组织的神经末梢而引起疼痛。④病变局部动静脉分流开放，会出现"总灌注量增加，而营养灌注量不足，受累皮肤缺氧"共存的不平衡状态，组织缺氧引起的代谢产物聚集又进一步促进血流增加，继而皮肤潮红、皮温升高、疼痛，恶性循环。⑤另外，Wei 等提出部分继发性红热痛通过释放 5 - 羟色胺、前列腺素而产生炎性疼痛。⑥Kalaard 等发现继发性红热痛受累皮肤呈现出毛细血管增殖，大量血管巢，血管内皮细胞

损伤,血管周围炎性改变,免疫复合物如 C3 及纤维蛋白沉积的现象。⑦有文献报道血管周围有黏蛋白沉积。⑧赵辨等认为以高静态血流和微血管扩张为特征的周围血管病,对进一步增加代谢需要、损伤和缺血性坏死组织修复需求不能作出反应,缺氧产生的物质能增加局部血流和温度,加重发红和疼痛。

(2)神经学说:除了微循环学说外,近期研究重点又集中到了末梢神经上,提示红斑性肢痛症的发病机制有神经成分参与。①Davis 通过前瞻性研究证实了红斑性肢痛症与末梢神经密切相关;②Ørstavik 等证实病变局部及周围末梢神经传出纤维减少,功能减弱,使得患处神经反应指标高于正常人对热的感觉阈值,而对冷的感觉阈值则低于正常人,且对痛觉敏感性增强。③Aech Dis Child 又进一步通过研究末梢神经传入纤维与原发性红热痛的关系,提示末梢神经的传入纤维与症状有关,进一步验证该疾病过程有神经参与。④Kazemi 又提出外周的交感神经传入纤维(c 纤维)和红斑性肢痛症有关。明确了参与疾病发生发展的相关神经,为临床靶向治疗提供新的靶点,使治疗更具有针对性。

(3)病毒学说:除了上述发病机制外,郑志明等曾提出青少年流行性红斑性肢痛症可能与小核糖核酸病毒科肠道病毒属内的成员呼吸道感染有关,但由于缺乏进一步证据支持,尚无法定论。

二、临床表现及诊断

1. 临床表现 三种类型病变共同临床特征为病变局部血管极度扩张,皮温升高、皮肤潮红、肿胀及剧烈的灼痛,症状可随环境温度、局部因素及精神状态等改变而变化。尤以足趾、足底明显,较少见的是手、面部及耳部相应皮肤。可表现为阵发性或持续性,历时数分钟到数日不等,可反复发作,连续数年或终身。多于夜间发作。

查体局部皮肤发红,压之可暂时退色,皮温高,足背动脉与胫后动脉搏动增强,多汗。反复发作者出现皮肤萎缩,指(趾)甲变形,甚至局部皮肤溃疡,或继发感染。

2. 诊断 红斑性肢痛症作为临床少见的末梢血管功能性疾病,其诊断主要依靠病史和临床症状,对于临床表现不典型者可行皮肤临界温度试验检查,即把病变肢体泡在热水中 15~30min,如出现红肿和严重的灼热感即可确诊。临床也提出相关诊断标准:

(1)目前临床常采用的汤姆生诊断标准,即:①肢端的烧灼样疼痛;②疼痛遇热加重;③疼痛遇冷缓解;④受累皮肤红斑;⑤受累皮肤温度升高。

(2)临床又针对原发性红热痛提出诊断标准:①肢端局部皮肤红肿及烧灼样疼痛;②受累皮肤呈对称分布;③活动或遇热症状加重;④遇冷、休息或抬高患肢症状减轻;⑤排除其他疾病引起的继发性红热痛;也可通过皮肤临界温度试验、甲皱微循环检查来判断。

3. 鉴别诊断 红斑性肢痛症患者因其发病机制多样性,临床表现也会表现出多样性,因此,临床上要注意与相关疾病的鉴别诊断。

(1)血管闭塞性脉管炎:皮肤可出现坏死性红斑,但皮温低,足背动脉搏动减弱或消失,疼痛发作与温度无关,而与活动时间长短有关。

(2)雷诺病:临床主要有苍白、发绀、潮红三项反应,局部温度低。遇冷是主要诱因。但临床也有合并雷诺病的报道。

(3)肢端发绀症:红斑以手足为主,无明显疼痛,局部温度低,触之有湿冷感。

(4)动脉硬化闭塞症状:多为老年男性,以腹主动脉及其分支以下的动脉多见。

(5)糖尿病性周围神经病变:常有糖尿病史和糖耐量试验异常,往往以下肢远端感觉异常或疼痛为突出症状,深感觉和踝发射可减弱或消失。

(6)痛风急性发作:多见中老年男性,单个跖趾、踝关节红肿剧痛,血检尿酸高。

(7)蜂窝织炎:多有体温升高,白细胞增多及感染史。

三、治疗

红斑性肢痛症的治疗首先要判断它的类型,对于继发性红热痛要探寻其原发病,积极治疗原发病的基础上对症治疗;对于血小板增高的红斑肢痛症首选阿司匹林等治疗;对于原发性红热痛患者可选择组胺及 5- 羟色胺(5-HT)的拮抗剂或行局部神经阻滞等。目前临床尚未形成一个确切有效的治疗方案,仍需大样本实验研究支持,进

一步探索其发病机制,疾病的多样性及靶向治疗等。目前临床提倡最多的为综合治疗,主要包括以下几方面:

1. 一般治疗 疾病急性期应卧床休息,避免久站,抬高患肢30°~45°,局部冷敷,避免过热及其他可引起患处血管扩张的刺激;疾病间歇期应避免寒冷、湿热等诱因,加强体育锻炼及合理饮食等预防发作;预防及控制皮肤破溃、坏疽及继发感染等;监控血压,避免血压急剧升高引发脑血管疾病;密切监测血小板计数、患肢感觉、肌张力及肿胀情况,及时发现栓塞、梗死等症状;鉴于此疾病多为反复发作,发病年龄较小,故应加强心理护理及健康教育。

2. 药物治疗 多数红斑性肢痛症需结合药物治疗,同样需对其进行分型,有助于选择最佳药物治疗,选择性药物治疗主要包括以下几类。

(1)阿司匹林:认为是一线药物,对于血小板增高的红斑性肢痛症更为有效,但其应用剂量各家纷纭,尚未达成一致,仍需进一步研究。对于不能耐受者可选用噻氯匹定,已得到临床试验证实,具有更好的耐受性。

(2)非甾体抗炎药:可缓解疼痛症状,同样,吡罗昔康已被证明在阿司匹林过敏的情况下有效;且吲哚美辛凭借其血脑屏障的穿透能力及可减少面部副交感神经外流的作用而被用于面部或耳廓红斑性肢痛症的病例。

(3)钠通道阻滞剂:如利多卡因、卡马西平、奥卡西平及美西律等,利多卡因及美西律可有效改善症状,但会引发中枢系统副作用,且基因突变存在多发位点,治疗作用也存在较大的差异性;卡马西平尚未取得较好临床疗效;奥卡西平对于遗传性红热痛具有较好效果。

(4)血管收缩剂或血管扩张药:该病多因病变局部血管舒张所致,可应用血管收缩剂,如可用肾上腺素、麻黄碱、米多君(α1-肾上腺能受体激动剂)及甲基麦角酸丁醇酰胺等缓解症状;个别患者会出现病变局部血管痉挛,则应选用硝酸甘油、异丙肾或普萘洛尔及钙通道阻滞剂等扩血管药物治疗。两类药物作用机制不一样,临床医师需进行鉴别。

(5)前列腺素:如伊洛前列素和米索前列醇,可减轻症状和改善交感神经功能障碍而起到作用。

(6)抗抑郁药:选择性5-羟色胺和去甲肾上腺素再摄取抑制剂如氟西汀,舍曲林和文拉法辛可缓解症状;血清素拮抗剂如甲基麦角酰胺和苯噻啶已被证实有一定疗效;关于三环类抗抑郁药(如阿米替林、丙米嗪;SNRI,如度洛西汀)治疗红斑性肢痛症仅见于病例报告或系列报道,常需联合其他药物。此类药物对于原发性红热痛效果更佳。

(7)抗惊厥药:加巴喷丁类如加巴喷丁和普瑞巴林可缓解红斑性肢痛症的神经性疼痛;上述作用可能与作用于电压门控的L型钙通道有关,为临床发现新的治疗靶点提供依据;普瑞巴林是γ-氨基丁酸的结构类似物,类似于加巴喷丁,但其临床疗效有限。

(8)抗组胺药:如赛庚啶和苯噻啶,与该药物的镇静作用有关,相关机制有待进一步研究。

(9)调节自主神经及维生素类:如谷维素、维生素C、维生素B_1及B_{12}等对症状缓解有益,但其远期临床疗效仍需进一步验证。

(10)胃肠外用药:口服药物效果不好者,可经胃肠外输入硝普钠、注射利多卡因及前列腺素。

(11)局部用药:鉴于红斑性肢痛症为局部症状,因此局部用药可作为优选来改善症状。主要包括阿米替林-氯胺酮、利多卡因、辣椒素和米多君等。

(12)糖皮质激素:可短期内应用或冲击治疗有可能控制或减轻原发性红热痛的症状。

(13)免疫抑制剂:目前有一种理论认为,自身免疫病因和小纤维神经病变可能是红斑性肢痛症的基础,是否为红斑性肢痛症的亚组仍需进一步研究。相关病例报道提出静脉注射免疫球蛋白,甲泼尼龙(甲基强的松龙)和口服皮质类固醇治疗红斑性肢痛症,但因数据有限且缺乏明确的作用,还需进一步研究验证。

对于血小板增高的红斑性肢痛症,应用阿司匹林抗血小板治疗可取得较好临床疗效,预防血栓形成对于预后及并发症发生至关重要,相关文献对相关药物进行对比,得出华法林及低剂量阿司匹林(50mg/d)均不能有效预防血栓形成,但尚需进一步研究证实;对于继发性热痛症需积极治疗原发病的基础上对症治疗;而针对原发性红热病,目前并无根治性方法,但临床已证实钠离子通道基因 *SCN9A* 为其致病基因,这将为基因靶向药物的研发提供依据,但是鉴于突变位点的多样性,仍需进一步研究。

3. 外科治疗　红斑性肢痛症虽提倡进行综合治疗,但仍需采取逐级式治疗理念,在一般治疗及药物治疗无效时,可考虑性外科治疗。鉴于外科治疗属于侵入性治疗,且尚未找到公认的根治性方案,因此临床将其推荐为备选方案。

目前临床应用较多的为胸腔镜胸交感神经切除术、双侧丘脑刺激术、化学及射频消融交感神经切除术、硬膜外注射交感神经阻滞剂(局部麻醉剂,苯酚,皮质类固醇,可乐定)、脊髓背柱刺激、注射肉毒杆菌毒素等,均取得一定临床疗效,但多为病例报道,缺乏大样本临床试验验证。

4. 中医中药治疗　红斑性肢痛症属于中医"热痹"范畴。中医辨证分型主要包括:①湿毒蕴结型,治以化湿清热,凉血解毒,方用四妙勇安汤合二妙散加减;②郁火搏结型,治以宣泻郁热,方用凉血地黄汤加减。治疗方案主要包括内服、外敷、外洗法。

治疗方剂较多,除上述两方之外,还有解毒化瘀汤加减、龙胆泻肝汤、复方青黛丸等,主要为活血化瘀、增纤、改善微循环等作用。

5. 其他治疗　除了上述治疗方法之外,临床还提出应用物理疗法及局部神经阻滞法来治疗红斑性肢痛症。

(1)物理疗法:主要包括超声波、超短波或短波紫外线照射方法。

(2)局部神经阻滞法:可选择病变局部或踝上做环形封闭,或于骶部硬膜外封闭(骶管麻醉),对于上肢病变者采取颈丛神经结合肌间神经阻滞。

红斑性肢痛症的治疗主张综合治疗,症状多能得以控制,但无法达到根治,这成为目前临床研究热点。与此同时,需要向患者做好宣教,执知此疾病,做好预防,了解该病发作先兆症状,如肢端感觉异常,患肢局部有麻木感、针刺感,麻木感常先于烧灼样疼痛,以便及时处理。

总之,红斑性肢痛症作为一种临床少见的阵发性血管扩张性自主神经疾病,临床医师要提高对它的认知,做到早诊断,早干预,明确它的分型及病因,在积极治疗病因的基础上,选择最佳治疗方案。关于治疗目前临床尚缺乏公认有效的治疗方案,为了探索根治性或持久有效的治疗方案,仍需进一步研究其发病机制,尤其是原发性红热病,但庆幸的是临床已初步确定其致病基因,由于突变位点多样性,仍需深入研究,为临床研制靶向基因药物提供依据,做到从源头上治疗该病,真正意义上实现个体化治疗。

(毕　伟)

参 考 文 献

[1] 王拥军,卢德红,崔丽英,等.现代神经病学进展[M].北京:科学技术文献出版社,2001:272-275.

[2] Drenth J P H, Finley W H, Breedveld G J, et al. The primary erythermalgia-susceptibility gene is located on chromosome 2q31-32. American Journal of Human Genetics, 2001, 68(5):1277-1282.

[3] Yang, Y. Mutations in SCN9A, encoding a sodium channel alpha subunit, in patients with primary erythermalgia. Journal of Medical Genetics, 2004, 41(3):171-174.

[4] Levesque H, Cailleux N, Courtois H. Erythromelalgia in adults. Apropos of 16 cases. Revue du rhumatisme et des maladies ostéo-articulaires, 1992, 59(4):258-263.

[5] Saviuc P F, Danel V C, Moreau P A, et al. Acute erythermalgia: look for mushrooms! La Revue De Médecine Interne, 2002, 23(4):394-399.

[6] Berlin A L, Pehr K. Coexistence of erythromelalgia and Raynaud's phenomenon. Journal of the American Academy of Dermatology, 2004, 50(3):456-460.

[7] Coppa L M, Nehal K S, Young J W, et al. Erythromelalgia precipitated by acral erythema in the setting of thrombocytopenia. Journal of the American Academy of Dermatology, 2003, 48(6):973-975.

[8] 赵晓庆.急性早幼粒细胞白血病合并红斑性肢痛症1例.现代中西医结合杂志,2004,13(17):2333-2333.

[9] 闫银宗,赵毅鹏.四肢血管疾病的诊疗[M].郑州:河南科学技术出版社,2001:94-107.

[10] Wei H, Chen Y, Hong Y. The contribution of peripheral 5-hydroxytryptamine2A receptor to carrageenan-evoked hyperalgesia, inflammation and spinal Fos protein expression in the rat. Neuroscience, 2005, 132(4):1073-1082.

[11] Kalgaard O M, Clausen O P, Mellbye O J, et al. Nonspecific Capillary Proliferation and Vasculopathy

Indicate Skin Hypoxia in Erythromelalgia. Archives of Dermatology, 2011, 147（3）: 309.

［12］Davis M D, Sandroni P, Rooke T W, et al. Erythromelalgia: vasculopathy, neuropathy, or both? A prospective study of vascular and neurophysiologic studies in erythromelalgia. Archives of Dermatology, 2003, 139（10）: 1337-1343.

［13］Ørstavik, Kristin, Mørk, et al. Pain in primary erythromelalgia-a neuropathic component? Pain, 2004, 110（3）: 531-538.

［14］Kazemi B, Shooshtari S M J, Nasab M R V, et al. Sympathetic skin response（ssr）in erythromelalgia. Electromyography & Clinical Neurophysiology, 2003, 43（3）: 165.

［15］戚晓昆, 朱克. 红斑性肢痛及红热痛的诊断和治疗. 中华神经科杂志, 2001, 34（1）: 43.

［16］Cato Mørk, Kvernebo K. Erythromelalgia-a mysterious condition? Archives of Dermatology, 2000, 136（3）: 406.

［17］Suh D H, Sang D K, Ahn J S, et al. A case of erythromelalgia successfully controlled by systemic steroids and pentazocine-is it related to a unique subtype of neutrophilic dermatosis? Journal of Dermatology, 2000, 27（3）: 204-210.

［18］Lazareth I, Priollet P. Coexistence of Raynaud's syndrome and erythromelalgia. 1990, 335（8700）: 1286.

［19］Moody S, Pacheco S, Butler I J, et al. Secondary erythromelalgia successfully treated with intravenous immunoglobulin. Journal of Child Neurology, 2012, 27（7）: 922-923.

［20］Michiels JJ, Berneman Z, Sehroyens W, et al. Platelet-mediated thrombotie complications in patients with ET: reversal by aspirin, platelet reduction and not by eoumadln. Blood Cells Mol Dis, 2006, 36（2）: 199-205.

［21］Delye H, Lagae L, Vermylen J, et al. Thalamic stimulation as a treatment for primary erythromelalgia: technical case report. Operative Neurosurgery, 2005, 57（4）: E404.

［22］Matzke L L, Lamer T J, Gazelka H M. Spinal cord stimulation for treatment of neuropathic pain associated with erythromelalgia. Regional Anesthesia and Pain Medicine, 2016, 41（5）: 619-620.

第三节 蓝趾综合征

蓝趾综合征（blue toe syndrome, BTS）又称胆固醇结晶栓塞（cholesterol crystal embolism, CCE），是指由足趾的微小血管闭塞引起足趾出现蓝黑色、锯齿状、指压不退色的斑点，同时伴剧痛等症状的综合征，是全身动脉硬化的一种特殊局部表现。1976年，由Karmody首次命名，其实质是肢体末梢动脉粥样硬化性微栓子栓塞，属于动脉栓塞范畴。

一、病因及发病机制

1. 病因 蓝趾综合征病因很多，一般认为从粥样硬化斑块上脱落的栓子是引起蓝趾综合征最常见的原因。概括后主要包括以下几方面：

（1）动脉栓塞：多因腹主动脉、髂股动脉斑块（包括动脉瘤）破裂脱落所致，成分多为胆固醇结晶，部分为纤维蛋白血小板聚集物，被称作"白色血栓"，斑块多为自行脱落，发生率为0.79%~3.4%，也可因医源性因素脱落，包括有创性血管检查、治疗，如冠脉造影、脑血管造影、血管成形术或动脉瘤隔绝术等；微小栓塞也可为医源性异物，如目前应用广泛的药物洗脱球囊，抗内膜增生药物"紫杉醇粉末"会引发趾动脉栓塞；另有报道华法林等抗凝药物也可影响斑块溃疡面上的血栓形成，使胆固醇不断析出，阻塞足部微小动脉而引起栓塞。

（2）药物相关性：过度应用缩血管药物（如去甲肾上腺素等）导致外周血管过度收缩引起趾端缺血，继发血栓形成；肝素诱导血小板减少综合征等。

（3）炎症反应：局部或全身感染性炎症诱导血管收缩及血栓形成。

（4）血液系统疾病：副蛋白血症、冷球蛋白血症、骨髓增殖性疾病、弥散性血管内凝血等。

（5）免疫系统疾病：抗磷脂综合征、结缔组织病（如系统性硬化症）、血管炎、皮肤结节性多动脉炎（如黄斑淋巴细胞动脉炎）。

（6）神经系统：近期Mosquera等报道一例以蓝趾综合征为表现的嗜铬细胞瘤患者，主因交感神经系统合成和释放大量儿茶酚胺起作用。

（7）解剖因素：足部主干血供受软组织压迫，如姆短伸肌腱压迫足背动脉，致管腔狭窄所致。

（8）其他：相关文献报道原发性血管瘤（上皮样血管内皮肿瘤）继发血栓形成，脱落后致蓝趾综合征、以蓝趾综合征为首发表现的韦格纳肉芽肿病，及较为罕见的继发于急性胰腺炎的蓝趾综合征。

2. 发病机制　动脉栓塞所致蓝趾综合征不仅引起机械性地栓塞小动脉，还可引发异物反应及血管内血栓形成，导致内皮细胞增生及纤维化。具体机制如下：

（1）首先是急性炎症反应，血管内充满多核中性粒细胞和嗜酸性粒细胞诱导炎性因子释放参与炎性反应。

（2）其次为异物反应和血管内血栓形成，血管内出现单核细胞，单核细胞变成巨核细胞并吞噬微小栓子，同时微小血管内血栓形成。

（3）最后为内膜增生，直至最终血管纤维化，造成血管闭塞。

二、临床表现及诊断

1. 临床表现　蓝趾综合征的典型临床表现为突发的持续性单侧一趾或多趾疼痛、触痛、麻木感，局部皮肤呈境界清楚的蓝色或紫色，锯齿状，指压不退色的斑点。临床上根据蓝趾综合征的临床表现分为 3 型：Ⅰ型，患者无明显临床症状，尸检证实存在动脉栓塞。Ⅱ型，单纯蓝趾综合征，仅表现为趾头发蓝、皮肤网状青斑及局部缺血性疼痛。Ⅲ型，以蓝趾综合征为表现的胆固醇结晶栓塞综合征，因广泛的动脉栓塞引起多器官系统功能不全，预后较差。蓝趾综合征因其起始表现为足趾发绀而足背动脉常可触及，且发病率低，临床医生认识较少，常常误诊为血管疾病以外的其他疾病。

2. 临床诊断　蓝趾综合征诊断主要依据老年患者出现上述典型临床表现，而足部皮肤颜色、温度无异常，足背、胫后动脉搏动存在，结合病史及相关辅助检查来确诊。辅助检查主要包括以下几项：

（1）多功能周围血管检查仪（PVL）：趾动脉搏动描记提示有脉搏，但其波幅低平或呈直线。

（2）踝肱指数（ABI）：测定值常为正常，部分下肢动脉硬化闭塞症或糖尿病足患者检测结果阳性。

（3）彩色多普勒超声检查：多见下肢动脉通畅，可见有局限性动脉内膜增厚、粗糙，少数有钙化斑块，同样下肢动脉硬化闭塞症或糖尿病足患者下肢动脉存在不同程度病变。

（4）实验室指标：血小板计数升高；三酰甘油、胆固醇升高。Ⅲ型蓝趾综合征患者嗜酸性粒细胞及炎性指标升高等。

（5）外周动脉造影：属于创伤性检查，临床单纯诊断少用。

（6）病理检查：皮肤活检明确胆固醇结晶存在可明确诊断，其他部位（如眼底、肾脏等）组织活检有助于Ⅲ型蓝趾综合征诊断。

（7）依据患者病史、临床表现及相关辅助检查，蓝趾综合征诊断不难，但目前临床对该疾病认识较少，误诊率较高，应注意与相关疾病鉴别，提高对该疾病认识。除此之外，临床还需进一步明确病因，且对Ⅱ型、Ⅲ型蓝趾综合征进行鉴别，为后续治疗提供帮助。

3. 鉴别诊断

（1）下肢动脉硬化闭塞症：辅助检查，如彩色多普勒检查、踝肱指数（ABI）等，可加以鉴别。

（2）雷诺综合征：为血管痉挛所引起的较大范围的手指缺血性病变，较少发生在足趾，患者多年轻且无动脉硬化病史。

（3）冷沉淀球蛋白血症：病变范围常较广泛而不仅仅累及几个足趾，患者常有丙型肝炎病史并伴有关节痛。

三、治疗

蓝趾综合征为肢体远端急性缺血，如不及时救治，足趾很快发生坏死，最终截肢（趾）。选择治疗方案前首先要探寻病因，进行病因治疗结合局部治疗；还需对蓝趾综合征进行分型，不同类型治疗方案有所区别，甚至存在冲突，临床医师需加以重视。目前关于蓝趾综合征的治疗主要包括一般治疗，药物治疗，外科治疗及中医治疗。

1. 一般治疗　一般治疗主要包括注意休息、保暖、穿宽松鞋袜，戒烟。溃疡面形成者给予积极处理，并辅以抗生素治疗。饮食方面多食低热量、低胆固醇、低脂肪、低糖，高膳食纤维的饮食。因为蓝趾综合征患者常合并高血压、冠心病、脑血栓、高脂血症、血小板增高症等，故应重视全身合并症的治疗。

2. 药物治疗　蓝趾综合征的药物治疗主要包括扩张血管、抗凝、溶栓、降纤等，均有一定临床疗效。但抗凝、溶栓药物使用时首先要对蓝趾综合征进行分型，相关文献报道Ⅲ型蓝趾综合征患者接受抗凝或溶栓治疗会进一步加重这种病理过程，甚或危及生命。关于Ⅲ型蓝趾综合征的诊断与治疗后面进行阐述。临床虽有个例报道应用抗凝药致胆固醇脱落诱发蓝趾综合征，但对于明确诊断为Ⅱ型蓝趾综合征，且无抗凝、溶栓禁忌，仍应积极给予抗凝、溶栓治疗，部分学者提倡应用磺达肝素代替华法林治疗蓝趾综合征，但缺乏大样本数据支持。临床上如何划分抗凝适应人群成为后续研究重点。

除了上述急性期用药外，治疗动脉硬化是防治蓝趾综合征的重要措施，尤其对于栓子来源不明，或广泛性动脉硬化者，相关文献报道应用他汀类降脂药成功地使Ⅲ型蓝趾综合征患者肾功能部分恢复。为预防动脉硬化性呈进行性发展，口服抗血小板聚集药物成为蓝趾综合征的首选药物。前列腺素类药物也被证实对治疗有效。

3. 外科治疗 蓝趾综合征经药物保守治疗后病情无改善，甚或进行性加重危及足趾时，应积极采取外科治疗措施，主要包括开放手术和腔内介入手术。

开放手术：对已明确栓子来源的患者，如动脉瘤和下肢动脉硬化闭塞者，可行动脉内膜剥脱或转流术，去除栓子来源仍然是治疗明确病因的蓝趾综合征的最佳选择。局部症状需结合其他治疗方案。

腔内介入手术：腔内血管成形及隔绝术可替代上述开放手术，或经导管于病变部位注射溶栓、扩血管药物，可取得一定临床疗效。但该术式也会引发蓝趾综合征，因此要求操作轻柔，避免相关并发症发生。

交感神经切除术：相关文献报道腰交感神经切除术治疗Ⅲ型蓝趾综合征患者，可显著缓解疼痛，增加血供，促进溃疡面愈合，从而避免截肢。

4. 中医治疗 蓝趾综合征属于中医"脱疽"或"脉痹"的范畴，符合"痹在于外而血凝不流"病机。临床辨证属虚中挟实，常采用泻热通瘀和活血化瘀之法遣方用药。用法常采用内服结合外敷法，可取得一定临床疗效。

5. 其他治疗 艾明瑞等提出应用臭氧自血回输疗法辅助治疗蓝趾综合征，可改善患肢血供，

对微循环、皮温、疼痛及预后均有改善；也可改善血脂水平，尤其对降低低密度脂蛋白胆固醇及总胆固醇效果较好，且不良反应少，安全性好，在临床治疗中值得推广使用。此方法仍需大样本对照研究进行佐证。

蓝趾综合征治疗原则为"寻因辨型，个体治疗"。首先要探寻疾病潜在病因，进行病因治疗，老年患者可考虑动脉硬化所致，而对于年轻患者应考虑免疫系统疾病、神经系统疾病或高凝状态等原因。去除病因，降低病情进一步发展风险，仍然是治疗的首要思路。

进行临床分型对于治疗至关重要，而Ⅲ型蓝趾综合征早期临床症状往往单纯表现为趾端皮肤蓝紫色病变，从而导致误诊，一旦延误诊断对患者危害极大，常引发多器官病变，1年病死率可为70%~76%。况且Ⅱ型与Ⅲ型蓝趾综合征治疗也存在冲突，Ⅲ型蓝趾综合征患者不建议应用抗凝、溶栓治疗，会加重病情。下面针对Ⅲ型蓝趾综合征的诊断及治疗进行简述。

Ⅲ型蓝趾综合征即为以往文献报道的胆固醇结晶栓塞（cholesterol crystal embolism，CCE），其具有典型的三联征，即网状青斑、急性肾衰竭及嗜酸性粒细胞增多。除此之外，还会表现出消化系统及神经系统病变。当早期缺乏典型临床表现时，需严密观察病情发展，是否有其他系统早期症状出现，也可借助相关实验室检查，如嗜酸性粒细胞及炎性指标升高，肾功能受损等。

Ⅲ型蓝趾综合征病情重，预后差，目前临床尚缺乏任何肯定有效的治疗方法。其治疗目的在于对症治疗和支持疗法，稳定斑块，阻止病情发展。具体治疗方案如下：①他汀类药物：稳定斑块的同时抑制动脉硬化发展，为目前唯一公认的有效治疗手段。②抗血小板药物：对Ⅲ型蓝趾综合征的发生无明显作用，但可减少栓塞后继发性血栓形成。③避免应用抗凝溶栓药物，除非有明确指征者，如心房颤动、安装人工机械心脏瓣膜等情况。④早期应用糖皮质激素：有报道认为糖皮质激素治疗该病有效，可抑制早期炎性反应，但对肾功能及远期预后的改善效果尚不明确。⑤其他：规避诱因，支持疗法，必要时行血液滤过治疗。

总之，临床医师应提高对蓝趾综合征这类疾

病的认知,做到早期识别、准确评估、选择最佳治疗方案,综合治疗,以缓解症状,避免截肢,提高预后为目的。但目前临床尚无确切有效的治疗方案,仍需进一步研究其发病机制,探索新的治疗方案,最终实现病因治疗,个体化治疗,真正意义上解决此类疾病。

(毕 伟)

参 考 文 献

［1］Saric M, Kronzon I. Cholesterol embolization syndrome. Jama the Journal of the American Medical Association, 2010, 258（14）: 1934-1935.

［2］Goodman Ec Lversen LL. Cacitonin genrelatel Deptide: Novel neuropeptide. Lifesci, 1989, 38: 38: 2169.

［3］Vayssairat M, Chakkour K, Gouny P, et al. Atheromatous embolisms and cholesterol embolisms: medical treatment. Journal Des Maladies Vasculaires, 1996, 21 Suppl A: 97.

［4］Varis J, Kuusniemi K, Heiro M. Blue toe syndrome-a rare but possible complication of anticoagulant therapy. Duodecim, 2011, 127: 1154-1157.

［5］Tounkara TM, Jachiet M, Frumholtz L, et al. Blue toe syndrome in cutaneous polyarteritis nodosa. Rheumatology（Oxford）, 2018.

［6］Mosquera Rey V, Palomo Antequer C, Cienfuegos Basanta C, et al. Blue toe syndrome as a clinical finding of pheochromocytoma. Medicina, 2018, 78: 368-371.

［7］Griffin KJ, Rankine J, Kessel D, et al. Compression of the dorsalis pedis artery: a novel cause of blue toe syndrome. Vascular, 2012, 20: 325-328.

［8］Heldenberg E, Rabin I, Cheyn D, et al. Epithelioid hemangioendothelioma as a rare cause of blue toe syndrome. J Vasc Surg, 2011, 54: 854-856.

［9］Bégon E, Bouilly P, Cheysson E, et al. Isolated blue toe syndrome as the initial sign of Wegener granulomatosis. Am J Med, 2010, 123: e7-8.

［10］Bhalla A, Gupta S, Jain AP, et al. Blue toe syndrome: a rare complication of acute pancreatitis. JOP, 2003, 4: 17-19.

［11］Saric M, Kronzon I. Cholesterol embolization syndrome.. Jama the Journal of the American Medical Association, 2010, 258（14）: 1934-1935.

［12］Vayssairat M, Chakkour K, Gouny P, et al. Atheromatous embolisms and cholesterol embolisms: medical treatment. Journal Des Maladies Vasculaires, 1996, 21 Suppl A（21 Suppl A）: 97.

［13］张柏根. 慢性下肢动脉缺血性疾病诊治面临的问题及发展趋势. 中国实用外科杂志, 1998（9）: 518-519.

［14］Ishiyama K, Sato T, Yamaguchi T, et al. Efficacy of low-density lipoprotein apheresis combined with corticosteroids for cholesterol crystal embolism. Clinical & Experimental Nephrology, 2016, 21（2）: 1-8.

［15］Rindone JP, Mellen CK. Late onset purple toe syndrome with warfarin successfully treated with fondaparinux. Am J Ther, 2011, 18: e277-279.

［16］Woolfson R G, Lachmann H. Improvement in renal cholesterol emboli syndrome after simvastatin. Lancet, 1998, 351（9112）: 1331.

［17］Xi HL, Li R, Tian ZL, et al. A controlled study of alprostadil liposomal preparation in the treatment of blue toe syndrome. Cell Biochem Biophys, 2015, 72: 265-268.

［18］Kim MG, Kim SJ, Oh J, et al. Blue toe syndrome treated with sympathectomy in a patient with acute renal failure caused by cholesterol embolization. Kidney Res Clin Pract, 2013, 32: 186-189.

［19］Elinav E, Chajekshaul T, Stern M. Improvement in cholesterol emboli syndrome after iloprost therapy. Bmj, 2002, 324（7332）: 268-269.

［20］Woolfson R G, Lachmann H. Improvement in renal cholesterol emboli syndrome after simvastatin. Lancet, 1998, 351（9112）: 1331.

第六章　血液透析血管通路的外科技术

肾脏的基本功能是排泄代谢废物和水分,当肾脏功能受损到一定程度不能满足人体基本代谢需要,代谢废物和水分潴留将导致一系列临床症状和体征。当肾衰竭到达一定程度则需要开始肾脏替代治疗(renal replacement therapy, RRT)。目前肾脏替代治疗的方式主要有血液透析(hemodialysis, HD)、腹膜透析(peritoneal dialysis, PD)和肾移植(renal transplantation, RT)。血液透析是应用最广泛的技术,其建立及维护需要血管外科、肾脏内科、介入科、透析中心等多学科团队合作完成,血管外科医生在其中具有重要作用。

流行病学调查显示我国慢性肾脏疾病的患者总体发病率为10.8%,估计全国年龄18岁以上的人群中约有患者1.2亿,其中晚期肾病患者110万,接受透析患者近25万,其中血液透析近21万。随着社会人群年龄结构的变化和疾病谱的发展,接受血液透析治疗的患者情况同20世纪80~90年代已发生变化。由于医疗条件改善和社会进步,患者平均年龄较前增加了10倍左右,糖尿病、高血压、心脑血管疾病、周围血管动脉硬化疾病等伴发疾病明显增多,意味着需要服务的患者数量增加,同等条件下手术的难度增大;复杂动静脉通路的修复、重建手术增多,相关手术并发症概率增加,对血管通路外科技术实施者来说,将是一个严峻的挑战。

一、血管通路发展简史

血液透析(hemodialysis, HD)是肾衰竭后维持患者生命的临床替代治疗的最主要手段之一。透析疗法概念的历史较长,但直至20世纪科学技术发展到一定阶段,一些关键技术问题得到解决后才真正成为拯救患者的可靠医疗技术。肾衰竭的患者在进行血液透析前,首先要建立一条稳定可靠的、自体血液循环同透析机连接的密闭血液

透析通路,又称血管通路(vascular access, VA)。

1854年,苏格兰化学家Thomas Graha提出了透析的概念,第一次提出晶状体物质可通过半透膜弥散,建立了渗透学说,被称为现代透析之父。1960年美国的Quinton和Scriboner创建了动静脉外瘘技术,首次建立了动静脉的连续血液循环,是血管通路发展的第一个里程碑。1961年英国的Shaldon等采用Seldinger技术在同一侧股静脉插入导管,建立静脉通路进行血液透析,为通过中心静脉留置导管建立通路开创了先河。1966年Cimino J, Appell K, Brescia M首次报道了桡动脉-头静脉内瘘,自此自体动静脉内瘘作为一种最重要的永久性血管通路一直沿用至今,是血管通路发展史上第二个里程碑。移植血管内瘘的发展为不能建立自体血管内瘘的患者提供了帮助。1970年,Girardet首先利用自体大隐静脉进行了移植血管内瘘成形术获得成功,1976年Rosenberg利用牛颈动脉经处理后建立移植血管内瘘,1978年,Cambell报道了聚四氟乙烯(PTFE)人造血管在临床中的应用,成为目前人工血管通路技术的主流。20世纪80年代后期,面对临时中心静脉置管应用的困难,Schwab首先报道了带Cuff的中心导管临床应用,延长了导管的使用寿命并降低了感染率,这种带袖套的皮下隧道留置导管技术成为血液透析外科技术的重要补充,并发挥越来越重要的作用。

二、血管通路的选择和应用

(一)血管通路应用范围

血管通路是维持性血液透析患者的生命线,是保证血液透析治疗、影响血液透析效果的重要因素。根据血管通路可使用时间的长短,分为急性血管通路和慢性血管通路。急性血管通路也称为临时血管通路,是指能够迅速建立、立即使用的

血管通路，以保证及时抢救。适用于：①急性肾衰竭；②慢性肾衰竭需建立长期永久性血管通路患者的过渡阶段；③肾移植前过渡期患者或肾移植后急性排斥者；④急性中毒抢救；⑤血浆置换；⑥多脏器衰竭需进行连续性肾脏替代治疗；⑦腹膜透析患者因腹腔感染等原因暂停腹透时等。急性血管通路包括中心静脉导管和动静脉直接穿刺，后者缺点较多，除透析中患者需局部制动外，血流量有时不易满足血液透析要求，透析后局部需加压包扎止血、易形成假性动脉瘤等，临床现已不推荐使用。维持性血液透析需建立慢性血管通路，即永久性血管通路。慢性血管通路要求长期具有足够的血流量（>250ml/min）以保证血液透析的充分性，延长生存期。

（二）理想血管通路的选择

1. 血管通路的分类　理想的血管通路要求利于建立血液透析循环，应用时间长久，相关并发症较少。根据血管通路的建立方式可将血管通路分为永久性血管通路，包括自体动静脉内瘘（autogenous arteriovenous fistula，AVF）、人工血管动静脉内瘘（arteriovenous grafts，AVGs）和临时性血管通路，如中心静脉导管、动脉静脉外瘘、动静脉直接穿刺等。

2. 血管通路的选择　对于透析血管通路的选择决定于多种因素，包括患者病情是否允许有足够的成熟时间（何时开始透析）、透析应用时间（短期还是永久）、患者自身的血管条件和实施操作的血管外科医生的技术能力等。自体动静脉内瘘被认为是最理想的血管通路，同其他类型的血管通路相比，其远期通畅率、满足透析处方血流量（每分钟流量>250ml）、较低的并发症发生率及相应较低的医疗成本等均具有优势，目前作为永久性透析通路的首选。但由于糖尿病、高血压、肥胖等发病率增高，患者血管条件越来越差，对建立AVF的技术要求越来越高，临床上利用PTFE人工血管的AVG逐年增加。而带袖套的经皮隧道中心静脉置管虽然拥有操作简便，可以立即使用，无需等待成熟期等优点，但因其并发症较多，远期效果不佳，因此作为长期血液透析患者的最后选择或等待通路成熟期的过渡选择。

随着透析人群老龄化的增加，伴发疾病的增多，透析年限的延长、反复的翻修手术等导致血管条件日趋复杂，考虑患者预期寿命等因素，"Fistula First"的概念开始受到挑战，目前更倾向于"在合理的时间为有合理理由的患者建立合理的通路"（the right access，in the right patient，at the right time，for the right reasons）的理念。

AVF的临床最佳选择是前臂桡动脉-头静脉动静脉瘘（RC-AVF），被称为标准内瘘；其次是肱动脉-头静脉动静脉瘘（BC-AVF）。其他常用的AVF包括桡动脉后支-头静脉内瘘（鼻烟窝动静脉瘘）、前臂贵要静脉-桡动脉转位内瘘及上臂贵要静脉-肱动脉转位内瘘。如果AVF无法建立，可选择建立AVG。根据其解剖特征，可建成前臂直形、环形；上臂弧形、上臂环形的通路。流入道动脉可以选择肱动脉、腋动脉及下肢的股浅动脉，流出道静脉可以选择肘正中静脉、头静脉，肘部及上臂的贵要静脉、腋静脉、颈静脉以及下肢股静脉。最常用选择是在前臂环形AVG。建立血管通路应遵循先外周后中心、先上肢后下肢、先非优势肢体后优势肢体的原则，充分利用所有可建立内瘘的血管资源，为长期持久的技术应用做好准备。对于存在接受透析治疗的可能性的患者，应进行宣教，使其早期建立一个概念：要尽可能保护好自体的浅表静脉以备今后建立动静脉内瘘，尤其是非优势肢体。

3. 建立血管通路的时间　血管通路在开始使用前需要有足够的时间成熟，何时考虑建立血管通路取决于患者病情发展或肾衰竭快速进展的速度。如果患者选择血液透析作为肾脏替代治疗方法，预计1年内需要进入血液透析治疗，或者GFR小于25ml/（min·1.73m²）、血清肌酐>4mg/dl，即应建立内瘘。自体动静脉内瘘建立后需要4~6周的时间成熟，部分患者可能需要更长时间，利用动静脉瘘的血流动力学作用，使局部静脉扩张、管壁增厚、强度增加、流量增加满足反复穿刺、压迫和透析血流量的要求。AVG在建立后在2~4周，待周围组织成纤维细胞长入PTFE血管孔隙内即可开始使用（血流量可达每分钟800~1 600ml）。由于人工血管远期通畅率主要与流出道吻合口静脉狭窄有关，与通路使用时间关系不大，因此不应过早建立，血液透析开始前3~6周建立即可。近年来，一些具有特殊防渗漏结构的早期穿刺型人工血管（early cannulation grafts）相继面世，此类血管植入后 24h 内即可穿刺使用，为无法使用中心静脉导管过渡的患者提供了另一种选择。

4. 建立血管通路的解剖因素　动静脉内瘘血管通路建立部位应充分考虑临床应用，首先应穿刺方便，不仅有利于透析和压迫，同时可以延长血管通路通畅时间；其次对患者的生活干扰小，便于清洁，有利于安全保护等。但当双侧肢体血管条件不一致时，应首先考虑血管条件良好的一侧作为通路建立肢体。AVF 血管吻合有三种类型：①侧 - 侧吻合，优点是吻合时不易成角，可保持动脉的连续性，适用于动 - 静脉解剖距离较近的个体。但侧 - 侧吻合可能由于血液逆向流入而造成肢体远端静脉高压，特别是近心端静脉存在狭窄时可导致手部组织水肿。在完成吻合后结扎吻合口远端静脉可避免此类现象发生；②端 - 端吻合，需要将动、静脉远端结扎切断，动静脉近心端建立端 - 端吻合，如存在外周动脉病变或掌弓发育不良将出现远端组织缺血；③端 - 侧吻合（静脉端吻合于动脉侧）既保留了远端动脉供血，有利于静脉的成熟，同时结扎静脉远端防止血液逆向流入手部导致水肿，是目前最常用的血管通路吻合方式。前臂贵要静脉和头静脉位置表浅，穿刺、压迫方便，且静脉分支、穿支较少，是建立动静脉内瘘最重要的静脉血管。

前臂腕部桡动脉 - 头静脉透析血管通路最常用，又被称为标准内瘘。该部位血管通路不仅可以提供足够的血流量，且手术部位较浅，操作方便，建立后不影响关节活动，手部有桡动脉和尺动脉共同构成的掌浅弓和掌深弓，一般不会造成严重的远端缺血，成熟后扩张增厚的头静脉位置有利于穿刺和压迫操作。其次前臂可以选择的血管通路包括尺动脉 - 贵要静脉、桡动脉 - 贵要静脉转位通路、肱动脉及其主要分支同头静脉、贵要静脉、肘正中静脉通路等。下肢可以选择的血管通路包括足背动脉 - 大隐静脉、胫前动脉、胫后动脉 - 大隐静脉、股浅动脉 - 大隐静脉等。肘部肱动脉 - 头静脉内瘘由于仅有单一流出道，容易引起头静脉弓狭窄导致内瘘失功，利用肘正中静脉建立肘部内瘘，或利用肘部穿静脉与肱动脉吻合（Gracz 内瘘 /Konner 内瘘）由于有两条流出道静脉，可大大降低头静脉弓狭窄的发生率。此外，部分患者桡动脉可能起源于高位肱动脉、腋动脉甚至锁骨下动脉，其内瘘建立后，桡动脉血流往往不足以提供内瘘足够的血流量导致内瘘不成熟，术前评估时应予以重视。

（三）建立血管通路的外科技术应用

1. 建立血管通路前准备　除临床常规术前检查外，术前详细的病史询问和体格检查对于血管通路的成功建立具有重要意义。动脉流入道应确保建立通路后有足够的内瘘流量并不会造成远端缺血。标准内瘘前针对肱动脉、桡动脉及尺动脉进行物理检查：双上肢脉搏动对称，收缩压差不应超过 20mmHg，否则提示较低血压一侧流入道动脉存在狭窄性病变。Allen 试验是确保不发生手缺血的重要检查，通过 Allen 试验可了解桡动脉与尺动脉之间的吻合情况。方法步骤如下：①术者用双手同时按压桡动脉和尺动脉；②嘱患者反复用力握拳和张开手指 5~7 次至手掌变白；③松开对尺动脉的压迫，继续保持压迫桡动脉，观察手掌颜色变化。若手掌颜色 10s 之内迅速变红或恢复正常，表明尺动脉和桡动脉存在良好的侧支循环，即 Allen 试验阴性，相反，若 10s 手掌颜色仍为苍白，Allen 试验阳性，这表明手掌侧支循环不良。静脉系统检查包括观察上肢静脉走行、充盈情况；肢体是否存在肿胀、颈、胸及肩部是否出现浅表静脉扩张或曲张，后者常提示中心静脉狭窄。在远端捆绑袖带加压至大于舒张压 5mmHg 或绑扎止血带，观察 3~5min，良好的流出道静脉应全程充盈。绑扎止血带前后的静脉可扩张性是内瘘建立后能否成熟的独立危险因素。对于血管条件较差的患者，常规的血管检查难以获得足够多的信息，需利用双功超声对目标动脉和静脉进行检查。理想的动脉应没有明显钙化、狭窄，直径大于 1.5mm；静脉直径需大于 2.5mm，连续性好，无局限性狭窄，可扩张性好，距离皮肤小于 6mm，且要求静脉远端直接回流入深静脉。如患者既往有中心静脉穿刺或插管的经历，可能需要进行静脉 CTV 检查或造影明确深静脉或中心静脉的通畅情况。

2. 标准血管通路的建立

（1）头静脉 - 桡动脉腕部直接内瘘：也称 Brescia-Cimino 内瘘，是临床最常选用的血管通路，称为标准内瘘。患者平仰卧位或半坐位，手术肢体外展于操作台,标记血管走行,一般采用局部浸润麻醉即可。桡动脉、头静脉间沿血管走行纵向切开,游离头静脉长约 2~3cm,沿桡动脉搏动分离并游离桡动脉 1~2cm,仔细分离双侧伴行静脉。无创血管夹阻断动脉血流,依据吻合口大小(6~8mm)斜形切断头静脉,远端结扎,切开桡动脉相应长度,以柔和角度将头静脉端同桡动脉侧完成吻合,注意防止静脉扭转、成角。注意吻合时静脉自外向内进针,动脉自内向外进针,防止动脉内膜剥离,无创操作,避免钳夹血管内膜。开放血管夹后吻合口少量渗血稍加压迫后多可自行停止。吻合口开放后近端头静脉迅速充盈,吻合口轻微施压可感知明显的血流震颤,表明内瘘通畅良好。如吻合后仅触及搏动而无震颤,需立即查找原因,多由于吻合口扭曲,近心端筋膜卡压、成角或近心端静脉狭窄,应即刻解决。

(2)肱动脉-肘正中静脉前臂环形人工血管内瘘(AVG):适用于前臂浅静脉耗竭,肘部及上臂浅静脉条件良好的患者。体位同 AVF 建立,一般采用臂丛麻醉,也可选择局部浸润麻醉。肘横纹远端 1cm 处选择沿皮纹切口长约 3~4cm,游离该处肘正中静脉约 3cm,自深部切开肱二头肌腱膜,游离其深部的肱动脉约 2~3cm。于前臂远端另做一小切口,向近端游离一皮下潜腔,自该潜腔用隧道器分别自前臂桡侧和尺侧向肘部切口建立皮下隧道,植入直径 6mm ePTFE 人工血管,确保环形血管袢定点位于潜腔内而非切口正下方。肘部人工血管分别与肘正中静脉及肱动脉建立端-侧吻合,静脉端吻合口约 1.5~2cm,动脉端吻合口 4~6mm。开放阻断钳后静脉端吻合口应能触及明显震颤。AVG 建立注意事项:严格无菌操作,防止人工血管感染;皮下隧道深度适当,过浅皮肤易坏死导致植入物感染,过深(>6mm)则难以触摸及穿刺;前臂环形袢定点转折勿成角;首先吻合静脉端,再吻合动脉端;为防止前臂窃血或保持人工血管内良好的血流动力学特征,可选用 4~6mm 的锥形人工血管,其中 4mm 端-侧与肱动脉吻合。

3. 血管通路建立后评估 血管通路建立后,动脉血经吻合口快速进入引流静脉,血流动力学变化引起剪切力的改变,造成静脉组织结构重塑("静脉动脉化"),表现为静脉管腔扩大,静脉壁增厚。同样,由于血流速度和流量的改变,动脉血管也发生扩张。任何影响血管通路血流量的因素都可以影响通路的成熟。透析通路手术后评估分为物理检查(monitoring)和监测(surveillance),前者包括视诊、触诊和听诊,后者指采用仪器设备对通路具体参数进行测定。一名经过培训的从业人员通过物理检查可以发现大概 90% 的通路问题。物理检查在每次患者透析时都应进行,监测则建议每月进行 1 次。

物理检查:视诊:通路侧肢体有无肿胀、通路的走行是否正常、可穿刺长度(应大于 10cm)、表皮有无红肿、有无异常侧支循环或较大的属支静脉(可导致异常分流,影响通路成熟)。抬臂实验指的是抬高通路侧肢体后,如瘘体塌陷,证明流出道通畅,否则提示流出道狭窄。触诊:正常情况下,轻触吻合口可及明显的全期血管震颤和较弱的搏动,如搏动增强,提示通路近心端可能存在狭窄。搏动增强实验:一只手触及远端近吻合口瘘体,另一手压迫近端流出道静脉后,远端近吻合口瘘体搏动将增强,否则提示流入道动脉或吻合口存在狭窄性病变。听诊:通路可闻及全期连续性血管杂音,吻合口处杂音最强,证明通路状态良好。听诊仅收缩期杂音,甚至出现高调收缩期杂音,提示该处存在狭窄。

监测:包括通路内的压力监测、再循环监测、通路流量监测、通路双功超声检查评估、血管造影等。

通常静脉通路成熟时间是 4~6 周,如果超出这个时间仍无法成熟,应进行详细的静脉超声或者静脉造影,明确原因并进行治疗。

4. 血管透析内瘘通路常见并发症

(1)出血或渗血:早期出血或渗血为术后 24h 内,如出血量少,可以压迫止血,但应注意压迫力度和时间,否则可能造成内漏血栓形成。如出血量较大,应积极手术探查,虽然肾衰患者凝血功能障碍可引起出血,但需明确除外吻合口缝合不严密造成的出血,后者需再次缝合修补。晚期出血主要同通路穿刺有关,包括穿刺技术不当,压迫不当,血管破裂,局部感染等相关,需区别对待处理。

(2)感染:主要见于 AVG,AVF 少见。根据感染情况不同,可表现为局部红、肿、热、痛、积脓、蜂窝织炎等,严重时可出现脓毒血症等全身表现。AVF局部感染应避免使用内瘘,抗感染对症处理,如积液、脓肿明确应切开引流。AVG感染分为早期感染和晚期感染,前者指发生在手术后30d内者,多与术中污染有关。晚期感染指手术后30d以上发生感染者,多与穿刺时无菌原则不当,个人卫生不良有关。人工血管感染是AVG的最严重并发症,处理困难。治疗方法包括人工血管全切除术、人工血管次全切除术及人工血管部分切除术。早期感染、累及吻合口的感染、合并全身脓毒症的感染需要全部切除人工血管,肱动脉缺损使用自体静脉补片修补;如感染未累及吻合口,可实施人工血管次全切除术,保留动脉端人工血管约5mm连续缝合关闭,如此可以避免过度游离肱动脉,减少动脉及周围神经损伤概率。如感染局限在穿刺部位,可完整切除受累人工血管,另自健康组织植入新人工血管,间置于其中,优点是可不影响透析,避免中心静脉插管,缺点是感染复发率较高。

(3)血栓形成:分为早期血栓形成和晚期血栓形成,术后1个月内形成的血栓为早期血栓,其他为晚期血栓。血栓形成是血管内瘘丧失功能的最主要原因(80%~85%),其中,静脉狭窄是引起的血栓主要原因,其他原因包括流入道动脉狭窄、吻合口狭窄、低血容量、高凝状态等。发生血栓后可外科切开取栓、药物溶栓及机械性除栓等。需要注意的是取栓同时必须解决血流动力学障碍,如针对狭窄进行的扩张、翻修等治疗。单纯清除血栓极易在短期内复发。早期血栓形成同手术技巧密切相关,过于粗暴的操作、内膜损伤、吻合口狭窄、吻合角度不合适等均可以直接导致血栓形成。

(4)血清肿:是指血清性积液形成局部肿物,主要发生于AVG的动脉端吻合口周围,原因不清,可能与人工血管的通透性和动脉端压力梯度变化有关系。小的血清肿不需特殊处理,注意观察有无皮肤的红肿疼痛,严格消毒防止感染,抬高患肢。较大的血清肿治疗非常困难,切除、引流、胶原蛋白海绵局部包扎等均无确定性效果。顽固的血清肿需要置换变性段的人工血管。

(5)动脉瘤:分为真性动脉瘤和假性动脉瘤。真性动脉瘤多见于AVF,由于动脉化的静脉壁结构仍然不足,反复穿刺造成管壁薄弱,逐步扩张成动脉瘤改变。小的真性动脉瘤可以不处理,如有发生破裂的风险、威胁局部皮肤生存、合并血栓及感染等应手术治疗,包括动脉瘤切除血管直接吻合、部分瘤壁切除成形、自体及人工血管间置等。需要注意的是真性动脉瘤往往合并其下游的狭窄性病变,手术应注意一并解决,否则动脉瘤会很快复发。假性动脉瘤多发生在AVG穿刺部位,由于反复定点或区域穿刺造成人工血管局部缺损,出血包裹并形成动脉瘤,较大的假性动脉瘤应予以切除并置换损坏的人工血管。由于穿刺不当引起的肱动脉假性动脉瘤需紧急处理,以免发生筋膜室综合征威胁肢体安全。

(6)血液透析通路相关远端肢体缺血:在老年人和糖尿病患者中较多见,更多发生于高位内瘘。表现为手部静息痛、麻木、发凉等,严重的缺血不仅可以导致手部功能丧失,还可以导致肢体坏死。发生原因在于流入道动脉狭窄及远端动脉狭窄或闭塞性病变,使血流更多通过血管通路进入低压的静脉系统,减少远端组织灌注。压迫吻合口或引流血管,远端组织皮温增高,缓解疼痛可以协助诊断。APPG测定基础指端压力(BDP)以及指肱指数(DBI)可以明确诊断,BDP常小于50mmHg,DBI常常低于0.4。患者临床出现静息痛、运动或感觉神经障碍、指端溃疡甚至大块组织缺失时应立即手术治疗。治疗前需要进行详细的影像学检查,包括压迫和不压迫瘘口时远端动脉供血情况。治疗需要根据透析通路血流量,流入道动脉情况以及远端动脉病变选择手术方式。流入道动脉病变可选择腔内血管成形术或旁路手术。针对高流量内瘘引起的"真性窃血",可在近吻合口实施缩窄术(Banding),减少血液分流或利用远端动脉逆转作为流入道(RUDI)的手术。对于正常流量或较低流量内瘘(600~800ml/min),可选用吻合口远端动脉结扎及重建术(DRIL)或近端动脉化(PAI)手术。桡动脉逆流引起的远端手指缺血可以采用吻合口近端桡动脉结扎(PRAL)或吻合口远端桡动脉结扎(DRAL)术。对于通路功能异常已无挽救价值,或肢体出现大块组织缺损时关闭该内瘘。

(7)急性心功能衰竭:常见于高流量高位内瘘的患者,由于自身液体负荷较大,严重贫血,心脏功能储备不足,大口径的血管通路造成大量、快速的回心血流增加,达到心排出量20%~50%,可导致高输出性心力衰竭。暂时压迫吻合口,改变血流动力学状态,如果患者症状得到迅速缓解则可确定。治疗方法主要是吻合口限流(Banding)。对于心功能严重失代偿的患者,应考虑直接结扎吻合口,改用中心静脉长期导管透析或建立动脉-动脉通路进行透析。

(四)透析导管的应用

透析导管是为血液透析提供大流量血流的双向交换通道,此技术可以为永久性血管通路进行辅助准备,也可以为紧急血管透析提供通路。个别情况下,患者已没有可以利用外科技术建立血管通路的条件,血液透析管反而成了维持透析治疗的唯一方法。

1. 透析导管分类和应用　中心静脉留置导管分为临时性导管(无袖套导管系统)和长期导管(带袖套经隧道导管系统)。透析导管的优势在于操作相对简单,应用时不需反复穿刺体内血管,但透析导管易发生感染和血栓形成,导管相关菌血症及脓毒症发生率高,影响其长期应用。右颈内静脉是建立中心静脉透析导管的最佳选择,不仅因为右颈内静脉走行较直,距离右心房近,而且右颈内静脉穿刺后造成中心静脉狭窄的概率和后续影响远小于其他中心静脉留置导管的部位,特别是对上肢AVF/AVG有明确影响的锁骨下静脉。中心静脉置管的最理想状态是将管头置于右心房入口处,这样可以提供不小于每分钟300ml的流量满足任何透析应用。右颈内静脉穿刺相对简单,安全性高,以解剖标志定位穿刺的成功率可达88.1%,超声引导颈内静脉穿刺,不仅可以避免颈内静脉缺如的发育异常,也可以将穿刺成功率提高到100%。

临时中心静脉置管和长期静脉置管根据各自特点在临床上分别选用。临时中心静脉置管应用时间较短,一般不操作3周,因此更多在临时替代或抢救时应用,非临床血液滤过的标准方式。带袖套经隧道透析导管因组织与袖套组织粘连封闭了皮肤同管道之间的缝隙,减少了发生感染的机会,且位置相对固定,使用时间相对较长,有时也称为长期导管,但与AVF/AVG比较仍有较大差距和问题。

2. 带袖套经隧道透析导管应用适应证

(1)无论是否已建立临时血管通路,患者拟行AVF/AVG手术或已实施手术,但估计通路血管成熟时间较长(>6周),而临时通路无法满足要求。

(2)内瘘手术多次失败,已无合适解剖血管供血管内瘘手术者,或因为严重的并发疾病患者无法实施创伤和血流动力学影响较大的非肢体部位血管内瘘手术者。

(3)等待肾移植治疗的患者,以长期血管通路作为透析的方式。

(4)部分心功能严重不足的患者,无法耐受血管通路大量分流造成的负荷压力者。

(5)严重尿毒症患者,伴有严重的并发疾病无法耐受内瘘手术,预期寿命有限的患者。

3. 带袖套经隧道透析导管置管技术　置管技术应在无菌条件严格的区域如手术室、介入手术室完成。在严格外科消毒前,应使用超声进行目标静脉(首选右颈内静脉)定位探测。消毒范围应足够大,遵循外科手术消毒的原则。术前可应用镇静剂消除患者的焦虑,定位后1%卡因局部浸润麻醉,深部组织浸润麻醉应根据术者对血管走行判断注射,将目标血管周围组织浸润。皮肤应适度切开,根据解剖定位或超声定位采用Seldinger技术成功穿刺目标静脉,注射器抽吸回血确认后导入导丝,沿导丝置入5F同轴扩张鞘。以导管或导丝在患者胸部模拟走行,确定出口位置,局麻后切开皮肤2cm,分离皮下组织,向穿刺点扩张皮下隧道,隧道针引导透析管通过皮下隧道,调整袖套位置位于开口处皮下1~2cm。沿5F扩张鞘导入支撑导丝,透视下将导丝引导至下腔静脉内。匹配扩张器扩张皮下组织,沿导丝导入带管芯撕脱鞘,拔除导丝和管芯,将长期导管沿撕脱鞘置入,撕脱鞘完全撕脱剥离,将导管到位。确定导管头位于理想位置(平右心房开口),检查管路有无扭曲、成角,在皮下隧道内调整。静脉端及动脉端回抽血液顺利无阻力,表明管路植入成功,缝合皮肤切口,缝合固定导管皮外部分。

(五)经皮经腔血管通路介入成形技术

血管通路狭窄是引起AVF/AVG失功的最常见原因。经皮腔内血管成形术(PTA)及支架植入术已经成为血管通路维护的重要手段。治疗病变范围包括流入道动脉、穿刺部位狭窄、流出道静脉狭窄、中心静脉狭窄等。

1. 经皮腔内血管成形术（PTA） 血管成形技术需借助于放射数字减影技术（digital subtraction angiography，DSA）完成，术中可根据病情决定是否使用肝素抗凝。术前借助于无创的检查技术明确或提示血管通路狭窄的部位，选择不同的血管穿刺入路。对于吻合口及近吻合口狭窄，可以选择经瘘体静脉逆向穿刺对病变部位治疗，但对于吻合口或流入道动脉狭窄逆行穿刺有时导丝难以通过病变部位。如为桡动脉-头静脉内瘘，也可选择经吻合口远端桡动脉顺行穿刺，特别是合并流入道动脉病变时，该方法有利于导丝进入动脉及吻合口远端静脉对病变同时进行处理。对于流出道静脉病变（包括头静脉弓和中心静脉），选择瘘体顺行穿刺入路，中心静脉病变可根据情况经瘘体顺行穿刺或自股静脉穿刺入路。常用球囊扩张导管直径为4~8mm。动脉成形选择同自体血管相当口径即可，静脉成形可选择稍大的（10%~20%）。中心静脉常选择8~12mm球囊。扩张时需见到血管狭窄的"腰部"消失，扩张时间为1~3min。血液透析通路狭窄机制与动脉不同，部分病变为抵抗性病变，可选择高压球囊甚至超高压球囊（>25atm）或切割球囊对狭窄进行扩张。技术成功的标志是血流通畅，病变部位回弹或残余狭窄<30%。球囊成形过程中往往伴随局部疼痛，可以在扩张前适当给予局部浸润麻醉。球囊扩张的并发症之一是血管破裂出血，可于破裂处充盈球囊封堵3~5min，较小的破裂常可自行停止，较大的破裂则需否则需开放手术修补或放置覆膜支架。药物洗脱支架（DEB）目前已经应用于血液透析通路狭窄性病变的治疗并显示出较普通球囊更佳的远期通畅率，但仍然有待于大样本的RCT研究数据支持。

2. 血管通路支架成形 在血管通路介入治疗中，支架的应用有较大争议。大量研究表明，金属裸支架远期效果与单纯球囊扩张并无差异，因此不建议放置金属裸支架。覆膜支架通畅率明显高于金属裸支架，特别是对于AVG静脉端流出道再狭窄的近期治疗效果高于单纯球囊扩张（治疗后6个月，覆膜支架组通畅率51%，单纯扩张组21%），但远期效果也不令人满意。对于中心静脉的狭窄扩张后即刻弹性回缩，可考虑植入支架保持通畅。同样由于金属裸支架仅能提高手术成功率但远期效果不佳，因此推荐使用覆膜支架。使用覆膜支架注意尽量不要覆盖重要静脉属支如颈内静脉、对侧头臂静脉以及头静脉汇入锁骨下静脉处等。术者应了解支架植入此类血管后1年一期通畅率仅大约20%，而经过置管溶栓、反复球囊成形、取栓等处理后二期通畅率可达70%~80%。

三、血管通路的未来发展

自Brescia-Cimino内瘘发表50年来，血管通路的研究取得了丰硕的成果，利用自体血管和移植物血管可以在全身建立血液透析通路。中心静脉置管是复杂血管透析技术的有效补充。引起血管通路狭窄和失功的主要原因是新生内膜的过度增生和血管重构不良。此病理生理变化不同于动脉血管闭塞疾病的病理生理变化，是当前研究的热点。为此提出许多探索性技术，如局部细胞移植治疗、血管周围预衬缓释抗组织增生药物、基因治疗等，基于矫正血流动力学异常的外固定支架等也在研发中，期望能在一定程度上抑制过度的内膜增生。影像技术和血管腔内介入器械的开发使得纯介入方式建立动静脉内瘘成为可能。

（郁正亚）

参 考 文 献

［1］Luxia Zhang, Fang Wang, Li Wang, et al. Prevalence of chronic kidney disease in China: a cross-sectional survey. Lancet, 2012, 379: 815-822.

［2］Ingemar JA. Davidson. Access for dialysis: surgical and radiologic procedures. 2nd ed. Georgetown: Landes Bioscience, 2002.

［3］郁正亚，谭正力. 透析用血管通路建立手册. 北京: 人民卫生出版社，2012.

第七章 血管新生疗法在血管外科中的应用

第一节 血管新生疗法的概论

血管外科疾病中尤其是下肢慢性缺血的治疗主要包括下肢动脉旁路移植、下肢动脉腔内介入治疗。然而,对于部分患者由于下肢远端动脉完全闭塞,无法接受动脉旁路移植和腔内介入治疗,临床上称为"无治疗选择"的患者,这类患者面临截肢和死亡,因此血管新生无疑能够解决这个难题。

促使缺血的肢体生成新生血管,无疑能改善患肢的血供。血管新生(neovascularization)有三种方式:血管生成(angiogenesis)、血管形成(vasculogenesis)和动脉形成(arteriogenesisi),血管形成又称为血管发生。血管生成是指通过血管内皮细胞迁移、增殖,在原有的血管上以出芽的方式生长出新的血管;血管形成是指在原来没有血管系统的情况下,通过EPCs和造血干细胞产生血流的新通道。传统观念认为血管形成仅存在于胚胎发育时期,而不参与出生后的血管新生。动脉形成反映的是侧支动脉生长成熟过程,有充分直径。血管造影可以显现出来。典型的动脉形成发生在缺血部位以外的,以适应局部变化的,而且在剪切刀诱导下血液起源的单个核细胞在动脉狭窄或闭塞的部位。采用血管造影研究可在啮齿动物后肢缺血模型中清楚地显示已存在血管的重新塑形。但是无论如何,动脉形成与血管再生有关这一事实是存在的。

1997年Asahara等发现循环血中存在有血管内皮祖细胞(endothelial progenitor cell,EPC),EPC具有向缺血组织自动趋化和归巢能力,能分化形成新生血管,证实血管形成同样参与出生后的血管新生。而体外的基础研究也发现,血管内皮细胞祖细胞能够向内皮细胞分化。

1999年,Isner等提出了"治疗性血管形成(the rapeutic vasculogenesis)"的概念,倡导补充EPC数量来增加血管生长因子的作用底物,以达到更好的血管新生效果,治疗缺血性疾病。这可以说是一个生理加强疗法。研究表明,有些病理情况下,比如在2型糖尿病,EPC增殖潜能、黏附和成血管能力均降低,有必要辅以治疗性血管新生。

近年来的动物实验表明,骨髓干细胞移植能促使缺血的后肢生成新生血管。这是因为骨髓中具有间充质干细胞(mesenchymal stem cell,MSC),MSC在不同的条件下可以分化为骨组织、软骨组织、肌肉组织、神经组织等,还可以定向分化成心肌细胞、血管内皮细胞和平滑肌细胞。骨髓中还存在EPC,能够在血管损伤部位分化形成新生血管。EPC主要存在于骨髓中,外周血也含有极少量的EPC,但经过G-CSF动员后外周血EPC含量会明显增加。因此抽取骨髓血或应用细胞分离机采集动员后的外周血是近年来普遍采用的方法。

Shintani等在家兔单侧下肢缺血模型进行了自体骨髓单个核细胞(含EPC)移植的实验研究,经血管造影、激光多普勒、缺血组织切片微血管密度观察,发现细胞移植组较对照组侧支血管形成及血管新生均有明显改善,表明外源性EPC有助于缺血肢体模型的血管化。我们进行的动物实验同样证实了这种现象的发生。但骨髓来源的EPC到底发挥了多大作用呢? Crosby等用基因组带有globin/pBR322标记的转基因小鼠的胎肝细胞移植经射线照射的小鼠,随后在小鼠背部皮下植入小海绵,4周后取出海绵和一些未损伤的皮肤、动脉和脑标本制成切片。计数切片中总的内皮细胞,发现海绵中来源于供体EPC的内皮细胞占总内皮细胞数的8.3%~11.2%,而在正常组织中只占

0.2%~1.4%。这些均能够说明 EPC 在血管形成当中起着无可替代的作用。

（谷涌泉）

第二节 血管新生在下肢慢性缺血疾病中临床应用演变

下肢慢性缺血是由各种原因引起的下肢动脉慢性狭窄或闭塞，均可导致病变动脉远端组织缺血、缺氧，组织细胞变性、坏死等。目前临床上的原因有下肢动脉硬化闭塞症、血栓闭塞性脉管炎、肢体缺血型的多发性大动脉炎、糖尿病性下肢缺血——糖尿病足的类型之一。

由动脉粥样硬化造成的下肢动脉闭塞，远端组织缺血而出现一系列临床综合征称为下肢动脉硬化闭塞症，包括单纯下肢动脉粥样硬化和糖尿病性下肢动脉硬化。糖尿病性下肢缺血目前是主要原因。在我们外科治疗的一组病例（88 例 100 条下肢）中，糖尿病性下肢缺血占 73.9%。与非糖尿病患者的动脉硬化相比，糖尿病性下肢缺血具有以下几个特点：①更为常见；②发病年龄更小；③没有性别的差异；④多个节段发生病变；⑤病变发生在更远端。

无论何种原因引起的下肢缺血，随着病变的进一步发展，在临床的分期上都可以有下肢几种表现：Ⅰ期：无症状期，仅在激烈运动后感到不适；Ⅱ期：正常速度步行时出现下肢疼痛，也叫间歇性跛行；Ⅲ期：静息状态下出现下肢疼痛－静息痛；Ⅳ期：静息状态下下肢疼痛，伴有局部营养障碍、营养不良性溃疡、坏疽。也可将下肢缺血分为缺血早期、缺血代偿期和缺血失代偿期。缺血早期即为间歇性跛行期；缺血代偿期表现为静息痛；缺血失代偿期主要指组织缺损期，后者包括溃疡和坏疽两种情况。

在笔者治疗的糖尿病性下肢缺血病例中，以股浅动脉和 / 或腘动脉及小腿动脉病变多发，其中小腿病变为最多见。除此之外，在糖尿病下肢缺血的下肢动脉病变中，有相当大的比例的患者的腘动脉以下的动脉全部闭塞，在临床上是无法通过下肢动脉搭桥解决病变远端的血供问题，这是目前临床上难以解决的难题，很多患者不得不

面临截肢，而且，常常危及生命。另外此类患者大多是高龄患者，身体难以承受搭桥手术的打击，而介入治疗还受很多限制；因此，这类患者的治疗也是困扰我们的难题。这些对我们都是很大的挑战，能否通过创伤更小的技术达到解决下肢动脉病变远端血供的难题，摆在了我们的面前。

而另外一种导致下肢缺血性疾病是血栓闭塞性脉管炎。此疾病主要发生在年轻男性患者，过去认为，所有患者均有吸烟历史，但是从我们最近收治的一些患者来看，有些患者并没有吸烟史，而且有年轻化趋势。此类患者主要表现为下肢动脉闭塞，闭塞平面主要位于膝关节附近及向远端。治疗主要包括下肢动脉旁路移植、下肢动脉腔内介入治疗和中医中药治疗，但是经过我们多年的实践发现，上述的治疗都不是特别理想，最终难以避免截肢的命运。

以干细胞为基础的血管新生疗法，由于它具有高度增殖和分化为体内各种细胞的潜能，因此它有可能作为移植疗法中的细胞来源，治疗很多疑难疾病。干细胞技术的临床应用可分为三个阶段：

1. 把一种组织的成体干细胞直接移植给相应组织坏损的患者。血液系统干细胞的研究已经有几十年的历史，大家熟悉的"骨髓移植"治疗白血病，实际就是移植造血干细胞。瑞典神经学家及其同事应用从流产胎儿脑中分离的神经组织细胞，移植入患者的脑中来治疗帕金森症，对一个术后 10 年的患者进行跟踪研究，发现移植的神经元仍然存活并继续产生多巴胺，患者的症状明显改善。因为成体干细胞已经经过一定程度的分化，具有相对的"组织特异性"，因此可以直接用来修复相应的坏死组织。但是，如何在体外扩增成体干细胞以提供充足的移植细胞，是应用这一技术的关键。最近有多家实验室在体外成功地扩增了造血干细胞，如果其他组织的成体干细胞也可以通过类似的方法进行扩增，那么利用成体干细胞治疗疾病就有望在临床中率先实施。

2. 在体外对干细胞进行诱导，使之"定向"分化成所需要的细胞后，再进行细胞移植。对于某些遗传性疾病，还可以对干细胞进行基因修饰。将经过"定向分化"或"基因修饰"后的干细胞进行筛选后，把"合格"的细胞移植给患者，这两种

方法都属于"细胞替代"。

3. 在体外对干细胞进行诱导,形成一个具有空间结构,有正常血液供应、神经分布和正常生理功能的人体器官,用于替代那些严重坏死的病变器官。这是干细胞技术的理想阶段,就是在体外进行"器官克隆"以供患者移植。但这还是一个"美好的愿望"。

促使缺血的肢体生成新生血管(angiogenesis)无疑能改善患肢的血供,这种方法被称为治疗性血管生成(therapeuticangiogenesis)。理论上讲,无论从基因、蛋白质,还是细胞水平,均可以达到治疗性血管生成这一目标。动物实验业已证实,导入外源性血管生长因子基因(如 *VEGF165* 基因),或直接给予外源性的血管生长因子(如 VEGF、bFGF等),均能促进缺血组织的侧支血管生成。目前临床上已经成功地应用自体骨髓或外周血干细胞治疗下肢缺血并取得了较好的疗效;然而其安全性有待于进一步验证。不过,外源性基因和生长因子对人体是否有潜在的危害,是否会导致肿瘤的发生及快速发展,是否会带来其他的不良反应等,这些问题都是我们面临的挑战。

随着干细胞技术的出现及快速发展,这一技术也逐渐被用于治疗下肢缺血。应用自体干细胞移植技术是目前国际上最先进的医疗技术之一,已经取得了较好的疗效。最早应用自体骨髓干细胞移植治疗下肢缺血的临床研究报告是日本在2001年进行的。日本 Kansai 医科大学的医生用自体骨髓单个核细胞移植(直接腓肠肌内注射)治疗了 45 例下肢缺血性疾病患者,取得了可喜的结果,全组 45 条缺血肢体中的 39 条得到改善,其中 30 条踝肱指数(ABI)的增加幅度超过了 0.1,数字减影血管造影显示有明显的侧支血管生成。更为重要的是,该实验未出现任何相关的并发症,临床安全性和有效性都得到了初步肯定。但其结果尚需要大样本的临床试验证实。

谷涌泉团队自从 2003 年 3 月 4 日在国内率先开展了自体骨髓干细胞移植治疗下肢缺血并取得了成功以来,目前已经治疗了 800 余例患者,取得了令人兴奋的疗效。我们不仅采用了日本的方法,即下肢肌肉局部注射;而且还在国际上率先采用了经下肢动脉导管注射的新方法。我们对这两种不同自体骨髓干细胞移植的方法治疗严重下

肢缺血性疾病进行了对比,在我们已经发表的资料中,大多数患者达到了避免截肢或降低截肢平面的目的;尤其是血栓闭塞性脉管炎患者,经过自体干细胞移植,已经使绝大多数这类患者的肢体得以保留。在截肢患者中一些是由于疼痛原因才被迫截肢,并非手术失败导致截肢,而且截肢患者的平面均较常规的截肢平面低,也达到了降低截肢平面的目的。肌肉局部注射组患者的小腿疼痛的缓解率大于 90%,足部疼痛的缓解率在 87%左右。对冷、凉感觉均有不同程度的好转,近期有效率达到 100%。而血管腔内注射组的疼痛缓解改善率几乎为 100%。随访中发现肌肉局部注射组患者除 1 条下肢复发外,其他患者的感觉仍有不同程度的好转,也说明了此技术对缓解患者的冷、凉感觉是有效的方法。应用自体骨髓干细胞移植技术对于间歇性跛行患者也是有效的方法,本组 1 例患者的下肢经过治疗后由术前的行走距离 50m 提高到了 120m。

从笔者经验得知:尽管自体骨髓干细胞移植对治疗下肢缺血有较好的疗效,然而期望在短期内使 ABI 增加很多是不现实的。不过,本组有部分患者的 ABI 比移植前有所增加,从 0.1 增加到 0.6 不等。也有一些患者虽然症状消失或改善,但是 ABI 并没有明显增加。我们认为:可能是自体骨髓干细胞移植后,干细胞在体内肌肉内开始分化成内皮细胞,然后演变为毛细血管,主要为侧支血管;只有在远端的足背动脉或胫后动脉本身没有病变,小腿侧支血管的血流到达上述动脉后;或者侧支血管不断生长,最后形成真正动脉时,才能使 ABI 增加。而本组患者的症状较重,足部多有坏疽,这些动脉在造影中也多未显影,说明远端的足背动脉或胫后动脉本身可能存在病变。当然也不排除其他原因,如移植的时间尚短,血管重建需要一定的时间,或多次进行移植治疗也有可能增加疗效。还有一点经验应当强调,就是在本组病例的研究中我们发现,术后患肢要早活动、多活动,对改善症状还是有帮助的。本组 1 例患者在术后 6h 下床活动,其疗效就非常明显;考虑肢体的活动造成了干细胞分化成内皮细胞的环境,促进了内皮细胞的血管化;而其血管造影显示有明显侧支血管形成。

在笔者总结了 94 例患者 102 条患肢的治疗

经验,发现:自体骨髓干细胞移植对下肢缺血早期和缺血代偿期的疗效明显好于缺血失代偿期的组织坏疽期。因此我们认为,对于下肢缺血的患者要尽量早期治疗,否则治疗效果难以保证。

在前些年,由于干细胞刚刚应用于临床,有些医生和从事干细胞基础研究的学者仍然对是否是干细胞的治疗作用产生疑问。因为在采用自体骨髓干细胞移植的同时并没有停止应用扩张血管的药物,有些医生认为可能是扩张血管药物产生的效果。为了回答这个问题,笔者也进行了相应的临床研究,选择了 22 例同时有双下肢缺血的患者作为对象,随机分成两组,采用两种不同浓度干细胞同时进行双下肢对照性移植,发现细胞浓度(细胞总数)低于 1×10^5 的移植几乎没有效果或仅有轻微的主观方面的好转,而大于 1×10^8 的移植有一定的临床疗效。说明了自体骨髓干细胞移植效果是可以肯定,而且疗效与干细胞浓度有关。

本组有一些患者接受了下肢动脉造影,发现均有不同程度的新生侧支血管形成。虽然有一些患者没有进行下肢动脉造影,然而,踝部经皮氧分压(TcPO$_2$)测定显示大多数患者高于目前临床上截肢的最低临界值 20mmHg。这些都从客观上证明了此项技术的有效性。

即便如此,应当说明的是自体骨髓干细胞移植在治疗严重下肢缺血中并不是一种十分完美的方法,其疗效也不是 100%。本组仍有部分患者不得不截肢或忍受疼痛,尤其是患肢肌肉局部注射组的患者;而经血管腔内注射组的绝大部分患者患肢痛得到了完全或基本缓解。所以笔者认为:此项技术的出现,使血管外科中治疗下肢缺血性疾病的一种有效的手段,尤其是对于由于下肢远端动脉流出道差无法进行下肢搭桥或介入治疗的患者,或者由于年老体弱或伴发其他疾病不能接受手术搭桥的患者,无疑是福音;而且笔者在行膝下截肢时发现患者的截肢残端有很多小的血管和较丰富的血流,截肢后的病理标本显示在小腿肌肉里有非常丰富的内皮细胞,但是并未见到肿瘤样生长和血管瘤样形成。

从我们的经验中可以得知:自体骨髓干细胞移植治疗下肢缺血性疾病是一种简单、安全、有效的方法。而外周血干细胞移植治疗下肢缺血情况如何? 中国医学科学院血液病研究所是国际上最早开展了自体外周血干细胞移植治疗下肢缺血的单位,他们研究的临床效果很令人鼓舞。首都医科大学宣武医院和沈阳解放军第 463 医院等单位相继开展了这一新技术。我们是于 2003 年 12 月开始进行自体外周血干细胞移植治疗下肢缺血的临床研究,目前已经治疗 100 余例患者,大多数患者的临床症状明显改善。在我们最近发表的研究成果中,观察了 53 例 83 条患肢,其中有 83.0% 的患者是糖尿病性下肢缺血,9.4% 为单纯性下肢动脉硬化,7.6% 为血栓闭塞性脉管炎;80.7%(67/83 例)的患者患肢有疼痛感,72.3%(60/83 例)肢体有冷感,67.5%(56/83)肢体有麻木感。结果发现:本组无病例死亡。移植后 2 个月评估其疗效,总的疼痛缓解率为 83.6%,总的冷感缓解率为 91.7%,总的麻木缓解率为 75.0%。有 39.8%(33/83)患肢的 ABI 有所增加。89.2%(74/83)患者的经皮氧分压(TcPO$_2$)测定有不同程度的增加。29.2% 患者的溃疡面有不同程度的缩小。有 44.6%(23 例 37 条)于术后行血管造影评估,其中有 72.9% 患肢有不同程度的侧支血管形成。18.1%(15/83)患肢被截肢,包括 5 条患肢降低了截肢平面。因此我们认为:自体外周血单个核细胞移植治疗下肢缺血性疾病也是一种简单、安全、有效的方法;然而在整个过程中需要注意心脑血管并发症的发生。

关于自体骨髓干细胞移植和外周血干细胞移植的疗效的比较如何? 我们对 42 例下肢缺血患者随机采用骨髓源干细胞和外周血干细胞移植两种方法进行了初步的对照研究,应用主观标准(包括患肢的疼痛、冷感和麻木)和客观标准(包括间歇性跛行距离、踝肱指数、经皮氧分压测定、血管造影、保肢率和足部创面的变化)等一系列主客观指标评价其疗效。选择 4 周的疗效作为近期结果的评价。从我们的初步研究中发现:二组疼痛缓解总有效率、冷感缓解改善率和患肢麻木改善有效率等主观评价指标,两组比较差异无统计学意义($p>0.05$)。术后 4 周的踝肱指数(ABI)测定、两组经皮氧分压(TcPO$_2$)测定、新生侧支血管评估分(血管造影复查)、截肢率的评价和足部创面的变化等客观评价指标发现,两组比较差异无统计学意义($p>0.05$)。平均随访 8 个月的结果:主观评价和客观评价指标发现,两组比较差异均无统计学意义（$p>0.05$）。本研究表明可以得到以下结论：无论是骨髓干细胞或是外周血干细胞移植在治疗下肢缺血中都是有效的方法，而且二者的疗效无明显差别；但是对于同时患有心脑血管病变的患者，进行自体干细胞移植，尤其是采用外周血干细胞移植时要特别慎重。本研究结果表明：无论是骨髓干细胞或是外周血干细胞移植在治疗下肢缺血中都是有效的方法，而且二者的疗效无明显差别。但是对于同时患有心脑血管病变的患者，进行自体干细胞移植，尤其是采用外周血干细胞移植时要特别慎重。不过我们还发现采用骨髓干细胞治疗糖尿病足神经病变要优于外周血干细胞。究其原因，我们认为：骨髓内含有大量的间充质干细胞，这类细胞可以向神经细胞分化，而经过动员剂动员到外周血中干细胞主要是造血干细胞，间充质干细胞的量比较少，无法满足修复神经细胞的需要，更何况骨髓中还有很多细胞生长的各种因子，这些都是外周血干细胞所缺乏或不足的特点。在临床上我们应用自体骨髓干细胞移植治疗了 6 例糖尿病足神经病变，取得了一定的疗效。

目前临床上开展自体骨髓干细胞移植治疗下肢缺血的试验对象均为慢性下肢缺血患者，包括：有静息痛，或 / 和下肢缺血性溃疡、坏疽者，并且静息时一周内两次测定踝肱指数（ABI）<0.8，并且保守治疗无好转且不适合外科搭桥手术的患者。手术禁忌证为：控制不好的糖尿病患者［糖化血红蛋白（HBA1c）>6.5% 和增生性视网膜病变］；过去 5 年内明确有恶性疾病的患者或目前疑有肿瘤者；严重心、肝、肾、肺功能衰竭或一般状况很差不能耐受干细胞移植手术者；以及主 - 髂动脉闭塞者；尤其是最后一条必须强调，干细胞移植治疗下肢缺血，目前的水平无法使大动脉闭塞和 / 或动脉闭塞平面较高的患者达到好的效果。观察指标包括：静息痛；皮肤温度；踝肱指数（ABI）：用 Doppler 动脉分段测压；经皮氧分压（$TcPO_2$）测定（mmHg）；无痛步行时间（min）：用平板运动试验（不倾斜，速度 3km/h）测定；及下肢 DSA 造影：观察侧支血管形成情况。

移植时将骨髓干细胞多点注射至患肢小腿腓肠肌肌间；介入法动脉腔内移植时采用球囊导管暂时阻断近端血流后再注入干细胞。

自体外周血干细胞移植术的手术要点是：①对入选患者先注射 G-CSF 进行骨髓动员 5~7d，然后采集自体外周血干细胞。②干细胞移植方法同上。③骨髓动员期间每日监测 WBC 一般不超过 50 000，CD34$^+$ 细胞数达 20/μl 左右时进行自体外周血干细胞采集。

自体干细胞移植治疗下肢缺血的机制尚不十分明了了。研究表明，新生血管生成需要有内皮细胞和血管生长因子的共同参与和相互作用。组织的缺血、缺氧能增加微环境中血管生长因子的分泌，而骨髓中的干细胞含有多种细胞成分，其中 CD34$^+$ 干细胞中含有血管内皮祖细胞，这些细胞在缺血的组织中可以分化成血管内皮细胞。骨髓单个核细胞中的 CD34$^+$ 细胞在缺血的组织中能分泌多种血管生长因子，因而可以促进新生血管生成。自体骨髓干细胞移植后，干细胞在缺血肌肉内分化成内皮细胞，然后演变为毛细血管，再逐渐塑形为小的侧支血管。

在我们过去的研究中，骨髓血的抽取量在 400~500ml，得到的骨髓单个核细胞总数在 $(1~3) \times 10^9$ 个。由于我们的患者大多年龄比较大，体弱并多伴有其他疾病，如冠状动脉硬化性心脏病或 / 和脑动脉硬化症等，如果一次抽取过多的骨髓血，会造成其他并发症，为了慎重起见，后来我们一般抽取 200ml 左右，而细胞总数达到 1×10^8 时也有一定的治疗作用，但是疗效似乎比原来差一些。不过，究竟多大的细胞总数可以达到治疗目的，目前回答这个问题为时尚早。然而根据我们的经验，在同等条件下，疗效与细胞总数呈正相关，即量越大，效果应当越好。因此我们认为，减少每次骨髓血抽取的总量，同时又能增加或至少不降低疗效，这对于我们来讲是一个挑战。经过我们的努力，目前我们已经找到了一种新的方法，就是骨髓动员刺激以后的骨髓干细胞移植，我们也称之为"改良的骨髓干细胞移植"。我们从 2005 年 5 月到 2005 年 12 月，共收治了下肢缺血患者 35 例，共 42 条患肢，其中 30 例患者（37 条患肢）为糖尿病下肢缺血，2 例（2 条患肢）为单纯动脉硬化闭塞症，3 例患者（3 条下肢）为血栓闭塞性脉管炎。Ⅰ期（发病早期）有 5 例（5 条患肢）；Ⅱ期缺血代偿期（静息痛期）有 15 例（18 条患肢）；Ⅲ期（组织缺损期）中溃疡（Ⅲa 期）和坏疽（Ⅲb 期）分别有 9 例（12 条患肢）和 6 例（7 条患肢）。在抽取骨髓前使用粒细胞集落刺激因子（GSF）刺激骨髓 2~3d，每天 300μg；抽取骨髓血 110~200ml，在干细胞实验室分离纯化后再进行移植。本组患者采用下肢肌肉局部注射，下肢动脉腔内注射以及下肢肌内局部注射和动脉腔内注射同时进行移植。结果发现：主观评价指标：疼痛改善率是 94.8%，肢体冷感改善率是 97.1%，肢体麻木改善率是 93.3%。客观评价指标：在 5 例患者 7 条间歇性跛行患肢中，行走距离均有不同程度的增加，总有效率为 100%。47.9% 患者的 ABI 有不同程度的增加；92.3% 患者的经皮氧分压（TcPO$_2$）测定有不同程度增高；在 11 条患肢（9 例）溃疡面中，愈合 1 处，占 9.1%；明显缩小或缩小有 3 条患肢，占 27.3%；48 条患肢截肢 3 条，截肢率为 6.3%。血管造影显示有 91.2% 患肢的侧支循环有不同程度增加。并发症：骨髓动员刺激出现发热和轻微乏力各 1 例（各占 2.1%），均自行缓解；干细胞移植后 1 周出现轻度心肌梗死 1 例（2.1%），表现轻度的心前区疼痛，心肌酶谱轻度升高，经过内科药物治疗后 1 周后恢复出院。当然这种方法并不一定是最好，但是它至少达到了减少骨髓血的抽取量和增加疗效的目的。因此我们认为：经过骨髓动员刺激后的骨髓单个核细胞移植治疗下肢缺血，具有抽取骨髓血少、细胞量多、近期效果好、安全性高的优点，是除自体骨髓单个核细胞移植和外周血干细胞移植以外的又一种治疗下肢缺血的新方法。

对于经过骨髓动员刺激后的骨髓干细胞移植的疗效明显增高的原因，我们认为有以下几个：①许多研究发现骨髓中存在许多种类的成体干细胞，其中包括造血干细胞、内皮祖细胞以及间充质干/祖细胞等干细胞群和间充质细胞、成纤维细胞等多种细胞亚群，因此相对于外周血源的干细胞来说，骨髓源的干细胞群中可能含有更多的有利于血管新生的细胞亚群。②经过动员刺激的骨髓内存在大量更新的干细胞/血管内皮祖细胞，这些细胞的分化能力更强；③经过动员刺激可以使附壁的骨髓间充质细胞的贴壁力下降，经过带侧孔的骨髓穿刺针的用力抽吸，可以使更多的骨髓间充质细胞被抽出。同时也可以得到一部分的细胞生长因子。这些均有利于血管再生，促进足部创面的愈合。

经过近 12 年来的临床实践，包括我们推广的相关单位在内，目前全国已经治疗大约 8 000 例下肢缺血的患者，近期效果和安全性得到验证。我们近来也得到了中期结果，但从我们的结果来看，其远期效果并不理想。但是我们仔细分析结果后发现了一个令人兴奋的现象，就是凡是接受过 2 次及 2 次以上自体干细胞移植患者在 3~5 年后的结果都令人满意。这一现象提示我们：成体干细胞在体内的分化成长有一定限度，到了数代分化后可能停止分化，看似是其缺点，仔细分析我们认为应当是优点，说明成体干细胞在体内不会像胚胎干细胞那样疯长，没有血管瘤或者肿瘤发生的危险。而成体干细胞的这点缺点完全可以通过多次自体干细胞移植得到弥补。

另外，对于干细胞移植疗效能否保持长久，我们发现有以下几种现象值得我们注意：①高危因素（如高血糖、高血压、高血脂和吸烟）控制好者，其疗效优于控制差者；②年龄轻者优于年老者。血栓闭塞性脉管炎者（年轻者）疗效相对要优于动脉硬化患者（年老者）。因此，我们认为：影响远期疗效的主要因素有多方面，比如，糖尿病病情的进展，动脉硬化的进一步加重，高危因素的存在等，只有在血管新生的速度大于动脉硬化的进展速度时，其疗效才能保持良好；反之，则表现为复发。这些是我们临床远期疗效研究中应当考虑的问题。

综上所述，就目前研究的各种结果，我们认为：自体干细胞移植治疗慢性下肢缺血的疗效是肯定的。然而，干细胞移植的安全性问题不容回避。对干细胞移植安全性的忧虑主要是免疫排斥和肿瘤生长的问题。采用自体干细胞移植将不存在免疫排斥的问题；但由于干细胞是未分化细胞，移植的干细胞是否会在移植部位分化为其他组织如骨组织或出现肿瘤样生长？我们的患者中有一些患者移植后未能避免截肢，对其截肢标本进行病理学检查，并未发现移植部位有成骨现象和肿瘤征象；800 余例未观察到严重不良反应。初步说明本技术方法是安全的。

今后的研究方向主要应致力于如何提高临床疗效，包括适应证的选择，摸索干细胞移植的有效数量与最佳移植方法等。同时开展干细胞移植的时机也需要进一步探索,目前所治疗的患者大都已到了疾病晚期,临床疗效相对较差,随着这项新技术的日趋成熟,预计治疗的适应证将会逐渐放宽,使更多的患者受益。

（谷涌泉）

第三节　自体骨髓干细胞移植治疗淋巴阻塞性疾病

一、自体干细胞移植治疗淋巴阻塞性疾病的研究现状和理论基础

（一）国内外的研究现状

淋巴水肿是指机体某些部位淋巴液回流受阻引起的软组织液在体表反复感染后皮下纤维结缔组织增生、脂肪硬化;若为肢体则增粗,后期皮肤增厚、粗糙、坚韧如象皮,亦称"象皮肿"。淋巴水肿按发病因素可分为原发性和继发性两大类。继发性淋巴水肿是由丝虫感染、外伤、手术创伤、大剂量放疗等诸多后天因素导致的淋巴回流障碍性疾病,以组织间隙的高蛋白水肿为特征。淋巴水肿至今仍是医学领域的一个难题。

骨髓基质干细胞是一类可进行自我复制和更新的细胞,在不同的理化环境和细胞因子的诱导下能够跨胚层向骨、软骨、脂肪、神经、肌肉等多种谱系分化。与胚胎干细胞相比,这种干细胞有许多优点:易于从自身取材,无免疫排斥反应之忧,涉及较少伦理问题,体外易于扩增、易分离以及体外操作简便。因此,在组织器官缺损性疾病、组织器官退行性疾病、遗传缺陷性疾病等多方面有重要的应用前景。但是到目前为止,骨髓基质干细胞在继发性淋巴水肿的治疗方面甚至在干细胞向淋巴管内皮细胞诱导方面尚处于起始阶段。

肢体淋巴水肿的患者极其痛苦,工作和生活受到严重影响,而长年以来临床上一直缺乏有效的治疗手段,各种康复治疗、药物及手术治疗均效果欠佳。尽管多种方法有一定的效果,但难以从根本上解决问题,疗效难以持久。近来有人试图通过减轻体重疗法、基因治疗如 VEGF-C 等方法实现淋巴水肿治疗的方法突破,但距离临床应用距离尚远。

（二）干细胞移植的理论基础

淋巴水肿是血管外组织间隙蛋白及液体的积聚。继发性淋巴水肿远远常见于原发性淋巴水肿。手术操作及放射治疗可破坏淋巴管道系统、清扫掉淋巴结,并可形成瘢痕组织。剩余淋巴管道系统因此超负荷工作,逐渐扩张以代偿,反过来又出现了瓣膜功能不全,进而形成恶性循环,形成并逐渐加重淋巴水肿。

近年来干细胞研究因其在理论和实践上的重要意义,成为生物医学领域研究的热点。骨髓间充质干细胞是最具有代表性、分化潜能较多的成体干细胞之一。它具有多向分化潜能,有向损伤局部趋化的特性。骨髓间充质干细胞来源于中胚层的干细胞,在特定的诱导条件下能够向机体几乎所有的组织细胞转化,并且具有易于培养和增殖等许多重要的生物学特性。

在临床应用中,骨髓间充质干细胞已经成为治疗性血管生成细胞移植的良好供体。骨髓间充质干细胞可以在缺血组织中存活并且分化为内皮祖细胞,进而成为血管内皮细胞。另外其还能以旁分泌的方式产生多种生长因子,促进缺血区形成新的毛细血管网。干细胞移植治疗包括肢体缺血和心肌缺血在内的动脉缺血性疾病的疗效也是肯定的。而在淋巴管生成的过程中,多种血管内皮生长因子也参与淋巴管内皮的分化,如 VEGF-C、VEGF-D 等。关于淋巴管的生成当前有三种学说:①认为淋巴管是由发育中的静脉内皮发生:向外突出汇合成淋巴囊;②认为淋巴间隙开始为静脉周围的间充质裂隙,它们的内衬细胞有内皮性质,这些间隙形成毛细淋巴丛,由此衍生出一定的淋巴囊;③认为两者兼而有之。此三种学说都支持淋巴管由血管发育而来。在胚体中淋巴管形成的研究中,淋巴管亦被观测到由血管分化而成,并受血管内皮生长因子的调控。在角膜血管模型的试验中,骨髓来源的干细胞已被证明参与淋巴管的形成。

二、临床应用

（一）干细胞移植的适应证与禁忌证

1. 适应证　原发性及继发性肢体淋巴水肿疾病影像学检查排除静脉回流障碍者,并且保守

治疗无效者。

2. 禁忌证

（1）5年内明确有恶性疾病或肿瘤标记物水平明显升高者。

（2）严重心、肝、肾、肺功能障碍或一般状态很差不能耐受干细胞移植手术者。

（3）近期有心肌梗死或脑梗死病史患者,而有冠心病、脑缺血病史者也应慎用。

（4）穿刺部位感染者。

（二）干细胞移植的围手术期处理术前准备

1. 患者的准备

（1）思想准备:消除患者术前紧张及顾虑,向患者解释干细胞技术的优点和不足之处,使患者有比较充分的准备。

（2）身体准备:移植部位备皮,合理应用抗生素。术前6h禁食。术前血红蛋白低于100g/L,应备血,并于行骨髓穿刺抽取骨髓血之前缓慢输血。

2. 骨髓采取术前骨髓评估
患者术前先进行诊断性骨髓穿刺,先抽取0.1ml骨髓做涂片,以排除血液病。只有骨髓增生活跃者才能进行干细胞移植。

（三）干细胞移植的方法、步骤和措施

1. 治疗性骨髓穿刺
手术当日早晨进行。患者取俯卧位,常规消毒手术区三遍,铺无菌洞巾。骨髓穿刺点选在双侧髂后上棘,因其部位表浅容易固定,且容易抽取较大量骨髓。1%利多卡因局部麻醉,选用适合型号骨髓穿刺针穿刺,穿刺成功后,用事先抽取1ml浓度为25U/ml肝素盐水的10ml注射器抽吸,并根据情况调整骨髓穿刺针的深度和方向,一般可抽取200ml骨髓。穿刺过程中注意患者反应,一旦出现较严重心慌等严重不适应停止操作并及时处理。

2. 干细胞制备骨髓基质干细胞的分离
配制1.073g/ml的淋巴细胞分离液,取所获得骨髓加到肝素抗凝无菌离心管中,加等量无血清培养基悬浮细胞。将细胞悬液小心加在与悬浮液等量的淋巴细胞分离液上,室温水平离心20min,可见分为四层。吸取中间的白膜层,然后用无血清的培养基(复方氨基酸)悬浮,然后离心,去上清,照此冲洗两次,即获得较纯净的骨髓基质干细胞。经过分离大多可获得骨髓基质干细胞。

3.
在体外经过干细胞分离液处理、离心后,提取单个核细胞层,根据预计注射所需体积稀释成单个核细胞悬液。

4. 骨髓基质干细胞的移植
为减少分离出的单个核细胞放置时间过久死亡,移植手术应在分离结束后尽快进行。骨髓基质干细胞提取和纯化即将完成前,安排患者到手术室,根据患病肢体和患者情况选择臂丛麻醉、硬膜外麻醉或全身麻醉。麻醉成功后,常规用碘伏消毒手术区三遍,铺无菌手术巾和大孔单,将纯化的骨髓基质干细胞稀释到约100ml,根据不同原因的淋巴水肿选择注射区域。淋巴管损伤引起的淋巴水肿选择损伤周围局部,其他淋巴水肿选取肿胀部位为注射区域,注射深度达皮下组织。间隔1cm用笔做标记后,以每点0.5ml做纵横交错多点穿刺注射,以完全并均匀的浸润为原则。注射后用乙醇纱布消毒皮肤后弹力绷带加压包扎。

（四）干细胞移植术后的处理

1. 卧床休息
抬高患肢使肢体水肿尽可能减少。有下(上)肢垫高、下(上)肢悬吊和骨牵引等方法,下肢抬高以60°为宜。

2.
对反复发作的急性蜂窝织炎和急性淋巴管炎应控制感染,选用敏感药物于术前、术中静脉或肌注给药,减少术后感染机会。

3. 清洗皮肤
达到促进溃疡愈合或控制局部感染的目的。

4. 换药
术后3~5d换药,保持创面干燥清洁。

（五）干细胞移植术后评价

1. 安全性评价
由于干细胞属于未分化细胞,其在移植部位有分化为其他组织如骨组织或出现瘤样生长的可能性,然而,我们通过对患者进行长达5年随访未发现移植部位有成骨现象和/或成瘤现象,未发现其他严重的不良反应,可以说明本技术方法是安全的。但还是应该注意以下几点:①是否有致瘤性。②有无局部不良反应,包括有无红肿热痛等炎症反应及过敏反应。③有无全身的不良反应。④术后肝肾等功能变化。

2. 有效性评价
评估标准:①主观表现:在肢体沉重感减轻,肢体活动度增加,肿胀明显减轻;②评价水肿程度:采用肢体水肿处的周长与

对侧健肢相同部位周长之差：上肢水肿的患者量取肘横纹上方 10cm 处，下肢水肿的患者量取膝下 10cm 处。

以下计算内容需要仔细核实：

（1）肢体体积测量：根据 Kumz 描述的 Kuhnke "diskmodel"，肢体周径（C）从腕部到肩部（下肢从踝部到大腿根部）每隔 4cm 测量一次得到一个数据，代入公式（π=3.141 6）：

$$V = \frac{C_1^2 + C_2^2 + \cdots + C_n^2}{\pi} \quad V = \frac{C_1^2 + C_2^2 + \cdots + C_n^2}{\pi}$$

即可得到肢体体积。当最后一次测量不足 4cm 时，就可以修正公式为：

$$V = \frac{C_1^2 + C_2^2 + \cdots + X/4C_n^2}{\pi}$$

（2）水肿体积（the volume of edema）：即为患肢和正常肢体的差值，水肿体积百分比（the percentage of edema）可根据公式 $[(VI-VN)/VN] \cdot 100\%$，其中 VI 是患肢体积，VN 是正常肢体积。水肿体积百分比变化（the percentage of change in arm edema）根据公式得出：$[(VI-VT)/VN] \cdot 100\%$，其中 VT 是治疗后肢体水肿体积，VI 是原先肢体水肿体积，VN 是正常肢体积。肢体周径测量在治疗开始、治疗后 1 个月、3 个月及 1 年时进行。如果这期间患者体重变化不大，正常肢体体积可视为个常数，否则应重新测量。

（六）干细胞移植术后不良反应的处理

虽然干细胞移植是一种比较安全的方法，它在治疗肢体淋巴水肿取得了很好的治疗效果和经验，但我们仍要重视干细胞移植后的不良反应的处理，以免引起严重的后果。

目前所遇到的不良反应及处理方法主要包括：①局部不良反应：主要表现为红肿热痛等炎症反应；出现这种情况主要采用乙醇湿敷、抬高患肢等方法，并应用敏感抗生素。②对于疲劳、全身乏力等不良反应，可对症治疗。

（七）干细胞移植临床应用的启示——如何改进技术、提高疗效和安全性

干细胞移植在治疗肢体淋巴水肿方面已取得了巨大的进步。随着目前手术室、实验室条件的改善和进步，干细胞的分离和注射技术已趋于完善。但由于干细胞自身多能性，并且注射部位

微环境复杂，有相当一部分干细胞不能转化为构成淋巴管的相关细胞。因此，转化效率较低一直是影响干细胞移植临床治疗效果的首要因素。目前诱导干细胞分化的方法主要有药物诱导、生长因子诱导和组织液诱导等。但在临床应用方面，由于药物影响后细胞的鉴别和分离复杂，并且各种药物在体内的毒副作用难以预测，故临床应用较少。目前生长因子特别是 VEGF-C 被认为是特异性的淋巴管生成因子，VEGF-C 与 VEGFR-3 结合能够促进淋巴管内皮细胞分裂、增殖和淋巴管形成、生长。因此，采用纯化生长因子联合注射被认为是促进干细胞转化、提高治疗效果的有效方法。同时，有文献报道利用软骨组织提取液可诱导干细胞向软骨方向分化，其机制可能是因为组织液中含有诱导干细胞分化的各种因子，为干细胞分化提供了良好的微环境。这种方法由于组织液来于自身，安全易得。因此，在干细胞治疗肢体淋巴水肿方面可采用自身淋巴液诱导干细胞后注射，增强疗效，但应该重视防止干细胞衰老。以上方法由于生长因子纯化，组织液提取工艺烦琐，条件要求高，并且应用于临床尚需技术及伦理审批，其真正应用于临床尚需时日。

三、干细胞移植技术应用的未来趋势和发展

（一）目前临床存在的问题及解决措施

相对于下肢缺血的患者，淋巴阻塞性疾病的患者年龄较小，骨髓干细胞老化情况较少。尽管如此，骨髓干细胞转化效率的问题仍然是制约干细胞移植效果的主要因素。因此，提高干细胞转化效率仍是增强疗效的有效方法，例如前面提到的联合生长因子注射和组织液体外诱导可能成为今后临床应用的主要方法。同时以上提到的评价肢体体积的方法过于复杂，针对这个问题在临床上我们采用自行研制的肢体容积测量器来观测治疗后肢体体积的变化。该测量器基于阿基米德定律，通过对比治疗前后患肢排出水的体积变化测量患肢容积变化，操作简便易行，利于推广。另外，与下肢缺血患者相比，肢体淋巴阻塞性疾病发病率较低，患者较少，为了详细观察干细胞的治疗作用，所有治疗的患者应该长时间定期随访，这不

仅有助于观察疗效，并且可以观察治疗出现的副作用，为完善治疗方法提供依据。

目前淋巴管 X 线造影不能提供淋巴系统功能的定量动力学资料，也不能提供来自不同肢体部位淋巴引流的简单情况，静态淋巴系统闪烁造影（核素显像）可以通过 γ 照相机对患者病变及治疗区域做静态图像扫描，再分别计算淋巴结摄取的核素量。用核素显像研究慢性淋巴水肿的淋巴功能，提示患肢淋巴回流的减少程度与淋巴水肿的严重程度相关。在严重淋巴水肿，核素摄取率几乎为 0，而在静脉性水肿淋巴回流的吸收百分比显著增加。这不仅有助于淋巴性水肿与静脉水肿的鉴别，并且可以观察治疗后的疗效。其诊断淋巴水肿的敏感度为 97%，特异性为 100%。与淋巴管 X 线造影术相比，核素显像操作简单，诊断明确。

（二）预测未来的发展趋势

全世界约有 1.4 亿人患有各种类型的淋巴水肿，其中 4 500 万人是肢体淋巴水肿。随着肿瘤发病率的逐年提高，继发于手术和放疗的淋巴水肿也呈不断升高的趋势。长期以来，国内外在临床上治疗淋巴水肿的方法主要是绷带捆扎、按摩、针灸、理疗等物理疗法或手术等，但这些方法只能起到短期缓解作用，不能从根本上治愈淋巴水肿。从根本上解决问题的方法只有促进淋巴管的新生，新生的淋巴管才能促进淋巴回流，减轻淋巴水肿。基于干细胞的多能性和本中心多年临床治疗经验，干细胞在治疗肢体淋巴阻塞性疾病方面安全有效，并且目前实验室和手术室技术和手段不断完善提高，使得该技术趋于成熟并且易于推广，因此干细胞移植有望成为治疗淋巴阻塞性疾病的常规有效治疗方法。

（金　星）

参 考 文 献

［1］Andrzej Zuba, Mahmood Razavi, Staney G, et al. Diagnosis and treatment of concomitant venous obstruction in patients with secondary lymphedema. J Vasc Interv Radiol, 2002, 13: 799-803.

［2］Sprengers RW, Lips DJ, Moll FL, et al. Progenitor cell therapy in patients with critical limb ischemia without surgical options. Ann Sur, 2008, 247（3）: 411-420.

［3］Holden C STEM CELLS. Stem Cell Candidates Proliferate. Science, 2007, 315（5813）: 761.

［4］Ahtnad S. Stewart R, Yung S, et al. Differentiation of human embryonic stem cells into corneal epithelial-like cells by in vitro replication of the corneal epithelial stem cell niche. Stem Cells, 2007, 25（5）: 1145-1155.

［5］Hou X, Wu X, Maj, et al. Erythropoietin augments the efficacy of therapeutic angiogenesis induced by allogenic bone marrow stromal cells in a rat model of limb ischemia. Mol Biol Rep, 2010, 37（3）: 1467-1475.

［6］Zhou H, Wang M, Hou C, et al. Exogenous VEGF-C augments the efficacy of therapeutic lymphangiogenesis induced by allogenic bone marrow stromal cells in a rabbit model of limb secondary lymphedema. Jpn J Clin Oncol, 2011, 41（7）: 841-846.

［7］Hou C, Wu X, Jin X. Autologous bone marrow stromal cells transplantation for the treatment of secondary arm lymphedema: a prospective controlled study in patients with breast cancer related lymphedema. Jpn J Clin Oncol, 2008, 38（10）: 670-674.

［8］吴学君，金星，吕晓霞，等. 自体骨髓干细胞移植治疗动脉缺血性疾病 7 例临床观察. 中国医师杂志，2006，12：1661-1662.

［9］吕晓霞，尹至，金星，等. 自体骨髓干细胞移植治疗肢体淋巴水肿 27 例. 中国组织工程研究与临床康复，2008，34：6653-6656.

［10］谷涌泉，张建，苏力，等. 自体外周血单个核细胞移植治疗下肢缺血 53 例的临床研究. 中华普通外科杂志，2006，21（12）：844-847.

［11］谷涌泉，张建，齐立行，等. 不同移植浓度自体骨髓干细胞治疗下肢血临床疗效的影响. 中国修复重建外科杂志，2006，20（5）：504-506.

第四节　基因重组的肝细胞生长因子的研究与应用

下肢动脉缺血性疾病包括下肢动脉硬化性闭塞症（ASO）、血栓闭塞性脉管炎（TAO）、糖尿病肢体动脉闭塞症（DLAO）等，主要症状为患肢乏力、间歇性跛行、静息痛、肌肉萎缩、溃疡或坏死，甚至需要截肢，具有痛苦难忍、疗程长、治疗难度大、治疗费昂贵、致残率和死亡率高的特点，不但导致患者的生活质量下降，而且造成巨大的经济和社会负担。目前，临床上对这类疾病的治疗，主要借助动脉旁路移植和血管腔内介入技术，但这些方法受严格的适应证限制，且长期的预后较差，尤其对年老体弱无法耐受手术以及腔内治疗效果不理想、面临截肢的患者仍无相应的改善措施，因此临床上迫切需要治疗周围动脉闭塞症的新方法和新药物。

随着分子生物学和生物工程学等学科的快速发展，治疗性血管新生成为人们关注的焦点。治疗性血管新生是指将外源性血管新生诱导因子转入缺血组织中促进其血管新生和侧支血管形成，包括血管生成和血管发生。

肝细胞生长因子（hepatocytegrowthfactor，HGF）作为血管生长因子家族中的一员，因其能够促进损伤内皮细胞的修复和再生，在治疗性血管新生中被广泛研究并应用于临床。下面就基因重组的 HGF 在下肢缺血性疾病中的研究与应用做一介绍。

1. HGF 的生物学特性　HGF 是一种间质来源的多效性因子。在 20 世纪 80 年代，人们在实验中发现了 HGF，确定了其理化性质，并且成功地克隆出人和大鼠的 HGF 的 cDNA。HGF 的主要受体为原癌基因 c-met 编码的蛋白 c-met，它具有酪氨酸蛋白激酶受体活性。HGF 具有多种生物学活性。HGF 不但能调节细胞生长、运动和形态发生，而且在胚胎生长、创伤愈合、血管发生、器官形成过程中也起着重要作用。

2. HGF 治疗下肢缺血性疾病的基础实验研究　Taniyama 等分别制备了大鼠和家兔的后肢缺血模型，然后将表达人 HGF 基因的质粒通过肌内注射到大鼠和家兔的缺血后肢。在注射人 HGF 质粒后第 3~5 周，大鼠缺血后肢的血流量明显增加，而且注射部位周围的毛细血管密度也显著增加。血管造影显示注射人 HGF 质粒的家兔单侧新生血管增加，并且与质粒呈剂量依赖关系。他们还将人 HGF 质粒转染到糖尿病大鼠缺血后肢。在人 HGF 质粒转染后 3~5 周，激光多普勒造影图像显示，同空质粒组相比，转染人 HGF 质粒组大鼠缺血后肢血流量明显增多，注射部位周围组织中毛细血管密度明显增加。值得注意的是糖尿病大鼠缺血后肢的血流量恢复明显低于非糖尿病大鼠。于是，他们通过体外培养实验进一步研究了糖尿病大鼠血管生成延迟的原因。结果显示高浓度的 D- 葡萄糖导致基质金属蛋白酶 -1（MMP-1）和 ets-1 在内皮细胞中表达下降。同时，高浓度的 D- 葡萄糖降低了内皮细胞中 HGF 的 mRNA 和蛋白表达。MMP-1 和 ets-1 表达的下调可能导致了 HGF 的明显下降。

哈小琴、吴祖泽等将不同剂量的携带人肝细胞生长因子基因的真核表达质粒 pUDKH 经肌肉内多点注射到犬左下肢血管完全闭塞性血管疾病模型。转染 pUDKH 的不同剂量组，均能恢复损伤血管的功能，并且发现犬股动脉血流量可恢复到术前水平。脉搏搏动有力，后肢活动正常，肌电图指标无明显改变。血液中酶含量（AST、GPT、GOT、LDH、CKN）在正常值范围内波动。说明 *pUDKH* 基因治疗是安全的，对心、肝、肾功能无明显影响。

杨继武等将重组人肝细胞生长因子（rhG-HGF）经皮下注射到兔左下肢缺血模型。在注射后第 15 天和 30 天，注射 rhG-HGF 组侧支血管计数均高于对照组。第 40 天内收肌毛细血管密度也明显高于对照组。说明 rhG-HGF 可以增加兔缺血下肢的毛细血管数量，促进血管新生。

3. HGF 治疗下肢缺血性疾病的临床试验研究　随着 HGF 基础研究的不断深入，针对 HGF 在临床应用中的安全性及有效性的相关研究也相继展开。

谷涌泉等完成了 *HGF* 基因治疗下肢缺血的Ⅰ期临床试验。试验结果表明，重组质粒 - 肝细胞生长因子注射液安全可靠，具有较好的耐受性，对严重下肢缺血性疾病患者的疼痛、溃疡愈合等指标均有改善作用，且能增加缺血部位的血液供应，显示出一定的治疗效果。Ⅰ期人体耐受性试验采用开放、单中心、剂量递增试验设计，观察重组质粒 - 肝细胞生长因子注射液临床不良反应，评价其安全性与耐受性，以及对严重下肢缺血性疾病的初步疗效。

试验共入组 21 例受试者，完成病例 17 例，其中 4mg 组为 3 例，8mg 组为 5 例，12mg 组为 5 例，16mg 组为 4 例；每组的给药剂量分成等量，分别于研究第 1 日与第 15 日肌内注射两次，按受试者动脉病变部位和侧支血管可能形成的走向设计注射部位，每个注射点给药量为 0.25mg/0.5ml，注射点间隔 2cm。

结果显示：自试验开始至结束，各剂量组均未观察到剂量限制性毒性，未观察到与试验药物有关的不良反应，耐受性良好，安全性较高，最大耐受剂量暂定为本试验的最高给药剂量 16mg。初步探索有效性结果显示，对严重下肢缺血性疾病患者的疼痛、ABI、TcPO₂、溃疡愈合等指标有一定的改善作用，表明本药物能增加缺血部位的血液供应，初步显示了治疗作用。

谷涌泉等完成的 II 期临床试验采用多中心、随机、双盲、基础治疗、多剂量（包括安慰剂）平行对照的试验设计方法，评价重组质粒 – 肝细胞生长因子注射液治疗严重肢体缺血性疾病的有效性与安全性。

试验共入组 240 例患者，单纯静息痛组 119 例，缺血性溃疡 121 例，剔除 / 脱落共计 51 例。将符合入组标准的受试者随机分入高（8mg）、中（6mg）、低（4mg）剂量组和安慰剂组（PBS 缓冲液），共计 8 组，各组均于 d0、d14、d28 分别给药一次，共给药三次。注射部位是根据血管病变区周围的血管分布特点，在血管解剖学上最有可能建立新的侧支循环的部位，根据每例受试者的血管病变情况，研究者选择 32 个合理的注射点。

结果显示，在单纯静息痛患者中，给药 180 天后疼痛完全消失的病例百分比（主要疗效指标），以及其他改善疼痛的指标均显示出试验药组和安慰剂组间差异具有统计学意义，其中中剂量组显示出最明显的治疗优势，同时能提高 TcPO₂ 值和生活质量评分，证实重组质粒 – 肝细胞生长因子注射液能显著改善静息痛患者临床症状，提高生活质量。在缺血性溃疡或局部弥漫性坏疽患者中，180 天后溃疡完全愈合率（主要疗效指标），其他改善溃疡愈合的指标及改善疼痛的指标，均显示出试验药组优于安慰剂组。试验显示出重组质粒 – 肝细胞生长因子注射液能改善溃疡患者主要临床症状，促进溃疡愈合，减轻疼痛，提高生活质量。

在安全性分析中，总的不良反应发生率、严重不良事件发生率及不良事件发生率分别为 1.67%、3.75% 及 66.25%，且安慰剂、低、中、高剂量组间差异无统计学意义。主要不良反应为局部注射部位反应，如红肿疼痛，全身不良反应发生率低，主要有右小腿肿胀、左下肢水肿、血小板计数升高、下肢皮肤瘙痒、下肢疼痛，所有不良反应反应轻微，短期内均可缓解。安全性评价显示出本药物具有良好的安全性和耐受性。

Shigematsu 等对编码人类 HGF 的裸质粒基因通过肌内注射治疗下肢缺血疾病的安全性和有效性进行了多中心、随机、双盲及安慰剂对照的 III 期临床试验。44 名患者参与了试验，其中有 40 名患者的结果被进行了疗效分析。在第 0 天和 28 天注射安慰剂或人 HGF 质粒，基于血管造影术的研究结果，选择患肢作为注射部位。12 周后进行疗效的评估。结果发现，在改善没有溃疡的患者的静息痛及减少溃疡患者的溃疡面积上，HGF 治疗组为 70.4%（19/27），而安慰剂组仅为 30.8%（4/13），两组具有显著性差异。同时，通过对踝肱指数、截肢情况及生活质量的评估，发现 HGF 治疗组同时明显提高了患者的生活质量。

4. 结论与展望 综上所述，HGF 能够促进缺血下肢血管新生，改善肢体的血流灌注，提高下肢缺血患者的生活质量。但是，由于 HGF 具有促进血管新生的作用，因此在治疗缺血的同时也带来了可能导致与血管新生相关疾病的危险，如肿瘤的发生，糖尿病视网膜病变恶化等。鉴于目前 HGF 的治疗多为基因治疗，所以对于基因转染的效率、转染剂量及基因表达的调控、合理的给药方式等还需要进一步研究。相信随着对 HGF 的生物学功能研究的不断深入以及临床试验病例的不断增加，会加快 HGF 治疗下肢缺血性疾病的临床应用进程。

（谷涌泉 崔世军）

参 考 文 献

［1］ Latza U, Stang A, Bergmann M, et al. The problem of response in epidemiological studies in Germany. Gesundheitswesen, 2004, 66: 326-336.

［2］ Michalopoulos G, Houck KA, Dolan ML, et al. Control of hepatocyte replication by two serum factors. Cancer Res, 1984, 44 (10): 4414-4419.

［3］ Zamegar R, Michalopoulos G. Purification and biological characterization of human hepatopoiet in a polypeptide growth factor for hepatocytes. Cancer Res, 1989, 49: 3314.

［4］ Miyazawa K, Tsubouchi, Haka D, et al. Molecular cloning and sequence analysis of c DNA for human hepatocyte growth factor. Biochem Biophys Res Commun, 1989, 163: 967-973.

［5］ Bottaro DP, Rubin JS, Faletto DL, et al. Identification of the hepatocyte growth factor receptor as the c-met protooncogene product. Science, 1991, 251 (4995): 802-804.

［6］ Nakamura T. Structure and function of hepatocyte growth factor. Prog Growth Factor Res, 1991, 3 (1): 67-85.

［7］ Taniyama Y, Morishita R, Aoki M, et al. Therapeutic angiogenesis induced by human hepatocyte growth factor gene in rat and rabbit hindlimb ischemia models:

［8］ Taniyama Y, Morishita R, Hiraoka K, et a1. Therapeutic angiogenesis induced by human hepatocyte growth factor gene in rat diabetic hind limb ischemia model: molecular mechanisms of delayed angiogenesis in diabetes. Circulation, 2001, 104 (19): 2344-2350.

［9］ 哈小琴,王新国,吴祖泽,等. 人肝细胞生长因子基因表达质粒的构建及其活性研究. 中国应用生理学杂志, 2002, 18 (3): 278-282.

［10］ 杨继武,周业庭,刘伟平,等. 肝细胞生长因子治疗兔下肢缺血的实验研究. 临床与实验病理学杂志, 2008, 24 (5): 589-592.

［11］ Cui S, Guo L, Gu Y, et al. Clinical safety and preliminary efficacy of plasmid pudk-hgf expressing human hepatocyte growth factor (HGF) in patients with critical limb ischemia. Eur J Vasc Endovasc Surg, 2015, 50 (7): 494-501.

［12］ Shigematsu H, Yasuda K, Iwai T, et al. Randomized, double blind, placebo-controlled clinical trial of hepatocyte growth factor plasmid for critical limb ischemia. Gene Ther, 2010, 17 (9): 1152-1161.

preclinical study for treatment of peripheral arterial disease. Gene Ther, 2001, 8 (3): 181-189.

中英文名词对照索引

M

N

P

Q

R

Y

Z

登录中华临床影像库步骤

▍公众号登录 >>

扫描二维码
关注"临床影像库"公众号

点击"影像库"菜单
进入中华临床影像库首页

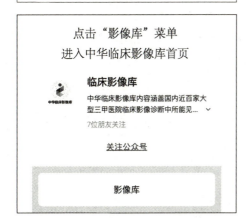

▍网站登录 >>

输入网址 medbooks.ipmph.com/yx
进入中华临床影像库首页

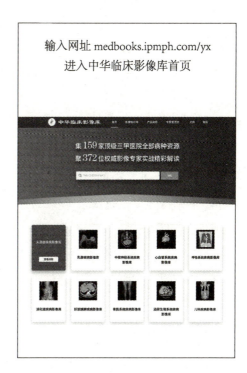

进入中华临床影像库首页

注册或登录

PC 端点击首页"兑换"按钮
移动端在首页菜单中选择"兑换"按钮

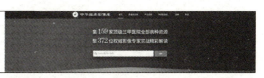

输入兑换码,点击"激活"按钮
开通中华临床影像库的使用权限

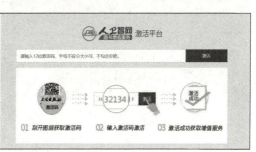

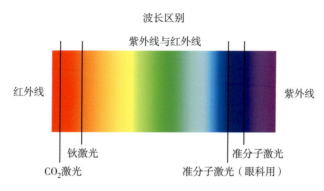

图 1-5-3　不同波长激光

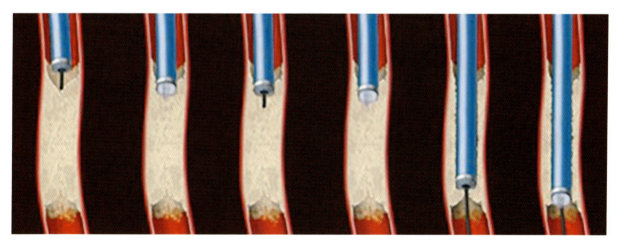

图 1-5-4　"step-by-step"方法

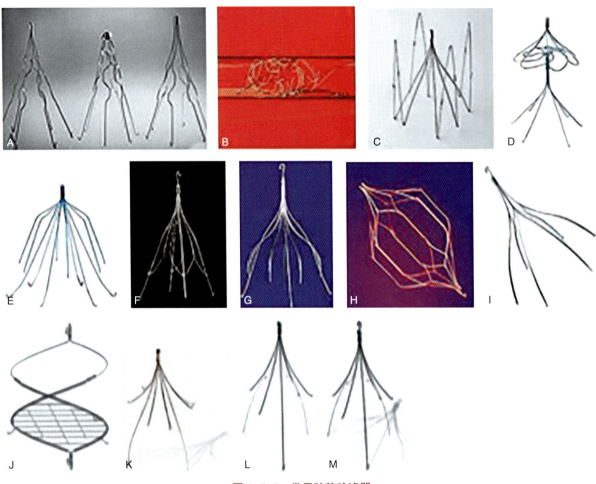

图 1-5-5 常用腔静脉滤器

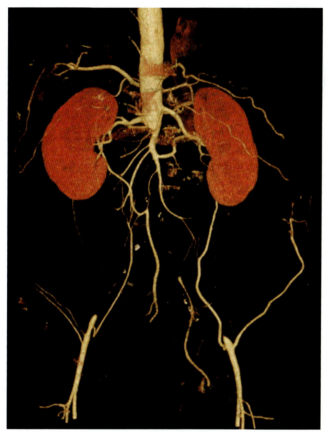

图 2-1-1 主 - 髂动脉硬化闭塞症病变分布情况多变

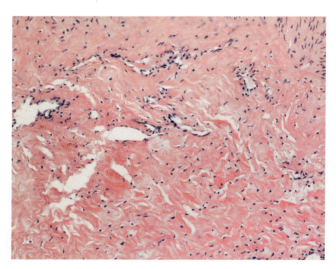

图 2-4-1 TAO 患者动脉壁纤维增生明显伴透明变性

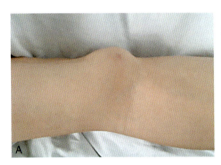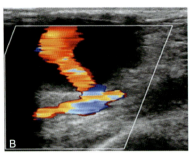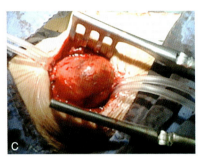

图 2-6-2 肱动脉假性动脉瘤
A. 肱动脉穿刺点假性动脉瘤；B. 血管超声提示穿刺点假性动脉瘤；C. 手术所见

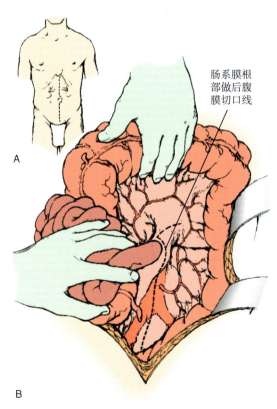

肠系膜根部做后腹膜切口线

图 2-8-1 通过肠系膜根部显露主动脉和左肾门。
延长后腹膜切口沿胰腺下缘至左侧，可提供一个胰腺
后无血管区。这很好地显露了整个左肾静脉和肾门
以及肾动脉近端

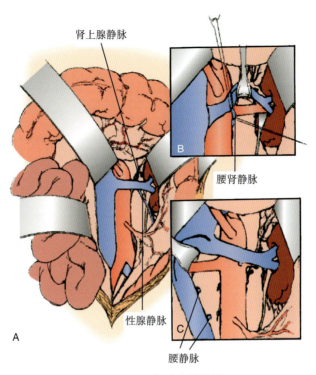

图 2-8-2 肾动脉的暴露

A. 通过肠系膜根部显露右侧肾动脉近端；B. 结扎，松解和分离肾上腺、性腺、肾静脉和腰静脉，显露左侧肾静脉及左侧肾动脉和肺门；C. 有时候需要结扎和离断腰静脉，以便向右侧拉动腔静脉。通常不需要这种操作，近端肾动脉也可以充分显露

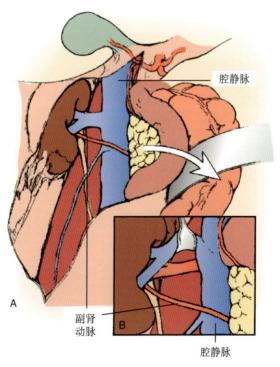

图 2-8-5 肾动脉分支

A. 腔静脉前面的动脉分支需要考虑是否是肾动脉的分支并予以保护；B. 通常向上方拉动右侧肾静脉以显露右肾动脉远端

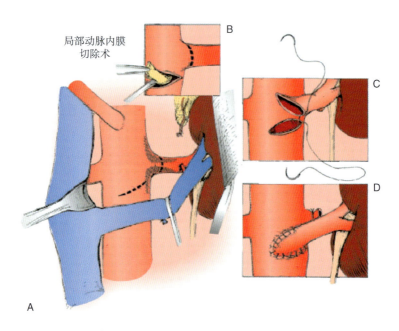

图 2-8-10 当肾动脉冗长时,可在稍低的主动脉位置对肾动脉进行重建
A. 局部内膜切除;B. 可以在主动脉壁进行单纯缝合;C. 原来的肾动脉被结扎;D. 远端修剪后进行重建

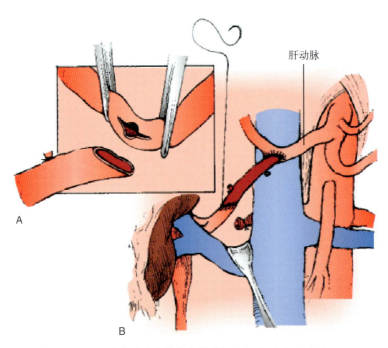

图 2-8-12 这种重建术是将隐静脉置于肝总动脉(A)及位于下腔静脉前方的肾动脉远端断端之间进行血管重建(B)

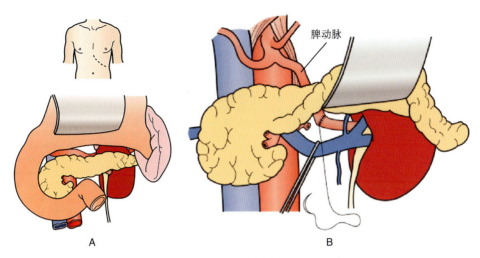

图 2-8-13　脾动脉与肾动脉端 – 端吻合

A. 显露左侧肾门为脾肾旁路术作准备。B. 沿着胰腺的下缘进行分离并向上方进行牵拉。
离断的脾动脉可以端 – 端吻合于左肾动脉。通常并不进行脾切除术

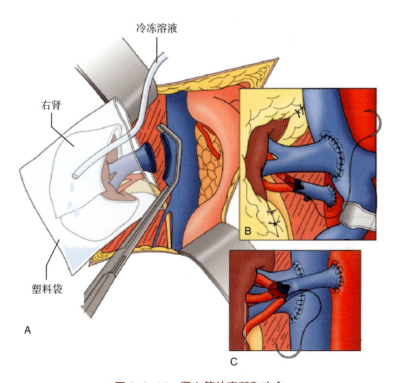

图 2-8-14　肾血管的离断和吻合

A. 用大阻断钳部分控制包含肾静脉起始处的腔静脉并进行椭圆形切除；
B. 在间接体内分支修复完成后，肾静脉重新吻合于腔静脉；C. 肾在间接
体内修复完成后亦重新移回到肾床；Gerota 筋膜重新归位使修复的肾更为
稳定；动脉重建在远端分支重建完成后可以应用端 – 端吻合的方式或同时
进行端 – 侧吻合

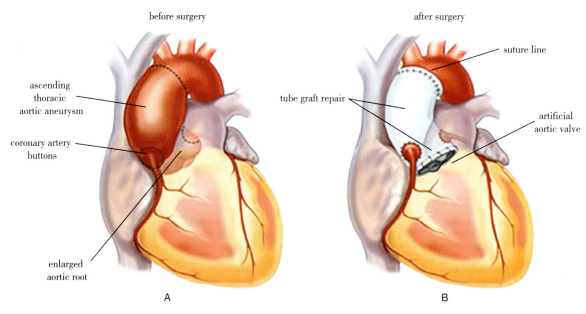

图 2-12-5　Betall 手术

A. before surgery- 术前，ascending thoracic aortic aneurysm- 升主动脉瘤，coronary artery buttons- 冠状动脉纽扣，enlarged aortic root- 扩张主动脉根部；B. after surgery- 术后，tube graft repair- 人工血管置换，suture line- 吻合处，artificial aortic valve- 人工主动脉瓣膜

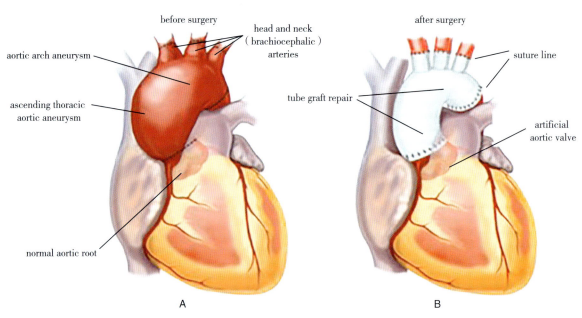

图 2-12-6　全弓置换术

A. before surgery- 术前，head and neck（brachiocephalic）arteries- 头和颈部（头臂）动脉，aortic arch aneurysm- 主动脉弓部动脉瘤，ascending thoracic aortic aneurysm- 升主动脉瘤，normal aortic root- 正常主动脉根部；B. after surgery- 术后，tube graft repair- 人工血管置换，suture line- 吻合处，artificial aortic valve- 人工主动脉瓣膜

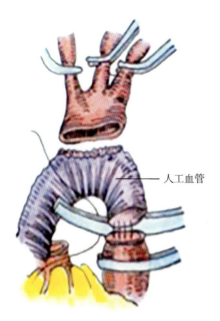

人工血管

图 2-12-7　升主动脉置换加次全弓置换术，
弓上分支血管大片状吻合

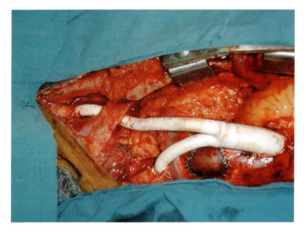

图 2-12-12　一期行升主动脉 – 无名动脉 –
左颈总动脉人造血管旁路移植

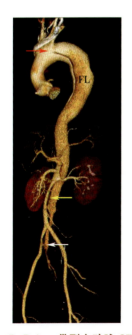

图 2-14-3　DeBakey Ⅲ型主动脉 CTA 三维重建

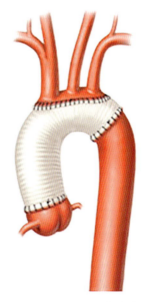

图 2-14-11　升主动脉及主动脉弓置换

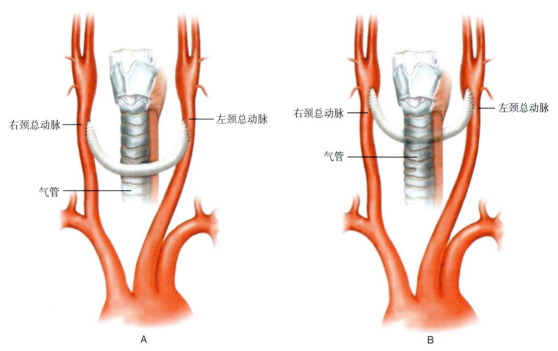

右颈总动脉

左颈总动脉

气管

A

右颈总动脉

左颈总动脉

气管

B

图 2-14-13 颈 – 颈搭桥示意图

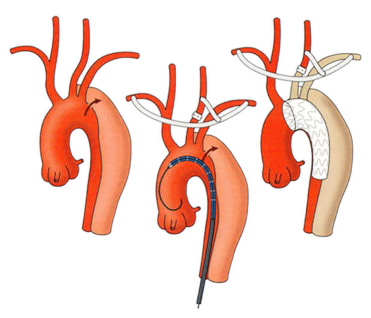

图 2-14-14 右锁骨下 – 左颈总 – 左锁骨下搭桥 +TEVAR 示意图

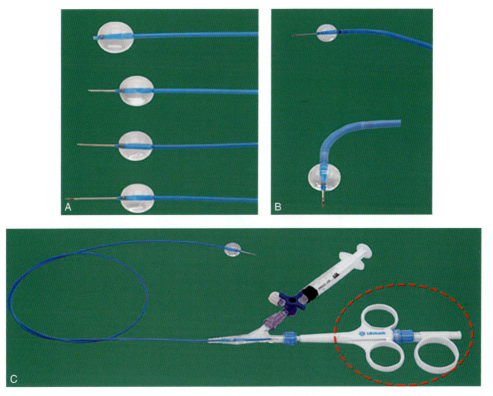

图 2-14-16　自主研发的可调弯原位开窗系统

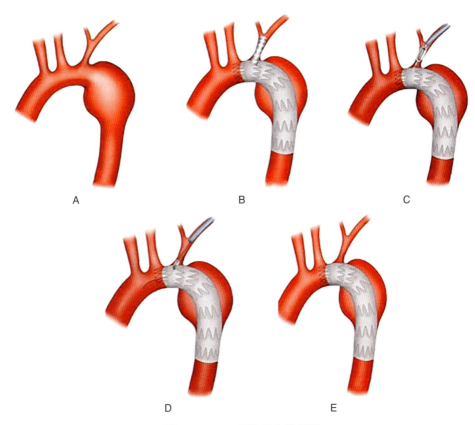

图 2-14-17　原位开窗示意图

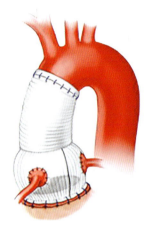

图 2-14-19　Bentall 手术

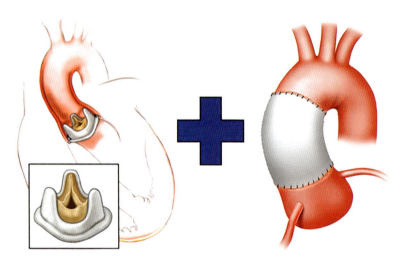

图 2-14-20　Wheat 手术

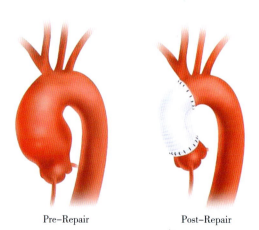

Pre-Repair　　　　　Post-Repair

图 2-14-22　升主动脉替换术

Pre-Repair：修复前，Post-Repair：修复后

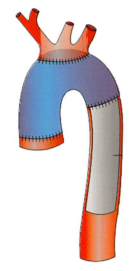

图 2-14-23　"象鼻"手术

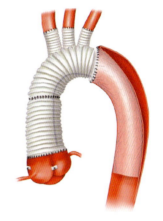

图 2-14-24　全弓替换加支架象鼻术

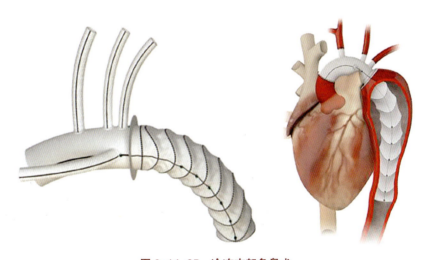

图 2-14-25　冷冻支架象鼻术

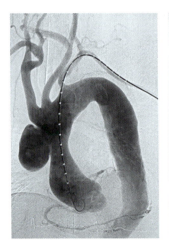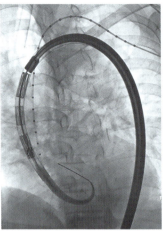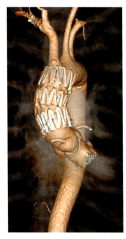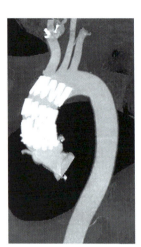

图 2-14-27　直筒覆膜支架腔内修复升主动脉病变

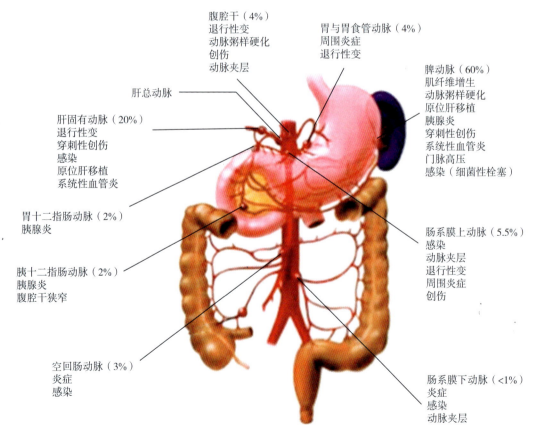

图 2-16-1　常见内脏动脉瘤的分布

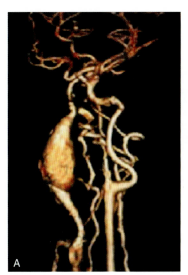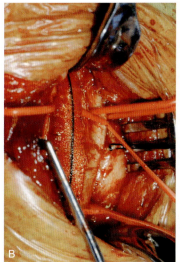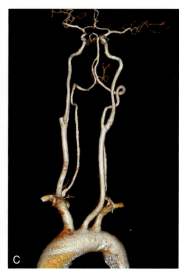

图 2-16-2　颈内动脉瘤开放手术图

A. 术前 CTA 显示右颈内动脉瘤,已侵及乳突上方;B. 开放手术,切开动脉瘤,远心端置入支架移植物
(5mm×5cm, Gore Viabahn),不吻合,外部捆扎,近心端与颈动脉吻合;C. 术后 CTA 显示右颈内动脉瘤消失,
支架移植物血流通畅

(图片由长海医院赵志青、魏小龙提供)

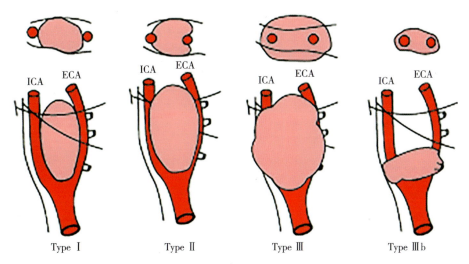

图 2-17-1　颈动脉体瘤改良 Shamblin 分型

CCA,颈总动脉;ICA,颈内动脉;ECA,颈外动脉

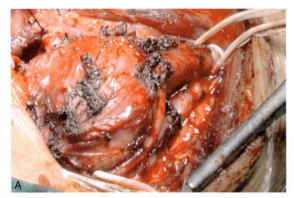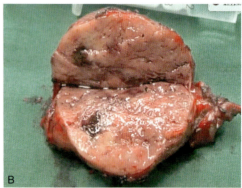

图 2-17-4 术中显露的颈动脉体瘤

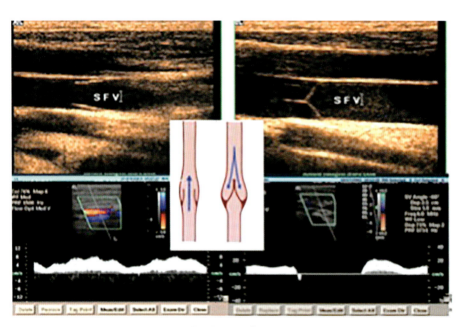

图 3-4-1 正常股静脉瓣膜 Duplex 超声图像

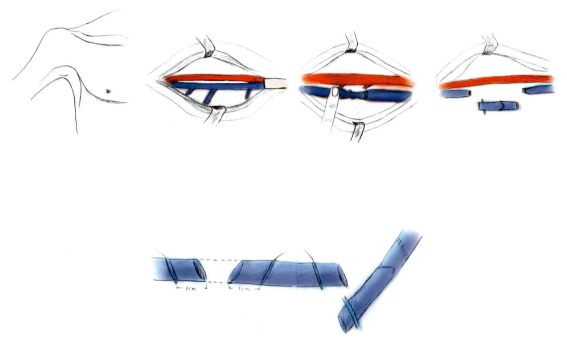

图 3-4-9　将有正常瓣膜的部分腋静脉移植到瓣膜功能不全的部位

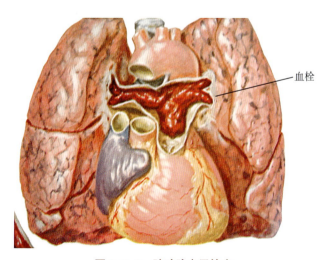

血栓

图 3-5-2　肺动脉主干栓塞

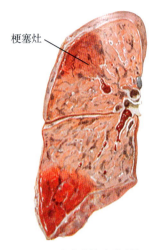

梗塞灶

图 3-5-3　肺动脉栓塞合并梗死

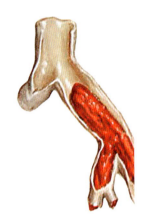

图 3-5-4　下肢静脉血栓是栓子的主要来源

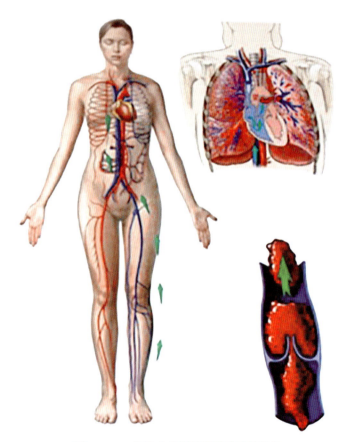

图 3-5-6　静脉血栓脱落所致肺动脉栓塞

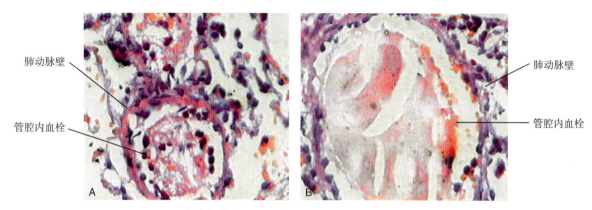

肺动脉壁

管腔内血栓

肺动脉壁

管腔内血栓

图 3-5-7　在我们的动物实验中所显示的肺动脉栓塞镜下形态（家兔）

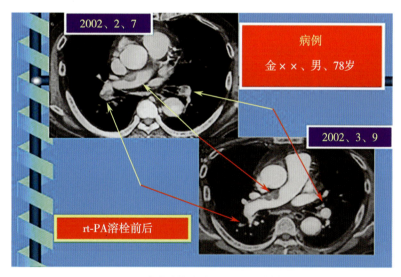

2002、2、7

病例

金××、男、78岁

2002、3、9

rt-PA溶栓前后

图 3-5-12　肺动脉栓塞应用 rt-PA 溶栓前后对比

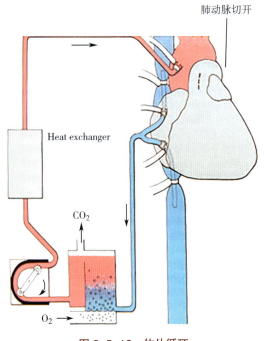

肺动脉切开

Heat exchanger

CO_2

O_2

图 3-5-16　体外循环

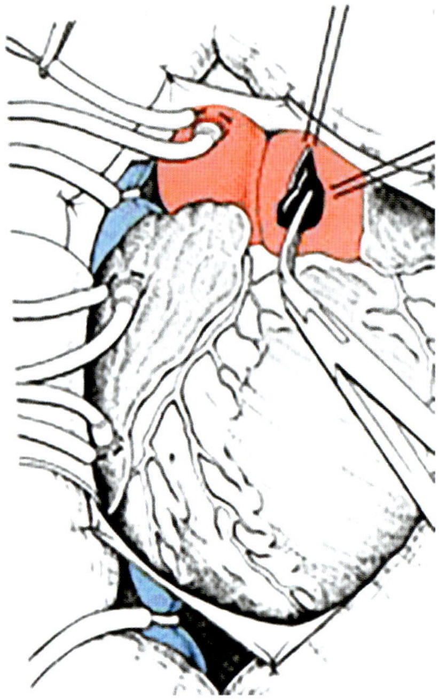

图 3-5-17　动脉切开取栓

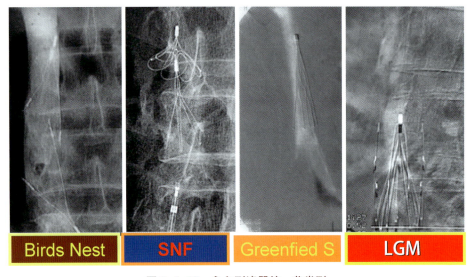

Birds Nest　　SNF　　Greenfied S　　LGM

图 3-5-23　永久型滤器的一些类型

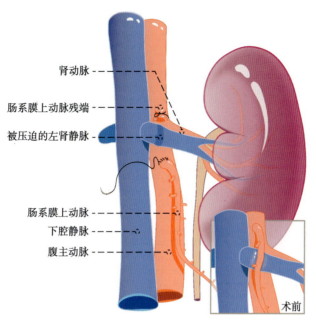

肾动脉

肠系膜上动脉残端

被压迫的左肾静脉

肠系膜上动脉

下腔静脉

腹主动脉

术前

图 3-6-5　肠系膜上动脉切断再植术
（由浙江大学附属第一医院血管外科提供）

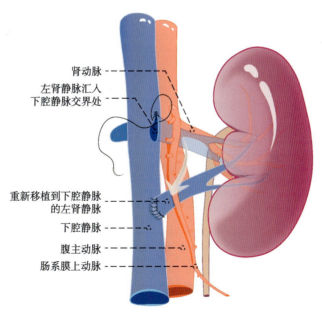

肾动脉

左肾静脉汇入
下腔静脉交界处

重新移植到下腔静脉
的左肾静脉

下腔静脉

腹主动脉

肠系膜上动脉

图 3-6-6　左肾静脉下移 – 下腔静脉端 – 侧吻合术
（由浙江大学附属第一医院血管外科提供）

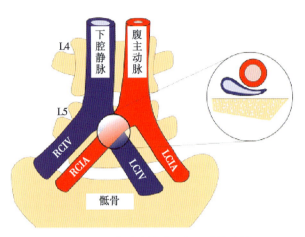

图 3-8-1　左髂总静脉汇入下腔静脉处
受到右髂总动脉的压迫

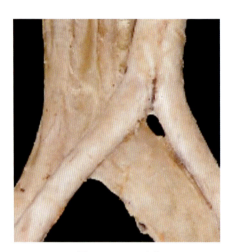

图 3-8-2　A 型

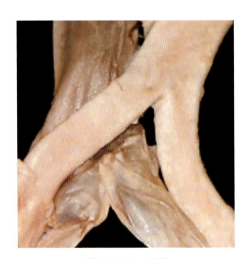

图 3-8-3　B 型

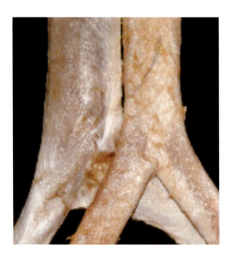

图 3-8-4　C 型

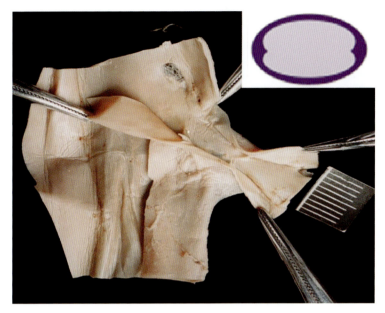

图 3-8-5　外侧壁粘连型 12/25,占 48%

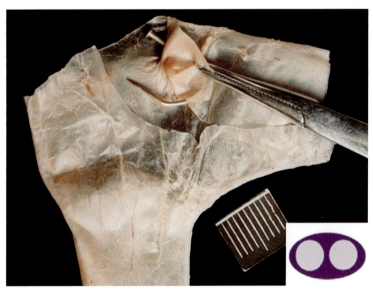

图 3-8-6　中央隔带型 11/25,占 44%

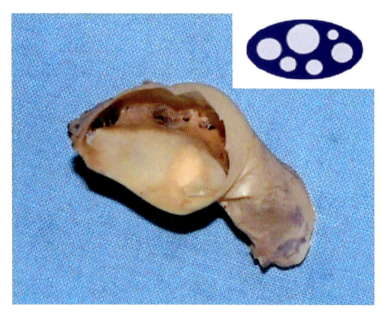

图 3-8-7　隔膜型 2/25,占 8%

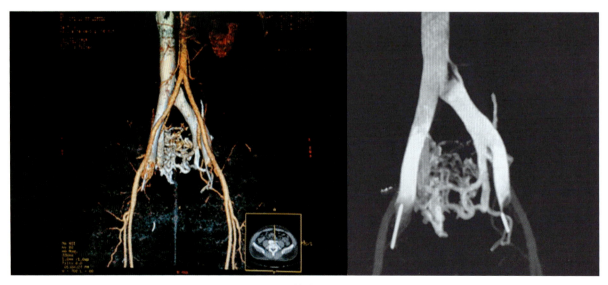

图 3-8-10　髂静脉 CT 及三维重建

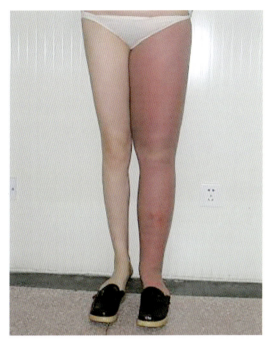

图 4-1-5　淋巴水肿急性淋巴管炎，
往往进展迅速，涉及全下肢

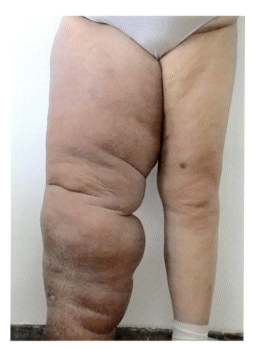

图 4-1-6　继发性淋巴水肿 14 年，
反复感染使淋巴水肿进行性加重

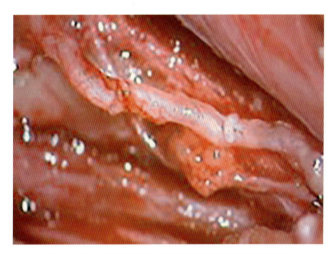

图 4-1-7　早期淋巴水肿淋巴管手术显微镜下结构
淋巴管壁薄透亮、充盈好、有良好的瓣膜功能，淋巴管压力增高
而有迂曲改变

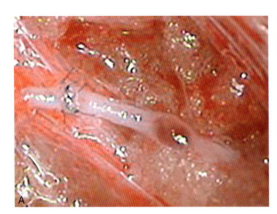
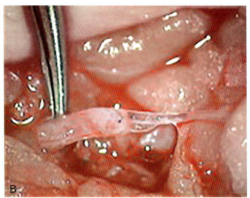

图4-1-8 手术显微镜下淋巴管–静脉吻合术

A. 端–端吻合,口径匹配良好,淋巴管壁有增厚,静脉有良好的瓣膜;B. 口径不匹配,套入式吻合,静脉段充满淋巴液

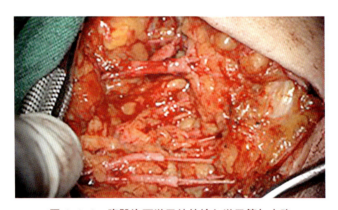

图4-1-9 腹股沟下淋巴结的输入淋巴管与大隐静脉及其分支(多支)行端–端或套入式吻合术

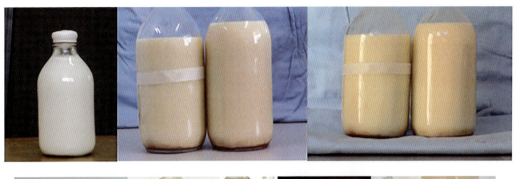

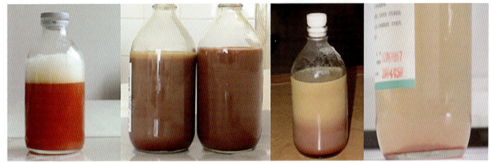

图 4-2-1　乳糜腹水的不同外观性状

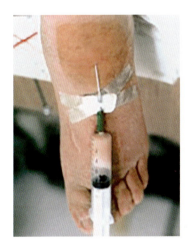

图 4-2-2　足背穿刺出乳糜样混浊液体，
生化定量分析证实为乳糜液

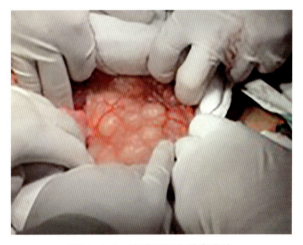

图 4-2-3　腹膜后巨大乳糜囊肿

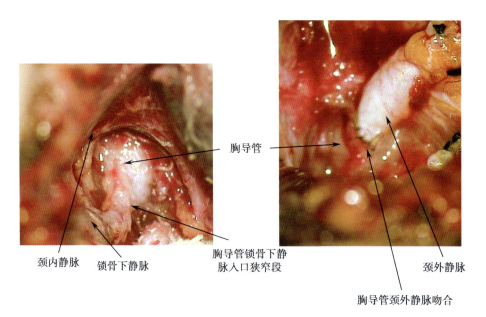

胸导管

颈内静脉　锁骨下静脉　胸导管锁骨下静
脉入口狭窄段

颈外静脉

胸导管颈外静脉吻合

图 4-2-4　高位乳糜回流重建术式——胸导管颈外静脉吻合术

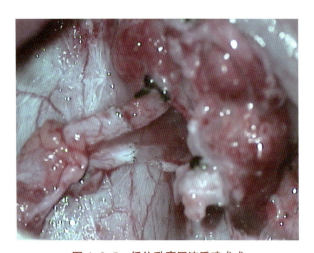

图 4-2-5　低位乳糜回流重建术式

前方为腹膜后淋巴管（2 根）- 精索（多干,其中的两细
支,瓣膜功能良好,无血液反流,口径匹配良好）静脉吻合
术,可见静脉端充满乳糜液。后方大血管为下腔静脉

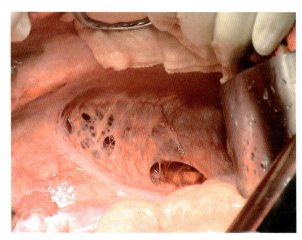

图 4-2-19　术中照相显示腹膜缺损

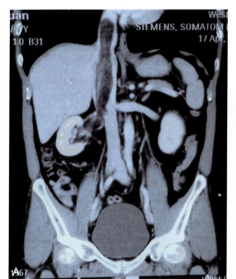
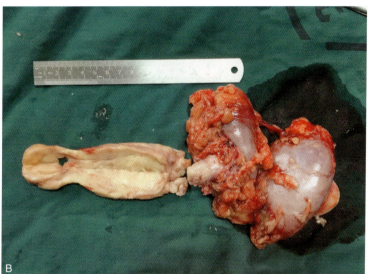
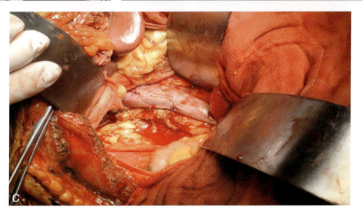

图 5-3-1　肾脏肿瘤形成癌栓累及腔静脉,腔静脉侧壁切除单纯缝合

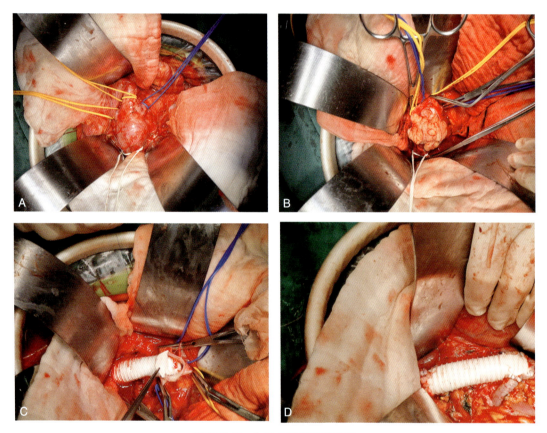

图 5-3-2　人工血管重建腔静脉

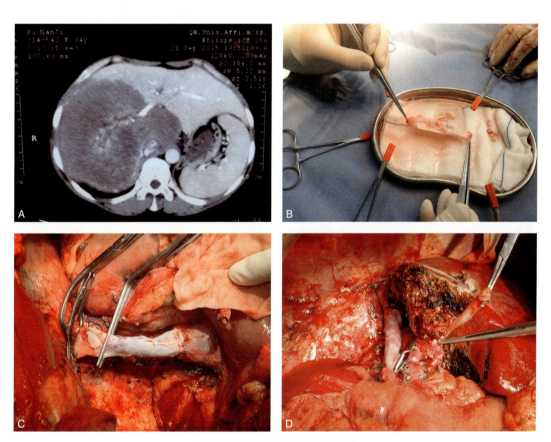

图 5-3-3　自体静脉重建腔静脉

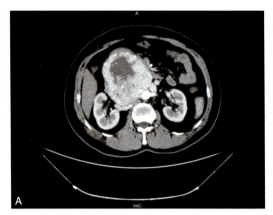
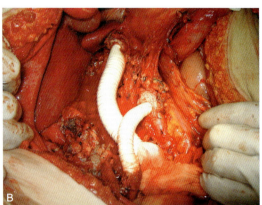

图 5-3-4　相同口径人工血管重建腹主动脉及下腔静脉

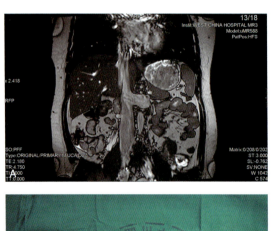
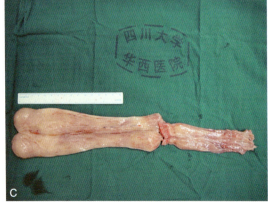
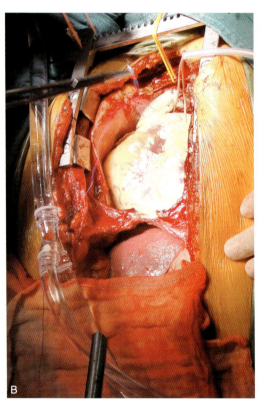

图 5-3-5　体外循环行腔静脉肿瘤切除